Kompendium der Sportmedizin

Manfred Wonisch

Peter Hofmann

Holger Förster

Helmut Hörtnagl

Eveline Ledl-Kurkowski

Rochus Pokan

Hrsg.

Kompendium der Sportmedizin

Physiologie, Innere Medizin und Pädiatrie

2. Auflage

Mit 184 Abbildungen

Mit einem Geleitwort von Günther Schwaberger,
Gründungsmitglied der ATKL

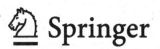 Springer

Herausgeber

Doz. Mag. DDr. Manfred Wonisch
Facharzt für Innere Medizin und Kardiologie,
Sportwissenschafter
Franziskusspital
Nikolsdorfergasse 26-36
1050 Wien
Österreich

Peter Hofmann
Institut für Sportwissenschaften
Universität Graz
Graz
Österreich

Holger Förster
Ordination für Kinder- und Jugendheilkunde
und Sportmedizin
Salzburg
Österreich

Helmut Hörtnagl
Institut für Sport- und Kreislaufmedizin
Universitätsklinikum Innsbruck
Innsbruck
Österreich

Eveline Ledl-Kurkowski
Institut für Sportmedizin
Landesklinikum Salzburg
Salzburg
Österreich

Rochus Pokan
Institut für Sportwissenschaft
Universität Wien
Wien
Österreich

ISBN 978-3-211-99715-4   ISBN 978-3-211-99716-1   (eBook)
DOI 10.1007/978-3-211-99716-1

Die Deutsche Nationalbibliothek verzeichnet diese Publikation in der Deutschen Nationalbibliografie;
detaillierte bibliografische Daten sind im Internet über http://dnb.d-nb.de abrufbar.

Umschlaggestaltung: deblik Berlin
Fotonachweis Umschlag: © Fotolia Pink Badger

Gedruckt auf säurefreiem und chlorfrei gebleichtem Papier

Springer ist Teil von Springer Nature
Die eingetragene Gesellschaft ist Springer-Verlag GmbH Austria
Die Anschrift der Gesellschaft ist: Prinz-Eugen-Strasse 8-10, 1040 Wien, Austria

Geleitwort zur 2. Auflage

Die „Arbeitsgemeinschaft für theoretische und klinische Leistungsmedizin der Universitätslehrer Österreichs (ATKL)" war eine Initiative von Mittelbauangehörigen an mit Sport- und
Leistungsmedizin befassten Instituten österreichischer Universitäten mit der Hauptzielset-
zung, die wissenschaftliche Forschung auf diesem Gebiet in Österreich zu intensivieren und
die Kooperation der Mitglieder untereinander zu fördern. Dabei waren und sind nichtme-
dizinische bzw. nichtärztliche Fachkolleginnen und Fachkollegen im Sinne einer interdiszi-
plinären Arbeitsgemeinschaft nicht ausgeschlossen, sondern willkommen. Anlässlich eines
internationalen Symposiums über „Neue Aspekte der Leistungsmedizin" im Februar 1980
bei uns an der Vorklinik in Graz habe ich vorgeschlagen, nach dem damaligen Vorbild in der
Bundesrepublik Deutschland eine Arbeitsgemeinschaft aller auf dem Gebiet der Leistungsmedizin in Österreich tätigen Kolleginnen und Kollegen zu gründen. Diese Idee wurde positiv
aufgenommen; noch im November 1980 kam es im Rahmen der Generalversammlung des
Verbandes Österreichischer Sportärzte in Bad Tatzmannsdorf (Burgenland) zur Gründung
der ATKL, die bald auch vereinsrechtlich organisiert wurde. Erster Vorsitzender war Alfred
Aigner aus Salzburg. Auf ihn folgten weitere Vertreter der physiologisch-internistisch-pädiat-
rischen Richtung der österreichischen Sportmedizin: Norbert Bachl (Wien), Peter Baumgartl
(St. Johann in Tirol), Peter Schmid (Bad Schallerbach), Günther Schwaberger (Graz), Helmut
Hörtnagl (Innsbruck), Werner Benzer (Feldkirch), Rochus Pokan (Wien), Holger Förster
(Salzburg), Manfred Wonisch (Graz), Rochus Pokan (Wien) und zuletzt wieder Manfred
Wonisch.

Sehr bald wurde die ATKL in den wissenschaftlichen Beirat des Verbandes Österreichischer
Sportärzte (Österreichische Gesellschaft für Sportmedizin und Prävention) aufgenommen,
mit der Aufgabe, die Gesellschaft fachlich-wissenschaftlich auf dem Gebiet der physiologisch-
internistisch-pädiatrischen Sport- und Leistungsmedizin zu beraten und für die Gesellschaft
fachliche Leistungen zu erbringen. Dazu gehörte von Anfang an die Aus- und Weiterbildung der
österreichischen Sportärzte auf diesen Gebieten der Sportmedizin. In diesem Zusammenhang
leistete die ATKL Pionierarbeit bei der Erarbeitung entsprechender fachlicher Inhalte für das
ehemalige österreichische Sportarztdiplom.

Das nunmehr in der 2. Auflage vorliegende Kompendium der Sportmedizin stellt den vorläu-
figen Abschluss dieser Bemühungen dar und ist hervorragend dazu geeignet, als Grundlage
einer landesspezifischen postpromotionellen Ausbildung auf dem Gebiet der physiologisch-
internistisch-pädiatrischen Sportmedizin für das heutige von der Österreichischen Ärztekammer verliehene Sportmedizin-Diplom zu dienen. Es kann sowohl den Lehrenden im Sinne
einer Vereinheitlichung der Lehrinhalte als auch den auf dem Gebiet der Sportmedizin aus-
zubildenden Kolleginnen und Kollegen als Lernunterlage bestens empfohlen werden. Auch
für die Facharztprüfungen der Österreichischen Ärztekammer in den entsprechenden sportmedizinischen Sonderfächern kann das Kompendium als Informationsgrundlage mit Gewinn
herangezogen werden. Darüber hinaus eignet sich das „Kompendium der Sportmedizin – Physiologie, Innere Medizin und Pädiatrie" als gute Fach- und Sachinformation über diese Teile
der Sportmedizin auch für andere einschlägige universitäre Fachrichtungen (z.B. Sport- und
Trainingswissenschaft), für Angehörige von diversen Gesundheitsberufen sowie für alle an
Sportmedizin interessierte Laien. Den Initiatoren und Autoren des Kompendiums gebührt

Dank und Anerkennung, dem Kompendium selbst in seiner Zweitauflage ist hohe Akzeptanz und weite Verbreitung zu wünschen.

Günther Schwaberger
Gründungsmitglied der ATKL
ehem. Leiter des Instituts für Physiologie
der Medizinischen Universität Graz

Vorwort der Herausgeber

Sportmedizin gewinnt in unserer zivilisierten Gesellschaft immer mehr an Bedeutung. Vor allem die Zunahme der durch Bewegungsmangel bedingten Erkrankungen erfordert ein Gegensteuern mit dem Ziel der Prävention und Behandlung metabolischer und kardiovaskulärer Probleme. Diese zunehmende Bedeutung für die Gesundheitsversorgung erfordert auch eine entsprechende sportmedizinische Qualifikation – zusätzlich zur ärztlichen Grundausbildung.

Dieses Buch wird diesem Trend gerecht und orientiert sich in seinem Aufbau thematisch an den Schwerpunkten internistischer, physiologischer und pädiatrischer Ausbildungsgrundlagen der Sportmedizin. Inhaltlich wird ein Bogen gespannt, der mit den epidemiologischen Grundlagen und der Bedeutung körperlichen Trainings für die Primär- und Sekundärprävention beginnt und bis zu den möglichen Risiken der Sportausübung reicht.

Die praxisrelevanten Darstellungen des internistischen Untersuchungsgangs in der Sportmedizin bei Erwachsenen und bei Kindern und Jugendlichen werden dargestellt.

Ein Schwerpunkt sind die leistungsphysiologischen Hintergründe mit der praxisbezogenen Umsetzung für präventives, rehabilitatives und leistungssportliches Training. Besonderes Augenmerk gilt dabei der Durchführung und Interpretation sportmedizinischer Untersuchungstechniken wie der Spiroergometrie und der Laktat- und Herzfrequenz-Leistungsdiagnostik. Abgerundet wird das Buch mit Kapiteln aus der täglichen Arbeit von Sportmedizinern, wie Fragen der Sporternährung, Überlastung, Immunologie, sowie über Sport unter speziellen Umgebungsbedingungen wie Hitze, Kälte, Höhe oder Wasser.

Die Neuauflage wurde gründlich überarbeitet und ergänzt sowie an den aktuellen Erkenntnisstand angepasst und aktualisiert. Zahlreiche Abbildungen und Prüfungsfragen am Ende vieler Beiträge machen es besonders benutzerfreundlich.

Es soll somit weiterhin ein unverzichtbarer Leitfaden für alle angehenden und in Praxis oder Klinik tätigen Sportärzte, aber auch für alle an Sport- und Bewegung interessierten Personen sein.

Manfred Wonisch
Peter Hofmann
Holger Förster
Helmut Hörtnagl
Eveline Ledl-Kurkowski
Rochus Pokan

Mitarbeiterverzeichnis

Univ.-Doz. Dr. Werner Benzer
Praxis für Innere Medizin und Kardiologie
Sportmedizin und Prävention
Grenzweg 10
A-6800 Feldkirch
E-Mail: office@herzpraxis-benzer.at

OA Dr. med. Holger Förster
Ordination für Kinder- und Jugendheilkunde
und Sportmedizin
Innsbrucker Bundesstrasse 75
A-5020 Salzburg
E-Mail: ordination@dr-foerster.at

Ass. Prof. Dr. Harald Gabriel
Universitätsklinik für Innere Medizin II
Klinische Abteilung für Kardiologie
Währinger Gürtel 18–20
1090 Wien
E-Mail: harald.gabriel@meduniwien.ac.at

O. Univ. Prof. Dr. med. Holger Gabriel
Friedrich-Schiller-Universität Jena
Institut für Sportwissenschaft
Lehrstuhl für Sportmedizin
Wöllnitzer Straße 42
D-07749 Jena
E-Mail: holger.gabriel@uni-jena.de

Dipl.-Ing. Brunhild Gabriel
Friedrich-Schiller-Universität Jena
Lehrstuhl für Sportmedizin und
Gesundheitsförderung
Wöllnitzer Straße 42
D-07749 Jena
E-Mail: brunhild.gabriel@uni-jena.de

Univ. Prof. Mag. Dr. Peter Hofmann, FACSM
Institute of Sports Science
Exercise Physiology, Training & Training Therapy
Research Group
University of Graz
Max-Mell-Allee 11
A-8010 Graz
E-Mail: peter.hofmann@uni-graz.at

Prim. Univ. Prof. Dr. med. Helmut Hörtnagl
Institut für Sport- und Kreislaufmedizin
Anichstraße 35
A-6020 Innsbruck
E-Mail: helmut.hoertnagl@chello.at

Priv.-Doz. Mag.DDr. Manfred Lamprecht
Green Beat
Institut für Nährstoff-Forschung und Sporternährung
Petersbergenstraße 95b
A-8042 Graz
E-Mail: manfred.lamprecht@greenbeat.at

DDr. med. Eveline Ledl-Kurkowski
Landeskliniken Salzburg
Institut für Sportmedizin
Lindhofstraße 20
A-5020 Salzburg
E-Mail: e.ledl-kurkowski@salk.at

Prim. Dr. med. Karl Mayr
Team der Internisten
Landstraße 35b
A-4020 Linz
E-Mail: dr.mayr@teamint.at

Mag. Bettina Mössenböck
Beethovenstraße 7/4
A-6020 Innsbruck
E-Mail: bettina.moessenboeck@univie.ac.at

Mag. Alexander Müller
Institut für Sportwissenschaften
Exercise Physiology, Training & Training Therapy
Research Group
Universität Graz
Mozartgasse 14
A-8010 Graz
E-Mail: alexander.mueller@edu.unigraz.at

Prim. Univ. Doz. Dr. med. Günther Neumayr
Facharzt für Innere Medizin
Michaelsgasse 20
A-9900 Lienz
E-Mail: neumayr.g@aon.at

Dr. med. Helmuth Ocenasek

Cardiomed
Ambulante Kardiologische Rehabilitation
Untere Donaulände 21–25
A-4020 Linz
E-Mail: office@cardiomed.at

Assoc. Prof. Dr. Andrea Podolsky

Klinisches Institut für Präventiv- und Angewandte
Sportmedizin
Universitätsklinikum Krems
Karl Landsteiner Privatuniversität für
Gesundheitswissenschaften
Mitterweg 10
A-3500 Krems
E-Mail: Andrea.Podolsky@krems.lknoe.at

Ao. Univ.-Prof. Dr. Rochus Pokan

Institut für Sportwissenschaft
Auf der Schmelz 6a (USZ II)
A-1150 Wien
E-Mail: rochus.pokan@univie.ac.at

Dr. phil. Christian Puta

Friedrich-Schiller-Universität Jena
Lehrstuhl für Sportmedizin und
Gesundheitsförderung
Wöllnitzer Straße 42
D-07749 Jena
E-Mail: christian.puta@uni-jena.de

Mag. Dr. Günther Samitz

Institut für Sportwissenschaft
Universität Wien
Auf der Schmelz 6
A-1150 Wien
E-Mail: guenther.samitz@univie.ac.at

Univ. Prof. Dr. med. Gerhard Smekal

Institut für Sportwissenschaft
Universität Wien
Abteilung Sportphysiologie
Auf der Schmelz 6
A-1150 Wien
E-Mail: gerhard.smekal@univie.ac.at

Primar Univ.-Prof. Dr. Wolfgang Schobersberger

Tirol-Institut
Institut für Sport-, Alpinmedizin und
Gesundheitstourismus
Anichstrasse 35
A-6020 Innsbruck
E-Mail: wolfgang.schobersberger@umit.at

Mag. Dr. Beatrix Schobersberger

Universitätsklinik Innsbruck
Department für Innere Medizin I
Anichstrasse 35
A-6020 Innsbruck
E-Mail: Beatrix.schobersberger@i-med.ac.at

Ass.-Prof. Mag. Dr. Gerhard Tschakert

Institute of Sports Science
Exercise Physiology, Training & Training Therapy
Research Group
University of Graz
Max-Mell-Allee 11
A-8010 Graz
E-Mail: gerhard.tschakert@uni-graz.at

Dr. Karin Vonbank

MedClinic Innere Stadt
Dominikanerbastei 3
A-1010 Wien
E-Mail: k.vonbank@medclinic.at

Doz. Mag. DDr. Manfred Wonisch

Facharzt für Innere Medizin und Kardiologie,
Sportwissenschafter
Franziskusspital
Nikolsdorfergasse 26-36
1050 Wien
E-Mail: wonisch@derkardiologe.at

Inhaltsverzeichnis

II   Sportmedizinische Untersuchung

III   Leistungsdiagnostik

IV   Grundlagen der Trainingslehre

15   Allgemeine Grundlagen, Planung und Organisation des Trainings 245

Peter Hofmann, Gerhard Tschakert und Alexander Müller

16   Training der Hauptkomponenten der Leistungsfähigkeit –
Trainingsmethoden und Trainingsberatung 271

Gerhard Tschakert, Alexander Müller und Peter Hofmann

V   Ernährung

Bedeutung von körperlicher Aktivität und Sport für die Primär- und Sekundärprävention

Einführung

Günther Samitz

© Springer-Verlag GmbH Austria 2017
M. Wonisch, P. Hofmann, H. Förster, H. Hörtnagl, E. Ledl-Kurkowski, R. Pokan (Hrsg.),
Kompendium der Sportmedizin, DOI 10.1007/978-3-211-99716-1_1

Die Hypothese, dass adäquate körperliche Betätigung zu positiven Gesundheitsergebnissen führt, ist nicht neu. Körperliche Aktivität und körperliches Training zur Prävention und Therapie verschiedener Krankheitsbilder werden seit langem propagiert. So finden sich schon im dritten vorchristlichen Jahrtausend bei Hua Tó Anweisungen für ein strukturiertes Bewegungstraining zur Gesunderhaltung. Auch Hippokrates (460–370 v. Chr.) und Galen (ca. 200–129 v. Chr.) glaubten an die Bedeutung regelmäßiger körperlicher Betätigung zur Gesundheitsvorsorge. Vom antiken Erklärungsansatz, der sich auf die biologische Plausibilität stützt, sollte es aber bis zur Mitte des 20. Jahrhunderts dauern, bis der Grundstein für die formale wissenschaftliche Bestätigung dieses Zusammenhangs gelegt wurde.

1953 veröffentlichte der schottische Arzt und Epidemiologe Jerry Morris (1910–2009) eine wegweisende Studie, durchgeführt an Mitarbeitern der Londoner Verkehrsbetriebe (London Busmen Study). Hier konnte er aufzeigen, dass die durch koronare Herzkrankheit bedingte Sterberate bei den in den Doppeldeckerbussen treppauf- und treppabsteigenden Fahrkartenkontrolleuren nur etwa halb so hoch war wie bei den Busfahrern (Morris et al. 1953). Morris war einer der ersten Forscher, die Daten zu kardiovaskulären Erkrankungen und körperlicher Aktivität systematisch untersuchten und somit ein neues Forschungsgebiet initiierten. In den Folgejahrzehnten wurde in zahlreichen epidemiologischen Studien der Zusammenhang zwischen der körperlichen Aktivität und verschiedenen Endpunkten der Morbidität und Mortalität untersucht (Lee 2009).

Ziel dieses einführenden Kapitels ist es, grundlegende Konzepte der körperlichen Aktivität und körperlichen Fitness zu definieren und zu beschreiben, die aktuelle epidemiologische und klinische Evidenz zum Nutzen, aber ebenso zu den Risiken und Nebenwirkungen regelmäßiger körperlicher Aktivität und Sport in der Primär- und Sekundärprävention nicht übertragbarer chronischer Erkrankungen zusammenzufassen. Zum besseren Verständnis von Ergebnissen aus bewegungsbezogenen epidemiologischen und klinischen Studien sowie von Empfehlungen und Leitlinien zur körperlichen Aktivität werden eingangs wichtige Basisbegriffe und Konzepte definiert und kurz erläutert.

1.1 Begriffsbestimmungen

■ ■ Körperliche Aktivität

Körperliche Aktivität (physical activity) umfasst jede Art motorischer Aktivität, die durch aktive Muskelarbeit hervorgerufen wird und den Energieumsatz über den Ruheumsatz anhebt (Caspersen et al. 1985). Körperliche Aktivität ist ein sehr komplexes Phänomen, das sowohl qualitative Komponenten (z.B. Alltagsbewegung, Freizeitsport, Ausdauertraining, Krafttraining etc.) als auch quantitative Faktoren (z.B. Intensität, Dauer, Häufigkeit, Energieverbrauch) beinhaltet. Dementsprechend schwierig ist ihre valide Erfassung.

Domänen körperlicher Aktivität Die Weltgesundheitsorganisation (WHO) hat eine Einteilung nach vier Domänen getroffen: Beruf, Freizeit, Haushalt/Garten, Transport (Bull et al. 2004; ◨ Abb. 1.1). Der relative Anteil der einzelnen Domänen am motorischen Gesamtenergieverbrauch hängt von verschiedenen Einflussfaktoren wie Lebensalter und Geschlecht, von der geographischen Lage sowie von den ökonomischen und soziokulturellen Rahmenbedingungen ab. In Bezug auf gesundheitliche Auswirkungen müssen alle Domänen körperlicher Aktivität berücksichtigt werden. In den ersten Jahrzehnten epidemiologischer Forschung wurden fast ausschließlich die berufs- und freizeitbezogene Domäne der körperlichen Aktivität untersucht. Seit einigen Jahren werden zunehmend Alltags- und transportbezogene Aktivitäten (z.B. moderate Haushaltsaktivitäten, kurze Strecken mit dem Fahrrad) in die Analysen mit einbezogen, da auch in diesen

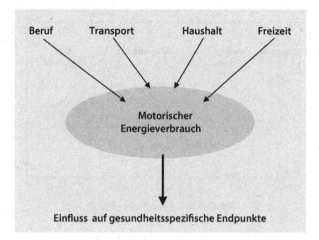

Abb. 1.1 Domänen körperlicher Aktivität in der epidemiologischen Forschung

Domänen ein Präventionspotenzial gesehen wird. Sport, sofern er nicht berufsmäßig ausgeübt wird, ist eine Subkomponente der freizeitbezogenen körperlichen Aktivität, bei der Spaß an der Bewegung, aber auch Leistungssteigerung und Wettkampf im Vordergrund stehen.

Die Erfassung von quantitativen Faktoren wie Intensität, Dauer und Häufigkeit ist notwendig, um die Dosis und den Energieverbrauch in den einzelnen Domänen körperlicher Aktivität abzuschätzen. Bei strukturiertem Training ist die Erfassung dieser Faktoren einfacher als bei kurzen Bewegungsimpulsen im Alltag. In epidemiologischen Studien hat das Konzept der „metabolischen Äquivalente" zur Quantifizierung der Intensität und des Energieverbrauchs durch körperliche Aktivität große Verbreitung gefunden (Byrne et al. 2005).

Metabolisches Äquivalent (MET)   MET beschreibt den Stoffwechselumsatz einer Person, bezogen auf den Ruheumsatz (Ainsworth et al. 2000). 1 MET entspricht dem Sauerstoffverbrauch in Ruhe, der für den durchschnittlichen Erwachsenen bei etwa 3,5 ml Sauerstoff pro kg Körpergewicht pro Minute liegt oder einem Kalorienverbrauch von 1 kcal je kg Körpergewicht pro Stunde entspricht. Die absolute Intensität jeder beliebigen körperlichen Aktivität kann als Vielfaches des Ruheumsatzes angegeben werden. MET-Werte für unterschiedliche körperliche Aktivitäten reichen von 0,9 für das Schlafen bis hin zu 20 für das Laufen mit 20 km/h (3 min/km) Das „Compendium of Physical Activities" listet mehr als 600 Aktivitäten aus allen Domänen der körperlichen Aktivität mit den zugehörigen MET-Angaben auf (ebd.).

■ **Niedrige, mittlere, höhere Intensität**

Körperliche Aktivitäten von <3 METs werden als niedrig intensiv (low-intensity) bzw. als leichte Aktivitäten eingestuft. In diese Kategorie fallen viele Basisaktivitäten des täglichen Lebens (z.B. Körperpflege, Essenszubereitung, leichte Haushaltstätigkeiten) und auch die meisten Sitzberufe. Eine positive Wirkung leichter Aktivitäten auf Morbiditäts- und Mortalitätsendpunkte wurde bei gesunden Kindern, Jugendlichen und Erwachsenen bis jetzt nicht nachgewiesen. Körperliche Aktivitäten von 3–5,9 METs werden als mäßig intensiv (moderate-intensity) bzw. als moderate Aktivitäten und solche mit ≥6 METs als höher intensiv (vigorous-intensity) bzw. als intensive Aktivitäten bezeichnet. Leitlinien zur körperlichen Aktivität differenzieren zwischen Aktivitäten mittlerer und höherer Intensität (WHO 2010). Inzwischen wurde am unteren Ende des Intensitätsspektrums ein neuer Intensitätsbereich vorgeschlagen, der alle sitzenden oder liegenden

1

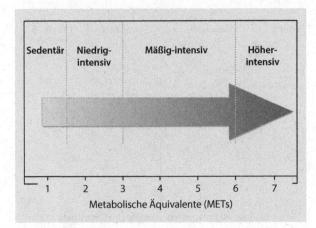

◻ Abb. 1.2   Kategorisierung der Intensität körperlicher Aktivitäten auf Basis des MET-Konzeptes bzw. Energieverbrauchs

Tätigkeiten mit einem MET-Wert von ≤1,5 einschließt. Hierunter fallen sitzende Tätigkeiten wie z.B. Fernsehen und Video, Computerspiele, Internetsurfen oder Musik hören (Sedentary Behaviour Research Network 2012) (◻ Abb. 1.2; ◻ Tab. 1.1).

■ **Aktivitätsdosis und Energieverbrauch**

Die Interaktion zwischen Intensität, Dauer und Häufigkeit der im Tages- und Wochenverlauf kumulierten Bewegungsimpulse bestimmt die Gesamtdosis und damit die Höhe des motorischen Energieverbrauchs. Die Gesamtdosis körperlicher Aktivität wird aktuell in Form von MET-Minuten, MET-Stunden oder kcal pro Tag bzw. Woche angegeben (z.B. moderat intensive Aktivität mit 4 METs, 30 min, 5 × pro Woche, → 4 METs × 30 min × 5 = 600 MET-Minuten = 10 MET-Std.; bei 70 kg Körpergewicht: 10 MET-Std. × 70 = 700 kcal/Woche).

■ **Dosis-Wirkungs-Beziehung**

Die Dosis-Wirkungs-Beziehung beschreibt die Beziehung zwischen der habituellen oder zu therapeutischen Zwecken eingesetzten Aktivitätsdosis und dem damit assoziierten bzw. zu erwartenden Gesundheitsnutzen. Diese Beziehungen hängen von verschiedenen Faktoren wie dem Ausgangsniveau der körperlichen Aktivität oder körperlichen Fitness, dem Gesundheitsstatus, dem Geschlecht, der Medikation und dem untersuchten Endpunkt (z.B. kardiovaskuläre Erkrankungen, Neoplasien) ab. Das Lebensalter hat nur einen geringfügigen Einfluss auf diese Beziehung (Kesaniemi et al. 2001). Möglichst genaue Kenntnisse über den Dosis-Wirkungs-Zusammenhang haben sowohl Bedeutung für die Entwicklung bevölkerungsbezogener Bewegungsempfehlungen als auch auf individueller Ebene, wenn körperliches Training wie ein Medikament verordnet werden soll (ebd.).

■ **Körperliche Inaktivität (physical inactivity)**

Eine exakte quantitative Beschreibung dieses Begriffs ist schwierig, zumal körperliche Aktivität eine Exposition darstellt, die sich unter normalen Bedingungen innerhalb einer bestimmten Bandbreite bewegt, aber keinen „Nullwert" hat. Schon mit Basisaktivitäten (z.B. Körperpflege, Kochen, Haushalt, Einkaufen etc.) werden >60 Minuten leicht intensive Aktivität pro Tag kumuliert. Unter „körperlich inaktiv" wird ein Aktivitätsniveau verstanden, das kaum über die Basisaktivitäten hinausgeht, unter „nicht ausreichend körperlich aktiv" ein Niveau, das über dem der

☐ **Tab. 1.1** Beispiele von körperlichen Aktivitäten in den verschiedenen Domänen, geordnet nach Intensitätskategorien bzw. dem Energieverbrauch. (Mod. nach Ainsworth et al. 2000)

Sedentär (Sitzaktivität) <1,5 METs	Niedrige Intensität (leicht)1,5–2,9 METs	Mittlere Intensität (moderat)3,0–5,9 METs	Hohe Intensität (intensiv)≥6 METs
Arbeit/Beruf PC-Arbeit	Bürotätigkeit (sitzend/stehend) Berufskraftfahrer	Stehende und gehende Tätigkeit Leichte Ladetätigkeiten Landwirtschaft	Schwere manuelle Tätigkeiten/Baugewerbe/ Konstruktionsarbeiten/ Ladetätigkeiten/ Schwerindustrie/ Forstarbeit
Transport Auto/Bus/Bahn fahren Fahrzeug lenken	Schlendern	Gehen zur Haltestelle Mit dem Microscooter fortbewegen Einkäufe zu Fuß erledigen	Mit dem Fahrrad zur Arbeit/zum Einkauf/ Treppensteigen
Haushalt/Familie	Duschen/Anziehen/ Körperpflege Betten machen/ Aufräumen Essen vorbereiten Geschirr her- bzw. wegräumen Wäsche waschen/ Bügeln Blumen gießen Kinderpflege Haustiere versorgen	Staubsaugen Müll entsorgen Reparaturarbeiten/ Ausmalen Im Garten arbeiten Rasenmähen/Hecken schneiden Schnee schaufeln Kinderwagen schieben/ Kind tragen Mit dem Hund ausgehen	Schneeschaufeln Kartons tragen Möbel packen/tragen Umzug Treppensteigen
Freizeit Rasten/Liegen Fernsehen/ Kinofilm ansehen Lesen/Musik hören Internet/ Videospiele Telefonieren/SMS schreiben Spiele am Tisch Lesen	Musikinstrument spielen Bastelarbeiten Spazieren/ Schlendern Museumsbesuch/ Zoobesuch Fischen Stretching TaiChi/QiGong/Joga Darts/Billard Ergometertraining 25 Watt	Radfahren <15 km/h Ergometertraining 50–100 Watt Aktives Spiel mit den Kindern Golf Tischtennis Gymnastik Krafttraining Volkstanz/Lateinamerika-nische Tänze Wandern/Skiwandern Walking Schwimmen langsam Segeln/Schnorcheln/ Tauchen	Radfahren >15 km/h Ergometertraining >100 Watt Mountainbiken Inlineskaten Laufen/Bergwandern Tennis/Badminton/ Volleyball/Beachvolleyball Fußball/Basketball/ Eislaufen/Eishockey Alpiner Skilauf/ Snowboarden Skilanglauf/ Skitouren gehen Klettern Judo/Karate Kanu/Rudern/Kajak Längen schwimmen zügig

1

Basisaktivitäten liegt, aber die WHO-Mindestempfehlung von 150 Minuten mäßig intensiver körperlicher Aktivität pro Woche nicht erreicht (Bull et al. 2003; WHO 2010). Im deutschen Sprachraum wird häufig auch der Begriff „Bewegungsmangel" verwendet. Der „International Physical Activity Questionnaire" klassifiziert als „inaktiv" (low) ein Gesamtaktivitätsniveau (alle Domänen) von <600 MET-Minuten pro Woche (entspricht <700 kcal für eine 70 kg schwere Person) (International Physical Activity Questionnaire 2014). Dieser Wert liegt niedriger als die WHO-Mindestempfehlung und wird neuerdings vor allem in Prävalenzstudien als Cut-point für „körperlich inaktiv" verwendet (Sjöström et al. 2006; Lim et al. 2012).

Körperliche Inaktivität gilt als eigenständiger Risikofaktor, der das Risiko für viele nicht übertragbare Krankheiten erhöht und die Lebenserwartung verkürzt (Lee et al. 2012). Körperliche Inaktivität verursacht etwa 6% (95%-Konfidenzintervall [CI]: 3–8) der globalen Krankheitslast von koronarer Herzkrankheit, 7% (95%-CI 4–10) von Typ-2-Diabetes, 10% (95%-CI 6–14) von Brustkrebs und 10% (95%-CI 6-14) von Darmkrebs. Körperliche Inaktivität ist für mehr als 9% (95%-CI 5–12) der vorzeitigen Sterblichkeit verantwortlich, das sind etwa 5,3 Millionen Todesfälle pro Jahr (ebd.). Nach den Ergebnissen der Global Burden of Disease Study 2010 nimmt körperliche Inaktivität, bezogen auf die globale Krankheitslast, unter 67 Risikofaktoren weltweit Rang 10 ein, in Europa Rang 6, in Nordamerika sogar Rang 5 (Lim et al. 2012).

- **Körperliche Fitness (physical fitness)**

Körperliche Fitness beschreibt die allgemeine körperliche Leistungsfähigkeit und resultiert aus dem Zusammenspiel regelmäßigen Trainings (v.a. mit Ausdauer- und Kraftanteil) und genetischen Faktoren (Caspersen et al. 1985; Bouchard u. Rankinen 2001). Bei vielen Personen, vor allem solchen mit einem niedrigen Aktivitätsniveau, führt eine Steigerung des körperlichen Aktivitätsniveaus zu einer Steigerung der körperlichen Fitness. Das Ausmaß der Verbesserung kann aber in Abhängigkeit des genetischen Ausgangsprofils individuell stark variieren (Bouchard u. Rankinen 2001; Church et al. 2007). Gesundheitsbezogene körperliche Fitness lässt sich am besten über muskuläre, metabolische, motorische und kardiorespiratorische Merkmale definieren, deren Entwicklung einen günstigen Einfluss auf den Gesundheitsstatus ausüben. In epidemiologischen Studien bezieht sich der Begriff der körperlichen Fitness meistens auf die maximale aerobe Kapazität, die mit einer Belastungsuntersuchung quantifiziert werden kann. Leistungsbezogene körperliche Fitness bezieht sich auf die Komponenten, die für eine optimale sportliche Leistungsfähigkeit Voraussetzung sind, und zeigt nur eine beschränkte Beziehung zu Gesundheitsfaktoren.

Literatur

Ainsworth BE, Haskell WL, Whitt MC, Irwin ML, Swartz AM, Strath SJ et al. (2000) Compendium of physical activities: an update of activity codes and MET intensities. Med Sci Sports Exerc 32: S498–S504

Bouchard C, Rankinen T (2001) Individual differences in response to regular physical activity. Med Sci Sports Exerc 33: S446–S451

Bull F, on behalf of the CRA Physical Activity Work Group (2003) Defining physical inactivity. Lancet 361: 258–259

Bull F et al. (2004) Physical inactivity: In: Ezzati M et al. (eds) Comparative Quantifications of Health Risks. World Health Organization, Genf, pp 729–881

Byrne NM, Hils AP, Hunter GR, Weinsier RL, Schutz Y (2005) Metabolic equivalent: one size does not fit all. J Appl Physiol 99: 1054–1060

Caspersen CJ, Powell KE, Christenson GM (1985) Physical activity, exercise, and physical fitness: definitions and distinctions for health-related research. Public Health Rep 100: 126–131

Church TS, Earnest CP, Skinner JS, Blair SN (2007) Effects of different doses of physical activity on cardiorespiratory fitness among sedentary, overweight or obese postmenopausale women with elevated blood pressure: a randomized controlled trial. JAMA 297: 2081–2091

Kesaniemi YA, Danforth EJ, Jensen MD et al. (2001) Dose-response issues concerning physical activity and health: an evidence-based symposium. Med Sci Sports Exercise 33: S351–S358.

Lee I-M (ed) (2009) Epidemiologic Methods in Physical Activity Studies. Oxford University Press, New York, NY

Lee I-M, Shiroma EJ, Lobelo F, Ruska P, Blair SN, Katzmarzyk T (2012) Effect of physical inactivity on major non-communicable diseases worldwide: an analysis of burden of disease and life expectancy. Lancet 380(9838): 219–229

Lim S, Vos T, Flaxman AD, Danaei G, Shibuya K, Adair-Rohani H et al. (2012) A comparative risk assessment of burden of disease and injury attributable to 67 risk factors and risk factor clusters in 21 regions, 1990–2010: a systematic analysis for the Global Burden of Disease Study 2010. Lancet 380: 2224–2260

Morris JN, Heady JA, Raffle PAB, Roberts CG, Parks JW (1953) Coronary heart disease and physical activity of work. Lancet 2: 1053–1057

Sedentary Behaviour Research Network (2012) Letter to the editor: standardized use of the terms sedentary and sedentary behaviours. App Physiol Nutr Metab 37: 540–542

Sjöström M, Oja P, Hagströmer M, Smith BJ, Bauman A (2006) Health-enhancing physical activity across European Union countries: the Eurobarometer Study. J Public Health 14: 291–300

Internetadressen

International Physical Activity Questionnaire (IPAQ). http://www.ipaq.ki.se (Zuletzt gesehen: September 2016)

World Health Organisation (2010) Global Recommendation on Physical Activity for Health. http://whqlibdoc.who.int/publications/2010/9789241599979_eng.pdf (Zuletzt gesehen: September 2016)

Primärpräventiver Nutzen regelmäßiger körperlicher Aktivität

Günther Samitz

© Springer-Verlag GmbH Austria 2017
M. Wonisch, P. Hofmann, H. Förster, H. Hörtnagl, E. Ledl-Kurkowski, R. Pokan (Hrsg.),
Kompendium der Sportmedizin, DOI 10.1007/978-3-211-99716-1_2

Die Evidenz zum primärpräventiven Nutzen regelmäßiger körperlicher Aktivität auf nicht übertragbare chronische Erkrankungen beruht überwiegend auf epidemiologischen Studien. Randomisierte kontrollierte Studien (RCTs) sind in der Minderzahl und beschränken sich zumeist auf die Untersuchung intermediärer Endpunkte und Surrogatparameter (z.B. kardiovaskuläre Risikofaktoren, VO_{2max}, Knochendichte, HbA_{1c}). Aufgrund der enormen Anzahl publizierter Studienberichte wird die Evidenz zu den wichtigsten Krankheitsbildern bzw. Gesundheitsendpunkten auf Basis aktueller systematischer Reviews, Meta-Analysen sowie großer singulärer Kohorten- bzw. RCTs zusammengefasst.

2.1   Sterblichkeit aller Ursachen

Zwischen der körperlichen Aktivität bzw. körperlichen Fitness und der Sterblichkeit aller Ursachen (= Gesamtsterblichkeit) besteht eine starke inverse Beziehung. Mehrere systematische Reviews und Meta-Analysen von prospektiven Kohortenstudien haben diesen Zusammenhang in den letzten Jahren untersucht (Nocon et al. 2007; Löllgen et al. 2009; Kodama et al. 2009; Woodcock et al. 2011; Samitz et al. 2011). Die Meta-Analysen inkludierten zwischen 20 und 80 Studien mit >100.000 bis 1,3 Millionen Studienteilnehmern, die zu Studienbeginn keine Herz-Kreislauf-, Krebs- oder andere schwerwiegende chronische Erkrankung oder Behinderung aufwiesen und im Mittel etwa 12 Jahre nachbeobachtet wurden. Das Mortalitätsrisiko der körperlich aktivsten im Vergleich zu den am wenigsten aktiven Kategorien war in den Analysen um 24–35% reduziert und die Risikoreduktion war bei den Frauen durchweg größer als bei den Männern. Die Gründe für den größeren Mortalitätsbenefit bei Frauen sind nicht klar, könnten in dem bei Frauen meist geringeren initialen Aktivitätsstatus, in biologischen Unterschieden und in methodischen Ursachen liegen. In drei dieser Analysen wurde auch die Dosis-Wirkungs-Beziehung quantifiziert (Woodcock et al. 2011; Samitz et al. 2011; Kodama et al. 2009).

Woodcock et al. analysierten den Zusammenhang zwischen nicht intensiven körperlichen Aktivitäten und der Gesamtsterblichkeit und kombinierten die Ergebnisse von 22 Kohortenstudien. Eine Aktivitätsdosis von 11 MET-Stunden pro Woche (ca. 2,5 Stunden moderate körperliche Aktivität pro Woche) war im Vergleich mit keiner Aktivität mit einer Reduktion des Mortalitätsrisikos um 19% (95%-CI 15–24) assoziiert. Die Risikoreduktion für Gehen allein fiel geringer aus (11%; 95%-CI 4–18). 31 MET-Stunden pro Woche (ca. 7 Stunden moderate körperliche Aktivität pro Woche) waren mit einer Risikosenkung von 24% (95%-CI 19–29) assoziiert. Die Autoren schlossen daraus, dass zwischen der körperlichen Aktivität und Gesamtsterblichkeit eine nichtlineare Beziehung besteht und die größte Risikominderung durch körperliche Aktivität beim Übergang von körperlicher Inaktivität zu einer moderaten körperlichen Aktivitätsstufe erfolgt, durch noch mehr Bewegung aber eine noch größere Reduktion des Mortalitätsrisikos erreicht wird (Woodcock et al. 2011).

Die umfassendste Meta-Analyse zu diesem Endpunkt stammt von unserer Arbeitsgruppe (Samitz et al. 2011). Die Analyse inkludierte 80 prospektive Kohortenstudien mit 1,3 Millionen Studienteilnehmern und untersuchte den Zusammenhang zwischen der Gesamt- und domänenspezifischen körperlichen Aktivität und der Mortalität. Weiters quantifizierten wir den Mortalitätsbenefit, der mit den aktuellen WHO-Aktivitätsempfehlungen assoziiert ist. In unserer Analyse war die WHO-Mindestempfehlung von 150 Minuten mäßig-intensiver körperlicher Aktivität pro Woche mit einer Risikominderung von 10% assoziiert (relatives Risiko [RR] 0,90, 95%-CI 0,84–0,96) und eine signifikante Reduktion der Gesamtsterblichkeit auch noch deutlich unterhalb dieser Mindestempfehlung gegeben. Der Mortalitätsbenefit pro Anstieg des Aktivitätsumfangs

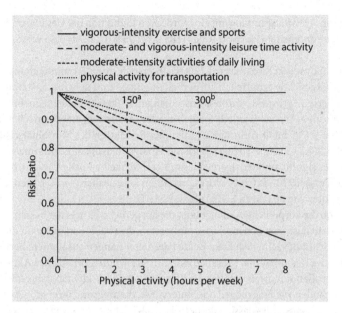

◗ Abb. 2.1 Meta-Regressionsanalyse der Dosis-Wirkungs-Beziehung zwischen verschiedenen Domänen/Intensitäten körperlicher Aktivität und der Gesamtsterblichkeit (Samitz et al. 2011). a, b: WHO-Dosisempfehlungen. Für einen Mindestgesundheitsnutzen empfiehlt die WHO mindestens 150 min/Woche moderat-intensive körperliche Aktivität oder 75 min/Woche höher-intensive körperliche Aktivität. Für einen höheren Gesundheitsnutzen empfiehlt die WHO, die Aktivitätsdosis auf 300 min/Woche (moderat-intensive Aktivität) oder 150 min/Woche (höher intensive körperlicher Aktivität) zu erhöhen (WHO 2010)

um eine Stunde pro Woche wurde aber maßgeblich von der Intensität der domänenspezifischen körperlichen Aktivität beeinflusst (◗ Abb. 2.1). Im Vergleich mit nahezu keiner Bewegung war eine Steigerung des Bewegungsumfangs von mäßig-intensiven Aktivitäten des täglichen Lebens (z.B. Gehen, Gartenarbeit, moderate Hausarbeiten etc.) um eine Stunde pro Woche mit einer Reduktion der Gesamtsterblichkeit um 4% (RR 0,96, 95%-CI 0,93–0,98) assoziiert. Bei mäßig-intensiven bis höher-intensiven Freizeitaktivitäten (z.B. Gymnastik, Krafttraining, Wandern, Radfahren, Schwimmen, Spiele, Tanzen) betrug die Risikominderung pro Dosisanstieg um eine Stunde pro Woche 6% (RR 0,94; 95%-CI 0,92–0,97) und bei höher-intensivem Ausdauertraining und sonstigem intensiven Sport 9% (RR 0,91, 95%-CI 0,87–0,94). Die größere Risikominderung für höher-intensive Aktivität ist damit zu erklären, dass diese pro Zeiteinheit einen größeren motorischen Energieverbrauch und somit eine insgesamt höhere Aktivitätsdosis bewirkt, aber auch die Intensität selbst dürfte von sich aus einen zusätzlichen positiven Einfluss ausüben. Mehrere aktuelle Kohortenstudien unterstützen diese Annahme (Wen et al. 2011; Lahti et al. 2014; Shiroma et al. 2014).

Wen et al. (2011) konnten bei >400.000 Kohortenteilnehmern aus Taiwan – der Aktivitätsstatus der Erwachsenenbevölkerung in Taiwan liegt deutlich niedriger als der in Europa – zeigen, dass bereits 15 Minuten mäßig- bis höher intensives körperliches Training pro Tag mit einer Reduktion der Gesamtsterblichkeit um 14% (RR 0,86; 95%-CI 0,81–0,91) assoziiert war. In dieser bis dato größten singulären prospektiven Kohortenstudie war die Risikominderung bei gleichem Aktivitätsumfang für höher-intensive Aktivitäten größer als für mäßig-intensive Aktivitäten. Auch in der Kohortenstudie von Lahti et al. (2014) war höhere Intensität bei gleichzeitiger

Kontrolle für den Aktivitätstumfang mit einer größeren Reduktion der Gesamtsterblichkeit assoziiert als mittlere Intensität (Harzard Rate [HR] 0,54; 95%-CI 0,34–0,86 versus 0,73; 95%-CI 0,49–1,11).

Die Meta-Analyse von Kodama et al. (2009) untersuchte den Zusammenhang zwischen der im Belastungstest objektiv ermittelten körperlichen Fitness und der Gesamtsterblichkeit. Diese Analyse inkludierte 33 prospektive Kohortenstudien mit >100.000 Studienteilnehmern. Auf Basis der Dosis-Wirkungs-Analyse war jede Steigerung der maximalen ergometrischen Leistungsfähigkeit um 1 MET (3,5 ml O_2/min/kgKG) mit einer Reduktion des Mortalitätsrisikos um 13% (RR 0,87; 95%-CI 0,84–0,90) assoziiert. In dieser Analyse betrugen die minimalen Fitness-Stufen, die mit einer signifikant niedrigeren Gesamtsterblichkeit assoziiert waren, bei 40-jährigen Männern und Frauen 9 METs bzw. 7 METs, bei einem Lebensalter von 50 Jahren 8 METs bzw. 6 METs und im Alter von 60 Jahren 7 METs bzw. 5 METs.

Die Frage, ob die körperliche Aktivität oder die körperliche Fitness der bessere prognostische Faktor der Mortalität ist, lässt sich insofern beantworten, dass beide Parameter für die Anwendung in der Praxis Vor- und Nachteile haben. Beide Parameter hängen zusammen, beruhen aber auf unterschiedlichen Erhebungs- und Messmethoden. In Studien zur körperlichen Aktivität, vor allem in solchen mit großen Kohorten, erfolgte die Einschätzung des Aktivitätsstatus überwiegend mit subjektiven Methoden wie Fragebögen oder Interviews, die aufgrund ihrer größeren Fehleranfälligkeit und der Gefahr für Missklassifikationen die tatsächliche Assoziation zwischen der körperlichen Aktivität und Mortalität tendenziell unterschätzen. Die Assoziation zwischen der körperlichen Fitness und Mortalität ist im Vergleich zur körperlichen Aktivität stärker (Talbot et al. 2002; Nocon et al. 2008). Die körperliche Fitness in Form der maximalen Belastungskapazität kann objektiv mittels symptomlimitierter Ergometrie erhoben werden und ist daher trotz der Unsicherheit ihres genetischen Anteils für eine prognostische Aussage künftiger Ereignisse prinzipiell zuverlässiger als die körperliche Aktivität. Für den Sportmediziner, Internisten oder Kardiologen, die in der Regel über einen Ergometriemessplatz verfügen, hat die Belastungskapazität für die Abschätzung der funktionellen Beeinträchtigung und zur Risikobewertung sowie für die nachfolgende individuelle Trainingsvorschreibung einen höheren Stellenwert als die körperliche Aktivität. Für Public-Health-Experten, die bevölkerungsbezogene Bewegungsempfehlungen formulieren und auf einer breiten Basis umzusetzen versuchen, ist hingegen die körperliche Aktivität die praktikablere Zielgröße.

2.2   Herz-Kreislauf-Erkrankungen

Trotz großer therapeutischer Fortschritte sind Herz-Kreislauf-Erkrankungen in Zentraleuropa nach wie vor die führende Krankheits- und Todesursache. Für die Beurteilung des Zusammenhangs zwischen der körperlichen Aktivität bzw. körperlichen Fitness und der kardiovaskulären Morbidität und Mortalität – hier werden neben der koronaren Herzkrankheit (KHK) auch zerebrovaskuläre Erkrankungen eingerechnet – stehen mehrere systematische Reviews und Meta-Analysen von Kohortenstudien zur Verfügung (Williams 2001; Sofi et al. 2008; Nocon et al. 2008; Kodama et al. 2009; Sattelmair et al. 2011; Li et al. 2012). Von allen Endpunkten am besten untersucht ist die koronare Herzkrankheit.

2.2.1 Koronare Herzkrankheit

In den verfügbaren Meta-Analysen mit bis zu 880.000 Studienteilnehmern vorwiegend mittleren Lebensalters, die initial keine kardiovaskuläre Erkrankung aufwiesen und bis zu 25 Jahre nachbeobachtet wurden, ist das kombinierte KHK-Risiko der körperlich aktivsten im Vergleich zu den inaktivsten Subgruppen um 25–35% reduziert (Williams 2001; Sofi et al. 2008; Nocon et al. 2008; Sattelmair et al. 2011; Li et al. 2012). Der Vergleich der höchsten mit der niedrigsten Kategorie der körperlichen Aktivität, wie er in traditionellen Meta-Analysen üblich ist, lässt aber keine Aussage über den genauen Verlauf der Dosis-Wirkungs-Beziehung zu. In der methodisch hochwertigsten dieser Analysen wurde die Dosis-Wirkungs-Beziehung mit Hilfe von Meta-Regressionsmodellen untersucht (Sattelmair et al. 2011). Demnach ist die Beziehung zwischen der körperlichen Freizeit-aktivität und tödlichen und nichttödlichen KHK-Ereignissen nicht linear, mit der größten Reduk-tion des Risikos auf mittleren Aktivitätsstufen und einer weiteren, aber im Ausmaß geringeren Risikoreduktion auf höheren Aktivitätsstufen. Eine Dosis von 150 Minuten moderat-intensiver körperlicher Aktivität pro Woche (entspricht den WHO-Mindestempfehlungen für körperliche Aktivität) war im Vergleich zu keiner Aktivität mit einem um 14% (RR 0,86; 95%-CI 0,77–0,96) und eine Dosis von 300 Minuten moderat-intensiver körperliche Aktivität pro Woche (WHO-Empfehlung für einen gesteigerten Gesundheitsnutzen) mit einem um 20% (RR 0,80; 95%-CI 0,74–0,88) reduziertem KHK-Risiko assoziiert (ebd.). Auch unterhalb der WHO-Mindestemp-fehlung war das Risiko noch signifikant reduziert. Die mit 150 bzw. 300 min/Woche assoziierte Risikoreduktion fällt für Frauen deutlich höher aus als für Männer (20% vs. 9% bzw. 28% vs. 18%).

Zur Beurteilung des Zusammenhangs zwischen der körperlichen Fitness (maximale aerobe Kapazität) und dem Endpunkt KHK bzw. CVD sind ebenfalls mehrere Meta-Analysen von pros-pektiven Kohortenstudien verfügbar, die zeigen, dass eine höhere ergometrische Leistungsfähig-keit mit einem niedrigeren Risiko für KHK/CVD assoziiert ist (Williams 2001; Sofi et al. 2008; Kodama et al. 2009). Nur die aktuellste dieser Meta-Analysen, die 33 prospektive Kohortenstu-dien mit ca. 103.000 Studienteilnehmern einschloss, beinhaltet auch eine formale Dosis-Wir-kungs-Analyse (Kodama et al. 2009). Nach den Ergebnissen dieser Analyse ist jede Steigerung der maximalen ergometrischen Leistungsfähigkeit um 1 MET (3,5 ml O_2/kgKG/min) mit einer Reduktion des KHK/CVD-Risikos um 15% (RR 0,85; 95%-CI 0,82–0,88) assoziiert.

2.2.2 Körperliche Aktivität und Schlaganfallrisiko

Schlaganfälle sind für etwa ein Fünftel der kardiovaskulären Erkrankungen verantwortlich und die bedeutsamste Ursache für eine bleibende Behinderung (Goldstein et al. 2006). Drei Meta-Analysen von Kohorten- und Fall-Kontroll-Studien, die annähernd 500.000 Studienteilnehmer repräsentieren, haben für die verschiedenen Schlaganfallmodalitäten (ischämisch, hämorrha-gisch, nicht differenziert) den primärpräventiven Nutzen der körperlichen Aktivität untersucht (Lee et al. 2003; Wendel-Vos et al. 2004; Reimers et al. 2009). In diesen Meta-Analysen war das kombinierte Risiko für den Schlaganfall (alle Modalitäten) für die in der Freizeit körperlich aktiv-sten Gruppen im Vergleich zu den inaktiven Gruppen um 22–29% reduziert, das Risiko für den ischämischen Schlaganfall um 21–25% und das Risiko für Gehirnblutungen um 26–34% ver-mindert. Auch in den mäßig aktiven Gruppen waren das Schlaganfallrisiko insgesamt bereits um etwa 20% und das Risiko für den ischämischen und hämorrhagischen Schlaganfall um 9% bzw. 15% vermindert. In der Analyse von Wendel-Vos, die zwischen freizeitbezogener und beruflicher körperlicher Aktivität unterschied, war auch die berufsbezogene körperliche Aktivität mit einer vergleichbaren Reduktion des Schlaganfallrisikos assoziiert (Wendel-Vos et al. 2004). In der aktu-ellsten Meta-Analyse mit 33 prospektiven und 10 Fall-Kontroll-Studien, die eine geschlechtsspezi-fische Auswertung beinhaltet, war eine signifikante Risikoreduktion nur für Männer nachweisbar, was aber an der geringen Zahl von inkludierten Studien mit Frauen liegen könnte (Reimers et al. 2009). In den Fall-Kontroll-Studien fand sich bei Frauen und Männern gemeinsam eine größere Risikoreduktion als in den Kohortenstudien. Die Evidenz aus prospektiven Kohortenstudien ist aber höher zu bewerten. Insgesamt liegt die Risikosenkung für zerebrovaskuläre Ereignisse in der gleichen Größenordnung wie bei der koronaren Herzkrankheit. Obwohl die Mehrheit der Studien, vor allem die großen Kohortenstudien, darauf hinweisen, dass mit zunehmendem Aktivitätsumfang auch das Schlaganfallrisiko sinkt, sind sichere Aussagen über den genauen Verlauf der Dosis-Wirkungs-Beziehung zur Zeit nicht möglich, da in keiner dieser Meta-Analysen die Dosis-Wirkungs-Beziehung mit formalen Methoden untersucht wurde. In einigen Studien wurde ein U-förmiger Dosis-Wirkungs-Verlauf beobachtet (Hu et al. 2000; Myint et al. 2006). In diesen war die Risikoreduktion in der mittleren Aktivitätskategorie größer als in der aktivsten Subgruppe. Ob ein Sättigungseffekt oder sogar eine erneute Zunahme des Risikos bei hohen Aktivitätsdosen besteht, kann derzeit nicht beantwortet werden.

2.3   Körperliche Aktivität und Krebserkrankungen

Bösartige Neubildungen sind in Österreich, Deutschland und der Schweiz nach den Herz-Kreislauf-Erkrankungen mit ca. 25% die zweithäufigste Todesursache. Die häufigsten Tumorneuerkrankungen sind Darmkrebs, Brustkrebs, Lungenkrebs und Prostatakrebs (Robert Koch-Institut 2014; Statistik Austria 2014; Bundesamt für Statistik Schweiz 2014). Von 100 Personen erkranken etwa 10 vor dem 75. Lebensjahr an einem dieser vier Tumore. Epidemiologische Studien zum Zusammenhang zwischen körperlicher Aktivität und malignen Tumorerkrankungen wurden erst ab den 1980er-Jahren durchgeführt, die meisten davon für Darmkrebs und Brustkrebs. Inzwischen sind weltweit >300 Studien verfügbar, in denen die primärpräventiven Effekte körperlicher Aktivität auf das Krebsrisiko untersucht wurden (Kruk u. Czerniak 2013). Körperliche Aktivität schützt nicht generell vor Krebs, in jedem Fall ist eine differenzierte Betrachtung nach der Organlokalisation des Tumors erforderlich.

2.3.1   Darmkrebs

Am besten abgesichert ist der protektive Effekt regelmäßiger körperlicher Aktivität hinsichtlich des Kolonkarzinoms. In einer Meta-Analyse von 52 Studien (18 prospektive Kohortenstudien und 24 Fall-Kontroll-Studien) war das kombinierte Risiko für Darmkrebs bei einem Vergleich der körperlich aktivsten mit den inaktivsten Kategorien um 24% reduziert (RR 0,76; 95%-CI 0,72–0,81) (Wolin et al. 2009). Das Ausmaß der Risikoreduktion fiel für Männer und Frauen ähnlich aus (24% vs. 21%), war aber in den Fall-Kontroll-Studien größer als in den Kohortenstudien (31% vs. 17%) (RR 0,69; 95%-CI 0,65–0,74 bzw. RR 0,83; 95%-CI 0,78–0,88). Fall-Kontroll-Studien unterliegen aber einem höheren Risiko für systematische Verzerrungen. Diese inverse Beziehung wurde in unterschiedlichen Populationen in Europa, den USA und in Asien gefunden. Sowohl die freizeitbezogene als auch die berufsbezogene körperliche Aktivität war mit einer signifikanten Risikoreduktion für Darmkrebs assoziiert (RR 0,77, 95%-CI 0,72–0,82 bzw. RR 0,78, 95%-CI 0,73–0,83). Eine ansteigende Aktivitätsdosis scheint mit einem sinkenden Kolonkarzinomrisiko verbunden zu sein. Der genaue Verlauf des Dosis-Wirkungs-Zusammenhangs lässt sich derzeit aber nicht beschreiben. Die höchste Aktivitätskategorie entsprach >20 MET-Stunden pro Woche (ca. 5–6 Stunden mäßig-intensive Aktivität). Intensivere Aktivitäten (>6 METs), die regelmäßig und langfristig ausgeübt wurden, führten zu den größten Risikoreduktionen. Für das Rektumkarzinom liegen deutlich weniger Studien vor. Anders als für das Kolonkarzinom fanden sich in diesen Studien keine Assoziationen zwischen dem Krebsrisiko und dem Aktivitätsverhalten.

2.3.2 Brustkrebs

Brustkrebs ist bei Frauen die am häufigsten diagnostizierte maligne Erkrankung. Zur Beurteilung der Evidenz zur protektiven Wirkung körperlicher Aktivität auf das Brustkrebsrisiko stehen ein qualitativer systematischer Review (Monninkhof et al. 2007) sowie eine aktuelle Meta-Analyse (Wu et al. 2013) zur Verfügung. Der qualitative Review inkludierte 19 Kohorten- und 29 Fall-Kontroll-Studien, in denen die Gesamtaktivität oder freizeitbezogene Aktivität erhoben wurde (Monninkhof et al. 2007). Für den prä- und postmenopausalen Brustkrebs kombiniert war körperliche Aktivität mit einer Risikoreduktion von 15–20% assoziiert, für den postmenopausalen Brustkrebs war die Assoziation aber stärker. Eine Dosis-Wirkungs-Beziehung konnte in etwa der Hälfte der Studien beobachtet werden.

Die Meta-Analyse von Wu et al. inkludierte 31 prospektive Kohortenstudien mit über 2,3 Millionen Studienteilnehmerinnen (63.786 Brustkrebsereignisse) bei einer Follow-up-Dauer von durchschnittlich 13,5 Jahren. In dieser Analyse betrug das gepoolte relative Brustkrebsrisiko (prä- und postmenopausal) bei Vergleich der höchsten mit der niedrigsten Aktivitätskategorie 0,88 (95% CI 0,85–0,91), die Risikoreduktion somit 12% (95%-CI 9–15). Sowohl die freizeit- und haushaltsbezogene als auch die berufsbezogene körperliche Aktivität waren mit einer signifikanten Risikosenkung assoziiert (13%, 95%-CI 9–17 bzw. 10%, 95%-CI 3–7). Der Zusammenhang war stärker bei prämenopausalen Frauen (RR 0,77; 95% -CI 0,72–0,84) im Vergleich zu postmenopausalen Frauen (RR 0,87; 95% -CI 0,84–0,92) und für Frauen mit einem Body-Mass-Index von <25 (RR 0,72; 95%-CI 0,65–0,81) im Vergleich zu Frauen mit einem BMI von >25 (RR 0,93; 95%-CI 0,83–1,05). Der Zusammenhang war für höher-intensive körperliche Aktivität stärker als für mäßig-intensive Aktivität (RR 0,85; 95%-CI 0,80–0,90 vs. 0,95; 0,90–0,99). In der Dosis-Wirkungs-Analyse ergab sich zwischen dem Risiko für Brustkrebs und der körperlichen Aktivitätsdosis ein linearer Zusammenhang. Jede Steigerung der freizeit- plus haushaltsbezogenen Aktivitätsdosis um 25 MET-Stunden pro Woche (entspricht etwa 10 Stunden/Woche leicht-intensiven Haushaltsaktivitäten) war mit einer Risikoreduktion von 2% (RR 0,98; 95% CI 0,97–0,99), jede Steigerung der freizeitbezogenen Aktivität um 10 MET-Stunden pro Woche (entspricht etwa 4 Stunden Gehen/Woche) mit einer Risikoreduktion von 3% (RR 0,97; 95%-CI 0,95–0,98) und jede Erhöhung des Bewegungsumfangs um 2 Stunden pro Woche mit mäßig- bis höher-intensiver Freizeitaktivität mit einer Risikoreduktion von 5% (RR 0,95; 95%-CI 0,93–0,97) assoziiert (Wu et al. 2013).

2.3.3 Körperliche Aktivität und andere Tumorrisiken

Die Auswirkungen der körperlichen Aktivität auf andere Tumorarten sind weit weniger untersucht.

- **Lungenkrebs**

Zur Assoziation zwischen körperlicher Aktivität und dem Risiko für Lungenkrebs liegt ein systematischer Review mit 14 prospektiven Kohortenstudien vor, der >1,6 Millionen Studienteilnehmer repräsentiert (Sun et al. 2012). Sowohl eine hohe als auch eine mittlere Aktivitätsdosis war bei Männern und Frauen mit einem verminderten Risiko für Lungenkrebs assoziiert (RR 0,77; 95%-CI 0,73–0,81 bzw. RR 0,87; 95%-CI 0,83–0,90). Die Risikoreduktion betrug somit 23% bzw. 13%. Diese Effekte waren unabhängig von anderen Risikofaktoren für Lungenkrebs.

■ **Endometriumkrebs**

Zum Zusammenhang zwischen körperlicher Aktivität und Endometriumtumoren liegen etwa
25 epidemiologische Studien vor. Ein systematischer Review mit sieben qualitativ hochwertigen
Studien ergab eine signifikante durchschnittliche Risikoreduktion von 23% (95%-CI 15–30),
wenn Frauen mit dem höchsten und niedrigsten Aktivitätsniveau miteinander verglichen wurden
(Voskuil et al. 2007). Die Ergebnisse legen nahe, dass körperliche Aktivität wahrscheinlich gegen
Endometriumkrebs schützt.

■ **Prostatakrebs**

Prostatakrebs ist die am häufigsten diagnostizierte Krebsart bei Männern. In über 20 Studien
wurde der Zusammenhang zwischen körperlicher Aktivität und dem Risiko für Prostatakrebs
untersucht. In der Mehrheit der Studien fand sich eine Risikoreduktion von 10–20%. Die stärkste
inverse Assoziation wurden für Männer mit regelmäßiger intensiver körperlicher Aktivität für
den fortgeschrittenen und fatalen Prostatakrebs gefunden (Giovannucci et al. 2005).

Auf Basis der zusammengefassten Evidenz wird deutlich, dass körperliche Aktivität die
Risiken für die häufigsten Krebserkrankungen senken kann. Daraus leitet sich ein enormes Pub-
lic-Health-Potenzial regelmäßiger Bewegung ab.

2.4 Adipositas

Die Prävalenz von Übergewicht (BMI $\geq$25 kg/m^2) und Adipositas (BMI $\geq$30 kg/m^2) hat in den
letzten Jahrzehnten sehr stark zugenommen. In Deutschland sind 60% der Erwachsenenbevölkerung übergewichtig und 23,5% adipös (Mensink et al. 2013). Bei den 3- bis 17-jährigen Kindern
und Jugendlichen sind es 15% bzw. 6,3%. Für Österreich wurden für die Erwachsenenbevölkerung zuletzt Prävalenzen von 40% bzw. 12% berichtet, und bei den 7- bis14-jährigen Schulkindern
waren 24% übergewichtig oder adipös (Elmadfa et al. 2012). Die Ursachen sind multifaktoriell
und werden in der Veränderung der Lebensumwelt und des Lebensstils gesehen. Für die Beurteilung der Effektivität von körperlicher Aktivität und Sport zur Primärprävention der Adipositas
bei Kindern, Jugendlichen und Erwachsenen stehen Daten aus Querschnittstudien, prospektiven
Kohortenstudien und randomisierten Interventionsstudien zur Verfügung.

Querschnittsdaten sprechen für eine starke Beziehung zwischen Bewegungsmangel und Adipositas. In der EPIC-PANACEA-Studie wurde die Beziehung zwischen körperlicher Aktivität und
Body-Mass-Index (BMI) sowie Taillenumfang bei 405.819 Frauen und Männer in neun europäischen Ländern untersucht (Besson et al. 2009). Körperliche Aktivität war unabhängig von
potenziellen Störfaktoren sowohl mit dem BMI als auch mit dem Taillenumfang invers assoziiert.
Auch bei Kindern und Jugendlichen fand ein systematischer Review von 48 Studien (davon 41
Querschnittsstudien) bei 38 von 48 Studien eine umgekehrte Assoziation zwischen der körperlichen Aktivität und Adipositas (Jimenez-Pavon et al. 2010). Bedenken über eine umgekehrte
Kausalität erschweren aber die Interpretation solcher Querschnittsergebnisse. Es ist nicht klar,
ob ein niedrigeres Aktivitätsniveau für ein höheres Körpergewicht ursächlich ist oder vice versa.

Die Evidenz aus prospektiven Kohortenstudien ist weit weniger konsistent. Folgeholm und
Kukkonen-Harkula (2000) analysierten in ihrem systematischen Review die Daten von Kohortenstudien bei Erwachsenen. In den meisten Studien, in denen die körperliche Aktivität subjektiv mittels Fragebogen erhoben wurde, fand sich zwar eine inverse Beziehung zwischen der
körperlichen Aktivität und der langfristigen Gewichtszunahme, die Assoziation war aber insgesamt schwach. Auch Wareham et al. (2005) kommen in Ihrem systematischen Review mit 14
zusätzlichen Kohortenstudien zu einem ähnlichen Ergebnis. In der Nurses' Health Study II mit

18.414 prämenopausalen Frauen war beispielsweise jede Steigerung der körperlichen Aktivitätsdosis um 30 Minuten pro Tag (Gehen, Radfahren, andere Aktivitäten) im Beobachtungszeitraum von 16 Jahren mit einer im Vergleich zu den inaktiven Frauen um 1,5–1,8 kg geringeren Gewichtszunahme assoziiert (Lusk et al. 2010). Ein systematischer Review zu aktivem Transport (z.B. Überwinden kurzer Strecken im Alltag zu Fuß oder per Fahrrad) fand ebenfalls nur eine sehr eingeschränkte Evidenz dafür, dass aktive Mobilität mit einem geringeren Körpergewicht assoziiert ist (Wanner et al. 2012). In den wenigen Kohortenstudien bei Erwachsenen, in denen die körperliche Aktivität bzw. der Energieverbrauch objektiv gemessen worden war, fand sich im Beobachtungszeitraum von 4–5 Jahren überhaupt kein Zusammenhang (Wareham et al. 2005). Auch bei Kindern zeigte eine Meta-Analyse von sechs prospektiven Studien mit einer Follow-up-Dauer von 1,6–8 Jahren, dass zwischen der objektiv gemessenen körperlichen Aktivität und dem Körperfettanteil keine signifikante Beziehung bestand (Wilks et al. 2011).

Randomisierte Studien zur Primärprävention von Übergewicht und Adipositas sind rar. Wareham et al. (2005) identifizierten im Rahmen ihres systematischen Reviews 6 Studien bei Erwachsenen und 11 Studien bei Kindern und Jugendlichen. Die Interventionen waren meist von kurzer Dauer. In vier der sechs Studien mit Erwachsenen fanden sich nach Beendigung der Intervention zwischen der Interventions- und Kontrollgruppe Unterschiede in der Körperzusammensetzung. Von den 11 Studien mit Kindern waren 9 schulbasierte Interventionsprogramme. Nur in 3 von 11 Studien zeigte sich hinsichtlich der Körperzusammensetzung ein kleiner Interventionseffekt.

Auf Basis der vorliegenden Evidenz aus observationellen und randomisierten Studien kann derzeit nicht bestimmt werden, welche Aktivitätsdosis notwendig ist, um Übergewicht und Adipositas langfristig vorzubeugen. Die erforderliche Aktivitätsdosis ist aber substanziell.

2.5 Diabetes mellitus Typ 2

Auch die Prävalenz des Diabetes mellitus Typ 2 (DM2) ist weltweit stark im Ansteigen begriffen (Wild et al. 2004). Typ-2-Diabetes verursacht in den entwickelten Regionen bereits 10–15% der gesamten Gesundheitskosten (ebd.). Neben einer genetischen Disposition sind körperliche Inaktivität und Übergewicht die primären Faktoren in der Pathogenese der gestörten Glukosetoleranz und des DM2 (Rana et al. 2007). Zur Einschätzung der primärpräventiven Wirksamkeit körperlicher Aktivität auf das Diabetesrisiko stehen sowohl epidemiologische als auch randomisierte, kontrollierte Studien (RCTs) zur Verfügung. In zahlreichen großen prospektiven Kohortenstudien wurde bei Männern und Frauen zwischen mäßig- und höher-intensiver körperlicher Aktivität und der Inzidenz von DM2 eine inverse Beziehung gefunden (Helmrich et al. 1991; Manson et al. 1992; Lynch et al. 1996; Hu et al. 1999, 2001, 2003; Villegas et al. 2006; Engberg et al. 2009; Grøntved et al. 2012; Yates et al. 2014). Eine Meta-Analyse hat die Assoziation zwischen mäßig-intensiven körperlichen Aktivitäten und DM2 quantifiziert (Jeon et al. 2007). Die Analyse inkludierte 10 Kohortenstudien mit >300.000 Studienteilnehmern bei einer durchschnittlichen Follow-up-Dauer von 9,9 Jahren. Das gepoolte Risiko der höchsten versus niedrigsten Kategorie betrug nach Adjustierung für den BMI und anderen Störfaktoren 0,83 (95%-CI 0,76–0,90), die Risikoreduktion demnach 17% (95%-CI 10–24). Die Dosis moderater Aktivitäten in der höchsten Kategorie betrug 10 MET-Stunden pro Woche (entspricht etwa 2,5 Stunden pro Woche zügiges Gehen). In einer Kohortenanalyse der NAVIGATOR-Studie, einer großen randomisierten Multicenterstudie in 40 Ländern, war bei 9306 Personen mit eingeschränkter Glukosetoleranz und hohem kardiovaskulären Risiko die objektiv gemessene körperliche Aktivität unabhängig vom BMI und anderen Lebensstilfaktoren mit der Inzidenz für kardiovaskuläre

Ereignisse invers assoziiert (Yates et al. 2014). Bei initial 2000 Schritten pro Tag (entspricht etwa 20 Minuten Gehen) im Vergleich zu keiner Bewegung war das Risiko für kardiovaskuläre Ereignisse (kardiovaskulärer Tod, nicht-tödlicher Myokardinfarkt, nicht-tödlicher Schlaganfall) um 10% reduziert (RR 0,90; 95%-CI 0,84–0,96). Für jede Steigerung des Bewegungsverhaltens um 2000 Schritte pro Tag im Verlauf des zweijährigen Follow-up betrug die Risikoreduktion 8% (RR 0,92; 95%-CI 0,86–0,99).

In der „Health Professionals Follow-up Study", einer Kohortenstudie mit 32.000 Männern und einer Nachbeobachtungszeit von 18 Jahren, wurde erstmals eine inverse Beziehung zwischen regelmäßigem Krafttraining und der Inzidenz für DM2 aufgezeigt und die Dosis-Wirkungs-Beziehung quantifiziert (Grøntved et al. 2012). Jede Steigerung des Umfangs an Krafttraining um eine Stunde pro Woche war mit einer Verminderung des Diabetesrisikos um 13% (95%-CI 6–19) assoziiert. Die Kombination von Ausdauertraining und Krafttraining war aber mit der größten Risikoreduktion verbunden. Männer, die die WHO-Mindestbewegungsempfehlungen erfüllten (≥150 min moderat intensive Ausdaueraktivität pro Woche) und zusätzlich ≥150 min pro Woche Krafttraining durchführten, hatten ein um 59% (95%-CI 39–73) vermindertes Risiko für DM2.

In den bei Personen mit hohem Diabetesrisiko durchgeführten großen randomisierten Diabetes-Präventionsstudien – „The Chinese Diabetes Prevention Study" (Pan et al. 1997), „The Finnish Diabetes Prevention Study" (Tuomilehto et al. 2001), „The US Diabetes Program" (Knowler et al. 2002) und „The Indian Diabetes Prevention Program" (Ramachandran et al. 2006) – führte eine intensive Lebensstilintervention, einschließlich Ernährungsumstellung, Gewichtsreduktion und körperliche Aktivität, nach einer Follow-up-Dauer von 3–6 Jahren im Vergleich zu den Kontrollgruppen zu einer Reduktion der Diabetesinzidenz von 29–58%, die noch Jahre nach Beendigung der Intervention anhielt. Körperliche Aktivität als eigener Interventionsarm wurde nur in der „Chinese Diabetes Prevention Study" untersucht und war dort ähnlich wirksam wie Diät plus körperliche Aktivität (relative Risikoreduktion 46% bzw. 42%) (Pan et al. 1997). Drei kleinere randomisierte Studien mit Patienten mit hohem DM2-Risiko untersuchten Bewegung als alleinige Intervention (Kinmonth et al. 2008; Yates et al. 2009, 2011). In zwei davon (Yates et al. 2009, 2011) führte die Intervention zu einer signifikanten Verbesserung der gestörten Glukoseregulation. Ein systematischer Review mit 12 Studien, der die Wirksamkeit von unter realen Bedingungen durchgeführten Lebensstilinterventionen bei Patienten mit hohen Diabetesrisiko quantifizierte, befand, dass solche Interventionen auch in der routinemäßigen medizinischen Versorgung machbar sind, der klinische Nutzen aber deutlich geringer ausfällt als in den großen Referenzstudien. Diese Programme führten zwar nach einem Jahr zu einer signifikanten Reduktion des Körpergewichts (–1,82 kg, 95%-CI -2,7 bis -0,99), jedoch zu keiner Verbesserung der wichtigsten metabolischen Indikatoren des Diabetesrisikos (Cardona-Morell et al. 2010). Ein weiterer systematischer Review von 19 randomisierten und observationellen Studien, der speziell die Wirksamkeit der körperlichen Aktivität im Rahmen von gut strukturierten Interventionen bei Personen mit hohem Diabetesrisiko untersucht hat, kommt zu dem Schluss, dass auf Basis der derzeitigen Datenlage nicht eindeutig bestätigt werden kann, dass körperliche Aktivität allein schon ausreicht, um DM2 wirksam vorzubeugen (Malwaki 2012).

2.6   Osteoporose

Osteoporose ist eine systemische Skeletterkrankung, bei der infolge der Verringerung der Knochenmasse und -qualität ein erhöhtes Risiko für skelettale Frakturen besteht. Die häufigsten Frakturen betreffen Hüfte, Wirbelsäule und Unterarm. Osteoporosebezogene Frakturen sind verantwortlich für eine erhöhte Morbidität und Mortalität, chronische Schmerzen und Pflege-bedürftigkeit (Papaioannou et al. 2010). Es wird geschätzt, dass 30–50% der Frauen und 15–30% der Männer im Lebensverlauf eine osteoporotische Fraktur erleiden (US Department of Health and Human Services 2004).

Die Knochenfestigkeit hängt von einer Reihe interagierender Faktoren ab, die nicht nur das Knochengewebe selbst (Größe und Masse), sondern auch die Struktur des Knochens (Form und Mikroarchitektur) sowie die intrinsischen Eigenschaften des Knochenmaterials (Porosi-tät, Matrix-Mineralisation, Collagenfasern, Mikroschädigungen etc.) einschließen (Griffith u. Genant 2008).

Die mittels Dual-Röntgen-Absorptiometrie (DXA) gemessene Knochenmineraldichte (BMD) wurde bis dato in klinischen Studien am häufigsten als Surrogatmaß der Knochenfragi-lität verwendet. Obwohl betont wird, dass sie ein guter Prädiktor für das Frakturrisiko sei (Kanis et al. 2008), kann sie die Knochenfestigkeit nur teilweise abbilden. Ein Großteil der niedrigen Trauma-Frakturen (z.B. Stürze aus geringer Höhe) ereignen sich bei Personen mit normaler oder leicht verminderter Knochendichte, z.B. Osteopenie (Jarvinen et al. 2005).

Generell wird angenommen, dass längere Phasen körperlicher Inaktivität und die fehlende mechanische Belastung des Skeletts zu einer reduzierten Knochenmasse führen, während regel-mäßige Belastungsreize durch physische Aktivität und Training die Knochenmasse erhöhen. Dem sich noch im Wachstum befindlichen Knochen wird ein größeres Potenzial für Trainings-anpassungen zugesprochen als dem nach dem Wachstumsabschluss. Regelmäßige Bewegung und gezieltes körperliches Training werden daher im Kindes- und Jugendalter zur Optimierung der Knochenfestigkeit und im Erwachsenen- bzw. höheren Alter als nicht-medikamentöse Maß-nahme zur Aufrechterhaltung der Knochendichte und Vorbeugung von Osteoporose empfoh-len (WHO 2010).

2.6.1 Knochenstärkende Effekte bei Kindern und Jugendlichen

Die Wirksamkeit von Bewegungsinterventionen auf die Knochendichte (BMD), den Knochen-mineralgehalt (BMC) oder die Knochenfestigkeit bei Kindern und Jugendlichen wurde in meh-reren systematischen Reviews und Meta-Analysen von randomisierten kontrollierten (RCTs) und nichtrandomisierten kontrollierten Studien (NRCTs) quantifiziert (Hind u. Burrows 2007; Nikander et al. 2010; Ishikawa et al. 2013).

Hind und Burrows (2007) analysierten in ihrer systematischen Übersicht, die 13 RCTs und 6 NRCTs einschloss, die Wirkung von gewichtstragenden Aktivitäten auf die Knochendichte oder den Knochenmineralgehalt von Oberschenkelhals, Lendenwirbelsäule und insgesamt. Die Dauer der Bewegungsinterventionen betrug zwischen 3 und 48 Monaten und beinhaltete verschiedene gewichtstragende Belastungsformen wie Sprungübungen, Ballspiele, Gymnastik, Ausdauertrai-ning, Gewichtstraining und Zirkeltraining. Die verschiedenen Trainingsprogramme zeigten bei den Mädchen und Jungen nach 6-monatiger Intervention eine signifikante Verbesserung der Knochendichte des Oberschenkelhalses und der Lendenwirbelsäule im Ausmaß von 1–6% vor der Pubertät bzw. 0,3–2% während der Adoleszenz.

Die Meta-Analyse von Ishikawa et al. (2013) mit insgesamt 17 RCTs und NRCTs untersuchte dieselbe Fragestellung bei präpubertären, frühpubertären und pubertären Mädchen. Es fand sich ein kleiner, aber signifikanter Nutzen von gewichtstragenden Belastungsformen auf den Kno-chenmineralgehalt und die Knochendichte der Lendenwirbelsäule (Effektstärke [ES] 0,19; 95%-CI 0,05–0,33) und gesamt (ES 0,23; 95%-CI 0,10–0,36) sowie auf den Knochenmineralgehalt des Oberschenkelhalses (ES 0,23; 95%-CI 0,10–0,36). Unter den vordefinierten Moderatorvariablen hatte nur die Häufigkeit des Trainings einen signifikanten Einfluss auf das Ergebnis. Gewichts-tragende Belastungen, die >3-mal pro Woche durchgeführt wurden, resultierten im Vergleich mit ≤3-mal wöchentlich durchgeführten Trainingsprogrammen in einer signifikant stärkeren Verbesserung der Knochendichte der Lendenwirbelsäule.

Nikander et al. (2010) untersuchten in ihrer Meta-Analyse die Auswirkungen von gezielten Bewegungsinterventionen (gewichtstragende Belastungen, Krafttraining, Ausdauertraining, Kombination dieser Typen) mit einer Interventionsdauer von ≥6 Monaten auf die mittels quanti-titativer Computertomographie oder Magnetresonanztomographie bestimmte Knochenfestig-keit im Lebensverlauf. Ihre Analyse inkludierte 10 RCTs, wovon fünf prä- oder frühpubertäre Kinder und/oder Adoleszente betrafen. Die verschiedenen Trainingsinterventionen hatten einen kleinen, aber signifikanten Effekt auf die Knochenstärke der unteren Extremitäten von prä- und frühpubertären Knaben (ES 0,17; 95%-CI 0,02–0,32), jedoch nicht auf die Knochenstärke von pubertären und adoleszenten Mädchen sowie adoleszenten Jungen.

Die Ergebnisse dieser Analysen sprechen dafür, dass gewichtstragende Belastungsformen und zielgerichtete Trainingsinterventionen vor allem die Knochendichte und -festigkeit während der frühen Pubertät erhöhen können. Wie das ideale Trainingsprogramm zu Optimierung der Knochenstärke aussieht, lässt sich auf Basis dieser Interventionen nicht eindeutig beantworten.

2.6.2 Knochenstärkende Effekte bei prämenopausalen Frauen und erwachsenen Männern

Die Wirksamkeit von Bewegungsintervention bei prämenopausalen Frauen sowie erwachsenen Männern auf die Knochendichte, den Knochenmineralgehalt oder die Knochenfestigkeit wurde in mehreren Meta-Analysen von RCTs und NRCTs untersucht (Kelley u. Kelley 2000, 2001, 2004; Martyn-St James u. Carroll 2010; Nikander et al. 2010).

Bei prämenopausalen Frauen zeigten diese Analysen, dass mit Krafttraining und mit „High-impact"-Trainingsformen allein oder in Kombination eine Steigerung der Knochendichte der Lendenwirbelsäule und des Oberschenkelhalses im Ausmaß von 1–2% erzielt werden konnte. Dabei schien hoch-intensives Krafttraining effektiver für die Verbesserung der vertebralen Kno-chendichte zu sein, während „High-impact"-Training in größeren Verbesserungen der Kno-chendichte des Oberschenkelhalses resultierte (Kelley u. Kelley 2001, 2004; Martyn-St James u. Carroll 2010).

Für Männer liegen bisher kaum randomisierte Interventionsstudien vor. Kelly und Kelly kombinierten die Ergebnisse von zwei RCTs und sechs NRCTs mit insgesamt 225 Studienteil-nehmern (40,9 Jahre ± 17,5) und fanden für die Trainingsgruppen eine Verbesserung der Kno-chendichte im Ausmaß von 2,1% als Folge der seitenspezifischen Trainingsbelastung. Statistisch signifikante Effektgrößen wurden aber nur für Männer >31 Jahren gefunden. Die Verbesse-rungen betrafen die Knochendichte von Oberschenkelhals, Lendenwirbelsäule und Calcaneum (Kelley u. Kelley 2000).

Für die Abschätzung der Verbesserung der Knochenfestigkeit im Erwachsenenalter liegt nur ein RCT mit 120 Frauen (Lebensalter: 30–40 Jahre) vor, in dem die Effekte eines 12-mona-tigen progressiven „High-impact"-Trainingsprogramms (3-mal pro Woche mit zusätzlichem Heimtraining) untersucht wurden. Die Beurteilung der Knochengeometrie erfolgte mittels quan-titativer Computertomographie an der Femurmitte, proximalen und distalen Tibia. Die Trai-ningsgruppe zeigte im Vergleich zur Kontrollgruppe eine signifikante, wenn auch geringfügige Zunahme des Knochenumfangs um 0,2% (P=0,033) an der Femurmitte. Die Knochenstärke der proximalen Tibia und des Oberschenkelhalses blieb unverändert. Die Anzahl und die Intensität der Trainingseinheiten während der 12-monatigen Interventionsphase waren die wichtigsten Prädiktoren für Veränderungen der Knochengeometrie und erklärten mehr als ein Drittel der Veränderungen (Vainionpää et al. 2007).

Die verschiedenen Analysen zeigen, dass bei prämenopausalen Frauen und Männern, die älter als 30 Jahre sind, mit intensivem Krafttraining und „High-impact"-Belastungsformen eine Steigerung der Knochendichte der Lendenwirbelsäule und des Oberschenkelhalses in der Größenordnung von 1–2% möglich erscheint. Ob durch gezielte Bewegungsinterventionen die Knochendichte und -festigkeit auch bei jüngeren Männern günstig beeinflusst werden kann, lässt sich aufgrund des Mangels an randomisierten Studien derzeit nicht beantworten.

2.6.3 Knochenstärkende Effekte bei postmenopausalen Frauen und älteren Männern

Die Wirksamkeit von verschiedenen Bewegungsintervention bei postmenopausalen Frauen sowie Männern höheren Lebensalters auf die Knochendichte, den Knochenmineralgehalt oder die Knochenfestigkeit wurde in mehreren Meta-Analysen von RCTs und NRCTs quantifiziert (Kelley u. Kelley 2006; Martyn-St James u. Carroll 2006, 2008; Nikander et al. 2010; Howe et al. 2011).

Martyn-St James und Carroll (2006) untersuchten in einer Meta-Analyse mit 14 RCTs die Wirksamkeit von hoch-intensivem Krafttrainining auf die Knochendichte bei postmenopausalen Frauen. In ihrer Analyse fanden sich eine signifikante Erhöhung der Knochendichte der Lendenwirbelsäule um 0,006 g/cm^2 (95%-CI 0,002–0,011) und eine Erhöhung der Knochendichte des Oberschenkelhalses (0,010 g/cm^2; 95%-CI -0,002–0,021), die aber nicht signifikant war (P=0,11).

In einer weiteren Meta-Analyse mit fünf RCTs und drei NRCTs (insgesamt 427 menopausale Frauen) evaluierten dieselben Autoren die Wirkung von Walking-Programmen auf die Knochendichte der Hüfte und Wirbelsäule (Martyn-St-James u. Carroll 2008). Die Dauer der Gehintervention reichte von 6 Monaten bis zu 2 Jahren. Die Analyse zeigte keinen positiven Effekt auf die Knochendichte der Lendenwirbelsäule, aber eine signifikante Zunahme der Knochendichte des Oberschenkelhalses um 0,014 g/cm^2 (95%-CI 0,000–0,028; P=0,05).

In einem umfassenden Cochrane-Review mit 43 RCTs wurde die Wirksamkeit von unterschiedlichen Trainingsinterventionen auf die Knochendichte und die Häufigkeit von Frakturen bei insgesamt 4320 postmenopausalen Frauen (45–70 Jahre) analysiert (Howe et al. 2011). Die Dauer der Bewegungsintervention betrug in 10 Studien <12 Monate, in 26 Studien 12 Monate und in 7 Studien >12 Monate, die Trainingshäufigkeit lag in den meisten Studien bei 2- bis 3-mal pro Woche. Im Vergleich mit den Kontrollgruppen zeigten sich in den Trainingsgruppen relativ kleine, aber statistisch signifikante Effekte auf die Knochendichte. Die Interventionen mit der besten Wirksamkeit auf die Knochendichte des Oberschenkelhalses (+1%) waren nichtgewichtstragende Trainingsformen mit hohem Kraftaufwand, z.B. progressives Krafttraining für die unteren Extremitäten (Mittlere Differenz [MD]1,03; 95%-CI 0,24–1,82). Die effektivsten Trainingsformen für die Verbesserung der Knochendichte der Wirbelsäule (+3,2%) waren kombinierte Programme aus z.B. Krafttraining und intensiven gewichtstragenden Trainingsformen wie Laufen oder Springen (MD 3,22; 95%-CI 1,80–4,64). Gewichtstragende Trainingsformen mit niedrigem Krafteinsatz, z.B. Walkingprogramme, konnten die Knochendichte der Wirbelsäule geringfügig steigern (+0,9%) (MD 0,87; 95%-CI 0,26–1,48), nicht aber die des Oberschenkelhalses. Nichtgewichtstragende Trainingformen mit niedrigem Krafteinsatz, z.B. Kraftausdauertraining, zeigten keine seitenspezifischen positiven Effekte auf die Knochendichte. Die verschiedenen Bewegungsinterventionen hatten aber keinen positiven Einfluss auf die Frakturhäufigkeit. Das

Frakturrisiko in den Trainingsgruppen unterschied sich nicht von dem in den Kontrollgruppen (Odds Ratio [OR] 0,61; 95%-CI 0,23–1,64).

Auch was die Knochenfestigkeit insgesamt betrifft, zeigte die Meta-Analyse von Nikander et al. mit 10 RCTs bei postmenopausalen Frauen keinen signifikanten Gesamt- oder seitenspezifischen Effekt als Folge der Trainingsintervention (Nikander et al. 2010).

Zu den Auswirkungen körperlichen Trainings auf die Knochendichte bei Männern mittleren und höheren Lebensalters konnte nur ein RCT mit 180 Männern (Lebensalter: 50–79 Jahre) identifiziert werden (Kukuljan et al. 2009). Ein 12-monatiges, dreimal wöchentlich durchgeführtes kombiniertes Trainingsprogramm aus hochintensivem Krafttrainining und gewichtstragenden Trainingsformen mit mäßigem Kraftaufwand resultierte in einer signifikanten Zunahme der Knochendichte des Oberschenkelhalses um 2% (P<0,001) sowie in einer Zunahme der Knochendichte der Lendenwirbelsäule um 1,5% (P<0,01).

Die zusammengefassten Ergebnisse der Meta-Analysen sprechen dafür, dass auch bei postmenopausalen Frauen und Männern höheren Lebensalters durch intensives Krafttraining und/oder intensive gewichtstragende Trainingsformen eine Erhöhung der Knochendichte der Lendenwirbelsäule und des Oberschenkelhalses um 1–2% möglich ist. Gewichtstragende Trainingsformen mit niedrigem Krafteinsatz (z.B. Walkingprogramme) bzw. nichtgewichtstragende Trainingsformen mit niedrigem Krafteinsatz (z.B. Kraftausdauertraining) konnten die Knochendichte nur geringfügig steigern bzw. blieben wirkungslos. Die Frakturhäufigkeit konnte durch die Trainingsinterventionen nicht günstig beeinflusst werden.

2.7   Erhaltung der Mobilität im höheren Lebensalter

Die Altersgruppe der über 65-Jährigen ist mit einem relativen Anteil von 17,5% in der Europäischen Union das am schnellsten wachsende Bevölkerungssegment (European Commission 2014). Die Erhaltung der Mobilität und Unabhängigkeit dieses Bevölkerungssegmentes ist ein wichtiges Public-Health-Ziel, um die individuelle Lebensqualität zu bewahren und Kosten für die Gemeinschaft zu sparen (Guralnik et al. 1993). Mobilität ist die Fähigkeit, ohne fremde Hilfe gehen zu können, wobei eine Distanz von 400 Meter als guter Proxy für die Erhaltung der Unabhängigkeit gilt. Bei Bewältigung dieser Strecke ist es den meisten Senioren noch möglich, Einkäufe und andere Aktivitäten des täglichen Lebens ohne fremde Hilfe zu erledigen (ebd.). Eine verminderte Mobilität ist bei Senioren mit einem erhöhten Risiko der Morbidität, Hospitalisation, Behinderung und Sterblichkeit assoziiert (Hirvensalo et al. 2000; Newman et al. 2006; Koster et al. 2008).

Die Ergebnisse mehrerer Kohortenstudien sprechen dafür, dass regelmäßige körperliche Aktivität bei älteren Menschen mit einem verminderten Risiko einer Mobilitätseinschränkung verknüpft ist (Hirvensalo et al. 2000; Newman et al. 2006; Koster et al. 2008). In einer finnischen Kohortenstudie mit 1109 Senioren (65–84 Jahre) war die Einschränkung der Mobilität ein guter Prädiktor für den Verlust der Unabhängigkeit und für die Mortalität (Hirvensalo et al. 2000). In einer US-amerikanischen Kohortenstudie mit 3075 Senioren (70–79 Jahre) war das Unvermögen, den 400-Meter-Gehtest zu vollenden, mit einem erhöhten Risiko einer Mobilitätseinschränkung (Hazard Rate [HR] 1,86; 95%-CI 1,58–2,18) und eines kompletten Mobilitätsverlustes (HR 1,95; 95%-CI 1,37–1,70) sowie mit einem erhöhten Mortalitätsrisiko verbunden (Newman et al. 2006).

Die „Lifestyle Interventions and Independence for Elders Study" (LIFE-Study) ist aber die erste große randomisierte Studie, die die Wirksamkeit einer längerfristigen strukturierten Bewegungsintervention auf die Mobilität bei alten Menschen untersucht hat (Pahor et al. 2014). Für die an acht US-Zentren durchgeführte Studie wurden insgesamt 1635 Senioren (67% Frauen) im

Alter von 70–89 Jahren rekrutiert. Alle Studienteilnehmer hatten deutliche Einschränkungen an den unteren Extremitäten, waren aber noch in der Lage, 400 Meter am Stück zu gehen. Die Teilnehmer wurden in zwei Gruppen randomisiert, wobei die erste Gruppe zweimal pro Woche an den jeweiligen Studienzentren ein überwachtes Bewegungsprogramm absolvierte, das aus 150 Minuten pro Woche Gehen, 10 Minuten Krafttraining für die unteren Extremitäten sowie 10 Minuten Dehn- und Gleichgewichtsübungen bestand. Die Teilnehmer wurden angehalten, auch zu Hause 3- bis 4-mal pro Woche die Übungen durchzuführen. Die Vergleichsgruppe nahm lediglich an (zunächst) wöchentlichen (später monatlichen) Fortbildungen zum Thema „Gesundes Altern" teil. Primärer Endpunkt war eine schwerwiegende Mobilitätseinschränkung, definiert als die Unfähigkeit, 400 Meter ohne Pause innerhalb von 15 Minuten zurückzulegen. Die minimal geplante Interventionsdauer war zwei Jahre, die durchschnittliche Dauer des Follow-up betrug 2,6 Jahre. Die Teilnehmer der Trainingsgruppe bewegten sich durchschnittlich um 105 Minuten pro Woche mehr als die Teilnehmer der Vergleichsgruppe (218 min/Woche vs. 115 min/Woche). Der primäre Endpunkt „Schwerwiegende Mobilitätseinschränkung" trat bei 246 Teilnehmern (30,1%) der Trainingsgruppe und bei 290 Teilnehmern (35,5%) der Vergleichsgruppe ein (HR 0,82; 95%-CI 0,69–0,98, P=0,03), eine persistente Mobilitätseinschränkung – definiert als das mehrfache Scheitern im 400-Meter-Gehtest – bei 120 Teilnehmern (14,7%) der Sportgruppe und 162 Teilnehmern (19,8%) der Vergleichsgruppe (HR 0,72; 95%-CI 0,57–0,91, P=0,006). Die zweijährige Bewegungsintervention konnte aber die Mortalität nicht günstig beeinflussen (HR 1,14; 95% CI 0,76–1,71), und auch die Hospitalisierungsrate war in der Trainingsgruppe etwas höher (HR 1,10; 0,99–1,22). Die Gründe dafür sind nicht bekannt.

Die Ergebnisse dieser randomisierten Multicenterstudie zeigten, dass ein strukturiertes Bewegungsprogramm das Risiko einer Mobilitätseinschränkung vermindern kann, eine zweijährige Intervention vermutlich aber noch nicht ausreicht, um auch die Mortalität günstig zu beeinflussen.

Literatur

Besson H, Ekelund U, Luan J, May AM, Sharp S, Travier N et al. (2009) A cross-sectional analysis of physical activity and obesity indicators in European participants of the EPIC-PANACEA study. Int J Obes 33: 497-506

Cardona-Morell M, Rychetnik L, Morell SL, Espinel T, Bauman A (2010) Reduction of diabetes risk in routine clinical practice: are physical activity and nutrition interventions feasible and are the outcomes from reference trials replicable? A systematic review and meta-analysis. BMC Public Health 10: 653

Elmadfa I et al. (2012) Österreichischer Ernährungsbericht 2012. Wien

Engberg S, Glumer C, Witte D, Jurgensen T, Borch-Johnsen K (2009) Differential relationship between physical activity and progression to diabetes by glucose tolerance status: the Inter 99 Study. Diabetologia 53: 70-78

Folgeholm M, Kukkonen-Harjula K (2000) Does physical activity prevent weight gain? – a systematic review. Obesity Reviews 1: 95–111

Giovannucci EL, Liu Y, Leitzman MF, Stampfer MJ, Willett WC (2005) A prospective study of physical activity and incident of fatal prostate risk. Arch Intern Med 165: 1005–1010

Goldstein LB, Adams R, Alberts MJ, et al. (2006) Primary prevention of ischemic stroke: A guideline from the American Heart Association/American Stroke Association Council: Cosponsered by the Artherosclerotic Peripheral Vascular Disease Interdisciplinary Working Group; Cardiovascular Nursing Council; Clinical Cardiology Council; Nutrition, Physical Activity, and Metabolism Council; and the Quality of Care and Outcomes Research Interdisciplinary Working Group. Stroke 37: 1583–1633

Griffith JF, Genant HK (2008) Bone mass and architecture determination: state of the art. Best Pract Res Clin Endocrinolog Metab 22: 737–764

Grøntved A, Hu FB (2011) Television viewing and risk of type 2 diabetes, cardiovascular disease, and all-cause mortality: a meta-analysis. JAMA 305: 2448–2455

Guralnik JM, La Croix AZ, Abbott RD et al. (1993) Maintaining mobility in late life. Am J Epidemiol 137: 845–857

Helmrich SP, Ragland DR, Leung RW, Paffenbarger RS Jr (1991) Physical activity and reduced occurrence of non-insulin-edpendent diabetes mellitus. N Engl J Med 325: 147–152

Hirvensalo M, Rantanen T, Heikkinen E (2000) Mobility difficulties and physical activity as predictors of mortality and loss of independence in the community-living older population. J Am Geriatr Soc 48: 493–498

Howe TE, Shea B, Dawson LJ, Downie F, Murray A, Ross C, Harbour RT, Caldwell LM, Creed G (2011) Exercise for preventing and treating osteoporosis in postmenopausal women. Cochrane Database of Systematic Reviews 7. Art. No.: CD000333

Hu FB, Stampfer MJ, Colditz GA, Ascherio A, Rexrode KM, Willett WC, Manson JE (2000) Physical activity and risk of stroke in women. JAMA 283: 2961–2967

Hu FB, Leitzmann MF, Stampfer MJ, Colditz GA, Willett WC, Rimm EB (2001) Physical activity and television watching in relation to risk of type 2 diabetes mellitus in men. Arch Intern Med 161: 1542–1548

Hu G, Qiao Q, Sivlentoinen K, Erikkson JG, Jousilahti P, Lindstrom J, Valle TT, Nissinen A, Tuomilehto J (2003) Occupational, commuting, and leisure-time physical activity in relation to to risk for type 2 diabetes in middle aged Finnish men and women. Diabetologia 46: 322–329

Ishikawa S, Kim Y, Kang M, Morgen DW (2013) Effects of weight-bearing exercise on bone health in girls: a meta-analysis. Sports Med 9: 875–892

Jarvinen TL, Sievanen H, Jokihaara J, Einhorn TA (2005) Revival of bone strength: the bottom line. J Bone Miner Res 20: 717–720

Jimenez-Pavon D, Kelly J, Reilly JJ (2010) Associations between objectively measured habitual physical activity and adiposity in children and adolescents: Systematic review. Int J Pediatr Obes 5: 3–18

Kanis JA, McCloskey EV, Johansson H, Oden A, Melton LJ, Khaltaev N (2008) A reference standard for the description of osteoporosis. Bone 42: 467–475

Kinmonth A, Wareham N, Hardeman W, Sutton S, Prevost T, Fanshawe T et al. (2008) Efficacy of a theory-based behavioural intervention to increase physical activity in an at-risk group in primary care (Pro Active UK): randomised trial. Lancet 371: 41–48

Knowler WC, Barrett-Connor E, Fowler SE, Hamman RF, Lachin JM, Walker EA, et al. (2002) Reduction in the incidence of type 2 diabetes with lifestyle intervention or metformin. N Engl J Med 346: 393–403

Kodama S, Kazumi S, Tanaka S, Maki M, Yachi Y, Asumi M, Sugawara A, Totsuka K, Shimano H, Ohashi Y, Yamada N, Sone H (2009) Cardiorespiratory fitness as a quantitative predictor of all-cause mortality and cardiovascular events in healthy men and women. A meta-analysis. JAMA 301: 2024–2035

Koster A, Patel KV, Visser M, van Eijk JT, Kanaya AM, de Rekeneire N, Newman AB, Tylavsky FA, Kritchevsky SB, Harris TB; Health, Aging and Body Composition Study (2008) Joint effects of adiposity and physical activity on incident mobility limitation in older adults. J Am Geriatr Soc 56: 636–643

Kruk J, Czerniak U (2013) Physical activity and its relation to cancer risk: updating the evidence. Asian Pac J Cancer Prev 14: 3993–4003

Kukuljan S, Nowson CA, Bass SL, Sanders K, Nicholson GC, Seibel MJ et al. (2009) Effects of a multi-component exercise program and calcium-vitamin-D3-fortified milk on bone mineral density in older men: a randomised controlled trial. Osteoporos Int 7: 1241–1251

Lahti J, Holstila A, Lahelma E, Rahkonen O (2014) Leisure-time physical activity and all-cause mortality PLoS ONE 9: e101548

Lee CD, Folsom AR, Blair SN (2003) Physical activity and stroke risk. A meta-analysis. Stroke 34: 2475–2482

Leon CY, Lokken RP, Hu FB, von Dom RM (2007) Physical activity of moderate intensity and risk of type 2 diabetes: a systematic review. Diabetes Care 30: 744–752

Li J, Siegrist J (2012) Physical activity and risk of cardiovascular disease – a meta-analysis of prospective cohort studies. Int J Environ Res Public Health 9: 391–407

Löllgen H, Bockenhoff A, Knapp G (2009) Physical activity and all-cause mortality: an updated meta-analysis with different intensity categories. Int J Sports Med 30: 213–224

Lusk AC, Mekary R, Feskanich D, Willett C (2010) Bicycle riding, walking, and weight gain in premenopausal women. Arch Intern Med 170: 1050–1056

Lynch J, Helmrich SP, Lakka TA, Kaplan GA, Cohen RD, Salonen R, Salonen JT (1996) Moderately intense physical activities and high levels of cardiorespiratory fitness reduce the risk of non-insulin-dependent diabetes mellitus in middle aged men. Arch Intern Med 156: 1307–1314

Malwaki AM (2012) The effectiveness of physical activity in preventing type 2 diabetes in high risk individuals using well-structured interventions: a systematic review. J Diabetology 2: 1

Manson JE, Nathn DM, Krolewski AS, Stampfer MJ, Willett WC, Hennekens CH (1992) A prospective study of exercise and incidence of diabetes among US male physicians. JAMA 268: 63–67

Mensink GBM, Schienkiewitz A, Haftenberger M, Lampert T (2013) Übergewicht und Adipositas in Deutschland. Ergebnisse der Studie zur Gesundheit Erwachsener in Deutschland (DEGS1). Bundesgesundheitsbl 56: 786–794

Monninkhof EM, Esias SG, Viems FA, van der Tweel I, Schuit AJ, Voskuil DW, van Leeuwen FE (2007) Physical activity and breast cancer: a systematic review. Epidemiology 18: 137–157

Myint PK, Luben RN, Wareham NJ, Welch AA, Bingham SA, Day NE, Khaw K-T (2006) Combined work and leisure physical activity and risk of stroke in men and women in the European Prospective Investigation into Cancer-Norfolk Prospective Population Study. Neuroepidemiology 27: 122–129

Newman AB, Simonsich EM, Naydeck BL et al. (2006) Association of long-distance corridor walk performance with mortality, cardiovascular disease, mobility mobility limitation, and disability. JAMA 295: 2018–2026

Nikander R, Sievänen H, Heinonen A, Daly RM, Uusi-Rasi K, Kannus P (2010) Targeted exercise against osteoporosis: A systematic review and meta-analysis for optimising bone strength throughout life. BMC Medicine 8: 47

Nocon M, Hieman T, Muller-Riemenschneider F, Thalau F et al. (2008) Association of physical activity with all-cause and cardiovascular mortality: a systematic review and meta-analysis. Eur J Cardiovasc Prev Rehabil 15: 239–246

Pahor M, Guralnik JM, Ambrosius WT, Blair S, Bonds DE, Church TS et al.; LIFE study investigators (2014) Effect of structured physical activity on prevention of major mobility disability in older adults: the LIFEstudy randomized clinical trial. JAMA 311: 2387–2396

Pan XR, Li GW, Hu YH, Wang JX, Yang WY, An ZX et al. (1997) Effects of diet and exercise in preventing NIDDM in people with impaired glucose tolerance. The Da Qing IGT and Diabetes Study. Diabetes Care 20: 537–544

Papaioannou A, Morin S, Cheung A, Atkinson S, Brown JP, Feldman S et al. (2010) Clinical practice guidelines for the diagnosis and management of osteoporosis in Canada: summary. CMAJ 182: 1829–1830

Ramachandran A, Snehalatha C, Mary S, Mukesh B, Bhaskar AD, Vijay V (2006) The Indian Diabetes Prevention Programme shows that lifestyle modification and metformin prevent type 2 diabetes in Asian Indian subjects with impaired glucose tolerance (IDPP-1). Diabetologia 49: 289–297

Rana JS, Li TY, Manson JE, Hu FB (2007) Adiposity compared with physical inactivity and risk of type 2 diabetes in women. Diabetes Care 30: 53–58

Reimers CD, Knapp G, Reimers AK (2009) Exercise as stroke prophylaxix. Dtsch Arztbl Int 106: 715–721

Samitz G, Egger M, Zwahlen M (2011) Domains of physical activity and all-cause mortality: systematic review and dose-response meta-analysis of cohort studies. Int J Epidemiol 40: 1382–1400

Sattelmair J, Pertman J, Ding EL, Kohl III HW, Haskell W, Lee I-M (2011) Dose response between physical activity and coronary heart disease: a meta-analysis. Circulation 124: 789–795

Shiroma EJ, Sesso HD, Moorthy MV, Buring JE, Lee I-M (2014) Do moderate-intensity and vigorous-intensity physical activities reduce mortality rates to the same extent? J Am Heart Assoc 3: e000802

Sofi F, Capalbo A, Cesari F et al. (2008) Physical activity during leisure time and primary prevention of coronary heart disease: an updated meta-analysis of cohort studies. Eur J Cardiovasc Prev Rehabil 15: 247–257

Sun J-Y, Shi L, Gao X-D, Xu S-F (2012) Physical activity and risk of lung cancer: a meta-analysis of prospective cohort studies. Asian Pac J Cancer Prev 13: 3143–3147

Talbot LA, Morell CH, Metter EJ, Flegl JL (2002) Comparison of cardiorespiratory fitness vs leisure time physical activity as predictors of coronary events in men aged <or=65 years and >65 years. Am J Cardiol 89: 1187–1192

Tuomilehto J, Lindstrom J, Erikssoon JG, Valle TT, Hamalainen H, Ilanne-Parikka P, et al. (2001) Prevention of type 2 diabetes mellitus by changes in lifestyle among subjects with impaired glucose tolerance. N Engl J Med 344: 1343–1350

· US Department of Health and Human Services (2004) Bone Health and Osteoporosis: A Report of the Surgeon General. Rockville, MD, US Department of Health and Human Services, Office of the Surgeon General

Vainionpää A, Korpeleinen R, Sievänen H, Vihriälä E et al. (2007) Effect of impact exercise and ist intensity on bone geometry of weight bearing tibia and femur. Bone 40: 604–611

Villegas R, Shu X-O, Li H, Yang G, Matthews C, Leitzmann M, Li Q, Cai H, Gao Y-T, Zheng W (2006) Physical activity and the incidence of type 2 diabetes in the Shanghai women's health study. Int J Epidemiol 35: 1553–1562

Voskuil DW, Monninkhof EM, Elias SG et al. (2007) Physical activity and endometrial cancer risk, a systematic review of current evidence. Cancer Epidemiol Biomarkers Prev 16: 639–648

Wanner M, Götschi T, Martin-Diener E, Kahlmeier S, Martin BW (2012) Active transport, physical activity, and body weight in adults. A systematic review. Am J Prev Med 42: 493–502

Wareham NJ, van Sluijs EMF, Ekelund U (2005) Physical activity and obesity prevention: a review of the current evidence. Proceedings of the Nutrition Society 64: 229–247

Wen CP, Wai JP, Tsai MK, Yang YC, Cheng TYT, Lee M-C et al. (2011) Minimum amount of physical activity for reduced mortality and extended life expectancy: a prospective cohort study. Lancet 378: 1244–1253

Wendel-Vos GCW, Schuit AJ, Feskens EJM, Boshuizen HC, Verschuren WMM, Saris WHM, Kromhut D (2004) Physical activity and stroke. A meta-analysis of observational data. Int J Epidemiol 33: 787–798

Wild S, Roglic G, Green A, Sicree R, King H (2004) Global prevalence of diabetes: estimates for the year 2000 and projections for 2030. Diabetes Care 27: 1047–1053

Wilks DC, Sharp SJ, Ekelund U, Thompson SG, Mander PM, Turner RM, Jebb, SA, Lindroos AK (2011) Objectively measured physical activity and fat mass in children: a bias-adjusted meta-analysis of prospective studies. PLoS ONE 6: e17205

Williams PT (2001) Physical fitness and activity as separate heart disease risk factors: a meta-analysis. Med Sci Sports Exerc 33: 754–761

Wolin KY, Yan Y, Golditz GA, Lee I-M (2009) Physical activity and colon cancer prevention: a meta-analysis. Br J Cancer 100: 611–616

Woodcock J, Franco OH, Orsini N, Roberts I (2011) Non-vigorous physical activity and all-cause mortality: systematic review and meta-analysis of cohort studies. Int J Epidemiol 40: 121–138

Wu Y, Zhang D, Kang S (2013) Physical activity and risk of breast cancer: a meta-analysis of prospective studies. Breast Cancer Res Treat 137: 869–882

Yates T, Davies M, Gorely T, Bull F, Khunti K (2009) Effectiveness of a pragmatic education program designed to promote walking activity in individuals with impaired glucose tolerance: a randomised controlled trial. Diabetes Care 32: 1404–1410

Yates T, Davies M, Gorely T, Bull F, Khunti K (2011) The Pre-diabetes Risk Education and Physical Activity Recommendation and Encouragement (PREPARE) programme study: are improvements in glucose regulation sustained at 2 years? Diabetic Medicine 28: 1268–1271

Yates T, Haffner SM, Schulte PJ, Thomas L, Huffman KM, Bales CW, Califf RM, Holman RR, McMurray JJ, Bethel MA, Tuomilehto J, Davies MJ, Kraus WE (2014) Association between change in daily ambulatory activity and cardiovascular events in people with impaired glucose tolerance (NAVIGATOR trial): a cohort analysis. Lancet 383(9922): 1059–1066

Internetadressen

Bundesamt für Statistik Schweiz – http://www.bfs.admin.ch/bfs/portal/de/index/themen/14/02/05/key/01/02.html (Zuletzt gesehen: September 2016)

European Commission (2014) Bevölkerungsstruktur und Bevölkerungsalterung. http://epp.eurostat.ec.europa.eu/statistics_explained/index.php/Population_structure_and_ageing/de

Robert Koch-Institut – http://www.statistik.at/web_de/statistiken/gesundheit/gesundheitsdeterminanten/bmi_body_mass index/index.htm (Zuletzt gesehen: September 2016)

Statistik Austria – http://www.statistik.at/web_de/statistiken/gesundheit/krebserkrankungen/index.html (Zuletzt gesehen: September 2016)

Sekundärpräventiver Nutzen regelmäßiger körperlicher Aktivität

Günther Samitz

© Springer-Verlag GmbH Austria 2017
M. Wonisch, P. Hofmann, H. Förster, H. Hörtnagl, E. Ledl-Kurkowski, R. Pokan (Hrsg.),
Kompendium der Sportmedizin, DOI 10.1007/978-3-211-99716-1_3

Im Gegensatz zur Evidenz zum primärpräventiven Nutzen körperlicher Aktivität, die zu einem großen Teil auf observationellen Studien beruht, stehen für die Beurteilung der sekundärpräventiven Wirksamkeit körperlicher Aktivität und strukturierten körperlichen Trainings wesentlich mehr randomisierte kontrollierte Studien (RCTs) zur Verfügung.

3.1   Herz-Kreislauf-Erkrankungen

3.1.1   Arterieller Bluthochdruck

Der arterielle Hypertonus steht, bezogen auf die globale Krankheitslast, von 67 gelisteten schwerwiegenden Risikofaktoren derzeit an erster Stelle (Lim et al. 2012). Bluthochdruck als bedeutsamer modifizierbarer kardiovaskulärer Risikofaktor erhöht vor allem das Risiko für koronare Herzkrankheit und Schlaganfall. Nach einer großen epidemiologischen Studie beträgt die Prävalenz der Hypertonie bei Erwachsenen >35 Jahren in Europa 44% (Wolf-Maier et al. 2003). Nationale und internationale Leitlinien für die Sekundärprävention der arteriellen Hypertonie empfehlen nichtpharmakologische Lebensstilinterventionen einschließlich der Steigerung der körperlichen Aktivität als Erstlinientherapie (Chobanian et al. 2003). Körperliches Training senkt den arteriellen Bluthochdruck etwa im gleichen Umfang wie eine medikamentöse Monotherapie. Mehrere Meta-Analysen von RCTs haben die Wirksamkeit von Ausdauertraining sowie von dynamischem und isometrischem Krafttrafttraining auf den Blutdruck bei Hyper- und Normotonikern quantifiziert (Kelley u. Kelley 2000, 2010; Cornelissen u. Fagard 2005; Cornelissen u. Smart 2013; Cornelissen et al. 2011; Swaine et al. 2010).

Die kompletteste und zugleich aktuellste dieser Meta-Analysen beinhaltet 93 RCTs mit insgesamt 5223 Studienteilnehmern (105 Gruppen mit Ausdauertraining, 29 Gruppen mit dynamischem Krafttraining, 14 Gruppen mit Ausdauer- und Krafttraining, 5 Gruppen mit isometrischem Krafttraining) (Cornelissen u. Smart 2013). Die Dauer der Trainingsinterventionen lag zwischen 4 und 52 Wochen bei einer Trainingsfrequenz zwischen 1- bis 7-mal pro Woche. Die Intensität der Ausdauerprogramme reichte von 35–95% VO_{2max}, für dynamisches Krafttraining von 40–100% des One-repetition-Maximums und für statisches Krafttraining von 10–40% der maximalen isometrischen Kraft.

Die Intervention mit Ausdauertraining, dynamischem oder isometrischem Krafttraining führte im Vergleich zu keinem Training bei Normotonikern, Borderline-Hypertonikern und Hypertonikern zu einer signifikanten Senkung des systolischen und diastolischen Ruheblutdrucks. Über alle Blutdruckbereiche hinweg gerechnet, betrug für Ausdauertraining die Reduktion des systolischen und diastolischen Ruhblutdrucks –3,5 mmHg (95%-CI –4,6 bis –2,3) und –2,5 mmHg (–3,2 bis –1,7), für dynamisches Krafttraining –1,8 mmHg (–3,7 bis –0,01) und –3,2 mmHg (–4,5 bis –2,0) und für isometrisches Krafttraining –10,9 mmHg (–14,5 bis –7,4) und –6,2 mmHg (–10,3 bis –2,0).

Bei Patienten mit Hypertonie war der Effekt von Ausdauertraining (26 Studiengruppen) auf den systolischen und diastolischen Ruheblutdruck am größten. Die Senkung betrug hier –8,3 mmg (–10,7 bis –6,0) und –5,2 mm Hg (–6,9 bis –3,4). Männer erzielten eine mehr als doppelt so große Blutdruckreduktion als Frauen. Bei Hypertonikern scheint Ausdauertraining dem dynamischen Krafttraining überlegen zu sein, aber nur 4 der 29 Studiengruppen mit dynamischem Krafttraining enthielten hypertensive Patienten. Insgesamt gesehen scheint aber isometrisches Krafttraining das größte Potenzial für eine Blutdrucksenkung zu haben. Diese Trainingsform war signifikant wirksamer als Ausdauertraining und dynamisches Krafttraining. Eine generelle Empfehlung von isometrischem Krafttraining ist aber aufgrund der bisher geringen Studienanzahl

(4 RCTs) noch verfrüht, weshalb es für Patienten mit Blutdochdruck vorerst noch sicherer scheint, primär Ausdauertraining zu empfehlen und dieses mit Krafttraining zu ergänzen. Um Dosis-Wirkungs-Effekte zu prüfen, sind in künftigen Studien detailliertere Angaben zu Intensität, Dauer und Häufigkeit der Interventionsprogramme erforderlich.

3.1.2 Koronare Herzkrankheit

Auch im Rahmen der Sekundärprävention ist das körperliche Training bei koronarer Herzkrankheit am besten untersucht. Zahlreiche observationelle und randomisierte Studien haben den Nutzen körperlicher Aktivität und strukturierten Trainings bei Personen mit bestehender KHK evaluiert. Myers et al. untersuchten eine Kohorte mit 6213 Männern (davon 3679 mit kardiovaskulärer Erkrankung), die einer Belastungsergometrie zugewiesen wurden, und beobachteten diese durchschnittlich 6,2 Jahre nach (Myers et al. 2002). Die maximale Belastungskapazität – gemessen in METs – war sowohl bei den gesunden als auch bei den Männern mit kardiovaskulärer Erkrankung der stärkste Prädiktor der Mortalität. Jeder Anstieg der maximalen Ausdauerleistungsfähigkeit um 1 MET (3,5 ml O_2/kgKG/min) war bei den Männern mit kardiovaskulärer Erkrankung mit einem um 9% verbesserten Überleben assoziiert (HR 0,91; 95%-CI 0,88–0,94). Auch in einer weiteren prospektiven Kohortenstudie mit 12.169 männlichen Patienten mit KHK, die eine maximale symptomlimitierte Ergometrie durchführten und median 7,9 Jahre nachbeobachtet wurden, war die maximale Belastungskapazität ein wesentlicher Prädiktor der Lanzeitprognose (Kavanagh et al. 2002). Eine maximale Sauerstoffaufnahme von <15, 15–22, und >22 ml O_2/kgKG/min war mit einer Hazard Ratio von 1,00 (Referenzkategorie), 0,62 (95%-CI 0,54–0,71) und 0,39 (95%-CI 0,33–0,47) für die kardiovaskuläre Mortalität sowie 1,00, 0,66 (95%-CI 0,59–0,73) und 0,48 (95%-CI 0,42–0,55) für die Gesamtsterblichkeit assoziiert.

Das wahrscheinlich beste Beispiel für den sekundärpräventiven Nutzen körperlichen Trainings bei Patienten mit bestehender KHK ist die Trainingstherapie im Rahmen der stationären und ambulanten kardiologischen Rehabilitation. Ihre Wirksamkeit wurde in mehreren systematischen Reviews und Meta-Analysen von RCTs untersucht (Taylor et al. 2004; Lawler et al. 2011; Heran et al. 2011). Die aktuellste und gleichzeitig umfangreichste Analyse ist ein aktualisierter Review der Cochrane Heart Group, der die Klasse-Ia-Empfehlung zur Trainingsbehandlung bei KHK-Patienten belegt (Heran et al. 2011). Diese Analyse inkludiert 47 RCTs (17 neue Studien) mit insgesamt 10.794 Patienten mit KHK. Die Trainingsintervention reduzierte im Vergleich zur Standardbehandlung mittelbis längerfristig (Follow up >12 Monate) die kardiovaskuläre Sterblichkeit und Gesamtsterblichkeit um 26% (RR 0,74; 95%-CI 0,63–0,87) und 13% (RR 0,87; 95%-CI 0,75–0,99). Die Rehospitalisationsrate lag nach Trainingsintervention kurzfristig (Follow up <12 Monate) um 31% (RR 0,69; 95%-CI 0,51–0,93) niedriger. Das Risiko für tödlichen und nichttödlichen Myokardinfarkt (RR 0,97; 95%-CI 0,82–1,15), CABG (RR 0,93; 95%-CI 0,68–1,27) und PTCA (RR 0,89; 95%-CI 0,66–1,19) blieb mittel- bis längerfristig von der Trainingstherapie unbeeinflusst. In 7 von 10 Studien, die die gesundheitsbezogene Lebensqualität untersuchten, war diese in den Trainingsgruppen im Vergleich zur Standardtherapie signifikant erhöht. Trotz Einbeziehung neuer Studien mit mehr Frauen ist die untersuchte Patientenpopulation aber nach wie vor vorwiegend männlich, mittleren Lebensalters und weist ein niedriges Risiko sowie wenige Begleiterkrankungen auf, was die Aussagekraft der Ergebnisse für Frauen, ältere Patienten mit KHK und solche mit hohem Risiko einschränkt.

Als Gründe für die verminderte Morbidität und Mortalität durch körperliches Training bei KHK werden u.a. die Verbesserung der Endothelfunktion, die Anregung des Kollateralwachstums, die Reduktion der mechanischen Herzarbeit, die Verringerung der atherosklerotischen Progression sowie die Reduktion thrombotischer Ereignisse genannt (Leon et al. 2005; Lavie et al. 2009; Vanhees et al. 2012). In einigen RCTs konnten durch körperliches Training eine verlangsamte Progression und vereinzelt sogar eine Regression der Koronarsklerose, eine Normalisierung der endothelialen Dysfunktion und die Induktion der Vaskulogenese belegt werden (Hambrecht et al. 1993, 2000; Niebauer et al. 1997). Nach den Ergebnissen dieser Studien scheint eine Aktivitätsdosis von ca. 1500 kcal/Woche (entspricht ca. 3–4 Std./Woche Ausdauertraining mit zumindest mäßiger Intensität) notwendig zu sein, um die Progression der Koronarsklerose zu stoppen und 2200 kcal/Woche (ca. 5–6 Std./Woche mäßig intensives Ausdauertraining), um eine Regression der koronaren arteriosklerotischen Läsionen herbeizuführen.

3.1.3 Herzinsuffizienz

Patienten mit Herzinsuffizienz haben eine stark eingeschränkte Belastungskapazität mit sehr ungünstigen Auswirkungen auf die Aktivitäten des täglichen Lebens, die gesundheitsbezogene Lebensqualität, die Anzahl der Krankenhauseinweisungen und die Mortalität.

Große randomisierte kontrollierte Studien und systematische Reviews und Meta-Analysen von RCTs haben positive Effekte des körperlichen Trainings auf die Belastungskapazität bei Patienten mit Herzinsuffizienz aufgezeigt (Piepoli et al. 2004; Rees et al. 2004; O'Connor et al. 2009; Davies et al. 2010). Die Richtung und das Ausmaß der Effekte auf die gesundheitsbezogene Lebensqualität, auf die Hospitalisierungsrate und auf die Mortalität waren aber weniger klar. Nach einer Cochrane-Analyse mit 29 inkludierten RCTs und 1126 Patienten führte die Trainingstherapie bei Herzinsuffizienz-Patienten mit NYHA-Stadium II oder III zu einer signifikanten Steigerung der maximalen Sauerstoffaufnahme um durchschnittlich 2,16 ml/kgKG/min und der maximalen Wattleistung um 15,1 Watt (Rees et al. 2004).

Die aktuellste Cochrane-Analyse inkludiert inzwischen 33 RCTs mit 4740 Patienten mit Herzinsuffizienz (vorwiegend systolische Form und NYHA-Stadium II und III) (Taylor et al. 2014). Die Trainingstherapie beinhaltete Audauertraining (kontinuierlich oder Intervalltraining) und in einigen Studien auch dosiertes Krafttraining. Zwischen den rehabilitativen Trainingsgruppen und den Kontrollgruppen ohne Trainingstherapie bestand hinsichtlich der Mortalität bei einem Follow up von ≤1 Jahr kein Unterschied (RR 0,93; 95%-CI 0,69–1,27). In den Studien mit einem Follow up von >1 Jahr zeigte sich aber unter Trainingstherapie ein Trend für eine reduzierte Mortalität (RR 0,88; 95%-CI 0,75–1,02). Im Vergleich mit den Kontrollgruppen führte die Traininingstherapie zu einer signifikanten Reduktion der Hospitalisierung, insgesamt um 25% (RR 0,75; 95%-CI 0,62–0,92), und der krankheitsspezifischen Hospitalisierung um 39% (RR 0,61; 95%-CI 0,46–0,80) sowie zu einer Steigerung der Lebensqualität.

Seit einigen Jahren wird in der Trainingstherapie bei Patienten mit Herzinsuffizienz zunehmend hochintensives Intervalltraining (HIT) eingesetzt. Eine Meta-Analyse mit sieben RCTs bei klinisch stabilen Patienten mit eingeschränkter linksventrikulärer Funktion (LVEF 32%) konnte zeigen, das HIT im Vergleich zu kontinuierlichem mäßig-intensiven Ausdauertraining signifikant höhere Anstiege der maximalen Sauerstoffaufnahme bewirkte (gewichtete mittlere Differenz: 2,14 ml/kgKG/min; 95%-CI 0,66-3,63), die LVEF in Ruhe aber nicht stärker verbesserte (Haykowsky et al. 2013).

3.1.4 Schlaganfall

Der Schlaganfall ist die häufigste Ursache erworbener Behinderung im Erwachsenenalter. 80% der Schlaganfälle ereignen sich bei Personen >65 Jahren, und mehr als ein Drittel der Patienten nach Schlaganfall sind langfristig bei den Aktivitäten des täglichen Lebens wie Essen, Körperpflege und Mobilität auf Hilfe angewiesen. Etwa 75% der Schlaganfall-Patienten haben gleichzeitig auch eine kardiale Erkrankung (Miller et al. 2010).

Die Rehabilitationsstrategien nach Schlaganfall zielen darauf ab, die reduzierte motorische Kontrolle der betroffenen Seite wiederherzustellen und die notwendigen Fertigkeiten für die Aktivitäten des täglichen Lebens sowie die Mobilität wieder zurückzugewinnen. Die Physiotherapie hat dabei eine tragende Rolle (Langhorne et al. 2011). Die Effekte unterschiedlicher physiotherapeutischer Interventionen bei Patienten nach Schlaganfall wurden in einer umfassenden systematischen Übersicht und Meta-Analyse von 467 RCTs (N = 25373) untersucht und zusammengefasst (Veerbeek et al. 2014).

Patienten nach Schlaganfall haben jedoch zusätzlich zu ihrer neurologischen Beeinträchtigung in der Regel ein sehr niedriges aerobes Leistungsvermögen. So ist die maximale Sauerstoffaufnahme von Tag 1–30 nach dem Ereignis auf etwa 10–17 ml/kgKG/min reduziert (Kelly et al. 2003; Brooks et al. 2008). Schlaganfall-Patienten erreichen ihre maximale Belastungskapazität in der postakuten Phase häufig schon bei Aktivitäten des täglichen Lebens, sodass bereits eine geringfügige Steigerung der VO_{2max} den Unterschied zwischen Abhängigkeit und Unabhängigkeit ausmachen kann (Ivey et al. 2005). Die Hemiparese und Immobilität reduzieren auch die Muskelkraft entscheidend. Aus diesem Grund werden auch Ausdauer- und Krafttraining, sofern keine schwerwiegenden motorischen Beeinträchtigungen dagegen sprechen, möglichst früh nach dem Ereignis als sinnvolle ergänzende Behandlungsoption erachtet.

Die Effektivität der Trainingstherapie (Ausdauertraining, Krafttraining, kombiniertes Training) nach Schlaganfall wurde in mehreren systematischen Reviews und Meta-Analysen untersucht (Stoller et al. 2012; Saunders et al. 2013).

Die Meta-Analyse von Stoller et al. inkludiert 10 RCTs sowie einen NRCT und repräsentiert 423 Patienten mit geringer bis mäßiger Einschränkung in der motorischen Funktion und den funktionellen Fähigkeiten. Das Haupteinschlusskriterium war Schlaganfall in der akuten oder subakuten Phase (0–6 Monate nach dem Ereignis). Die Trainingsintervention begann durchschnittlich am 34. Tag nach dem Ereignis und bestand hauptsächlich aus Fahrradergometer- und Gehbandtraining (bei durchschnittlich 48 min/Einheit, 3- oder 4-mal pro Woche über 6,6 Wochen). Die Trainingstherapie führte im Vergleich zur Standardbehandlung zu einem geringfügigen, aber signifikanten Anstieg der VO_{2max} um 0,8 ml/kg/min (3 Studien, 155 Patienten) und zu einer Verbesserung der Gehdistanz im 6-Minuten-Gehtest um 31,7 Meter (95%-CI 22,0–41,4) (6 Studien, 278 Patienten). Die Gehgeschwindigkeit veränderte sich nicht signifikant (Stoller et al. 2012).

Der wesentlich umfassendere aktualisierte Cochrane-Review von Saunders et al. inkludiert 45 randomisierte Studien mit insgesamt 2188 Patienten (mittleres Lebensalter 64 Jahre) und untersuchte, ob Interventionen mit Ausdauertraining (22 Studien, 995 Patienten), Krafttraining (8 Studien, 275 Patienten) oder kombinierten Trainingsformen (15 Studien, 918 Patienten) im Vergleich zu keiner Behandlung bzw. einer nicht trainingstherapeutischen oder Standardbehandlung die Sterblichkeit und Behinderung bei motorisch leicht bis mäßig eingeschränkten Schlaganfall-Patienten reduzieren können (Saunders et al. 2013). Die Trainingsintervention begann in den meisten Studien 1–6 Monate nach dem Ereignis und hatte in fast allen Studien eine Dauer von <12 Wochen. Zur Mortalität konnten aufgrund unzureichender Daten und der insgesamt geringen Anzahl an Todesfällen (N=16) keine gesicherten Aussagen getroffen werden. Tendenziell fanden sich in den Trainingsgruppen weniger tödliche Ereignisse. Ausdauertraining, das auch Gehen inkludierte, verbesserte im Vergleich zur Kontrollbehandlung die maximale Gehgeschwindigkeit (Mittlere Differenz [MD] um 7,37 Meter pro Minute (95%-CI 3,70–11,03), die Gehstrecke im 6-Minuten-Gehtest um 27 Meter (95%-CI 9,13–44,84) sowie die Berg Gleichgewichts-Scores um 3,14 (95%-CI 0,56–5,73). In sieben Studien (247 Patienten) mit Ausdauertraining als Intervention, in denen die VO_{2max} am Ende der Intervention gemessen wurde, hatte sich diese in den Trainingsgruppen signifikant verbessert (MD 2,46 ml/kg/min; 95%-CI 1,12–3,80). Ein kombiniertes Training (Gehen und Krafttraining) verbesserte die Gehstrecke im 6-Minuten-Gehtest um 41,6 Meter (95%-CI 25,25–57,95) und die Balance Scores in einem geringeren Ausmaß (SMD 0,26; 95%-CI 0,04–0,49). Der Effekt von Krafttrainining allein konnte aufgrund von unzureichenden Daten und unterschiedlichen Ergebnismaßen nicht beurteilt werden. Die Trainingsinterventionen hatten keinen Einfluss auf kardiovaskuläre Risikofaktoren wie z.B. den arteriellen Blutdruck.

Die Effekte körperlichen Trainings auf die Sterblichkeit bzw. für ein Rezidiv nach Schlaganfall sind aufgrund der kurzen Interventions- und Follow-up-Dauer der einzelnen RCTs unklar. Ausdauertraining oder eine Kombination aus Ausdauertraining und Krafttraining erhöht aber bei Schlaganfall-Patienten mit leichter bis mäßiger Beeinträchtigung die VO_{2max}, Gehstrecke und Gehgeschwindigkeit und reduziert die Behinderung durch eine verbesserte Mobilität und Balance und sollte bereits in die subakute Phase nach Schlaganfall integriert werden. Der Nutzen von Krafttraining allein kann derzeit nicht abschließend beurteilt werden.

3.2   Krebserkrankungen

3.2.1   Körperliches Trainings während und nach der akuten Krebsbehandlung

Die Chemo- oder Strahlentherapie ist mit zahlreichen physiologischen und psychosozialen Symptomen und Nebenwirkungen verbunden. Zu den häufigsten negativen Begleiterscheinungen zählen therapiebedingte Erschöpfung (Fatigue), kardiovaskuläre und pulmonale Komplikationen, endokrine Veränderungen, Muskelschwäche, Immunveränderungen, gastrointestinale Probleme, Angstzustände und Depressionen (Schmitz et al. 2010).

Die Effekte eines individuell verordneten und angepassten Trainings auf die negativen krankheits- und therapiebedingten Begleiterscheinungen von Krebs wurden im letzten Jahrzehnt in kontrollierten und randomisierten Studien untersucht. Die meisten Studien beziehen sich auf Brustkrebs, Prostatakrebs und hämatologische Neoplasien. Mehrere Meta-Analysen haben die Ergebnisse zusammengefasst und quantifiziert (Speck et al. 2010; Jones et al. 2011; Cramp u. Byron-Daniel 2012; Mishra et al. 2012; Strasser et al. 2013; Tomlinson et al. 2014; Zou et al 2014).

Für die Einschätzung der Wirkung körperlichen Trainings auf das therapiebedingte Erschöpfungs-Syndrom bei Erwachsenen stehen ein Cochrane Review und mehrere Meta-Analysen zur Verfügung. Der Cochrane Review inkludierte 56 RCTs mit 4068 Krebs-Patienten, wobei die Mehrzahl der inkludierten Studien (n=28) Patientinnen mit Brustkrebs untersuchten (Cramp u. Byron-Daniel 2012). Die Bewegungsintervention während und in der postadjuvanten Krebstherapie war hinsichtlich der Fatigue signifikant wirksamer als die Kontrollintervention (Standardisierte mittlere Differenz [SMD] -0,27, 95%-CI –0,37 bis –0,17). In der Meta-Analyse von Tomlinson et al., die 72 RCTs beinhaltet, fand sich ebenfalls ein moderater positiver Effekt der Trainingsintervention auf die Fatigue (Tomlinson et al. 2014). Das körperliche Training führte auch zu einer Verbesserung von Depressionen und Schlafstörungen. Die Art des Trainings hatte dabei keinen Einfluss auf das Ausmaß der Verbesserungen. Eine weitere Meta-Analyse mit 12 RCTs (1014 Brustkrebs-Patientinnen unter Chemotherapie) hat den Effekt von Ausdauertraining auf das Fatigue-Syndrom untersucht (Zou et al. 2014). Die Fatigue Scale Scores der Brustkrebs-Patientinnen in der Trainingsgruppe lagen nach der Intervention signifikant niedriger als jene bei den Patientinnen ohne Training (SMD -0,82; 95%-CI –1,04 bis –0,60). Eine andere

Meta-Analyse mit 11 RCTs, die speziell die Effekte von Krafttraining bei Patienten mit Krebs analysierte, fand auch für das Krafttraining einen kleinen positiven Effekt auf das therapiebedingte Fatigue-Syndrom (Strasser et al. 2013).

Die Krebsbehandlung geht auch häufig mit einer Dekonditionierung des kardiopulmonalen und muskulären Systems einher. Die adaptative Kapazität dieser beiden Systeme scheint aber auch während der Chemo- oder Radiotherapie intakt zu bleiben. Eine kleinere Meta-Analyse mit 6 RCTs (n=571) hat die Effekte eines überwachten Ausdauertrainings bei Krebs-Patienten auf die VO_{2max} im Vergleich zur Standardbehandlung untersucht (Jones et al. 2011). Das Ausdauertraining war mit einem signifikanten Anstieg der VO_{2max} (Gewichtete mittlere Differenz [WMD] 2,90 ml/kg/min; 95%-CI 1,16–4,64) und die Standardbehandlung (Kontrolle) mit einer signifikanten Abnahme derselben (WMD -1,02 ml/kg/min; 95%-CI –1,46 bis –0,58) assoziiert. In einer anderen Meta-Analyse mit 11 RCTs wurde der Effekt von Krafttraining bei Patienten mit Krebs analysiert (Strasser et al. 2013). Die gepoolten Daten zeigten einen starken positiven Effekt des Krafttrainings auf die Kraft der Bein- und Armmuskulatur (WMD +14,57 kg bzw. +6,90 kg) sowie moderate Effekte auf die fettfreie Körpermasse (WMD +1,07 kg) und den Prozentanteil an Körperfett (WMD -2,08%).

Der Nutzen der Trainingsintervention auf die gesundheitsbezogene Lebensqualität während oder nach der aktiven Krebsbehandlung wurde in einer Cochrane Review, die 40 RCTs mit insgesamt 3694 Krebspatienten in die Analyse einschloss, untersucht (Mishra et al. 2012). Die Trainingsinterventionen beinhalteten Trainingsformen wie Ausdauertraining, Krafttraining, Yoga, Qigong oder Tai Chi und führten im Vergleich zu keinem Training nach einem Follow up von 12 Wochen bzw. 6 Monaten zu einer signifikanten Verbesserung der globalen gesundheitsbezogenen Lebensqualität (SMD 0,48, 95%-CI 0,16–0,81 bzw. 0,46, 95%-CI 0,09–0,84). Körperbild, Selbstwertgefühl, emotionales Wohlbefinden, Sexualität, Schlafstörungen, Angstzustände und Schmerzen waren infolge des Trainings ebenfalls verbessert.

Zur Einschätzung der Wirksamkeit körperlichen Trainings bei Kindern und Jugendlichen mit Krebs stehen bisher nur wenige randomisierte oder kontrollierte klinische Studien zur Verfügung. Ein Cochrane Review hat die Ergebnisse von 4 RCTs und einer kontrollierten Studie analysiert (Braam et al. 2013). Die Studien repräsentieren insgesamt nur 131 Knaben und Mädchen, alle mit akuter lymphoblastischer Leukämie. In den Studien wurde mit der Trainingsintervention bereits während der Chemotherapie begonnen. Diese ersten Ergebnisse zeigen einen Trend in Richtung einer verbesserten körperlichen Fitness in den Interventionsgruppen im Vergleich zur herkömmlichen Behandlung. Aufgrund der geringen Zahl von Studienteilnehmern und der unzureichenden Studienmethodologie sind die Effekte bisher aber nicht überzeugend.

3.2.2 Langzeiteffekte körperlichen Trainings auf das Rezidiv- und Mortalitätsrisiko

Verglichen mit den Erkenntnissen zum Nutzen der Bewegungsintervention während und nach der Chemo- oder Radiotherapie steht die Untersuchung der Langzeiteffekte von körperlicher Aktivität und Training bei Krebspatienten noch in den Anfängen. Keine der in einer systematischen Übersicht zusammengefassten 82 kontrollierten Interventionsstudien verfügt über Langzeitdaten zu tumorspezifischen Endpunkten oder zur Gesamtsterblichkeit (Speck et al. 2010).

Für die Analyse harter Langzeitendpunkte, wie z.B. rezidivfreie Überlebenszeit, tumorspezifische Sterblichkeit und Gesamtsterblichkeit stehen bisher nur Beobachtungsstudien zur Verfügung. Die meisten davon beziehen sich auf Brustkrebs. In einer Meta-Analyse von 6 Kohortenstudien mit 12.108 Patientinnen mit Brustkrebs war die körperliche Aktivität nach der Diagnose mit einer signifikanten Reduktion der brustkrebsbedingten Mortalität um 34% (HR 0,66; 95%-CI 0,57–0,77) und der Gesamtmortalität um 41% (HR 0,59; 95%-CI 0,53–0,65) assoziiert (Ibrahim u. Al-Homaidh 2011). Das Risiko für ein Rezidiv lag um 24% niedriger (HR 0,76; 95%-CI 0,66–0,87). In der Analyse zeigte sich auch, dass körperliche Aktivität nach der Diagnose die brustkrebsspezifische Mortalität insbesondere bei den Frauen mit Östrogen(ER)-Rezeptor-positiven Tumoren signifikant reduzierte (HR 0,50; 95%-CI 0,34–0,74), während sich bei den Frauen mit ER-negativen Tumoren kein Nutzen zeigte. Eine noch nicht in dieser Analyse berücksichtigte Kohortenstudie mit 4643 Frauen mit diagnostiziertem invasiven Brustkrebs im Rahmen der „Women's Health Initiative Study" zeigte, dass nach der Krebsdiagnose bei den Frauen mit einer Aktivitätsdosis von ≥9 MET-Stunden pro Woche (entspricht etwa drei Stunden zügigem Gehen) im Vergleich zu den inaktiven Frauen die brustkrebsbedingte Sterblichkeit um 39% (HR 0,61; 95%-CI 0,35–0,99) und die Gesamtsterblichkeit um 46% (HR 0,54; 95%-CI 0,46–0,96) reduziert war (Irwin et al. 2011). Selbst bei den Frauen, die vor der Krebsdiagnose körperlich inaktiv waren, nach der Diagnose aber ihren Aktivitätsumfang auf ≥9 MET-Stunden pro Woche steigerten, reduzierte sich die Gesamtsterblichkeit noch um 33% (HR 0,67; 95%-CI 0,46–0,96).

Ein systematischer Review zu den Effekten körperlicher Aktivität auf das Überleben analysierte neben sieben Studien zu Brustkrebs auch drei Kohortenstudien zu Darmkrebs (Barbaric et al. 2010). In den Studien mit einer durchschnittlichen Follow-up-Dauer von 6,3 Jahren wurden Risikoreduktionen für die krebsspezifische Mortalität von bis zu 61% (HR 0,39; 95%-CI 0,18–0,82) und für die Gesamtmortalität von bis zu 57% (HR 0,43; 95%-CI 0,25–0,74) berichtet, wenn die nach der Krebsdiagnose körperlich Aktivsten (≥18 METs pro Woche; entspricht ca. 6 Stunden Gehen oder 3 Stunden intensive Aktivität) mit den körperlich Inaktivsten (<3 MET-Stunden pro Woche) verglichen wurden. Der Nutzen des körperlichen Trainings war primär für Tumore der Stadien II und III zu beobachten (HR 0,49; 95%-CI 0,30–0,79), während für Tumore der Stadien I (die am wenigsten schweren) und IV (die schwersten) keine Assoziation bestand.

Auch für das Prostatakarzinom zeigt sich für körperliche Aktivität nach der Diagnose ein Überlebensvorteil. In der Health-Professional-Follow-Studie (2705 Männer mit Prostatakarzinom) war die Gesamtsterblichkeit bei den Männern, die sich >3 Stunden pro Woche intensiv bewegten, um 49% (HR 0,51; 95%-CI; 0,36–0,72) und die tumorbedingte Mortalität um 61% (HR 0,39; 95%-CI 0,18–0,84) reduziert (Kenfield et al. 2011). Bei Männern, die pro Woche ≥90 Minuten nur zügig gingen, lag die Gesamtsterblichkeit bereits um 46% (HR 0,54; 95%-CI 0,41–0,71) niedriger. Männer, die sich vor und nach der Diagnose regelmäßig intensiv bewegten, hatten das niedrigste Risiko.

Langzeitbeobachtungen zur Wirksamkeit körperlicher Aktivität bei Kindern und Jugendlichen mit Tumorerkrankungen gibt es bislang nicht.

Die vorliegende Evidenz erlaubt eine optimistische Haltung hinsichtlich der Möglichkeiten körperlichen Trainings als effektive Maßnahme in der adjuvanten Krebstherapie – vor allem bei Brustkrebs, Darmkrebs, Prostatakrebs und hämatologischen Krebserkrankungen – sowie zur Senkung der krebsspezifischen Mortalität und Gesamtmortalität. Körperliche Aktivität und individuell angepasstes Training sollten ein integraler und kontinuierlicher Bestandteil der Behandlung von Krebspatienten sein (Buffart et al. 2014).

3.3   Chronische Lungenkrankheit

Chronisch obstruktive Lungenkrankheit (COPD) ist die fünfthäufigste Todesursache weltweit, und für das nächste Jahrzehnt wird ein Anstieg der COPD-bedingten Mortalitätsrate um >30% erwartet (World Health Organization 2010). Akute Exazerbationen der COPD sind ein

Schlüsselfaktor für erhöhte Morbidität und Mortalität (Reid et al. 2012). Körperliches Training wird seit langem in der Behandlung von Patienten mit COPD eingesetzt. Eine Cochrane-Analyse mit 9 RCTs (432 COPD-Patienten) belegt die Wirksamkeit der bewegungsbasierten pulmonalen Rehabilitation nach COPD-Exazerbationen (Puhan et al. 2011). Die Rehabilitation reduzierte im Vergleich zur Standardbehandlung das Risiko für Krankenhauseinweisungen über einen Zeitraum von 25 Wochen um 78% (OR 0,28; 95%-CI 0,08–0,58), number needed to treat (NNT) 4 (95%-CI 3–8) und die Mortalität über einen Zeitraum von 2 Jahren um 72% (OR 0,28; 95%-CI 0,10–0,84), NNT 6 (95%-CI 5–30). Die gesundheitsbezogene Lebensqualität (Dyspnoe, Fatigue, emotionale Funktion) verbesserte sich geringfügig. Die Ausdauerleistungsfähigkeit im 6-Minuten-Gehtest verbesserte sich signifikant um 77 Meter (MD 77,7 Meter; 95%-CI 12,2–143,2).

Ausdauer-, Kraft- und Atemmuskeltraining gehören zum multimodalen Standardregime der Bewegungstherapie bei Patienten mit COPD. Mehrere Meta-Analysen haben spezifische qualitative und quantitative Aspekte des körperlichen Trainings bei COPD-Patienten analysiert, z.B. die Art des Trainings, die Belastungsintensität oder den Trainingsmodus (Beauchamp et al. 2010; Zainuldin et al. 2011; Pan et al. 2012; McNamara et al. 2013; Strasser et al. 2013; Ding et al. 2014). In einem Cochrane-Review wurden die Effekte unterschiedlicher Belastungsintensitäten (höhere vs. niedrigere) sowie unterschiedlicher Trainingsmodi (kontinuierliches Training versus Intervalltraining) bei Standard-Ausdauerprogrammen (Fahrradergometertraining, Laufbandtraining, Gehtraining) untersucht (Zainuldin et al. 2011). In der Analyse fanden sich hinsichtlich der Ausdauerleistung und der 6-Minuten-Gehdistanz keine Unterschiede zwischen niedriger bzw. höherer Belastungsintensität (3 RCTs mit 231 Patienten). Auch zwischen kontinuierlichem Training und Intervalltraining wurden hinsichtlich Ausdauerleistung, Dyspnoe und Lebensqualität keine klinisch relevanten Unterschiede gefunden (8 RCTs mit 367 Patienten). Eine Meta-Analyse mit 8 RCTs (388 Patienten), die ausschließlich Intervalltraining vs. kontinuierliches Training untersuchte, fand für die maximale Wattleistung (WMD 1 W, 95%-CI –1 bis 3), die maximale Sauerstoffaufnahme (WMD -0,04 l/min; 95%-CI –0,13 bis 0,05), den 6-Minuten-Gehtest (WMD 4 m, 95%-CI –15 bis 23) und für die Dyspnoe sowie die gesundheitsbezogene Lebensqualität ebenfalls keine signifikanten Unterschiede zwischen den beiden Trainingsmodi (Beauchamp et al. 2010). Strasser et al. untersuchten die Effekte von Krafttraining auf die respiratorische Funktion bei Patienten mit COPD und kombinierten die Ergebnisse von 14 RCTs (n=503 Patienten) (Strasser et al. 2013). Der primäre Endpunkt Einsekundenkapazität (FEV_1) verbesserte sich unter Krafttraining (2- bis 3-mal pro Woche über 4–12 Wochen) im Vergleich zur Kontrollintervention nicht signifikant (WMD 0,08 L, 95% CI –0,03 bis 0,19). Auch bei der maximalen Minutenventilation (WMD 3,77 L/min; 95%-CI –0,51 bis 8,04) bestanden keine Unterschiede. Im Vergleich mit den Kontrollen führte Krafttraining aber zu einer verbesserten forcierten Vitalkapazität (FVC) (WMD 0,37 L, 95%-CI 0,26–0,49).

Eine weitere Meta-Analyse hat die Wirksamkeit von Oberkörperübungen, wie sie auch in den Richtlinien für die pulmonale Rehabilitation empfohlen werden, auf das Ausmaß der Dyspnoe nach der Borg-Skala untersucht (Pan et al. 2012). Diese Analyse inkludierte 7 RCTs mit 240 COPD-Patienten. Die Trainingsprogramme (3- bis 7-mal pro Woche über 3–8 Wochen) enthielten freie Armübungen, Übungen mit Widerstand oder propriozeptive neuromuskuläre Fazilitation (PNF). Die Oberkörperprogramme verringerten im Vergleich mit dem Kontrollen zwar die Dyspnoe und Armermüdung während Aktivitäten des täglichen Lebens (WMD -0,58; 95%-CI –1,13 bis –0,02) bzw. -0,55; 95%-CI –1,08 bis –0,01), der Behandlungseffekt war aber geringer als der als minimal definierte klinisch bedeutsame Unterschied von einer Einheit auf der Borg-Skala. Eine Cochrane-Analyse evaluierte die Wirksamkeit von wasserbasierten Trainingsprogrammen (exklusive Schwimmen), die für COPD-Patienten mit orthopädischen und verschiedenen anderen Komorbiditäten eine alternative Trainingsform zum Training an Land darstellen können

(McNamara et al. 2013). 5 RCTs mit insgesamt 176 Patienten konnten in die Analyse inkludiert werden. Die Interventionsprogramme im Wasser (2- bis 3-mal pro Woche über 4–12 Wochen) enthielten Gehen und radfahrähnliche Übungen sowie Kräftigungsübungen, die ähnlich wie an Land durchgeführt wurden. Die Trainingsintervention resultierte im Vergleich zu keinem Training in einer signifikanten Verbesserung des 6-Minuten-Gehtests (MD 62 m; 95%-CI 44–80), und die gesundheitsbezogene Lebensqualität war ebenfalls verbessert. Eine aktuelle Meta-Analyse mit 10 RCTs geringerer Qualität hat auch positive Effekte für die traditionellen chinesischen Bewegungsformen Tai Chi und QiGong bei Patienten mit COPD gefunden (Ding et al. 2014). Die Übungen führten im Vergleich zu keinem Training zu signifikanten Verbesserungen der 6-Minuten-Gehdistanz, der FEV1 und des St.George's Respiratory Questionnaire Scores.

Auch bei Asthma bronchiale wird körperliches Training empfohlen. Asthma-Patienten haben häufig eine verminderte Toleranz gegenüber körperlicher Belastung als Folge einer Verschlechterung der Asthma-Symptome während Belastung oder aufgrund anderer Ursachen wie Dekonditionierung. Ein Cochrane-Review hat die Effekte körperlichen Trainings bei Asthma-Patienten (Lebensalter: >8 Jahre) untersucht (Carson et al. 2013). Die Analyse beinhaltete 21 randomisierte Studien (insgesamt 772 Patienten), in denen körperliches Training (Ausdauertraining, Krafttraining) mindestens 2-mal pro Woche über mindestens vier Wochen durchgeführt wurde. In keiner der Studien kam es zu einer Verschlechterung der Asthma-Symptome. Die Trainingsintervention führte zu einem klinisch bedeutsamen Anstieg der maximalen Sauerstoffaufnahme (MD 4,92 ml/kg/min; 95%-CI 3,98–5,87). Die Einsekundenkapazität (FEV1), forcierte Vitalkapazität (FVC), maximale Minutenventilation (VEmax) und Peak-Flow-Rate (PEFR) wurden durch das Training aber nicht verbessert.

3.4   Diabetes mellitus Typ 2

Körperliche Aktivität, in Ergänzung zu Ernährungsumstellung und Medikation, wird seit langem als eine der drei Säulen der Diabetestherapie empfohlen (Joslin 1959). Der in randomisierten Studien am häufigsten untersuchte Surrogatparameter zur Einschätzung der Effektivität des körperlichen Trainings zur glykämischen Kontrolle ist das glykolisierte Hämoglobin A_{1c} (HbA_{1c}). Weitere Zielwerte sind Surrogatparameter wie Nüchternglukose, Lipide, arterieller Blutdruck, Body-Mass-Index und Bauch-Hüft-Umfang.

Bereits in älteren Meta-Analysen von kleinen RCTs mit insgesamt noch geringer Patientenzahl (n<400) konnte gezeigt werden, dass körperliches Training in Form von Ausdauer- und Krafttraining den HbA_{1c}-Wert absolut um ca. 0,6% reduziert, die Insulinsensitivität verbessert und die Lipide sowie den arteriellen Blutdruck geringfügig senkt (Boulé et al. 2001, 2003; Snowling u. Hopkins 2006; Thomas et al. 2006). Aktuelle Leitlinien empfehlen daher für Patienten mit Typ-2-Diabetes pro Woche mindestens 150 Minuten mäßig-intensives Ausdauertraining und 2- bis 3-mal Krafttraining (Colberg et al. 2010).

In neueren Meta-Analysen wurde untersucht, ob die Methode der Intervention (Anleitung zu mehr körperlicher Aktivität vs. strukturiertes ambulantes Training) und die Trainingsmodalität (Ausdauertraining vs. Krafttraining vs. kombiniertes Training) das Ausmaß der Veränderung des HbA_{1c}-Wertes beeinflussen (Umpierre et al. 2011, 2013; Schwingshackl et al. 2014). Die kompletteste dieser systematischen Analysen inkludierte 47 RCTs mit insgesamt 8538 Diabetes-Patienten (Umpierre et al. 2011). Strukturiertes Training führte im Vergleich mit den Kontrollgruppen ohne Bewegungsintervention zu einer signifikanten Reduktion des HbA_{1c}-Werts um absolut 0,67% (95%-CI –0,84 bis –0,49; 23 RCTs). Am größten war der Effekt für Ausdauertraining (WMD -0,73%; 95%-CI –1,06 bis –0,40; 18 RCTs) und etwas geringer für Krafttraining

(WMD −0,57%; 95%-CI −1,14 bis −0,01; 4 RCTs) sowie der Kombination aus Ausdauer- und Krafttraining (WMD −0,51%; 95%-CI −0,79 bis −0,23; 7 RCTs). Die Trainingsdosis war eine wichtige Determinante der glykämischen Kontrolle. Ein Umfang von >150 min pro Woche war im Vergleich zu <150 min pro Woche mit einer deutlich größeren Senkung des HbA_{1c}-Werts assoziiert (−0,89% vs. −36%). Die Anleitung zu mehr körperlicher Aktivität als alleinige Interventionsmaßnahme (12 RCTs) war nicht mit einer signifikanten Reduktion des HbA_{1c}-Werts verbunden. Nur in Verbindung mit diätetischer Anleitung war auch die Bewegungsberatung wirksam (WMD −0,58%; 95%-CI −0,74 bis −0,43; 12 RCTs).

Die Ergebnisse der aktuellsten dieser Analysen sprechen hingegen dafür, dass die günstigste Wirkung auf den HbA_{1c}-Wert und die Nüchternblutglukose durch die Kombination von Ausdauer- und Krafttraining gegeben ist (Schwingshackl et al. 2014). Diese Meta-Analyse inkludierte 14 RCTs (915 Patienten). Ausdauertraining war auch hier im direkten Vergleich mit Krafttraining hinsichtlich der Verbesserung des HbA_{1c}-Werts (MD −0,20%; 95%-CI −0,32 bis −0,08) und der Nüchternglukose (MD −0,9 mmol/l; 95%-CI −1,71 bis −0,09) effektiver. Im Vergleich mit Ausdauertraining führte die Kombination aus Ausdauer- und Krafttraining aber zu einer noch deutlicheren Senkung des HbA_{1c}-Werts (MD −0,17%; 95%-CI −0,31 bis −0,03).

Eine andere Meta-Analyse hat die Effekte strukturierter Trainingsprogramme auf das Lipidprofil und die Blutdruckkontrolle bei Patienten mit Diabetes mellitus Typ 2 untersucht (Hayashino et al. 2012). Diese Analyse beinhaltete 42 RCTs mit insgesamt 2808 Diabetes-Patienten. Im Vergleich mit keinem Training führte die Trainingsintervention zu einer signifikanten Reduktion des systolischen (WMD −2,42 mmHg, 95%-CI −4,39 bis −0,45) und diastolischen Blutdrucks (WMD −2,23 mmHg, 95%-CI −3,21 bis −1,25) sowie zu einer leichten Erhöhung des HDL-Cholesterins (WMD 0,04 mmol/l; 95%-CI 0,02–0,07). Das LDL-Cholesterin veränderte sich aber nicht signifikant.

Für die Einschätzung des Langzeitnutzens körperlicher Aktivität bei Patienten mit Diabetes mellitus auf „harte" Endpunkte wie die kardiovaskuläre Sterblichkeit und Gesamtsterblichkeit stehen nur Daten aus prospektiven Kohortenstudien zur Verfügung. Personen mit Diabetes haben ein 50–60% höheres Mortalitätsrisiko als solche ohne die Erkrankung. In einer Meta-Analyse mit 17 prospektiven Kohortenstudien wurde die aktuelle Evidenz zusammengefasst und die Dosis-Wirkungs-Beziehung untersucht (Kodama et al. 2013). Das gepoolte relative Risiko der Gesamtsterblichkeit betrug für die körperlich aktivsten im Vergleich zu den inaktivsten Patienten 0,61 (95%-CI 0,52–0,70) und jenes für die kardiovaskuläre Sterblichkeit 0,71 (95%-CI 0,60–0,84). Zwischen den Bewegungsgewohnheiten und der Mortalität bestand eine weitgehend lineare inverse Beziehung. Jede Steigerung der Bewegungsdosis um 1 MET-Stunde pro Tag (entspricht ca. 20 Minuten Gehen) war mit einem um 9,5% (95%-CI 5,0–13,8) bzw. um 7,9% (95%-CI 4,3–11,4) verminderten Risiko der Gesamt- bzw. kardiovaskulären Sterblichkeit assoziiert. Jede körperliche Aktivität war bei Patienten mit Diabetes mellitus besser als keine Aktivität, aber eine höhere Bewegungsdosis war mit einer größeren Reduktion der Mortalität verbunden.

3.5 Chronische Nierenerkrankungen

Etwa 10–13% der erwachsenen Allgemeinbevölkerung weisen eine chronische Nierenerkrankung auf, und ca. die Hälfte davon haben eine Nierenfunktion von unter 60%. Weniger als 1% aus dieser Gruppe weist eine terminale Niereninsuffizienz auf, die dialysepflichtig ist oder mittels Nierentransplantation versorgt wird. Mit dem Abfall der Nierenfunktion steigt das Risiko für kardiovaskuläre Erkrankungen, die körperliche Fitness und Funktion sind deutlich reduziert. Körperliche Aktivität und Sporttherapie werden bei chronischer Nierenerkrankung als Eckpfeiler der Allgemeintherapie zum Hinauszögern und zur Verminderung von Folge- und Begleiterscheinungen empfohlen. Zahlreiche Studien haben in den letzten Jahren den Effekt der trainings- und sporttherapeutischen Intervention bei Patienten mit chronischer Nierenerkrankung untersucht.

In einer Cochrane-Review (45 RCTs, 1863 Patienten) wurden die Effekte körperlichen Trainings bei Patienten mit chronischer Nierenerkrankung (einschließlich dialysepflichtige Patienten und solche nach Nierentransplantation) analysiert. Die Ergebnisse von 32 RCTs konnten meta-analytisch kombiniert werden (Heiwe u. Jacobson 2011). Die verschiedenen Trainingsinterventionen hatten eine Dauer von 2–18 Monaten und beinhalteten 2- bis 7-mal pro Woche 20–110 Minuten Ausdauertraining, Krafttraining, eine Kombination aus beiden oder Joga. Im Vergleich zu den Kontrollen führte das Training zu einem signifikanten Anstieg der aeroben Kapazität (SMD -0,56; 95%-CI -0,70 bis -0,42), der Gehleistung (SMD -0,36; 95%-CI -0,65 bis -0,06), zu einer Reduktion des systolischen (MD 6,08 mmHg, 95%-CI 2,15–10,2) und diastolischen (MD 2,32 mmHg, 95%-CI 0,59–4,05) Ruheblutdrucks und zu einer Verbesserung der gesundheitsbezogenen Lebensqualität sowie einiger Ernährungsparameter. Die positiven Effekte waren bei Patienten mit eingeschränkter Nierenfunktion, bei dialysepflichtigen Patienten und Nierentransplantatempfängern gegeben. Eine aktuelle Meta-Analyse mit 41 RCTs (928 Teilnehmern) derselben Autoren liefert ähnliche Ergebnisse (Heiwe u. Jakobsen 2014).

Literatur

Barbaric M, Brooks E, Moore L, Cheifetz O (2010) Effects of physical activity on cancer survival: a systematic review. Physiother Can 62: 25–34

Beauchamp MK, Nonoyama M, Goldstein RS, Hill K, Dolmage TE, Mathur S, Brooks D (2010) Interval versus continuous training in individuals with chronic obstructive pulmonary disease – a systematic review. Thorax 65: 157–164

Boulé NG, Kenny GP, Haddad E, Wells GA, Sigal RJ (2003) Meta-analysis of the effect of structured exercise training on cardiorespiratory fitness in type 2 diabetes mellitus. Diabetologia 46: 1071–1081

Boulé NG, Haddad E, Kenny GP, Wells GA, Sigal RJ (2001) Effects of exercise on glycemic control and bodymass in type 2 diabetes mellitus: a meta-analysis of controlled clinical trials. JAMA 286: 1218–1227

Brooks D, Tang A, Sibley KM, McIlroy WE (2008) Profile of patients at admission into an inpatient stroke rehabilitation programme: cardiorespiratory fitness and functional characteristics. Physiotherapy Canada 60: 171–179

Buffart LM, Galvão DA, Brug J, Chinapaw MJ, Newton RU (2014) Evidence-based physical activity guidelines for cancer survivors: current guidelines, knowledge gaps and future research directions. Cancer Treat Rev 40: 327–340

Carson KV, Chandratilleke MG, Picot J, Brinn MP, Esterman AJ, Smith BJ (2013) Physical training for asthma. Cochrane Databaseof Systematic Reviews 2013. Issue 9. Art. No.: CD001116

Chobanian AV, Bakris GL, Black HR, Cushman WC, Green LA, Izzo JL et al. (2003) Joint National Committee on Prevention, Detection, Evaluation, and Treatment of High Blood Pressure, National Heart, Lung, and Blood Institute; National High Blood Pressure Education Program Coordinating Committee The Seventh Report of the Joint National Committee on Prevention, Detection, Evaluation and Treatment of High Blood Pressure. Hypertension 42: 1206–1252

Colberg SR, Sigal RJ, Fernhall B, Regensteiner JG, Blissmer BJ, Rubin RR, Chasan-Taber L, Albright AL, Braun B; American College of Sports Medicine; American Diabetes Association (2010) Exercise and type 2 diabetes: the American College of Sports Medicine and the American Diabetes Association: joint position statement. Diabetes Care 33: e147–167

Cornelissen VA, Fagard RH (2005) Effects of endurance training on blood pressure, blood pressure-regulating mechanisms, and cardiovascular risk factors. Hypertension 46: 667–675

Cornelissen VA, Fagard RH, Coeckelberghs E, Vanhees L (2011) Impact of resistance training on blood pressure and other cardiovascular risk factors: a meta-analysis of randomized, controlled trials. Hypertension 58: 950–958

Cornelissen VA, Smart NA (2013) Exercise training for blood pressure: a systematic review and meta-analysis. J Am Heart Assoc 46: 667–675

Cramp F, Byron-Daniel J (2012) Exercise for the management of cancer-related fatigue in adults. Cochrane Database of Systematic Reviews 2012; Issue 11. Art. No.: CD006145

Davies EJ, Moxham T, Rees K et al. (2010) Exercise based rehabilitation for heart failure. Cochrane Database of Systematic Reviews. Issue 4. Art. No.: CD003331

Ding M, Zhang W, Li K, Chen X (2014) Effectiveness of tái chi and qigong on chronic obstructive pulmonary disease: a systematic review and meta-anaylsis. J Altern Complement Med 20: 79–86

Hambrecht R, Niebauer J, Marburger C, Grunze M, Kälberer B, Hauer K, et al. (1993) Various intensities of leisure time physical activity in patients with coronary artery disease. Effects of cardiorespiratory fitness and progression of coronary atherosclerotic lesions. J Am Coll Cardiol 22: 468–477

Hambrecht R, Wolff A, Gielen S, Linke A, Hofer J, Erbs S, et al. (2000) Effect of exercise on coronary endothelial function in patients with coronary artery disease. N Engl J Med 342: 454–460

Hayashino Y, Jackson JL, Fukumori N, Nakamura F, Fukuhara S (2012) Effects of supervised exercise on lipid profiles and blood pressure control in people with type 2 diabetes mellitus: a meta-analysis of randomized controlled trials. Diabetes Res Clin Pract 98: 349–360

Haykowsky MJ, Timmons MP, McNeely M, Taylor DA, Clark AM (2013) Meta-analysis of aerobic interval training on exercise capacity and systolic function in patients with heart failure and reduced ejection fractions. Am J Cardiol 111: 1466–1469

Heiwe S, Jacobson SH (2011) Exercise training for adults with chronic kidney disease. Cochrane Database of Systematic Reviews 2011, Issue 10. Art. No.: CD003236

Heiwe S, Jacobson SH (2014) Exercise training in adults with CKD: a systematic review and meta-analysis. Am J Kidney Dis 64: 383–393

Heran BS, Chen JMH, Ebrahim S, Moxham T, Oldridge N, Rees K, Thompson DR, Taylor RS (2011) Exercise-based cardiac rehabilitation for coronary heart disease. Cochrane Database of Systematic Reviews 2011; Issue 7. Art. Nr. CD001800

Ibrahim EM, Al-Homaidh A (2011) Physical activity and survival after breast cancer diagnosis: meta-analysis of published studies. Med Oncol 28: 753–765

Irwin ML, McTiernan A, Manson JE, Thomson CA, Sternfeld B, Stefanick ML, Wactawski-Wende J, Craft L, Lane D, Martin LW, Chlebowski R (2011). Physical activity and survival in postmenopausal women with breast cancer: results from the women's health initiative. Cancer Prev Res (Phila) 4: 522–529

Ivey FM, Macko RF, Ryan AS, Hafer-Macko CE (2005) Cardiovascular health and fitness after stroke. Topics in Stroke Rehabilitation 12: 1–16

Jones LW, Liang Y, Pituskin EN, Battaglini CL, Scott JM, Hornsby WE, Haykowsky M (2011) Effect of exercise training on peak oxygen consumption in patients with cancer: a meta-analysis. Oncologist 16: 112–120

Joslin EP, Root EF, White P (1959) The Treatment of Diabetes Mellitus. Lea & Febiger, Philadelphia: 243–300

Kavanagh T, Mertens DJ, Hamm LF, Beyene J, Kennedy J, Corey P, Shephard RJ (2002) Prediction of long-term prognosis in 12169 men referred for cardiac rehabilitation. Circulation 106: 666–671

Kelley GA, Kelley KS (2000) Progressive resistance exercise and resting blood pressure: a meta-analysis of randomized controlled trials. Hypertension 35: 838–843

Kelley GA, Kelley KS (2010) Isometric and grip exercise and resting blood pressure: a meta-analysis of randomized controlled trials. J Hypertens 28: 411–418

Kelly JO, Kilbreath SL, Davis GM, Zeman B, Raymond J (2003) Cardiorespiratory fitness and walking ability in subacute stroke patients. Arch Phys Med Rehab 84: 1780–1785

Kenfield SA, Stampfer MJ, Giovanucci E, Chan JM (2011) Physical activity and survival after prostate cancer diagnosis in the health professionals follow-up study. J Clin Oncol 29: 726–732

Kodama S, Tanaka S, Heianza Y, Fujihara K, Horikawa C, Shimano H, Saito K, Yamada N, Ohashi Y, Sone H (2013) Association between physical activity and risk of all-cause mortality and cardiovascular disease in patients with diabetes: a meta-analysis. Diabetes Care 36: 471–479

Langhorne P, Bernhardt J, Kwakkel G (2011) Stroke rehabilitation. Lancet 377: 1693–1702

Lavie CJ, Thomas RJ, Squires RW, Allison TG, Milani RV (2009) Exercise training and cardiac rehabilitation in primary and secondary prevention of coronary heart disease. Mayo Clin Proc 84: 373–383

Lawler PR, Filion KB, Eisenberg MJ (2011) Efficacy of exercise-based cardiac rehabilitation post-myocardial infarction: a systematic review and meta-analysis of randomized controlled trials. Am Heart J 162: 571–584

Leon AS, Franklin BA, Costa F, Balady GJ, Berra KA, Stewart KJ, Thompson PD, Williams MA, Launer MS (2005) AHA Scientific Statement. Cardiac Rehabilitation and secondary prevention of coronary heart disease. Circulation 111: 369–376

Lim S, Vos T, Flaxman AD, Danaei G, Shibuya K, Adair-Rohani H, et al. (2012) A comparative risk assessment of burden of disease and injury attributable to 67 risk factors and risk factor clusters in 21 regions, 1990–2010: a systematic analysis for the Global Burden of Disease Study 2010. Lancet 380: 2224–2260

McNamara RJ, McKeough ZJ, McKenzie DK, Alison JA (2013) Water-based exercise training for chronic obstructive pulmonary disease. Cochrane Database of Systematic Reviews 2013. Issue 12. Art. No.: CD008290

Miller E, Murray L, Richards L, Zorowitz R, Bakas T, et al. (2010) Comprehensive overview of nursing and interdisciplinary rehabilitation care of the stroke patient: a scientific statement from the American Heart Association. Stroke 41: 2402–2448

Mishra SI, Scherer RW, Geigle PM, Berlanstein DR, Topaloglu O, Gotay CG, Snyder C (2012) Exercise interventions on health-related quality of life for cancer survivors. Cochrane Database of Systematic Reviews 2012; Issue 8. Art. No.: CD007566

Myers J, Prakash M, Froelicher V, Do D, Partington S, Atwood JE (2002) Exercise capacity and mortality among men referred for exercise testing. N Engl J Med 346: 793–801

Niebauer J, Hambrecht R, Velich T, Hauer K, Marburger C, Kälberer B et al. (1997) Attenuated progression of coronary artery disease after 6 years of multifactorial risk intervention. Circulation 96: 2534–2541

O'Connor CM, Whellan DJ, Lee KL, Keteyian SJ, Cooper LS, Ellis SJ et al; HF-ACTION Investigators (2009) Efficacy and safety of exercise training in patients with chronic heart failure: HF-ACTION randomized controlled trial. JAMA 301: 1439–1450

Pan L, Guo YZ, Yan JH, Zhang WX, Sun J, Li BW (2012) Does upper extremity exercise improve dyspnea in patients with COPD? A meta-analysis. Respir Med 106: 1517–1525

Piepoli MF, Davos C, Francis DP, et al. ExTraMATCH Collaborative (2004) Exercise training meta-analysis of trials in patients with chronic heart failure (ExTraMATCH). BMJ 328: 189–193

Puhan MA, Gimeno-Santos E, Scharplatz M, Troosters T, Walters EH, Steurer J (2011) Pulmonary rehabilitation following exacerbations of chronic obstructive pulmonary disease. Cochrane Database of Systematic Reviews 2011. Issue 10. Art. No.: CD005305

Rees K, Taylor S, Singh S et al. (2004) Exercise based rehabilitation for heart failure. Cochrane Database of Systematic Reviews. Issue 3. Art. No.: CD003331

Reid WD, Yamabayashi C, Chung F, Hunt MA, Marciniuk DD, Brooks D, Chen Y-W, Hoens AM, Camp PG (2012) Exercise prescription for hospitalized people with chronic obstructive pulmonary disease and comorbidities: a synthesis of systematic reviews. Int J COPD 7: 297–320

Saunders DH, Sanderson M, Brazelli M, Greig CA, Mead GE (2013) Physical fitness training for stroke patients. Cochrane Database of Systematic Reviews 2013: Issue 10. Art. No. CD003316

Schmitz KH, Courneya KS, Matthews C, Demark-Wahnefried W, Galvao DA, Pinto PM, et al. (2010) American College of Sports Medicine roundtable on exercise guidelines for cancer survivors. Med Sci Sports Exerc 42: 1409–1426

Schwingshackl L, Missbach B, Dias S, König J, Hoffmann G (2014) Impact of different training modalities on glycaemic control and blood lipids in patients with type 2 diabetes: a systematic review and network meta-analysis. Diabetologia 57: 1789–1797

Snowling NJ, Hopkins WG (2006) Effects of different modes of exercise training on glucose control and risk factors for complications in type 2 diabetic patients: a meta-analysis. Diabetes Care 29 : 2518–2527

Speck RM, Courneya KS, Mâsse LC, Duval S, Schmitz KH (2010) An update of controlled physical activity trials in cancer survivors: a systematic review and meta-analysis. J Cancer Surviv 4: 87–100

Stoller O, de Bruin ED, Knols RH, Hunt KJ (2012) Effects of cardiovascular exercise early after stroke: systematic review and meta-analysis. BMC Neurology 12: 45

Strasser B, Steindorf K, Wiskemann J, Ulrich CM (2013) Impact of resistance training in cancer survivors: a meta-analysis. Med Sci Sports Exerc 45: 2080–2090

Swaine I, Wiles J, Owen A (2010) Effect of isometric exercise on resting blood pressure: a meta-analysis. J Hum Hypertens 24: 796–800

Taylor RS, Sagar VA, Davies EJ, Briscoe S, Coats AJS, Dalal H, Lough F, Rees K, Singh S (2014) Exercise-based rehabilitation for heart failure. Cochrane Database of Systematic Reviews 2014; Issue 4. Art. No.: CD003331

Taylor RS, Brown A, Ebrahim S, Jolliffe J, Noorani H, Rees K, Skidmore B, Stone JA, Thompson DR, Oldridge N (2004) Exercise-based rehabilitation for patients with coronary heart disease: systematic review and meta-analysis of randomized controlled trials. Am J Med 116: 682–692

Thomas DE, Elliott EJ, Naughton GA (2006) Exercise for type 2 diabetes mellitus. Cochrane Database Syst Rev;3: CD002968

Tomlinson D, Diorio C, Beyene J, Sung L (2014) Effect of exercise on cancer-related fatigue: a meta-analysis. Am J Phys Med Rehabil 93: 675–686

Umpierre D, Ribeiro PA, Kramer CK, Leitão CB, Zucatti AT, Azevedo MJ, Gross JL, Ribeiro JP, Schaan BD (2011) Physical activity advice only or structured exercise training and association with HbA1c levels in type 2 diabetes: a systematic review and meta-analysis. JAMA 305: 1790–1799

Umpierre D, Ribeiro PA, Schaan BD, Ribeiro JP (2013) Volume of supervised exercise training impacts glycaemic control in patients with type 2 diabetes: a systematic review with meta-regression analysis. Diabetologia 56: 242–251

Vanhees L, Geladas N, Hansen D, Kouidi E, Niebauer J, Reiner Z et al. (2012) Importance of characteristics and modalities of physical activity and exercise in the management of cardiovascular health in individuals with cardiovascular risk factors: recommendations from the EACPR, Part II. Eur J Prev Cardiol 19: 1005–1033

Veerbeek JM, van Wegen E, van Peppen R, van der Wees PJ, Hendriks E, et al. (2014) What is the evidence for physical therapy poststroke? A systematic review and meta-analysis. PLoS ONE 9: e87987

Wolf-Maier K, Cooper RS, Banegas JR, Giampaoli S, Hense HW, Joffres M et al. (2003) Hypertension prevalence and blood pressure levels in 6 European countries, Canada, and the United States. JAMA 289: 2363–2369

Zainuldin R, Mackey MG, Alison JA (2011) Optimal intensity and type of leg exercise training for people with chronic obstructive pulmonary disease. Cochrane Database of Systematic Reviews, Issue 11. Art. No.: CD008008

Zou LY, Yang L, He XL, Sun M, Xu JJ (2014) Effects of aerobic exercise on cancer-related fatigue in breast cancer patients receiving chemotherapy: a meta-analysis. Tumor Biol 35: 5659–5667

Internetadresse

World Health Organisation (2010) Global Recommendation on Physical Activity for Health. http://whqlibdoc.who.int/publications/2010/9789241599979_eng.pdf (Zuletzt gesehen: September 2016)

Risiken und Nebenwirkungen von körperlicher Aktivität und Sport

Günther Samitz

© Springer-Verlag GmbH Austria 2017
M. Wonisch, P. Hofmann, H. Förster, H. Hörtnagl, E. Ledl-Kurkowski, R. Pokan (Hrsg.),
Kompendium der Sportmedizin, DOI 10.1007/978-3-211-99716-1_4

So wie jede wirksame pharmakologische Substanz sind auch körperliche Aktivität und Sport, als präventives oder therapeutisches Mittel eingesetzt oder im Rahmen wettkampfbezogener Aktivität, mit bestimmten Risiken und Nebenwirkungen verbunden. Die Faktoren, die das Risiko für unerwünschte bewegungsbezogene Ereignisse erhöhen können, sind vielfältig und beinhalten den Aktivitätstyp und die -dosis, individuelle Charakteristika (z.B. Lebensalter, Gesundheitsstatus, Aktivitätsgewohnheiten), die Ausrüstung und Schutzausrüstung (z.B. Fahrradhelm, Klettersicherung etc.) sowie verschiedene Umweltbedingungen (z.B. Temperatur, Wetter, Verkehr, Luftqualität) (◘ Abb. 4.1). Von den möglichen adversen aktivitätsbezogenen Ereignissen haben kardiovaskuläre Zwischenfälle als die schwerwiegendsten und negative muskuloskelettäre Effekte als die häufigsten unerwünschten Ereignisse die größte Bedeutung.

4.1   Adverse kardiovaskuläre Ereignisse

Plötzliche Todesfälle beim Sport sind sehr selten. Da aber in den Medien meist ausführlich darüber berichtet wird, werden sie in der Öffentlichkeit stark wahrgenommen. Die meisten dieser Ereignisse sind auf unerkannte kardiale Vorerkrankungen zurückzuführen (Thompson et al. 2007). Bei Kindern, Jugendlichen und jungen Erwachsenen sind primär kongenitale kardiovaskuläre Abnormitäten für kardiale Ereignisse verantwortlich, während bei Erwachsenen mittleren und höheren Lebensalters hauptsächlich artherosklerotische Prozesse Ursache solcher Ereignisse sind (Thompson et al. 2007; Schmied u. Borjesson 2014).

Die Inzidenz des plötzlichen Herztodes (SCD) bei kindlichen und jugendlichen Athleten wird mit 1–3 pro 100.000 angegeben (Schmied & Borjesson 2014; Maron et al. 2014). In einer großen prospektiven Beobachtungsstudie, die 2149 US-High Schools (4,1 Millionen Schülerjahre) umfasste, betrug die Inzidenz für den plötzlichen Herzstillstand (SCA) bei den Nichtsportlern 0,31 pro 100.000 und bei den Sportlern 1,14 pro 100.000, woraus sich für die Sportler ein relatives Risiko von 3,65 (95%-CI 1,6–8,4; P<0,1) ergab (Toresdahl et al. 2014).

In einer Analyse von 28 Inzidenzstudien bei erwachsenen Athleten <40 Jahre reichten die Angaben für die Rate des plötzlichen Herztodes von 1 pro 917.000 bis 1 pro 3000 (Harmon et al. 2014). In Studien mit höherer Qualität lag die Inzidenzrate zwischen 1/80.000 und 1/40.000.

Die Auswertung des „Race Associated Cardiac Arrest Event Registry" (RACER) bei 10,9 Millionen erwachsenen Hobbyläufern, die in den Jahren 2000 bis 2010 in den USA an Marathon- und Halbmarathonläufen teilnahmen, ergab insgesamt 59 Fälle von plötzlichem Herzstillstand, wovon 42 Fälle (71%) tödlich verliefen (Kim et al. 2012). Die Inzidenz für den plötzlichen Herzstillstand betrug 1 von 184.000 Teilnehmern (0,54 pro 100.000; 95%-CI 0,41–0,70). Die Inzidenz für den plötzlichen Herztod lag bei 1 von 259.000 Teilnehmern (0,39 pro 100.000; 95%-CI 0,28–0,52). Die Inzidenzrate für den plötzlichen Herzstillstand war bei den Männern signifikant höher (0,90; 95%-CI 0,67–1,18) als bei den Frauen (0,16; 95%-CI 0,07–0,31). Das durchschnittliche Alter der Überlebenden mit plötzlichem Herzstillstand war höher (49±10 Jahre) als das der verstorbenen Läufer (39±9). Die Ergebnisse aus RACER zeigen, dass selbst intensive und längere Ausdauerbelastungen wie Halbmarathon- oder Marathonlauf mit einem insgesamt niedrigen Risiko schwerwiegender kardialer Ereignisse assoziiert sind.

Die Todesraten bei Triathlonbewerben sind etwa doppelt so hoch wie im Marathonlauf und vor allem auf kardiovaskuläre Ereignisse und nachfolgendes Ertrinken beim Schwimmern zurückzuführen (Harris et al. 2010). Es bestehen auch neuere Hinweise, dass jahrelanges exzessives Ausdauertraining und die Teilnahme an Ultraausdauer-Wettbewerben, wie Ultramarathons, Ironman Triathlons und Ultradistanzradrennen zu myokardialen fibrotischen Veränderungen in den Vorhöfen und dem rechten Ventrikel führen können und damit ein Substrat für atriale und ventrikuläre Arrhythmien schaffen können (O'Keefe et al. 2012). Die Trainingsdosis der

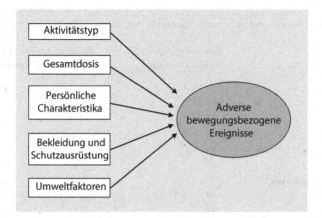

Abb. 4.1   Faktoren, die mit dem Risiko für bewegungsbezogene unerwünschte Ereignisse und Nebenwirkungen assoziiert sind

Athleten, bei denen solche ungünstigen Veränderungen gefunden wurden, überstieg dabei die für die Prävention der koronaren Herzkrankheit empfohlene Dosis um das 5- bis 10-Fache und betrug 200–300 MET-Stunden pro Woche.

Bei Patienten mit zugrundeliegender kardiovaskulärer Erkrankung ist das Risiko für unerwünschte kardiovaskuläre Ereignisse während körperlichen Trainings etwa zweimal höher als bei gesunden Personen (Haskell 1994). Die Inzidenz von schwerwiegenden kardiovaskulären Ereignissen im Rahmen der bewegungsbasierten kardiologischen Rehabilitation reicht auf Basis der Auswertung US-amerikanischer, kanadischer sowie europäischer Programme von 1/120.000 bis 1/6000 Patientenstunden Training, bei nur zwei tödlichen Ereignissen pro 1,5 Millionen Patientenstunden Trainingstherapie (Thompson et al. 2007; Vanhees et al. 2012).

Was die bewegungsbasierte Rehabilitation bei Herzinsuffizienz betrifft, findet sich in der aktuellsten Cochrane-Analyse keine Evidenz, die darauf hindeutet, dass die Trainingstherapie schädliche Auswirkungen im Sinne eines Anstiegs des Sterberisikos verursacht (Taylor et al. 2014). Auch in der Cochrane-Analyse zum Effekt der Trainingstherapie nach Schlaganfall wurde berichtet, dass es während der Trainingstherapie zu keinen ernsthaften kardiovaskulären Zwischenfällen kam (Saunders et al. 2013).

Prinzipiell ist zwar das Risiko schwerwiegender kardialer Ereignisse während Phasen intensiver Belastung für alle Personen höher als bei mäßig-intensiver Belastung oder in Ruhe, körperlich aktive Personen haben aber im Vergleich mit inaktiven Personen sowohl während der Belastung als auch in Ruhe ein insgesamt geringeres Risiko. Der Risikounterschied zwischen mäßig-intensiven und intensiven Belastungen lässt sich aufgrund fehlender Daten nicht quantifizieren, und die relative Intensität spielt dabei eine größere Rolle als die absolute Intensität (Physical Activity Guidelines Advisory Committee 2008). Eine aus kardialer Sicht sichere Dosisobergrenze für intensives Ausdauertraining lässt sich ebenfalls nicht festmachen, als sinnvolle Obergrenze wurde aber eine Stunde pro Tag vorgeschlagen (O'Keefe et al. 2012; Wen et al. 2011).

4.2   Adverse muskuloskelettäre Ereignisse

Adverse muskuloskelettäre Ereignisse sind die häufigste unerwünschte Nebenwirkung körperlicher Aktivität. Sie können entweder aus akuten traumatischen Ereignissen oder aus chronischer Überbeanspruchung resultieren. Die Häufigkeit dieser Komplikationen wird maßgeblich vom

4

◘ **Tab. 4.1** Verletzungshäufigkeit bei unterschiedlichen Aktivitätstypen (nach Parkkari et al. 2004)

Art der Aktivität	Verletzungen pro 1000 Stunden Teilnahme	Verletzungen pro 1000 Personen, die die Aktivität ausüben
Aktive Mobilität		
Gehen	0,2	23
Radfahren	0,5	21
Alltagsaktivitäten		
Reparaturarbeiten (zu Hause)	0,5	78
Gartenarbeit	1,0	92
Nicht-Kontaktsportarten		
Golf	0,3	35
Tanzen	0,7	23
Schwimmen	1,0	24
Walking	1,2	90
Rudern	1,5	52
Skilanglauf	1,7	67
Laufen	3,6	123
Tennis	4,7	188
Sport mit begrenztem Kontakt		
Radfahren	2,0	62
Aerobic, Gymnastik	3,1	121
Reiten	3,7	546
Alpiner Skilauf	4,1	193
Inlineskaten	5,0	191
Volleyball	7,0	447
Squash	18,3	630
Kontakt- u. Kollisionssportarten		
Karate	6,7	611
Eishockey	7,5	671
Fußball	7,8	445
Basketball	9,1	508
Ringen	9,1	625
Judo	16,3	1364

Typ der Aktivität bzw. der Sportart, von der Belastungsdosis und von ihrer Progression beeinflusst (Physical Activity Guidelines Advisory Committee 2008). Eine finnische Survey-Studie hat das bewegungsbezogene Verletzungsrisiko der Normalbevölkerung für unterschiedliche Aktivitätstypen und Sportarten quantifiziert (Parkkari et al. 2004). Dieses war am niedrigsten für aktive Mobilität (0,2–0,5 Verletzungen pro 1000 Stunden Teilnahme) und Alltagsaktivitäten (0,3–1,0/1000 Stunden), höher bei Nicht-Kontaktsportarten (0,3–4,7/1000 Stunden) und am höchsten bei Kollisions- oder Kontaktsportarten (6,7–16,3/1000 Stunden) (◘ Tab. 4.1).

Was das Risiko für unerwünschte muskuloskelettäre Ereignisse betrifft, so ist die Gesamtdosis als Summe der Belastungsfaktoren bedeutsamer als die einzelnen Komponenten (z.B. Intensität, Dauer, Frequenz) für sich (Hootman et al. 2002). Die klarste Evidenz einer direkten Beziehung zwischen der Aktivitätsdosis und dem Verletzungsrisiko stammt aus retrospektiven und prospektiven Kohortenstudien, in denen die Laufgewohnheiten bei Freizeitsportlern erhoben wurden. Hier zeigte sich, dass ein Laufpensum von ≥65 Kilometern pro Woche (≥4000 MET-Min/Woche) im Vergleich zu einem Pensum von 8–16 Kilometer pro Woche (500–1000 MET-Min/Woche) mit einem 2- bis 3-fach höheren Risiko einer Laufverletzung assoziiert war (Physical Activity Guidelines Advisory Committee 2008).

In einer Nachuntersuchung der „Aerobic Center Longitudinal Study"-Kohorte wurden 5327 Männer und Frauen hinsichtlich der Häufigkeit bewegungsbezogener muskuloskelettärer Verletzungen evaluiert (Hootman et al. 2002). 65% der Studienpopulation war im Jahr vor der Befragung zumindest zweimal pro Woche körperlich aktiv. Ein Viertel der Studienteilnehmer berichtete über ≥1 bewegungsbezogene Verletzung in den letzten zwölf Monaten, wobei keine geschlechtsspezifischen Unterschiede bestanden. 66% der Verletzungen betrafen die untere Extremität, und hier am häufigsten das Knie (19–23% aller Verletzungen). 16% der Verletzungen betrafen den Rücken. Teilnehmer, die intensiveren Spielsport ausübten, hatten häufiger Verletzungen als Läufer oder Geher und körperlich inaktive Personen. Etwa drei Viertel der Personen, die eine Verletzung erlitten hatten, mussten ihr Bewegungsprogramm vorübergehend abbrechen, etwa ein Drittel permanent. Diese Ergebnisse weisen darauf hin, dass adverse muskuloskelettäre Ereignisse als Folge gesteigerter körperlicher Aktivität einen signifikanten negativen Einfluss auf das kurz- und langfristige Aktivitätsniveau der Erwachsenenbevölkerung haben können.

Das Risiko für adverse muskuloskelettäre Ereignisse, das mit den Mindestdosisvorgaben in den Bewegungsleitlinien zur Prävention assoziiert ist, wird zwar als niedrig eingestuft, lässt sich aber aufgrund fehlender Daten derzeit nicht quantifizieren.

Literatur

Harmon KG, Drezner JA, Wilson MG, Sharma S (2014) Incidence of sudden cardiac death in athletes: a state-of-the-art review. Heart 100: 1227–1234

Harris KM, Henry JT, Rohman E, Haas TS, Maron BJ (2010) Sudden death during triathlon. JAMA 303: 1255–1257

Haskell WL (1994) The efficacy and safety of exercise programs in cardiac rehabilitation. Med Sci Sports Exerc 18: 446–458

Hootman JM, Macera CA, Ainsworth BE, Addy CL, Martin M, Blair SN (2002) Epidemiology of musculoskeletal injuries among sedentary and physically active adults. Med Sci Sports Exerc 34: 838–844

Kim JH, Malhotra R, Chiampas G, d'Hemecourt P, Troyanos C, Cianca J et al; Race Associated Cardiac Arrest Event Registry (RACER) Study Group (2012) Cardiac arrest during long-distance running races. N Engl J Med 366: 130–140

Maron BJ, Haas TS, Murphy CJ, Ahluwalia A, Rutten-Ramos S (2014) Incidence and causes of sudden death in U.S. college athletes. J Am Coll Cardiol 63: 1636–1643

O'Keefe JH, Patil HR, Lavie CJ, Magalski A, Vogel RA, McCullough PA (2012) Potential adverse cardiovascular effects from excessive endurance exercise. Mayo Clin Proc 87: 587–595

Parkkari J, Kannus P, Natri A, Lapinleimu I, Palvanen M, Heiskanen M, Vuori I, Jarvinen M (2004) Active living and injury risk. Int J Sports Med 25: 209–216

Physical Activity Guidelines Advisory Committee (2008) Physical Activity Guidelines Advisory Committee Report. Washington, DC: U.S. Department of Health and Human Services

Saunders DH, Sanderson M, Brazelli M, Greig CA, Mead GE (2013) Physical fitness training for stroke patients. Cochrane Database of Systematic Reviews 2013: Issue 10. Art. No. CD003316

Schmied C, Borjesson M (2014) Sudden cardiac death in athletes. J Intern Med 275: 93–103

Taylor RS, Sagar VA, Davies EJ, Briscoe S, Coats AJS, Dalal H, Lough F, Rees K, Singh S (2014) Exercise-based rehabilitation for heart failure. Cochrane Database of Systematic Reviews 2014; Issue 4. Art. No. CD003331

Thompson PD, Franklin BA, Balady GJ, Blair SN, Corrado D, Estes NA 3rd et al. (2007) Exercise and acute cardiovascular events placing the risks into perspective: a scientific statement from the American Heart Association Council on Nutrition, Physical Activity, and Metabolism and the Council on Clinical Cardiology. Circulation 115: 2358–2368

Toresdahl BG, Rao AL, Harmon KG, Drezner JA (2014) Incidence of sudden cardiac arrest in high school student athletes on school campus. Heart Rhythm 11: 1190–1194

Vanhees L, Rauch B, Piepoli M, van Buren F, Takken K, Börjesson M, Bjarnason-Wehrens B, Doherty P, Dugmore D, Halle M (on behalf of the writing group of the EACPR) (2012) Importance of characteristics and modalities of physical activity and exercise in the management of cardiovascular health in individuals with cardiovascular disease (Part III). Eur J Prevent Cardiol 19: 1333–1356

Wen CP, Wai JP, Tsai MK, Yang YC, Cheng TYT, Lee M-C et al. (2011) Minimum amount of physical activity for reduced mortality and extended life expectancy: a prospective cohort study. Lancet 378: 1244–1253

Schlussfolgerungen und Konsequenzen für die Praxis

Günther Samitz

Literatur – 52

© Springer-Verlag GmbH Austria 2017
M. Wonisch, P. Hofmann, H. Förster, H. Hörtnagl, E. Ledl-Kurkowski, R. Pokan (Hrsg.),
Kompendium der Sportmedizin, DOI 10.1007/978-3-211-99716-1_5

5

Regelmäßige körperliche Aktivität und Sport haben paradoxe Effekte. Einerseits schützen sie vor vorzeitiger Sterblichkeit und einer Vielzahl nicht übertragbarer Erkrankungen, andererseits können sie bei akuter oder chronischer Überdosierung, wenn auch äußerst selten, zu unerwünschten kardiovaskulären Ereignissen und, wesentlich häufiger, zu muskuloskelettalen Komplikationen führen. Der Nutzen regelmäßiger körperlicher Aktivität überwiegt aber bei weitem die damit verbundenen Risiken und Nebenwirkungen (Physical Activity Guidelines Advisory Committee 2008). Das Erfüllen der aktuellen Mindestempfehlungen zur körperlichen Aktivität für die Primärprävention (150 Minuten pro Woche mäßig-intensive Aktivität oder 75 Minuten pro Woche intensive Aktivität mit Ausdauercharakter plus zweimal pro Woche Krafttraining), wie sie die WHO und die verschiedenen nationalen Fachgesellschaften vorgeben, ist mit einer signifikanten Reduktion des Morbiditäts- und Mortalitätsrisikos verbunden, dessen Ausmaß aber vom jeweiligen krankheitsspezifischen Endpunkt abhängt. Da auch unterhalb dieser Mindestdosisvorgabe noch ein signifikanter Gesundheitsnutzen eintritt, sind diese Empfehlungen keinesfalls als starre Mindestschwelle zu sehen. Jeder Arzt, gleich welcher Fachrichtung, sollte bei jedem Patientenkontakt im Rahmen der Anamnese routinemäßig nach den Bewegungsgewohnheiten fragen. Liegt ein Bewegungsmangel vor, sollte ein niederschwelliger Einstieg durch Erhöhung von mäßig-intensiver körperlicher Aktivität angestrebt werden. Besteht der Wunsch nach intensiver körperlicher Betätigung, ist eine individuelle Trainingsvorschreibung auf Basis eines Belastungstests zielführender. Eine für die Primärprävention sinnvolle und sichere Obergrenze liegt hier für Erwachsene bei etwa einer Stunde intensiver körperlicher Betätigung pro Tag (O'Keefe et al. 2012).

Auch bei bereits bestehenden Krankheiten können körperliche Aktivität und strukturiertes Training als Teil einer effektiven Therapie eingesetzt werden. Die Wirkung ist mit der einer medikamentösen Monotherapie vergleichbar oder übersteigt diese sogar (Naci u. Ioannidis 2013). Wie bei jedem Medikament bestehen auch bei körperlicher Aktivität als Therapieform Indikationen, Dosis-Wirkungs-Beziehungen, Nebenwirkungen und Kontraindikationen, die es zu beachten gilt. Um den Nutzen zu optimieren und die Risiken möglichst gering zu halten, sollte körperliche Aktivität in jedem Fall individuell wie ein Medikament verordnet werden. Dabei sind die Art der Aktivität, die Intensität, Belastungdauer und -häufigkeit sowie die Gesamtdosis unter Berücksichtigung der zugrundeliegenden Erkrankung und individuellen Belastungskapazität aufzuführen. Zusätzlich sollten bei der Trainingsvorschreibung die krankheitsspezifischen Empfehlungen der jeweiligen Fachgesellschaften berücksichtigt werden. Eine Absprache zwischen Facharzt und Sportarzt ist erforderlich.

Literatur

Naci H, Ioannidis JPA (2013) Comparative effectiveness of exercise and drug interventions on mortality outcomes: metaepidemiological study. BMJ 347: f5577
O'Keefe JH, Patil HR, Lavie CJ, Magalski A, Vogel RA, McCullough PA (2012) Potential adverse cardiovascular effects from excessive endurance exercise. Mayo Clin Proc 87: 587–595
Physical Activity Guidelines Advisory Committee. Physical Activity Guidelines Advisory Committee Report (2008) Washington, DC: US Department of Health and Human Services

Sportmedizinische Untersuchung

Empfehlungen für den internistischen Untersuchungsgang in der Sportmedizin[1]

Rochus Pokan, Harald Gabriel, Helmut Hörtnagl, Andrea Podolsky, Karin Vonbank und Manfred Wonisch

---

[1] Neu gedruckt mit freundlicher Genehmigung des Verlags Krause & Pachernegg.

© Springer-Verlag GmbH Austria 2017
M. Wonisch, P. Hofmann, H. Förster, H. Hörtnagl, E. Ledl-Kurkowski, R. Pokan (Hrsg.),
Kompendium der Sportmedizin, DOI 10.1007/978-3-211-99716-1_6

6.1   Einleitung

Der positive Effekt regelmäßig durchgeführter körperlicher Aktivität auf die Gesundheit ist unbestritten und mit hoher wissenschaftlicher Evidenz belegt (De Backer et al. 2003; Fletcher et al. 1996; Gohlke et al. 2005; Diabetes Prevention Program Research Group 2002). Regelmäßige körperliche Aktivität bzw. körperliches Training verringert sowohl in der Primär- als auch in der Sekundärprävention Morbidität und Mortalität und verbessert die Lebensqualität (Benzer 2008; Samitz et al. 2009; Gohlke et al. 2009; O'Connor et al. 2009).

Das Risiko körperlicher Aktivität mit moderater, aber auch höherer Intensität ist im Allgemeinen bei gesunden Menschen sehr gering. Bei Menschen mit latenten oder manifesten Herzerkrankungen ist das kardiovaskuläre Morbiditäts- und Mortalitätsrisiko allerdings zumindest während und unmittelbar nach der Belastung erhöht. Während bei jüngeren Personen angeborene Herzerkrankungen als Ursache an erster Stelle stehen (Corrado et al. 2008; Thiene et al. 2009), so sind es bei Personen > 35 Jahre vor allem degenerative Herzerkrankungen, die im Zusammenhang mit körperlicher Aktivität zum Tod führen können (Mittleman et al. 1993; Siscovick et al. 1984; Pollock et al. 2000; Priori et al. 2001; Mont et al. 2009). Corrado et al. (2005, 2003) konnten zeigen, dass die Inzidenz des plötzlichen nichttraumatischen Todes im Zusammenhang mit körperlicher Aktivität bei einer jungen (<35 Jahre) Wettkampfsport treibenden Population um das 2,35-Fache gegenüber der Normalbevölkerung erhöht ist, die sportmedizinische Untersuchung aber durch Selektion von Personen mit Risikokonstellationen dieses erhöhte Risiko wieder reduzieren kann (Corrado et al. 2006, 2008; Thiene et al. 2009).

Aus diesem Grund wird eine internistisch fundierte sportmedizinische Untersuchung in regelmäßigen Abständen und vor allem vor Beginn einer körperlichen Trainingsphase empfohlen.

6.2   Anamnese

Athleten, Hobbysportler, Gesundheitssportler und Patienten haben unterschiedliche Beweggründe, eine sportmedizinische Untersuchung in Anspruch zu nehmen. Anders als bei üblichen ärztlichen Untersuchungen nimmt bei der sportärztlichen Untersuchung die Beratung einen größeren Stellenwert ein. Sporttreibende und Patienten kommen oft nicht wegen konkreter Beschwerden zum Arzt, sondern erwarten sich Information über den eigenen körperlichen Zustand, die am besten geeignete Bewegung und darüber, ob und wie Wohlbefinden, Gesundheitszustand oder Leistungsfähigkeit verbessert werden können.

Daher sollten in einer sportmedizinischen Anamnese folgende Punkte erfragt werden (Thompson et al. 2009; Marti et al. 1998):

■ ■ Grund der Untersuchung
Da eine sportmedizinische Untersuchung aus unterschiedlichen Beweggründen durchgeführt wird, sollten diese erfragt werden, um die der Untersuchung folgenden Maßnahmen darauf abstimmen zu können.

■ ■ Aktuelle und frühere gesundheitliche Probleme
Gefragt werden sollte nach Operationen, Unfällen, Verletzungen, bekannten Allergien, deren Verlauf und Behandlung und deren aktuellem Stand. Ebenso sollten bekannte Risikofaktoren für kardiovaskuläre Erkrankungen erfragt werden, wie Fettstoffwechselstörungen, Diabetes mellitus, arterielle Hypertonie.

■■ Beschwerden bei oder in Zusammenhang mit körperlicher Belastung

Solche könnten auf diverse Erkrankungen oder Überlastungserscheinungen hinweisen. Insbesondere sollte auf Symptome geachtet werden, die auf das Vorliegen kardialer Erkrankungen hinweisen könnten. Das sind:

■ Dyspnoe

Tritt eine ungewöhnliche Dyspnoe bei geringen Belastungen oder im Zusammenhang mit Belastung, aber auch Dyspnoe nach Belastung auf? Obwohl diese keinen pathologischen Hintergrund haben müssen, könnten erstere auf kardiozirkulatorische, pulmonale oder konditionelle Probleme hinweisen, während letztere an ein belastungsinduziertes Asthma bronchiale denken lassen sollten. In diesem Zusammenhang sollte auch erfragt werden, ob die Dyspnoe eher inspiratorisch oder exspiratorisch auftritt.

■ Schwindel, Benommenheit, Palpitationen oder Herzrasen

Treten diese Symptome während oder im Zusammenhang mit Belastung auf, könnten sie auf Rhythmusstörungen, Herzinsuffizienz aber auch Hypertonie oder zerebro-vaskuläre Insuffizienz hinweisen. Sie treten auch als Symptome einer arrhythmogenen rechtsventrikulären Dysplasie (ARVD) oder hypertrophen Kardiomyopathie (HCM) auf, die häufige Gründe von plötzlichem Herztod bei jungen Athleten sind (Corrado et al. 1998).

■ Synkopen im Zusammenhang mit Belastung

Dies können ebenfalls Schlüsselsymptome einiger angeborener Herzerkrankungen (ARVD, HCM, Aortenstenose) sein (Grubb 2005). Bei Synkopen sollten vor allem Zeitpunkt und Umstände ihres Auftretens erfragt werden. Während Synkopen, die unmittelbar nach Belastung auftreten, manchmal auch im Zusammenhang mit großer Hitze bzw. Flüssigkeitsverlust eher auf vasovagale Mechanismen hinweisen, sind Synkopen, die während der Belastung auftreten, möglicherweise ein Symptom einer ernsthaften kardialen oder zerebralen Erkrankung und bedürfen einer genaueren Abklärung.

■ Thoraxschmerzen

Treten Thoraxschmerzen während der Belastung auf, könnten sie im Sinne von Stenocardien auf eine Herzgefäßerkrankung oder eine Klappenerkrankung hinweisen. Je nach Lokalisation und Atemabhängigkeit könnten auch knöcherner Thorax, Wirbelsäule oder Pleura für belastungsinduzierte Thoraxschmerzen verantwortlich sein. Andererseits können Beschwerden stenocardiformer Ausprägung auch in anderen Regionen auftreten, wie Oberbauch, Armen, Hals, Nacken und Unterkiefer.

■■ Bewegungsapparat

Beschwerden des Bewegungsapparates, die bei der Ausübung von sportlichen oder körperlichen Aktivitäten hinderlich sein könnten oder auf Systemerkrankungen hinweisen (rheumatischer Formenkreis).

■■ Risikofaktoren

Frage, ob nahe Verwandte an plötzlichem Herztod verstorben sind und allgemein nach dem Vorkommen von kardiovaskulären, metabolischen Erkrankungen oder deren Risikofaktoren in der engeren Familie.

Frage nach Konsum von Nikotin, Alkohol, Nahrungsergänzungsmitteln und Medikamenten.

Frage nach der Ernährung und den Trinkgewohnheiten generell und in Zusammenhang mit körperlicher Belastung. In diesem Zusammenhang auch Frage nach dem Gewichtsverlauf im Erwachsenenalter und dessen Schwankungen, die auf Essverhaltensstörungen hinweisen könnten.

Bei Frauen Frage nach Menarche, Menstruation, vergangener Schwangerschaften und möglicher aktueller Schwangerschaft, Menopause, Einnahme von Ovulationshemmern oder anderer Hormonpräparate.

■■ **Trainingsanamnese**

Um den Leistungszustand einschätzen zu können, ist die Erhebung der bisherigen körperlichen Aktivität in Sport, Beruf und Alltag besonders wichtig. Die körperliche Aktivität sollte nach Art, Häufigkeit, Umfang, Intensität und Dauer beschrieben werden. Wichtig ist auch, zu erheben, seit wann sie durchgeführt wird und mit welchem Ziel. Häufige Ziele sind neben sportlichen Leistungen Gewichtabnahme, Aussehen, Gesundheit, Wohlbefinden und Wiedererreichen der Leistungsfähigkeit nach Krankheit.

6.3   Klinische Untersuchung

Obligat: Größe, Gewicht, Berechnung des Body-Mass-Index (BMI); optional: Messung des Bauchumfangs und gegebenenfalls des Körperfettanteils mittels geeigneter Messmethoden.

Erfassung eventuell vorliegender Hör- oder Sehstörungen, Begutachtung von Kopf und Hals, Gebiss, Tonsillen, Mundschleimhaut und Skleren. Palpation der Schilddrüse und Halslymphknoten.

Sorgfältige Auskultation von Herz und Lunge unterer besonderer Beachtung von abweichenden Herztönen oder dem Vorhandensein von Herzgeräuschen mit oder ohne Fortleitung in die Umgebung. Ebenso Beurteilung des Atemgeräusches über allen Abschnitten der Lunge und eventueller Nebengeräusche oder Abschwächung des Atemgeräusches.

Palpitation und Auskultation von Carotiden, Bauchaorta, und Femoralarterien.

Palpitation des Abdomens in Hinblick auf Organvergrößerungen, Resistenzen, Schmerzen, Darmgeräuschen.

Begutachtung der Beine auf Ödeme, Varizen, Hautveränderungen.

Suche nach Hinweisen auf Bindegewebsschwäche (Marfan-Syndrom, Ehlers-Danlos-Syndrom).

Auch im Rahmen einer internistischen Begutachtung ist die grobe Inspektion des Bewegungsapparates notwendig, um eventuell vorliegende Einschränkungen bei der Ausübung der gewünschten Aktivität zu erkennen (Kendall et al. 1993; Banzer et al. 2004). Im Liegen: Hüftflexion, Hüft-Innen- und -Außenrotation. Im Stehen: Begutachtung von vorne, hinten und der Seite auf Symmetrie und Haltung, Begutachtung der Beinachsen und der Fußstellung im Normal- und im Zehenstand. Schürzen und Nackengriff zur Beurteilung der Schultergürtelbeweglichkeit. Begutachtung in tiefer Hocke zur groben Beurteilung der Funktion der großen Gelenke und Motorik. Begutachtung des Rückens in Vorbeugung zur groben Beurteilung der Beweglichkeit (Finger-Bodenabstand) und möglichen Identifikation einer Skoliose.

6.3.1   Blutdruck

Der Blutdruckmessung kommt im internistischen Untersuchungsgang besondere Bedeutung zu, da ein erhöhter Blutdruck einerseits lange symptomlos bleibt und erst nach mehrjährigem Krankheitsverlauf meist uncharakteristische Beschwerden auftreten, andererseits aber 20% der

◘ Tab. 6.1 Definition und Klassifikation von Blutdruckbereichen und Blutdruckmanagement (Mancia et al. 2007; Thompson et al. 2009; Wonisch et al. 2009)

Klassifikation	Systolisch mm/Hg	Diastolisch mm/Hg	Lebensstil-modifikation	Initial Pharmakotherapie
Optimal	<120	<80	Bei Bedarf	Nein
Normal	120–129	80–84	Bei Bedarf	Nein
Hochnormal	130–139	85–89	Ja	Nein* (vorerst BD-Kontrolle)
Schweregrad 1	140–159	90–99	Ja*	BD-Kontrolle über Monate
Schweregrad 2	160–179	100–109	Ja*	BD-Kontrolle über Wochen
Schweregrad 3	>180	>110	Ja**	Ja

* Bei hohem kardiovaskulären Risiko: Bewegungstherapie erst nach erfolgreicher pharmakologischer Einstellung. Bei mäßigem Risiko: vorerst BD-Kontrolle.
** Bewegungstherapie erst nach erfolgreicher pharmakologischer Einstellung

Gesamtbevölkerung davon betroffen sind (Wonisch 2009). Aus diesem Grund wird die Blutdruckmessung obligatorisch empfohlen (◘ Tab. 6.1).

Die Blutdruckmessung erfolgt in Ruhe im Sitzen, bei entsprechenden Verdachtsmomenten (z.B. Aortenisthmusstenose, pAVK) oder hypertonen Werten auch an beiden Armen und Beinen.

6.3.2 Ruhe-Elektrokardiogramm

Das Ruhe-EKG mit zwölf Ableitungen zählt im Rahmen der sportärztlichen Vorsorgeuntersuchung zur Basisuntersuchung und wird von Seiten der Europäischen Gesellschaft für Kardiologie (ESC) (Corrado et al. 2005, 2008) sowie dem Internationalen Olympischen Komitee (IOC) (Bille et al. 2006) im Gegensatz zu den Empfehlungen der ACC/AHA (Maron et al. 1996, 1993, 2007) obligat empfohlen.

Da vermehrte sportliche Aktivität oftmals zu physiologischen Veränderungen am Herzen führt und diese ihren Ausdruck am EKG finden, ist zur Beurteilung des EKG beim Sportler die Kenntnis dieser oftmals typischen Veränderungen notwendig. Auf der anderen Seite sind gerade Sportler mit vorbestehenden, oft unerkannten kardiovaskulären Erkrankungen durch die hohe physische Belastung einem erhöhten Risiko ausgesetzt, sodass auch hier ein vermehrtes Augenmerk auf diese Erkrankungen im Rahmen eines Athleten-Screenings gesetzt werden müssen.

Normvarianten des EKG bei Sportlern (mod. nach Kindermann et al. 2003; Pokan et al. 2004)

Rhythmus: Sinusbradykardie, Sinusarrhythmie, (unter Belastung normaler Frequenzanstieg)
    Sinusarrest (2–<3 s), wandernder Schrittmacher, AV-Dissoziation (selten)
    Junktionaler Ersatzrhythmus, ventrikulärer Ersatzrhythmus (selten)
    Parasystolie (selten), supra- und ventrikuläre Extrasystolen in Ruhe (selten)

AV-Block 1.Grades, AV-Block II. Grades Typ Wenckebach (selten), Typ Mobitz (selten)
Erregungsausbreitung: Inkompletter Rechtsschenkelblock (häufig)
Erhöhte Amplituden für R- und S-Zacken (häufig)
Erregungsrückbildung: ST-Hebung mit spitzen, hohen T-Wellen, ST-Senkung mit/ohne
T-Wellen-Veränderungen (selten)
Biphasische oder terminal negative T-Wellen mit/ohne ST-Streckenveränderung (selten)

Hinweise auf mögliche pathologische EKG-Veränderungen bei Sportlern (mod. nach Corrado et al. 2005)

■ **P-Welle**

Vergrößerung des linken Vorhofs: negativer Anteil der P-Welle in Abl. V1 >0,1 mV tief und >0,04 s lang
Belastung des rechten Vorhofs: Betonte P-Wellen in Abl. II, III oder Amplitude in V1 > 0,25 mV

■ **QRS-Komplex**

Vektor in der Frontalebene: Achsenabweichung nach rechts (> + 120°) oder nach links - 30–90°
Vergrößerte Spannungspotentiale: Amplitude in R oder S in den Extremitätenableitungen > 2 mV, S in V1 oder V 2 > 3 mV, oder R in V5 oder V6 > 3 mV

■ **Abnorme Q-Zacke**

Dauer über 0,04 s oder >25% der Höhe der nachfolgenden R–Zacke oder QS-Zacken in zwei oder mehr Ableitungen
Rechts- oder Linksschenkelblock mit einer QRS-Dauer über 0,12 s
R oder R'-Zacke in Abl. V1 > 0,5 mV und R/S-Beziehung >1

■ **ST-Strecke, T-Welle, QT-Dauer**

ST-Senkung oder T-Abflachung oder T-Inversion in zwei oder mehr Ableitungen, Verlängerung der frequenzkorrigierten QT-Dauer auf >0,44 s (Männer) und >0,46 s bei Frauen

■ **Rhythmus- und Überleitungs-Anormalitäten**

Komplexe ventrikuläre Arrhythmien (Salven, Couplets, ventrikuläre Tachykardien gelten als pathologisch)
Häufige ventrikuläre Extrasystolen (>30/h oder >1000/24 h) stellen eine Grauzone zum Pathologischen dar.
Supraventrikuläre Tachykardien, Vorhofflattern oder Vorhofflimmern, Verkürztes PQ-Intervall (AV-Zeit) (< 0.12) mit oder ohne Delta-Welle, Sinusbradykardie mit einer Ruhe-Herzfrequenz unter 40/min (bei Leistungssportlern auch noch normal).
AV-Block 1 (keine Verkürzung bei Hyperventilation oder kurzer Belastung)
AV-Block 2. oder 3. Grades (bei Leistungssportlern auch noch normal)

Differenzialdiagnosen gegenüber dem Sportherz-EKG (mod. nach Corrado et al. 2008)

■■ **Hypertrophe Kardiomyopathie (HCM)**

Rhythmus: VH-Flimmern, VES, evtl. VT

◻ **Tab. 6.2** Brugada-Syndrom: Unterschiede zwischen 139 Athleten mit vorzeitiger Repolarisation und 23 Patienten mit dem Brugada-Syndrom. (Mod. nach Bianco et al. 2001)

	Athleten mit vorzeitiger Repolarisation	Patienten mit Brugada-Syndrom
Probanden	139	23
Herzfrequenz (BPM)	50,8 ± 6,9	76,9 ± 19,3*
Sokolov Index (mm)	46,5 ± 11,6	23,3 ± 8,2*
QRS Dauer (s)	0,095 ± 0,011	0,116 ± 0,019*
ST Hebung (mm)	2,3 ± 0,6	4,4 ± 1,9*
QT (s)	0,427 ± 0,038	0,378 ± 0,043*
QTc (s)	0,39 ± 0,031	0,424 ± 0,049*

* P ≤ 0,001

P-Welle: links-atrial vergrößert, QRS-Komplex: anterolateral erhöhte Amplitude, inferior und/oder lateral abnorme Q-Zacke, (LAH, LSB; Δ- Welle)
ST-Strecke: deszendierend (evtl. ansteigend)
T-Welle: anterosept. neg., bei apikaler Beteiligung tief neg.

▪▪ Arrhythmogene rechtsventrikuläre Dysplasie (ARVD)
Rhythmus: VES (VT) mit LSB-Bild
QRS-Komplex: rechtspräkord. Abl > 110 ms, Epsilon-Welle, frontale Abl. < 0,5 mV, RSB
ST-Strecke: rechtspräkord. Abl. ansteigend
T-Welle: rechtspräkord. Abl. neg.

▪▪ Dilatative Kardiomyopathie (DCM)
Rhythmus: VES (VT)
QRS-Komplex: LSB
ST-Strecke: deszendierend, evtl. aszendierend
T-Welle: inferiore Abl. neg.

▪▪ Langes QT-Syndrom
Rhythmus: VES (torsade de points)
QTc-Zeit: >440 ms/M., >460 ms Fr.
T-Welle: in allen Abl. biphasisch

▪▪ Brugada-Syndrom
Rhythmus: Polymorphe VT (FA, Sinusbradykardie)
PQ-Dauer: >0,21 s
QRS-Komplex: S1S2S3 Muster, RSB, LAH
ST-Strecke: rechtspräkord. Abl. ansteigend
T-Welle: rechtspräkord. Abl. neg. (◻ Tab. 6.2)

■ ■ **Lenègre-Syndrom**

Rhythmus: AV-Block II oder III

PQ-Dauer: > 0,21 s

T-Welle: sekundäre Veränderungen

■ ■ **Kurzes QT-Syndrom**

Rhythmus: FA (polymorphe VT)

QTc-Zeit: >300 ms

■ ■ **Präexzitationssyndrom (WPW-Syndrom)**

Rhythmus: supraventrikuläre Tc. (intermitt. FA)

PQ-Dauer: >0,21 s

QRS-Komplex: Delta-Welle

ST-Strecke: sekundäre Veränderungen

T-Welle: sekundäre Veränderungen

■ ■ **Koronare Herzkrankheit (KHK)**

Rhythmus: VES (VT)

QT-Zeit: (ev. verlängert)

QRS-Komplex: ev. pathol. Q-Zacke (bei St. p. Myokardinfarkt)

ST-Strecke: (ev. deszendierend oder aszendierend)

T-Welle: neg. in weniger als zwei Ableitungen

6.3.3 Weiterführende Diagnostik

Empfehlungen für den Internistischen Untersuchungsgang in der Sportmedizin können dem in der Abbildungen zu sehenden Flussdiagramm entnommen werden (◘ Abb. 6.1).

Belastungs-EKG und Blutdruckmessung

In Anlehnung an die „ACSM's Guidelines for Exercise Testing and Prescription (Thompson et al. 2009) und nach Gibbons et al. (2002), Rodgers et al. (2000) und Lahav et al. (2009), American Diabetes Association (2004) wird ein Belastungs-EKG bei asymptomatischen Personen unter 35 Jahren nicht obligatorisch empfohlen.

Jedoch wird ein Belastungstest empfohlen bei

— Personen mit Symptomen und/oder bekannter Herz-, Lungen- oder metabolischer Erkrankung,

— Personen über 65 Jahren auch ohne Symptome oder ohne eine bekannte Erkrankung,

— Neuanfängern oder Wiedereinsteigern >35 Jahren und/oder vor ungewohnt intensiven oder umfangreichen Belastungen.

In Abhängigkeit der Sportart empfiehlt sich eine Ergometrie zur Leistungsdiagnostik in allen Altersgruppen.

In jedem Fall werden Belastungsuntersuchungen hinsichtlich Indikationen, Kontraindikationen, Durchführung und Bewertung entsprechend den aktuellen Ergometrieguidelines der Österreichischen Kardiologischen Gesellschaft (Wonisch et al. 2008) empfohlen.

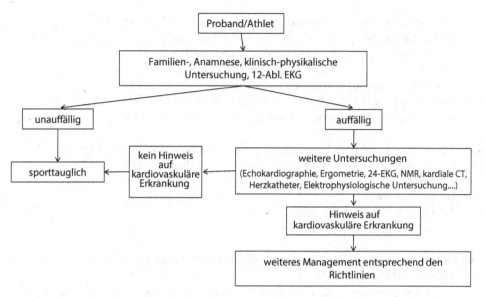

◻ **Abb. 6.1** Empfehlungen für den Internistischen Untersuchungsgang in der Sportmedizin

Ergometrie

Zur Feststellung der körperlichen Leistungsfähigkeit und zur darauf aufbauenden Trainingsberatung bzw. zur Festlegung von Trainingsintensitäten ist die Durchführung eines Belastungstests unbedingt notwendig. Ein Belastungs-EKG mit Blutdruckmessung sollte daher
aufgrund der speziellen Beratungssituation des Sportlers bzw. Patienten obligater Bestandteil des Untersuchungsgangs in der Sportmedizin sein. Für verschiedene Sportarten wie beispielsweise Ausdauer- oder Schnellkraftsportarten sollten zur Leistungsdiagnostik und Trainingssteuerung der Sportart entsprechend adaptierte Belastungstests durchgeführt werden
(▶ Kap. 7).

Blutuntersuchung

Je nach Indikation ist die Bestimmung folgender Laborparameter sinnvoll: Bei Verdacht auf Vorliegen metabolischer Risikofaktoren: Gesamt-, HDL-, LDL-Cholesterin, Triglyceride, sowie Glukose
und Harnsäure. TSH insbesondere bei Fettstoffwechselstörungen oder Rhythmusstörungen.

Bei Verdacht auf Anämie besonders bei Ausdauerathleten und -athletinnen und Vegeta-
riern, Ferritin, CRP. Die Bestimmung des CRPs erfolgt, um einen entzündlichen Prozess auszuschließen, der Ferritin als Akutphaseprotein erhöhen und so einen Eisenmangel verschlei-
ern würde.

Bei Rhythmusstörungen oder Einnahme entsprechender Medikamente: Elektrolyte, Na, K, Cl, Mg.

Bei Muskelschmerzen: CK, GOT, GPT

Lungenfunktion

Die Lungenfunktion ist nicht obligat im Rahmen der sportmedizinischen Basisuntersuchungen. Bei folgenden Fragestellungen sollte zur weiteren Abklärung eine Lungenfunktion durchgeführt werden:

- Unklarer Husten über 2–3 Monate bzw. Dyspnoe oder thorakale Schmerzen
- Verdacht auf Asthma bronchiale bzw. Exercise induced Asthma
- Verdacht auf obstruktive bzw. restriktive Lungenerkrankung
- Verdacht auf Stenose der oberen Atemwege (z.B. Trachealstenose)
- Verdacht auf Diffusionsstörung mit Sättigungsabfall unter Belastung
- Jährliche Spirometrie mit Lyse bzw. Provokation zur Beantragung der medizinischen Ausnahmegenehmigung bzw. Verlängerung der Genehmigung

Prinzipiell kommen folgende Lungenfunktionsuntersuchungen zur Anwendung:
- Spirometrie zur Erfassung der ventilatorisch mobilisierbaren Lungenvolumina
- Bodyplethysmographie mit Erfassung des Residualvolumens und Errechnung der totalen Lungenkapazität
- CO-Diffusionskapazitätsmessung
- Provokationsuntersuchung bzw. Lysetest

▪▪ Belastungsinduzierte Bronchokonstriktion/Exercise induced Asthma/Asthma bronchiale

Zur Beurteilung der bronchialen Hyperreagibilität werden verschiedene Testmethoden herangezogen (Metacholin-Provokation, Belastungstest mit Lungenfunktion sowie eukapnische Hyperventilation), wobei ein Abfall des FEV1 um 15% nach Belastungsprovokation bzw. eukapnischer Hyperventilation bzw. ein Abfall von 20% FEV1 im Vergleich zum Ausgangswert nach inhalativer Provokation (Metacholin, Mannitol) beweisend sind. Derzeit wird vom Internationalen Olympischen Komitee (IOC) die eukapnische Hyperventilation als Testmethode bevorzugt.

Liegt vor Beginn der Provokation bereits eine Obstruktion vor (FEV1/FVC <70%), so sollte eine Lyse mit Inhalation eines ß2-Agonisten und Wiederholung der Messung der Einsekundenkapazität (FEV1) erfolgen. Zeigt sich eine Verbesserung nach Inhalation um 200 ml bzw. 15%, so spricht man von einer Reversibilität im Sinne eines hyperreagiblen Bronchialsystems. Bei nicht reversibler Obstruktion bzw. teilreversibler Obstruktion (Verbesserung nach Lyse unter 200 ml bzw. 15%) ist eine Wiederholung der Lungenfunktion nach Einleitung einer bronchodilatatorischen Therapie erforderlich. Zeigt sich weiterhin eine Obstruktion, so liegt die Diagnose einer Chronisch obstruktiven Lungenerkrankung (COPD) vor.

Zur Beantragung einer medizinischen Ausnahmegenehmigung für die Anwendung von verbotenen Substanzen ist eine Spirometrie mit Lyse bzw. eine Provokationsuntersuchung erforderlich. Die Genehmigung ist für ein Jahr gültig.

Für die Diagnose der restriktiven Lungenerkrankung ist die Durchführung der Bodyplethysmographie erforderlich, wobei neben der gegenüber dem Sollwert eingeschränkten Totalkapazität eine in Relation zur forcierten Vitalkapazität normale FEV1 erkennbar ist. Weiterführende Abklärungen bei restriktiven Lungenveränderungen stellen die Computertomographie der Lunge (HRCT) bzw. die Messung der Diffusionskapazität mit Beurteilung des pulmonalen Gasaustausches in Ruhe und unter Belastung zur Erfassung des Vorliegens einer Diffusionsstörung dar.

Für den Nachweis einer obstruktiven Atemwegserkrankung zeigt sich eine erniedrigte Einsekundenkapazität bezogen auf die forcierte Vitalkapazität von unter 70% (FEV1/FVC) bzw. eine Erhöhung des Atemwegswiderstandes. Bei Vorliegen einer Obstruktion sollte hinsichtlich der Abklärung der Reversibilität eine Lyse erfolgen.

Bei inspiratorischem Stridor wird zur weiteren Abklärung einer Stenose des oberen Atemwegtraktes eine Spirometrie durchgeführt, wobei sich eine Einschränkung des peak expiratory

◘ **Tab. 6.3** Dimensionen der linken Herzkammer (LV)

	Frauen				Männer			
	Referenz-bereich	gering vergrö-ßert	moderat vergrö-ßert	stark vergrö-ßert	Referenz-bereich	gering vergrö-ßert	moderat vergrö-ßert	stark vergrö-ßert
LV enddiastoli-scher Durchmesser (cm)	3,9–5,3	5,4–5,7	5,8–6,1	≥6,2	4,2–5,9	6,0–6,3	6,4–6,8	≥6,9
LV enddiastoli-scher Durchmesser/ Körperober-fläche (cm/m²)	2,4–3,2	3,3–3,4	3,5–3,7	≥3,8	2,2–3,1	3,2–3,4	3,5–3,6	≥3,7
LV enddiastoli-scher Durchmesser/ Körpergröße (cm/m)	2,5–3,2	3,3–3,4	3,5–3,6	≥3,7	2,4–3,3	3,4–3,5	3,6–3,7	≥3,8

◘ **Tab. 6.4** Dimensionen der rechten Herzkammer (RV)

	Referenzbereich	gering vergrößert	moderat vergrößert	stark vergrößert
Basaler RV Durchmesser (cm)	2,0–2,8	2,9–3,3	3,4–3,8	≥3,9
Mittlerer RV Durchmesser (cm)	2,7–3,3	3,4–3,7	3,8–4,1	≥4,2
Längsdurchmesser (cm)	7,1–7,9	8,0–8,5	8,6–9,1	≥9,2

flow zeigt mit normalem MEF 50% bzw. 25%. Eine weiterführende HNO-Abklärung bzw. Durchführung einer Bronchoskopie sollte erfolgen.

Diffusionsstörungen bei hochtrainierten Athleten werden seit Jahren beschrieben, wobei neben einem belastungsinduzierten V/Q-Missverhältnis auch u.a. eine Störung des Gasaustausches durch das Auftreten eines interstitiellen Ödems als Ursache diskutiert wird.

Echokardiographie und kardiale NMR

Die Echokardiographie ist eine weiterführende Standarduntersuchung, wenn aufgrund der bisher erhobenen Befunde der Verdacht auf eine strukturelle, entzündliche oder ischämische Herzerkrankung, wie z.B. einer Kardiomyopathie (CMP) und Peri-/Myokarditis, oder auf einen angeborenen/erworbenen Herzklappenfehler vorliegt.

Bezüglich der Normwerte für die Referenzwerte wird auf ◘ Tab. 6.3 für die linksventrikuläre Größe verwiesen, hinsichtlich der Größe des rechten Ventrikels auf ◘ Tab. 6.4 (Lang 2006). Die kardiale Nuklearmagnetresonanz (NMR) stellt ein ergänzendes bildgebendes Verfahren dar.

▪▪ Kardiomyopathien (CMP)

▪ Hypertrophe CMP

Bei der hypertrophen CMP (HCMP) findet sich häufig eine asymmetrische linksventrikuläre Hypertrophie (LVH) mit einer Wanddicke von >13 mm, welche bevorzugt die anteroseptale Region betrifft und nicht durch Veränderungen (bedingt durch linksventrikuläre Druckerhöhung) erklärt werden kann. Der linksventrikuläre enddiastolische Diameter (LVEDD) ist normal, bei der Mehrheit der Patienten mit HCMP finden sich jedoch abnorme linksventrikuläre diastolische Funktionsstörungen in der Doppler-Echokardiographie (Lewi et al. 1992) und im Tissue Doppler Imaging (TDI).

Im Gegensatz dazu findet sich bei ausdauerorientiert trainierten Athleten in Abhängigkeit vom Trainingspensum eine symmetrische LVH. Die Wanddicke beträgt bei Frauen maximal 12 mm und bei Männern maximal 13 mm (Uhrhausen u. Kindermann 1999; Sharma et al. 2002).

Der linke Ventrikel ist vergrößert (LVEDD >55 mm), aber normal konfiguriert, die Mitralklappe unauffällig und Zeichen einer Ausflusstrakt-Obstruktion fehlen. Dopplerechokardiographische Zeichen einer Relaxationsstörung sind nicht erkennbar, und eine Trainingspause führt zu einer Reduktion der LV-Wanddicke (Maron et al. 1993; ◘ Tab. 6.5).

▪ Dilatative CMP

Bei der dilatativen CMP ist der linke Ventrikel vergrößert, wobei die LV-Wände normal oder nur gering verdickt sind. Die Linksventrikelfunktion (LVF) ist reduziert, und es finden sich unspezifische Wandbewegungsstörungen. Der Mitralring kann dilatiert sein und daraus eine Mitralinsuffizienz resultieren (Gavazzi et al. 1993).

Im Gegensatz dazu kommt es bei Athleten zu einer physiologischen LV-Dilatation bei normaler LVF ohne Zeichen einer diastolischen Relaxationsstörung oder von Wandbewegungsstörungen. Liegt eine grenzwertige LVF (EF 50–55%) vor, so kommt es unter Belastung zu einer deutlichen Verbesserung der systolischen Funktion, wenn keine pathologische Genese der Dilatation vorliegt (vgl. ◘ Tab. 6.5).

▪ Arrhythmogene Rechtsventrikuläre Kardiomyopathie/Dysplasie (ARVD)

Echokardiographisch findet sich bei der Arrhythmogenen Rechtsventrikulären Cardiomyopathie/Dysplasie (ARVD) ein vergrößerter rechter Ventrikel (RV) mit segmental morphologisch veränderten Wandabschnitten. Mit der NMR können diese fibrös-fettig umgewandelten Areale identifiziert werden (McKenna et al. 1994).

Ein vergrößerter RV, bei gleichzeitig dilatiertem LV, findet sich auch bei Sportlern, wobei in diesen Fällen die RV-Wanddicke normal ist und segmentale Wandbewegungsstörungen fehlen.

▪ Peri-/Myokarditis

Ein Perikarderguss ist zumeist bei einer Perikarditis präsent, eine Myokarditis kann zu einer LV-Dilatation und einer Einschränkung der LVF führen (Pinamonti et al. 1988).

▪ Angeborene und erworbene Herz(klappen)-Fehler

Der häufigste angeborene und erworbene Herzfehler ist die Aortenstenose, bei der echokardiographisch sowohl die Morphologie als auch die Gradienten über der Klappe und deren Öffnungsfläche berechnet werden können (Galan et al. 1991).

◘ **Tab. 6.5** Differenzialdiagnose physiologische vs. pathologische Herzhypertrophie. Die linksventrikulären enddiastolischen Herzwanddicken sind absolut und relativ als Verhältnis zum enddiastolischen Innendurchmesser ([Septumdicke + Hinterwanddicke] / Innendurchmesser auf Höhe der Mitralklappe) dargestellt. (Mod. nach Pokan et al. 2004)

	LVEF	Herzwanddicken		
		absolut	relativ	
		Männer	Frauen	
	%	mm	mm	
Sportherz	> 55	< 12 (13)	< 12	< 0,44
Konzentrische Hypertrophie	> 55	> 12	> 12	> 0,44
Dilatative Kardiomyopathie	< 55	< 12	< 12	< 0,44

LVEF = linksventrikuläre Ejektionsfraktion

Eine mittel- bis höhergradige Aorteninsuffizienz sowie die Mitralinsuffizienz, zumeist durch einen Mitralklappenprolaps bedingt, können zu einer LV-Dilatation führen, wobei auch die trainingsbedingte LV-Veränderung in Betracht gezogen werden muss (Borer u. Bonow 2003). Die kardiale NMR kann zur Evaluation der LV-Diameter/LVF und der Quantifizierung der Insuffizienz beitragen.

Ambulatorisches Blutdruckmonitoring (ABM)

Ein 24-stündiges ambulatorisches Blutdruckmonitoring kann zur Evaluierung einer Blutdruckeinstellung (Verhalten des nächtlichen Blutdrucks) eingesetzt werden. Weiters ist es immer dann indiziert, wenn
— eine beträchtliche Variabilität bei der Arztmessung auffällt oder höhere Werte bei sonst niedrigem kardiovaskulären Risiko erhoben werden,
— eine deutliche Diskrepanz zwischen Arzt- und Selbstmessung besteht,
— vermutet wird, dass der Patient die Tabletten nicht oder nur ungern einnimmt,
— der Verdacht auf hypotone Episoden besteht (vor allem bei älteren Leuten und Diabetikern),
— sich Hinweise auf eine Schlafapnoe ergeben oder
— erhöhte Arztwerte bei Schwangeren an eine Präeklampsie denken lassen (Mancia 2007).

Langzeit-EKG

Die Durchführung eines Langzeit-EKG wird bei folgender Symptomatik, die im Zusammenhang mit Arrhythmien stehen kann, empfohlen (Crawford et al. 1999; Sauer et al. 2005):
— Synkopen,
— Präsynkopen,
— Schwindel bei anderweitig nicht zu klärender Ursache,
— rezidivierende Palpitationen oder Herzrasen,
— ungeklärte Episoden von anfallsweise auftretender Dyspnoe,
— Thoraxschmerzen oder Müdigkeit.

Literatur

American Diabetes Association – Position Statement Physical Activity/Exercise and Diabetes (1997) Diabetes Care 27, Suppl: 58–62

Banzer W, Pfeifer K, Vogt L (2004) Funktionsdiagnostik des Bewegungssystems in der Sportmedizin. Springer, Berlin Heidelberg New York

Benzer W, in Zusammenarbeit mit der Arbeitsgruppe für kardiologische Rehabilitation und Sekundärprävention der ÖKG (2008) Guidelines für die ambulante kardiologische Rehabilitation und Prävention in Österreich – Update 2008. Beschluss der Österreichischen Kardiologischen Gesellschaft vom Juni 2008. J Am Coll Cardiol 15 (9–10): 298–309

Bianco M, Bria S, Gianfelici A, Sanna N, Palmieri V, Zeppilli P (2001) Does early repolarization in the athlete have analogies with the Brugada syndrome? Eur Heart J 22: 504–510

Bille K, Figueiras D, Schamasch P, Kappenberger L, Brenner JI, Meijboom FJ, Meijboom EJ (2006) Sudden cardiac death in athletes: the Lausanne Recommendations, Eur J Cardiovasc Prev Rehabil 13: 859–875

Borer JS, Bonow RO (2003) Contemporary approach to aortic and mitral regurgitation. Circulation 108: 2432–2438

Corrado D, Basso C, Schiavon M, Thiene G (1998) Screening for hypertrophic cardiomyopathy in young athletes. N Engl J Med 339: 364–9

Corrado BJ, Basso C, Rizzoli G, Schiavon M, Thiene G (2003) Does Sports Activity Enhance the Risk of Sudden Death in Adolescents and Young Adults? JACC 42(11): 1959–63

Corrado D, Pelliccia A, Bjornstad HH, Vanhees L, Biffi A, Borjesson M, Panhuyzen-Goedkoop N, Deligiannis A, Solberg E et al. (2005) Study Group of Sport Cardiology of the Working Group of Cardiac Rehabilitation and Exercise Physiology and the Working Group of Myocardial and Pericardial Diseases of the European Society of Cardiology. Cardiovascular pre-participation screening of young competitive athletes for prevention of sudden death: proposal for a common European protocol. Consensus Statement of the Study Group of Sport Cardiology of the Working Group of Cardiac Rehabilitation and Exercise Physiology and the Working Group of Myocardial and Pericardial Diseases of the European Society of Cardiology. Eur Heart J 26(5): 516–24

Corrado D, Basso C, Pavei A, Michieli P, Schiavon M, Thiene G (2006) Trends in sudden cardiovascular death in young competitive athletes after implementation of a preparticipation screening program. JAMA 296: 1593–1601

Corrado D, Basso C, Schiavon M, Pelliccia A, Thiene G (2008) Pre-Participation Screening of Young Competitive Athletes for Prevention of Sudden Cardiac Death. J Am Coll Cardiol 52: 1981–1989

Crawford MH, Bernstein SJ, Deedwania PC, DiMarco JP, Ferrick KJ, Garson A Jr, Green LA, Greene HL, Silka MJ, Stone PH, Tracy CM, Gibbons RJ, Alpert JS, Eagle KA, Gardner TJ, Gregoratos G, Russell RO, Ryan TJ (1999) Guidelines for ambulatory electrocardiography: executive summary and recommendations. Jr ACC/AHA 100(8): 886–93

De Backer G, Ambrosioni E, Borch-Johnsen K (2003) European guidelines on cardiovascular disease and prevention in clinical practice. Atherosclerosis 171(1): 145–55

Diabetes Prevention Program Research Group (2002) Reduction in the Incidence of Type 2 Diabetes with Lifestyle Intervention or Metformin. N Engl J Med 346: 393–403

Fletcher GF, Balady G, Blair SN (1996) Statement on exercise: benefits and recommendations for physical activity programs for all Americans. A statement for health professionals by the Committee on Exercise and Cardiac Rehabilitation of the Council on Clinical Cardiology, American Heart Association. Circulation 4: 857–62

Galan A, Zoghbi WA, Quinones MA (1991) Determination of severity of valvular aortic stenosis by Doppler echocardiography and relation of findings to clinical outcome and agreement with hemodynamic measurements determined at cardiac catheterization. Am J Cardiol 67: 1007–1012

Gavazzi A, De Maria R, Renosto G, Moro A, Borgia M, Caroli A, Castelli G, Ciaccheri M, Pavan D, De Vita C (1993) The spectrum of left ventricular size in dilated cardiomyopathy: Clinical correlates and prognostic implications. Am Heart J 125: 410–422

Gibbons RJ, Balady GJ, Bricker JT, Chaitman BR, Fletcher GF, Froelicher VF, Mark DB, McCallister BD, Mooss AN, O'Reilly MG, Winters Jr WL, Gibbons RJ, Antman EM, Alpert JS, Faxon DP, Fuster V, Gregoratos G, Hiratzka LF, Jacobs AK, Russell RO, Smith Jr FAHA, Committee Members, Task Force Members (2002) ACC/AHA 2002 guideline update for exercise testing: summary article: A report of the American college of cardiology/American heart association task force on practice guidelines (committee to update the 1997 exercise testing guidelines) J Am Coll Cardiol 40: 1531–40

Gohlke H, Kubler W, Mathes P, Meinertz T, Schuler G, Gysan DB, Sauer G (2005) German Society of Cardiology. Position paper on the primary prevention of cardiovascular diseases. Current position of the 25.3.2003. Statement of the Board of the German Society of Cardiology – heart and circulatory research work commissioned by for the board by Project Group on Prevention: Z Kardiol 94, Suppl 3: III/113–5

Gohlke H, Albus C, Gysan DB, Hahmann HW, Mathes P (2009) Cardiovascular prevention in clinical practice (ESC and German guidelines 2007). Herz 34(1): 4–14

Grubb BP (2005) Neurocardiogenic Syncope. N Engl J Med 352: 1004–10

Kendall FP, McCreary E, Provance PG (1993) Muscles testing and Function, 4th ed. Williams & Wilkins

Kindermann W (2003) Physiologische Anpassungen des Herz-Kreislauf-Systems an körperliche Belastung. In: Kindermann W, Dickhuth HH, Nieß A, Röcker K, Urhausen A (Hrsg). Sportkardiologie. Steinkopf, Darmstadt; 1–18

Lahav D, Leshno M, Brezis M (2009) Is an exercise tolerance test indicated before beginning regular exercise? A decision analysis. Gen Intern Med 24(8): 934–938

Lang RM, Bierig M, Devereux RB, Flachskampf FA, Foster E, Pellika PA, Picard MH, Roman MJ, Seward J, Shanewise J, Solomon S, Spencer KT, Sutton MStJ, Stewart W (2006) Recommendations for Chamber quantification. Eur J Echocardiography 7: 79–108

Lewis JF, Spirito P, Pelliccia A, Maron BJ (1992) Usefulness of Doppler echocardiographic assessment of diastolic filling in distinguishing "athlete's heart" from hypertrophic cardiomyopathy. Am J Cardiol 68: 296–300

Mancia G, de Backer G, Dominiczak A, Cifkova R, Fagard R, Germano G, Grassi G, Heagerty AM, Kjeldsen SE, Laurent S et al. (2007) Guidelines for the Management of Arterial Hypertension. The Task Force for the Management of Arterial Hypertension of the European Society of Hypertension (ESH) and of the European Society of Cardiology (ESC). Journal of Hypertension 25: 1105–1187

Maron BJ, Pelliccia A, Spataro A, Granata M (1993) Reduction in left ventricular wall thickness after deconditioning in highly trained Olympic athletes. Br Heart J 69: 125–128

Maron BJ, Thompson PD, Puffer JC, McGrew CA, Strong WB, Douglas PS, Clark LT, Mitten MJ, Crawford MH, Atkins DL, Driscoll DJ, Epstein AE (1996) Cardiovascular preparticipation screening of competitive athletes. A statement for health professionals from the Sudden Death Committee (clinical cardiology) and Congenital Cardiac Defects Committee (cardiovascular disease in the young). American Heart Association Circulation 94(4): 850–6

Maron BJ, Zipes DP (2005) BETHESDA CONFERENCE REPORT. 36th Bethesda Conference: Eligibility Recommendations for Competitive Athletes with Cardiovascular Abnormalities. JACC 45, 8: 1312–1375

Maron BJ, Thompson PD, Ackerman MJ, Balady G, Berger S, Cohen D, Dimeff R, Douglas PS, Glover DW, Hutter AM et al. (2007) Recommendations and Considerations Related to Preparticipation Screening for Cardiovascular Abnormalities in Competitive Athletes: 2007 Update. A Scientific Statement from the American Heart Association Council on Nutrition, Physical Activity, and Metabolism: Endorsed by the American College of Cardiology Foundation. Circulation 115: 1643–1655

Marti B, Villiger B, Hintermann M, Lerch R (1998) Stellungnahme der Schweizerischen Gesellschaft für Sportmedizin vom 26. Sept 1997: Plötzlicher Herztod beim Sport: sinnvolle Vorsorgeuntersuchungen und Präventivmaßnahmen. Schweizerische Zs f Sportmedizin und Sporttraumatologie 46(2): 83–85

McKenna WJ, Thiene G, Nava A, Fontaliran F, Blomstrom-Lundqvist C, Fontaine G, Camerini F (1994) Diagnosis of arrhythmogenic right ventricular dysplasia/cardiomyopathy. Br Heart J 71: 215–218

Mittleman MA, Maclure M, Tofler GH (1993) Triggering of acute myocardial infarction by heavy physical exertion. New Engl J Med 329: 1677–1683

Moinard J, Yquel R, Manier G (2004) Pulmonary gas exchange during exercise in healthy subjects. Rev Mal Respir 21: 950–60

Mont L, Elosua R, Brugada J (2009) Endurance sport practice as a risk factor for atrial fibrillation and atrial flutter. Europace 11: 11–17

O'Connor CM, Whellan DJ, Lee KL, Keteyian SJ, Cooper LS, Ellis SJ, Leifer ES, Kraus WE, Kitzmann DW, Blumenthal JA et al. (2009) Efficacy and Safety of Exercise Training in Patients with Chronic Heart Failure. JAMA 301(14): 1439–1450

Pinamonti B, Alberti E, Cigalotto A, Dreas L, Salvi A, Silvestri F, Camerini F (1988) Echocardiographic findings in myocarditis. Am J Cardiol 62: 2285–2291

Pokan R, Hofmann P, Wonisch M, Hörtnagl H (2004) Funktionsdiagnostik akuter und chronischer Anpassung des Herz-Kreislaufsystems an körperliche Belastungen. In: Pokan R, Förster H, Hofmann P, Hörtnagl H, Ledl-Kurkowski E, Wonisch M (Hrsg). Kompendium der Sportmedizin – Physiologie, Innere Medizin und Pädiatrie. Springer, Wien New York, S 45–83

Pollock ML, Franklin BA, Balady GJ, Chaitman BL, Fleg JL, Fletcher B, Limacher M, Pina IL, Stein RA, Williams M, Bazzarre T (2000) AHA Science Advisory. Resistance exercise in individuals with and without cardiovascular disease: benefits, rationale, safety, and prescription: An advisory from the Committee on Exercise, Rehabilitation, and Prevention, Council on Clinical Cardiology, American Heart Association; position paper endorsed by the American College of Sports Medicine. Circulation 101(7): 828–33

Prefaut C, Durand F, Mucci P, Caillaud C (2000) Exercise induced arterial hypoxaemia in athelets: a review. Sports Med 30: 47–61

Priori SG, Aliot E, Blomstrom-Lundqvist C (2001) Task Force on Sudden Cardiac Death of the European Society of Cardiology. Eur Heart J 22: 1374–1450

Rodgers GP, Ayanian JZ, Balady G (2000) American College of Cardiology/American Heart Association. Clinical Competence statement on stress testing: a report of the American College of Cardiology/American Heart Association/American College of Physicians – American Society of Internal Medicine Task Force on Clinical Competence. J Am Coll Cardiol 4: 1441–53

Samitz G, Benzer W, Zwahlen M (2009) Wirksamkeit der umfassenden kardiologischen Rehabilitation und Sekundärprävention: klinische und epidemiologische Evidenz: In: Pokan R, Benzer W, Gabriel H, Hofmann P, Kunschitz E, Samitz G, Schindler K, Wonisch M (Hrsg) Kompendium der kardiologischen Prävention und Rehabilitation. Springer, Wien New York, S 17–36

Sauer G, Andresen D, Cierpka R, Lemke B, Mibach F, Perings C, Vaerst R (2005) Positionspapier zur Durchführung von Qualitätskontrollen bei Ruhe-, Belastungs- und Langzeit-EKG. Z Kardiol 94: 844–857

Seto CK, Pendieton ME (2009) Preparticipation Cardiovascular Screening in Young Athletes. Current Guidelines and Dilemmas. Current Sports Medicine Reports 59–64

Sharma S, Maron BJ, Whyte G, Firoozi S, Elliott PM, McKenna WJ (2002) Physiologic Limits of Left Ventricular Hypertrophy. In: Elite Junior Athletes: Relevance to Differential Diagnosis of Athlete's Heart and Hypertrophic Cardiomyopathy. J ACC 40(8): 1431–1436

Siscovick DS, Weiss NS, Fletcher RH, Lasky T (1984) The incidence of primary cardiac arrest during vigorous exercise. New Engl J Med 311: 874–877

Thiene G, Carturan E, Corrado D, Basso C (2010) Prevention of sudden cardiac death in the young and in athletes: dream or reality? Cardiovasc Pathol 19(4): 207–217

Tillmanns H, Erdogan A, Sedding D (2009) Treatment of chronic CAD – do the guidelines (ESC, AHA) reflect daily practice? Herz 34(1): 39–54

Thompson WR, Gordon NF, Pescadello LS (2009) ACSM's Guidelines for Exercise Testing and Prescription. Wolters Kluwer/Lippincott Williams & Wilkins, Philadelphia

Uhrhausen A, Kindermann W (1999) Sports-Specific Adaptations and Differentiation of the Athlete's Heart. Sports Med 28(4): 237–244

Vogiatzis I, Zakynthinos S, Boushel R, Athanasopoulos D, Guenette JA, Wagnes H, Roussos C, Wagner PD (2008) The contribution of intrapulmonary shunts to the alveolar-to-arterial oxygen difference during exercise is very small. J Physiol 586: 2381–2391

Wonisch M, Berent R, Klicpera M, Laimer H, Marko C, Pokan R, Schmid P, Schwann H (2008) Praxisleitlinien Ergometrie. J Kardiol 15, Suppl A: 3–17

Wonisch M (2009) Arterielle Hypertonie. In: Pokan R, Benzer W, Gabriel H, Hofmann P, Kunschitz E, Mayr K, Samitz G, Schindler K, Wonisch M (Hrsg) Kompendium der kardiologischen Prävention und Rehabilitation. Springer, Wien New York, S 79–81

6

Gütekriterien, Protokolle und Spezial-Ergometrien zur Belastungsuntersuchung

Peter Hofmann, Alexander Müller und Gerhard Tschakert

© Springer-Verlag GmbH Austria 2017
M. Wonisch, P. Hofmann, H. Förster, H. Hörtnagl, E. Ledl-Kurkowski, R. Pokan (Hrsg.),
Kompendium der Sportmedizin, DOI 10.1007/978-3-211-99716-1_7

7.1   Einführung

Belastungsuntersuchungen sind heute ein integraler Bestandteil sportmedizinischer Untersuchungen. Sie erlauben einen differenzierten Einblick in die Leistungsfähigkeit und die Reaktionsbandbreite von gesunden und kranken, trainierten und untrainierten Personen. Es sind Prüfverfahren zur Untersuchung physiologischer und pathophysiologischer Merkmale der Leistungsfähigkeit, mit dem Ziel, möglichst genaue Angaben über die Ausprägung leistungsrelevanter Merkmale zu liefern sowie Erkrankungen auszuschließen bzw. differenzialdiagnostisch abzuklären.

Die Aussagekraft leistungsdiagnostischer Tests und der daraus abgeleiteten Kennwerte ist jedoch von der Einhaltung wissenschaftlicher Standards abhängig. Diese Standards gewährleisten eine einheitliche und vergleichbare Testdurchführung sowie einheitliche Auswertungen und Interpretationen der Testergebnisse, um inter- und intraindividuelle Vergleiche zu ermöglichen.

Im Folgenden werden die wichtigsten Testgütekriterien Objektivität, Reliabilität und Validität sowie Nebengütekriterien zur Erfüllung dieser Bedingungen dargestellt.

7.2   Testgütekriterien

7.2.1   Objektivität

Unter Objektivität eines Tests versteht man die Unabhängigkeit der Ergebnisse eines Tests vom Untersucher. Hohe Objektivität haben Tests, wenn bei verschiedenen Untersuchern, aber gleichen Probanden auch gleiche Ergebnisse gefunden werden. Die Objektivität bezieht sich auf die Bereiche Testdurchführung, Testauswertung und Testinterpretation (Fetz u. Kornexl 1978). So sollten z.B. die Schwellenbestimmung und die Trainingsvorgabe aus einer Ergometrie mit gleichem Protokollablauf (Durchführung) unabhängig vom Untersucher und Auswerter zu gleichen Ergebnissen (Auswertung) führen und der Athlet die gleichen Trainingsvorgaben und Empfehlungen (Interpretation) unabhängig von der Untersuchungsstelle und dem Untersucher bekommen. Dies setzt standardisierte Protokolle und Auswerteroutinen mit einheitlichen Schwellendefinitionen voraus (Hofmann u. Tschakert 2011). Die Überprüfung der Objektivität der Bestimmung der Herzfrequenz-Schwelle ergab z.B. eine ausreichend hohe Übereinstimmung, ebenso wie die Übereinstimmung zwischen visuell und computergestützt bestimmter Schwellenauswertung (Hofmann et al. 1992), wohingegen rein visuelle Auswertungen diese Übereinstimmung vermissen lassen (Heck et al. 1989).

Eine geeignete, am besten computergestützte Auswertung von Kenndaten der Ergometrie (Leitner et al. 1992) ist eine Grundvoraussetzung für eine gute Reproduzierbarkeit von Testauswertungen unabhängig von der generellen Wiederholbarkeit von Tests.

7.2.2   Reliabilität

Das Kriterium der Reliabilität oder Zuverlässigkeit bestimmt die Genauigkeit, mit der ein Test ein bestimmtes Merkmal erfasst. Es ist dann erfüllt, wenn ein Test im Wiederholungsfall zu den gleichen Ergebnissen führt. ◘ Abb. 7.1 zeigt die Ergebnisse zweier Standard-Ergometrien am Fahrrad-Ergometer einer Gruppe trainierter Personen in einem engen zeitlichen Abstand von

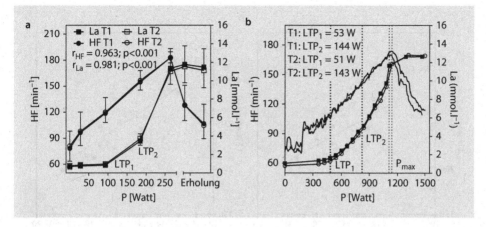

◘ Abb. 7.1 Hohe Reproduzierbarkeit der Herzfrequenz und der Laktat-Konzentration sowie der Leistungskennwerte erster (LTP$_1$) und zweiter (LTP$_2$) Laktat Turn Point im Fahrrad-Ergometer-Test in der gesamten Gruppe (a) und im Einzeltest (b)

wenigen Tagen. Die Abbildung zeigt deutlich die hohe Reproduzierbarkeit definierter Kennwerte (Mittelwert ± SD) sowohl in der gesamten Gruppe (a) als auch im Einzeltest (b). Ein Korrelationskoeffizient von > 0,8 zeigt eine ausreichend gute Reproduzierbarkeit der Ergebnisse. Gerade bei biologischen Messungen ist die Wiederholungsgenauigkeit oft ein Problem und wird von der Tagesverfassung, der Tageszeit oder klimatischen Bedingungen (z.B. bei Feldtests) beeinflusst. Eine Abgrenzung zwischen echten Trainingseffekten und anderen Einflussfaktoren ist oft schwierig.

Die hohe Zuverlässigkeit und Objektivität von Tests sichert jedoch noch nicht deren Gültigkeit (Fetz u. Kornexl 1978).

7.2.3 Validität

Die Validität oder Gültigkeit bestimmt, ob mit einem Test tatsächlich jene Merkmale erhoben werden, für deren Messung er herangezogen wird. Hohe Validität bedingt eine hohe Objektivität und Reliabilität (Fetz u. Kornexl 1978). So kann z.B. die alleinige Messung der maximalen Herzfrequenz sehr genau und reproduzierbar durchgeführt werden, erlaubt aber keine Aussage hinsichtlich der Leistungsfähigkeit einer Person, die maximale Sauerstoffaufnahme, eine hochvalide Messgröße zur Beschreibung der aeroben Leistungsfähigkeit, ist jedoch oft ungenau und schwer reproduzierbar zu messen (Kalibrierung!).

In einer eigenen Arbeit (Hofmann et al. 1994) konnten wir z.B. zeigen, dass die Geschwindigkeit an der Herzfrequenzschwelle signifikant ($r = 0,76$, $p < 0,01$) mit der Geschwindigkeit in einem Marathonlauf bei Hobbyläufern zusammenhängt, die Marathongeschwindigkeit aber signifikant niedriger ist ($p < 0,05$) und das Bestimmungsverfahren geeignet ist, eine Marathonprognose bei dieser Leistungsgruppe zu erstellen. Ähnliche Ergebnisse zeigte Schober (2011) für eine große Gruppe von Hobbyläufern in der Vorbereitung auf den Wien-Marathon (◘ Abb. 7.2). Die Bedeutung einer sportartspezifischen Bestimmung der Leistungsfähigkeit (Hofmann et al. 1994) konnte am Beispiel der Kajak-Fahrer gezeigt werden (Hofmann et al. 1995, 1996b).

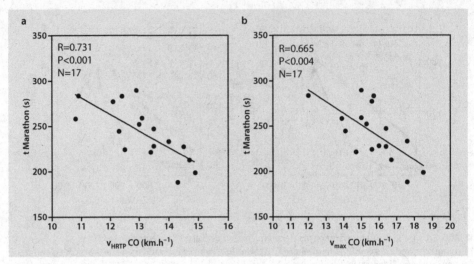

a

R=0.731
P<0.001
N=17

b

R=0.665
P<0.004
N=17

◘ Abb. 7.2   Korrelation zwischen der Marathonzeit und der Geschwindigkeit am HRTP (a) und maximaler Laufgeschwindigkeit (b) im Conconi-Test eine Woche vor dem Wien-Marathon bei Hobbyläufern

7.2.4 Nebengütekriterien (Normierung, Ökonomie)

Die Ökonomie umfasst jene Kriterien, welche die praktikable Handhabung und die routinemäßige standardisierte Anwendung von Tests ermöglichen. Zu ihnen rechnet man eine möglichst kurze Durchführungszeit, einen geringen apparativen Aufwand, eine einfache Handhabung, die Durchführung als Gruppentest und eine schnelle und einfache Auswertung, z.B. als computergestützte automatisierte Auswertung (Leitner et al. 1992).

Die Normierung von Tests ist dann gegeben, wenn über diese Tests Angaben vorliegen, die für die Einordnung des individuellen Testergebnisses als Bezugssystem dienen können (Fetz u. Kornexl 1978). So können z.B. die Messwerte der maximalen Sauerstoffaufnahme oder der maximalen Leistungsfähigkeit am Ergometer mit Standardtabellen verglichen werden (Astrand et al. 2003).

7.3 Erfassung der körperlichen Leistungsfähigkeit

Das primäre Ziel von Leistungstests ist die Überprüfung der physiologischen oder pathologischen Antwortreaktion auf definierte Belastungen, um die individuellen Leistungsgrenzen für eine Person zu definieren (WHO 1968). Die maximale motorische Leistung kann dann beurteilt werden, wenn ein großer Teil der Skelettmuskulatur durch diese Arbeit beansprucht wird, der dafür notwendige Bewegungsablauf im Rahmen gewohnter Bewegungen liegt und ein standardisiertes Belastungsprotokoll angewendet wird. Neben den unmittelbaren Leistungsdaten Geh- oder Laufgeschwindigkeit oder Watt am Ergometer ist vor allem die Messung und Bewertung der akuten Anpassungsreaktion des Organismus auf den, durch die körperliche Belastung gestörten Gleichgewichtszustand der Körperfunktionen für die Beurteilung der physischen Leistungsfähigkeit von Bedeutung. Neben der akuten Anpassungsreaktion auf Belastung ist die Erfassung der Wiederherstellung ebenfalls diagnostisch von Bedeutung, für die Beurteilung der Anpassungsreaktionen an den chronischen Trainingseinfluss ist die Belastungsuntersuchung unerlässlich. Ziel jeder Belastungsergometrie ist es daher, das Verhalten leistungsrelevanter Funktionskenngrößen

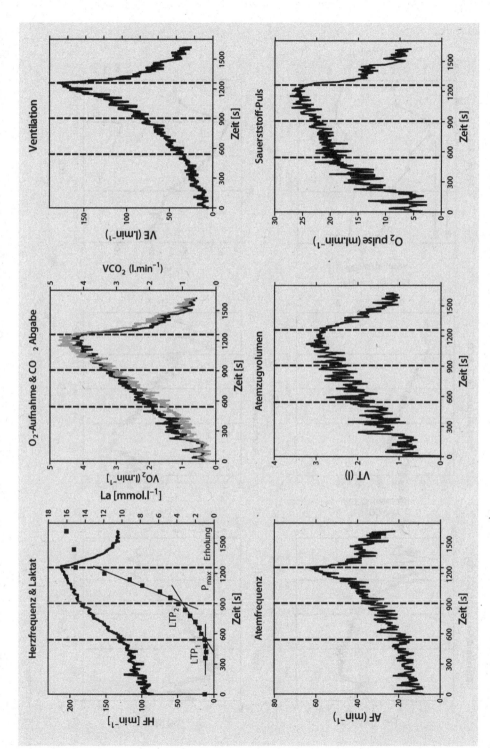

■ **Abb. 7.3** Verlauf leistungsphysiologischer Kenngrößen in der Vorbelastungsphase, während stufenförmig ansteigender Belastung und während aktiver und passiver Erholung bei einer trainierten männlichen Person

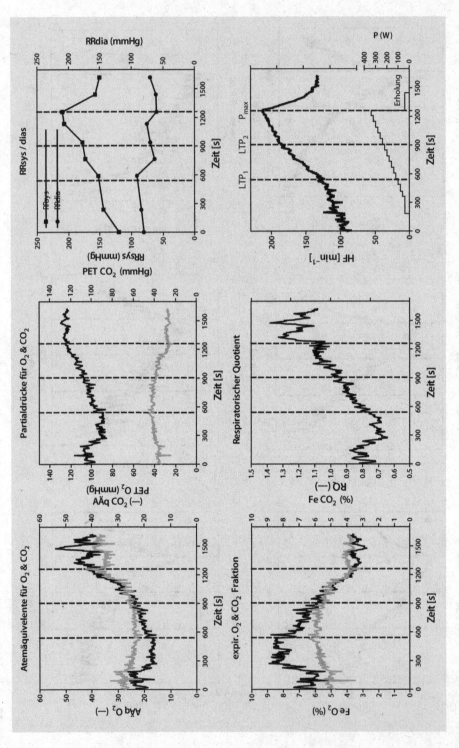

Abb. 7.3   Fortsetzung

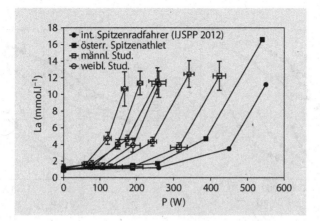

◘ Abb. 7.4 Leistungsphysiologische Kenngrößen (Ruhewert, erster [LTP$_1$] und zweiter [LTP$_2$] Laktat Turn Point sowie Maximalwerte) in der Laktat-Leistungs-Kurve für weibliche und männliche Personen mit niedriger, mittlerer und hoher Leistungsfähigkeit sowie zwei Topathleten. (Mod. nach Hofmann et al. 2008)

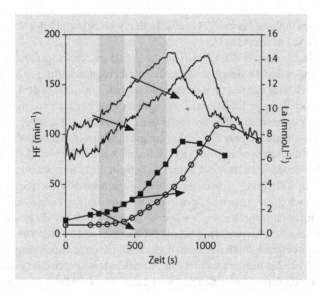

◘ Abb. 7.5 Trainingsbedingte Veränderung der Laktat- und Herzfrequenz-Leistungs-Kurve nach einem Monat intensivem und umfangreichem Ausdauertraining bei einer untrainierten Person. Die Veränderungen des ersten (LTP$_1$) und zweiten (LTP$_2$) Laktat Turn Points sind mit grauen Balken markiert und die Richtung der Veränderung ist durch Pfeile gekennzeichnet

sowohl in Ruhe vor der Belastung als auch während und nach einer spezifischen oder unspezifischen, aber definierten Belastung zu bestimmen und zu interpretieren (Strauzenberg et al. 1990).

◘ Abb. 7.3 zeigt anhand einer Mehrfelder-Grafik den Verlauf der Herzfrequenz, der Blut-Laktat-Konzentration und der Gasaustauschgrößen (Sauerstoff-Aufnahme, Kohlendioxid-Abgabe, Ventilation, Atemfrequenz, Atemzugvolumen, Respiratorischer Quotient, Atemäquivalente für Sauerstoff und Kohlendioxid, Sauerstoffpuls, end-expiratorische Gaskonzentration für O_2 und CO_2 sowie die Partialdrücke für O_2 und CO_2) in Ruhe vor der Belastung, während der Belastung und in der aktiven und passiven Erholung einer Standard-Ergometrie am Fahrrad-Ergometer

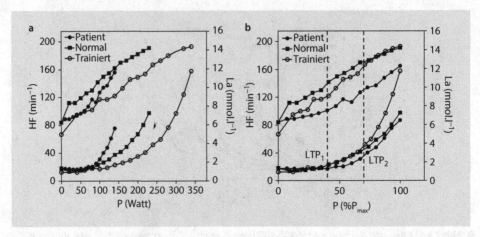

Abb. 7.6 Herzfrequenz und Laktat-Leistungs-Kurve bei einem Patienten mit Kardiomyopathie, einer untrainierten gesunden Person und einem trainierten Sportler als absolute (a) und relative (b) Darstellung der Leistung

für eine trainierte männliche Person. Erkennbar ist der typische dreiphasige Verlauf aller Kenngrößen (Hofmann u. Tschakert 2011).

Mit leistungsdiagnostischen Maßnahmen werden der aktuelle Trainingszustand sowie die Leistungsvoraussetzungen und die Belastbarkeit erfasst, und Prognoseleistungen können abgeleitet werden. Die Wiederholung der Tests im Längsschnitt zeigt die Entwicklung der Leistungsfähigkeit und erlaubt die Beurteilung der Effekte von Trainingsinterventionen oder anderen Einflussgrößen wie Krankheit und/oder medizinischen Behandlungen (Strauzenberg et al. 1990). In **Abb. 7.4** sieht man die trainingsbedingte Ausprägung der Leistungskenndaten in einem großen Kollektiv von männlichen und weiblichen Sportstudierender (Hofmann et al. 2008) und die Leistungskenndaten zweier männlicher Topathleten. **Abb. 7.5** zeigt als Beispiel die trainingsbedingte Verbesserung der Kenndaten LTP_1, LTP_2 und P_{max} in einem Fahrrad-Ergometer-Stufentest bei einer untrainierten Einzelperson nach einem mehrwöchigen intensiven und umfangreichen Ausdauertraining.

Aus Standardisierungsgründen werden Testmethoden empfohlen, die unabhängig von der Leistungsfähigkeit zur Bestimmung der Leistungsfähigkeit sowohl beim Spitzenathleten als auch beim stark leistungseingeschränkten Patienten gleich sind und man unabhängig von der Maximalleistung in gleicher Zeit mit der gleichen Anzahl an Belastungsstufen das Leistungsmaximum erreichen kann (WHO Report 1968). **Abb. 7.6** zeigt als Beispiel die Fahrrad-Ergometrie-Ergebnisse eines Patienten mit Kardiomyopthie, die einer untrainierten, aber gesunden Person und die eines trainierten Sportlers. Bei allen drei Personen wird trotz der unterschiedlichen Leistungsfähigkeit mit einer annähernd gleichen Anzahl an Belastungsstufen die maximale Leistung in 12–15 Minuten erreicht, und sowohl die Kurvenverläufe der Herzfrequenz und der Laktat-Konzentration als auch die Schwellenwerte erster Laktat Turn Point (LTP_1) und zweiter Laktat Turn Point (LTP_2) sind bezogen auf die Maximalleistung vergleichbar.

7.4 Durchführung der Ergometrie und Wahl des Belastungsprotokolls

Leistungstests am Ergometer sind eine reproduzierbare Provokationsbelastung zur Beurteilung der kardiopulmonalen Leistungsfähigkeit und der Stoffwechselregulationen. Die Erhebung der Messwerte erfolgt während einer Vorruhephase (1), einer Aufwärmphase (2) der

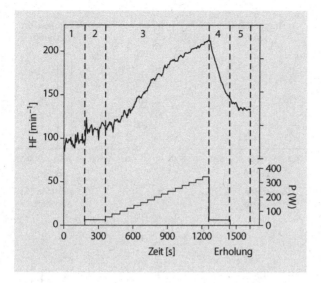

Abb. 7.7 Verlauf der Herzfrequenz während der 3-minütigen Vorruhephase (1), der 3-minütigen Aufwärmphase (2) der Belastungsphase mit einem Stufenanstieg von 20 W/min (3) und in der unmittelbaren 3-minütigen aktiven (4) und 3-minütigen passiven (5) Nachbelastungsphase

Belastungsphase (3) und in der unmittelbaren aktiven (4) und passiven (5) Nachbelastungsphase (■ Abb. 7.7).

Übliche Messwerte bei leistungsdiagnostischen Tests sind die absolute submaximale und maximale Leistung, die Herzschlagfrequenz, die Gausaustauschgrößen (Sauerstoff-Aufnahme, Kohlendioxid-Abgabe, Ventilation, Atemzugvolumen, Atemfrequenz, end-expiratorische Partialdrücke für O_2 und CO_2 etc.) und die Blut-Laktat- bzw. Blut-Glukose-Konzentration sowie abgeleitete und berechnete Größen (Atemäquivalente für O_2 und CO_2, relative auf das Körpergewicht bezogene Leistung und Sauerstoffaufnahme usw.). Weitere nicht direkt leistungsbezogene Messgrößen werden zur Risikoabschätzung und Gesundheitsbeurteilung mit erfasst (EKG, Blutdruck, O_2-Sättigung etc.).

Wenn entsprechende Messgeräte und Infrastruktur fehlen, können indirekte Bestimmungsverfahren der Leistungsfähigkeit, wie z.B. die Bestimmung der maximalen Sauerstoff-Aufnahme mittels Nomogramm nach Astrand und Rhyming (1954) zur Anwendung kommen, die zwar eine gute Abschätzung der Leistungsfähigkeit erlauben, jedoch nicht an die Genauigkeit der direkten Messung herankommen (Legge u. Banister 1986). Je nach Zielstellung werden bei Belastungsuntersuchungen unterschiedliche Protokolle angewandt. Ist ein Gleichgewichtszustand (sog. steady state) oder kein Gleichgewichtszustand (sog. non steady state) einzelner Messgrößen das Ziel, werden die einzelnen Kenngrößen des Protokolls (Anfangsbelastung, Stufendauer, Höhe des Belastungssprunges und Anzahl der Belastungsstufen) entsprechend angepasst (Strauzenberg et al. 1990). Die WHO stellte bereits 1968 eine Reihe von Protokollvorschlägen für stufenförmige Tests vor, die je nach Zielstellung der Untersuchung verwendet werden können (WHO 1968). Grundlegende Belastungsformen sind Gehen, Laufen, Kurbeln am Fahrrad- oder Handkurbel-Ergometer oder auch einfache Step-Tests, die als Einstufen-Belastung, als Zweistufen-Belastung, als diskontinuierliche oder kontinuierliche Mehrstufen-Belastung oder ohne steady state von Zielmessgrößen) oder als Rampenbelastung durchgeführt werden können (■ Abb. 7.8).

Im Folgenden werden die grundsätzlichen Belastungsvarianten vorgestellt, die sich in der Praxis bewährt haben. Als eindeutig von Vorteil hinsichtlich Messgenauigkeit und Sicherheit

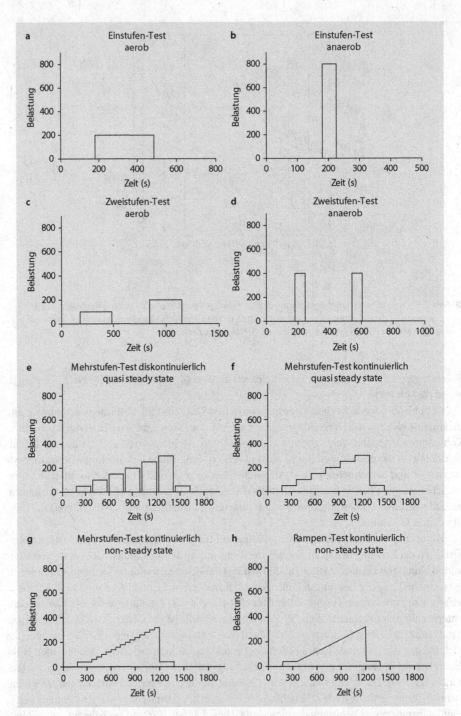

☐ **Abb. 7.8**   Protokollvarianten aerober (a) und anaerober (b) Einstufen-Tests, aerober (c) und anaerober (d) Zweistufen-Tests, diskontinuierlicher (e) und kontinuierlicher (f) Stufen-Tests mit Quasi-Steady-state-Bedingungen und eines kontinuierlichen Stufen-Tests ohne Steady-state-Bedingungen (g) sowie des Rampen-Tests (h)

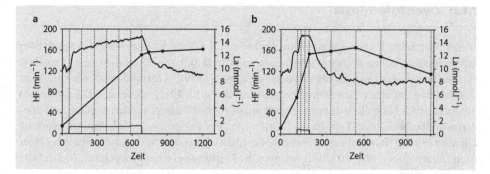

◗ **Abb. 7.9** Maximale Einstufen-Tests: Herzfrequenz- und Laktat-Messung bei einem 2400-m-Lauf (a) und einem 120-s (b) anaeroben Maximaltest unter Feldbedingungen bei einem Kajak-Athleten

haben sich dabei Fahrrad-Ergometer-Tests in aufrecht sitzender Position erwiesen, die jedoch eine geringe Sportartspezifität aufweisen.

7.4.1 Einstufen-Tests

Die Belastungsgestaltung ergibt sich aus einer Sprungfunktion, und die Belastung besteht nur aus einem definierten Belastungsblock mit einer vorgegebenen Intensität und/oder Dauer (a und b in ◗ Abb. 7.8). Als typische Beispiele sind der Cooper-Test (Plowman u. Meredith 2013), der 2000-m-Lauf (Bunc 1994) oder 2400-m-Lauf oder der 6-Minuten-Geh-Test im Rahmen klinischer Fragestellungen (6-MWT) (Hamilton u. Haennel 2000) zur Bestimmung der allgemeinen aeroben Ausdauerleistungsfähigkeit (a in ◗ Abb. 7.8) oder der Wingate-Test (Green 1995; Inbar et al. 1996) zur Bestimmung der anaeroben Leistungsfähigkeit (b) zu nennen. Meist wird bei diesen sehr einfachen Tests keine physiologische Messgröße zur Beurteilung der allgemeinen Ausdauerleistungsfähigkeit mit erfasst, sondern ausschließlich die Geh-, Lauf- oder Sprintleistung über eine vorgegebene Strecke oder Zeit. Bei einer kurzen Belastungsdauer von unter 20 Minuten ist bei diesen Tests mit einem erheblich hohen anaeroben Anteil zu rechnen, der bei untrainierten Personen kritisch sein kann (◗ Abb. 7.9). Bei klinischen Fragestellungen werden neben der zurückgelegten Strecke in 6 Minuten auch der Blutdruck oder andere relevante Messgrößen wie z.B. die O_2-Sättigung vor und nach der Belastung gemessen. Die Abbildung zeigt einen 2400-m-Lauf (a) sowie einen anaeroben Maximal-Test unter Feldbedingungen mit einer Dauer von ca. 120 s (b). Maximale Einstufen-Tests sind hochbelastend, erkennbar an der maximalen Herzfrequenz und einer sehr hohen Blut-Laktat-Konzentration, die lange nach der Belastung erst absinkt. Auch ein 2400-m-Lauf ist keine nur aerobe, sondern eine stark anaerob orientierte Belastung, die daher entsprechend gezielt und vorsichtig eingesetzt werden sollte.

In der Sportpraxis werden oft Tests über die Wettkampfdistanz zur Beurteilung der Trainingsanpassung durchgeführt (Stöggl et al. 2007). Diese Tests sind, sofern sie die Testgütekriterien erfüllen, für die Trainingspraxis hoch aussagekräftig. Tests unter schlecht standardisierbaren Bedingungen erlauben jedoch nur eine Bewertung der Ergebnisse im Zusammenhang mit den spezifischen Rahmenbedingungen (Klima, Trainings- und Ernährungszustand, Trainingsphase), und Vergleiche mit anderen Tests im Längsschnitt sind nicht zulässig.

7.4.2 Zweistufen-Tests

Dieses Testprotokoll ist eine Sonderform des Mehrstufen-Tests mit nur zwei gleich hohen oder unterschiedlich hohen Belastungsblöcken (c und d in ◼ Abb. 7.8). Meist wird dieses Protokoll zur Bestimmung der sog. Physical Working Capacity (PWC) (Astrand 1960) oder auch zur Bestimmung des anaeroben Stehvermögens (Meckel et al. 2013) verwendet. Die zwei meist unterschiedlich hohen Belastungen können mit oder ohne Pause absolviert werden. Eine Sonderform des Zweistufen-Tests ist die Bestimmung der sog. individuellen Physical Working Capacity (PWC$_i$) (Hofmann et al. 1996), bei der nicht wie bei der PWC$_{170}$ die Leistung bei einer fixen Herzfrequenz von 170 S/min, sondern die Leistung bei einem vorgegeben Prozentsatz der maximalen Herzfrequenz (z.B. 90% HR$_{max}$) bestimmt wird (Hofmann et al. 1996; Wonisch et al. 2003a). Diese Bestimmung der Leistungsfähigkeit über ein sehr einfaches Zweistufen-Testverfahren ist unabhängig vom Alter, hat jedoch eine z.T. nicht unbeträchtliche Fehlerquote, wenn die Herzfrequenz-Leistungs-Kurve einen atypischen Verlauf zeigt (Hofmann u. Tschakert 2013; Hofmann et al. 2001), der auch durch eine kardioselektive Medikation bedingt sein kann (Wonisch et al. 2003a). ◼ Abb. 7.10 zeigt schematisch die Bestimmungsmethode.

Diese Methode wurde in einer Reihenuntersuchung mit 178 Probanden mit der PWC$_{170}$ verglichen. ◼ Abb. 7.11 zeigt den Vergleich der Laktat-Konzentration an der PWC$_{170}$ und der PWC$_i$ bei einer dieser altersheterogenen Gruppe von untrainierten Personen. Es ist deutlich erkennbar, dass mit ansteigendem Alter die Blut-Laktat-Konzentration bei der PC$_{170}$ linear ansteigt und ältere Personen mit dieser Methode eindeutig überschätzt bzw. zu hoch belastet werden. Bei der PWC$_i$ beleibt die mittlere Laktat-Konzentration konstant, was darauf hinweist, dass diese Methode altersunabhängig ist und als submaximaler Test für untrainierte Personen für eine allgemeine Leistungsfeststellung geeignet ist (Hofmann et al. 1996, 1997).

Grundsätzlich sollten zur validen Bestimmung der Leistungsfähigkeit aber Protokolle mit einer größeren Anzahl an Belastungsstufen verwendet werden, um auch eine differenzierte und genaue Beurteilung der submaximalen Leistungsbereiche wie z.B. Schwellenbestimmungen zu ermöglichen.

7.4.3 Mehrstufen-Tests

Mehrstufen-Tests sind die optimale Form der differenzierten Erfassung submaximaler (Schwellen) und maximaler Leistungskenndaten. Die Belastung wird dabei stufenweise gesteigert, von einer Vorruhephase und einer definierten Eingangsbelastung ausgehend bis zu einer submaximalen, meist aber maximalen Belastung (e, f, g in ◼ Abb. 7.8) (Wasserman et al. 2005). Die Dauer der Belastungsstufen kann je nach Fragestellung zwischen 1 und 8 Minuten oder auch länger betragen (Steady-state-Protokolle vs. Non-steady-state-Protokolle) (Strauzenberg et al. 1990). Ebenfalls variieren die Belastungsstufen entsprechend der physischen Leistungsfähigkeit der Probanden zwischen 5 und 50 Watt. Die Höhe der Belastungsstufen kann nach Wasserman et al. (2005) für Fahrrad-Ergometer-Belastungen grob abgeschätzt werden:

- VO$_2$ ohne Belastung (ml.min^{-1}) = 150 + (6 × Körpergewicht in kg)
- Peak VO$_2$ (ml.min^{-1}) = (Größe in cm – Alter in Jahren) × 20 für untrainierte Männer und × 14 für untrainierte Frauen
- Belastungssprunghöhe pro Minute (W) = (peak VO$_2$ in ml.min^{-1} – VO$_2$ ohne Belastung in ml.min^{-1}) / 100

Als Beispiel werden die Ergebnisse für eine gesunde untrainierte männliche Person mit 180 cm Größe und 100 kg Körpergewicht im Alter von 50 Jahren angegeben.

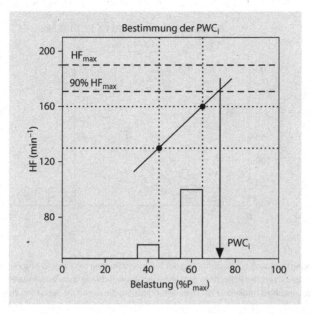

□ Abb. 7.10 Schematische Bestimmung PWC$_i$ aus zwei submaximalen Messpunkten, die über zwei unterschiedlich hohe submaximale Belastungsvorgaben (z.B. je 5 min Belastung mit einer HF von 130 und 160 S/min ergibt eine Kennlinie, die mit 90% der maximalen altersgemäßen HF) geschnitten werden kann und die PWC$_i$ ergibt

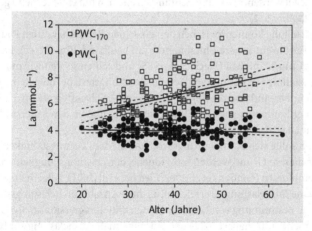

□ Abb. 7.11 Blut-Laktat-Konzentration bei einer PWC170 und bei einer PWC$_i$, bestimmt bei 90% der altersgemäßen HF$_{max}$

— VO_2 ohne Belastung $= 150 + (6 \times 100) = 750$ ml.min^{-1}
— Peak $VO_2 = (180 - 50) \times 20 = 2600$ ml.min^{-1}
— Belastungssprunghöhe $= (2600 - 750) = 18,5$ W pro Minute für eine 10-minütigen Stufen-Test

Aus praktischen Gründen, und um genügend Belastungsstufen für eine ausreichende genaue Schwellenbestimmung zu erzielen, wird auf die nächstniedrigere praktisch einstellbare Belastung eingestellt (in diesem Fall 15 W), um 12–15 Belastungsstufen zu erzielen.

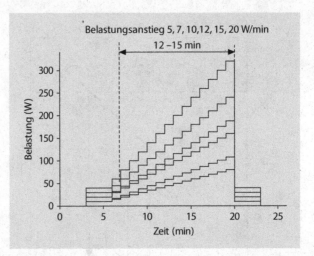

■ **Abb. 7.12**   Standardprotokoll zur Bestimmung der Leistungsfähigkeit am Fahrrad-Ergometer. Die Abstimmung des Protokolls erfolgt in Relation zur Leistungsfähigkeit der zu untersuchenden Person. Ziel ist es, unabhängig von der Leistungsfähigkeit in 12–15 Belastungsstufen die maximale Belastung zu erreichen

In der Mehrzahl der Fälle sind für untrainierte Männer 15 W/min und für untrainierte Frauen 10 W/min geeignete Protokolle. Trainierte Personen können mit 20 W/min (Männer) und 15 W/min (Frauen) belastet werden, stark eingeschränkte Personen mit entsprechend geringeren Belastungsanstiegen (■ Abb. 7.12).

Je nach Fragestellung können zwischen den einzelnen Belastungsstufen Pausen eingeschaltet werden (z.B. für die einfachere Blutabnahme am Laufband-Ergometer). Pausen beeinflussen jedoch die Leistungsfähigkeit (Heck et al. 1985) und sollten so weit wie möglich vermieden werden. Eine Spezialform ist der rampenförmige Belastungstest, bei dem keine klar definierten Stufen mehr erkennbar sind und die Belastung kontinuierlich gesteigert wird. Diese Form wird häufig als schneller Rampenanstieg zur Bestimmung der maximalen Sauerstoffaufnahme verwendet (Wasserman et al. 2005).

Grundsätzlich sollte sich das Belastungsprotokoll an der Leistungsfähigkeit der Probanden orientieren. Aus diesem Grund werden individuelle, der Leistungsfähigkeit angepasste Belastungsvorgaben empfohlen (Gibbons et al. 2002; Fletcher et al. 2001). Allgemeines Ziel ist es, in ca. 12–15 Minuten eine Ausbelastung zu erreichen, da diese Anzahl von Belastungsstufen eine zuverlässige und genaue Bestimmung von Umstellpunkten mittels regressionsanalytischer Methoden ermöglicht (Hofmann u. Tschakert 2011) und eine maximale Ausbelastung zur Bestimmung der VO_{2max} möglich ist (Wasserman et al. 2005). Zu kurze Belastungen führen nicht zu einer vollen kardiorespiratorischen Ausbelastung. Untersuchungen zeigten, dass eine Belastungsdauer von bis zu 17 Minuten zu keiner signifikanten Einschränkung der Maximalwerte führt (Buchenfuhrer et al. 1983), eine größere Anzahl von Belastungsstufen hat jedoch den Vorteil, dass die Bestimmung von Schwellenwerten genauer durchgeführt werden kann. Zu lange Belastungen können bei untrainierten Personen durch muskuläre Erschöpfung zu einem vorzeitigen Belastungsabbruch ohne kardiorespiratorische oder symptomlimitierte Ausbelastung führen. Da zu hohe abrupte Steigerungen der Belastung von Probanden subjektiv schlecht toleriert werden und aufgrund der jeweiligen anaeroben Anlauf-Laktatbildung am Beginn jeder Stufe die Testergebnisse verfälscht werden können, sollen geringe Belastungssteigerungen in einem einminütigen Abstand durchgeführt werden (Wasserman et al. 2005).

◘ Tab. 7.1 Protokollvorschläge für unterschiedlich hohe zu erwartende Maximalleistungen

Erwarte Maximalleistung	Belastungsprotokoll	Start-/Endbelastung
mind. 260 W	20 W/min	40 W
mind. 200 W	15 W/min	30 W
mind. 160 W	12 W/min	24 W
mind. 130 W	10 W/min	20 W
mind. 100 W	7 W/min	14 W* (20 W)
mind. 75 W	5 W/min	– * (20 W)

* Unter der technischen Voraussetzung, dass das Ergometer für Belastungen unter 20 W geeicht und geeignet ist. Alternativ wird mit der Mindestbelastung von 20 W gestartet.

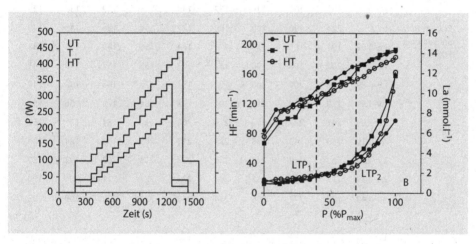

◘ Abb. 7.13 Verlauf der Herzfrequenz und der Laktat-Konzentration bei einer untrainierten, einer trainierten und eine hochtrainierten Person bei entsprechend der Leistung angepassten Protokollen von 15 W/min und 20 W/min bzw. einem entsprechend angepassten Belastungseinstieg auf der ersten Belastungsstufe von 20, 40 und 100 W. Die Herzfrequenz- und Laktat-Leistungs-Kurven sind bei allen drei Personen trotz unterschiedlicher Leistungsfähigkeit sehr ähnlich. Die Athleten unterscheiden sich ausschließlich durch die erbrachte maximale Leistung und die dadurch unterschiedlichen Schwellenleistungen LTP_1 und LTP_2

Aus praktischen Gründen empfiehlt es sich, das Belastungsinkrement entsprechend der zu erwartenden Maximalleistung (◘ Tab. 7.1) anzugleichen. Als Start- sowie Erholungsbelastung wird das Doppelte des Belastungsinkrements empfohlen (vgl. ◘ Abb. 7.12).

Bei einer zu erwartenden Leistung von bis zu 400 W kann mit einer höheren Startbelastung von 80–100 W begonnen werden. Im seltenen Fall höherer Leistungen (deutlich über 400 W) kann mit einer Belastung von ca. 150 W begonnen werden, da diese Belastung für eine derart hochtrainierte Person in jedem Fall unter dem ersten Laktat Turn Point (LTP_1) liegt. Um eine möglichst genaue Bestimmung der Umstellpunkte zu ermöglichen, sollte die Belastungssprunghöhe jedoch nicht höher als 20 W sein (◘ Abb. 7.13).

◘ Tab. 7.2 Sollwerte für die Fahrrad-Ergometrie. (Mod. nach Wonisch et al. 2008)

		Alter in Jahren								
	KO [m^2]	20–24	25–29	30–34	34–39	40–44	45–49	50–54	55–59	60–64
Erwartete Sollleistung Frauen	1,73	138	135	132	129	126	123	120	117	114
	1,2–1,29	99	97	95	93	91	89	86	84	82
	1,3–1,39	107	106	103	100	98	96	93	91	89
	1,4–1,49	115	113	110	108	105	103	100	98	95
	1,5–1,59	123	121	118	115	113	110	107	104	102
	1,6–1,69	131	128	126	123	120	117	114	111	108
	1,7–1,79	139	136	133	130	127	124	121	118	115
	1,8–1,89	147	144	141	138	134	131	128	125	122
	1,9–1,99	155	152	148	145	142	138	135	132	128
	2,0–2,09	163	160	156	152	149	145	142	138	135
Erwartete Sollleistung Männer	1,73	204	196	188	180	172	164	156	148	140
	1,6–1,69	194	186	179	171	164	156	148	141	133
	1,7–1,79	206	196	190	182	173	165	157	149	141
	1,8–1,89	218	209	200	192	183	175	166	158	149
	1,9–1,99	229	220	211	202	193	184	175	166	157
	2,0–2,09	241	232	222	213	203	194	184	175	165
	2,1–2,19	253	243	233	223	213	203	193	184	174
	2,2–2,29	265	254	244	234	223	213	202	192	182
	2,3–2,39	277	266	255	244	233	222	211	201	190
	2,4–2,49	288	277	266	254	243	232	220	209	198

Analog zum Fahrradtest werden beim Test auf dem Laufband ebenfalls individuell abgestimmte Protokolle empfohlen. Dabei bieten sich Steigerungen in einminütigem Abstand an, entweder der Geschwindigkeit (z. B. 5 km/h + 0,3–0,5 km/h/min, Steigung 1° konstant) oder der Steigung (z. B. 3° + 1°/min, 4 km/h konstant). Alternativ können auch andere standardisierte Protokolle wie das Bruce-Protokoll oder das modifizierte Bruce-Protokoll verwendet werden, die jedoch z.T. kritisch diskutiert wurden (Maeder et al. 2006).

Entsprechend den Empfehlungen der Österreichischen Kardiologischen Gesellschaft (ÖKG) (Wonisch et al. 2008) und den Empfehlungen der AG für theoretische und klinische Leistungsmedizin der Universitätslehrer Österreichs (ATKL) (Pokan et al. 2009) wird unabhängig von der Leistungsfähigkeit ein Stufentestprotokoll mit einer Ein-Minuten-Stufendauer und einer Belastungssprunghöhe, die der zu erwartenden Maximalleistung der zu untersuchenden Person entspricht, vorgeschlagen (vgl. ◘ Abb. 7.12). Bei spezifischen Fragestellungen können alternative Protokolle verwendet werden, sofern sie den üblichen Standards entsprechen.

Vor allem für Leistungssportler/innen sollten jedoch die in der Ergometrie bestimmten Kenndaten in der Trainingspraxis mit standardisierten Dauerbelastungen bzw. die Aussagekraft der Labortests in Relation zur sportartspezifischen Leistung überprüft werden. Vor allem bei nicht direkt ausdauerbezogenen Sportarten kann sich die Entwicklung der Laborergebnisse deutlich von der Entwicklung der sportartspezifischen Leistung unterscheiden (Hofmann et al. 1996b).

7.5 Bewertung der Belastungsuntersuchung

Eine wesentliche Ergebnisgröße der Ergometrie ist die erbrachte Leistung auf dem Ergometer. In der internationalen Literatur richtet sich die individuelle Beurteilung der Leistungsfähigkeit nach dem Vielfachen des Energieumsatzes in Ruhe (= metabolisches Äquivalent MET). Da die direkte Bestimmung mittels Spiroergometrie ein aufwändiges Verfahren darstellt, wird üblicherweise eine indirekte Berechnung aus den Leistungsdaten der Laufband- bzw. Fahrrad-Ergometrie herangezogen.

Die Beurteilung der Leistungsfähigkeit setzt eine maximale Ausbelastung voraus, dies ist jedoch nicht gleichzusetzen mit dem Erreichen einer theoretischen maximalen Herzfrequenz. Einflussgrößen auf die Leistungsfähigkeit sind Alter, Größe, Gewicht und Umgebungsbedingungen. Für die Berechnung der tatsächlich erreichten Leistung wird ein interpolierter Wert errechnet:

Erbrachte Leistung (W) = Leistung der letzten vollendeten Stufe (W) + (Steigerungshöhe (W) × Dauer der letzten Stufe (s) / vorgegebene Stufendauer (s)

Obwohl die Normwerte aus der Literatur teilweise differieren, sollte als grober Anhaltspunkt ein Vergleich mit einem Sollwert (◧ Tab. 7.2) erfolgen. Dieser kann nach folgender Formel berechnet werden:

Körperoberfläche KO (m^2) = 0,007148 × KG ^{0,425} (kg) × L ^{0,725} (cm)

Männlich: Leistung (W) = 6,773 + 136,141 × KO – 0,916 × KO × A (Jahre)

Weiblich: Leistung (W) = 3,933 + 86,641 × KO – 0,346 × KO × A (Jahre)

Die Leistungsfähigkeit ist eine eigenständige prognostischer Kenngröße im Sport. Zur Beurteilung der Belastungsfähigkeit sind aber neben der körperlichen Leistungsfähigkeit auch klinische Parameter heranzuziehen (Wonisch et al. 2008).

7.6 Spezial-Ergometer

Neben dem Standardgerät „Fahrrad-Ergometer" für Belastungsuntersuchungen gibt es eine Reihe von Spezial-Ergometern. In den zyklischen Sportarten (Schwimmen, Laufen, Rudern, Kanu usw.) werden sportartspezifische Ergometrieformen mit speziellen standardisierten Belastungsmodifikationen angewandt (Neumann u. Schüler 1994). Die verwendeten Protokolle sind abhängig von der Fragestellung weitgehend identisch mit den Standard-Ergometrien am Fahrrad-Ergometer und am Laufband (Strauzenberg et al. 1990).

Das am häufigsten verwendete Spezial-Ergometer ist das Laufband. Die zu untersuchende Person läuft gegen die Umlaufrichtung eines rotierenden Transportbandes, welches über zwei Rollen durch einen Motor angetrieben wird. Die physikalische Leistung ist dabei abhängig von der Bandgeschwindigkeit (km/h oder m/s), der Körpermasse der Person und dem Anstiegswinkel sin α (= Steighöhe / Wegmeter). Beim Flachlauf beträgt der Anstiegswinkel 0°.

Leistung (W) = 9,81 × kg KM × v (m/s) × sin α

Wird das Laufband positiv geneigt, dann entspricht 1% Steigung 0,6. Die Geschwindigkeit von 1 m/s muss bei der Umrechnung auf km/h mit 3,6 multipliziert werden. Durch Neigen des Bandes kann bei niedriger Geschwindigkeit bereits eine höhere Belastung erreicht werden. Das kommt der z.T. begrenzten Motorik ungeübter Personen entgegen. Wird das Band um +1° geneigt, nimmt

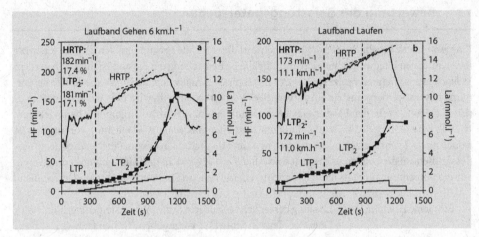

◘ Abb. 7.14   Herzfrequenz und Laktat-Konzentration bei Geh- (A) und Laufbelastung (B) am Laufband-Ergometer. (Mod. nach Hofmann u. Pokan 2010)

die Geschwindigkeit bei gleichem biologischen Aufwand um 0,4 m/s ab. Laufbandsteigungen von 15–2% werden empfohlen (Neumann u. Schüler 1994).

Für Ungeübte ist ein Probelauf vor dem Test notwendig, bei dem der Notstopp und die Technik des Abspringens unterrichtet werden sollen. Bei klinisch diagnostischen Untersuchungen werden häufig Kombinationen von Geschwindigkeit und Bandneigung gewählt (Bruce- oder Balke-Protokoll). Diese haben den Vorteil der geringeren motorischen Belastung und der höheren Beanspruchung. Leistungssportler (vor allem Leichtathleten) sollen bei flachem Bandlauf belastet werden. Bandneigungen sind nur für spezielle Fragestellungen (Kraft-, Berglauftests) geeignet (ebd.; Pokan et al. 1995). ◘ Abb. 7.14 zeigt der Vergleich zwischen einer Geh- und einer Laufbelastung am Laufband bei untrainierten Rekruten und Sportstudenten. Zu bemerken ist, dass der prinzipielle Verlauf der physiologischen Kennwerte und die Schwellenwerte LTP_1 und LTP_2 sowie HRTP vergleichbar sind.

Die Anpassung in den sportartspezifisch belasteten Muskelgruppen kann nicht für alle Sportarten repräsentativ mit der Fahrrad- oder Laufband-Ergometrie erfasst werden. Auch die Nutzung eines Handkurbel-Ergometers für Ruderer oder Kanuten ist eine unspezifische Ergometerbelastung. Es wurden daher spezielle Ergometertypen wie z.B. Ruder-Ergometer, Schwimm-Ergometer (Strömungskanal), Skilanglauf-Ergometer und Kanu-Ergometer für einzelne Sportarten entwickelt (Neumann u. Schüler 1994). ◘ Abb. 7.15 zeigt den Verlauf der Standardkenngrößen Herzfrequenz und Blut-Laktat-Konzentration für Fahrrad-Ergometer, Laufband und Handkurbel-Ergometer im Vergleich. Erkennbar ist, dass das Reaktionsmuster der physiologischen Messgrößen und der Kenndaten einheitlich ist, solange vergleichbare Protokolle angewendet werden, aber abhängig vom Belastungsmodus und der eingesetzten Muskelmasse unterschiedlich hohe Leistungen erreicht werden (Hofmann u. Pokan 2010).

◘ Abb. 7.16 zeigt Beispiele für sportspezifische Belastungstests am Skilanglauf-Ergometer (a) bzw. Ruder-Ergometer (b) (Hofmann et al. 2007). Bei diesen Ergometer-Tests ist die Bestimmung der Blut-Laktat-Konzentration schwer oder nicht möglich. Es wird hier empfohlen, zusätzlich zur Herzfrequenz-Messung auch eine spiroergometrische Untersuchung durchzuführen und beide ventilatorischen Umstellpunkte ($VETP_1$, $VETP_2$) zu bestimmen.

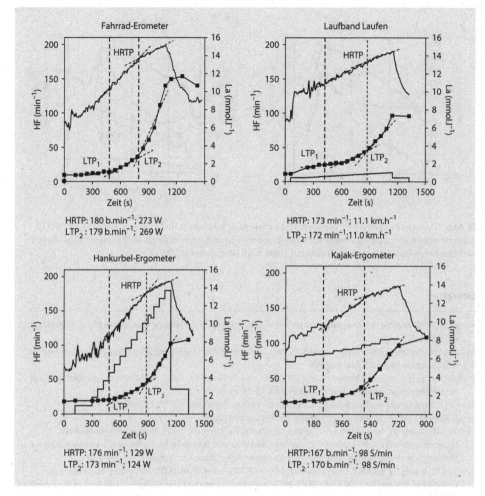

Abb. 7.15 Herzfrequenz und Laktatkonzentration bei Stufentests am Fahrrad-Ergometer, am Laufband am Handkurbel-Ergometer und am Kajak-Ergometer

Da jedoch auch sportartspezifische Ergometer nur eine Annäherung an die tatsächliche Belastung in der jeweiligen Sportart darstellen, wurden „Feldtests" entwickelt, die die motorischen Besonderheiten der Sportarten berücksichtigen. Die Protokollgestaltung dieser Tests unterliegt aber denselben Kriterien, wie sie oben für die Labortests vorgestellt wurde.

Zusammenfassend kann festgehalten werden, dass eine Vielzahl an unterschiedlichen Protokollvarianten zur Verfügung stehen. Es wird empfohlen, für wiederkehrende Fragestellungen in der Routine-Untersuchung Protokolle festzulegen, die standardisiert sind, die Testgütekriterien erfüllen aber vor allem über die Bestimmung physiologisch begründbarer Kenndaten zuverlässige Vergleichswerte zur Abschätzung der Leistungsfähigkeit zur Verfügung stellen.

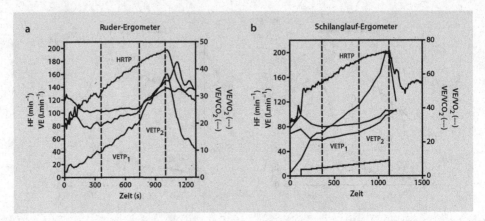

☐ Abb. 7.16   Herzfrequenz (HF), Ventilation (VE) sowie Atemäquivalente für O_2 (VE/VO_2) und CO_2 (VE/VCO_2) während einer maximalen Ergometrie am Ruder-Ergometer (a) und einem Skilanglauf-Ergometer (b) bei einem hochtrainierten Ruderer und einem Biathleten. (Mod. nach Hofmann et al. 2007)

Literatur

Astrand I (1960) Aerobic work capacity in men and women with special reference to age. Acta Physiol Scand, Suppl 49(169): 1–92

Astrand, P-O, Rodahl K, Dahl HA, Strømme SB (2003) Textbook of Work Physiology. Physiological Bases of Exercise, 4th ed. Human Kinetics, Champaign Il

Buchfuhrer MJ, Hansen JE, Robinson TE, Sue DY, Wasserman K, Whipp BJ (1983) Optimizing the exercise protocol for cardiopulmonary assessment. J Appl Physiol 55: 1558–64

Bunc V (1994) A simple method for estimating aerobic fitness. Ergonomics 37(1): 159–65

Fetz F, Kornexl E (1978) Sportmotorische Tests. Inn-Verlag, Innsbruck

Fletcher GF, Balady GJ, Amsterdam EA, Chaitman B, Eckel R, Fleg J, Froelicher VF, Leon AS, Piña IL, Rodney R, Simons-Morton DA, Williams MA, Bazzarre T (2001) Exercise Standards for Testing and Training: A Statement for Healthcare Professionals From the American Heart Association. Circulation 104: 1694–740

Gibbons RJ, Balady GJ, Bricker T, Chaitman BR, Fletcher GF, Froelicher VF, Mark DB, McCallister BD, Mooss AN, O'Reilly MG, Winters WL (2002) ACC/AHA 2002 Guideline Update for Exercise Testing. A Report of the American College of Cardiology/American Heart Association. Task Force on Practice Guidelines (Committee on Exercise Testing). Circulation 106: 1883–92

Green S (1995) Measurement of anaerobic work capacities in humans. Sports Med 19(1): 32–42

Hamilton DM, Haennel RG (2000) Validity and reliability of the 6-minute walk test in a cardiac rehabilitation population. J Cardiopulm Rehabil 20(3): 156–64

Heck H, Mader A, Hess G, Mücke S, Müller R, Hollmann W (1985) Justification of the 4-mmol-/l Lactate Threshold. Int J Sports Med 6: 117–30

Heck H, Beckers K, Lammerschmidt W, Pruin E, Hess G, Hollmann W (1989) Bestimmbarkeit, Objektivität und Validität der Conconi-Schwelle auf dem Fahrradergometer. Dt Zeitschrift f Sportmedizin 40: 388–402

Hofmann P (2009) Belastungsuntersuchungen und Protokolle. In: Pokan R, Benzer W, Gabriel H, Hofmann P, Kunschitz E, Mayr K, Samitz G, Schindler K, Wonisch M (Hrsg) Kompendium der kardiologischen Prävention und Rehabilitation. Springer, Berlin Heidelberg; 191–196

Hofmann P, Pokan R (2010) Value of the Application of the Heart Rate Performance Curve in Sports. Int J Sports Physiology and Performance 5: 437–447

Hofmann P, Tschakert G (2011) Special needs to prescribe exercise intensity for scientific studies. Cardiol Res Pract 15: 209302

Hofmann P, Gaisl G, Leitner H (1994) Comparison of noninvasively determined anaerobic threshold with running results in the marathon race in recreational runners. In: Duffy P, Dugdale L (eds) HPER-Moving Toward the 21th Century. Human Kinetics, Champaign Il: 217–225

Hofmann P, Peinhaupt G, Leitner H, Pokan R (1995) Evaluation of Heart Rate Threshold by means of Lactate Steady State and Endurance Tests in White Water Kayakers. In: Viitasalo JT, Kujala U (eds) The Way To Win. Proceedings of the International Congress on Applied Research in Sports held in Helsinki, Finland, on 9–11 August 1994, The Finnish Society for Research in Sport and Physical Education, Helsinki: 217–220

Hofmann P, Niederkofler W, Pokan R, Bunc V (1996a) Comparison between heart rate threshold and individual physical working capacity. Acta Universitatis Carolinae, Kinanthropologia 32: 47–50

Hofmann P, Peinhaupt G, Pokan R, Zweiker R (1996b) Relationship between treadmill performance and sport specific performance in white water kayakers. 1st Annual Congress of the College of Sport Science, Nice, France, May 28–31:664–665

Hofmann P, Niederkofler W, Pokan R, von Duvillard SP (1997) Individual Physical Working Capacity. Med Sci Sports Exerc 29, Supplement: 204

Hofmann P, Von Duvillard SP, Seibert FJ, Pokan R, Wonisch M, Lemura LM, Schwaberger G (2001) %HRmax target heart rate is dependent on heart rate performance curve deflection. Med Sci Sports Exerc 33(10): 1726–31

Hofmann P, Jürimäe T, Jürimäe J, Purge P, Maestu J, Wonisch M, Pokan R, von Duvillard SP (2007) HRTP, prolonged ergometer exercise, and single sculling. Int J Sports Med 28(11): 964–9

Hofmann P, Dohr K, Seibert F-J, Wonisch M, Pokan R, Smekal G, Schwaberger G (2008) Relationship between Lactate Turn Point and Maximal Performance in Young Healthy Male and Female Subjects of Different Exercise Performance Level. In: Cabri J, Alves F, Araujo D, Barreiros J, Diniz J, Veloso A (eds) Book of Abstracts of the 13th Congress of the European College of Sport Science, 9–12 July Estoril, Portugal: 470

Inbar O, Bar-Or O, Skinner JS (1996) The Wingate Anaerobic Test. Human Kinetics, Champaign, ILL

Legge BJ, Banister EW (1986) The Astrand-Ryhming nomogram revisited. J Appl Physiol 61(3): 1203–9

Leitner H, Hofmann P, Leitner K (1992) Software zur Auswertung von Herzfrequenz und Laktatwerten in der Leistungsdiagnostik. Österr J Sportmed 22: 115–118

Maeder M, Wolber T, Atefy R, Gadza M, Ammann P, Myers J, Rickli H (2006) A nomogram to select the optimal treadmill ramp protocol in subjects with high exercise capacity: validation and comparison with the Bruce protocol. J Cardiopulm Rehabil 26(1): 16–23

Meckel Y, Bishop D, Rabinovich M, Kaufman L, Nemet D, Eliakim A (2013) Repeated sprint ability in elite water polo players and swimmers and its relationship to aerobic and anaerobic performance. J Sports Sci Med 12(4): 738–43. eCollection 2013

Neumann G, Schüler K-P (1994) Sportmedizinische Funktionsdiagnostik. Sportmedizinische Schriftenreihe Bd. 29. Johann Ambrosius Barth, Leipzig

Plowman SA, Meredith MD (eds) (2013) Fitnessgram/Activitygram Reference Guide, 4th ed. The Cooper Institute, Dallas, TX

Pokan R, Schwaberger G, Hofmann P, Eber B, Toplak H, Gasser R, Fruhwald FM, Pessenhofer H, Klein W (1995) Effects of treadmill exercise protocol with constant and ascending grade on levelling-off O_2 uptake and VO_{2max} Int J Sports Med 16(4): 238–42

Pokan R, Gabriel H, Hörtnagl H, Podolsky A, Vonbank K, Wonisch M (2009) Empfehlungen für den internistischen Untersuchungsgang in der Sportmedizin. Journal für Kardiologie 16(11–12): 404–411

Schober C (2011) Auswirkungen eines 7-monatigen Marathontrainings auf anthropometrische und Leistungskennwerte, Leistungsentwicklung und der Wettkampfleistung bei mäßig trainierten Personen. Unveröff. Institut f Sportwissenschaft, Universität Graz

Stöggl T, Lindinger S, Müller E (2007) Analysis of a simulated sprint competition in classical cross country skiing. Scand J Med Sci Sports 17(4): 362–72

Strauzenberg SE, Gürtler H, Hannemann D, Tittel K (Hrsg) (1990) Sportmedizin. Johannes Ambrosius Barth, Leipzig: 497–656

Wonisch M, Hofmann P, Fruhwald FM, Kraxner W, Hödl R, Pokan R, Klein W (2003a) Influence of beta-blocker use on percentage of target heart rate exercise prescription. Eur J Cardiovasc Prev Rehabil 10(4): 296–301

Wonisch M, Hofmann P, Schwaberger G, von Duvillard SP, Klein W (2003b) Validation of a field test for the non-invasive determination of badminton specific aerobic performance. Br J Sports Med 37(2): 115–8

Wonisch M, Berent R, Klicpera M, Laimer H, Marko C, Pokan R, Schmid P, Schwann H (2008) Praxisleitlinien Ergometrie. J Kardiol 15, Suppl A: 3–17

World Health Organisation (1968) N.N. Exercise Tests in Relation to Cardiovascular Function. World Health Organisation Technical Report Series No. 388; Geneva: 1–30

Weiterführende Literatur

American College of Sports Medicine (2000) ACSM's Guidelines for Exercise Testing and Prescription, 6th ed. Lippincott Williams & Wilkins, Philadelphia

Myers JN (1996) Essentials of Cardiopulmonary Exercise Testing. Human Kinetics Champaign Il

Brooks GA, Fahey TD, White TP, Baldwin KM (2000) Exercise Physiology. Human Bioenergetics and Its Applications, 3rd ed. Mayfield Publishing Company, Mountain View, California

Hollmann W, Hettinger T (2000) Sportmedizin. Grundlagen für Arbeit, Training und Präventivmedizin, 4. Aufl. Schattauer, Stuttgart: 332–370

Maud PJ, Foster C (eds) (1995) Physiological Assessment of Human Fitness. Human Kinetics, Champaign II

Wasserman K, Hansen JE, Sue DY, Casaburi R, Whipp BJ (2009) Principles of Exercise Testing & Interpretation. Including Pathophysiology and Clinical Applications, 3rd ed. Lippincott Williams & Wilkins, Philadelphia: 63–94 und 115–142

7

Leistungsdiagnostik

Dreiphasigkeit der Energiebereitstellung

Rochus Pokan, Peter Hofmann und Manfred Wonisch

© Springer-Verlag GmbH Austria 2017
M. Wonisch, P. Hofmann, H. Förster, H. Hörtnagl, E. Ledl-Kurkowski, R. Pokan (Hrsg.),
Kompendium der Sportmedizin, DOI 10.1007/978-3-211-99716-1_8

8.1   Einführung

In der Leistungsdiagnostik werden submaximale und maximale Kennwerte der Leistungsfähigkeit erfasst. Üblich sind Kennwerte aus ergometrischen Stufentests. In der Literatur findet man Konzepte mit keinem Schwellenbegriff ebenso wie Konzepte mit einer oder zwei Schwellen. Aktuell kann man davon ausgehen, dass ein dreiphasiger Verlauf der meisten physiologischen Kennwerte im Stufentest und damit ein Zwei-Schwellen-Konzept der Stand des Wissens ist. Ursprüngliche Konzepte gingen oft von nur einem Schwellenwert aus. So wurden die Grundlagen für die „anaerobe Schwelle" bereits in den 20er-Jahren gelegt (Hatree u. Hill 1921, 1923; Hollmann 1966, 2001). Eine erste Benennung als Schwelle (Punkt des optimalen Wirkungsgrades der Atmung, PoW) erfolgte in den späten 50er-Jahren durch Hollmann. Der Begriff „anaerobic threshold" stammt von Wasserman und McIlroy aus dem Jahr (1964).

Ab diesem Zeitpunkt wurden unzählige Konzepte und Benennungen einer anaeroben Schwelle vorgestellt, welche sich somit zu einem der meist untersuchten Phänomene in der Leistungsphysiologie entwickelte. Kritische Stellungnahmen gibt es vor allem zum Begriff „anaerob", da man davon ausgehen kann, dass auch unter aeroben Bedingungen Laktat (anaerob) produziert wird (Brooks 1985, 2009).

Zusätzlich erschwert wird das Verständnis des Phänomens durch eine deutliche Begriffsverwirrung, da die „anaerobic threshold" nach Wasserman und McIlroy (1964) nicht die anaerobe Schwelle (im Sinn eines maximalen Laktat-Steady-State; MLSS), sondern die (nach deutschsprachiger Definition) aerobe Schwelle erfasst.

Man kann aus heutiger Sicht davon ausgehen, dass fixe Kenngrößen nicht geeignet sind, die individuellen Übergänge der dreiphasigen Energiebereitstellung zu definieren. So ist z.B. das 2-mmol.l^{-1}-Konzept (Kindermann et al. 1979) sowie das 4-mmol-Konzept von Mader et al. (1976) nicht begründet und sollte, wie auch andere Fixkonzepte (z.B. das $\%HF_{max}$-Konzept), nicht mehr verwendet werden. Als wesentliche Grundlage kann das im Original schematisch dargestellte 3-Phasen-Konzept von Skinner und McLellan (1980) verwendet werden, das damals nicht mit Daten belegt wurde, heute jedoch bestätigt ist.

Aus dem Energiestoffwechsel und der daraus resultierenden Substratutilisation ergeben sich somit folgende drei Phasen der Energiebereitstellung:

- Phase I = muskulär metabolisch balancierte Phase
- Phase II = systemisch metabolisch balancierte Phase
- Phase III = nicht mehr metabolisch balancierte Phase

Aus Sicht der Leistungsdiagnostik und Trainingssteuerung kommt der Bestimmung der Phasen besondere Bedeutung zu. Für eine sinnvolle Trainingssteuerung ist eine genaue Bestimmung der Übergangsbereiche zwischen den einzelnen Phasen der Energiebereitstellung mittels exakter Messmethoden unbedingt notwendig. Im Wesentlichen kann dabei auf das Verhalten der belastungsabhängigen Blut-Laktat-Konzentration, der Atemgase und der Herzfrequenz bei einem stufenförmigen Ergometertest zurückgegriffen werden (Hofmann u. Tschakert 2011). In den letzten Jahrzehnten wurden von verschiedenen Arbeitsgruppen mehr als 40 Modelle mit unterschiedlichen mathematischen und empirischen Zugängen zur Bestimmung dieser Übergänge, der „Schwellen", vorgestellt. In ◘ Tab. 8.1 sind die am häufigsten angewandten und diskutierten „Schwellenkonzepte" angeführt, ohne dabei auf Vollständigkeit Rücksicht nehmen zu können.

Im Folgenden wird kurz auf die wichtigsten Zusammenhänge leistungsphysiologischer Parameter eingegangen, um in den folgenden Kapiteln genaue leistungsdiagnostische Methoden und Anwendungsmöglichkeiten mit eventuellen Vor- und Nachteilen darzustellen.

◨ Tab. 8.1 Schwellenkonzepte

	Atemgase	Blut-Laktat-Konzentration	Herzfrequenz
Phase I			
Erster Schwellenwert	**AT** (anaerobic threshold) (Wasserman u. McIlroy 1964)	2 mmol (Kindermann et al. 1979)	HF threshold (T(RSA1)) (Cottin et al. 2006)
	AT (V-slope) (Beaver et al. 1986)	**LT** (log-log Transformation) (Beaver et al. 1985)	HFT1 (Cottin et al. 2007)
	VT 1 (McLellan 1985; Weston u. Gabbet 2001)	**LT** (Tiefpunkt Laktatäquivalent) (Aunola u. Rusko 1988; Berg et al. 1980)	Double Product Break Point (DPBP) (Omiya et al. 2004; Riley et al. 1997)
	VE/VO$_2$ (Tiefpunkt Atemäquivalent O$_2$) (Simonton et al. 1988)	**LTP 1** (first lactate turn point) (Hofmann et al. 1997; Pokan et al. 1997)	
Phase II			
Zweiter Schwellenwert	**RCP** (resp. comp, point) (Beaver et al. 1886)	4 mmol (Mader et al. 1976)	**V$_d$** (velocity deflection) (Conconi et al. 1982)
	VT 2 (McLellan 1985; Weston u. Gabbet 2001)	**IAT** (Diffusions-Eliminations-Modell) (Stegmann et al. 1981; Urhausen et al. 1993)	**HR$_d$** (heart rate deflection) (Conconi et al. 1996)
	VE/VCO$_2$ (Tiefpunkt Atemäquivalent CO$_2$) (Simonton et al. 1988)	OBLA (= 4 mmol/l Konzept) (Karlsson u. Jacobs 1982)	**HRT** (heart rate threshold) (Hofmann et al. 1994, 1997)
		LTP (lactate turn point) (Davis et al. 1983; Hofmann et al. 1994)	**HRTP** (heart rate turn point) (Davis et al. 1983; Hofmann et al. 1994, 1997, 2001, 2005; Pokan et al. 1998, 1999)
		LMT (Laktat-In- und Eva- sionsTechnik, Laktatsenke) (Tegtbur et al. 1993)	
		LTP2 (second lactate turn point) (Hofmann et al. 1997; Pokan et al. 1997)	
		IAT (LT + La 1,5 mmol.l^{-1}) (Röcker et al. 1998; Dickhuth et al. 1999)	
Phase III			

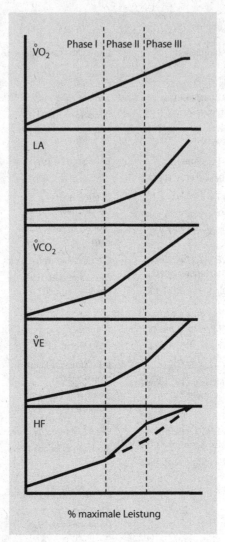

◼ Abb. 8.1   Die drei Phasen der Energiebereitstellung: $\dot{V}O_2$ (Sauerstoffentnahme), LA (Blut-Laktat-Konzentration), $\dot{V}CO_2$ (Kohlendioxidabgabe), $\dot{V}E$ (Ventilation = Atemminutenvolumen), HF (Herzfrequenz)

Der Übergang von Phase I zu Phase II (im deutschen Sprachgebrauch früher auch als aerobe Schwelle bezeichnet) ist durch den ersten deutlichen Anstieg der Blut-Laktat-Konzentration über den Ruhewert gekennzeichnet. Phase II endet mit dem zweiten deutlichen Anstieg der Laktat-Konzentration (früher auch als anaerobe Schwelle im deutschen Sprachraum bezeichnet), welcher das maximale Laktat-Steady-State repräsentiert. Dieses Laktat-Steady-State beschreibt die maximal mögliche Leistung, bei der sich Laktat-Produktion und -Elimination im Gleichgewicht befinden. Im Stufentest ist dieser abrupte Anstieg der Blut-Laktat-Konzentration durch die kumulative Ansammlung von Laktat bedingt. Mit einer höheren Rate der zytosolischen Protonenfreisetzung wird die zelluläre Pufferkapazität ausgeschöpft, und eine Azidose entsteht. Durch die somit günstigen bioenergetischen und biodynamischen Eigenschaften für die LDH-Reaktion wird die Laktat-Produktion weiter erhöht. Die Laktat-Produktion in der Phase III ist somit eher eine Konsequenz als eine Ursache zellulärer Bedingungen, welche eine Azidose verursachen. Die anfallenden Protonen werden abgepuffert.

Als Begründung für eine überschüssige CO_2-Produktion wird in der Literatur oft (Beaver et al. 1986; Wasserman et al. 1973) die Bikarbonat-Pufferung angeführt. Allerdings wird dabei kein zusätzliches CO_2 gebildet. Darüber hinaus dürfte der Beitrag von HCO_3^- bei der Pufferung nur ca. 16% (bis max. 25%) ausmachen. Weitere Puffer wie Histidinreste von Proteinen (31%), Phosphokreatin (29%), Phosphate (8%) und Carnosine (4%) sind im Muskel vorhanden, welche zusammengenommen bedeutender als Bikarbonat sind (Hultman u. Sahlin 1980). Darüber hinaus besitzt der Körper keine Rezeptoren zur Ermittlung von $\dot{V}CO_2$, sodass es unklar ist, wie ein Anstieg der Ventilation (VE) herbeigeführt werden könnte (Hopker et al. 2011). Viel eher dürften die Glomera carotica die Schlüssel zu diesem Konzept sein (ebd.). Es konnte auch gezeigt werden, dass eine Hyperventilation (in Ruhe sowie unter Belastung) die CO_2-Abatmung begünstigt und es zu einer Reduktion des $PaCO_2$ kommt. Die CO_2-Produktion im Muskel ist davon unabhängig und bleibt unverändert (Péronnet u. Aguilaniu 2006). Der Anstieg von $\dot{V}CO_2$ ist somit Folge einer gesteigerten VE-Antwort, und nicht umgekehrt. Der zweite überproportionale Anstieg der Ventilation fällt mit dem zweiten abrupten Anstieg der Blut-Laktat-Konzentration zusammen. Es wird vermutet, dass der durch die in diesem Intensitätsbereich anfallenden Wasserstoffionen, die nicht mehr vollständig abgepuffert werden können, abfallende pH-Wert die Atmung zusätzlich stimuliert. Im Gegensatz zu $\dot{V}CO_2$ kommt es in diesem Intensitätsbereich zu einem zweiten Aufwärtsknick der VE (◘ Abb. 8.1).

Da das Verhalten der Herzfrequenz im Bereich der Übergänge der drei Phasen der Energiebereitstellung zwar keinesfalls immer einen linearen Zusammenhang zur Leistung zeigt, dieses Verhalten aber in Abhängigkeit von der myokardialen Funktion (Hofmann et al. 1994a, 1994b, 1997, 2001, 2005; Pokan et al. 1998, 1999) und anderen Einflussgrößen individuell sehr unterschiedlich ausgeprägt ist, wird im Speziellen darauf in ▸ Kap. 10 eingegangen.

Zur leistungsdiagnostischen Auswertung existieren von verschiedenen Herstellern unterschiedliche Auswertungsprogramme. Das „Vienna CPX-Tool" bzw. das „Wiener KP-Leistungsdiagnostik Tool" ermöglicht es, in einem Programm sowohl die Daten aus der Atemgasanalyse als auch der Blut-Laktat-Konzentration und der Herzfrequenz auszuwerten.

Überprüfen Sie Ihr Wissen

Was versteht man unter der Dreiphasigkeit der Energiebereitstellung?

Literatur

Aunola S, Rusko H (1988) Comparison of two methods for aerobic threshold determination. Eur J Appl Physiol 57: 420–424

Berg A, Stippig J, Keul J, Huber G (1980) Aktuelle Aspekte der modernen Ergometrie. Bewegungstherapie und ambulante Koronargruppen. 1. Zur Beurteilung der Leistungsfähigkeit und Belastbarkeit von Patienten mit koronarer Herzkrankheit. Dtsch Z Sportmed 31: 199–205

Beaver WL, Wasserman K, Whipp BJ (1985) Improved detection of lactate threshold during exercise using a log-log transformation. J Appl Physiol 59: 1936–1940

Beaver WL, Wasserman K, Whipp BJ (1986) A new method for detecting anaerobic threshold by gas exchange. J Appl Physiol 60: 2020–2027

Brooks GA (1985) Anaerobic threshold: review of the concept and directions for future research. Med Sci Sports Exerc 17: 22–31

Brooks GA (2009) Cell-cell and intracellular lactate shuttles. J Physiol 587(Pt 23): 5591–600

Conconi F, Ferrari M, Ziglio PG, Droghetti P, Codeca L (1982) Determination of the anaerobic threshold by a noninvasive field test in runners. J Appl Physiol 52: 869–873

Conconi F, Grazzi G, Casoni I, Guglielmini C, Brosetto C, Ballarin E, Mazzoni G, Patracini M, Manfredini F (1996) The Conconi Test: Methodology after 12 years of application. Int J Sports Med 17: 509–519

Cottin F, Leprêtre PM, Lopes P, Papelier Y, Médigue C, Billat V (2006) Assessment of ventilatory thresholds from heart rate variability in well-trained subjects during cycling. Int J Sports Med 27(12): 959–967

Cottin F, Médigue C, Lopes P, Leprêtre PM, Heubert R, Billat V (2007) Ventilatory thresholds assessment from heart rate variability during an incremental exhaustive running test. Int J Sports Med 28(4): 287–294

Davis A, Basset J, Hughes P, Gass GC (1983) Anaerobic threshold and lactate turnpoint. Eur J Appl Physiol 50: 383–392

Dickhuth HH, Yin L, Niess A, Röcker K, Mayer F, Heitkamp HC, Horstmann T (1999) Ventilatory, Lactate-derived and catecholamine thresholds during incremental treadmill running: Relationship and reproducibility. Int J Sports-med 20: 122–127

Hartree W, Hill AV (1921) The regulation of the supply of energy in muscular contraction. J Physiol 55(1–2): 133–58

Hartree W, Hill AV (1923) The anaerobic processes involved in muscular activity. J Physiol 58(2–3): 127–37

Hofmann P, Tschakert G (2011) Special needs to prescribe exercise intensity for scientific studies. Cardiol Res Pract 15: 209302

Hofmann P, Bunc V, Leitner H, Pokan R, Gaisl G (1994a) Heart rate threshold related to lactate turn point and steady state exercise on a cycle ergometer. Eur J Appl Physiol 69: 132–139

Hofmann P, Pokan R, Preidler K, Leitner H, Szolar D, Eber B, Schwaberger G (1994b) Relationship between heart rate threshold, lactate turn point and myocardial function. Int J Sports Med 15: 232–237

Hofmann P, Pokan R, Von Duvillard SP, Seibert FJ, Zweiker R, Schmid P (1997) Heart rate performance curve during incremental cycle ergometer exercise in healthy young male subjects. Med Sci Sports Exerc 29(6): 762–768

Hofmann P, Von Duvillard SP, Seibert FJ, Pokan R, Wonisch M, Lemura LM, Schwaberger G (2001) %HRmax target heart rate is dependent on heart rate performance curve deflection. Med Sci Sports Exerc 33(10): 1726–31

Hofmann P, Wonisch M, Pokan R, Schwaberger G, Smekal G, von Duvillard SP (2005) Beta1-adrenoceptor mediated origin of the heart rate performance curve deflection. Med Sci Sports Exerc 37(10): 1704–9

Hollmann W (1985) Historical remarks on the development of the aerobic-anaerobic threshold up to 1966. Int J Sports Med 6(3): 109–16

Hollmann W (2001) 42 years ago – development of the concepts of ventilatory and lactate threshold. Sports Med 31(5): 315–20

Hultman E, Sahlin K (1980) Acid-base balance during exercise. Exercise and sport sciences reviews 8: 41–128

Hopker JG, Jobson SA, Pandit JJ (2011) Controversies in the physiological basis of the ‚anaerobic threshold' and their implications for clinical cardiopulmonary exercise testing. Anaesthesia 66(2): 111–123

Karlsson J, Jacobs I (1982) Onset of blood lactate accumulation during muscular exercise as a threshold concept. I. Theoretical Considerations. Int J Sports Med 3: 190–201

Kindermann W, Simon G, Keul J (1979) The significance of the aerobic-anaerobic transition for determination of work load intensities during endurance training. Eur J Appl Physiol 49: 190–192

Mader A, Liesen H, Heck H, Philippi H, Rost R, Schürch P, Hollmann W (1976) Zur Beurteilung der Sportartspezifi-schen Ausdauerleistungsfähigkeit im Labor. Sportarzt Sportmed 21: 80–88 und 109–112

McLellan TM (1985) Ventilatory and plasma lactate response with different exercise protocols: A comparison of methods. Int J Sports Med 6: 30–35

Omiya K, Itoh H, Harada N, Maeda T, Tajima A, Oikawa K, Koike A, Aizawa T, Fu LT, Osada N (2004) Relationship bet-ween double product break point, lactate threshold, and ventilatory threshold in cardiac patients. Eur J Appl Physiol 91(2–3): 224–9

Péronnet F, Aguilaniu B (2006) Lactic acid buffering, nonmetabolic CO2 and exercise hyperventilation: a critical reappraisal. Respiratory Physiology & Neurobiology 150(1): 4–18

Pokan R, Hofmann P, von Duvillard SP, Beaufort F, Schumacher M, Fruhwald FM, Zweiker R, Eber B, Gasser R, Brandt D, Smekal G, Klein W, Schmid P (1997) Left ventricular function in response to the transition from aerobic to anaerobic metabolism. Med Sci Sports Exerc 29(8): 1040–1047

Pokan R, Hofmann P, VonDuvillard SP, Beaufort F, Smekal G, Gasser R, Eber B, Bachl N, Schmid P (1998) The heart rate performance curve and left ventricular function during exercise in patients after myocardial infarction. Med Sci Sports Exerc 30(10): 1475–1480

Pokan R, Hofmann P, von Duvillard SP, Smekal G, Högler R, Tschan H, Baron R, Schmid P, Bachl N (1999) The heart rate turn point, reliability and methodological aspects. Med Sci Sports Exerc 31(6): 903–907

Riley M, Maehara K, Pórszász J, Engelen MP, Bartstow TJ, Tanaka H, Wasserman K (1997) Association between the anaerobic threshold and the break-point in the double product/work rate relationship. Eur J Appl Physiol Occup Physiol 75(1): 14–21

Roecker K, Schotte O, Nies AM, Horstmann T, Dickhuth HH (1998) Predicting competition performance in long-distance running by means of a treadmill test. Med Sci Sports Exerc 30: 1552–1557

Rusko H, Luhtanen P, Rahkila P, Viitasalo J, Rehunen S, Härkönen M (1986) Muscle metabolism, blood lactate and oxygen uptake in steady state exercise at aerobic and anaerobic thresholds. Eur J Appl Physiol 55: 181–186

Simonton CA, Higginbotham MB, Cobb FR (1988) The ventilatory threshold: Quantitative analysis of reproducibility and relation to arterial lactate concentration in normal subjects and in patients with chronic congestive heart failure. Am J Cardiol 62: 100–107

Skinner JS, McLellan TH (1980) The Transition from Aerobic to Anaerobic Metabolism. Res Q Exerc Sport 51: 234–248

Stegmann H, Kindermann W, Schabel A (1981) Lactate Kinetics and Individual Anaerobic Threshold. Int J Sports Med 2: 160–165

Tegtbur U, Busse M, Braumann K (1993) Estimation of an individual equilibrium between lactate production and catabolism during exercise. Med Sci Sports Exerc 25(8): 620–627

Urhausen A, Coen B, Weiler B, Kindermann W (1993) Individual anaerobic threshold and maximum lactate steady state. Int J Sports Med 14: 134–139

Wasserman K, McIlroy MB (1964) Detecting the threshold of anaerobic metabolism in cardiac patients during exercise. Am J Cardiol 14: 844–852

Wasserman K, Whipp BJ, Koyl SN, Beaver WL (1973) Anaerobic threshold and respiratory gas exchange during exercise. Journal of Applied Physiology 35(2): 236–243

Weston SB, Gabbet J (2001) Reproducibility of ventilation of thresholds in trained cyclists during ramp cycle exercise. J Sci Med Sport4(3): 357–366

Der muskuläre Energiestoffwechsel bei körperlicher Aktivität

Gerhard Smekal

© Springer-Verlag GmbH Austria 2017
M. Wonisch, P. Hofmann, H. Förster, H. Hörtnagl, E. Ledl-Kurkowski, R. Pokan (Hrsg.),
Kompendium der Sportmedizin, DOI 10.1007/978-3-211-99716-1_9

9.1 Die Formen der Energieproduktion

Ein Muskel kann nur dann über eine längere Zeitspanne kontrahiert werden, wenn eine ausreichende Konzentration von Adenosintriphosphat (ATP) in den kontraktilen Elementen gegeben ist. ATP ist das einzige Substrat, das in der Lage ist, die Muskelkontraktion direkt herbeizuführen. Ob Tiere oder Pflanzen, ATP dient als universelle biologische Speicher- und Überträgersubstanz.

Der Skelettmuskel besitzt unter Belastung die Fähigkeit, den Energiefluss aus ATP bis auf das 200-Fache gegenüber Ruhebedingungen zu steigern (z.B. bei einmaliger maximaler Kontraktion). Im Verhältnis dazu ist der Abfall des intramuskulären ATP-Spiegels eher gering (Meyer et al. 1986). Das hängt damit zusammen, dass der Skelettmuskel in einem äußerst komplexen und sensiblen metabolischen Regelsystem eingebunden ist, das als Ziel hat, den ATP-Spiegel nahezu konstant zu halten.

Bei der Muskelkontraktion stellt das ATP sozusagen das direkte Verbindungsglied zwischen Kraftentwicklung und Stoffwechsel dar. Dabei wird der ATP-Umsatz im Muskel ganz wesentlich vom Ausmaß der Freisetzung des Kalziums aus dem längsverlaufenden tubulären System bestimmt. Daneben besitzt die Muskulatur mit Creatinphosphat (PCr) eine weitere energiereiche Phosphatverbindung. Die Energiebereitstellung aus den energiereichen Phosphaten bezeichnet man als „anaerob alaktazid". Die wichtigsten Steuerenzyme zur Energiefreisetzung aus ATP sind die ATPasen wie Acto-Myosin-ATPase, Na^+/K^+-ATPase und SR Ca^{2+}-ATPase (SR= sarkoplasmatisches Redikulum), die wiederum durch Kalzium aktiviert werden (Tate u. Taffet 1989). Die Menge an ATP, die bei einer einzelnen Kontraktion maximal hydrolysiert werden kann, ist von der Myosin-Isoenzym-Charakteristik (v.a. im Bereich der „myosin heavy chains") und damit vom Muskelfasertyp abhängig (Kushmerick et al. 1992; Lowey et al. 1993; Sweeney et al. 1993). Prinzipiell wird ein Abfall der ATP-Konzentration von PCr gepuffert. Dies bedeutet, dass die ATP-Konzentration im intakten Muskel auch unter Belastung auf einem relativ hohen Niveau nahezu konstant bleibt. Auch unter Extrembelastung, die zur Erschöpfung führt, fällt der ATP-Spiegel praktisch nie unter 50% des Ausgangsniveaus (Meyer et al. 1986). Das „anaerob alaktazide" System ist aber dadurch limitiert, dass die Menge an Phosphat, die zur Energieproduktion aus den übrigen energiereichen Phosphaten (PCr und ADP) freigesetzt werden kann, drastisch abnimmt (Connett 1988; Meyer et al. 1986).

Bei kurzzeitigen hochintensiven Belastungen, die von längeren Regenerationsphasen gefolgt sind, oder bei Belastungen niedriger Intensität werden die energiereichen Phosphate vorwiegend oxidativ rephosphoryliert. Diese oxidative Rephosphorylierung erfolgt an der inneren Membran der Mitochondrien (Ferguson u. Sorgato 1982). Die Kapazität dieser Resynthese ist von der oxidativen Kapazität des entsprechenden Systems abhängig (Sahlin 1991). Bei hochintensiven Belastungen längerer Dauer fällt die PCr- Konzentration schnell und drastisch ab, aber bei intakter Durchblutung nie unter 10% des Ausgangswertes (Foley et al. 1991; Hood u. Parent 1991; Meyer at al. 1986). In diesem Fall erfolgt die Resynthese durch die anaerobe Energiebereitstellung aus Kohlenhydraten, in deren Folge es zur Produktion von Milchsäure kommt.

Die Mengen an ATP, die zur Kontraktion zur Verfügung stehen, sind allerdings verschwindend klein. Steht der Muskelzelle genügend Sauerstoff zur Verfügung, werden die energiereichen Phosphate durch Oxidation von Nährstoffen resynthetisiert. Ist genügend Sauerstoff vorhanden, um die Mitochondrien arbeiten zu lassen, diffundiert Pyruvat, das aus dem Abbau von Kohlenhydraten gebildet wird, in die Mitochondrien der Muskelzelle (◘ Abb. 9.1). Unter aeroben Bedingungen wird das Pyruvat zu Acetyl-CoA decarboxiliert und in den Zitratzyklus eingebaut. Schon während der Spaltung von Muskelglykogen zu Pyruvat entsteht etwas Energie. Diese Energie wird dadurch gewonnen, dass im Zytoplasma der Zelle NAD (Nicotinamid-Adenin-Dinukleotid) zu NADH + H^+ reduziert wird. Die reduzierte NADH + H^+ wird im Bereich

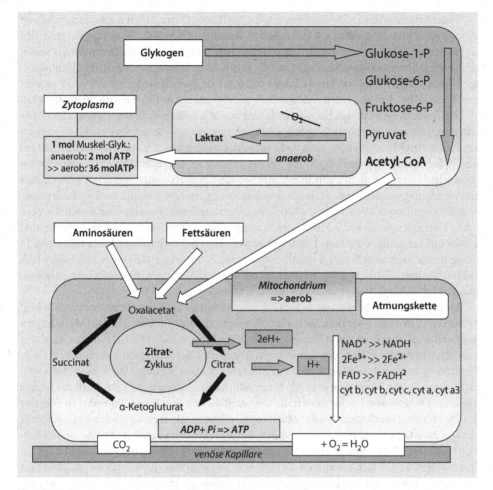

Abb. 9.1 Der Energiestoffwechsel der Muskelzelle

der Mitochondrien-Membran oxidiert. Die so beim Abbau von Glykogen im Zytoplasma der Zelle entstandenen und in die Mitochondrien verschobenen H^+-Ionen werden vom Coenzym FAD (Flavin-Adenin-Dinukloetid) auf das Cytochrom der Atemkette übertragen (Abb. 9.1).

Fette werden unter Belastung in Form von Fettsäuren zur Energieproduktion verwendet. Dies führt zur Abnahme der Konzentration von freien Fettsäuren und macht weitere Mobilisation von Fettsäuren aus Fettdepots (Triglyzeriden) notwendig. Bei der β-Oxidation von Fettsäuren entsteht wiederum Acetyl-CoA, das ebenfalls im Zitratzyklus und der Atmungskette (also aerob) verwertet wird. Insgesamt entstehen im Zitratzyklus Wasserstoffatome und Kohlendioxid und etwas Energie (Bodner 1986). Auch die Aminosäuren, deren Pool aus dem Abbau von (exogen zugeführtem oder endogen gespeichertem) Eiweiß versorgt wird, werden im Zitratzyklus und der Atmungskette der Muskelzellen oxidiert.

In der Atmungskette werden die im Zitratzyklus (Abb. 9.1) produzierten Wasserstoffatome in den Mitochondrien der Muskelzelle auf Sauerstoff übertragen. Die Atmungskette ist somit der gemeinsame Weg, über den alle Elektronen, die bei der Oxidation der verschiedenen Nährstoffe entstehen, in Energie umgesetzt werden. Die Atmungskette kann aber ebenso wie der Zitratzyklus nur in Gang gehalten werden, wenn genügend Sauerstoff vorhanden ist.

Unter Sauerstoffmangelbedingungen kann $NADH + H^+$ nur durch die Reduzierung von Pyruvat reoxidiert werde (◘ Abb. 9.1). Bei diesem Vorgang entsteht Milchsäure (der Vorgang wird als „anaerobe Glykolyse" bezeichnet). Dieser Prozess der $NADH + H^+$-Reoxidation durch Pyruvat ist aber ein sehr unökonomischer Zugriff auf die ohnehin beschränkten endogenen Kohlenhydratspeicher. Aus dem Abbau von 1 mol Glukose zu 2 mol Laktat werden lediglich 3 mol ATP gewonnen, während bei der kompletten Oxidation 36 mol ATP gebildet werden können (Blei et al. 1993).

Zusammenfassend gesagt, hat die Anhäufung von Milchsäure somit zwei Gründe: Einerseits fällt durch die extrem erhöhte Glykolyserate unter intensiven Belastungen Pyruvat in Mengen an, die von den Mitochondrien nicht mehr verwertet werden können; andererseits kann das bei der Glykolyse im Zytoplasma der Muskelzelle anfallende reduzierte $NADH + H^+$ von der Mitochondrien-Membran nicht mehr in entsprechenden Raten reoxidiert werden. Bei Fortdauer einer hochintensiven Belastung (Fortdauer anaerober Energiegewinnung) wird die Pufferkapazität des Organismus überschritten – Milchsäure wird angehäuft. Basierend auf diesen theoretischen Überlegungen dient die Milchsäurekonzentration (im Blut, im Muskel) als Anhaltspunkt zur Identifikation der einzelnen Umstellphasen der Energiebereitstellung unter Belastung. In der leistungsdiagnostischen und sportmedizinischen Praxis wird das Salz der Milchsäure (das Laktat) bestimmt. Es dient dabei als einer der wichtigsten Parameter zur Bestimmung der Ausdauerleistungsfähigkeit, aber auch zur Trainingsoptimierung.

Eine Schlüsselrolle bei der anaeroben Glykolyse nimmt die Glykogen-Phosphorylase (sie liegt in zwei Formen a und b vor) ein. Sie spaltet endogenes Kohlenhydrat im Muskel (Muskelglykogen) und wird über das Enzym Phosphorylase-Kinase durch Ca^{2+} (Freisetzung des Kalziums aus dem längsverlaufenden tubulären System) reguliert. Überhaupt ist die verminderte Ca^{2+}-Freisetzung aus dem tubulären System mit zunehmender Erschöpfung (Westerblad et al. 1993) als Hinweis für die Bedeutung des Ca^{2+} für muskuläre Ermüdung zu werten. Auch das Enzym Phospho-Fruktokinase (sie katalysiert die Umwandlung von Fruktose-6-Phosphat zu Fruktose 1,6-Di-Phosphat im Cytoplasma der Muskelzelle) dürfte insofern eine entscheidende Rolle für die anaerobe Glykolyse spielen, als sie durch den absinkenden pH-Wert (Milchsäureproduktion) inhibiert wird (Hollidge-Horvat et al. 1999; Sahlin 1986) und damit die anaerobe Glykolyse limitiert. Tatsächlich beeinflusst die H^+Ionen-Konzentration die Glykolyse und damit die PCr-Konzentration unter Belastung. Eine hohe H^+Ionen- Konzentration vermindert den PCr-Spiegel (über das Enzeym Kreatinkinase) (Sahlin 1986). Weiters scheint eine lokale Azidose in der Arbeitsmuskulatur zu verminderten Brückenbildungen zwischen den Myosinköpfen und den Aktinmolekülen der Muskelfasern beizutragen (Westerblad et al. 1993).

9.2   Die Rolle der Fette bei der Energiebereitstellung

Fette sind evolutionär als ideales Depot-Substrat konzipiert. Ein Gramm Fett enthält 9,3 kcal Energiegehalt, mehr als doppelt so viel Energie wie 1 g Kohlenhydrat oder Protein (je 4,1 kcal). Dies bedeutet für ein 70 kg Individuum einem Körperfettanteil von 15% eine Fettmasse von 10,5 kg eine Gesamt-Speichermenge von fast 100.000 kcal.

Prinzipiell sollte bei Fett, das zur Energiebereitstellung zur Verfügung steht, zwischen zwei verschiedenen Typen von Fetteinlagerungen unterschieden werden. Dies ist einerseits das Depotfett – also Fett, das an typischen Stellen (z.B. subkutan oder intra-abdominell usw.) abgelagert wird und bei einer zu hohen Fett-Zufuhr zu Übergewicht/Adipositas führen kann. Für Frühzeit-Menschen waren diese Fettdepots von unschätzbarem Wert, um längere Perioden ohne Nahrungsmittel unbeschadet überstehen zu können. Insgesamt werden diese Fette, die in Form von Fettzellen vorliegen, unter Belastung durch sehr komplizierte physiologische Vorgänge (beteiligt u.a.: Katecholamine, Adenlycyklase, cAMP, hormonsensitive Lipasen) aufgelöst (Lipolyse) und schließlich in Form von freien Fettsäuren (FFS) zur arbeitenden Muskulatur transportiert. Auch diese Transportvorgänge sind äußerst komplex und erfolgen durch Beteiligung einer Vielzahl an Transportproteinen. Auf diese Weise können Gefäßwände, interstitielles Gewebe, Zellmembranen und schließlich die beiden Mitochondrien-Membranen passiert werden (Smekal et al. 2003).

In den 80er-Jahren des vorigen Jahrhunderts konnte anhand von Kombinationen von Muskelbiopsien und Elektronenmikroskopie belegt werden, dass es eine zweite Form von Fetten gibt, die direkt in den Muskelzellen (intra-muskuläre Triglyceride, IMTG) und hier besonders in der unmittelbaren Umgebung der Mitochondrien gelagert sind (Coggan et al. 2000; Hoppler 1986; Martin et al. 1993; Hurley et al. 1986; Kiens et al. 2006; Martin et al. 1993; Phillips et al. 1996; Sial et al. 1998; Tarnopolsky et al. 2007; Turcotte et al. 1992, Turcotte 1999; van Loon et al. 2003; Yoshida et al. 2013). Im Verlauf der darauf folgenden Jahre kam es zur Entwicklung neuer Messmethoden (z.B. Tracer-Technologie, MRT, Mikrodialyse, Immunfluoreszenz-Mikroskopie). Diese Methoden führten zu neuen, genaueren Einblicken auf dem Gebiet der Substrat-Utilisation. Besonders mithilfe der neu entwickelten Tracer- Technologie, bei der Substrate mit Isotopen markiert werden, können Energieflüsse bei Belastungen unterschiedlicher Intensitäten dargestellt werden. Ab diesem Zeitpunkt war es möglich, die Funktionsform der zuvor morphologisch identifizierten IMTG darzustellen und zu beurteilen – die Energieflüsse aus den beiden wichtigsten Fettspeichern waren damit erstmals differenzierbar und quantifizierbar (Hurley et al. 1986; Kiens et al. 2006; Martin et al. 1993; Phillips et al. 1996; Romijn et al. 1993; Romijn et al. 2000; Sial et al. 1998; Tarnopolsky et al. 2007; Turcotte et al. 1992; van Loon et al. 2001; van Loon 2003; van Loon 2004; Yoshida et al. 2013).

Die so entstandenen Forschungsergebnisse belegten einerseits bekannte Gesetzmäßigkeiten der Muskelenergetik, führten aber andererseits zu völlig neuen Ansätzen. Aufgrund der nun vorliegenden Daten ergeben sich zum aktuellen Zeitpunkt folgende Eckpunkte:

Unter Ruhebedingungen und extrem niedrigen Belastungsintensitäten (Voraussetzung: passable Ausdauer-Leistungsfähigkeit) wird die notwendige Energie vor allem aus Fetten und hier besonders aus den außer-muskulären Fettdepots bezogen. Die sehr niedrigen Energieflussraten aus dieser Art des Fett-Stoffwechsels sind ausreichend, um einen Großteil der Energie abzudecken.

Bei Steigerung der Belastungsintensität kommt es zur zunehmenden Mobilisierung der IMTG, die nun einen beträchtlichen Teil der Muskel-Energieversorgung tragen (◘ Abb. 9.2). Auch Kohlenhydrate (KH) werden bereits (je nach Ausdauer-Leistungsfähigkeit) mit herangezogen. Dies geschieht zunächst vorwiegend aerob.

Wird die Belastungsintensität weiter gesteigert, werden die KH zur zunehmend dominanten Energiequelle der sportlichen Aktivität – der anaerobe KH-STW gewinnt zunehmend an Bedeutung.

Neu und revolutionär war die Erkenntnis, dass die Fettoxidation nicht, wie bis dahin vermutet, einen „Grundsockel" der Energieversorgung des Muskels ausmacht, der je nach Belastungsintensität durch einen zunehmenden Anteil an KH-Verwertung ergänzt wird, sondern dass es ab einer gewissen (vom Ausdauer-Trainingszustand des Individuums abhängigen) Belastungsintensität zu einem massiven Abfall des Fett-Stoffwechsels kommt (Romijn et al. 1993).

Die Ursachen für das oben beschriebene Phänomen blieben zunächst unklar. Nichtsdestoweniger barg dieses Forschungsergebnis eine nicht unbeträchtliche Praxisrelevanz. Die vorliegenden Daten demonstrierten, dass die Kapazität, Fette zu oxidieren (in Langzeit-Ausdauer-Sportarten eine unabdingbare Voraussetzung für eine gute Leistung) nur effizient geschult werden kann, wenn im Training eine bestimmte Belastungsintensität nicht überschritten wird. Acht Jahre später präsentierte eine Forschungsgruppe um van Loon (van Loon et al. 2001) neue Daten (◘ Abb. 9.2), die Lösungsansätze für das oben beschriebene Phänomen lieferten. Sie bildet die Basis für eine Theorie,

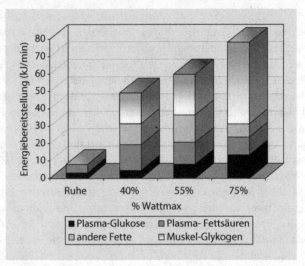

◘ Abb. 9.2 Nährstoff-Utilisation in Ruhe und bei Belastungen verschiedener Intensität (steady state). (Mod. nach van Loon et al. 2001).

die eine Behinderung des Transports von FFS durch die Mitochondrien-Membran bei hohen Belastungsintensitäten nahelegte. Es konnte gezeigt werden, dass es bei hoher Belastungsintensität zu einer Verminderung des freien „L-Carnitin-Pools" im Muskel kommt. Dieser Abfall scheint dadurch zustande zu kommen, dass das freie L-Carnitin im Muskel mit ansteigender Belastungsintensität durch Stoffwechselprodukte aus dem anaeroben Kohlenhydrat Stoffwechsel gebunden wird (◘ Abb. 9.3). Kommt es also unter anaeroben Bedingungen zu einem hohen glykolytischen Fluss aus KH, führt dies zu einer Akkumulierung von Zitrat und Acetyl-CoA im Muskel (Dyck et al. 1993; van Loon et al. 2001; van Loon 2004). Wenn aber nun die aus der Glykolyse stammende Menge an Zitrat jene Menge übertrifft, die vom Mitochondrium tatsächlich verbrannt werden kann (Ausschöpfung der aeroben Kapazität des Systems), diffundiert Zitrat wieder aus dem Mitochondrium heraus und wird vom Enzym Zitrat-Lyase in Acetyl-CoA und Oxalacetate zerlegt (Winder 1998). Die Studie von van Loon et al. (2001) dokumentiert, dass das überschüssig produzierte (und aus dem KH-Stoffwechsel stammende) Acetyl-CoA tatsächlich an L-Carnitin gebunden wird – das so entstandene intramuskuläre Acetly-Carnitin steigt, der freie L-Carnitin-Spiegels fällt (◘ Abb. 9.3). Mit abfallendem Spiegel an freie L-Carnitin wird die Komplexbildung zwischen L-Carnitin und FFS behindert, was wiederum zu einer Reduzierung des Transports von FFS durch die innere Mitochondrien-Membran führt. Des Weiteren wird von den Autoren nicht ausgeschlossen, dass die FFS-Transportstörung auch durch eine Beeinträchtigung der FFS-Transporter CTP1 und CTP2 (CPT = Carnitin-Palmitoyl-Transferase) bedingt sein könnte (Starrit et al. 2000), da Carnitin ein wichtiger Bestandteil von CTP1 und CTP2 ist. Auch eine Hemmung der beiden Transportproteine durch den niedrigen ph-Wert (metabolische Azidose, bedingt durch den anaeroben KH-Stoffwechsel) kann nicht ausgeschlossen werden (van Loon 2004). Insgesamt ist zu bedenken, dass bei einer hohen mitochondrialen Kapazität bei gleicher Belastungsintensität mehr Metaboliten, die aus der (anaeroben) Glykolyse stammen, aerob verwertet werden können, was sich wiederum positiv auf eine mögliche Behinderung der Fettoxidation auswirkt (Hurley et al. 1986; Jeukendrup et al. 1998; Kiens 2006; Martin et al. 1993; Phillips et al. 1996; Turcotte et al. 1992; van Loon et al. 2001; van Loon 2004).

Natürlich ergaben sich nach Vorlage der oben genannten Daten alsbald Überlegungen, dass eine exogene Zufuhr von Carnitin eventuell zu einer verbesserten Fettoxidation führen und damit zu einer Schonung der endogenen KH-Speicher während lang andauernder Belastungen beitragen könnte (Folge: Verbesserung der Ausdauerleistung). Bei Sicht auf die vorliegende Literatur besteht

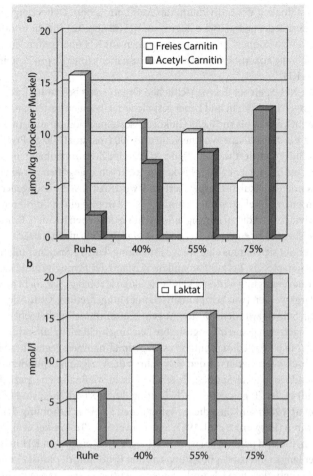

Abb. 9.3 a) Intramuskuläre Konzentrationen für „freies Carnitin" und an Acetly-CoA gebundenes Carnitin (Acetly-Carnitin) in Ruhe und bei Belastung verschiedener Intensität (steady state). b) Blut-Laktat-Konzentration in Ruhe und bei Belastungen verschiedener Intensität (steady state). (Mod. nach van Loon et al. 2001).

allerdings wenig Evidenz für diese Vermutung, da selbst eine hoch dosierte Infusion von L-Carnitin in der Regel zu keiner signifikanten Erhöhung der L-Carnitin-Konzentration im Muskel führt (Stephens et al. 2006). Ob eine Langzeit-Carnitin-Gabe – kombiniert mit einer Gabe von Kohlenhydraten (z.B. über 24 Wochen; Wall et al. 2011) – hier Abhilfe schaffen kann, bleibt abzuwarten.

Der Einsatz der Tracer-Technologie führte auch zu bahnbrechenden Erkenntnissen über die Bedeutung der IMTG für die Energiebereitstellung unter Belastungen. So konnte gezeigt werden, dass bei zunehmender Belastung der Zugriff auf IMTG steigt (Romijn et al. 1993; Kines 2006; van Loon et al. 2001; van Loon 2003; van Loon et al. 2004; Tarnopolsky et al. 2007; Yoshida et al. 2013), während die Oxidation von Fetten aus den peripheren Fettdepots bereits stagniert (**Abb. 9.2**).

9.3 Die Rolle der Kohlenhydrate bei der Energiebereitstellung

Wie zuvor erwähnt, hängt der relative Anteil der Kohlenhydrate (KH) unter körperlicher Aktivität zum einen von der Belastungsintensität und der Dauer der Belastung (Kiens 2006; Romijn et al. 1993; van Loon et al. 2001; van Loon 2004), zum anderen aber auch von der

Ausdauerleistungsfähigkeit des Individuums ab (van Loon 1999). Dabei steigt mit zunehmender Belastungsintensität der energetische Zugriff auf KH (■ Abb. 9.2), um die erforderliche Menge an Energie abdecken zu können. Die Energieflussraten aus KH übertreffen jene, die aus Fetten möglich sind, wobei die anaerobe Glykolyse wiederum mehr Energie pro Zeiteinheit liefert als die Oxidation von KH.

Leider sind die KH-Speicher des menschlichen Organismus beschränkt. KH sind vor allem in Form von Glykogen in Muskeln und Leber gespeichert. Glykogen besteht aus einem zentralen Protein (Glykogenin), an das bis zu 50.000 Glukose-Bausteine geknüpft sind. In der Leber finden sich etwa 100 g, in der Muskulatur zwischen 300 und 500 (maximal 700 g). Etwa 5–6 g Glukose können über das Blut rekrutiert werden. Bedenkt man im Zusammenhang mit den genannten Speichermengen, dass nur auf jene Muskelglykogen-Reserven zugegriffen werden kann, die in der tatsächlich arbeitenden Muskulatur gespeichert sind, wird klar, dass die endogenen KH-Reserven bei langen und intensiven Belastungen (Training, Wettkämpfe) einen limitierenden Faktor bei körperlichen Aktivitäten für die zu erbringende Leistung darstellen können. Kommt es bei angestrebten Arbeitsleistungen zu einem Missverhältnis von KH-Zugriff und tatsächlich verfügbarem endogenem KH, ergibt sich daraus eine völlige Entladung der KH-Speicher mit nachfolgendem Abfall des Blutzuckerspiegels. Bei zunehmendem Zustand der Hypoglykämie kann das Gehirn, das in seiner Energieversorgung weitestgehend von Glukose abhängig ist, nicht mehr ausreichend mit Energie versorgt werden (was symptomatisch mit Hungergefühl, Kraftlosigkeit, Schwindel, Schweißausbruch, Schwarzwerden vor den Augen, „Gummiknie" einhergeht). Ist diese Symptomatik einmal eingetreten, kann die angestrebte Leistung nicht mehr aufrechterhalten werden.

Natürlich tauchte bald die Frage auf, ob es Gegenmaßnahmen gegen diese Beschränkung des KH-Stoffwechsels gäbe. Bereits ab den 60er-Jahren des vorigen Jahrhunderts konnte gezeigt werden, dass die endogenen KH-Speicher durch diätetische Maßnahmen (spezielle Ernährungs/Belastungsregime) in den Tagen vor einer Belastung durch zu erhöhen sind (Bergström et al. 1966; Sherman et al. 1989) und dass diese Maßnahmen zu einer Erhöhung der Ausdauerleistungsfähigkeit führen (Bergström et al. 1967; Sherman et al. 1991; Walker et al. 2000). Überdies existieren Studien, die den Schluss zulassen, dass auch die Zufuhr von KH in den letzten vier Stunden vor einer langen intensiven Belastung zu einer Erhöhung der Muskel-Glykogenspiegel, einer erhöhten Verfügbarkeit von KH und einer konsekutiven Leistungssteigerung führen kann (Coyle et al. 1985; Coyle 1991; Francescato et al. 2006; Karamanolis et al. 2008; Millard-Stafford et al. 1997; Sherman et al. 1989; Whright et al. 1991). Allerdings wird diese Frage aufgrund der vorliegenden Datenlage im Detail etwas kontroversiell diskutiert (Ivy u. Ferguson-Stegall 2014).

Auch die exogene Zufuhr von KH während lange andauernder körperlicher Aktivitäten stand bald zur Diskussion. Schon ab den späten 70er-Jahren des vorigen Jahrhunderts kam es zum Nachweis einer Leistungssteigerung durch KH-Zufuhr während der Belastung (Coyle et al. 1983; Ivy et al. 1979; Fielding et al. 1985). Mit Einführung der Tracer-Technologie konnte auch das Wissen über die Oxidation exogen zugeführter KH deutlich erweitert werden (Currell et al. 2008; Jentjens et al. 2004; Jeukendrup et al 2006; Jeukendrup 2010; Leijssen et al. 1995; Vandenbogaerde et al. 2011; Wagenmakers et al. 1991, 1993). Folgt man der vorliegenden Datenlage, dürften etwa 2–2,5 g KH pro Minute nötig sein (■ Abb. 9.4), um optimale Oxidationsraten (1,0–1,7 g pro Minute) zu erreichen (Cermak u. van Loon 2013; Jentjens et al. 2004; Jeukendrup 2010). Dabei hat sich herausgestellt, dass die Oxidation dann höher ausfällt, wenn zwei oder mehrere Kohlenhydrate verabreicht werden (■ Abb. 9.4).

Fest steht allerdings auch, dass die Oxidation von exogen zugeführtem KH einer Limitierung unterliegt. Die Ursache dafür ist derzeit nicht zweifelsfrei argumentierbar, vermutet wird aber, dass sie im Bereich des Darms angesiedelt ist. Die Adsorption der KH im Darm ist an Transportproteine gebunden (SGLT1 für Glukose und Galaktose, GLUT5 für Fruktose). Für die einzelnen

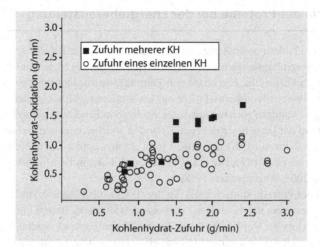

◘ Abb. 9.4 Oxidation von exogen zugeführten Kohlenhydraten (KH; Zufuhr mehrerer KH, Zufuhr eines einzelnen KH); Zusammenfassung von Tracer-Studien inklusive Dosierung des/der exogenen Kohlenhydrats/Kohlenhydrate und deren Auswirkung auf die Oxidation. (Mod. nach Jeukendrup 2010).

Transportproteine dürfte jedoch eine (eigene) Sättigungskurve bestehen (Cermak u. van Loon 2013; Jentjens et al. 2004; Jeukendrup 2010), was wiederum mit einer Limitierung der KH-Aufnahme (und Oxidation) einhergeht. Ist also bei Gabe von Glukose der Transporter SGLT1 gesättigt und damit eine weitere Glukose-Aufnahme in den Darm nicht mehr möglich, trifft dies bei zusätzlicher Gabe von Fruktose auf dieses KH nicht zu, das es einen eigenen Transporter besitzt.

Sehr bald wurde auch klar, dass einmal entladene KH-Speicher (besonders das Muskel-Glykogen) nur sehr langsam regeneriert werden können (Blom 1989; Coyle 1991; Ivy et al. 1988), da es sich, wie bereits vorher erwähnt, um einen Komplex handelt, der aus bis zu 50.000 Bausteinen aufgebaut ist. Der Wiederaufbau von Muskel-Glykogen ist ein äußerst komplizierter biochemischer Vorgang, an dem die verschiedenste Mediatoren (Kinasen) beteiligt sind (Jensen u. Lai 2009; Jensen u. Richter 2012). Interessant war in diesem Zusammenhang die Beobachtung, dass die Wiederaufladung der Muskel-Glykogen-Speicher in den ersten Stunden nach der Belastung deutlich erhöht ist, wobei hier gerade die ersten zwei Stunden (hier bestehen 2- bis 3-fach erhöhte Resynthese-Raten als in den Stunden danach) besonders effektiv verlaufen (Ivy et al. 1988; Jentjens et al. 2003; van Loon et al. 2000). Voraussetzung für eine befriedigende KH-Resynthese ist dabei eine ausreichende Zufuhr von KH (etwa 75–90 g oder 1,2 g pro kg Köpergewicht pro Stunde; Jentjens et al. 2001, 2003). Über den physiologischen Hintergrund der effizienteren KH-Synthese unmittelbare nach Abbruch einer erschöpfenden körperlichen Aktivität gibt es keine absolute Klarheit (Geiger et al. 2006; Jensen u. Richter 2012; Lucidi 2010), allerdings wird aufgrund der aktuellen Datenlage eine Aktivierung des Glukose-Transporters GLUT4 als (Mit-)Verursacher in Erwägung gezogen (Geiger et al. 2006; Jensen u. Richter 2012; Jentjens et al 2003). Weiters sollte berücksichtigt werden, dass die Zufuhr von KH mit hohem glykämischem Index zu einer besseren KH-Resynthese führt als eine Zufuhr von KH mit niedrigem glykämischen Index (Burke et al. 1993, 2004; Jentjens et al. 2003). Insgesamt ist festzustellen, dass die komplette Wiederaufladung völlig entladener KH-Speicher (selbst bei optimierter KH-Zufuhr) mindestens zwölf Stunden – oft auch länger – in Anspruch nehmen kann. In diesem Zusammenhang konnte auch gezeigt werden, dass in der Nachbelastungsphase die Insulin-Sensitivität und damit die Bereitschaft zum Glukose-Transport in die Muskelzelle mit dem Ausmaß der Glykogen-Entladung korrelieren dürfte (Richter et al. 2001) – je höher die Entladung desto höher die Insulin-Sensitivität und desto höhere Resynthese-Raten pro Zeiteinheit.

9.4   Die Rolle der Proteine bei der Energiebereitstellung

Die Bedeutung der Oxidation von Aminosäuren unter körperlicher Belastung sowie ihre Auswirkung auf den Proteinhaushalt wurden erst im letzten Drittel des 20. Jahrhunderts in vollem
Ausmaß erkannt und beforscht. Erst ab diesem Zeitpunkt wurde langsam (aber zunehmend)
realisiert, dass der Protein-Stoffwechsel nicht nur im Kraftsport (Muskelproteinsynthese) von
hoher Bedeutung ist, sondern auch bei Ausdauer-Athleten in Erwägung gezogen werden muss.
So wurde im Verlauf der Jahre beschrieben, dass und in welchem Ausmaß bei Ausdauerbelastungen auf Protein-Bausteine (AS) zugegriffen wird (Blomstrand u. Saltin 2001; Brouns et al.
1989a, 1989b; Carraro et al. 1994; Dideriksen et al. 2013; Forslund et al. 1998; Millward et al.
1982; Rennie et al. 2006; Wagenmakers 1998).

Auch im Fall des Protein-Stoffwechsels führten Tracer- und Biopsie-Studien (bzw. deren
Kombination) zu besserem Verständnis der vorliegenden Situation. Bereits in der ersten Prote-
in-Tracer-Studie (gearbeitet wurde mit „Tracer-Leucin") konnte gezeigt werden, dass der Zugriff
auf AS in Abhängigkeit zur Belastungsintensität einer körperlichen Aktivität (Millward et al.
1982) steigt. AS liegen nur in einem sehr beschränkten Ausmaß in frei zugänglicher Form vor
(„Aminosäure-Pool"), nur etwa 0,05% stehen auf diese Weise zur Verfügung. Gesamtmenge und
Mischung der AS im Pool hängen dabei von der Zufuhr mit Ernährung und ihrer Entnahme
(z.B. durch körperliche Aktivität) ab. Unter Belastung werden, wie bereits erwähnt, bevorzugt
eine Gruppe von drei AS oxidiert, die unter dem Begriff „Verzweigtkettige AS" (Leucin, Isoleucin, Valin; engl. Synonym: „Branched-Chain Amino Acids" = BCAA) zusammengefasst werden.
Die BCAA zählen zu den essentiellen AS, werden im menschlichen Organismus nicht synthetisiert und müssen daher mit der Ernährung zugeführt werden. In geringerem Ausmaß werden
offensichtlich auch andere AS wie Glutamin, Alanin und Aspartat zur Energiebereitstellung
herangezogen. Glutamin spielt in der Praxis von Spitzenathleten insofern eine nicht unwichtige
Rolle, als diese AS offensichtlich ein wichtiger Energielieferant für Immunzellen ist (Castel et al.
2006). Es ist nicht auszuschließen, dass die erhöhte Infektanfälligkeit, die nach schweren körperlichen Belastungen nachweisbar ist (Nieman et al. 1990), auch unter Beteiligung eines Glu-
tamin-Defizites (Castell et al. 1999) zustande kommt. Daher kann eine Glutamin- Supplementierung bei infektanfälligen Athleten durchaus in Betracht gezogen werden (Castel et al. 2006).
Auch die schon angesprochene Supplementierung von BCAA dürfte den Zugriff auf Glutamin
und Belastung reduzieren und auch daher zur Prävention eines Glutamin- Mangels beitragen
(Bassit et al. 2002).

Insgesamt liegt der Anteil der Energiebereitstellung an der Gesamtenergiemenge unter Belastung bei maximal 10–15% der gesamt umgesetzten Energiemenge (Rennie et al. 2006). Dabei
hängt der Zugriff auf die AS von Dauer und Intensität der Belastung ab – je höher die Intensität,
desto höher der prozentuelle Zugriff. Ausdauer-Athleten greifen also sowohl bei langen und häufigen als auch bei intensiven Belastungen massiv auf AS zu (Training, Wettkämpfe). Dabei besteht
oftmals das Problem, dass das Ausmaß der frei zugänglichen AS („Aminosäure-Pool") oftmals zu
gering ist, um den auftretenden Bedarf abdecken zu können (Dideriksen et al. 2013). Es wäre
nun logisch, dass nach Entleerung des Pools keine Aminosäuren zur Energieproduktion herangezogen werden. Dies ist aber in der Realität (leider) nicht der Fall. Ist der AS-Pool entleert, wird
funktionelles Eiweiß (vor allem im Form von Muskeleiweiß) in Anspruch genommen. Muskeleiweiß geht aufgrund der so entstandenen „katabolen" Stoffwechsellage verloren (Blomstrand u.
Saltin 2001; Brouns et al. 1989a, 1989b; Forslund et al. 1998; Rennie et al. 2006). Auch eine Min-
derversorgung mit AS, chronische kalorische Unterversorgung, aber auch negative Kohlenhyd-
rat-Bilanzen (Brouns et al. 1989a, 1989b, 1989c; Wagenmagers et al. 1991) fördern den erhöhten
Untergang von Muskelzellen. Weiters forciert ein schlechter Ausdauer-Trainingszustand den

Zugriff auf Proteine während körperlicher Aktivität (McKenzie et al. 2000), sodass gerade bei untrainierten Personen, die in einen Trainingsprozess einsteigen, auf eine ausreichende Proteinzufuhr zu achten ist, um katabole Zustände zu vermeiden.

Aus den in der Wissenschaft vorliegenden Daten ergeben sich für die Proteinzufuhr eine Empfehlung von 1,2–1,4 g/kg Körpergewicht pro Tag für Hobby-Ausdauersportler, von etwa 2–2,5 g/kg Körpergewicht pro Tag für Leistungs-Ausdauersportler (vergleiche: 0,9 g/kg Körpergewicht pro Tag für gesunde, nicht körperlich aktive Menschen). Im Kraftsport werden etwa 3 g/kg Körpergewicht pro Tag empfohlen, wobei für einen entsprechenden Muskelaufbau nicht nur die Quantität (Gesamtmenge der Zufuhr), sondern die Qualität des Proteins (Spektrum der mit den Proteinen zugeführten Aminosäuren; s. Begriff biologische Wertigkeit von Eiweiß) eine Rolle spielen.

Leider wird es auch bei reichlicher Proteinzufuhr für (Ausdauer-)Athleten immer schwieriger, den extremen Anforderungen des Spitzensports (Trainingsumfänge, Trainingsintensitäten) entsprechen zu können, ohne dabei die Balance zwischen Belastung („Protein-Breakdown") und Regeneration („Proteinsynthese") zu missachten. Es sollte an dieser Stelle auch nicht unerwähnt bleiben, dass chronische Dysbalancen von „Protein-Breakdown" und „Proteinsynthese" im dringenden Verdacht stehen, an schwerwiegenden Komplikationen (z.B. Übertrainingszuständen, Infektanfälligkeit) maßgeblich beteiligt zu sein. Dass das hier beschriebene Problem in der Praxis erkannt wird, zeigt der in den letzten Jahren stark ansteigende Missbrauch von verbotenen anabolen Substanzen im Ausdauersport. Leider lassen herkömmliche Laborparameter, wie etwa Kreatinkinase oder Harnstoff (sie dienen als Signalstoffe für negative Eiweißbilanzen und Untergang von Muskelzellen), eine Beurteilung der aktuell vorliegen Protein-Stoffwechsellage nur bruchstückhaft zu. Ob neuartige Parameter wie zellfreie Plasma-DNA, Marker des oxidativen Stresses (wie Isoprostane, Thiobarbituric Acid Reactive Substances, Protein-Carbonyls, Glutathione-Peroxidase) oder Messungen des „Antioxidans-Status" in der Zukunft in der Lage sein werden, hier Abhilfe zu schaffen, bleibt abzuwarten.

Natürlich wurden angesichts des massiven Zugriffs auf BCAA bei exzessivem Ausdauertraining auch Überlegungen angestellt, ob ihre Supplementierung den Eiweiß-Katabolismus zurückhalten oder abschwächen könne. Dieser Ansatz ist theoretisch nachvollziehbar, weil wissenschaftlich dokumentiert ist, dass BCAA unter Belastung tatsächlich oxidiert werden (Forslund et al. 1998; Rennie 2006; Dideriksen et al. 2013) – was wiederum mit einer „anti-katabolen" Wirkung einhergehen sollte. Tatsächlich gibt es zunehmend Evidenz, dass dies der Fall ist (Blomstrand u. Saltin 2001; Rennie et al. 2006; Dideriksen et al. 2013). Eine wichtige Entdeckung war auch, dass eine Gabe von BCAA nicht nur den Zugriff auf körpereigene, funktionelle Proteine verringern, sondern auch eine direkte Stimulierung der Proteinsynthese bewirken dürfte (also nicht nur anti-katabol wirksam ist, sondern sogar eine gewisse anabole Wirkung hat). Durch Muskelbiopsien und nachfolgende Analysen von Genexpressionen konnte ein „Signalnetzwerk" der Muskel-Proteinsynthese (Blomstrand et al. 2006; DiCamillo 2014; Karssoln 2004; Kimball u. Jefferson 2004; Kumar et al. 2012) identifiziert werden, in dessen Mittelpunkt die Proteinkinase mTOR steht. Insgesamt handelt es sich bei diesem Signalnetzwerk um einen Komplex von zahlreichen Proteinen (z.B. 4E-BP1, P70 S6 Kinase, GSK3, eIF, IF2B, S6K1, P38 MAPK), die in ihrer Gesamtheit eine Aktivierung der Proteinsynthese im Muskel auslösen dürften. Klar ist jedenfalls, dass eine solche Wirkung eine bessere Regeneration nach katabolen Prozessen, aber auch einen höheren Muskelzuwachs nach Krafttraining bewirken sollte. Weitere Studienergebnisse werden abzuwarten sein, um diese Sachlage genauer zu beleuchten. Abschließend ist erwähnenswert, dass die Kombination von Proteinen (essentielle Aminosäuren, BCAA) und KH bessere Auswirkung auf die Porteinsynthese besitzen dürfte als Proteine alleine (Ivy et al. 2013; Rasmussen et al. 2000; Tipton et al. 2001).

9.5   Ausdauertraining und Muskelenergetik

Wie bereits erwähnt ist der Organismus gezwungen, Substrate (und hier besonders die Fette) zu verbrennen, um längere Belastungen energetisch abdecken zu können. Dabei steigt die Fähigkeit, Substrate aerob zu verwerten, mit der Ausdauerleistungsfähigkeit. Die Ursachen für diese erhöhte Fähigkeit zur oxidativen Energiegewinnung sind vielfältig.

Schon seit den 60er-Jahren des 20. Jahrhunderts ist bekannt, dass es durch Ausdauertraining (ADT) zu ultrastrukturellen Änderungen im Skelettmuskel auf Ebene der Mitochondrien kommt – die Größe der Mitochondrien wird erhöht, ihre Anzahl vermehrt sich (Bizeau et al. 1998; Hoppler 1986; Howald et al. 1985; Suter et al. 1995; Tarnopolsky et al. 2007; Vock et al. 1996; Yoshida et al. 2013). Die damit verbundene Erhöhung der sogenannten Mitochondrien-Dichte (also der Anteil des Mitochondrien- Volumens am Gesamt-Volumen der Muskulatur) führt zu einer Vergrößerung der mitochondrialen Oberfläche und geht mit einer verbesserten Fähigkeit, Substrate (ATP, ADP, Sauerstoff, Kohlendioxid etc.) zwischen Mitochondrium und Zytoplasma der Muskelzelle auszutauschen, einher (Hoppeler et al. 1986; Vock et al. 1996).

Diese Anpassung des mitochondrialen Systems beinhaltet auch eine Aktivitätssteigerung mitochondrialer Enzyme, die für den Muskelstoffwechsel von Bedeutung sind (Bekedam et al. 2003; Bruce 2006; Dubouchaud et al. 2000; Helge et al. 2001; Hurley et al. 1986; Kiens et al. 1993; Phillips et al. 1996; van Wessel et al. 2003; Yoshida 2013). In verschiedenen Studien konnte belegt werden, dass diese Aktivitätssteigerung mitochondrialer Enzyme auch mit einer Zunahme der Fettoxidation (Hurley et al. 1986; Phillips 1996) und mit einer erhöhten mitochondrialen ATP-Produktionsrate (Starritt et al. 1999; Wibom et al. 1992) verbunden ist. In diesem Zusammenhang ist auch die Tatsache interessant, dass oxidative Typ-I-Muskelfasern eine höhere Aktivität der für die Muskelenergetik zuständigen Enzyme aufweisen, als dies bei Typ-II-Fasern der Fall ist (Jackman u. Willis 1996). Auch eine Trainings-Adaptation auf Ebene der Fettsäure-Transporter dürfte eine wichtige Rolle für eine gute AD-Leistungsfähigkeit spielen (Bonen et al. 2007; Glatz et al. 2010; Yoshida et al. 2013).

ADT hat ganz offensichtlich auch einen positiven Effekt auf die Verwertung von IMTG. Vorliegende Daten führen klar vor Augen, dass die IMTG entscheidend zur Energiebereitstellung unter Belastung beitragen (Coggan et al. 2000; Hurley et al. 1986; Martin et al. 1993; Kiens et al. 2006; Phillips et al. 1996; Romijn et al. 1993; Romijn et al. 2000; Sial et al. 1998; van Loon et al. 2001; van Loon 2003) (◨ Abb. 9.5). Weiters wurde der IMTG-Gehalt im AD-trainierten Muskel als deutlich höher identifiziert als im untrainierten (Andersson et al. 2000; Goodpaster et al. 2001; Hoppeler et al. 1986; Howald et al. 2002; Philipps et al. 1996; Schrauwen 2002; Vock et al. 1996). Auch die Steigerung der Fähigkeit, unter Belastung auf IMTG zuzugreifen, konnte in Trainingsstudien eindrucksvoll belegt werden (Martin et al. 1993; Coggan et al. 2000; Hurley et al. 1986; Kiens et al. 2006; Martin et al. 1993; Phillips et al. 1996; Sial et al. 1998; Tarnopolsky et al. 2007; Turcotte et al. 1992; van Loon 2003; Yoshida et al. 2013). Fest steht darüber hinaus, dass oxidative Muskelfasern (Typ-I-Fasern) mehr IMTG beinhalten als Typ-II-Fasern (Andersson et al. 2000; Bekedam 2003; van Loon 2003; Hwang et al. 2001). Trotz aller Trainingsanpassungen unterliegt die Energie-Menge, die durch die Fettoxidation erreichbar ist, auch bei gut trainierten Athleten einer Limitierung (Kines 2006; Smekal et al. 2001; van Loon et al. 2001, 2004).

Ein Unterschied zwischen untrainierten und AD-trainierten Muskeln ist auch in Bezug auf die lokale Durchblutung (Muskel-Kapillarisierung) erkennbar. Sie ist bei AD-trainierten Personen deutlich verbessert (Delp 1998; Deveci et al. 2001; Green et al 1999; Kiens et al. 1993; Perez et al. 2002; Richardson 1998; Saltin et al. 1998). Diese strukturelle Anpassung wirkt sich natürlich positiv auf die AD-Leistungsfähigkeit aus, da sie einen besseren Sauerstoffaustausch zwischen Muskelkapillare und Muskelzelle bewirkt. Ein AD-trainierte Muskel verfügt über eine erhöhte Austauschfläche zwischen Muskelkapillaren und Muskelfasern. Dies kommt dadurch zustande,

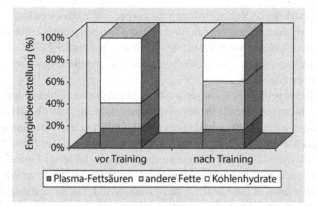

◻ Abb. 9.5 Der Anteil von Kohlenhydraten, Plasma-Fettsäuren und andere Fetten (insbesondere intramuskulären Triglyzeride) an der Energiebereitstellung vor und nach Training (Tracer-Studie). (Plasma-FS = Plasma-Fettsäuren; KH= Kohlenhydrate). (Mod. nach Martin et al. 1993).

dass sich die Muskel-Kapillaren eines AD-trainierten Muskels stark um die einzelnen Muskelfasern „schlängeln". Diese strukturelle Eigenheit führt nicht zuletzt zu einer Verlängerung der „Transit-Zeit" (englisches Synonym: „blood transit time"), also jener Zeit, die zum Sauerstoffaustausch zwischen einer Muskelzelle und der sie versorgenden Kapillare zur Verfügung steht. Auf diese Weise steigt die Sauerstoff-Diffusionskapazität zwischen Kapillaren und dem Cytochrom der Mitochondrien an (Richardson 1998; Severinghaus 2000).

Bezüglich des Einflusses von ADT auf die Muskelfaser-Zusammensetzung gibt es unterschiedliche Ansätze. Aus dem Studium der bisher vorliegenden Literatur ergibt sich aber folgender Trend: Die Umwandlung einer schnellen Typ-II-Faser in eine Typ-I-Faser dürfte, falls überhaupt, in sehr geringem Umfang stattfinden. Am ehesten besteht die Möglichkeit einer Konversion von Typ-II-Fasern mit geringer oxidativer Kapazität in solche mit etwas höherer oxidativer Kapazität (Morales Lopez et al. 1990; Jackman u. Willis 1996; van Wessel et al. 2010). Insgesamt wird die traditionelle Einteilung in Typ I und Typ II zunehmend durch neuere Schemata ersetzt, deren Unterteilungen sich vor allem an der molekularen Struktur der kontraktilen Eiweißfäden orientieren (Galler et al. 1997; Goldspink 1994; Kraus et al. 1994; McComas 1994).

9.6 Praktische Schlussfolgerungen

Aus den bisher angesprochenen Grundlagen ergeben sich einige praktische Rückschlüsse. Körperliche Aktivitäten mit höheren Belastungsintensitäten erfordern die Inanspruchnahme von Kohlenhydraten, da die Energieflüsse des Fettstoffwechsels limitiert sind. Um längere Belastungen durchhalten zu können, dürfen die Mengen, die aus Kohlenhydraten pro Zeiteinheit bereitgestellt werden müssen, nicht jene Mengen überschreiten, die gespeichert, resorbiert, oxidiert bzw. resynthetisiert werden. Daher sind bei längeren körperlichen Aktivitäten einige Grundsätze zu berücksichtigen:

1) Die Intensität einer Belastung sollte der individuellen (trainingsabhängigen) Kapazität der Fettsäureoxidation und der geplanten Dauer angepasst werden. Die Belastung der Intensität muss also je nach Dauer so gewählt werden, dass die Energieversorgung durch die Kohlenhydrate bis zum Ende gewährleistet ist.

2) Phasen anaeroben Zugriffs auf Kohlenhydrate (kurze intensive Belastungsintensitäten) sollten bei länger geplanten sportlichen Betätigungen (wie z.B. einem Marathon) weitestgehend vermieden werden, um die Kohlenhydratspeicher des Organismus zu schonen.

3) Die Verfügbarkeit von Kohlenhydraten für körperliche Aktivitäten kann erhöht werden, wenn sie vor der Belastung (Tage, Stunden) und während Belastung unter Einhaltung bestimmter Gesetzmäßigkeiten zugeführt werden. Auch bei aufeinanderfolgenden Belastungen ist die (möglichst rasche) Zufuhr von Kohlenhydraten wichtig, um eine schnelle Resynthese von Muskel- und Leberglykogen zu ermöglichen.

4) Wiederholte körperliche Belastungen im Zustand reduzierter Kohlenhydratspeicher führen zu erhöhtem Zugriff auf funktionelle Proteine (vor allem aus Muskelzellen) und können mit negativen Auswirkungen auf die Leistungsfähigkeit und Befindlichkeit (Übertraining) einhergehen.

5) Die Fähigkeit, Fettsäuren zu verwerten, kann durch regelmäßiges (jahrelanges) Ausdauertraining erhöht werden. Ein regelmäßiges Ausdauertraining bildet die Grundlage, um höhere Belastungsintensitäten auch über einen längeren Zeitraum durchhalten zu können. Das optimale Training sollte dabei in Intensität, Umfang, Häufigkeit der Leistungsfähigkeit und Zielsetzung des Individuums angepasst sein. Die Wahrscheinlichkeit, ein Ausdauertraining effizient und erfolgreich durchzuführen, kann durch sportmedizinisch-leistungsdiagnostische Untersuchungsmethoden und nachfolgender individueller Trainingsberatung drastisch erhöht werden. Nur bei effizient durchgeführtem Training (Verhältnis Zeitaufwand zu Trainingserfolg) ist es möglich, jene Belastungsintensitäten und Trainingsumfänge zu realisieren, die sowohl im Leistungssport als auch im Breiten- und Präventivsport notwendig sind, um die gewünschten Zielsetzungen zu erreichen.

Literatur

Andersson A, Sjodin A, Hedman A, Olsson R, Vessby B (2000) Fatty acid profile of skeletal muscle phospholipids in trained and untrained young men. Am J Physiol Endocrinol Metab 279(4): E744–751

Bassit RA, Sawada LA, Bacurau RF, Navarro F, Martins E Jr, Santos RV, Caperuto EC, Rogeri P, Costa Rosa LF (2002) Branched-chain amino acid supplementation and the immune response of long-distance athletes. Nutrition 18(5): 376–379

Bekedam MA, van Beek-Harmsen BJ, Boonstra A, van Mechelen W, Visser FC, van der Laarse WJ (2003) Maximum rate of oxygen consumption related to succinate dehydrogenase activity in skeletal muscle fibres of chronic heart failure patients and controls. Clin Physiol Funct Imaging 23(6): 337–343

Bergström J, Hermansen L, Hultman E, Saltin B (1967) Diet, muscle glycogen and physical performance. Acta Physiol Scand 71(2): 140–150

Bizeau ME, Willis WT, Hazel JR (1998) Differential responses to endurance training in subsarcolemmal and intermyofibrillar mitochondria. J Appl Physiol 85(4): 1279–1284

Blei ML, Conley KE, Kushmerick MJ (1993) Seperate measures of ATP utilization and recovery in human skeletal muscle. Journal of Physiology 465: 203–233

Blom CS (1989) Post-exercise glucose uptake and glycogen synthesis in human muscle during oral or i.v. glucose intake. Eur J Appl Physiol 59(5): 327–333

Blomstrand E, Saltin B (2001) BCAA intake affects protein metabolism in muscle after but not during exercise in humans. Am J Physiol Endocrinol Metab 281(2): E365–274

Blomstrand E, Eliasson J, Karlsson HK, Köhnke R (2006) Branched-chain amino acids activate key enzymes in protein synthesis after physical exercise. J Nutr 136 (1 Suppl): 269S–2673S

Bodner GM (1986) The tricarboxylic acid (TCA), citiric acid, Krebs cycle. J Chem Ed 63: 663–673

Bonen A, Chabowski A, Luiken JJ, Glatz JF (2007) Is membrane transport of FFA mediated by lipid, protein, or both? Mechanisms and regulation of protein-mediated cellular fatty acid uptake: molecular, biochemical, and physiological evidence. Physiology (Bethesda) 22: 15–29

Brouns F, Saris WHM, Stroecken J, Beckers E, Thijssen R, Rehrer P, Hoor F (1989a) Eating, drinking cycling. A controll Tour de France simulation study Part1. Int J Sports Med 10: S32–S40

Brouns F, Saris WHM, Stroecken J, Beckers E, Thijssen R, Rehrer P, Hoor F (1989b) Eating, drinking cycling. A controll Tour de France simulation study Part2. Int J Sports Med 10: S41–S48

Brouns F, Rehrer NJ, Saris WH, Beckers E, Menheere P, ten Hoor F (1989c) Effect of carbohydrate intake during warming-up on the regulation of blood glucose during exercise. Int J Sports Med 10 (Suppl): S68–75

Bruce CR, Thrush AB, Mertz VA, Bezaire V, Chabowski A, Heigenhauser GJ, Dyck DJ (2006) Endurance training in obese humans improves glucose tolerance, mitochondrial fatty acid oxidation and alters muscle lipid content. Am J Physiol Endocrinol Metab 291: E99–E107

Burke LM, Collier GR, Hargreaves M (1993) Muscle glycogen storage after prolonged exercise: effect of the glycemic index of carbohydrate feedings. J Appl Physiol 175(2): 1019–23

Burke LM, Kiens B, Ivy JL (2004) Carbohydrates and fat for training and recovery. J Sports Sci 22(1): 15–30

Carraro F, Naldini A, Weber JM, Wolfe RR (1994) Alanine kinetics in humans during low-intensity exercise. Med Sci Sports Exerc 263: 48–53

Castell LM, Poortmans JR, Newsholme EA (1996) Does glutamine have a role in reducing infections in athletes? Eur J Appl Physiol Occup Physiol 73(5): 488–490

Castell LM, Poortmans JR, Leclercq R, Brasseur M, Duchateau J, Newsholme EA (1997) Some aspects of the acute phase response after a marathon race, and the effects of glutamine supplementation. Eur J Appl Physiol Occup Physiol 75(1): 47–53

Cermak NM, van Loon LJ (2013) The Use of Carbohydrates During Exercise as an Ergogenic Aid. Sports Med 43: 1139–1155

Coggan AR, Raguso CA, Gastaldelli A, Sidossis LS, Yeckel CW (2000) Fat metabolism during high-intensity exercise in endurance-trained and untrained men. Metabolism 49(1): 122–128

Connett RJ (1988) Analysis of metabolic control: new insights using scaled creatine kinase model. Am J Physiol 254: R949–959

Coyle EF (1991) Timing and method of increased carbohydrate intake to cope with heavy training, competition and recovery. J Sports Sci 9: 29–51

Coyle EF, Hagberg JM, Hurley BF, Martin WH, Ehsani AA, Holloszy JO (1983) Carbohydrate feeding during prolonged strenuous exercise can delay fatigue. J Appl Physiol 55: 230–235

Coyle EF, Coggan AR, Hemmert MK, Lowe RC, Walters TJ (1985) Substrate usage durin gprolonged exercise following a preexercise meal. J Appl Physiol 59: 429–433

Currell K, Jeukendrup AE (2008) Superior endurance performance with ingestion of multiple transportable carbohydrates. Med Sci Sports Exerc 40(2): 275–281

Delp MD (1998) Differential effects of training on the control of skeletal muscle perfusion. Med Sci Sports Exerc 30(3): 361–734

Deveci D, Marshall JM, Egginton S (2001) Relationship between capillary angiogenesis, fiber type, and fiber size in chronic systemic hypoxia. Am J Physiol Heart Circ Physiol 281(1): H241–52

Di Camillo B, Eduati F, Nair SK, Avogaro A, Toffolo GM (2014) Leucine modulates dynamic phosphorylation events in insulin signaling pathway and enhances insulin-dependent glycogen synthesis in human skeletal muscle cells. BMC Cell Biol 20(15): 9

Dideriksen K, Reitelseder S, Holm L (2013) Influence of amino acids, dietary protein, and physical activity on muscle mass development in humans. Nutrients 13(3): 852–876

Dyck DJ, Putman CT, Heigenhauser GJ, Hultman E, Spriet LL (1993) Regulation of fat-carbohydrate interaction in skeletal muscle during intense aerobic cycling. Am J Physiol 265: E852–859

Dubouchaud H, Butterfield GE, Wolfel EE, Bergman BC, Brooks GA (2000) Endurance training, expression, and physiology of LDH, MCT1, and MCT4 in human skeletal muscle. Am J Physiol Endocrinol Metab 278(4): E571–579

Ferguson SJ, Sorgato MC (1982) Proton electrochemical gradients and energy-transduction processes. Annu Rev Biochem 51: 185–217

Fielding RA, Costill DL, Fink WJ, King DS, Hargreaves M, Kovaleski JE (1985) Effect of carbohydrate feeding frequencies and dosage on muscle glycogen use during exercise. Med Sci Sports Exerc 17(4): 472–476

Foley JM, Harkema SJ, Meyer RA (1991) Decreased ATP cost of isometric contractions in ATP-depleted rat fasttwitch muscle. Am J Physiol 261: C872–881

Forslund AH, Hambraeus L, Olsson RM, El-Khoury AE, Yu YM, Young VR (1998) The 24-h whole body leucine and urea kinetics at normal and high protein intakes with exercise in healthy adults. Am J Physiol 275: E310–2

Francescato M, Puntel I (2006) Does a preexercise carbohydrate feeding improve a 20-km cross-country ski performance? J Sports Med Phys Fitness 46: 248–256

Galler S, Hibler K, Gohlsch B, Pette D (1997) Two functionally distinct myosin heavy chain isoforms in slow skeletal muscle fibers. Fed Europ Biochem Soc Letters 410: 150–152

Geiger PC, Han DH, Wright DC, Holloszy JO (2006) How muscle insulin sensitivity is regulated: testing of a hypothesis. Am J Physiol Endocrinol Metab 291(6): E1258–1263

Glatz JF, Luiken JJ, Bonen A (2010) Membrane fatty acid transporters as regulators of lipid metabolism: implications for metabolic disease. Physiol Rev 90(1): 367–417

Goldspink G (1994) Zelluläre und molekulare Aspekte der Trainingsadaptation des Skelettmuskels. In: Komi PV (Hrsg) Kraft und Schnellkraft im Sport. Deutscher Ärzteverlag, Köln: S 213–231

Goodpaster BH, He J, Watkins S, Kelley DE (2001) Skeletal muscle lipid content and insulin resistance: evidence for a paradox in endurance-trained athletes. J Clin Endocrinol Metab 86(12): 5755–5761

Green H, Goreham C, Ouyang J, Ball-Burnett M, Ranney D (1999) Regulation of fiber size, oxidative potential, and capillarization in human muscle by resistance exercise. Am J Physiol 276: R591–666

Helge JW, Wu BJ, Willer M, Daugaard JR, Storlien LH, Kiens B (2001) Training affects muscle phospholipid fatty acid composition in humans. J Appl Physiol 90(2): 670–677

Hollidge-Horvat MG, Parolin ML, Wong D, Jones NL, Heigenhauser GJ (1999) Effect of induced metabolic acidosis on human skeletal muscle metabolism during exercise. Am J Physiol 277: E647–658

Hood DA, Parent G (1991) Metabolic and contractile responses of rat fast-twitch muscle to 10-Hz stimulation. Am J Physiol 260: C832–840

Hoppeler H (1986) Exercise-induced ultrastructural changes in skeletal muscle. Int J Sports Med 7(4): 187–204

Howald H, Hoppeler H, Claassen H, Mathieu O, Straub R (1985) Influences of endurance training on the ultrastructural composition of the different muscle fiber types in humans. Pflugers Arch 403(4): 369–376

Howald H, Boesch C, Kreis R, Matter S, Billeter R, Essen-Gustavsson B, Hoppeler H (2002) Content of intramyocellular lipids derived by electron microscopy, biochemical assays, and (1)H-MR spectroscopy. J Appl Physiol 92(6): 2264–2272

Hurley BF, Nemeth PM, Martin WH, Hagberg JM, Dalsky GP, Holloszy JO (1986) Muscle triglyceride utilization during exercise: effect of training. J Appl Physiol 60(2): 562–567

Hwang JH, Pan JW, Heydari S, Hetherington HP, Stein DT (2001) Regional differences in intramyocellular lipids in humans observed by in vivo 1 H-MR spectroscopic imaging. J Appl Physiol 90(4): 1267–1274

Ivy JL,Ferguson-Stegall LM (2013) Nutrient Timing. The means to improved exercise performance, recovery, and training adaptation. American Journal of Lifestyle Medicine 8: 246–259

Ivy JL, Costill DL, Fink WJ, Lower RW (1979) Influence of caffeine and carbohydrate feedings on endurance performance. Med Sci Sports Exerc 11(1): 1–6

Ivy JL, Katz AL, Cutler CL, Sherman WM, Coyle EF (1988) Muscle glycogen synthesis after exercise: effect of time of carbohydrate ingestion. J Appl Physiol 64(4): 1480–1485

Jackman MR, Willis WT (1996) Characteristics of mitochondria isolated from type I and type IIb skeletal muscle. Am J Physiol 270: C673–678

Jensen TE, Lai YC (2009) Regulation of muscle glycogen synthase phosphorylation and kinetic properties by insulin, exercise, adrenaline and role in insulin resistance. Arch Physiol Biochem 115(1): 13–21

Jensen J, Richter EA (2012) Regulation of glucose and glycogen metabolism during and after exercise J Physiol 590(5): 1069–1076

Jentjens R, Jeukendrup A (2003) Determinants of post-exercise glycogen synthesis during short-term recovery. Sports Med 33(2): 117–44

Jentjens RL, Achten J, Jeukendrup AE (2004) High oxidation rates from combined carbohydrates ingested during exercise. Med Sci Sports Exerc 36(9): 1551–1558

Jeukendrup AE (2004) Carbohydrate intake during exercise and performance. Nutrition 20(7–8): 669–677

Jeukendrup AE (2010) Carbohydrate and exercise performance: the role of multiple transportable carbohydrates. Curr Opin Clin Nutr Metab Care 13(4): 452–457

Jeukendrup AE, Saris WH, Wagenmakers AJ (1998) Fat metabolism during exercise: a review–part II: regulation of metabolism and the effects of training. Int J Sports Med 19(5): 293–302

Jeukendrup AE, Moseley L, Mainwaring GI, Samuels S, Perry S, Mann CH (2006) Exogenous carbohydrate oxidation during ultraendurance exercise 100(4): 1134–141

Kalliokoski KK, Knuuti J, Nuutila P (2005) Relationship between muscle blood flow and oxygen uptake during exercise in endurance-trained and untrained men. J Appl Physiol 98(1): 380–383

Karamanolis I, Tokmakidis S (2008) Effects of carbohydrate ingestion 15 min before exercise on endurance running capacity. Appl Physiol Nutr Metab 33: 441–449

Karlsson HK, Nilsson PA, Nilsson J, Chibalin AV, Zierath JR, Blomstrand E (2004) Branched-chain amino acids increase p70S6k phosphorylation in human skeletal muscle after resistance exercise. Am J Physiol Endocrinol Metab 287(1): E1–7

Kiens B, Essen-Gustavsson B, Christensen NJ, Saltin B (1993) Skeletal muscle substrate utilization during submaximal exercise in man: effect of endurance training. J Physiol (Lond) 469: 459–478

Kiens B (2006) Skeletal muscle lipid metabolism in exercise and insulin resistance. Physiol Rev 86(1): 205–243

Kimball SR, Jefferson LS (2004) Amino acids as regulators of gene expression. Nutr Metab 171(1): 3

Kraus WE, Torgan CE, Taylor DA (1994) Skeletal muscle adaptation to chronic low-frequency motor nerve stimulation. Exerc Sport Sci Rev 22: 313–360

Kumar V, Atherton PJ, Selby A, Rankin D, Williams J, Smith K, Hiscock N, Rennie MJ (2012) Muscle protein synthetic responses to exercise: effects of age, volume, and intensity. J Gerontol A Biol Sci Med Sci 67(11): 1170–1177

Kushmerick MJ, Meyer RA, Brown TR (1992) Regulation of oxygen consumption in fast- and slow-twitch muscle. Am J Physiol 263: C598–606

Leijssen DP, Saris WH, Jeukendrup AE, Wagenmakers AJ (1995) Oxidation of exogenous [13C]galactose and [13C] glucose during exercise. J Appl Physiol 79(3): 720–725

Lowey S, Waller GS, Trybus KM (1993) Function of skeletal muscle myosin heavy and light chain isoforms by an in vitro motility assay. J Biol Chem 268(27): 20414–20418

Lucidi P, Rossetti P, Porcellati F, Pampanelli S, Candeloro P, Andreoli AM, Perriello G, Bolli GB, Fanelli CG (2010) Mechanisms of insulin resistance after insulin-induced hypoglycemia in humans: the role of lipolysis. Diabetes 59(6): 1349–1357

Martin WH, Dalsky GP, Hurley BF, Matthews DE, Bier DM, Hagberg JM, Rogers MA, King DS, Holloszy JO (1993) Effect of endurance training on plasma free fatty acid turnover and oxidation during exercise. Am J Physiol 265: E708–714

McComas AJ (1994) Human neuromuscular adaptations that accompany changes in activity. Med Sci Sports Exerc 26(12): 1498–509

McKenzie S, Phillips SM, Carter SL, Lowther S, Gibala MJ, Tarnopolsky MA (2000) Endurance exercise training attenuates leucine oxidation and BCOAD activation during exercise in humans. Am J Physiol Endocrinol Metab 278(4): E580–587

Meyer RA, Brown TR, Krilowicz BL, Kushmerick MJ (1986) Phosphagen and intracellular pH changes during contraction of creatine-depleted rat muscle. Am J Physiol 250: C264–274

Millward DJ, Davies CTM, Halliday D, Wolman SL, Matthews D, Rennie M (1982) Effects of exercise on protein metabolism in humans as explored with stable isotopes. Federation Proc 41: 2686–2691

Millard-Stafford M, Rosskopf LB, Snow TK, Hinson BT (1997) Water versus carbohydrate-electrolyte ingestion before and during a 15-km run in the heat. Int J Sport Nutr 7(1): 26–38

Morales-Lopez JL, Aguera E, Miro F, Galisteo AM (1990) Effects of training on fiber composition in rat gastrocnemius muscle. Biol Struct Morphog 3(2): 53–56

Nieman DC, Johanssen LM, Lee JW, Arabatzis K (1990) Infectious episodes in runners before and after the Los Angeles Marathon. J Sports Med Phys Fitness 30(3): 316–328

Perez M, Lucia A, Rivero L, Serrano L, Calbet L, Delgado A, Chicharro L (2002) Effects of transcutaneous short-term electrical stimulation on M. vastus lateralis characteristics of healthy young men. Pflugers Arch 443(5): 866–874

Rasmussen BB, Tipton KD, Miller SL, Wolf SE, Wolfe RR (2000) An oral essential amino acid-carbohydrate supplement enhances muscle protein anabolism after resistance exercise. J Appl Physiol 88(2): 386–392

Rennie MJ, Bohé J, Smith K, Wackerhage H, Greenhaff P (2006) Branched-chain amino acids as fuels and anabolic signals in human muscle. J Nutr 36(1 Suppl): 264S–268S

Phillips SM, Green HJ, Tarnopolsky MA, Heigenhauser GF, Hill RE, Grant SM (1996) Effects of training duration on substrate turnover and oxidation during exercise. J Appl Physiol 81(5): 2182–2191

Richardson RS (1998) Oxygen transport: air to muscle cell. Med Sci Sports Exerc 30(1): 53–59

Richter EA, Derave W, Wojtaszewski JF (2001) Glucose, exercise and insulin: emerging concepts. J Physiol 535: 313–322

Romijn JA, Coyle EF, Sidossis LS, Gastaldelli A, Horowitz JF, Endert, E Wolfe RR (1993) Regulation of endogenous fat and carbohydrate metabolism in relation to exercise intensity and duration. Am J Physiol 265: E380–391

Romijn JA, Coyle EF, Sidossis LS, Rosenblatt J, Wolfe RR (2000) Substrate metabolism during different exercise intensities in endurance-trained women. J Appl Physiol 88(5): 1707–1714

Sahlin K (1986) Muscle fatigue and lactic acid accumulation. Acta Physiol Scand Suppl 556: 83–91

Sahlin K (1991) Control of energetic processes in contracting human skeletal muscle. Biochem Soc Trans 19(2): 353–358

Saltin B, Radegran G, Koskolou MD, Roach RC (1998) Skeletal muscle blood flow in humans and its regulation during exercise. Acta Physiol Scand 162(3): 421–36

Schrauwen P, van Aggel-Leijssen DP, Hul G, Wagenmakers AJ, Vidal H, Saris WH, van Baak MA (2002) The effect of a 3-month low-intensity endurance training program on fat oxidation and acetyl-CoA carboxylase-2 expression. Diabetes 51(7): 2220–2226

Severinghaus JW (2000) Oxygen transport in blood and to mitochondria. In: Saltin B, Boushel R, Secher N, Mitchel J (eds) Exercise and circulation in health and disease. … pp 169–174

Smekal G, von Duvillard SP, Pokan R, Tschan H, Baron R, Hofmann P, Wonisch M, Bachl N (2003) Effect of endurance training on muscle fat metabolism during prolonged exercise: agreements and disagreements. Nutrition 19(10): 891–900

Sherman WM (1992) Recovery from endurance exercise. Med Sci Sports Exerc 24 (9 Suppl) S336–9

Sherman WM, Brodowicz G, Wright DA, Allen WK, Simonsen J, Dernbach A (1989) Effects of 4 h preexercise carbohydrate feedings on cycling performance. Med Sci Sports Exerc 21(5): 598–604

Sherman W, Peden M, Wright D (1991) Carbohydrate feedings 1 h before exercise improves cycling performance. Am J Clin Nutr 54: 866–870

Sial S, Coggan AR, Hickner RC, Klein S (1998) Training-induced alterations in fat and carbohydrate metabolism during exercise in elderly subjects. Am J Physiol 274: E785–790

Starritt EC, Howlett RA, Heigenhauser GJ, Spriet LL (2000) Sensitivity of CPT I to malonyl-CoA in trained and untrai-
    ned human skeletal muscle. Am J Physiol Endocrinol Metab 278(3): E462–468
Stephens FB, Constantin-Teodosiu D, Laithwaite D, Simpson EJ, Greenhaff PL (2006) An acute increase in skeletal
    muscle carnitine content alters fuel metabolism in resting human skeletal muscle. J Clin Endocrinol Metab
    91(12): 5013–5018
Suter E, Hoppeler H, Claassen H, Billeter R, Aebi U, Horber F, Jaeger P, Marti B (1995) Ultrastructural modification of
    human skeletal muscle tissue with 6-month moderate-intensity exercise training. Int J Sports Med 16(3): 160–166
Sweeney HL, Kushmerick MJ, Mabuchi K, Sreter FA, Gergely J (1988) Myosin alkali light chain and heavy chain variati-
    ons correlate with altered shortening velocity of isolated skeletal muscle fibers. J Biol Chem 263(18): 9034–9039
Tarnopolsky MA, Rennie CD, Robertshaw HA, Fedak-Tarnopolsky SN, Devries MC, Hamadeh MJ (2007) Influence of
    endurance exercise training and sex on intramyocellular lipid and mitochondrial ultrastructure, substrate use,
    and mitochondrial enzyme activity. Am J Physiol Regul Integr Comp Physiol 292(3): R1271–1278
Tate CA, Taffet GE (1989) The regulatory role of calcium in striated muscle. Med Sci Sports Exerc 21(4): 393–398
Tipton KD, Rasmussen BB, Miller SL, Wolf SE, Owens-Stovall SK, Petrini BE, Wolfe RR (2001) Timing of amino acid-car-
    bohydrate ingestion alters anabolic response of muscle to resistance exercise. Am J Physiol Endocrinol Metab
    281(2): E197–206
Turcotte LP, Richter EA, Kiens B (1992) Increased plasma FFA uptake and oxidation during prolonged exercise in
    trained vs. untrained humans. Am J. Physiol 262: E791–799
Turcotte LP (1999) Role of fats in exercise. Types and quality. Clin Sports Med 18(3): 485–498
Vandenbogaerde TJ, Hopkins WG (2011) Effects of Acute Carbohydrate Supplementation on Endurance Perfor-
    mance – A Meta-Analysis. Sports Med 41(9): 773–792
van Loon LJ (2004) Use of intramuscular triacylglycerol as a substrate source during exercise in humans. J Appl
    Physiol 97(4): 1170–1187
van Loon LJ, Jeukendrup AE, Saris WH, Wagenmakers AJ (1999) Effect of training status on fuel selection during
    submaximal exercise with glucose ingestion. J Appl Physiol 87(4): 1413–1420
van Loon LJ, Saris WH, Kruijshoop M, Wagenmakers AJ (2000) Maximizing postexercise muscle glycogen synthesis:
    carbohydrate supplementation and the application of amino acid or protein hydrolysate mixtures. Am J Clin
    Nutr 72(1): 106–111
van Loon LJ, Greenhaff PL, Constantin-Teodosiu D, Saris WH, Wagenmakers AJ (2001) The effects of increasing exer-
    cise intensity on muscle fuel utilisation in humans. J Physiol 536: 295–304
van Loon LJ, Koopman R, Stegen JH, Wagenmakers AJ, Keizer HA, Saris WH (2003) Intramyocellular lipids form an
    important substrate source during moderate intensity exercise in endurance-trained males in a fasted state.
    J Physiol 553: 611–625
van Wessel T, de Haan A, van der Laarse WJ, Jaspers RT (2010) The muscle fiber type-fiber size paradox: hypertrophy
    or oxidative metabolism? Eur J Appl Physiol 110(4): 665–94
Vock R, Weibel ER, Hoppeler H, Ordway G, Weber JM, Taylor CR (1996) Design of the oxygen and substrate
    pathways. V. Structural basis of vascular substrate supply to muscle cells. J Exp Biol 199: 1675–1688
Wagenmakers AJ (1998) Muscle amino acid metabolism at rest and during exercise: role in human physiology and
    metabolism. Exerc Sport Sci Rev 26: 287–314
Wagenmakers AJM, Meckers EJ, Brouns F, Kuipers H, Soeters PB, van der Vusse GJ, Saris WH (1991) Carbohydrate sup-
    plementation, glycogen depletion, and amino acid metabolism during exercise. Am J Physiol 260: E883–890
Wagenmakers AJM, Brouns F, Saris, WHM., Halliday D (1993) Oxidation rates of orally ingested carbohydrates
    during prolonged exercise in men. J Appl Physiol 75(6): 274–280
Wall BT, Stephens FB, Constantin-Teodosiu D, Marimuthu K, Macdonald IA, Greenhaff PL (2011) Chronic oral inges-
    tion of L-carnitine and carbohydrate increases muscle carnitine content and alters muscle fuel metabolism
    during exercise in humans. J Physiol 589: 963–73
Walker J, Heigenhauser GF, Hultman E, Spriet LL (2000) Dietary carbohydrate, muscle glycogen content, and endur-
    ance performance in well-trained women. J Appl Physiol (88): 2151–2158
Westerblad H, Lee JA, Lannergren J, Allen DG (1991) Cellular mechanisms of fatigue in skeletal muscle. Am J Physiol
    261: C195–209
Wibom R, Hultman E, Johansson M, Matherei K, Constantin-Teodosiu D, Schantz PG (1992) Adaptation of mitochondrial
    ATP production in human skeletal muscle to endurance training and detraining. J Appl Physiol 73(5): 2004–2010
Winder WW (1998) Malonyl-CoA-regulator of fatty acid oxidation in muscle during exercise. Exerc Sport Sci Rev 26:
    117–132
Wright DA, Sherman WM, Dernbach AR (1991) Carbohydrate feedings before, during, or in combination improve
    cycling endurance performance. J Appl Physiol 71(3): 1082–1088
Yoshida Y, Jain SS, McFarlan JT, Snook LA, Chabowski A, Bonen A (2013) Exercise- and training-induced upregula-
    tion of skeletal muscle fatty acid oxidation are not solely dependent on mitochondrial machinery and bioge-
    nesis. J Physiol 591: 4415–4426

Funktionsdiagnostik akuter und chronischer Anpassung des Herz-Kreislauf-Systems an körperliche Belastungen

Rochus Pokan, Peter Hofmann, Manfred Wonisch und Helmut Hörtnagl

© Springer-Verlag GmbH Austria 2017
M. Wonisch, P. Hofmann, H. Förster, H. Hörtnagl, E. Ledl-Kurkowski, R. Pokan (Hrsg.),
Kompendium der Sportmedizin, DOI 10.1007/978-3-211-99716-1_10

Unter einer Trainingsadaptation des Herz-Kreislauf-Systems versteht man eine durch Training bedingte physiologische Anpassung, die letztlich in eine erhöhte Leistungsfähigkeit mündet. Eindeutig belegt sind solche Trainingswirkungen vor allem für das Ausdauertraining bzw. für chronisch dynamische Belastungsformen. Bei anderen motorischen Beanspruchungsformen, wie Krafttraining bzw. statisches Training oder Schnelligkeitstraining, sind nur minimale oder keine Effekte auf das Herz-Kreislauf-System nachweisbar.

Die eindrucksvolle Zunahme der kardiozirkulatorischen Leistungsfähigkeit durch die Ausbildung eines Sportherzens zeigt sich in ihrem vollständigen Ausmaß erst bei submaximalen und maximalen dynamischen Belastungen. Mit der dimensionalen Veränderung des Herzens geht auch eine regulative Anpassung einher, eine weitere Herzfrequenzabsenkung wird aber dabei durch eine Schlagvolumenzunahme bereits in Ruhe ausgeglichen, und bei gleicher maximaler Herzfrequenz kann das maximale Herzminutenvolumen auf über 40 l/min^{-1} ansteigen. In ◘ Tab. 10.1 werden Herzfrequenz, Schlagvolumen und Herzminutenvolumen in Ruhe und bei maximaler Belastung einer untrainierten und hoch ausdauertrainierten Person gegenübergestellt.

Technisch gesehen arbeitet das Sportherz mit einem größeren Volumen und einer erniedrigten Schlagzahl. Bei gleicher submaximaler Belastung wird deshalb im Vergleich zum untrainierten Herz ein nahezu identisches Herz-Zeitvolumen gefördert.

Der ganze Vorteil dieser Anpassungsreaktion zeigt sich bei maximaler Belastung und hier insbesondere in aufrechter Position. Da die maximale Herzfrequenz zwischen Untrainierten und Ausdauertrainierten nur wenig differiert, können so bei Trainierten wesentlich höhere maximale Herz-Zeitvolumina und damit auch maximale Sauerstoffaufnahmen erreicht werden. Die Werte liegen hier im Vergleich zur untrainierten Person etwa doppelt so hoch.

Die Ausbildungsfähigkeit eines Sportherzens ist nicht auf ein bestimmtes Alter begrenzt. Sowohl bei Kindern ab dem 9. bis 10. Lebensjahr als auch im höheren Lebensalter jenseits des 60. Lebensjahres ist die Entwicklung einer physiologischen Herzhypertrophie beobachtet und dokumentiert worden.

Überprüfen Sie Ihr Wissen
- Was versteht man unter einer Trainingsadaptation des Herz-Kreislauf-Systems?
- Worin äußert sich die Zunahme der kardiozirkulatorischen Leistungsfähigkeit durch die Ausbildung eines Sportherzens?
- In welchem Lebensalter ist die Ausbildung eines Sportherzens möglich?

10.1   Akute Anpassung

Mit der Aufnahme einer körperlichen Aktivität benötigt die arbeitende Muskulatur eine erhöhte Sauerstoff- und Substratzufuhr, die neben einer besseren Ausnutzung nur durch eine erhöhte Durchblutung gewährleistet werden kann. Dies geschieht im Wesentlichen durch eine Erhöhung des Herz-Zeitvolumens und durch eine Verbesserung der lokalen Durchblutung durch Herabsetzung des lokalen Widerstandes. Gleichzeitig wird in anderen Abschnitten des Gefäßsystems die Durchblutung vermindert. Während das Herz-Zeitvolumen infolge seiner Sympathikusaktivierung mit Ausschüttung von Adrenalin und Noradrenalin vor allem durch eine Steigerung der Frequenz und im geringeren Ausmaß durch eine Erhöhung des Schlagvolumens vervielfacht wird, folgt die Regulation der peripheren Durchblutung durch metabolische und myogene autoregulatorische Mechanismen. Lokal gefäßerweiternde Effekte sind bei einer Abnahme des O_2-Partialdrucks bei einem CO_2-Partialdruckanstieg, pH-Abfall und Adenosinanstieg nachgewiesen

◻ **Tab. 10.1** Herzfrequenz (HF), Schlagvolumen (SV) und Herzminutenvolumen (HMV) in Ruhe und bei maximaler Belastung einer untrainierten und einer hoch ausdauertrainierten Person

	In Ruhe		Max. Belastung	
	Untrainierter	**Ausdauersportler**	**Untrainierter**	**Ausdauersportler**
HF (BPM)	70	40	180	180
SV (ml)	75	125	110	220
HMV (l/min)	∿ 5	5	∿ 20	∿ 40

worden. Neben weiteren, schwächer wirkenden Metaboliten spielt auch die vermehrte Freisetzung von Kalium und Laktat eine Rolle.

Die Sympathikusaktivierung bewirkt in der nicht arbeitenden Muskulatur und vor allem im Bereich der Baucheingeweide über Alpharezeptoren eine Erhöhung des Gefäßtonus (Vasokonstriktorentonus) und damit des lokalen peripheren Widerstandes, wodurch in diesen Bereichen die Durchblutung abnimmt. Dieser Regulation unterliegt nicht das Gehirn. Die Haut zeigt bei mäßiger Belastung infolge der erforderlichen Wärmeabgabe zunächst eine vermehrte Durchblutung, die bei maximaler Belastung jedoch wegen der zunehmenden Sympathikusaktivierung wieder reduziert wird. Darüber hinaus sind eine Reihe weiterer Einflussgrößen bekannt, die den Gefäßwiderstand global beeinflussen, wie z.B. die Hormone Renin, Angiotensin II, Vasopressin, Prostaglandin oder der Endothelrelaxationsfaktor.

Große Bedeutung kommt bei der Änderung der lokalen Durchblutung der exakten Steuerung des Gesamtkreislaufs zu, insbesondere des Frequenz- und Blutdruckverhaltens. Als Fühler in diesem Regelkreis dienen so genannte Presso- und Chemorezeptoren, die im Aortenbogen und in der Arteria Carotis lokalisiert sind. Als gemeinsames Merkmal zeigen diese Regelkreise eine Reaktionszeit von wenigen Sekunden, um z.B. bei Änderung des Blutdrucks oder des CO_2-Partialdruckes über den Sympathikus bzw. Parasympathikus Gefäßwiderstand, Frequenz und Kontraktionskraft des Herzens zu modifizieren. Beeinflusst werden gleichzeitig weitere Funktionen wie Atmung und zirkulierendes Blutvolumen.

10.1.1 Belastungs-Blutdruck

Nach den Richtlinien des ACSM (2001) sollte der Blutdruck bei untrainierten gesunden Personen unter maximaler Belastung systolisch nicht über 180–210 mmHg und diastolisch nicht über 60–85 mmHg ansteigen. Allerdings sind bei ausdauertrainierten, leistungsfähigeren Personen in Abhängigkeit der Maximalleistung auch deutlich höhere systolische Blutdruckwerte durchaus physiologisch. Eine Belastungshypertonie liegt daher dann vor, wenn der Blutdruck, gemessen bei der Fahrrad-Ergometrie auf einer gegebenen Wattstufe den nach folgender Formel errechneten Wert übersteigt (Pokan et al 2003):

RRsyst = 147 + 0,334 × Watt + 0,31 × Lebensalter in Jahren

10.1.2 Belastungs-EKG

Unter Belastung kommt es zu einer Reihe von physiologischen EKG-Veränderungen. Pathologische Veränderungen lassen sich meist auf Durchblutungsstörungen des Herzmuskels zurückzuführen.

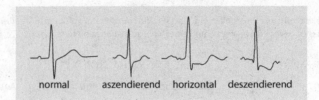

normal   aszendierend   horizontal   deszendierend

◘ Abb. 10.1   Normale ST-Strecke sowie aszendierende, horizontale und deszendierende ST-Senkung unter Belastung

■ R-Amplitudenveränderung

Eine Abnahme der Höhe der R-Amplitude wird als physiologisch betrachtet. Eine Zunahme der Amplitudenhöhe wird häufig bei ischämischen Belastungsreaktionen gesehen.

■ ST-Streckenveränderungen

Aszendierende ST-Strecke: Hier unterscheidet man mehrere Varianten, nämlich a) vom überhöhten Abgang (meist in V2-4) mit vegetativer T-Welle und b) vom gesenkten Abgang aus; dies tritt häufig sofort oder nach Belastung auf; a) und b) können nicht als Hinweis für eine Ischämie gelten.

Horizontale oder deszendierende ST-Senkung bei Belastung (◘ Abb. 10.1): Als Bezugspunkt wird der J-Punkt, das ist derjenige Punkt, wo die S-Zacke in die ST-Strecke übergeht, herangezogen. Die nachfolgende ST-Strecke muss für 60–80 msec horizontal oder deszendierend gesenkt sein. Sollte diese Senkung > 0,1 mV betragen, so besteht der hochgradige Verdacht auf eine Koronarinsuffizienz.

In Ruhe vorhandene ST-Senkung: Bei Normalisierung unter Belastung und gleichzeitigen Beschwerden muss dies als Pseudonormalisierung angesehen werden und der Verdacht auf Ischämie erhoben werden.

■ T-Wellenveränderungen

Eine T-Wellenabflachung unter Belastung ist physiologisch. Ein negatives T vor Belastung mit Aufrichtung während der Belastung mit entsprechender Klinik sollte als pathologisch (Ischämie) gewertet werden. Bei jüngeren Menschen und bei Ausdauersportlern aber kann ein Aufrichten der negativen T-Welle Ausdruck des Sportherzens sein.

■ U-Welle

Nur wenn sie spätnegativ während Belastung auftritt, ist sie ein Zeichen einer Ischämie, ansonsten hat sie keinen pathologischen Charakter.

■ QT-Dauer (frequenzabhängig)

Eine Verlängerung erfolgt durch: Elektrolytveränderungen (Hypokaliämie, Hypokalzämie, Hypomagnesiämie), Romano-Ward-Syndrom (meist belastungsabhängige synkopale Herzrhythmusstörungen), Medikamente und eine Myokarditis. Auch bei ausdauertrainierten Sportlern kann es zu einer Verlängerung der QT-Dauer kommen.

■ Rhythmusstörungen

Rhythmusstörungen, die erst unter Belastung auftreten, sind Zeichen einer Ischämie oder eines entzündlichen Prozesses.

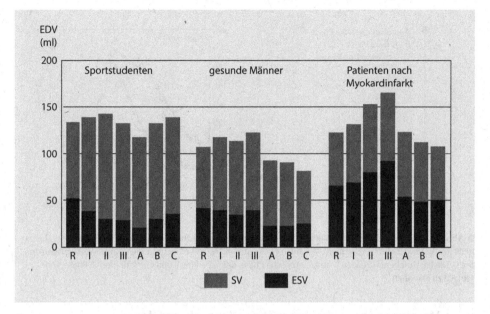

Abb. 10.2 Dimensionale Veränderungen des linken Ventrikels während eines Fahrrad-Ergometer-Stufentests und in der Nachbelastungsphase bei Sport-Studenten, gesunden Männern mittleren Alters und Patienten nach einem Myokardinfarkt (Enddiastolisches Volumen EDV, endsytolisches Volumen ESV, Ruhe R, Phase I der Energiebereitstellung I, Phase II der Energiebereitstellung II, Phase III der Energiebereitstellung III, 90 Sekunden Nachbelastungsphase A, 180 Sekunden Nachbelastungsphase B, 270 Sekunden Nachbelastungsphase C)

10.1.3 Myokardiale Funktion unter Belastung

Bei Gesunden kommt es unter Belastung kaum zu einer Veränderung des enddiastolischen Volumens (EDV). Lediglich bei sehr hohen Intensitäten in der Phase III der Energiebereitstellung kann eine frequenzabhängige Abnahme des EDV beobachtet werden (Hofmann et al. 1996). Demgegenüber kommt es bei Patienten mit eingeschränkter Ventrikelfunktion auf allen Belastungsstufen zu einer Dilatation des EDV um bis zu 30%. Gesunde erzielen eine Erhöhung des Schlagvolumens aus einer Abnahme des endsystolischen Volumens (ESV) bis zum Ende der Phase II der Energiebereitstellung. Diese Abnahme des ESV kann bei hoch Ausdauertrainierten auch in der Phase III der Energiebereitstellung beobachtet werden. Demgegenüber wird bei Patienten in Abhängigkeit der myokardialen Situation unter Belastung eine intensitätsabhängige Vergrößerung des ESV beobachtet. Abb. 10.2 zeigt die dimensionalen Veränderungen des linken Ventrikels während eines Fahrrad-Ergometer-Stufentests und in der Nachbelastungsphase bei Sport-Studenten, gesunden Männern mittleren Alters und Patienten nach einem Myokardinfarkt (Pokan et al. 1997).

Im Gegensatz zu Gesunden, wo ein deutlicher Anstieg der linksventrikulären Ejektionsfraktion (LVEF) von Ruhe bis zum Ende der Phase II mit einer anschließenden Plateau-Bildung oder einer geringfügigen Abnahme der LFEF zu beobachten ist (Hofmann et al. 1994a), kommt es bei Patienten mit eingeschränkter Ventrikelfunktion nach einer geringen Zunahme der LVEF von Ruhe bis zum Ende der Phase I zu einer Plateau-Bildung bis in den Bereich des Übergangs von Phase II in Phase III und schließlich zu einer deutlichen Abnahme der LVEF während der Phase III der Energiebereitstellung. Die LVEF bei maximaler Belastung kann bei Patienten mit eingeschränkter Ventrikelfunktion auf Werte unter dem Ruhewert als Zeichen der myokardialen Überlastung absinken (Pokan et al. 1997).

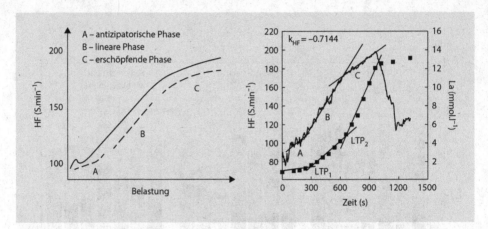

■ **Abb. 10.3**   Schematischer S-förmiger Verlauf der Herzfrequenz-Leistungs-Kurve (mod. nach Brooke u. Hamley 1968) (rechts) und realer Herzfrequenz-Verlauf in einem Stufen-Test mit einer gesunden jungen Versuchsperson (links). Die beschriebenen Phasen A-antizipatorische Phase, B-lineare Phase und C-erschöpfende Phase sind deutlich zu erkennen

10.1.4 Herzfrequenzverhalten während zunehmender Belastungsintensität (Ergometrie)

Die Herzfrequenz ist als eine Komponente der Leistungsanpassung des Herzens eine einfach zu messende Größe, die einen guten Einblick in die akute und chronische Anpassung des Organismus auf Belastung und Training widerspiegelt. Sie wird aufgrund ihrer einfachen und genauen Messbarkeit durch handelsübliche Messgeräte in breiten Teilen der Sport treibenden Bevölkerung verwendet und ist daher eine wichtige Kenngröße in der sportmedizinischen Diagnostik und der Vorgabe von Trainingsbelastungen (Buchheit 2014; Borresen u. Lambert 2008; Mann et al. 2013).

Fälschlicherweise ging man lange Zeit von einem „linearen" Zusammenhang zwischen Herzfrequenz und Belastung aus. Jedoch beschrieben bereits Brooke und Hamley (1968) einen S-förmigen Verlauf der Herzfrequenz-Leistungskurve mit einer Abflachung auf submaximalen Belastungsstufen (■ Abb. 10.3).

Eigene Ergebnisse bei jungen gesunden männlichen und weiblichen Probanden zeigten diesen S-förmigen Verlauf deutlich (Neumaier 2005) (■ Abb. 10.4).

Conconi et al. (1982, 1996) nutzten diese Abflachung der Herzfrequenz-Leistungs-Kurve (HFLK) zur Bestimmung eines Deflexions-Punktes und setzten diesen in Bezug zur „anaerobic threshold". Der Test wurde ursprünglich bei hochtrainierten Läufern angewendet, später aber auch von der Arbeitsgruppe Conconi für andere Sportarten (Droghetti et al. 1985; Cellini et al. 1986) und untrainierte Personen und Kinder adaptiert (Ballarin et al. 1989). Die Reproduzierbarkeit des Tests wurde bestätigt (Ballarin et al. 1986), und eine spätere Modifikation und Präzisierung der Methode wurde publiziert (Conconi et al. 1996).

Das Verfahren wurde aufgrund methodischer Eigenheiten des Protokolls kritisiert und z.T. abgelehnt (Jones u. Doust 1997; Bourgois u. Vrijens 1998), und die Methode wurde in der Literatur kritisch diskutiert (Jeukendrup et al. 1997; Hofmann et al. 1997; Pokan et al. 1999). Ribeiro et al. (1985) erkannten eine wesentliche methodische Schwäche des Konzeptes und zeigten, dass der Herzfrequenz-Knickpunkt nicht mit dem von Conconi et al (1982) gezeigten ersten Laktat Turn Point (der AT nach Wasserman et al. 2005), sondern mit dem zweiten Laktat Turn Point übereinstimmte. Eine Reihe von Autoren bestätigten diesen Zusammenhang für verschiedenste sportspezifische Anwendungen des Tests (Cabo et al. 2011; Erdogan et al. 2010; Sentija et al. 2007;

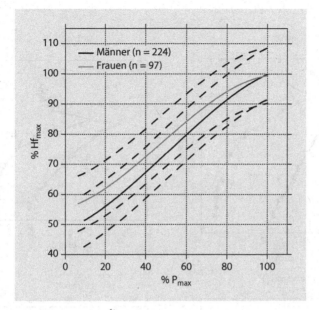

Abb. 10.4 Verlauf der Mittelwerte (±95% Konfidenz-Intervall) der relativen Herzfrequenz-Leistungskurve bei jungen gesunden männlichen und weiblichen Probanden. Ein S-förmiger Verlauf ist für beide Gruppen deutlich zu erkennen

Hofmann et al. 2007), und in mehrere Übersichtsarbeiten wurden die wichtigsten Publikationen zum Thema zusammengefasst (Bodner u. Rhodes 2000; Hofmann u. Pokan 2010; Hofmann et al. 2000; Pokan u. Hofmann 2000).

Eine Reihe von Untersuchungen zeigte jedoch, dass die Auswertung nicht in allen Fällen durchgeführt werden konnte, da die Herzfrequenz nicht die von Conconi et al. für alle Kurven postulierte S-Form zeigten (Conconi et al. 1996). Eigene Untersuchungen in großen leistungs- und altershomogenen Gruppen zeigten, dass diese reguläre Abflachung der Herzfrequenz-Leistungskurve bei gesunden jungen Menschen nur in ca. 85% der Fälle auftritt und in diesem Fall als nichtinvasive Alternative zur Bestimmung des zweiten Laktat Turn Points (LTP2) herangezogen werden kann (Hofmann et al. 1994b, 1997, 2001, 2005). Etwa 15% der untersuchten jungen gesunden Probanden zeigten ein von der S-Form abweichendes Verhalten der HFLK, wobei ca. 7–8% jeweils eine komplett lineare Verlaufsform oder aber sogar eine inverse Verlaufsform zeigten (**Abb. 10.5**).

Das Ausmaß dieser Abflachung der Herzfrequenz-Leistungs-Kurve stand auch bei gesunden jungen Probanden in einem linearen Zusammenhang mit einem, im Bereich des LTP2 einsetzenden, Nachlassen der myokardialen Funktion (Pokan et al. 1993; Hofmann et al. 1994a, 1996). **Abb. 10.6** zeigt ein Beispiel für die unterschiedliche Anpassung der linksventrikulären Auswurffraktion (LVEF) von zwei jungen gesunden Männern mit vergleichbarer Ergometer-Leistung in Relation zum Verhalten der Herzfrequenz während eines Stufentests am Fahrrad-Ergometer.

Mit zunehmendem Alter ändert sich offensichtlich die Abflachung der HFLK und zeigt ebenfalls einen Zusammenhang mit der myokardialen Funktion (Pokan et al. 1998a). Bei Patienten mit koronarer Herzkrankheit (KHK) und eingeschränkter linksventrikulärer Funktion findet man meist sogar eine weitere Zunahme der Anstiegs-Geschwindigkeit der Belastungs-Herzfrequenz über dem LTP$_2$ (Pokan et al. 1998b) (**Abb. 10.7**), wie sie auch bei ca. 6% der gesunden jungen Personen zu finden ist (Hofmann et al. 1994a, 1997, 2001, 2005). Der Knickpunkt der

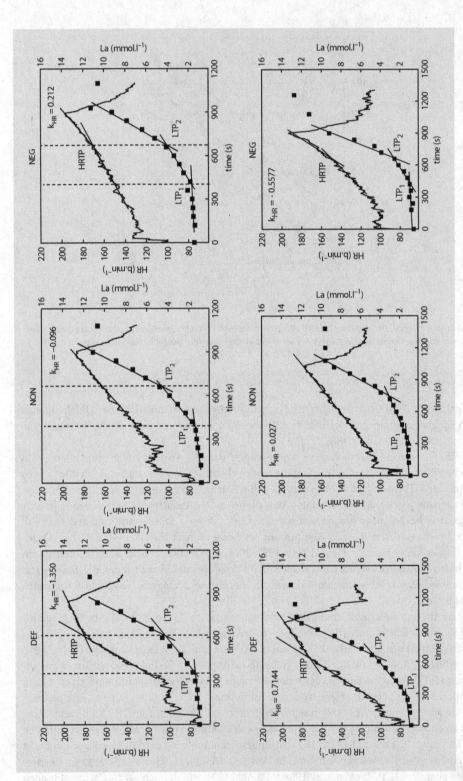

☐ **Abb. 10.5** Verlauf der Herzfrequenz-Leistungs-Kurve in Relation zum ersten (LTP$_1$) und zweiten (LTP$_2$) Laktat Turn Point bei gesunden jungen männlichen (oben) und weiblichen (unten) Einzelpersonen

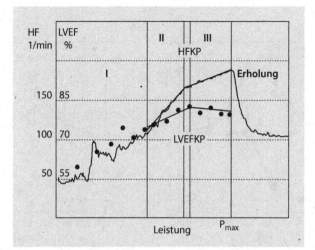

Abb. 10.6 Verhalten von Herzfrequenz (HF) und linksventrikulärer Ejektionsfraktion (LVEF) während eines Fahrrad-Ergometer-Stufentests am Beispiel eines jungen gesunden Mannes. Im Verlauf beider Parameter lässt sich ein Knickpunkt ermitteln. (Herzfrequenzknickpunkt HFKP, LVEF-Knickpunkt LVEFKP, Phase I der Energiebereitstellung, Phase II der Energiebereitstellung, Phase III der Energiebereitstellung, maximale Belastung P_{max})

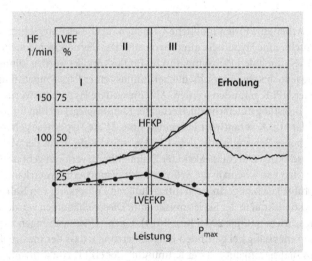

Abb. 10.7 Verhalten von Herzfrequenz (HF) und linksventrikulärer Ejektionsfraktion (LVEF) während eines Fahrrad-Ergometer-Stufentests am Beispiel eines Patienten nach Myokardinfarkt. Im Verlauf beider Parameter lässt sich ein Knickpunkt ermitteln. (Herzfrequenzknickpunkt HFKP, LVEF-Knickpunkt LVEFKP, Phase I der Energiebereitstellung, Phase II der Energiebereitstellung, Phase III der Energiebereitstellung, maximale Belastung P_{max})

Herzfrequenz (sog. „Herzfrequenz Turn Point", HFTP) im Verlauf der Herzfrequenz-Leistungs-Kurve stand sowohl bei Gesunden als auch bei Patienten in einem signifikanten Zusammenhang mit einem deutlichen Absinken der LVEF (Abb. 10.6, Abb. 10.7, Abb. 10.8).

Das Ausmaß der Krümmung der HFLK (kHF) zeigte einen signifikanten Zusammenhang mit der Änderung der LVEF ab dem LTP2 (Pokan et al. 1993, 1997, 1998).

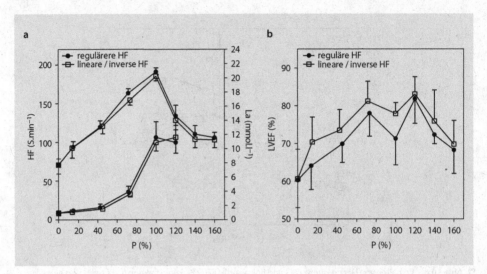

■ **Abb. 10.8**   Verlauf der Herzfrequenz-Leistungs-Kurve (a rechts) und der linksventrikulären Ejektionsfraktion (b links) bei zwei Gruppen männlicher Probanden mit unterschiedlicher Krümmung der HFLK. (Mod. nach Hofmann et al. 1994a)

10

In mehreren Arbeiten wurden mögliche Ursachen für dieses unterschiedliche Verhalten der HFLK untersucht. Eine Hypothese ging davon aus, dass das unterschiedliche Krümmungsverhalten der HFLK durch den Parasympathikus-Einfluss erklärt werden könnte (Pokan et al. 1998c). Es konnte jedoch kein unterschiedlicher Einfluss einer Parasympathikus-Blockade auf die Krümmung der HFLK gefunden werden. Als eine weitere Hypothese wurde angenommen, dass ein durch die Belastung unterschiedlich erhöhter Kaliumspiegel im Blut für die Unterschiede der Krümmung der HFLK verantwortlich sein könnte. Diese Hypothese geht davon aus, dass bei entsprechend hoher Belastung über dem LTP2 verstärkt Kalium aus der Muskelzelle, durch eine pH bedingte selektive Durchlässigkeit der Zellmembran, verloren geht und durch die Na-K-Pumpe nicht mehr ausreichend in die Zelle zurücktransportiert werden kann. Diese Elektrolytverschiebung führt zu einer geringeren intrazellulären Freisetzung von Kalzium und einem Verlust an Kontraktionskraft in der Skelettmuskulatur. Dieses Phänomen wurde jedoch auch für die Herzarbeit beschrieben (Opie 2004; Katz 2010). Eigene Untersuchungen zeigten den angenommenen Zusammenhang bei gesunden jungen Personen, dass der maximal akkumulierte Kaliumspiegel im Blut signifikant mit der Krümmung der HFLK zusammenhängte (Hofmann et al. 1997, 1998, 1999) (■ Abb. 10.9).

Die Kalium-Hypothese könnte auch den Verlauf der LVEF erklären. Studien zu diesem Zusammenhang vor allem auch bei Patienten fehlen jedoch.

Eine weitere plausible Erklärung ist durch den Verlauf der Katecholamine zu erwarten. In einer Untersuchung bei gesunden jungen männlichen Probanden konnte jedoch kein Zusammenhang zwischen dem Anstieg der Katecholamine und der Krümmung der HFLK gefunden werden (Pokan et al. 1995). Da jedoch die Wirkung der Katecholamine auf die Herzfrequenz auch von der Anzahl und Sensitivität der ß-Rezeptoren am Herzen abhängig ist, wurde in weiteren Untersuchungen die Wirkung einer selektiven ß1-Rezeptor-Blockade bei gesunden jungen männlichen Probanden untersucht (Wonisch et al. 2002, 2003). Es wurde ein signifikanter Zusammenhang

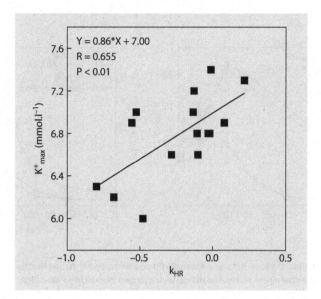

Y = 0.86*X + 7.00
R = 0.655
P < 0.01

Abb. 10.9 Zusammenhang zwischen maximalem Kaliumspiegel im Blut bei maximaler Ausbelastung im Stufen-Test und Krümmung der Herzfrequenz-Leistungs-Kurve bei gesunden jungen männlichen Probanden

zwischen der Wirkung dieser selektiven Blockade auf die Krümmung der HFLK gefunden und damit erstmals eine plausible Theorie für die Krümmung der HFLK präsentiert (Hofmann et al. 2005). Probanden mit einer regulären HFLK und einem raschen Anstieg der HF zwischen LTP1 und LTP2 zeigen ein deutlich stärkeres Ansprechen auf den ß1-Rezeptor-Antagonisten Bisoprolol, was darauf hinweist, dass Personen mit diesem HF-Verhalten sensible, rasch auf Katecholamine ansprechende ß1-Rezeptoren am Herzen haben. Die Abflachung der Krümmung der HFLK ab dem LTP2 kann durch eine Sättigung der Rezeptoren durch die bei dieser Belastung überschießend ansteigenden Katecholamine erklärt werden. Probanden mit linearen oder inversen HFLK zeigen ein deutlich geringeres Ansprechverhalten zwischen LTP1 und LTP2 mit einem flacheren Kurvenverlauf. Die selektive Blockade wirkte sich bei diesen Probanden deutlich geringer aus, was auf eine Desensibilisierung der ß1-Rezeptoren hinweist. Der bei diesen Probanden gleich hohe überschießende Katecholamin-Anstieg zeigt eine verzögerte Wirkung auf die HF, die ab dem LTP2 überproportional (invers) ansteigt (⬛ Abb. 10.10).

⬛ Abb. 10.11 zeigt zwei Einzelbeispiele mit unterschiedlichem HF-Verhalten und die unterschiedliche Wirkung des ß1-Rezeptor-Antagonisten.

⬛ Abb. 10.12 zeigt den Zusammenhang zwischen der HF-Reaktion unter Plazebo und unter Bisoprolol-Wirkung. Eine bereits unter Plazebo-Bedingungen lineare oder inverse HFLK ändert sich deutlich weniger durch den ß1-Rezeptor-Antagonisten als reguläre Kurven. Dies deutet auf eine reduzierte Rezeptor-Sensitivität bei linearen oder inversen HFLK hin und kann als Ursache für das unterschiedliche Knickverhalten angenommen werden.

Unabhängig von der Richtung der Krümmung der HFLK kann ein HFTP bestimmt werden. Dieser HFTP zeigte einen signifikanten Zusammenhang mit dem LTP2 und der VT2 (⬛ Abb. 10.13). Die Bestimmung des HFTP ist gleichwertig der Bestimmung der „Turn Points" aus Laktat oder Ventilation und kann als nichtinvasive, einfache und praxisrelevante Bestimmung submaximaler Kennwerte der Leistungsfähigkeit verwendet werden.

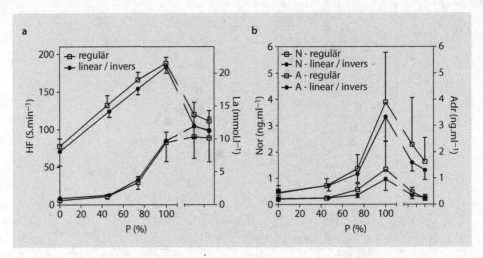

❏ **Abb. 10.10**   Verlauf der Katecholamine Adrenalin (A) und Noradrenalin (N), der Herzfrequenz (HF) und der Laktat-Konzentration bei einem Stufen-Test mit gesunden jungen männlichen Probanden

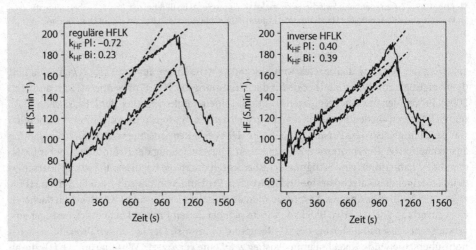

❏ **Abb. 10.11**   Unterschiedliches Verhalten der HFLK mit Plazebo und unter ß1-selektivem Adrenozeptor-Antagonisten Bisoprolol. (Mod. nach Hofmann et al. 2005)

10.1.5 **Bestimmung des Herzfrequenz Turn Points**

Die quantitative Analyse der Herzfrequenz-Leistungs-Kurve erfolgt zwischen dem ersten Laktat Turn Point (LTP1) bei ca. 40% der maximalen Leistung und der maximalen Leistung (P_{max}) durch die Anpassung eines Polynoms zweiten Grades mit kleinstem Fehlerquadrat. Aus dieser Funktion werden die Steigungen der Tangenten k1 im Punkt LTP1 und k2 im Punkt P_{max} sowie die Differenz der Winkel berechnet (Pokan et al. 1993). Stärke und Richtung der Krümmung der Herzfrequenz-Leistungskurve werden wie folgt festgelegt:

— k < -0,2 = eindeutige Abflachung der Herzfrequenz-Leistungskurve,
— k liegt zwischen +0,1 und -0,1 = annähernd linearer Verlauf der Herzfrequenz-Leistungskurve und
— k > 0,2 = weitere Zunahme der Herzfrequenzsteigerung.

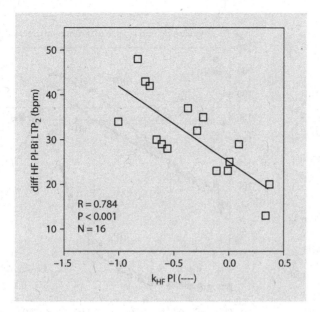

Abb. 10.12 Zusammenhang zwischen der HF-Reaktion unter Plazebo und unter Bisoprolol-Wirkung. (Mod. nach Hofmann et al. 2005)

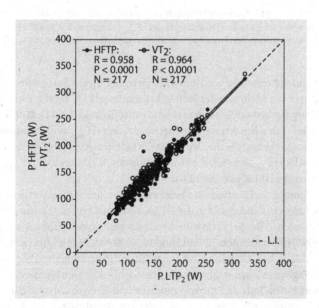

Abb. 10.13 Zusammenhang zwischen dem Herzfrequenz Turn Point (HFTP) und dem zweiten Laktat Turn Point (LTP2) und dem zweiten Turn Point der Ventilation (VT2)

Der Herzfrequenz-Knickpunkt liegt dabei, in Abhängigkeit von der Stärke und der Richtung der Krümmung der HFLK, zwischen 60 und 90% der HF_{max} (Hofmann et al. 1997, 2001, 2005) und fällt mit dem Abfall der LVEF (Hofmann et al. 1994; Pokan et al. 1998b) und dem LTP2, also dem Übergang zwischen Phase II und Phase III der Energiebereitstellung zusammen (Hofmann et al. 1994a, 1997). Wichtig zu beachten ist, dass eine Belastungsvorgabe über fixe Prozentsätze der

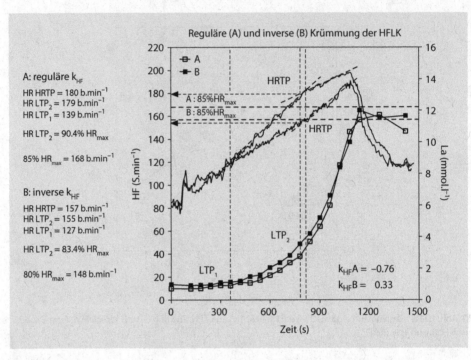

Abb. 10.14   Darstellung des Einflusses der Krümmung der Herzfrequenz-Leistungs-Kurve auf die Belastungsvorgabe unter Verwendung fixer Prozentwerte der HF_{max} in Bezug zum Schwellenwert LTP2 bei zwei gesunden jungen trainierten männlichen Probanden. (Mod. nach Hofmann u. Tschakert 2011)

maximalen HF dadurch beeinflusst wird und diese Berechnung nur bei linearem Kurvenverlauf zulässig ist. Bei den in der Mehrzahl der Fälle gekrümmten HFLK kann z.T. ein beträchtlicher Fehler aus dieser Vorgabemethode entstehen (Hofmann u. Tschakert 2011). Abb. 10.14 zeigt die Problematik bei zwei realen Kurven mit annähernd gleicher HF_{max} und identischer Leistungs-fähigkeit auf. Bei vergleichbarer maximaler HF ist die Belastungsvorgabe bei Verwendung eines fixen Prozentsatzes der HF_{max}, wie z.B. die Empfehlung des ACSM bei 85% HF_{max}, umso stärker fehlerhaft, je inverser die HFLK gekrümmt ist.

Kann eine Krümmung der Herzfrequenz-Leistungs-Kurve, unabhängig von der Richtung, nach-gewiesen werden, kann ein Knickpunkt in der HFLK berechnet und zur Leistungsdiagnostik von Sportlern oder Patienten in der Rehabilitation herangezogen werden (Hofmann et al.1995, 1997, 2001; Pokan et al 1998) (siehe auch Abb.10.1, 10.3 und 10.10). Abb.10.15 zeigt bei gesunden Männern und Frauen unterschiedlichen Alters sowie bei Patienten und Patientinnen mit verschiedenen Herz-Kreislauf-Erkrankungen den Zusammenhang zwischen der Leistung am Herzfrequenz-Deflexions-punkt während eines Stufen-Tests am Fahrrad-Ergometer und der maximal möglichen Dauerleistung über 30 Minuten unter metabolischen und respiratorischen „steady state" Bedingungen.

Ist der Verlauf der HFLK annähernd linear, so liegt der Übergang zwischen Phase II und Phase III der Energiebereitstellung (bestimmt über LTP2 oder VT2) bei ca. 70–75% der Herz-frequenzreserve. Nur in diesen Fällen kann die sog. Karvonen Formel zur Trainingssteuerung herangezogen werden (Hansen et al. 2012; Hofmann u. Tschakert 2011; Hofmann et al. 2001; Wonisch et al. 2003). Sie lautet:

$$HFtraining = (HFmax - HFRuhe) \times 0{,}7 + HFRuhe$$

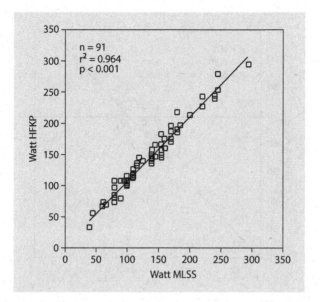

Abb. 10.15 Zusammenhang zwischen der Leistung am Herzfrequenz-Knickpunkt (HFKP) und der maximalen Dauerleistung über 30 Minuten im maximalen Laktat Steady State (MLSS) bei gesunden jungen und älteren Männern und Frauen sowie Patienten mit Herz-Kreislauf-Erkrankungen

In ◘ Abb. 10.16 ist der Zusammenhang zwischen dem Herzfrequenz-Knickpunkt der Herzfrequenz-Reserve (HFTP%HFReserve) und der Stärke und Richtung der Krümmung der Herzfrequenz-Leistungskurve ausgedrückt – als k-Wert bei Patienten mit koronarer Herzkrankheit, einer gleichaltrigen gesunden Kontrollgruppe und gesunden jungen Sport-Studenten dargestellt (Hofmann et al. 2001).

Bei einer Aufwärtskrümmung der Herzfrequenz-Leistungs-Kurve, wie sie sehr oft bei Patienten mit koronarer Herzerkrankung zu beobachten ist, läuft man Gefahr, Personen mit einem derartigen Herzfrequenzverlauf zu überschätzen und somit im Training zu überfordern (Hofmann et al. 2001; Wonisch et al. 2003). Demgegenüber kommt es bei einer Abflachung der Herzfrequenz-Leistungs-Kurve wie sie von Brooke und Hamley (1968) beschrieben wurde, zu einer Unterschätzung der Ausdauerleistungsfähigkeit (Pokan et al 1998; Hofmann et al. 2002; Wonisch et al. 2003).◘ Abb. 10.17 zeigt den Zusammenhang zwischen dem Herzfrequenz-Knickpunkt der Herzfrequenz-Reserve (HFTP%HFReserve) und der Zunahme bzw. Abnahme der Auswurffraktion des linken Ventrikels während einer Fahrrad-Ergometrie in der Phase III der Energiebereitstellung bei Patienten mit koronarer Herzkrankheit einer gleichaltrigen gesunden Kontrollgruppe und gesunden jungen Sport-Studenten.

10.1.6 Methoden der Bestimmung des Herzfrequenz-Knickpunktes

Da die visuelle Bestimmung des Herzfrequenz-Knickpunktes nur sehr schwer möglich ist, wurden verschiedenste Computerprogramme mit unterschiedlichen mathematischen Methoden entwickelt, die z.T. auch im Handel erhältlich sind (Bodner u. Rhodes 2000; Hofmann et al. 1988; Leitner et al. 1988, 1992). Es werden hier nur einige oft angewandte Methoden erwähnt.

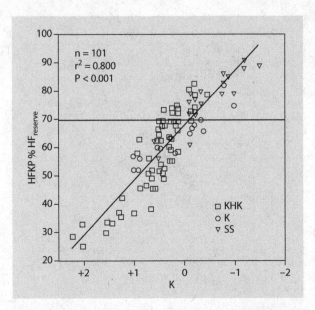

◘ Abb. 10.16   Zusammenhang zwischen dem Herzfrequenz-Knickpunkt (HFKP) in Prozent der Herzfrequenz-Reserve (HFKP% HF$_{reserve}$) und der Stärke und Richtung der Krümmung der Herzfrequenz-Leistungskurve – ausgedrückt als K-Wert bei Patienten mit koronarer Herzkrankheit (KHK), einer gleichaltrigen gesunden Kontrollgruppe (K) und gesunden jungen Sport-Studenten (SS)

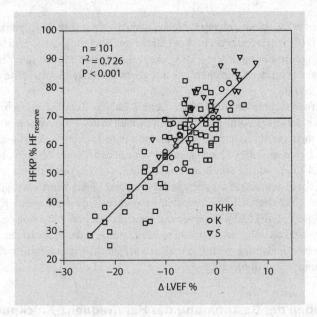

◘ Abb. 10.17   Zusammenhang zwischen dem Herzfrequenz-Knickpunkt (HFKP) in Prozent der Herzfrequenz-Reserve (HFKP% HF$_{reserve}$) und der Zunahme bzw. Abnahme der Auswurffraktion des linken Ventrikels (LVEF) während einer Fahrrad-Ergometrie in der Phase III der Energiebereitstellung bei Patienten mit koronarer Herzkrankheit (KHK), einer gleichaltrigen gesunden Kontrollgruppe (K) und gesunden jungen Sportlern (S)

Die ursprüngliche Methode zur Bestimmung des Herzfrequenz-Knickpunktes stammt von Conconi et al. (1982). Die Gruppe ermittelte anhand eines Feldtests die Laufgeschwindigkeit, an der es zur Abflachung der HFLK kam, und bezeichnete die Geschwindigkeit als „vd" (velocity deflection). Ursprünglich steigerten Conconi et al. bei ihrem Test lediglich die Laufgeschwindigkeit alle 200 Meter, was zu immer kürzeren Zeitinkrementen führte. 1996 stellten Conconi et al. ein erneuertes Testverfahren – die „HRd (heart rate deflection)" – vor, indem sie auf submaximalen Belastungsstufen die streckenabhängigen Stufen gegen zeitabhängige austauschten. In der Endphase des Stufen-Tests allerdings gingen sie wieder auf streckenabhängige Stufen zurück, um so die Belastungsdauer zu verkürzen und größere absolute Leistungen zu erzielen. Conconi et al. (1996) rechtfertigten dieses Vorgehen mit der Annahme, dass der Herzfrequenz-Knick noch vor dieser Schlussphase auftritt. Es zeigte sich allerdings, dass man mit diesem Vorgehen im Falle eines linearen HF-Verlaufs willkürlich Knickpunkte der HFLK provozieren kann, sodass dieses Vorgehen ebenfalls als obsolet anzusehen ist (Pokan et al. 1999). Im Idealfall sollte wie im Labortest darauf geachtet werden, dass konstante Zeit- und Belastungsinkremente bis zur Ausbelastung gewählt werden. Die Gesamtzeit sollte zwischen 8 und 15 Minuten liegen (Gaisl u. Hofmann 1989; Hofmann u. Gaisl 1990, 1991; Gaisl et al. 1991; Wonisch et al. 2008). Die Belastungsinkremente sind somit von der Art der Ergometrie (Fahrrad-, Laufband-, Ruder-Ergometer oder diverse Feldtests in verschiedenen Sportarten) und der zu erwartenden Leistungsfähigkeit abhängig. Vor allem bei Feldtests sollten die untersuchten Personen mit der Testanordnung vertraut sein, um diese Kriterien auch einhalten zu können (◘ Abb. 10.18).

Es sei aber nochmals darauf hingewiesen, dass eine zu geringe Krümmung oder ein linearer Verlauf der HFLK die Bestimmung dieses Knickpunktes unmöglich macht (Hofmann et al. 1997, 2001; Pokan et al. 1998b, 1999). Eine detaillierte Zusammenfassung zum Thema Conconi-Test ist in mehreren Übersichtsarbeiten nachzulesen (Bodner u. Rhodes 2000; Hofmann 1997; Hofmann u. Pokan 1996, 2000, 2010; Pokan u. Hofmann 2000).

10.1.7 Hämodynamische Veränderungen bei Ultraausdauerbelastungen

Bei kontinuierlichen Langzeitbelastungen kommt es sowohl zu Dilatationen des rechten (La Gerche et al. 2012) als auch des linken Herzens (Pokan et al. 2014). Wir konnten in einer Studie während einer kontinuierlichen Langzeit-Ergometrie über 24 Stunden mit einer Intensität knapp unterhalb des ersten Laktat Turn Points (LTP1) dimensionale Veränderungen der linken Kammer und des linken Vorhofs während der Belastung feststellen (ebd,). Dabei kommt es innerhalb der ersten sechs Stunden zu der bekannten kontinuierlichen Zunahme der Herzfrequenz bei gleichzeitiger Abnahme des Schlagvolumens. Nach sechs Stunden Belastung tritt allerdings eine Zunahme des Körpergewichts bei gleichzeitigerer Abnahme der Herzfrequenz um ca. 20 Schläge pro Minute auf. Dieses Phänomen, das auch „cardiac fatigue" genannt wird (Oxborough et al. 2010), scheint jedoch nichts mit einer kardialen Ermüdung bei gleichzeitig konstanter Leistung zu tun zu haben, sondern mit einer Flüssigkeitseinlagerung und einer damit gesteigerten Vorlast durch den verstärkten venösen Rückstrom. Zwischen 6 und 24 Stunden der Belastung nimmt das Schlagvolumen durch eine Dilatation des linken Ventrikels bei konstant bleibenden endsystolischen Dimensionen zu (◘ Abb. 10.19).

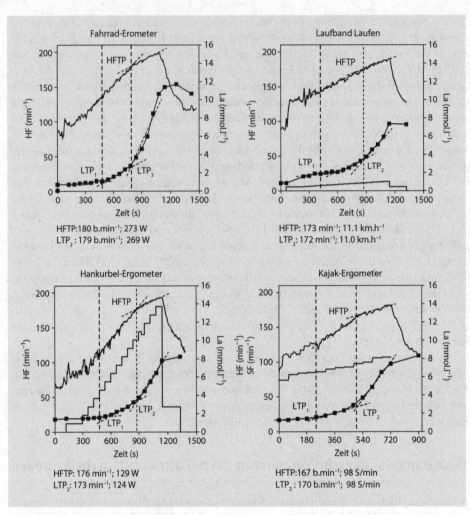

10

□ **Abb. 10.18** Bestimmung des Herzfrequenz Turn Points (HFTP) und des ersten (LTP$_1$) und des zweiten (LTP$_2$) Laktat Turn Points mittels linearer „Break Point Regressionsmethode" bei unterschiedlichen Ergometer-Belastungen

Überprüfen Sie Ihr Wissen

— Welche sind die akuten Anpassungsreaktionen des Körpers an körperliche Belastungen?

— Wie verhält sich der Blutdruck unter körperlicher Belastung?

— Welche Veränderungen im Belastungs-EKG sind zu beobachten und welchen pathologischen Stellenwert muss man ihnen geben?

— Welche dimensionalen Veränderungen treten bei Herzgesunden unter Belastung auf?

— Wie verändert sich die linksventrikuläre Auswurffraktion Gesunder unter Belastung?

— Welche pathologischen Unterschiede in den dimensionalen Veränderungen des Herzens und der linksventrikulären Auswurffraktion unter Belastung treten auf?

— Welche unterschiedlichen Verläufe der Herzfrequenz-Leistungskurve können auftreten?

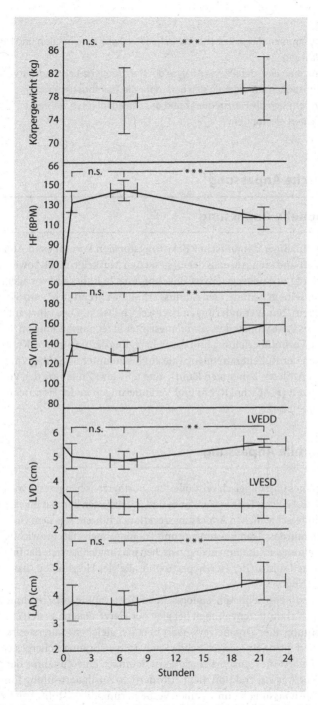

Abb. 10.19 Verhalten des Körpergewichts und hämodynamischer Parameter im Verlauf einer Fahrrad-Egometer-Belastung über 24 Stunden von acht erfahrenen „Ultra-Ausdauerathleten" bei einer konstanten Leistung von 162 ± 23 Watt (HF = Herzfrequenz, SV = Schlagvolumen, LVD = Durchmesser des linken Ventrikels, LVEDD = enddiastolischer Durchmesser, LVESD = endsystolischer Durchmesser, LAD = Durchmesser des linken Atriums). (Mod. nach Pokan et al. 2014)

- Welche Zusammenhänge bestehen zwischen myokardialer Funktion und Herzfrequenz unter Belastung?
- Wozu kann man eine detaillierte Analyse der Herzfrequenz-Leistungskurve nutzen und welche Konsequenzen ergeben sich daraus für die Trainingssteuerung?
- Wie verändern sich die Herzfrequenz und das Schlagvolumen während Ultraausdauerbelastungen?

10.2 Chronische Anpassung

10.2.1 Funktionelle Anpassung

Mit Beginn regelmäßiger dynamischer Belastungsformen kommt es in Abhängigkeit von Umfang, Intensität und vom Ausmaß der eingesetzten Muskelgruppen sowie von der individuellen Veranlagung zu einer vegetativen Umstimmung. In Ruhe wird vor allem der Parasympathikotonus mit seinem hemmenden Einfluss erhöht, während sich beim Sympathikotonus keine wesentlichen Tonusveränderungen nachweisen lassen. Dies führt entsprechend den Erfolgsorganen des Parasympathikus zu verlangsamter Erregungsbildung im Sinusknoten, zur Verzögerung der Vorhofüberleitung und deren Erregungsleitung im AV-Knoten. Die Folgen sind ein Absinken der Ruheherzfrequenz (die auf bis zu unter 30 Schläge/min bei hochausdauertrainierten Athleten abnehmen kann), eine teilweise Zunahme der Vorhof-AV-Knoten-Überleitungszeit (▶ Abschn. 10.2.4) und Veränderungen in der Herzfrequenzvariabilität (HFV) (▶ Abschn. 10.2.4).

10.2.2 Strukturelle Anpassung

Die Ausbildung eines physiologisch vergrößerten Sportherzens hängt stark von der individuellen Veranlagung ab. Gleiche Trainingsumfänge und -intensitäten können für verschiedene Individuen zu ganz unterschiedlichen Anpassungsreaktionen führen. Aus dem Hochleistungssport ist allerdings bekannt, dass Trainingsumfang und Trainingsintensität eine wichtige Rolle spielen. Es besteht somit ein enger Zusammenhang zwischen maximaler Sauerstoffaufnahme und Herzvolumen. Strukturell sind an der Herzhypertrophie alle vier Herzhöhlen (harmonische Herzhypertrophie) beteiligt.

Durch die Ausprägung einer physiologischen Hypertrophie mit Zunahme des Schlagvolumens kann das Herzminutenvolumen bei gleicher Herzfrequenz gesteigert und damit die Sauerstoffversorgung aller Organe verbessert bzw. bei gleichem Sauerstoffbedarf mit einer niedrigeren Herzfrequenz eine ausreichende Sauerstoffversorgung sichergestellt werden. Zur Steigerung der Sauerstoff-Transportkapazität ist demnach eine Zunahme der Myokardkontraktilität oder der Auswurffraktion nicht erforderlich. Ausdauertraining führt im Rahmen der chronischen Anpassung kaum zu einer Verbesserung der systolischen Linksventrikelfunktion in Ruhe (Giada et al. 1998; Hörtnagl 1982; Hörtnagl u. Raas 1982; Pellicia et al. 1999; Pluim et al. 2000). Im Gegensatz dazu unterscheidet sich die physiologische Hypertrophie von pathologischen Formen ganz wesentlich in der diastolischen Linksventrikelfunktion. So ist z.B. bei der Hypertrophie im Rahmen einer Hochdruckkrankheit die Füllung des linken Ventrikel gestört (Hörtnagl u. Raas 1984; Schannwell et al. 2002). Die verminderte Füllung während der raschen Füllungsphase wird dabei offenbar durch vermehrte Füllung während der Vorhofsystole kompensiert. Diese Füllungsstörung ist bereits zu einem Zeitpunkt zu beobachten, zu dem noch keine Zeichen einer Linksherzhypertrophie im EKG oder in der Echokardiographie und auch keine Störungen der systolischen Funktion erkennbar sind (Hörtnagl u. Raas 1984; Schannwell et al. 2002). Sie kann anscheinend zumindest in diesem Stadium durch ein gezieltes Ausdauertraining mit Steigerung der Leistungsfähigkeit verbessert werden (Hörtnagl et al. 1985, 1988), d.h., es kommt zu günstigen Veränderungen der Herzwandeigenschaften.

Bei physiologischer Linksherzhypertrophie weist die höhere Flussgeschwindigkeit während der raschen Füllungsphase auf eine vermehrte Füllung in der frühen Diastole hin (D'Andrea et al. 2002; Giada et al. 1998; Hörtnagl u. Raas 1984), sodass die Füllung während der Vorhofsystole zumindest in Ruhe keine Rolle mehr spielt (Hörtnagl u. Raas 1982, 1984). Dadurch ergeben sich während Belastung mehr Kompensationsmöglichkeiten bezüglich der linksventrikulären Füllung. Dies erklärt aber auch, warum ein Umschlagen in Vorhofflimmern von Ausdauertrainierten relativ gut toleriert wird. Die Zunahme der frühdiastolischen Füllung wird auf eine Verbesserung der linksventrikulären Compliance durch Anpassung an chronische Belastungen zurückgeführt, wobei mittels Tissue-Doppler-Untersuchungen höhere Geschwindigkeiten vor allem in der inferioren Linksventrikelwand gemessen wurden (Caso et al. 2000). Auch konnte gezeigt werden, dass nicht nur Ausdauertrainierte, sondern auch Krafttrainierte sich besser anpassen können als Untrainierte (Fisman et al. 1997). Da die mit der instantanen rechnergestützen Analyse von M-Mode-Echokardiogrammen erhobenen Relaxationsparameter bei physiologischer Hypertrophie nicht wesentlich gegenüber der Kontrollgruppe verändert waren, wurde diskutiert, dass die linksventrikuläre Dehnbarkeit durch eine Abnahme des interstitiellen Bindegewebes im Herzmuskel verbessert wurde (Hörtnagl u. Raas 1982, 1984; Schannwell et al. 2002). Dementsprechend wurde die Verschlechterung der diastolischen Funktion bei der Hypertrophie im Rahmen einer arteriellen Hypertonie als Folge eines fibrotischen „Remodeling"-Prozesses gesehen, der durch eine Zunahme des Kollagen-Gehaltes zu einer erhöhten Steifigkeit des Myokards führt (Schannwell et al. 2002). Tatsächlich wurde aufgrund einer Strukturanalyse des Myokards über die echokardiographische Graustufenverteilung bei pathologischer Hypertrophie ein erhöhter Kollagen-Gehalt angenommen, der mit einer interstitiellen und perivaskulären Fibrose sowie einer Fibrose an Stelle nekrotisierender Myozyten, wobei dann Muskelgewebe durch Bindegewebe ersetzt worden ist, in ursächlichem Zusammenhang gesehen wurde, während diese Veränderungen bei physiologischer Hypertrophie trotz ähnlicher Zunahme der Muskelmasse nicht beobachtet werden konnten (Di Bello et al. 1997).

Im Gegensatz zum chronisch dynamischen Training sind bei ausschließlich statischem oder schnelligkeitsorientiertem Training auch im Leistungssport keine wesentlichen regulativen oder gar dimensionalen Anpassungsreaktionen zu erwarten (Fagard et al. 1996). Bei ausgeprägten Verbesserungen der Kraft und Kraftausdauerleistungsfähigkeit der arbeitenden Muskulatur kann es allerdings auf vergleichbaren Belastungsstufen bei dynamischer Belastung zu einem geringeren Frequenzanstieg kommen. Dies beruht auf einer geringeren Stimulation des Sympathikus über Ergorezeptoren. Der bei Ausdauersport über längere Zeit typische Anstieg des Vagotonus lässt sich jedoch nicht nachweisen. Ebenso zeigt das Herz in der Regel keine Hypertrophie oder Vergrößerung. Veränderungen, die bei Bodybuildern oder Hochleistungs-Gewichthebern im Sinne einer konzentrischen Hypertrophie (Zunahme der Herzwanddicken) gefunden worden sind, können auf die Einnahme von anabolen Steroiden zurückgeführt werden (Dickermann 1998). So fanden Urhausen und Kindermann (1999) nur bei Bodybuildern, die anabole Steroide einnahmen, nicht jedoch bei Gewichthebern oder Bodybuildern, die nachweislich keine Steroide einnahmen, eine signifikante Vergrößerung des Hypertrophie-Indexes [(Septumdicke + Hinterwanddicke)/Iinksventrikulärer Innendurchmesser].

10.2.3 Rückbildungsfähigkeit des Sportherzens

So wie bei der Skelettmuskulatur führt ein Trainingsabbruch auch am Herzen zu einem Rückgang der Adaptationsmechanismen. Bei absoluter Körperruhe kommt es bereits nach wenigen Wochen zu einer Abnahme der Herzgröße. Offensichtlich hängen die Geschwindigkeit und das Ausmaß der Rückbildung von der bestehenden Dauer der Sportherzhypertrophie und dem Trainingsumfang beim Abtrainieren ab. So führt die Wiederaufnahme von Ausdauertraining zu einer rascheren Ausprägung eines Sportherzens als bei erstmaligem Beginn. Nach jahrzehntelangem Ausdauertraining kommt es bei Trainingsabbruch oft nicht wieder zu einer vollständigen Rückbildung, allerdings bleiben diese Herzen dann auch leistungsfähiger als kleinere untrainierte Herzen. Diese nicht vollständige Rückbildung hat nach heutigem Wissen keine gesundheitlichen Nachteile. Bei abruptem und vollständigem Trainingsabbruch kann es allerdings vorübergehend zu vegetativen Störungen kommen, die sich u.a. in leichtgradigen Herzrhythmusstörungen oder Missempfindungen in der Herzgegend äußern können. Die z.T. unangenehme Symptomatik ist aber keinesfalls Ausdruck einer Schädigung des Herzens und verschwindet in der Regel nach Wochen oder Monaten bzw. bei Wiederaufnahme des Trainings. Es ist deshalb günstiger, sich langsam von hohen Trainingsbelastungen durch ein Abtrainieren zurückzuziehen.

Überprüfen Sie Ihr Wissen
- Welche funktionellen Anpassungserscheinungen zeichnen das Sportherz in Ruhe aus?
- Wodurch ist die strukturelle Anpassung des Sportherzens gekennzeichnet?
- Unter welchen Bedingungen kommt es zu dimensionalen Veränderungen des Herzens ?
- Kommt es durch Krafttraining zu dimensionalen Veränderungen des Herzens?
- Unter welchen Bedingungen bilden sich diese Veränderungen, die das Sportherz auszeichnet, wieder zurück?

10.2.4 Funktionsdiagnostik

Herzfrequenzvariabilität

Erste Beobachtungen zum Phänomen der Herzfrequenzvariabilität (HFV) reichen über 1700 Jahre in das 3. Jahrhundert n. Chr. zurück. Damals analysierte der chinesische Arzt Wang Shuhe in seinen Schriften verschiedene Pulstypen und beschrieb ihre klinische Bedeutung. Eine seiner Feststellungen erinnert frappierend an das Phänomen der HFV: „Wenn der Herzschlag so regelmäßig wie das Klopfen des Spechts oder das Tröpfeln des Regens auf dem Dach wird, wird der Patient innerhalb von vier Tagen sterben."

Offenbar hatte der chinesische Gelehrte erkannt, dass ein variabler Herzschlag Zeichen von Gesundheit ist (Aubert u. Ramaekers 1999). Diese Erkenntnisse und ihre klinische Relevanz werden durch eine Vielzahl aktueller wissenschaftlicher Ergebnisse bestätigt (Buch et al. 2002; Huikuri et al. 1999; Kristal- Boneh et al. 1995; Moser et al. 1994; Task Force of the European

Society of Cardiology and the North American Society of Pacing and Electrophysiology 1996; Winchell u. Hoyt 1997). So ist die Messung der HFV beim Patienten heute eine weit verbreitete diagnostische Methode (Aubert u. Ramaekers 1999; Howorka et al. 1997; Malfatto et al. 1996, 2002).

Die HFV beruht im Wesentlichen auf einem optimalen Zusammenspiel des „sympathischen" und des „parasympathischen Nervensystems". Dabei löst das sympathische Nervensystem typische „Kampf- und Fluchtreaktionen" aus (Energiebereitstellung, Beschleunigung von Herzschlag und Atmung, Verengung von Blutgefäßen, Blutumverteilung, Schwitzen), während das parasympathische Nervensystem „Erholungsreaktionen" anregt (Energiespeicherung, Schlaf, Verdauung, bessere Durchblutung von Haut und inneren Organen). „Gesund" ist ein „Gleichgewicht" (Homöostase, Balance) zwischen den beiden regulatorischen Systemen (Aubert et al. 2003).

Als klinischer Standard für die Erfassung der HF und der HFV gelten die Messung eines 24-Stunden-EKGs und die Bestimmung der R-R-Intervalle und deren Variabilität. Kommerziell erhältliche HF-Messgeräte (z.B. Polar Electro, Finnland) mit EKG-genauer Messung (Beat-to-beat-Modus) erlauben eine einfache Bestimmung der HF und der HFV. Dabei wird mit einem Brustgurt mit eingebautem Sender einer Speicheruhr EKG-genau die HF gemessen und mit einem Computerauswertungsprogramm dokumentiert und ausgewertet. Als Messmethode zur Bestimmung der HFV kann eine kurze Aufzeichnungszeit von 5 Minuten (minimal ca. 250 HF-Werte) verwendet werden. Üblicherweise wird die HF in Ruhe im Liegen gemessen. Als Methode zur Trainingskontrolle wird häufig ein Lagewechsel-Test als eine abgewandelte Form des in der Klinik als Standard verwendeten Kipptisch-Tests (Grubb u. Karas 1999; Grubb et al. 2001; Kochiadakis et al. 1998) (5 Minuten Liegen und 5 Minuten Stehen) verwendet, um auch die Kreislaufreaktion auf einen Lagewechsel als zusätzliches Beurteilungskriterium verwenden zu können. Aus praktischen Gründen (leichter standardisierbar) wird im Sport auch ein Test „Sitzen zu Stehen" verwendet (Migliaro et al. 2003; Uusitalo et al. 2000).

Die Bestimmung der einzelnen Frequenzanteile der HFV erfolgt über eine Fourier-Transformation. Die Einteilung der „Variabilität" der Herzschlagfolge erfolgt in hohe Frequenzen (high frequencies, HF), niedrige Frequenzen (low frequencies, LF) sowie in sehr niedrige Frequenzen (very low frequencies, VLF) und ultraniedrige Frequenzen (ultra low frequencies, ULF). Diese Trennung ist z.T. willkürlich, da der Übergang zwischen den Frequenzbereichen meist kontinuierlich verläuft. Meist werden die ULF nicht berechnet.

Frequenzbereiche der HFV (Aubert 2003; Task Force of the European Society of Cardiology and the North American Society of Pacing and Electrophysiology 1996)

- Der HF-Bereich umfasst Frequenzen zwischen 0,15 und 0,4 Hz (9–24/min).
- Der LF-Bereich umfasst Frequenzen zwischen 0,04 und 0,15 Hz (2,4–9/min).
- Der VLF-Bereich umfasst Frequenzen zwischen 0,003 und 0,04 Hz (2,4–0,18/min).
- Der ULF-Bereich umfasst Frequenzen < als 0,003 Hz.

Die zeitlichen Abstände von einem Herzschlag zum nächsten liefern die Grundlage, um für jeden Frequenzbereich die „Leistung" (engl. power) zu errechnen. Dies geschieht in der Form, dass der Zeitabstand zwischen zwei Herzschlägen mit sich selbst multipliziert wird und alle so errechneten Zahlen eines Frequenzbereiches summiert werden (Einheit: ms^2).

◘ **Tab. 10.2** Beispieldaten einer Ruhemessung bei einem 23-jährigen Mann	
Summe Herzschläge	**243**
R-R-Intervall max.	1356 ms (entsprechend 41 Schläge/min)
R-R-Intervall (Durchschnitt)	769 ms (entsprechend 78 Schläge/min)
R-R-Intervall min.	639 ms (entsprechend 94 Schläge/min)
Gesamtleistung	
VLF-Leistung (im Bereich 0,00–0,40 Hz)	5387,2 ms^2
LF-Leistung (im Bereich 0,00–0,04 Hz)	1851,6 ms^2 (34,4%)
HF-Leistung (im Bereich 0,04–0,15 Hz)	1891,0 ms^2 (35,1%)
(im Bereich 0,15–0,4 Hz)	1644,6 ms^2 (30,5%)

So errechnen sich die einzelnen Anteile der VLF-, LF- und HF-Leistung. Deren Summe wiederum führt zur Gesamtleistung. Gängige Computerprogramme geben zusätzlich an, wie viel Prozent der Gesamtleistung auf die drei genannten Bereiche entfallen (◘ Tab. 10.2).

Der Organismus kennt im Wesentlichen zwei Hauptaktivierungszustände. Erstens einen auf Ruhe und Erholung abzielenden Zustand. Er wird besonders vom parasympathischen Nervensystem gefördert und drückt sich vor allem in einer höheren High-frequency-Aktivität (HF-Aktivität) aus. Ein auf Aktivität abzielender Zustand unterliegt vor allem den Einflüssen des sympathischen Nervensystems. In der HFV-Bestimmung drückt sich dies vor allem in einem höheren Anteil an LF- bzw. VLF-Aktivität aus (Aubert 2003).

Das Herz erscheint umso anpassungsfähiger, je mehr es sich beider Aktivitätsarten in einem ausgeglichenen Verhältnis bedienen kann. Ungünstig scheint es, wenn das Verhältnis der beiden Aktivitätspole unausgewogen ist. Das ist insbesondere der Fall, wenn die LF/VLF-Aktivität einseitig überwiegt. Das Verhältnis zwischen sympathischer und parasympathischer Aktivität (LF/HF) liegt bei 1,5–2,0 in der Norm (Task Force of the European Society of Cardiology and the North American Society of Pacing and Electrophysiology 1996).

Höhere Werte bedeuten, dass das sympathische (also das aktivierende) Nervensystem übermäßig tätig ist. Zur Auswertung und Interpretation der Daten gibt es eine Reihe zeitbezogener statistischer und geometrischer Größen (Stauss 2003; Task Force of the European Society of Cardiology and the North American Society of Pacing and Electrophysiology 1996), auf die hier im Detail nicht eingegangen werden soll. Exemplarisch werden die zwei gebräuchlichsten zeitbezogenen statistischen Größen erwähnt:

- RMSSD (Quadratwurzel des quadratischen Mittelwertes der Summe aller Differenzen zwischen benachbarten NN-Intervallen) – Höhere Werte weisen auf vermehrte parasympathische Aktivität hin.
- pNN50 (Prozentsatz der Intervalle mit mindestens 50 ms Abweichung vom vorausgehenden Intervall) – Höhere Werte weisen auf vermehrte parasympathische Aktivität hin.

Eine häufig in der Trainingspraxis verwendete Bestimmung der HFV erfolgt über eine Poincare-Plot-Darstellung (Tulppo 1998). Dabei wird über die Punktwolke (jeder Herzschlag wird in Relation zum nächsten dargestellt) eine Ellipse gelegt, und die Standardabweichung des Querdurchmessers der Ellipse spiegelt den Einfluss des Parasympathikus wider (◘ Abb. 10.20).

In ◘ Abb. 10.21 ist die Herzfrequenzaufzeichnung im Liegen eines „gestressten" Mannes dargestellt. Trotz Suggestion von Ruhe gelingt es dem Patienten während der Aufzeichnung nicht,

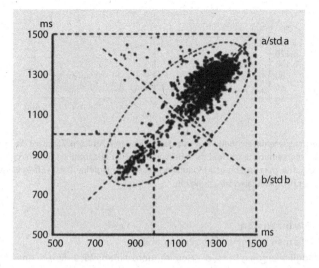

■ **Abb. 10.20** Streudiagramm von aufeinanderfolgenden Messungen des Herzschlages (Polar 1995)

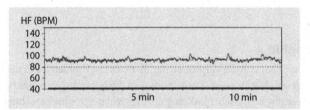

■ **Abb. 10.21** Herzfrequenzaufzeichnung im Liegen eines gestresste Mannes. Trotz Suggestion von Ruhe gelingt es dem Patienten während der Aufzeichnung nicht, sich zu entspannen. Die Herzfrequenz ist deutlich erhöht, bei eingeschränkter Modulation der Herzschlagfolge. Der Befund weist auf eine verminderte parasympathische und gesteigerte sympathische Aktivität hin

sich psycho-physisch zu entspannen. Entsprechend ist die Herzfrequenz deutlich erhöht (im Mittel 92 Schläge pro Minute), bei eingeschränkter Modulation der Herzschlagfolge (HRV-Parameter: SD = 20,2 ms; RMSSD = 10,1 ms; pNN50 = 0%).

Der Befund weist auf eine verminderte parasympathische und gesteigerte sympathische Aktivität hin.

■ Abb. 10.22 zeigt die Herzfrequenzaufzeichnung eines ausdauertrainierten Athleten, zunächst die Ruhemessung der Herzfrequenz bei Spontanatmung (links im Bild) und dann bei vorgegebener Taktatmung (Atemfrequenz 6/min; rechts im Bild). Deutlich sind eine durch den Trainingseffekt bedingte vagale Dominanz und eine dadurch ausgeprägte Bradykardie erkennbar (HRV-Parameter: Spontanatmung HF = 53/min; SD = 47,0 ms; RMSSD = 58,7 ms; pNN50 = 23,0%; Taktatmung HF = 58/min; SD = 140,4 ms; RMSSD = 109,5 ms; pNN50 = 16,6%).

Dieser Effekt weist auf intakte Regelkreise der neurokardialen Steuerung hin.

Der Einsatz der HFV in der Sportmedizin hinsichtlich Übertrainingsdiagnostik und Trainingssteuerung kann noch nicht als Standard empfohlen werden, obwohl bereits erste viel versprechende Ergebnisse vorliegen (Aubert 2003; Hottenrott 2002; Laube et al. 1996; Pichot et al. 2002; James et al. 2002; Hedelin et al. 2000; Uusitalo et al. 2000).

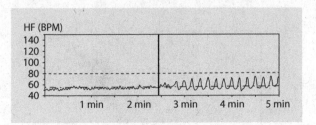

▣ Abb. 10.22   Herzfrequenzaufzeichnung eines ausdauertrainierten Athleten. Zunächst die Ruhemessung der Herzfrequenz bei Spontanatmung (links) und dann bei vorgegebener Taktatmung (Atemfrequenz 6/min; rechts). Es besteht eine Bradykardie bei ausgeprägter Modulation der Herzschlagfolge. Dieser Effekt weist auf einen intakten Regelkreis der neurokardialen Steuerung hin

Überprüfen Sie Ihr Wissen
- ▬ Was versteht man unter Herzfrequenzvariabilität?
- ▬ Welche Möglichkeiten gibt es, die Herzfrequenzvariabilität aufzuzeichnen?
- ▬ Welche Methoden der Analyse der Herzfrequenzvariabilität sind die gängigsten?
- ▬ Auf welche Frequenzbereiche der Herzfrequenzvariabilität hat man sich geeinigt?
- ▬ Welche Möglichkeiten der Interpretation der Herzfrequenzvariabilität haben wir derzeit?

Echokardiographie

Echokardiographisch lässt sich die Vergrößerung aller vier Herzhöhlen leicht nachweisen. Außerdem kann die Herzwanddicke genau vermessen und die gesamte Muskelmassenzunahme zur Differenzialdiagnose physiologische/pathologische Herzhypertrophie berechnet werden (Mistry u. Kramer 2003). Während ausgeprägte pathologische Hypertrophieformen im Rahmen einer hypertoniebedingten Hypertrophie, einer nichtobstruktiven Kardiomyopathie und einer dilatativen Kardiomyopathie auch bei Sporttreibenden kaum diagnostische Schwierigkeiten bereiten, sind beginnende oder nur gering ausgeprägte Formen auch mit invasiven Methoden oft nur schwer oder gar nicht zu erkennen und können am ehesten durch den Verlauf beurteilt werden (Dickhuth et al. 2001). Im Gegensatz zu krankhaften Herzgrößenveränderungen gehen im Rahmen des Sportherzens die Vergrößerungen der Innenvolumina immer parallel zu Herzwanddickenzunahme, sodass die Wandspannung annähernd gleich bleibt. In Abhängigkeit von der Sportart (Ausdauer- vs. Kraft- und Schnellkraft-Sportarten) fanden Pellicia et al. (1999) bei insgesamt 1309 Sportlern in 45% eine deutlich den Normbereich überschreitende Vergrößerung des enddiastolischen linksventrikulären Innendurchmessers. Bei den Frauen lag der Bereich zwischen 38 und 66 mm (Mittelwert 48,4 ± 4,2 mm; der Wert der 95. Perzentile betrug 56 mm) und bei den Männern zwischen 43 und 70 mm (Mittelwert 55,5 ± 4,3 mm; der Wert der 95. Perzentile betrug 63 mm). Dementsprechend fanden die Autoren auch zur Volumensvergrößerung des linken Ventrikels eine harmonische Vergrößerung der Herzwanddicken (Frauen 8,2 ± 0,9 mm; Männer 9,3 ± 1,4 mm). Der wesentliche Parameter zur Beurteilung der Herzwanddicken ist die relative Herzwanddicke. Diese drückt das Verhältnis von enddiastolischer Septum- und Hinterwanddicke zum Innenradius des linken Ventrikels, gemessen auf Mitralklappenhöhe, aus. Die relative Herzwanddicke lag dabei zwischen 0,24 und 0,56 (Mittelwert 0,35 ± 0,04) und überschritt den oberen Grenzwert von 0,44 (Ganau et al. 1992) lediglich in 1,8%. Bei Frauen (Pellicia et al. 1996) kam es dabei nie zum Überschreiten des oberen Grenzwertes von 12 mm Herzwanddicke (Henry et al. 1980) und bei Männern lediglich in 1,7% (Pellicia et al. 1991) bzw. 1,1% (Pellicia et

Tab. 10.3 Relative, auf das Körpergewicht bezogenen Herzvolumina

Relatives Herzvolumen	Normwert	Geringfügige Vergrößerung	Mittlere Vergrößerung	Starke Vergrößerung
ml/kg	9–11,9	12–13,9	14–15,9	> 16

al. 1999), wobei Herzwanddicken ≥ 13 mm nur bei männlichen Ruderern und Kanuten gefunden wurden (Pellicia et al. 1991). Bei all diesen Studien fand allerdings eine mögliche Anwendung von Steroiden keine Berücksichtigung. Als oberer Grenzwert kann somit eine Herzwanddicke von 12 mm angenommen werden, wenngleich vereinzelt auch Dimensionen über 13 mm beobachtet werden. Da die hypertrophe Kardiomyopathie die häufigste Ursache für einen plötzlichen Herztod bei jungen Athleten darstellt (Mistry et al. 2003), sollten bei Herzwanddicken über 12 mm halbjährliche echokardiographische Verlaufskontrollen durchgeführt werden, um auf eventuelle weitere Veränderungen reagieren zu können.

Als Absolutwerte für das Gesamtherzvolumen können je nach Körpergewicht bis zu 1300–1400 ml gefunden werden (Frauen: 1000–1100 ml). Relative, auf das Körpergewicht bezogene Herzvolumina sind in **Tab. 10.3 dargestellt.

**Abb. 10.23 zeigt den echokardiographischen Befund eines professionellen Straßenradrennfahrers mit einem relativen Herzvolumen von 16,8 ml/kg. In dieser Abbildung sind die Dimensionen des linken Ventrikels im Vergleich zu einem normal großen Herzen dargestellt. Echokardiographisch kann die Zunahme bzw. die Gesamtmyokardmasse erfasst werden. Entgegen früheren Angaben gibt es kein absolutes kritisches Herzgewicht (500 g), sondern eine relative kritische Grenze, die bei 7 g/kg Körpergewicht anzusehen ist und nicht überschritten wird (Dickhuth et al. 1983; Pokan et al. 1991). So kann von einem männlichen Ausdauersportler mit 85 kg Körpergewicht durchaus ein Herzgewicht von bis zu 600 g erreicht werden. Das Nicht-Überschreiten eines bestimmten Grenzwertes führt dazu, dass es zwar zu einem kompensatorischen Wachstum der Zellen mit entsprechender Hypertrophie und Vermehrung von Kapillaren kommt, nicht jedoch zur Zellteilung (Zellhyperplasie), wie man sie bei krankhaften Herzvergrößerungen nachweisen kann. Dadurch treten auch nicht die negativen Folgen wie bei ausgeprägten krankhaften Hypertrophieformen auf, die insbesondere bei Überschreitung von Grenzwerten zu einer ungenügenden Sauerstoffversorgung und Überlastung und damit zur Herzinsuffizienz führen können. Als Maß für die myokardiale Funktion in Ruhe und unter Belastung wird häufig die „linksventrikuläre Auswurffraktion" oder „left ventricular ejection fraction" herangezogen:

$$\text{LVEF (\%)} = (\text{EDV-ESV})/\text{EDV} \times 100 \text{ (Normwert 55-75\%)}$$

enddiastolisches Volumen = EDV, endsystolisches Volumen = ESV)

In **Tab. 10.4 sind die echokardiographischen Kriterien zur Differenzialdiagnose physiologische/pathologische Herzhypertrophie dargestellt.

Überprüfen Sie Ihr Wissen
- Was kann man mittels der Echokardiographie messen und beurteilen?
- Wie kann man die absolute und relative Herzgröße ausdrücken, und welche Grenzwerte hin zum Sportherzen gibt es?
- Welche differenzialdiagnostischen Möglichkeiten bietet die Echokardiographie in der Fragestellung physiologische versus pathologische Herzhypertrophie?

The Athlete's Heart

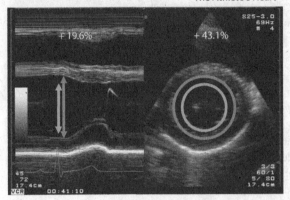 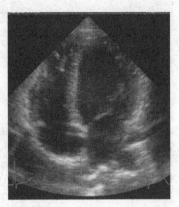

Stroke volume: 70-80 ml   180 -200 ml   + ~140%

JS 26 y, professional cyclict, total HV 1222 ml, relative 16.8 ml/kg

◘ Abb. 10.23   Echokardiographischer Befund eines professionellen Straßenradrennfahrers mit einem relativen Herzvolumen von 16,8 ml/kg. Es sind die Dimensionen des linken Ventrikels (links parasternaler Schnitt M-Mode und 2-D-Bild; rechts 4-Kammerblick) im Vergleich zu einem normal großen Herzen dargestellt. Abgedruckt mit freundlicher Genehmigung von Prof. Dr. med. Arno Schmidt-Trucksäss

◘ Tab. 10.4 Differenzialdiagnose physiologische vs. pathologische Herzhypertrophie

	LVEF	Herzwanddicken absolut		Relativ
		Männer	Frauen	
	(%)	(mm)	(mm)	
Sportherz	> 55	< 12 (13)	< 12	< 0,44
Konzentrische Hypertrophie	> 55	> 12	> 12	> 0,44
Dilatative Kardiomyopathie	< 55	< 12	< 12	< 0,44

Elektrokardiographie

Im EKG des Sportherzens können nicht nur bradykarde Rhythmusstörungen, sondern auch abnorme QRS-Komplexe und Endstreckenveränderungen beobachtet werden (Pellicia et al. 2002). Nicht selten werden Sportler aufgrund dieser zwar auffallenden, aber nicht gefährlichen elektrokardiographischen Varianten mit einem unnötigen Sportverbot belegt oder nicht ungefährlichen invasiven Untersuchungen zugeführt. Aus diesen Gründen sah sich ein amerikanischer Kollege (Sheehan et al. 1973) schließlich dazu veranlasst, in einem Leserbrief an die medizinische Zeitschrift JAMA zu fordern, dass bei Sportlern Elektrokardiogramme nicht mehr routinemäßig durchgeführt werden sollten, da diese mehr Schaden als Nutzen verursachen könnten. Dieser Meinung können wir uns in keiner Weise anschließen, da selbstverständlich alle möglichen EKG-Veränderungen auch außerhalb des physiologischen Rahmens bei Sportlern auftreten können. Gerade bei Athleten, die sich extremen Belastungsazidosen aussetzen, kann es dann zu erheblichen gesundheitlichen Problemen bis hin zu tödlichen Rhythmusstörungen kommen. Vielmehr scheint es notwendig, dass sich der Arzt in der sportmedizinischen Praxis eingehend mit dem Sportherz-EKG befasst.

Pellicia et al. (2000) gliederten abnormale und unauffällige EKG-Befunde von 1005 Athleten in drei Gruppen und stellten die Häufigkeit in Abhängigkeit unterschiedlicher Sportarten dar (◘ Abb. 10.24).

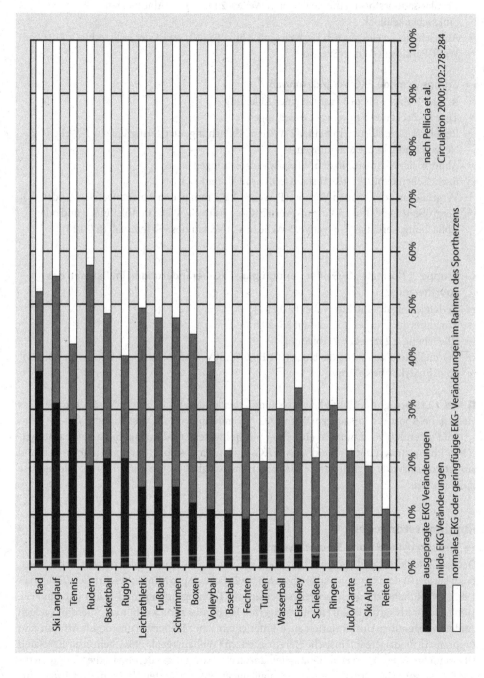

■ **Abb. 10.24** Abnormale und unauffällige EKG-Befunde von 1005 Athleten. (Mod. nach Pellicia et al. 2000)

■ ■ **Gruppe 1: ausgeprägte EKG-Veränderungen**
— R- oder S-Zacke ≥≥ 35 mm in einer Ableitung
— Tiefe Q-Zacken ≥ 4 mm in ≥ 2 Ableitungen
— Repolarisationsstörung mit negativer T-Welle > 2 mm in ≥ 2 Ableitungen Linksschenkelblock
— Abweichung der elektrischen Herzachse nach links (≥ –30 Grad) oder nach rechts (≥ 110 Grad)
— Wolff-Parkinson-White-Syndrom

■ ■ **Gruppe 2: milde EKG-Veränderungen**
— R- oder S-Zacke bis zu 34 mm in einer Ableitung
— Tiefe Q-Zacken 2–3 mm in ≥ 2 Ableitungen
— Repolarisationsstörung mit einer T-Wellen-Abflachung oder geringfügigen T-Wellen-Negativierung in ≥ 2 Ableitungen
— Abnormaler R-Anstieg in den Vorderwandableitungen
— Rechtsschenkelblock (RR-Abstand ≥ 0,12 s in V_1 und V_2)
— Vergrößerung des rechten Vorhofs (P-Wellen ≥ 2,5 mm in den Ableitungen II, III oder V_1)
— Vergrößerung des linken Vorhofs (verlängerte positive P-Welle in Ableitung ll und oder Abflachung, verlängerte negative P-Welle in V_1) Verkürztes PR-Intervall (≥ 0,12 s)

■ ■ **Gruppe 3: Normales EKG oder geringfügige EKG-Veränderungen im Rahmen des Sportherzens**
— Verlängerung des PR-Intervalles (> 0,20 s)
— Zunahme der R- oder S-Zacke auf 25–29 mm
— ST-Hebung ≥ 2 mm in > 2 Ableitungen
— Inkompletter Rechtsschenkelblock (RR-Bildung in V_1 und V_2 mit einer Dauer von < 0,12 s)
— Sinusbradykardie < 60 bpm

◙ Abb. 10.25 bringt die Häufigkeit physiologischer und pathologischer Veränderungen des Herzens bei Sportlern mit ausgeprägten EKG-Veränderungen zur Darstellung.

Im Folgenden wird nun auf eindeutig physiologische und formal nicht von pathologischen Phänomenen unterscheidbaren EKG-Varianten des Sportherzens eingegangen und auf weiterführende nichtinvasive diagnostische Möglichkeiten zur Differenzialdiagnose hingewiesen.

Rhythmusstörungen

■ ■ **Sinusbradykardie und Sinusarrhythmie**
Der häufigste elektrokardiographische Befund, den man bei Ausdauerathleten findet, ist die Sinusbradykardie. In der Literatur sind Frequenzen bis 25 Schläge pro Minute beschrieben (Chapman 1982). Die Ruheherzfrequenz korreliert negativ mit Trainingsumfang und -dauer (Adams et al. 1981). Die Bradykardie ist auf einen gesteigerten Vagotonus zurückzuführen. Allerdings zeigen Athleten gegenüber Untrainierten auch unter chemischer Denervierung durch Atropin und Propranolol niedrigere intrinsische Herzfrequenzen (Williams et al. 1981; Stein et al. 2002) und Überleitungszeiten (Stein et al. 2002). Ein nahezu ebenso häufiger Befund ist die Sinusarrhythmie (respiratorische Arrhythmie), die ebenfalls auf einen gesteigerten Vagotonus zurückgeführt werden kann und keinerlei pathologische Relevanz hat (◙ Abb. 10.26), jedoch eventuell in der Übertrainingsdiagnostik angewandt werden kann.

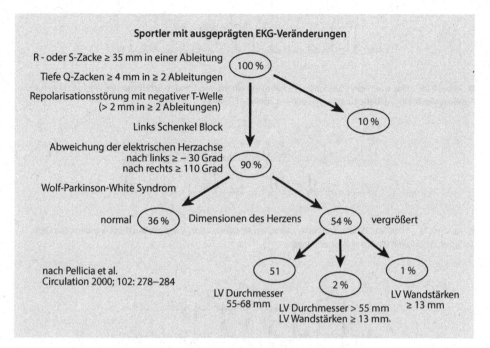

○ **Abb. 10.25** Häufigkeit physiologischer und pathologischer Veränderungen des Herzens bei Sportlern mit ausgeprägten EKG-Veränderungen. (Mod. nach Pellicia et al. 2000)

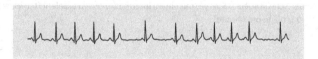

○ **Abb. 10.26** EKG einer Handballerin (22 Jahre) mit einer respiratorischen Sinusarrhythmie

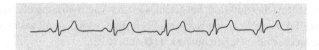

○ **Abb. 10.27** EKG einer Skilangläuferin (24 Jahre) mit einem oberen AV-Knoten-Rhythmus (rechts im Bild) im Wechsel mit einem Sinusrhythmus (links im Bild)

■ ■ **Ersatzrhythmen**

Abhängig von der vagalen Stimulation kann man zwar bei Sportlern häufiger als bei Untrainierten, insgesamt aber doch recht selten, Ersatzrhythmen beobachten. Diese kommen in supraventrikulärer und ventrikulärer Form vor.

Beim Sinus-coronarius-Rhythmus liegt das Erregungszentrum in der Nähe des Sinus coronarius, etwa gleich weit vom AV-Knoten entfernt wie der Sinusknoten. Bei normaler Überleitungszeit zeigt er eine negative p-Welle in den Ableitungen II, III, avF. Demgegenüber ist die Überleitungszeit beim oberen AV-Knotenrhythmus verkürzt (○ Abb. 10.27), der mittlere AV-Knotenrhythmus zeigt keine p-Welle, sie geht im QRS-Komplex unter, und beim unteren AV-Knotenrhythmus erscheint eine negative p-Welle erst nach dem QRS-Komplex.

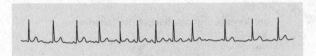

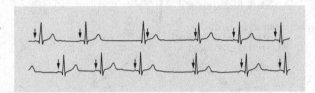

◪ **Abb. 10.28**   EKG einer Sport-Studentin (22 Jahre) mit einem wandernden Schrittmacher. Wechselnd geformte P-Wellen, wechselnde Überleitungszeiten und wechselnde Frequenz

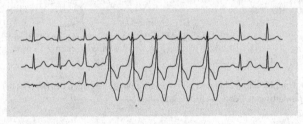

◪ **Abb. 10.29**   Triathlet (25 Jahre) mit einer einfachen AV-Dissoziation. Die p-Wellen durchwandern den QRS-Komplex; sie sind mit Pfeilen gekennzeichnet

◪ **Abb. 10.30**   EKG eines Schwimmers (15 Jahre) mit einem intermittierenden akzelerierten idioventrikulären Rhythmus (Frequenz 120 Schläge pro Minute)

Auch das Auftreten eines „wandernden Schrittmachers", bei dem der Erregungsbildungsort vom Sinusknoten zum AV-Knoten hinwandert, wird bei Ausdauerathleten beobachtet. Wird der Sinusknoten durch den Vagus gehemmt, so überholt ihn der AV-Knoten oder ein anderes Zentrum in der Schrittmacherfunktion, bei Nachlassen der Vaguswirkung übernimmt wieder der Sinusknoten die Führung. Es treten wechselnd geformte p-Wellen mit wechselnden Überleitungszeiten und wechselnder Herzfrequenz auf (◪ Abb. 10.28).

Eine bei Sportlern häufiger zu beobachtende Variante ist die einfache AV-Dissoziation. Es handelt sich dabei um die Konkurrenz zweier Schrittmacherzentren. Der Sinusknoten wird durch atmungsabhängige vagotone Einflüsse im Gegensatz zum AV-Knoten variiert, sodass Sinusknoten und AV-Knoten abwechselnd die Führung übernehmen (◪ Abb. 10.29).

Seltener zu beobachten sind Sportler mit Ersatzrhythmen, die von der Kammer ausgehen. Derartige EKG-Bilder werden häufig mit einem intermittierenden WPW-Syndrom oder einem intermittierenden Schenkelblock verwechselt. Die Unterscheidung gelingt leicht, da dem deformierten Kammerkomplex im Gegensatz zum Schenkelblock oder WPW-Syndrom keine p-Welle vorausgeht. ◪ Abb. 10.30 zeigt das EKG eines 15-jährigen Schwimmers mit einem intermittierenden akzelerierten idioventrikulären Rhythmus, mit einer Frequenz von 120 Schlägen pro Minute. Unter Belastung ab einer Frequenz des Sinusknotens über 120 Schlägen pro Minute verschwindet dieses Bild und macht einem permanenten Sinusrhythmus Platz. Dem Athleten konnte empfohlen werden, seine sportliche Karriere ohne jegliche Einschränkungen fortzusetzen.

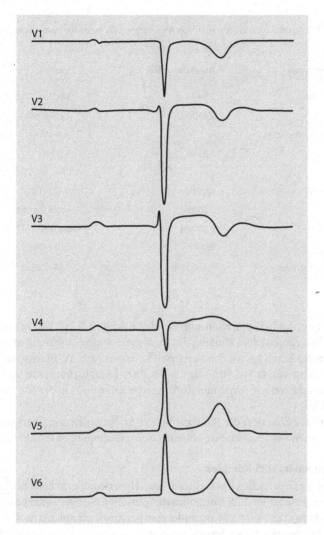

Abb. 10.31 EKG einer Schwimmerin (17 Jahre) mit einem AV-Block 1 und einer nach oben bogenförmigen ST-Elevation und darauf folgender T-Negativierung in den Ableitungen V1 bis V3

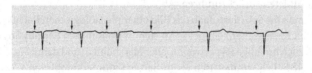

Abb. 10.32 EKG einer Läuferin (20 Jahre) mit einem AV-Block 2 Typ Wenkebach, der atemabhängig nur bei Expiration in Ruhe auftritt. Die P-Wellen sind mit Pfeilen gekennzeichnet

■ ■ Funktionelle Überleitungsstörungen

Eine ausgeprägte Vagotonie kann zu einer Verlängerung der Überleitungszeit führen, wobei die PQ-Zeit selten 0,22 Sekunden überschreitet. So wie beim AV-Block 1. Grades (■ Abb. 10.31) beobachtet man bei Ausdauerathleten häufig auch AV-Blockierungen 2. Grades vom Wenkebach-Typ. Diese treten oft atemabhängig auf. ■ Abb. 10.32 zeigt das Ruhe-EKG einer

◪ Tab. 10.5 Häufigkeiten von Rhythmusstörungen im Ruhe-EKG in der Normalbevölkerung und bei Sportlern (nach Huston et al. 1985)

Rhythmusstörungen	Normalbevölkerung	Sportler
Sinusbradykardie	23,4%	50-85%
Sinusarrhythmie	2,4–20%	13,5–69%
Wandernder Schrittmacher	–	7,4–19%
AV-Block I	0,65%	6–33%
AV-Block II		
Typ Wenkebach	0,003%	0,125–10%
Typ Mobitz	0,003%	keine Berichte
AV-Block III	0,0002%	0,017%
Knotenrhythmus	0,06%	0,031–7%
Kammerersatzrhythmus	0,1–0,15%	0,15–2,5%

Läuferin mit einem nur bei Expiration auftretenden AV-Block II Typ Wenkebach. Der Schweregrad der Blockierung ist vom Umfang des Ausdauertrainings abhängig und verschwindet nach Einstellen des Trainings wieder. Vereinzelt kommen auch AV-Blockierungen 3. Grades funktioneller Natur vor. ◪ Tab. 10.5 zeigt, nach einer Literaturübersicht von Huston et al. (1985), die Häufigkeiten von Rhythmusstörungen im Ruhe-EKG in der Normalbevölkerung und bei Sportlern.

Der funktionelle Charakter der Bradykardie, der Arrhythmien und Überleitungsstörungen kann leicht bewiesen werden, wenn sie unter Belastungsbedingungen verschwinden.

▪▪ Veränderungen im QRS-Komplex

Als Ausdruck der exzentrischen linksventrikulären Hypertrophie im EKG des Ausdauerathleten findet man gegenüber gesunden untrainierten Personen häufiger einen positiven Sokolow-Lyon-Index (Adams et al. 1981). Ebenso findet man bei Ausdauerathleten nach Beendigung der aktiven Laufbahn längerfristig wieder eine Abnahme der Voltage (Venerando et al. 1979). Allerdings ist der Sokolow-Lyon-Index ein eher unspezifischer Parameter zur Beurteilung der linksventrikulären Hypertrophie und auch auf besonders gute Leitfähigkeitsverhältnisse bei jungen durchtrainierten Athleten zurückzuführen (Abb. 10.33).

Häufig findet man bei Sportlern auch das Bild einer physiologischen Rechtsverspätung bzw. eines inkompletten Rechtsschenkelblocks. An sich ist im Rahmen der physiologischen Herzhypertrophie eine gleichmäßige Hypertrophie aller Herzhöhlen, und damit ein insgesamt unverändertes EKG mit lediglich symmetrisch vergrößerten Kammerkomplexen, zu erwarten. Kirsch allerdings diskutierte bereits im Jahre 1935 eine Bevorzugung der rechtsventrikulären Hypertrophie. Parisi et al. (1971) führten diese Aufsplitterung des QRS-Komplexes in den vorderen Brustwandableitungen auf eine Hypertrophie des Myokards in der Spitze des rechten Ventrikels zurück. Tatsächlich fanden Roskam et al. (1966) eine signifikante Korrelation zwischen der Herzhypertrophie und der relativen Häufigkeit des Bildes eines inkompletten Rechtsschenkelblocks ebenso wie eine Rückbildung dieser EKG-Variante nach Beendigung des Trainings. Natürlich handelt es sich bei dieser physiologischen Variante nicht um eine Blockierung, weshalb der Ausdruck „inkompletter Rechtsschenkelblock" besser nicht verwendet werden sollte. Die

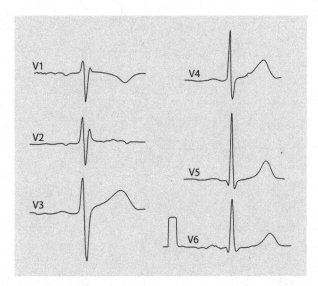

Abb. 10.33 EKG eines Tänzers (22 Jahre) mit einem typischen Sportherz-EKG, mit positivem Sokolow-Lyon-Index, M förmigem Kammerkomplex in V1 und V2 sowie hochpositiven T-Wellen in V3 bis V5

Beschreibung als M-förmiger Kammerkomplex ist vorzuziehen (■ Abb. 10.33). In jedem Fall bringt eine echokardiographische Untersuchung Klarheit über Größen und Funktionsverhältnisse des Herzens.

■ ■ Endstreckenveränderungen

Veränderungen der ST-Strecke und der T-Welle, ohne entsprechendes pathologisches Korrelat, treten zwar bei Sportlern deutlich häufiger auf als bei Untrainierten (Huston et al. 1985), sind aber deshalb nicht unbedingt „sportspezifisch", da sie oft auch bei Untrainierten, Kindern und Frauen zu beobachten sind.

Es lassen sich drei verschiedene Varianten an Endstreckenveränderungen beobachten:

■ Die „vagotone T-Welle"

Konkave ST-Hebung mit anschließender hochpositiver T-Welle. Differenzialdiagnose: Hyperkaliämie, Erstickungs-T in der ersten Phase eines Herzinfarkts (s. Abb. 10.33).

■ Die „juvenile T-Welle"

Dies ist eine nach oben bogenförmige ST-Hebung mit folgender Negativierung. Diese Variante tritt meistens in den Ableitungen V1 bis V3/4 auf. Das negative T hat stets den Charakter eines terminal negativen T. Differenzialdiagnose: Restzustand nach einem nicht transmuralen Infarkt, Herzbeutelentzündung (s. Abb. 10.32).

■ Die „negative T-Welle"

Sie tritt bei Sportlern in den linkspräkordialen Ableitungen auf und ist vom terminalen Typ. Differenzialdiagnose: frische oder auch früher durchgemachte Durchblutungsstörung (mit oder ohne nichttransmuralem Infarkt), Myokarditis, Perimyokarditis (■ Abb. 10.34).

Ursachen für derartige Endstreckenveränderungen sind weitestgehend unklar. Treten sie bei Ausdauerathleten auf, so sind sie am ehesten auf einen erhöhten Vagotonus bzw. auf die

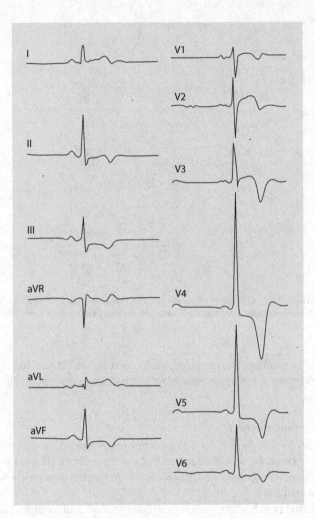

Abb. 10.34   EKG eines Langstreckenläufers (27 Jahre) mit einer negativen T-Welle in II, III, aVF, V4-V6 und einer biphasischen T-Welle in V1 und V3

Herzhypertrophie zurückzuführen. Wie aus ◘ Abb. 10.35 ersichtlich, verschwindet die T-Negativierung mit der Abnahme des Vagotonus und der einsetzenden gesteigerten sympathischen Aktivität unter Belastung. Inwieweit nun die Endstreckenveränderung Folge der Herzhypertrophie selbst oder des gesteigerten Vagotonus ist, kann nicht gesagt werden. Die Tatsache, dass derartige Veränderungen meist unter Belastung verschwinden, lässt jedenfalls auf eine funktionelle Komponente schließen. Allerdings haben wir auch Athleten beobachtet, bei denen ähnliche ST-Varianten erst durch Belastung provoziert werden konnten.

Im Allgemeinen handelt es sich bei solchen EKG-Veränderungen um Normvarianten, denen keine pathologische Bedeutung zukommt (Serra-Grima et al. 2000). Dennoch ist bei der Erstdiagnose eine weitere kardiologische Abklärung unbedingt notwendig, da auch bei Sportlern kardiale Erkrankungen vorkommen können. Wir beobachteten bei einem professionellen Radsportler eine T-Negativierung, die auch unter Belastung nicht verschwand. Erst in der ersten Nachbelastungsminute richtete sich die T-Negativierung zu einer hoch positiven T-Welle auf. Im Laufe der Erholung wurde sie wieder kleiner, um schließlich in der fünften Nachbelastungsminute wieder

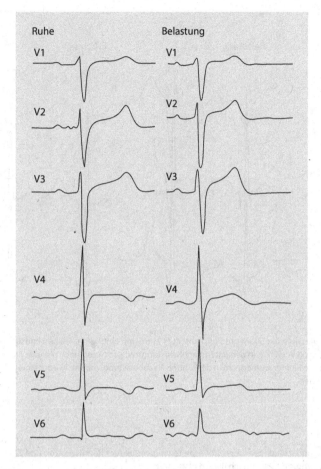

▣ Abb. 10.35 EKG eines Langstreckenläufers (25 Jahre) mit einer T-Negativierung in Ruhe in den Ableitungen V4 bis V6. Unter Belastung richten sich die negativen T-Wellen auf

negativ zu werden (▣ Abb. 10.36). Die echokardiographische Untersuchung ergab bei diesem Sportler eine hypertrophe Kardiomyopathie.

Zur Differenzialdiagnose gegenüber dem Brugada-Syndrom (Brugada et al. 1998; Corrado et al. 2001), einer EKG-Abnormität mit Rechtsschenkelblock und einer ST-Segment-Hebung in den Ableitungen V_1 bis V_3, welche ohne kardiale strukturelle Veränderungen mit dem Risiko eines „sudden death" einhergeht, können die in ▣ Tab. 10.6 dargestellten Normwerte herangezogen werden (Bianco et al. 2001).

10.2.5 Schlussfolgerungen

EKG-Veränderungen, die bei ausdauerorientiert trainierten Athleten in Abhängigkeit von der Trainingsdauer und dem Trainingsumfang häufig beobachtet werden, sollten in jedem Fall weiter diagnostisch abgeklärt werden, da alle möglichen EKG-Veränderungen auch außerhalb des physiologischen Rahmens liegen können. In der Regel sind nichtinvasive diagnostische Maßnahmen wie das Belastungs-EKG und die Echokardiographie ausreichend.

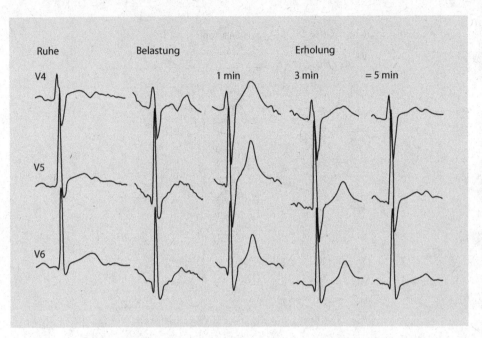

◨ **Abb. 10.36**　Professioneller Straßenradrennfahrer (23 Jahre) mit einer biphasischen Endstreckenveränderung, die sich unter Belastung verstärkt, in der ersten Nachbelastungsminute treten hoch positive T-Wellen auf, die in der Erholungsphase kleiner werden, um in der fünften Nachbelastungsminute wieder einen biphasischen Charakter anzunehmen

◨ **Tab. 10.6**　Unterschiede zwischen 139 Athleten mit vorzeitiger Repolarisation und 23 Patienten mit dem Brugada-Syndrom. (Mod. nach Bianco et al. 2001)

	Athleten mit vorzeitiger Repolarisation	**Patienten mit Brugada-Syndrom**
Probanden	139	23
Herzfrequenz (BPM)	50,8 ± 6,9	76,9±19,3*
Sokolov Index (mm)	46,5 ± 11,6	23,3 ± 8,2*
QRS-Dauer (s)	0,095 ± 0,011	0,116 ± 0,019*
ST-Hebung (mm)	2,3 ± 0,6	4,4 ± 1,9*
QT(s)	0,427 ± 0,038	0,378 ± 0,043*
QTc (s)	0,39 ± 0,031	0,424 ± 0,049*

* $P \leq 0,001$

Überprüfen Sie Ihr Wissen

- Wie häufig treten in Abhängigkeit unterschiedlicher Sportarten abnormale gegenüber unauffälligen EKG-Befunden auf?
- Welche Rhythmusstörungen können beim Sportherzen physiologischerweise auftreten?
- Wie oft treten Rhythmusstörungen bei Sporttreibenden gegenüber der Normalbevölkerung auf?
- Welche Veränderungen im QRS-Komplex können beim Sportherzen physiologischerweise auftreten?
- Welche Endstreckenveränderungen können beim Sportherzen physiologischerweise auftreten?
- Welche Differenzialdiagnosen in der Fragestellung physiologische versus pathologische EKG-Veränderungen kommen in Betracht?
- Welche Untersuchungstechniken bieten sich in der weiterführenden Differenzialdiagnostik an?

Literatur

ACSM's resource manual for guidelines for exercise testing and prescription, 4th ed (2001). Lippincott Williams & Wilkins, Philadelphia

Adams TD, Yanowitz FG, Fisher AG, Ridges JD, Lovell K, Pryor TA (1981) Noninvasive evaluation of exercise training in college-age men. Circulation 64: 958–965

Aubert AE, Ramaekers D (1999) Neurocardiology: the benefits of irregularity. The basics of methodology, physiology and current clinical applications. Acta Cardiol 54(3): 107–120

Aubert H, Seps B, Beckers F (2003) Heart rate variability in athletes. Sports Med 33(12): 889–919

Ballarin E, Sudhues U, Borsetto C, Casoni I, Grazzi G, Guglielmini C, Manfredini F, Mazzoni G, Conconi F (1996) Reproducibility of the Conconi test: test repeatability and observer variations. Int J Sports Med 17(7): 520–4.

Ballarin E, Borsetto C, Cellini M, Patracchini M, Vitiello P, Ziglio PG, Conconi F (1989) Adaptation of the "Conconi test" to children and adolescents. Int J Sports Med 10(5): 334–8

Bianco M, Bria S, Gianfelici A, Sanna N, Palmieri V, Zeppilli P (2001) Does early repolarization in the athlete have analogies with the Brugada syndrome? Eur Heart J 22: 504–510

Bodner ME, Rhodes EC (2000) A Review of the concept of the heart rate deflection point. Sports Med 30: 31–46

Borresen J, Lambert MI (2008) Autonomic control of heart rate during and after exercise: measurements and implications for monitoring training status. Sports Med 38(8): 633–46

Bourgois J, Vrijens J (1998) The Conconi test: a controversial concept for the determination of the anaerobic threshold in young rowers. Int J Sports Med 19(8): 553–9

Brooke JD, Hamley EJ (1972) The heart-rate – physical work curve analysis for the prediction of exhausting work ability. Med Sci Sports Exerc 4(1): 23–26

Brugada J, Brugada R, Brugada P (1998) Right bundle-branch block and ST-segment elevation in leads V1 through V3. A marker for sudden death in patients without demonstrable structural heart disease. Circulation 97: 457–460

Buch NA, Coote JH, Townend JN (2002) Mortality, cardiac vagal control and physical training – what's the link? Exp Physiol 87(4): 423–435

Buchheit M (2014) Monitoring training status with HR measures: do all roads lead to Rome? Front Physiol 5: 73

Cabo JV, Martinez-Camblor P, Del Valle M (2011) Validity of the modified conconi test for determining ventilatory threshold during on-water rowing. J Sports Sci Med 10(4): 616–23

Carrasco S, Gonzalez R, Gaitan HI, Yanez O (2003) Reproducibility of heart rate variability from short-term recordings during five maneuvers in normal subjects. Med Eng Technol 27(6): 241–248

Caso P, D'Andrea A, Galderisi M, Liccardo B, Severino S, De Simone L, Izzo A, D'Andrea L, Mininni N (2000) Pulsed Doppler tissue imaging in endurance athletes: relation between left ventricular preload and myocardial regional diastolic function. Am J Cardiol 85: 1131–1136

Cellini M, Vitiello P, Nagliati A, Ziglio PG, Martinelli S, Ballarin E, Conconi F (1986) Noninvasive determination of the anaerobic threshold in swimming. Int J Sports Med 7(6): 347–51

Chapman JH (1982) Profound sinus bradycardia in the athletic heart syndrome. J Sports Med Phys Fitness 22: 45–48

Conconi F, Ferrari M, Ziglo PG, Droghetti P and Codeca I (1982) Determination of the anaerobic threshold by a non-invasive field test in runners. J Appl Physiol 52(4): 869–873

Conconi F, Grazzi G, Casoni I, Guglielmini C, Brosetto C, Ballarin E, Mazzoni G, Patracini M, Manfredi F (1996) The Conconi Test: methodology after 12 years of application. Int J Sports Med 17: 509–519

Corrado D, Basso C, Buja G, Nava A, Rossi L, Thiene G (2001) Right Bundle Branch Block, right precordial ST-segment elevation, and sudden death in young people. Circulation 103: 710–717

D'Andrea A, Limongelli G, Caso P, Sarubbi B, Delia Pietra A, Brancaccio P, Cice G, Scherillo M, Limongelli F, Calabrò R (2002) Association between left ventricular structure and cardiac performance during effort in two morphological forms of athlete's heart. Int J Cardiol 86: 177–184

Di Bello V, Pedrinelli R, Giorgi D, Bertini A, Talarico L, Caputo MT, Massimiliano B, Dell'Omo G, Paterni M, Giusti C (1997) Ultrasonic videodensitometric analysis of two different models of left ventricular hypertrophy. Athlete's heart and hypertension. Hypertension 29: 937–944

Dickhuth HH, Nause A, Staiger J, Bonzel T, Keul J (1983) Two-dimensional echocardiographic measurements of left ventricular volume and stroke volume of endurance-trained athletes and untrained subjects. Int J Sports Med 4: 21–26

Dickhuth HH, Hipp A, Niess A, Rocker K, Mayer F, Horstmann T (2001) Differentialdiagnostik der physiologischen Herzhypertrophie (Sportherz). Dtsch Z Sportmedizin 52: 205–210

Dickerman RD, Schaller F, McConathy WJ (1998) Left ventricular wall thickening does occur in elite power athletes with or witout anabolic steroid use. Cardiology 90: 145–148

Droghetti P, Borsetto C, Casoni I, Cellini M, Ferrari M, Paolini AR, Ziglio PG, Conconi F (1985) Noninvasive determination of the anaerobic threshold in canoeing, cross-country skiing, cycling, roller, and ice-skating, rowing, and walking. Eur J Appl Physiol Occup Physiol 53(4): 299–303

Erdogan A, Cetin C, Karatosun H, Baydar ML (2010) Non-invasive indices for the estimation of the anaerobic threshold of oarsmen. J Int Med Res 38(3): 901–15

Fagard RH (1996) Athlete's heart: a metaanalysis of the echocardiographic experience. Int J Sports Med Sci 17: 140–144

Fisman EZ, Embon P, Pines A, Tenenbaum A, Drory Y, Shapira I, Motro M (1997) Comparison of left ventricular function using isometric exercise doppler echocardiography in competitive runners and weightlifters versus sedentary individuals. Am J Cardiol 79: 355–359

Gaisl G, Hofmann P (1989) Allgemeine Richtlinien zur Durchführung des CONCONI-Tests. Spektrum der Sportwissenschaften 1: 101–109

Gaisl G, Hofmann P (1991) Heart rate threshold – Standardization of the modified CONCONI-test for sedentary persons. In: Bachl N et al. (eds) Advances in Ergometry. Springer, Berlin Heidelberg, pp 233–238

Gaisl G, Hofmann P, Bunc V (1991) Standardization of a noninvaisve method of determining the anaerobic threshold in children. In: Frenkl E et al. (eds) Children and Exercise, Pediatric Work Physiology XV. National Institute for Health Promotion (NEVI) Budapest, pp 234–241

Ganau A, Devereux RB, Roman MJ, de Simone G, Pickering TG, Saba PS et al. (1992) Patterns of left ventricular hypertrophy and geometric remodeling in essential hypertension. J Am Coll Carddiol 19(7): 1550–1558

Giada F, Bersaglia E, De Piccoli B, Franceschi M, Sartori F, Raviere A. Pancotto P (1998) Cardiovascular adaptations to endurance training and detraining in young and older athletes. Int J Cardiol 65: 149–155

Grubb BP, Karas B (1999) Clinical disorders of the autonomic nervous system associated with orthostatic intolerance: an overview of classification, clinical evaluation, and management. PACE 22: 798–810

Grubb BP, Kanjwal MY, Kosinski DJ (2001) Review: the postural orthostatic tachycardia syndrome: current concepts in pathophysiology diagnosis and management. J Intervent Cardiac Electrophysiol 5: 9–16

Hansen D, Stevens A, Eijnde BO, Dendale P (2012) Endurance exercise intensity determination in the rehabilitation of coronary artery disease patients: a critical re-appraisal of current evidence. Sports Med 42(1): 11–30

Hedelin R, Kentta G, Wiklund U, Bjerle P, Henriksson-Larsen K (2000) Short-term overtraining: effects on performance, circulatory responses, and heart rate variability. Med Sci Sports Exerc 3: 2(8): 1480–1484

Henry WL, Gardin JM, Ware JH (1980) Echocardiographic measurements in normal subjects from infancy to old age. Circulation 62(5): 1054–1061

Hörtnagl H (1982) Echokardiographie in der Sportmedizin. II. Neue Aspekte. Österr J Sportmed 12/3: 3–13

Hörtnagl H, Raas E (1982) Digitized echocardiograms of the athletic heart and other forms of left ventricular hypertrophy. Int J Sports Med 3 [Suppl] (abstract service World Congress on Sports Medicine, Vienna): 38–39

Hörtnagl H, Raas E (1984) Beginnt die Herzinsuffizienz in der Diastole? In: Herzinsuffizienz. Pathopysiologie, Klinik und Therapie. In: Keul J, Dickhuth HH (Hrsg) Perimed Fachbuch Verlag, Erlangen, S 190–198

Hörtnagl H, Semenitz B, Baumgartner H, Raas E (1985) Instantane Analyse von M-Mode Echokardiogrammen: Verbesserung der diastolischen Linksventrikelfunktion von Grenzwerthypertonikern nach Training? Z Kardiol 74 [Suppl] 5: 37

Hörtnagl H, Semenitz B, Baumgartner H, Raas E (1988) Improvement of diastolic left ventricular function (complexe analysis from M-mode echocardiograms) in borderline hypertensives after endurance training. Int J Sports Med 9: 377

Hofmann P (1997) Die Herzfrequenz-Leistungs-Kurve. Habilitationsschrift, KF-Universität Graz, Graz

Hofmann P, Leitner H, Gaisl G, Neuhold C (1988) Computergestützte Auswertung des modifizierten Conconi-Tests am Fahrradergometer. Leistungssport 3: 26–27

Hofmann P, Gaisl G (1990) Entwicklung von Modifikationen des CONCONI-Tests. In: Amesberger G et al. (Hrsg) Sportwissenschaften im Lichte moderner Forschung. Österr Sportwissenschaftliche Gesellschaft Wien, 227–233

Hofmann P, Pokan R (2010) Value of the application of the heart rate performance curve in sports. Int J Sports Physiol Perform 5(4): 437–47

Hofmann P, Bunc V, Leitner H, Pokan R, Gaisl G (1994a) Heart rate threshold related to lactate turn point and steady state exercise on cycle ergometer. Eur J Appl Physiol 69(2): 132–139

Hofmann P, Pokan R, Preidler K, Leitner H, Szolar D, Eber B, Schwaberger G (1994b) Relationship between heart rate threshold, lactate turn point and myocardial function. Int J Sports Med 15: 232–237

Hofmann P, Peinhaupt G, Leitner H, Pokan R (1995) Evaluation of Heart Rate Threshold by means of Lactate Steady State and Endurance Tests in White Water Kayakers. In: Viitasalo JT, Kujala U (eds) The Way To Win. Proceedings of the International Congress on Applied Research in Sports held in Helsinki, Finland, on 9–11 August 1994, The Finnish Society for Research in Sport and Physical Education, Helsinki, 217–220

Hofmann P, Pokan R (1996) Neue Erkenntnisse zur Herzfrequenz-Leistungs-Kurve. In: Müller E, Schwameder H (Hrsg) Aspekte der Sportwissenschaft. Österr Sportwissenschaftliche Gesellschaft, S 121–131

Hofmann P, Pokan R, Beaufort F, Schumacher M, Fruhwald FM, Zweiker R, Eber B, Gasser R, Schmid P, Brandt D, Klein W (1996) Left ventricular function during incremental cycle ergometer exercise related to aerobic and anaerobic threshold in patients after myocardial infarction, healthy older subjects and young sports students. In: Chytrackova J, Kohoutek M (eds) Sport Kinetics 95, Prague, p 192–198.

Hofmann P, Pokan R, Von Duvillard SP, Seibert FJ, Zweiker R, Schmid P (1997) Heart rate performance curve during incremental cycle ergometer exercise in healthy young male subjects. Med Sci Sports Exerc 29(6): 762–768

Hofmann P, Seibert FJ, Öhlknecht A, Sudi KM, Pokan R, Schmid P (1997) Relationship between lactate turn points and potassium and sodium response during incremental cycle ergometer exercise. The Second Annual Congress of the European College of Sport Science Copenhagen, Denmark 20–23. August 1997: 976–977

Hofmann P, Pokan R, von Duvillard SP, Schmid P (1997) The Conconi test. Int J Sports Med 18(5): 397–9

Hofmann P, Seibert FJ, Öhlknecht A, Sudi KM, Pokan R, Schmid P (1998) Relationship between blood potassium level and the deflection of the heart rate performance curve. Int J Sports Med 19: 25

Hofmann P, Seibert FJ, Pokan R, Golda M, Wallner D, von Duvillard SP (1999) Relationship between blood pH, potassium and the heart rate performance curve. Med Sci Sports Exerc 31(5): 150

Hofmann P, Pokan R, Von Duvillard SP (2000) Heart rate performance curve and heart rate turn point. Acta Universitatis Tartuensis 5: 23–43

$_{max}$Hofmann P, von Duvillard SP, Seibert FJ, Pokan R, Wonisch M, LeMura LM, Schwaberger G (2001)%HR$_{max}$ target heart rate is dependent on heart rate performance curve deflection. Med Sci Sports Exerc 33(10): 1726–1731

Hofmann P, Wonisch M, Pokan R, Schwaberger G, Smekal G, von Duvillard SP (2005) Beta1-adrenoceptor mediated origin of the heart rate performance curve deflection. Med Sci Sports Exerc 37(10): 1704–9

Hofmann P, Jürimäe T, Jürimäe J, Purge P, Maestu J, Wonisch M, Pokan R, von Duvillard SP (2007) HRTP, prolonged ergometer exercise, and single sculling. Int J Sports Med 28(11): 964–9

Hottenrott K (Hrsg) (2002) Herzfrequenzvaraibilität im Sport. Prävention – Rehabilitation – Training. Schriften der Deutschen Vereinigung für Sportwissenschaft, Bd 129

Howorka K, Pumprla J, Haber P, Koller-Strametz J, Mondrzyk J, Schabmann A (1997) Effects of Physical training on heart rate variability in diabetic patients with various degrees of cardiovascular autonomic neuropathy. Cardiovascular Res 34: 206–214

Huikuri HV, Mäkikallio T, Airaksinen KEJ, Mitrani R, Castellanos A, Myerburg RJ (1999) Measurement of heart rate variability: a clinical tool or a research toy? JACC 34(7): 1878–1883

Huston TP, Puffer JC, Rodny WM (1985) The athletic heart syndrome. New Engl J Med 313: 24–32

James DVB, Barnes AJ, Lopes P, Wood DM (2002) Heart rate variability: response following a single bout of interval training. Int J Sports Med 23: 247–251

Jeukendrup AE, Hesselink MK, Kuipers H, Keizer HA (1997) The Conconi test. Int J Sports Med 18(5): 393–6

Jones AM, Doust JH (1997) The Conconi test in not valid for estimation of the lactate turnpoint in runners. J Sports Sci 15(4): 385–94

Katz AM (2010) Physiology of the Heart, 5th ed. Wolters Kluwer & Lippincott Williams & Wilkins, Philadelphia

Kirch E (1935) Anatomische Grundlagen des Sportherzens. Verh Dtsch Ges Inn Med 47: 73

Kochiadakis GE, Kanoupakis,EM, Igoumenidis NE, Merketou ME, Solomou MC, Vardas PE (1998) Spectral analysis of heart rate variability during tilt-table testing in patients with vasovagal syncope. Int J Cardiol 64: 185–194

Kristal-Boneh E, Raifel M, Froom P, Ribak J (1995) Heart rate variability in health and disease. Scand J Work Environ Health 21: 85–95

Laube W, Martin J, Tank J, Baevski RM, Schubert E (1996) Heart rate variability – an indicator of the muscle fatigue after physical exercise. Perfusion 9(5): 225–229

La Gerche A, Burns AT, Mooney DJ, Inder WJ, Taylor AJ, Bogaert J, Macisaac AI, Heidbüchel H, Prior DL (2012) Exercise-induced right ventricular dysfunction and structural remodelling in endurance athletes. Eur Heart J 33(8): 995–1006

Leitner H, Hofmann P, Gaisl G (1988) A method for the microcomputer aided determination of the anaerobic threshold by means of heart rate curve analysis. Conf. Proceedings 15 years: Biomedical Engineering in Austria, Graz, June 1988, pp 136–141

Leitner H, Hofmann P, Leitner K (1992) Software zur Auswertung von Herzfrequenz und Laktatwerten in der Leistungsdiagnostik. Österr J Sportmed 22(4): 115–118

Malfatto G, Facchini M, Bragato R, Branzi G, Sala L, Leonetti G (1996) Short and long term effects of exercise training on the tonic autonomic modulation of heart rate variability after myocardial infarction. Eur Heart J 17: 532–538

Malfatto G, Branzi G, Riva B, Sala L, Leonetti G, Facchini M (2002) Recovery of cardiac autonomic responsiveness with low-intensity physical training in patients with chronic heart failure. EurJ Heart Failure 4: 159–166

Mann T, Lamberts RP, Lambert MI (2013) Methods of prescribing relative exercise intensity: physiological and practical considerations. Sports Med 43(7): 613–25

Migliaro ER, Contreras P (2003) Heart rate variability: short-term studies are as useful as holter to differentiate diabetic patients from healthy subjects. Ann Noninvasive Electrocardiol 3(4): 313–320

Mistry JD, Kramer CM (2003) Imaging of cardiopulmonary diseases. Clin Sports Med 22: 197–212

Moser M, Lehhofer M, Sedminek A, Lux M, Zapotoczky HG, Kenner T, Noordergraaf A (1994) Heart rate variability as a prognostic tool in cardiology. A contribution to the problem from a theoretical point of view. Circulation 90(2): 1078–1082

Neumayer M (2005) Zusammenhang zwischen Sauerstoffaufnahme und Wattleistung am Fahrradergometer bei weiblichen und männlichen Sportstudenten. Institut für Sportwissenschaften

Opie LM (2004) Heart Physiology: From Cell to Circulation, 4th ed. Lippincott Williams & Wilkins, Philadelphia

Oxborough D, Birch K, Shave R, George K (2010) Exercise-induced cardiac fatigue: a review of the echocardiographic literature. Echocardiography 27(9): 1130–1140

Parisi AF, Beckmann CH, Lancaster MC (1971) The spectrum of ST segment elevation in the electrocardiograms of healthy adult men. J Electrocardiol 4: 137–144

Pellicia A, Maron JB, Spataro A, Proschan MA, Spirito P (1991) The upper limit of physiologic cardiac hypertrophy in highly trained elite athletes. N Engl J Med 324: 295–301

Pellicia A, Maron JB, Culasso F, Spataro A, Caselli G (1996) Athletes heart in women echocardiographic characterization of highly trained elite female athletes. JAMA 276: 211–215

Pellicia A, Culasso F, Di Paolo FM, Maron JB (1999) Physiologic left ventricular cavity dilatation in elite athletes. Ann Intern Meg 130: 23–31

Pellicia A, Maron BJ, Culasso F, Di Paolo FM, Spataro A, Biffi A, Caselli G, Piovano P (2000) Clinical significance of abnormal electrocardiographic patterns in trained athletes. Circulation 18(102): 278–84

Pellicia A, Di Paolo FM, Maron BJ (2002) The athlete's heart: remodeling, electrocardiogram and oreparticipation screening. Cardiol Rev 10: 85–90

Pichot V, Busso T, Roche F, Garet M, Costes F, Duverney D, Lacour JR, Barthelemy JC (2002) Autonomic adaptations to intensive and overload training periods: a laboratory study. Med Sei Sports exerc 34(10): 1660–1666

Pokan R, Hofmann P (2000) Heart rate turn point and heart rate performance curve – current knowledge. The Tokai Sports Med Sci 12: 9–18

Pokan R, Schmid P (2003) Die Arterielle Hypertonie aus Sicht der Sportmedizin. In: Eber B (Hrsg) Die arterielle Hypertonie aus interdisziplinärer Sicht. Hans Marseille Verlag GmbH, München, S 199–204

Pokan R, Dickhuth HH, Dürr H, Huonker M, Keul J (1991) Kardiale Anpassung (Echokardiographie) und Leistungs-breite bei Leistungssportlerinnen unterschiedlicher Trainingsanamnese und untrainierten Frauen. Deut Z Sportmed 42(7): 309–315

Pokan R, Hofmann P, Preidler K, Leitner H, Dusleag J, Eber B, Schwaberger G, Füger GF, Klein W (1993) Correlation between inflection of heart rate/work performance curve and myocardial function in exhaustive cycle ergo-metry. Eur J Appl Physiol 67: 385–388

Pokan R, Hofmann P, Lehmann M, Leitner H, Eber B, Gasser R, Schwaberger G, Schmid P, Keul J, Klein W (1995) Heart rate deflection related to lactate performance curve and plasma catecholamine response during incremental cycle ergometer exercise. Eur J Appl Physiol Occup Physiol 70(2): 175–9

Pokan R, Hofmann P, von Duvillard SP, Beaufort F, Schumacher M, Fruhwald FM, Zweiker R, Eber B, Gasser R, Brandt D, Smekal G, Klein W, Schmid P (1997) Left ventricular function in response to the transition from aerobic to anaerobic metabolism. Med Sci Sports Exerc 29(8): 1040–1047

Pokan R, Enne R, Hofmann P, Smekal G, von Duvillard SP, Leitner H, Bachl N, Schmid P (1998a) Performance diagno-stics in aging women and men. Int J Sports Med 19: 28

Pokan R, Hofmann P, von Duvillard SP, Beaufort F, Smekal G, Gasser R, Eber B, Bachl N, Schmid P (1998b) The heart rate performance curve and left ventricular function during exercise in patients after myocardial infarction. Med Sci Sports Exerc 30(10): 1475–1480

Pokan R, Hofmann P, Von Duvillard SP, Schumacher M, Gasser R, Zweiker R, Fruhwald FM, Eber B, Smekal G, Bachl N, Schmid P (1998c) Parasympathetic receptor blockade and the heart rate performance curve. Med Sci Sports Exerc. 30(2): 229–33

Pokan R, Hofmann P, von Duvillard SP, Smekal G, Högler R, Tschan H, Baron R, Schmid P, Bachl N (1999) The heart rate turn point, reliability and methodological aspects. Med Sci Sports Exerc 31(6): 903–907

Pokan R, Ocenasek H, Hochgatterer R, Miehl M, Vonbank K, von Duvillard SP, Franklin B, Würth S, Volf I, Wonisch M, Hofmann P (2014) Myocardial Dimensions and Hemodynamics during 24-h Ultra-endurance Ergometry. Med Sci Sports Exerc 46(2): 268–275

Pluim BM, Zwinderman AH, van der Laarse A, van der Wall EE (2000) The athlete's heart. A meta-analysis of cardiac structure and function. Circulation 100: 336–344

Polar (1995) Polar precision performance software. User's Manual. Polar Electro Professorintie 5 90440 Kempele, Finland

Ribeiro JP, Fielding RA, Hughes V, Black A, Bochese MA, Knuttgen HG (1985) Heart rate break point may coincide with the anaerobic and not the aerobic threshold. Int J Sports Med 6(4): 220–4

Roskamm H, Reindell H, Müller M (1966) Herzgröße und ergometrisch getestete Ausdauerleistungsfähigkeit bei Hochleistungssportlern aus 9 deutschen Nationalmannschaften. Z Kreislauff 55: 2–11

Rost R (1984) Herz und Sport. Beiträge zur Sportmedizin, Bd 22. Perimed, Erlangen, S 47

Schannwell CM, Schneppenheim M, Plehn G, Marx R, Strauer BE (2002) Left ventricular diastolic function in physio-logic and pathologic hypertrophy. Am J Hypertens 15: 513–517

Sentija D, Vucetic V, Markovic G (2007) Validity of the modified Conconi running test. Int J Sports Med 28(12): 1006–11

Serra-Grima R, Estorch M, Carrio I, Subirana M, Berna L, Prat T(2000) Marked ventricular repolarization abnormal-ities in highly trained athletes' electrocardiograms: clinical and prognostic implications. J Am Coll Cardiol 36: 1310–1316

Sheehan GA, Bank R (1973) Electrocardiography in athletes. JAMA 224: 196

Stauss H M (2003) Heart rate variability. Am J Physiol Regul Inter Comp Physiol 285(5): R927–931

Stein R, Medeiros CM, Rosito GA, Zimerman LI, Ribeiro JP (2002) Intrinsic sinus and atrioventricular node electrop-hysiologic adaptations in endurance athletes. J Am Coll Cardiol 20: 1033–1038

Task Force of the European Society of Cardiology and the North American Society of pacing and Electrophysiology (1996) Heart rate variability. Standards of measurement, physiological interpretation, and clinical use. Circula-tion 93(5): 1043–1065

Urhausen A, Kindermann W (1999) Sports-specific adaptations and differentiation of the athlete's heart. Sports Med 28(4): 237–244

Uusitalo ALT, Uusitalo AJ, Rusko H (2000) Heart rate and blood pressure variability during heavy training and over-training in the female athlete. Int J Sports Med 21: 45–53

Venerando A (1979) Electrocardiography in sports medicine. J Sports Med Phys Fitness 19(2): 107–128

Wasserman K, Hansen JE, Sue DY, Stringer, WW, Whipp BJ (2005) Principles of Exercise Testing and Interpretation. Including Pathophysiology and Clinical Applications, 4th ed. Lippincott Williams & Wilkins, Philadelphia

Williams RS, Eden RS, Moll ME, Lester RM, Wallace AG (1981) Autonomic mechanisms of training bradycardia: (3-) adrenergic receptors in humans. J Appl Physiol 51: 1232–1237

Winchell RJ, Hoyt DB (1997) Analysis of heart-rate variability: a noninvasive predictor of death and poor outcome in patients with severe head injury. The J Trauma Injury Infection Critical Care 43(6): 927–933

Wonisch M, Hofmann P, Fruhwald-FM, Hoedl R, Schwaberger G, Pokan R, von Duvillard SP, Klein W (2002) Effect of beta(1)-selective adrenergic blockade on maximal blood lactate steady state in healthy men. Eur J Appl Physiol 87(1): 66–71

Wonisch M, Hofmann P, Fruhwald FM, Kraxner W, Hödl R, Pokan R, Klein W (2003) Influence of beta-blocker use on percentage of target heart rate exercise prescription. Eur J Cariovascular Prevention Rehab 10(4): 296–301

Wonisch M, Berent R, Klicpera M, Laimer H, Marko C, Pokan R, Schmid P, Schwann H (2008) Praxisleitlinien Ergometrie. J Kardiol 15 (Suppl A): 2–17

Weiterführende Literatur

Aubert H, Seps B, Beckers F (2003) Heart rate variability in athletes. Sports Med 33(12): 889–919

Hottenrott K (Hrsg) (2002) Herzfrequenzvariabilität im Sport. Prävention – Rehabilitation – Training. Schriften der Deutschen Vereinigung für Sportwissenschaft, Bd 129. Czwalina Verlag, Hamburg

Kindermann W, Dickhuth HH, Nieß A, Röcker K, Urhausen A (2003) Sportkardiologie. Körperliche Aktivität bei Herzerkrankungen. Steinkopff Verlag, Darmstad

10

Übertraining aus kreislaufmedizinischer Sicht – Übertrainingssyndrom

Helmut Hörtnagl, Günther Neumayr

© Springer-Verlag GmbH Austria 2017
M. Wonisch, P. Hofmann, H. Förster, H. Hörtnagl, E. Ledl-Kurkowski, R. Pokan (Hrsg.),
Kompendium der Sportmedizin, DOI 10.1007/978-3-211-99716-1_11

11.1   Einführung

Die Wechselwirkungen zwischen Körper und Geist sind äußerst komplex und wissenschaftlich noch viel zu wenig erforscht. Jedenfalls befinden sie sich in einem sensiblen Gleichgewicht, das von vielen Faktoren abhängig ist. Bei einer Störung dieser Wechselwirkungen kann die Leistung vermindert werden. Zwei von vielen Störungsursachen stehen sich gegenüber: die Angst, zu versagen, und das Übertraining. Im ersteren Fall blockiert die mentale Seite das Funktionieren des gesunden und gut trainierten Körpers, d.h., „der Geist versagt und scheint zu schwach für den Körper". Im Falle von Übertraining ist es umgekehrt, d.h., „der Geist ist zu stark für den Körper" – oder andersherum: Der Wille verlangt zu viel vom Körper und lässt ihn nicht ausreichend regenerieren. Die Ziele des Trainings sind u.a. Leistungssteigerung bzw. -optimierung, im Spitzensport meist sogar -maximierung. Zu lange und exzessive Trainingsbelastungen bedingen aber eine nicht ausreichende Erholung bis zum nächsten Trainingsreiz (Armstrong u. van Heest 2002) und damit auf Dauer einen Leistungsabfall (◘ Abb. 11.1).

Das Übertrainingssyndrom (ÜTS) stellt aber nach wie vor eine sportmedizinische Herausforderung dar (Urhausen u. Kindermann 2002). Selbst die Definition ist so uneinheitlich, dass manche Erkenntnisse in Studien an Sportlern gewonnen wurden, die offenbar gar nicht übertrainiert waren. Zudem wird in Amerika der Begriff „overtraining" auch für ein Training verwendet, das über die bisherige Intensität und/oder den Umfang hinausgeht. Am häufigsten wird aber das Übertrainingssyndrom als ein anhaltender Abfall der sportartspezifischen Leistung trotz bzw. wegen weitergeführten oder sogar intensivierten Trainings mit mehr oder minder ausgeprägten Befindlichkeitsstörungen ohne organisch krankhaften Befund nach einer Regenerationsphase von mehr als 2–3 Wochen als Folge eines chronischen Missverhältnisses zwischen aktueller Gesamtbeanspruchung (Training ± andere Stressoren) und aktueller Belastbarkeit angesehen (Armstrong u. van Heest 2002; Gleeson 2002; Halson et al. 2002; Hartmann u. Mester 2000; Kuipers u. Keizer 1988; Lehmann et al. 1992a; Urhausen u. Kindermann 2000, 2002; Uusitalo et al. 2000).

11.2   Begriffserklärung

Dazu sind die Begriffe „Ermüdung nach einer Trainingseinheit" (acute fatigue) und „ein paar Tage dauernde Leistungseinbuße" („planned" reaching), das nach intensiviertem Training zur Leistungsteigerung führt, vom „Überlastungszustand, der unter zwei Wochen dauert" („not planned" overreaching), als Vorstufe zum ÜTS (overreaching = short-term overtraining) mit fließendem Übergang ins ÜTS, das länger als 2–3 Wochen andauert (overtraining = long-term form of overloading), zu unterscheiden. Von Bedeutung ist dabei, ob die Erholungsphase nach einer Trainingseinheit (regeneration) erfolgreich ist oder nicht. Mit einer geplantenTrainingsreduktion (tapering) nach intensiviertem Training wird versucht, eine Leistungssteigerung durch Ausnützen der Überkompensation zu erreichen, während ein nicht geplanter Verlust an Leistungskapazität infolge zu langer Trainingsreduktion (detraining) das Training ineffizient werden lässt.

11.3   Ursachen und Pathomechanismen

Das Ziel des Trainings im Wettkampfsport ist die Leistungssteigerung mit saisonzielabhängiger Maximierung. Dies erfordert einen hohen Trainingsumfang und hohe Trainingsintensitäten. Sportler sind ehrgeizig, zielstrebig, konsequent etc. und neigen dadurch häufig dazu, zu viel zu tun, um zum (vermeintlichen) Erfolg zu kommen. Aber auch im Breitensport, in der Prävention und

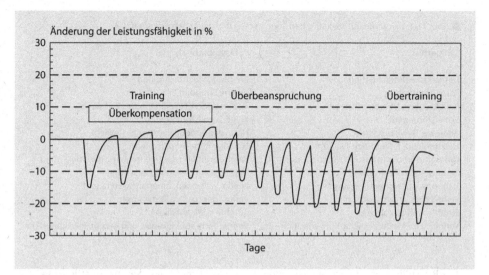

Abb. 11.1 Zunahme der Leistungsfähigkeit durch Anpassung an Trainingsreize mit Überkompensation (links) und Leistungsabfall durch nicht angepasste Belastungsreize (rechts). Im Stadium der Überbeanspruchung ist bei ausreichender Regeneration eine Überkompensation noch möglich (Mitte)

Rehabilitation werden häufig Trainingsumfänge und/oder Trainingsintensitäten nicht der individuellen Regenerationsfähigkeit, die wiederum von der jeweiligen Leistungsfähigkeit abhängt, angepasst. Häufig lauten allgemeine Trainingsempfehlungen „3- bis 6-mal 45 bis 60 Minuten Training pro Woche". Tatsächlich ist bei einer durchschnittlichen körperlichen Leistungsfähigkeit von 100% bei einer Belastungsdauer von 30 Minuten mit etwa 40–48 Stunden Regeneration, also dem Erreichen der Überkompensation, zu rechnen. Dies ergibt einen wöchentlichen Trainingsumfang von 1,5 Stunden bzw. 3 × 30 min pro Woche!!! Aufgrund der geringen Umfänge ist in diesem Leistungsbereich ein Übertraining viel leichter möglich und wird aber auch häufiger übersehen oder erst gar nicht in Betracht gezogen.

Die pathophysiologischen Mechanismen des ÜTS sind weitgehend unbekannt bzw. zu wenig erforscht. Beim Überlastungszustand kommt es als Folge insuffizienter metabolischer Erholung zu einer Verminderung des ATP-Gehaltes, während das Übertrainingssyndrom letztlich als hypothalamisches Versagen als Folge neurohumoraler Veränderungen angesehen wird. Schon 1958 hat Israel zwei unterschiedliche klinische Formen des ÜTS postuliert (Israel 1958, 1976): die sympathische Frühform (Basedow'sche Form), die häufiger bei Team- und Sprintsportarten auftrete, und die parasympathische Spätform (Addison'sche Form), die vor allem Ausdauersportarten betreffe (◘ Tab. 11.1). Tatsächlich wird noch immer diskutiert inwieweit diese beiden Formen ineinander übergehen und ob sie überhaupt voneinander differenziert werden können.

11.4   Diagnostik

Die Diagnostik ist schwierig, da kein etabliertes Diagnoseschema anwendbar ist (Urhausen u. Kindermann 2002) und weil ein fließender Übergang vom adäquaten Hochintensitätstraining ins ÜTS anzunehmen ist. Es handelt sich immer um eine Ausschlussdiagnose (Fehlen pathologischer Organbefunde als Ursache der Leistungsminderung), wobei die parasympathische Unterform des ÜTS manchmal sogar einen optimalen Gesundheitszustand vortäuscht.

◻ Tab. 11.1 Symptomatik der klinischen Formen des Übertrainingssyndroms (ÜTS)

Sympathisch	Parasympathisch
Leistungsbeeinträchtigung	Leistungsbeeinträchtigung
Rasche Ermüdung	Rasche Ermüdung
Ruhelosigkeit, Übererregbarkeit	Depressionen, phlegmatisches Verhalten
Schlafstörungen	Keine Schlafstörungen
Anorexie, Gewichtsverlust	Normaler Appetit, konstantes Gewicht
Herzfrequenz ↑, Blutdruck ↑ in Ruhe	Niedrige Ruhe-Herzfrequenz
Langsame Erholung von Herzfrequenz und	Rasche Erholung der Herzfrequenz nach Belastung
Blutdruck nach Belastung	Hypoglykämie während Belastung
Haltungsabhängiger Unterdruck	Libido ↓ (Männer), Amenorrhoe (Frauen)
Verlust der Lust am Wettkampf	Verlust der Lust am Wettkampf
Erhöhte Infektanfälligkeit	Erhöhte Infektanfälligkeit
Verminderte Maximal-Laktat-Konzentration	Verminderte submaximale und maximale Laktatwerte

Die Beurteilung der Symptomatik ist der wichtigste Bestandteil der Diagnostik, wobei die systematische Erfassung der Befindlichkeit des Athleten einen diagnostischen Eckpfeiler darstellt. Diese wird mittels standardisierter Fragebögen erhoben, z.B. POMS („profile of mood state"). Häufig sind Beschwerden, wie das Gefühl der „schweren Beine" bzw. chronisch müde Arbeitsmuskulatur, erhöhte subjektive Beanspruchung, chronische Müdigkeit, Schlafstörungen, zunehmende depressive Verstimmung, verminderter Antrieb und verminderte Motivation, sowie vegetative Symptome als Zeichen der gestörten autonomen Funktion äußerst empfindliche Kriterien in der Diagnostik.

Kardiorespiratorische Parameter können sowohl in Ruhe als auch während einer Belastung verändert sein. So kann eine Erhöhung des Ruhepulses auf die sympathische Aktivierung im Rahmen des ÜTS hinweisen, während bei der parasympathischen Form der Ruhepuls erniedrigt ist. Möglicherweise sind zumindest teilweise die extrem niedrigen Ruheherz-Frequenzen einiger Ausdauer-trainierter Sportler auf ein ÜTS zurückzuführen. Häufig kann der Ruhepuls aber auch unverändert sein, vor allem bei den Mischformen des ÜTS bzw. bei fließenden Übergängen. Individuelle Tagesschwankungen führen dazu, dass der Ruhepuls nur verwertbar wird, wenn durch häufige Messungen ausreichend viele Vergleichswerte erhoben wurden. Zudem sind Veränderungen des Ruhepulses eher unspezifisch. So kann beispielsweise der Puls durch Ausdauertraining sinken, andererseits aber auch ein deutlich auffälliges Ruhepulsverhalten hilfreich zur Früherkennung eines Infektes sein.

In letzter Zeit wird immer häufiger die Herzfrequenzvariabilität (HRV) zur Diagnostik des ÜTS herangezogen, wobei aus den unterschiedlichen Frequenzspektren Sympathikus- und/oder Vagus-Aktivität abgeleitet werden. Auch wenn in einzelnen Studien diese Methode vielversprechender als die Ruhepulsmessung scheint, sind die derzeit vorliegenden diesbezüglichen Ergebnisse widersprüchlich und weisen große individuelle Unterschiede auf. Damit ist die einwandfreie Diagnose eines ÜTS derzeit wissenschaftlich noch nicht belegt und bedarf weiterer kontrollierter Studien.

Ebenso weist das nächtliche Herzfrequenzverhalten (SHR = sleeping heart rate) nach intensiviertem Training einen Trend zum Anstieg um ca. 5–7 Schläge/min auf, allerdings sind deutliche intraindividuelle Schwankungen zu beobachten (Waldeck u. Lambert 2003). Aber auch viele andere Faktoren können die Herzfrequenz beeinflussen. Auch die Kreislaufzeiten geben durch Bestimmung der systolischen Zeitintervalle und daraus abgeleiteter Indizes (Baumgartl 1983) Hinweise auf eine mögliche Überlastung des Myokards und sind diesbezüglich zumindest ähnlich informativ wie der Ruhepuls, aber durch intraindividuelle Unterschiede und unterschiedlicher Beeinflussung kein absolut verlässlicher Parameter. Sie können aber vor allem bei wiederholten Messungen in der Verlaufsbeobachtung eingesetzt werden.

Zur Beurteilung kardiorespiratorischer Parameter unter Belastung bietet sich vorwiegend eine erschöpfende Standard-Ergometrie zur Objektivierung der Leistungsfähigkeit an. Vor allem dann, wenn bereits Vorbefunde vorliegen, kann damit eine Leistungseinschränkung oder auch eine fehlende Verbesserung festgestellt werden. Voraussetzung sind allerdings vergleichbare Belastungsbedingungen, wie sie nur mit einer Fahrrad-Ergometrie mit drehzahlunabhängigem Widerstand bei gleicher Umdrehungszahl und gleichem Belastungsprotokoll (unabhängig von der Sportart) erreicht werden können. Bei derartigen Vergleichen wurde im Falle eines ÜTS eine Verminderung oder gelegentlich auch ein Gleichbleiben der maximalen Leistung (Watt pro kg Körpergewicht oder maximale relative Sauerstoffaufnahme) beobachtet. Auch kann damit im Falle eines ÜTS in Abhängigkeit der Trainingsanamnese eine Diskrepanz von Trainingsaufwand und Leistungsfähigkeit festgestellt werden.

Bei vergleichbarer Ausbelastung weist ein um 3–5 Schläge/min geringerer Anstieg der maximalen Herzfrequenz auf ein ÜTS hin. Dieser geringere Anstieg wird häufig mit einer verminderten Rezeptordichte und Responsivität der β-Rezeptoren und/oder als mögliche Gegenregulation der vermehrten sympathoadrenergen Aktivierung und der erhöhten Plasmakatecholamin-Spiegel im initialen ÜTS erklärt. Auch die Erholungszeit (Herzfrequenzabfall auf Ruheausgangswert) ist auffallend verlängert. Der Respiratorische Quotient ($RQ = V_{CO_2}/V_{O_2}$) bei submaximaler und maximaler Belastung ist erniedrigt und Ausdruck einer verminderten Kohlenhydratbereitstellung im ÜTS, ohne dass ursächlich eine Kohlenhydratverarmung vorliegen muss, wobei differenzialdiagnostisch eine Glykogen-Verarmung oder eine Überbetonung des aeroben Ausdauertrainings unterschieden werden kann. Darüber hinaus ist die anaerobe laktazide Kapazität (1-Minuten-Test) regelmäßig erniedrigt, ersichtlich auch an erniedrigten maximalen Laktatspiegeln.

Immer wieder wird versucht, verschiedenen Laborparametern eine unterschiedliche Wertigkeit in der Diagnostik des ÜTS zuzuordnen. So kann ein erniedrigtes Maximallaktat bei Ausbelastung mit einer geringgradigen Rechtsverschiebung der Laktat-Leistungs-Kurve, aber verminderter Leistung und dementsprechend erhöhter individueller anaerober Schwelle auch als Ausdruck einer Glykogen-Verarmung gedeutet werden, vor allem dann, wenn vor dem Leistungstest intensive oder lange dauernde Trainingseinheiten absolviert wurden oder keine ausreichende Kohlenhydrataufnahme stattgefunden hat.

Auch den Harnstoff-Werten wird häufig eine besondere Bedeutung für die Trainingssteuerung bzw. zur Vermeidung von ÜTS zugeschrieben. Bei an sich gesunden Sportlern sind aber Änderungen der Harnstoff-Werte gering und bleiben meist im Normbereich. Zudem zeigen diese Werte große individuelle und auch zirkadiane Schwankungen, sodass vor der Interpretation dieses Parameters unbedingt die individuelle Schwankungsbreite des jeweiligen Sportlers und damit sein eigener Normbereich erfasst werden muss. So erhobene Harnstoff-Anstiege spiegeln einen verstärkten Eiweißabbau bei negativer Energiebilanz wider, der auch durch die Ernährung (Eiweißkonsum?) mitbeeinflusst wird, vor allem bei relativem Glykogen-Mangel oder auch durch ein Flüssigkeitsdefizit oder andere Faktoren. Die Harnsäure- und Ammoniak-Spiegel im Blut zeigen einen zeitlich verzögerten Anstieg nach hohen Belastungsintensitäten, insbesondere im glykogenverarmten Zustand, wie er bei nicht ausreichender Kohlenhydratzufuhr, aber auch bei nicht ausreichender Regeneration auftreten kann.

Die Kreatininkinase (CK) wird besonders häufig zur Trainingssteuerung verwendet, unter der Annahme, dass sie die muskulär-mechanische Belastung der letzten Tage widerspiegelt. Aber große individuelle, geschlechtsspezifische, möglicherweise auch ethnische Unterschiede und die Abhängigkeit von Ernährung, Membranzustand der Muskelzellen und anderer Faktoren führen zwangsläufig zur Fehleinschätzung. So reagiert die Muskulatur besonders empfindlich, aber unterschiedlich auf ungewohnte exzentrische Belastungsformen mit z.T. sehr hohen Anstiegen auf über 5000 IU/l, aber auch „non-responder" können beobachtet werden (Urhausen u. Kindermann 2000). Zudem kam es nach Wiederholung eines exzentrischen Krafttrainings zu keiner wesentlichen Änderung der CK-Aktivitäten, der Muskelkraft oder der muskulären Symptomatik, wohl aufgrund einer bis zu mehreren Wochen andauernden Adaptation des Muskels bereits nach einmaliger Überlastung (Clarkson u. Tremblay 1988; Ebbeling u. Clarkson 1990; Mayer et al. 1999). Darüber hinaus wird die Beurteilung eines zu einem bestimmten Zeitpunkt gemessenen CK-Wert nicht zuletzt dadurch erschwert, dass die Anstiegsmaxima ebenfalls unterschiedlich auftreten können, zwischen zwei und zehn Tagen nach exzentrischen Belastungen. Vergleichende Untersuchungen zwischen vorwiegend konzentrischer und vorwiegend exzentrischer Belastung (Greiderer u. Koller 2003) lassen zudem keine signifikanten Unterschiede bei den CK-Anstiegen erkennen. Im Gegensatz dazu weisen die signifikant höheren Anstiege von skeletalem Myoglobin und der Myosinschwerketten nach vorwiegend exzentrischer Belastung auf ein vermehrtes Zugrundegehen von Muskelzellen hin, das sich offenbar nicht an den CK-Werten erkennen lässt.

Neuere aufwändige Untersuchungen (Malm et al. 2000) bestätigen, dass CK-Werte keine verlässliche Parameter für belastungsinduzierte Muskelschäden darstellen (Kuipers 1994; Warren et al. 1999). Einerseits scheinen CK-Werte von den Sexualhormonen beeinflusst, da sie bei Männern nach vergleichbarer körperlicher Aktivität stärker ansteigen als bei Frauen (Kuipers 1994; Malm et al. 2000), andererseits wurde keine Korrelation zwischen Schädigung von Z-Banden und CK-Aktivität gefunden (Fielding et al. 1993; Warren et al. 1999). Da es immer mehr Hinweise gibt, dass erhöhte CK-Werte vielmehr auf belastungsinduzierte Muskelanpassung zurückzuführen sind als auf Muskelschädigung (Malm et al. 2000), ist die Interpretation der CK-Werte zur Trainingssteuerung in einem völlig anderen, ja konträren Licht zu sehen.

Das Einbeziehen von Hormonbestimmungen konnte in klinischen Studien kaum zu Verbesserungen in der Diagnostik des ÜTS beitragen (Gleeson 2002; Kuipers u. Keizer 1988; Urhausen et al. 1995; Lehmann et al. 1992b, 1998), da sie vor allem für die Frühdiagnostik offenbar zu unspezifisch sind. Da hormonelle Reaktionen mehr oder weniger ausgeprägt auf alle Trainingsbelastungen auftreten und valide Normwerte fehlen, ist eine Abgrenzung zur Überlastung bzw. zum ÜTS kaum möglich. Zudem erschweren zirkadiane Rhythmen standardisierte Untersuchungsbedingungen.

Literatur

Armstrong LE, van Heest JL (2002) The unknown mechanism of the overtraining syndrome. Sports Med 32(3): 185–209

Baumgartl P (1983) Die Wertigkeit diverser Kreislaufparameter in Ruhe zur Beurteilung des momentanen Leistungsverhaltens in Ausdauersportarten. Österr J Sportmed 13(1): 14–20

Clarkson PM, Tremblay I (1988) Exercise-induced muscle damage, repair, and adaptation in humans. J Appl Physiol 65: 1–6

Ebbeling CB, Clarkson PM (1990) Muscle adaptation prior to recovery following eccentric exercise. Eur J Appl Physiol 60: 26–31

Fielding RA, Manfredi TJ, Ding W, Fiatarone MA, Evan WJ, Cannon JG (1993) Acute phase response to exercise. III. Neutrophil and IL-1 β accumulation in skeletal muscle. Am J Physiol 265: R166–172

Gleeson M (2002) Biochemical and immunological markers of overtraining. J Sports Sci Med 2: 31–41

Greiderer B, Koller A (2003) Wie hilfreich sind Marker der muskulären Beanspruchung zur Trainingsgestaltung? Diplomarbeit Universität Innsbruck

Halson SL, Bridge MW, Meeusen R, Busschaert B, Gleeson M, Jones DA, Jeukendrup AE (2002) Time course of performance changes and fatigue markers during intensified training in trained cyclists. J Appl Physiol 93: 947–956

Hartmann U, Mester J (2000) Training and overtraining markers in selected sport events. Med Sei Sports Exerc 32: 209–215

Israel S (1958) Die Erscheinungsformen des Übertrainings. Sportmedizin 9: 207–209

Israel S (1976) Zur Problematik des Übertrainings aus internistischer und leistungsphysiologischer Sicht. Med Sport 16: 1–12

Kuipers H (1994) Exercise-induced muscle damage. Int J Sports Med 15: 132–135

Kuipers H, Keizer HA (1988) Overtraining in elite athletes. Review and directions for the future. Sports Med 6: 79–92

Lehmann M, Baumgartl P, Wiesenack C, Seidel A, Baumann H, Fischer S, Spöri U, Gendrisch G, Kaminski R, Keul J (1992a) Training-overtraining: influence of a defined increase in training volume vs training intensity on performance, catecholamines and some metabolic parameters in experienced middle- and long-distance runners. Eur J Appl Physiol 64: 169–177

Lehmann M, Gastmann U, Petersen KG, Bachl N, Seidel A, Khalaf AN, Fischer S, Keul J (1992b) Training-overtraining: performance, and hormone levels after a defined increase in training volume versus intensity in experienced middle- and long-distance runners. Br J Sports Med 26: 233–242

Lehmann M, Foster C, Dickhuth H-H, Gastmann U (1998) Autonomic imbalance hypothesis and overtraining syndrome. Med Sei Sports Exerc 30: 1140–1145

Malm C, Nyberg P, Engström N, Sjödin B, Lenkei R, Ekblom B, Lundberg I (2000) Immunological changes in human skeletal muscle and blood after eccebtric exercise and muliple biopsies. J Physiol 529: 243–262

Mayer F, Horstmann T, Niess A, Röcker K, Striegel H, Heitkamp HC, Dickhuth HH (1999) Muskuläre Reaktionen nach vorwiegend exzentrischer Belastung der Schulter in Abhängigkeit von Vorerfahrung und Belastungswiederholung. Dtsch Z Sportmed 50: 280–284

Urhausen A, Kindermann W (2000) Aktuelle Marker für die Diagnostik von Überlastungszuständen in der Trainingspraxis. Dtsch Z Sportmed 51(7+8): 226–233

Urhausen A, Kindermann W (2002) Übertraining. Dtsch Z Sportmed 53(4): 121–122

Urhausen A, Gabriel H, Kindermann W (1995) Blood hormones as markers of training stress and overtraining. Sports Med 20: 251–276

Uusitalo ALT, Uusitalo AJ, Rusko HK (2000) Heart rate and blood pressure variability during heavy training and overtraining in the female athlete. Int J Sports Med 21: 45–53

Waldeck MR, Lambert MI (2003) Heart rate during sleep: implications for monitoring training status. J Sports Sei Med 2: 133–138

Warren GL, Lowe DA, Armstrong RB (1999) Measurement tools used in the study of eccentric contraction-induced injury. Sports Med 320: 365–376

Weiterführende Literatur

Meeusen R, Piacentini MF, Busschaert B, Buysel L, De Schutter G, Stray-Gundersen J (2004) Hormonal responses in athletes: the use of a two bout exercise protocol to detect subtle differences in (over)training status. Eur J Appl Physiol 91(2–3): 140–146

Meeusen R, Duclos M, Foster C, Fry A, Gleeson M, Nieman D, Raglin J, Rietjens G, Steinacker J, Urhausen A; European College of Sport Science; American College of Sports Medicine (2013) Prevention, diagnosis, and treatment of the overtraining syndrome: joint consensus statement of the European College of Sport Science and the American College of Sports Medicine. Med Sci Sports Exerc 45(1):186–205

Smith LL (2000) Cytokine hypothesis of overtraining: a physiological adaptation to excessive stress? Med Sci Sports Exerc 32: 317–331

Funktionsdiagnostik akuter und chronischer Anpassung der Atmungsorgane (Spiroergometrie)

Manfred Wonisch, Rochus Pokan und Peter Hofmann

© Springer-Verlag GmbH Austria 2017
M. Wonisch, P. Hofmann, H. Förster, H. Hörtnagl, E. Ledl-Kurkowski, R. Pokan (Hrsg.),
Kompendium der Sportmedizin, DOI 10.1007/978-3-211-99716-1_12

12.1   Einführung

Die Spiroergometrie ist ein diagnostisches Verfahren, mit dem qualitativ und quantitativ die Reaktionen und das Zusammenspiel von Herz, Kreislauf, Atmung und Stoffwechsel während einer kontinuierlich ansteigenden Belastung analysiert werden (Wasserman et al. 2000).

Über eine Atemmaske werden drei prinzipielle Messsignale aufgezeichnet: die Sauerstofffraktion der ausgeatmeten Luft, die Kohlendioxidfraktion der ausgeatmeten Luft und das Volumen der ausgeatmeten Luft. Zusammen mit der Atemfrequenz und der Herzfrequenz lassen sich weitere Parameter berechnen. Bei den modernen Geräten werden diese Variablen bei jedem Atemzug mittels schneller Analysatoren gemessen („Breath-by-breath"-Analyse) und online mittels einer entsprechenden Software verarbeitet.

12.2   Messgrößen

12.2.1 Maximale Sauerstoffaufnahme

Die maximale Sauerstoffaufnahme (VO_{2max}) ist *die* Standard-Messgröße der aeroben Leistungsfähigkeit. Es handelt sich hierbei um die Menge an Sauerstoff (O_2), die vom Organismus maximal aufgenommen und verwertet werden kann. Die VO_2 wird in Liter/min angegeben, zur besseren Vergleichbarkeit erfolgt eine Normierung auf das Körpergewicht (ml/min/kg). Vor allem im amerikanischen Schrifttum wird die maximale aerobe Leistungsfähigkeit in Form von metabolischen Einheiten (METs) angegeben, 1 MET entspricht dem Energieumsatz in Ruhe mit einer Sauerstoffaufnahme von durchschnittlich 3,5 ml/min/kg (Fleg et al. 2000).

Die VO_{2max} gilt als summative Messgröße für die O_2-aufnehmenden (pulmonale), O_2-transportierenden (kardiale und hämatologische) und O_2-verwertenden (Muskulatur) Funktionssysteme des Organismus und wird nach dem Fick'schen Prinzip aus dem Produkt des Herzminutenvolumens (HMV) und der arterio-venösen Sauerstoffdifferenz (a-v-DO_2) gebildet:

$$VO_{2max} = HMV_{max} \times \text{a-v-}DO_{2max}$$

Als leistungsbegrenzende Faktoren der VO_{2max} können interne und externe Faktoren unterschieden werden:

■ **Interne Faktoren**
Ventilation, Distribution und Diffusion in der Lunge, Herzzeitvolumen, Blutverteilung, periphere Utilisation (a-v-DO_2), Blutvolumen, Total-Hämoglobin, dynamische Leistungsfähigkeit der beanspruchten Muskulatur, Ernährungszustand

■ **Externe Faktoren**
Belastungsmodus, Größe und Art der eingesetzten Muskulatur, Körperposition, O_2-Partialdruck in der Einatmungsluft, Klima (Hitze, Kälte, Luftfeuchtigkeit)

Als Normalwerte gelten in Ruhe: ca. 300 ml/min (4–5 ml/min/kg), bei Maximalbelastung beim Untrainierten bis 3000 ml/min (35–45 ml/min/kg) und bis 6000 ml/min (70–90 ml/min/kg) beim Ausdauertrainierten.

Obwohl Formeln zur Berechnung der VO_{2max} aus der fahrradergometrischen Leistung in Watt oder der Belastungsdauer in Minuten am Laufband existieren, sind die berechneten Werte aufgrund mannigfaltiger Einflussfaktoren starken Streuungen unterworfen. Aus diesem Grund sind nur gemessene Werte zuverlässig und reproduzierbar, sodass eine direkte Messung der Sauerstoffaufnahme einer indirekten Berechnung vorzuziehen ist.

12.2.2 Kohlendioxid-Abgabe

Bei der Kohlendioxid-Abgabe (VCO_2) handelt es sich um die Menge Kohlendioxid (CO_2), die pro Zeiteinheit abgeatmet wird. Kohlendioxid wird während körperlicher Belastung aus zwei Quellen produziert. Zum einen entsteht CO_2 über den oxidativen Metabolismus: In Ruhe werden ca. 85% des aufgenommenen Sauerstoffs zu CO_2 abgebaut, durch das venöse System über das rechte Herz in die Lunge transportiert und als CO_2 exhaliert. Zum anderen entsteht zusätzliches CO_2 aus der Pufferung von Milchsäure bei höheren Belastungsintensitäten. Eine Verringerung des Bicarbonats (HCO_3) kann durch eine konsekutive Erhöhung des CO_2 im Blut zu einer metabolischen Azidose führen, das anfallende CO_2 wird jedoch rasch über die Steigerung der Ventilation abgeatmet.

Als Normalwerte gelten in Ruhe: 200–400 ml/min, bei Maximalbelastung bei Untrainierten 3000 ml/min und 6000 ml/min bei Ausdauertrainierten.

12.2.3 Respiratorischer Quotient

Als Respiratorischen Quotienten (RQ) bezeichnet man den Quotienten aus

$$VCO_2/VO_2.$$

Unter stabilen Bedingungen (steady state) hängt der RQ vom metabolischen Substrat der Energiegewinnung ab. Daher kann der RQ zum Abschätzen des Anteiles der Fett- bzw. Kohlenhydratverwertung verwendet werden. Bei reiner Kohlenhydratverstoffwechselung ist der RQ=1, bei reiner Fettverbrennung 0,7. Eine Durchschnittsernährung führt zu einem RQ von ca. 0,82–0,85. Bei instabilen Bedingungen (non steady state) und hohen Belastungsintensitäten kann die CO_2-Produktion die O_2-Aufnahme übersteigen, sodass der RQ auf Werte über 1 ansteigt.

12.2.4 Atemminutenvolumen

Das Atemminutenvolumen (AMV) oder die Ventilation (V_E) ist das Volumen an Luft, welches pro Zeiteinheit ein- bzw. ausgeatmet wird und wird in Liter/min angegeben. Es wird aus dem Produkt aus Atemfrequenz (AF) und dem Atemzugvolumen (= Tidalvolumen VT) berechnet.

Bei gesunden Probanden erfolgt eine Steigerung der V_E auf niedrigen Belastungsstufen vorrangig über eine Erhöhung des Tidalvolumens, bei höheren Belastungen kann bis zum Maximum eine zusätzliche Ventilationssteigerung durch einen Anstieg der Atemfrequenz erreicht werden (Jones 1997). Patienten mit obstruktiven oder restriktiven pulmonalen Erkrankungen können u.U. ein krankheitstypisch abweichendes Atemmuster aufweisen.

Die VO_2 kann grob aus dem Produkt $V_E \times$ der Differenz aus inspiratorischer und expiratorischer Sauerstoffkonzentration ($FIO_2 - FEO_2$) berechnet werden:

$$VO_2 \approx V_E (FIO_2 - FEO_2)$$

Während die maximal mögliche respiratorische Sauerstoffdifferenz bei gesunden Individuen einigermaßen identisch ist, stellt die V_E eine wichtige Größe für die Sauerstoffaufnahme unter Belastung dar. Als Normalwerte gelten in Ruhe 6–8 l/min, bei Maximalbelastung ca. 120 l/min (Untrainierter) und > 200 l/min (Ausdauertrainierter).

12.2.5 Sauerstoffpuls

Der Sauerstoffpuls (VO_2/HF) wird aus dem Quotienten von VO_2 und Herzfrequenz (HF) bestimmt. Er ist eine wichtige Größe zur Abschätzung der myokardialen Funktion unter Belastung und wird als Korrelat des Schlagvolumens angesehen (Wasserman et al. 2000). Herzinsuffizienz führt zu einer frühen Plateaubildung bei eingeschränkten Maximalwerten.

Als Normalwerte gelten: in Ruhe 4–6 ml, bei Maximalbelastung ca. 10–20 ml (Untrainierte) und 25–30 ml (Ausdauertrainierte).

12.2.6 Ventilatorische Totraum-/Tidalvolumen-Relation

Der totale oder „physiologische" Totraum ergibt sich aus folgenden zwei Komponenten: dem anatomischen Totraum der Luftwege und dem Totraum der ventilierten, aber nicht durchbluteten Alveolen. Die ventilatorische Totraum-/Tidalvolumen-Relation (VD/VT) ist eine Abschätzung dieses physiologischen Totraums und gibt Auskunft über die ventilatorische Effizienz.

Normalerweise fällt der Totraum von ca. 0,25–0,35 in Ruhe auf Werte von ca. 0,05 bei Belastung. Diese Verbesserung der VD/VT-Relation ist durch eine Erhöhung des alveolären Anteils am Tidalvolumen während körperlicher Belastung bedingt. Bei Patienten mit restriktiven oder obstruktiven Lungenerkrankungen sowie bei Patienten mit chronischer Herzinsuffizienz kann ein erhöhtes Ventilations-Perfusions-Verhältnis bestehen. Durch die damit verbundene Erhöhung des Anteils an nicht durchbluteten Alveolen ist die VD/VT-Relation bereits in Ruhe erhöht und bleibt es auch während der Belastung. Zusätzlich ist durch den hohen Anteil an Totraumvolumen das Atemminutenvolumen für eine gegebene Belastung stark erhöht.

12.2.7 Atemäquivalente für Sauerstoff und Kohlendioxid

Die Atemäquivalente werden durch die Division der Ventilation (V_E) durch den Sauerstoffverbrauch (VO_2) (Atemäquivalent für Sauerstoff = V_E/VO_2) bzw. die Kohlendioxidproduktion (VCO_2) (Atemäquivalent für Kohlendioxid = V_E/VCO_2) berechnet. Korrekterweise wird die gerätebedingte Totraumventilation (z.B. Atemmaske) von der Gesamtventilation abgerechnet. V_E/VO_2 reflektiert die notwendige Menge an geatmeter Luft, um einen Liter Sauerstoff aufzunehmen, und ist somit ein Index der ventilatorischen Effizienz. Sie beträgt in Ruhe 25–40, sinkt unter submaximaler Belastung bis zur ventilatorischen Schwelle (VT), um bei Belastungen über der VT wieder anzusteigen. Minimale Werte an der VT liegen zwischen 22 und 27 (Wasserman et al. 2000). Bei Patienten mit einem hohen Anteil an Totraumvolumen finden sich erhöhte VE/VO_2-Werte. Dies ist typisch für pulmonale Patienten bzw. Patienten mit chronischer Herzinsuffizienz. Bei Gesunden sinkt das Atemäquivalent bei gleicher submaximaler

Belastung nach einigen Wochen Training als Ausdruck einer Ökonomisierung der Atmung. Diese Verbesserung wird vor allem durch Erhöhung des Tidalvolumens mit Reduzierung der Atemfrequenz erreicht (Casaburi et al. 1987). V_E/VCO_2 repräsentiert die ventilatorischen Erfordernisse, um das anfallende CO_2 abzutransportieren. Die Ruhewerte liegen etwas höher als für V_E/VO_2 und fallen ebenfalls unter submaximaler Belastung, das Minimum liegt jedoch bei höherer Belastung am „respiratory compensation point" (zwischen 26 und 30) (Wasserman et al. 2000). Der anschließende neuerliche Anstieg des V_E/VCO_2 erfolgt deshalb später als der des V_E/VO_2.

12.3 Spirometrische Schwellen und Umstellpunkte

12.3.1 Ventilatorische Schwelle (VT)

Nach Wasserman definiert sich die ventilatorische Schwelle als „diejenige Sauerstoffaufnahme, an der eine Unterstützung der Energiebereitstellung durch anaerobe Mechanismen einsetzt" (Wasserman et al. 2000).

Die ventilatorische Schwelle („ventilatory threshold" [VT]) (Synonyme „anaerobic threshold" [AT], „ventilatory anaerobic threshold" [VAT]) hat eine lange Tradition in der Leistungsphysiologie (Hollmann u. Prinz 1994). Sie gilt als objektiver Index der funktionellen Kapazität sowohl bei Gesunden als auch bei Patienten mit kardiovaskulären Erkrankungen (Itoh et al. 1990; Wasserman 1988) und erlaubt eine objektive Einschätzung der aeroben Leistungsfähigkeit ohne maximale Ausbelastung und ohne willentliche Beeinflussung des Patienten (Fleg et al. 2000; Itoh et al. 1990; Wasserman 1988).

Während ansteigender Belastung wird ein plötzlicher Anstieg der Laktat-Produktion im Muskel und somit der Laktat-Konzentration im arteriellen Blut über den Ruhewert mit einer inadäquaten Sauerstoffversorgung zu den Mitochondrien („Muskel-Anaerobiosis") in Verbindung gebracht. Daraus resultiert der historische Name „anaerobic threshold" (Wasserman et al. 1990). Die vermehrte Laktat-Anhäufung im Blut führt dazu, dass überschüssige H^+-Ionen gepuffert werden müssen, um den physiologischen pH-Wert konstant zu halten. Um das dabei entstehende CO_2 abzuatmen, kommt es zur zusätzlichen Stimulation der Ventilation. Dieser Punkt des ersten nichtlinearen Anstiegs der Ventilation ($\dot{V}E$) wird zur nichtinvasiven Bestimmung der VT verwendet (◘ Abb. 12.1). Eine andere Möglichkeit zur Ermittlung der VT ist die Festlegung jenes Punktes, an dem ein systematischer Anstieg des VE/VO_2 ohne einen Anstieg des VE/VCO_2 erfolgt. Eine dritte, häufig verwendete Methode ist die V-slope-Methode nach Beaver et al. (1986), bei der in einem Koordinatensystem die $\dot{V}CO_2$ gegenüber der VO_2 aufgetragen wird und eine Abweichung der Anstiegssteilheit der $\dot{V}CO_2$ gegenüber der VO_2 als VT definiert wird (◘ Abb. 12.2).

12.3.2 Respiratory compensation point (RCP)

Eine weitere Belastungssteigerung über die VT hinaus führt ab einem bestimmten Punkt infolge eines überproportionalen Anstiegs der anaeroben Energiebereitstellung zu einer konsekutiven metabolischen Azidose. Zur respiratorischen Kompensation der damit einhergehenden überschießenden H^+-Ionen-Freisetzung erfolgt eine weitere Steigerung der Ventilation, die an einer neuerlichen Zunahme der Anstiegssteilheit zu erkennen ist (◘ Abb. 12.1). Dieser Punkt wird auch

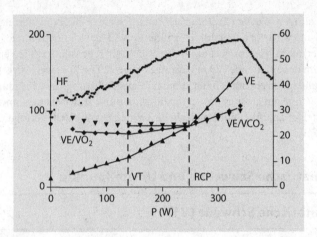

■ **Abb. 12.1**   Schematische Darstellung der Bestimmung von der ventilatorischen Schwelle (VT) und des „respiratory compensation point" (RCP) durch Analyse der Ventilation (V_E) und der Atemäquivalente für Sauerstoff (V_E/VO_2) und Kohlendioxid (V_E/VCO_2)

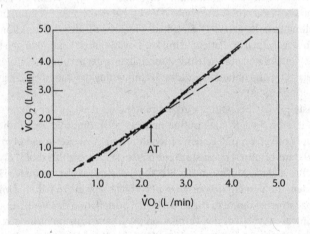

■ **Abb. 12.2**   Darstellung der „V-slope"-Methode (Beaver et al. 1986): Kohlendioxid-Produktion (VCO_2) vs Sauerstoffaufnahme (VO_2), der Schnittpunkt der beiden Regressionslinien kennzeichnet die VT

als „Respiratory Compensation Point" (RCP) bezeichnet. Eine andere Möglichkeit zur Bestimmung des RCP ist die Bestimmung des minimalen Atemäquivalentes für Kohlendioxid (VE/VCO_2) (Wasserman et al. 2000). Ähnlich zur V-slope-Methode zur Bestimmung der AT kann zur Bestimmung des RCP die VE gegenüber der VCO_2 in einem Koordinatensystem aufgetragen und eine Abweichung der Anstiegssteilheit der VE als RCP bestimmt werden (Beaver et al. 1986) (■ Abb. 12.3).

Wie in ■ Abb. 12.1 ersichtlich, können aus der Spiroergometrie die beiden Übergänge auf mehrere Arten bestimmt und für die Einteilung in verschiedene Phasen der Energiebereitstellung genutzt werden. Da für die beiden Umstellpunkte unterschiedliche Bezeichnungen bestehen, wurden hier die speziell in der Spiroergometrie häufig verwendeten Bezeichnungen verwendet.

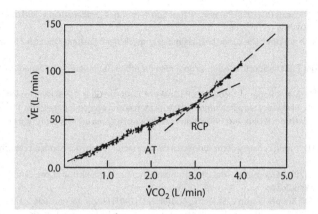

Abb. 12.3 Darstellung zur Bestimmung des RCP (Beaver et al. 1986): Ventilation (Ve) vs Kohlendioxid-Produktion (VCO_2), der Schnittpunkt der beiden Regressionslinien kennzeichnen den RCP

Üerprüfen Sie Ihr Wissen

— Welche Parameter werden in der Spiroergometrie primär gemessen?
— Was besagt das Fick'sche Prinzip?
— Welche Faktoren üben Einfluss auf die maximale Sauerstoffaufnahme aus?
— Welche Atemäquivalente gibt es und welche Information können sie liefern?
— Wie funktioniert die Schwellenbestimmung aus spiroergometrischen Parametern?
— Welche Bedeutung hat der Sauerstoffpuls?
— Wie ist der typische Verlauf der Atemäquivalente unter ergometrischer Belastung?

Literatur

Beaver WI, Wasserman K, Whipp BJ (1986) A new method for detecting anaerobic threshold by gas exchange. J Appl Physiol 60: 2020–2027
Casaburi R, Storer TW, Ben-Dov I, Wasserman K (1987) Effect of endurance training on possible determinants of VO2 during heavy exercise. J Appl Physiol 62: 199–207
Fleg JL, Pina IL, Balady JG, Chaitman BR, Fletcher B, Lavie C, Limacher MC, Stein RA, Williams M, Bazzarre T (2000) Assessment of functional capacity in clinical and research applications. An advisory from the Committee on Exercise, Rehabilitation, and Prevention, Council on Clinical Cardiology, American Heart Association. Circulation 102: 1591–1597
Hollmann W, Prinz JP (1994) Zur Geschichte und klinischen Bedeutung der kardiopulmonalen Arbeitsuntersuchung unter besonderer Berücksichtigung der Spiroergometrie. Z Kardiol 83: 247–257
Jones NL (1997) Clinical exercise testing, 4th ed. W.B. Saunders Company, Philadelphia
Itoh H, Taniguchi K, Koike A, Doi M (1990) Evaluation of severity of heart failure using ventilatory gas analysis. Circulation 81, Suppl II: II31–II37
Wasserman K (1988) New concepts in assessing cardiovascular function. Circulation 78: 1060–1071
Wasserman K, Beaver W, Whipp BJ (1990) Gas exchange theory and the lactic acidosis (anaerobic) threshold. Circulation 81, Suppl II: II14–II30
Wasserman K, Hansen JE, Sue DY, Whipp BJ, Casaburi R (2000) Principles of exercise testing and interpretation, 3rd ed. Williams & Wilkins, Philadelphia

Weiterführende Literatur

Dempsey JA, Wagner PD (1999) Exercise-induced arterial hypoxemia. J Appl Physiol 87: 1997–2006
Dempsey JA, Shell AW, Derchak PA, Harms CA (2000) Mögliche Einschränkungen der sportlichen Belastbarkeit durch das Atmungssystem. Deutsch Z Sportmed 51: 318–326

Hagberg JM, Yerg JE 2nd, Seals DR (1988) Pulmonary function in young and older athletes and untrained men. J Appl Physiol 65: 101–105

Hopkins SR (2002) Nahe am Limit: Die Lunge bei maximaler körperlicher Belastung. Deutsch Z Sportmed 53: 277–284

Hollmann W, Hettinger T (2000) Sportmedizin – Grundlagen für Arbeit, Training, Präventivmedizin. Schattauer, Stuttgart

Kukafka DS, Lang DM, Porer S, Rogers J, Cicolella D, Polansky M, D'Alonzo GE Jr (1998) Exercise-induced bronchospasm in high school athletes via a free running test: incidence and epidemiology. Chest 114: 1613–1622

Larsson KP, Ohlsen P, Rydström P, Ulriksen (1993) High prevalence of asthma in cross country skiers. Br Med J 307: 1326–1329

Linderholm H (1959) Diffusing capacity of the lungs as a limiting factor for physical working capacity. Acta Med Scand 162: 61–66

Löllgen H, Erdmann E (2000) Ergometrie – Belastungsuntersuchungen in Klinik und Praxis, 2. Aufl. Springer, Berlin Heidelberg New York Tokyo

Markov G, Spengler CM, Knöpfli-Lenzin C, Stuessi C, Boutellier U (2001) Respiratory muscle training increases cycling endurance without affecting cardiovascular response to exercise. Eur J Appl Physiol 85: 233–239

Myers JN (1996) Essentials of cardiopulmonary exercise testing. Human Kinetics. Champaign

Robinson EP, Kjeldgaard JM (1982) Improvement in ventilatory muscle function with running. J Appl Physiol 52: 1400–1405

Romer LM, McConell AK, Jones DA (2002) Inspiratory muscle fatigue in trained cyclists: effects of inspiratory muscle training. Med Sci Sports Exerc 34: 785–792

Storms WW (1999) Exercise-induced asthma: diagnosis and treatment for the recreational or elite athlete. Med Sci Sports Exerc 31: S33–S38

Stuessi C, Spengler CM, Knöpfli-Lenzin C, Markov G, Boutellier U (2001) Respiratory muscle endurance training in humans increases cycling endurance without affecting blood gas concentration. Eur J Appl Physiol 84: 582–586

Tan RA, Spector SL (2002) Asthma and Exercise. In: Weisman IM, Zeballos RJ (eds) Clinical exercise testing. Prog Resp Res, Vol 32. Karger, Basel, pp 205–216

Weisman IM, Zeballos RJ (2002) Clinical exercise testing. Prog Respir Res, Vol 32. Karger, Basel

Wilber RL, Rundell KW, Szmedra L, Jenkinson DM, Im J, Drake SD (2000) Incidence of exerciseinduced bronchospasm in Olympic winter sport athletes. Med Sci Sports Exerc 32: 732–737

Williams JS, Wongsathikun J, Boon SM, Acevedo EO (2002) Inspiratory muscle training fails to improve endurance capacity in athletes. Med Sci Sports Exerc34: 1194–1198

12

Chronische Anpassung der Atmungsorgane

Manfred Wonisch, Rochus Pokan und Peter Hofmann

© Springer-Verlag GmbH Austria 2017
M. Wonisch, P. Hofmann, H. Förster, H. Hörtnagl, E. Ledl-Kurkowski, R. Pokan (Hrsg.),
Kompendium der Sportmedizin, DOI 10.1007/978-3-211-99716-1_13

13.1   Einführung

Lange Zeit glaubte man, dass die Lunge die maximale Leistungsfähigkeit nicht beeinflusst. Heute gibt es allerdings immer mehr Anzeichen dafür, dass eine pulmonale Leistungsbegrenzung vor allem bei hochintensiver aerober Belastung möglich ist (Dempsey et al. 2000; Hopkins 2002). Dies gilt naturgemäß für Lungen-Patienten, aber auch für Gesunde ist eine Leistungslimitierung durch pulmonale Faktoren denkbar.

Ein zunehmendes Problem besteht in Störungen der Lungenfunktion, die durch sportliche Aktivität ausgelöst werden. Vor allem ein belastungsinduziertes Asthma bronchiale kann in bestimmten Sportarten überdurchschnittlich häufig auftreten. Eine pulmonale Funktionsdiagnostik sollte daher zur Routinediagnostik in der Sportmedizin eingesetzt werden.

13.2   Grundlagen der Atmung

Als Atmung bezeichnet man allgemein den Gasaustausch zwischen den Zellen und der Umgebung. Als Lungenatmung (äußere Atmung) bezeichnet man den konvektiven Transport von der umgebenden Luft zu den Lungenalveolen (Ventilation) und die alveoläre Diffusion in das Blut. Im Gegensatz dazu besteht die Gewebeatmung (innere Atmung) aus der Diffusion zwischen den Gewebekapillaren und den Zellen des umgebenden Gewebes.

13.2.1 Pulmonaler Gasaustausch und Sauerstofftransport

Als Diffusionskapazität für ein Gas (DL) bezeichnet man diejenige Gasmenge, die pro Zeiteinheit und alveolokapillärer Druckdifferenz ins Kapillarblut diffundiert. Sie ist direkt abhängig von der mittleren Druckdifferenz des Gases und der Fläche des Gasaustausches und indirekt proportional der Dicke der Diffusionsmembran.

Da die diffundierende Menge an Sauerstoff mit der O_2-Aufnahme (VO_2) identisch ist, gilt für die Sauerstoffaufnahme folgende Gleichung:

$$VO_2 \text{ [ml/min]} = DL \text{ [ml/min/mmHg]} \times pO_2 \text{ [mmHg]}$$

Diffusionskapazität (DL) = Konstante (k) × Austauschfläche (A) / Diffusionsmembrandicke (d)

Die Gasaustauschfläche der Lunge beträgt ca. 50–90 m², die Dicke der alveolokapillären Membran < 1 µm. Während seiner Passage durch die Lungenkapillare steht der einzelne Erythrozyt für eine Zeit von ca. 0,3–0,7 s mit dem Alveolarraum in Diffusionskontakt, in dieser Zeit erfolgt die Angleichung der Gaspartialdrücke im Blut an jene des Alveolarraumes. Da die O_2-Partialdrücke vom pulmonal-arteriellen (ca. 40 mmHg) zum pulmonal-venösen (ca. 100 mmHg) Kapillarende ansteigen, muss sich die Mittelbildung über die ganze Kapillarlänge erstrecken. Der mittlere alveolokapilläre Druckgradient für Sauerstoff beträgt demnach in Ruhe ca. 10 mmHg und kann bei maximaler Arbeit bis auf 50 mmHg ansteigen. Daraus ergibt sich für Sauerstoff eine Diffusionskapazität von 20–30 ml/min/mmHg in Ruhe. Diese steigert sich bei maximaler Belastung auf Werte von 50–70 ml/min/mmHg (Linderholm 1959).

Die Diffusionskapazität ist aufgrund unterschiedlicher Lösungskoeffizienten für jedes Gas verschieden. Da die Diffusionskapazität für CO_2 ca. 20-mal höher als für O_2 ist, manifestiert sich eine Diffusionsstörung zuerst in einer Verringerung des O_2-Partialdrucks im Blut.

Die zu einer Einschränkung der Diffusion führenden Faktoren können sowohl interne (Gasaustauschfläche der Lunge, Dicke der Diffusionsmembran) als auch externe Ursachen haben. In Höhen über 1500 m führt ein geringerer O_2-Partialdruck der Umgebungsluft zur Einschränkung der O_2-Diffusionskapazität bei Belastung.

Die Sauerstofftransportkapazität des Blutes setzt sich aus zwei Teilen zusammen:

- an Hämoglobin gebundener O_2 und
- aus physikalisch gelöstem O_2.

Der Gehalt an Sauerstoff im Blut kann nach folgender Formel berechnet werden:

$$O_2\text{-Gehalt} = [1{,}34 \times Hb \times O_2\text{-Sättigung (\%)}] + (0{,}003 \times pO_2)$$

Aus dieser Formel ist ersichtlich, dass bei normaler O_2-Sättigung der Großteil des O_2-Gehaltes von der Höhe des Hb abhängig ist und eine Änderung des O_2-Partialdrucks (steigerbar z. B. durch Einatmen von 100% O_2) kaum Auswirkungen auf den gesamten O_2-Gehalt des arteriellen Blutes hat.

Zur Aufrechterhaltung des normalen arteriellen pH-Wertes von 7,4 sind drei Puffersysteme verantwortlich:

- chemischer Puffer des Blutes (Bikarbonat, Hämoglobin, Phosphat, Protein),
- nentilatorischer „Puffer" (Abatmung von CO_2),
- renaler „Puffer" (Exkretion von H+ oder $HCO_3{}_-$)

Auch die Atmung ist ein energieverbrauchender Prozess. In Ruhe werden ca. 0,5–1 ml O_2 pro Liter bewegter Luft zur Energiegewinnung für die Atemmuskulatur benötigt, höhere Belastungen erfordern bis zu 10% der Gesamt-VO$_2$.

13.3 Pulmonale Funktionsdiagnostik in Ruhe: Spirometrie

Die Spirometrie ist ein Verfahren zur Beurteilung der Lungenfunktion in Ruhe. Durch Aufzeichnung der mobilisierbaren Lungenvolumina und der Durchflussgeschwindigkeit können Informationen über die Lungenmechanik gewonnen werden.

Folgende Fragestellungen sollten im Rahmen einer sportmedizinischen Untersuchung durch eine Spirometrie abgeklärt werden (Pokan et al. 2009).

Fragestellungen im Rahmen einer sportmedizinischen Untersuchung
- Unklarer Husten über 2–3 Monate bzw. Dyspnoe oder thorakale Schmerzen
- Verdacht auf Asthma brochiale bzw. „Exercise-induced"-Asthma
- Verdacht auf obstruktive bzw. restriktive Lungenerkrankung
- Verdacht auf Stenose der oberen Atemwege (z.B. Trachealstenose)
- Verdacht auf Diffusionsstörung mit Sättigungsabfall unter Belastung
- Spirometrie mit Lyse bzw. Provokation zur Beantragung der medizinischen Ausnahmegenehmigung (TUE = „Therapeutic Use Exemption") entsprechend den Anti-Doping-Bestimmungen bei Athleten, die den Anti-Doping-Bestimmungen unterliegen

---

Als Vitalkapazität (VK) bezeichnet man das maximal mobilisierbare Lungenvolumen, gemessen bei langsamer Exspiration nach vorausgegangener maximaler langsamer Einatmung.

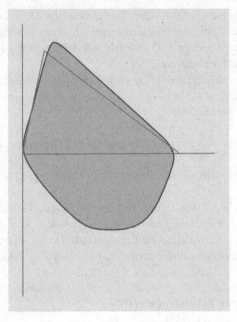

◘ Abb. 13.1   Normales Atemmuster

Als Einsekundenkapazität (FEV1) wird diejenige Luftmenge bezeichnet, die nach langsamer tiefstmöglicher Einatmung in der ersten Sekunde mit maximaler Anstrengung so schnell wie möglich ausgeatmet werden kann. Beurteilt werden der gemessene Volumen-Absolutwert sowie der auf die Ist-VK (= Messwert) bezogene Relativwert (FEV1% VK).

Der „peak expiratory flow" (PEF) entspricht dabei dem expiratorischer Spitzenfluss in l/s. Die Messung der maximalen Flussgeschwindigkeit kann auch eigenständig mittels Peak-Flow-Meter erfolgen. Diese Methode wird vor allem für die Patientenselbstmessung zur Beurteilung des zirkadianen Rhythmus und zur Verlaufskontrolle bei Asthma bronchiale verwendet.

Grundsätzlich können drei Atemmuster unterschieden werden:

- Normales Muster: VK ≥ 80% der Norm, FEV1% VK ≥ 70–80% (◘ Abb. 13.1)
- Restriktives Muster (z.B. Lungenfibrose): VK < 80% der Norm, FEV1% VK normal (◘ Abb. 13.2)
- Obstruktives Muster (z.B. COPD, Asthma bronchiale): VK normal oder reduziert, FEV1% VK < 70% (◘ Abb. 13.3)

13.4   Lungenfunktion, Training und körperliche Leistungsfähigkeit

Sowohl bei statischen als auch bei dynamischen Lungengrößen besteht zwischen ausdauertrainierten und untrainierten gesunden Personen kein Unterschied (Hagberg et al. 1988). Daher stellt eine normale Vitalkapazität keine leistungslimitierende Größe dar.

Obwohl Ausdauertraining beim Erwachsenen kaum Auswirkungen auf maximale Lungenfunktionsgrößen hat, konnten Verbesserungen von submaximalen Ventilationsparametern durch Ausdauertraining gefunden werden (Robinson u. Kjeldgaard 1982). Es existieren auch Berichte über Anpassungen der inspiratorischen Muskulatur mit Steigerung der ventilatorischen Ausdauer durch gezieltes Atemtraining. Daraus resultiert eine geringere Ermüdung

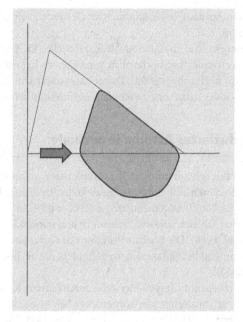

◘ Abb. 13.2   Restriktives Atemmuster

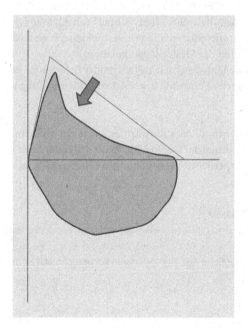

◘ Abb. 13.3   Obstruktives Atemmuster

der Atemmuskulatur bei längerer submaximaler Belastung (Romer et al. 2002; Williams et al. 2002). Darüber hinaus konnte durch ein gezieltes Atemtraining in einigen Studien eine Steigerung der submaximalen körperlichen Ausdauerleistungsfähigkeit (Belastungszeit an submaximaler Belastung), nicht jedoch der maximalen Leistungsfähigkeit (VO_{2max}) erreicht werden (Markov et al. 2001; Romer et al. 2002; Stuessi et al. 2001). Insgesamt scheint eine Erschöpfung der Atemmuskulatur durch Ausdauerbelastung auch bei Gesunden von größerer Bedeutung als bisher angenommen zu sein.

Unter Maximalbelastung kann es zu einem Abfall des arteriellen O_2-Gehaltes kommen, dieser Abfall ist bei hochausdauertrainierten Sportlern ausgeprägter als bei Untrainierten (Dempsey u. Wagner 1999; Hollmann u. Hettinger 2000). Daher kann unter Umständen auch die maximale O_2-Diffusionskapazität der Lunge einen wichtigen leistungslimitierenden Faktor darstellen.

13.5 Belastungsinduziertes Asthma bronchiale

In einigen Sportarten werden gehäuft pulmonale Erkrankungen gefunden. Besonders betroffen sind jene Sportarten, in denen eine hohe Menge an kalter, trockener Luft eingeatmet wird (Storms 1999; Tan u. Spector 2002). Allgemeine Angaben über die Häufigkeit des belastungsinduzierten Asthmas unter den Athleten sind unterschiedlich und schwanken zwischen 10 und 35% (Storms 1999; Kukafka et al. 1998). Die höchste Prävalenz des belastungsinduzierten Asthmas wurde jedoch übereinstimmend bei Skilangläufern gefunden, die bei bis zu 50% liegt (Larsson et al. 1993; Wilber et al. 2000).

Das belastungsinduzierte Asthma ist typischerweise durch Husten, Keuchen und/oder Brustschmerzen während oder nach anstrengender körperlicher Belastung charakterisiert und durch Obstruktion der Luftwege bedingt. Die Diagnose wird durch einen Vergleich der spirometrischen Werte 5–15 Minuten nach einem Belastungstest mit den Ruhewerten gestellt (Reduzierung der FEV1 um –10–15% oder des PEF um –15–20%). Zwei verschiedene Pathomechanismen werden für die Entstehung des belastungsinduzierten Asthma bronchiale angenommen:

- „Austrocknung" der bronchiolären Mukosa, verbunden mit gesteigerter Osmolarität und konsekutiver Stimulation der Mastzelldegranulation;
- rasche Erwärmung der Luftwege nach anstrengender Belastung – diese führt zu vaskulärer Dilatation mit gesteigerter Permabilität, gefolgt von Ödembildung in der Mukosa (Tan u. Spector 2002).

Therapeutisch werden ein gründliches Aufwärmen sowie ein Abwärmen empfohlen. Medikamentös sollten unter Einhaltung der Doping-Richtlinien in erster Linie inhalative β_2-Agonisten ca. 15 Minuten vor der körperlichen Belastung angewendet werden (ebd.).

Überprüfen Sie Ihr Wissen
- Welche Sportarten sind typischerweise vom belastungsinduzierten Asthma bronchiale betroffen?
- Worin bestehen mögliche Auswirkungen von körperlichem Training auf die Lungenfunktion?

Literatur

Beaver WI, Wasserman K, Whipp BJ (1986) A new method for detecting anaerobic threshold by gas exchange. J Appl Physiol 60: 2020–2027

Casaburi R, Storer TW, Ben-Dov I, Wasserman K (1987) Effect of endurance training on possible determinants of VO2 during heavy exercise. J Appl Physiol 62: 199–207

Dempsey JA, Wagner PD (1999) Exercise-induced arterial hypoxemia. J Appl Physiol 87: 1997–2006

Dempsey JA, Shell AW, Derchak PA, Harms CA (2000) Mögliche Einschränkungen der sportlichen Belastbarkeit durch das Atmungssystem. Deutsch Z Sportmed 51: 318–326

Fleg JL, Pina IL, Balady JG, Chaitman BR, Fletcher B, Lavie C, Limacher MC, Stein RA, Williams M, Bazzarre T (2000) Assessment of functional capacity in clinical and research applications. An advisory from the Committee on Exercise, Rehabilitation, and Prevention, Council on Clinical Cardiology, American Heart Association. Circulation 102: 1591–1597

Hagberg JM, Yerg JE 2nd, Seals DR (1988) Pulmonary function in young and older athletes and untrained men. J Appl Physiol 65: 101–105

Hollmann W, Hettinger T (2000) Sportmedizin – Grundlagen für Arbeit, Training, Präventivmedizin. Schattauer, Stuttgart

Hollmann W, Prinz JP (1994) Zur Geschichte und klinischen Bedeutung der kardiopulmonalen Arbeitsuntersuchung unter besonderer Berücksichtigung der Spiroergometrie. Z Kardiol 83: 247–257

Hopkins SR (2002) Nahe am Limit: Die Lunge bei maximaler körperlicher Belastung. Deutsch Z Sportmed 53: 277–284

Itoh H, Taniguchi K, Koike A, Doi M (1990) Evaluation of severity of heart failure using ventilatory gas analysis. Circulation 81, Suppl II: II31–II37

Kukafka DS, Lang DM, Porer S, Rogers J, Cicolella D, Polansky M, D'Alonzo GE Jr (1998) Exercise-induced bronchospasm in high school athletes via a free running test: incidence and epidemiology. Chest 114: 1613–1622

Larsson KP, Ohlsen P, Rydström P, Ulriksen (1993) High prevalence of asthma in cross country skiers. Br Med J 307: 1326–1329

Linderholm H (1959) Diffusing capacity of the lungs as a limiting factor for physical working capacity. Acta Med Scand 162: 61–66

Markov G, Spengler CM, Knöpfli-Lenzin C, Stuessi C, Boutellier U (2001) Respiratory muscle training increases cycling endurance without affecting cardiovascular response to exercise. Eur J Appl Physiol 85: 233–239

Pokan, Gabriel, Hörtnagl, Podolsky, Vonbank, Wonisch für die AG Kardiologische Prävention und Sekundärprävention der ÖKG und die AG für theroretische und klinische Leistungsmedizin der Universiätslehrer Österreichs. Empfehlungen für den internistischen Untersuchungsgang in der Sportmedizin. J Kardiologie-Austrian Journal of Cardiology 2009; 16 (11–12): 404–411

Robinson EP, Kjeldgaard JM (1982) Improvement in ventilatory muscle function with running. J Appl Physiol 52: 1400–1405

Romer LM, McConell AK, Jones DA (2002) Inspiratory muscle fatigue in trained cyclists: effects of inspiratory muscle training. Med Sci Sports Exerc 34: 785–792

Storms WW (1999) Exercise-induced asthma: diagnosis and treatment for the recreational or elite athlete. Med Sci Sports Exerc 31: S33–S38

Stuessi C, Spengler CM, Knöpfli-Lenzin C, Markov G, Boutellier U (2001) Respiratory muscle endurance training in humans increases cycling endurance without affecting blood gas concentration. Eur J Appl Physiol 84: 582–586

Tan RA, Spector SL (2002) Asthma and Exercise. In: Weisman IM, Zeballos RJ (eds) Clinical exercise testing. Prog Resp Res, Vol 32. Karger, Basel, pp 205–216

Wasserman K (1988) New concepts in assessing cardiovascular function. Circulation 78: 1060–1071

Wasserman K, Beaver W, Whipp BJ (1990) Gas exchange theory and the lactic acidosis (anaerobic) threshold. Circulation 81, Suppl II: II14–II30

Wilber RL, Rundell KW, Szmedra L, Jenkinson DM, Im J, Drake SD (2000) Incidence of exerciseinduced bronchospasm in Olympic winter sport athletes. Med Sci Sports Exerc 32: 732–737

Williams JS, Wongsathikun J, Boon SM, Acevedo EO (2002) Inspiratory muscle training fails to improve endurance capacity in athletes. Med Sci Sports Exerc 34: 1194–1198

Weiterführende Literatur

Jones NL (1997) Clinical exercise testing, 4th ed. W.B. Saunders Company, Philadelphia

Löllgen H, Erdmann E (2000) Ergometrie – Belastungsuntersuchungen in Klinik und Praxis, 2. Aufl. Springer, Berlin Heidelberg New York Tokyo

Myers JN (1996) Essentials of Cardiopulmonary Exercise Testing. Human Kinetics, Champaign

Wasserman K, Hansen JE, Sue DY, Whipp BJ, Casaburi R (2000) Principles of exercise testing and interpretation, 3rd ed. Williams & Wilkins, Philadelphia

Weisman IM, Zeballos RJ (2002) Clinical exercise testing. Prog Respir Res, Vol 32. Karger, Basel

Laktat-Leistungsdiagnostik: Durchführung und Interpretation[1]

Peter Hofmann, Manfred Wonisch und Rochus Pokan

---

[1] Wenn nicht anders gekennzeichnet, wurden alle im Text vorgestellten Stufentest-Ergebnisse mit einem einheitlichen 1-Minuten-Protokoll durchgeführt.

© Springer-Verlag GmbH Austria 2017
M. Wonisch, P. Hofmann, H. Förster, H. Hörtnagl, E. Ledl-Kurkowski, R. Pokan (Hrsg.),
Kompendium der Sportmedizin, DOI 10.1007/978-3-211-99716-1_14

14.2 · Freund oder Feind? Eine aktuelle Bewertung Blut-Laktat-Konzentration

191

14

14.1 Grundlagen

Sportmedizinische Leistungsprüfverfahren haben als wesentliche Aufgaben die Überprüfung der Gesundheit und der Sport- und Belastungstauglichkeit von Athleten/innen (Fletcher et al. 2013; Corrado et al. 2012; Pokan et al. 2009) und die Feststellung des aktuellen Leistungszustandes unter standardisierten Bedingungen als Grundlage für weiterführende sportmedizinische und trainingspraktische Entscheidungen (Fletcher et al. 2013; Pokan et al. 2009). Sportmedizinische Leistungsdiagnostik bestimmt dabei die Größe, die Richtungen und die Dynamik der inneren Beanspruchung bei definierten und standardisierten Belastungen und überprüft die physiologischen und patho-physiologischen Reaktionen auf standardisierte ergometrische Belastungen unter Verwendung maximaler und submaximaler Kennwerte. Für die leistungsdiagnostischen Beurteilungsbereiche aerobe und anaerobe Leistungsfähigkeit (Binder et al. 2008) hat sich neben der Verwendung spirometrischer Kenngrößen der praktisch universell einsetzbare Parameter Laktat-Konzentration im Blut bewährt (Beneke et al. 2011). Seine Verbreitung als Kenngröße der sportmedizinischen Diagnostik lässt sich durch eine hervorragende wissenschaftliche Absicherung der Erkenntnisse zur Bioenergetik der Muskelkontraktion und der Rolle des Laktats im Energiestoffwechsel des Skelettmuskels sowie der einfachen Messbarkeit erklären. Der Messparameter Laktat ist von hoher Brauchbarkeit zur Bewertung sonst schwer zugänglicher biologischer Beanspruchungen unter sportartspezifischen, semispezifischen und unspezifischen Bedingungen. Zusätzlich ist dieser klinisch-chemische Parameter vor allem wegen seiner für die meisten Fragestellungen günstigen Kinetik und einer Reihe weiterer Vorteile anderen biochemischen Parametern überlegen (Zinner et al. 1993).

14.2 Freund oder Feind? Eine aktuelle Bewertung Blut-Laktat-Konzentration

Der Zusammenhang zwischen anaerob-glykolytischem und aerobem Stoffwechsel ist ein seit langer Zeit intensiv untersuchtes Thema im Bereich Muskelphysiologie, Biochemie und Metabolismus (Meyerhof 1920; Hill u. Lupton 1923). Neue Techniken erlauben heute eine präzisere Erfassung des Laktat-Umsatzes sowie die Neuinterpretation älterer Ergebnisse. Es ist daher nun möglich, die Hypothese aufzustellen, dass zusammen mit der Blutglukose die Glykogen-Reserven in verschiedenen Geweben zur Produktion von Laktat mobilisiert werden können, welches dann entweder innerhalb der Zellen, in denen es produziert wurde, auch verwendet wird oder aber über das Interstitium und die Gefäßbahnen zu nahe liegenden und verteilten Zellen zur weiteren Verwertung transportiert wird. Übereinstimmend mit der sog. Laktat-Shuttle-Theorie (Brooks 1985a, 1985b, 1986, 2002, 2009; Karlsson 1971; Karlsson u. Jacobs 1982) zeigten Studien bei Laborratten und Hunden sowie Humanversuche, dass Laktat ein quantitativ bedeutendes oxidierbares Substrat und eine glukoneogenetische Vorläufersubstanz ist. Auch gilt Laktat als eine Steuergröße der Koordination des Metabolismus in verschiedenen Geweben, vor allem bei physischen Belastungen, bei denen die sympathetische Stimulation der Glykogenolyse im Muskel und die Rekrutierung schneller Muskelfasern einen hohen Laktat-Fluss bei kurzen kardio-zirkulatorischen Transitzeiten bewirken. Zusätzlich fungiert Laktat nach der Umwandlung in seine leichter oxidierbare Form Pyruvat über das Enzym Laktatdehydrogenase (LDH) als Regulator des zellulären Redox-Status. Wird Laktat in den systemischen Kreislauf freigesetzt und von anderen Geweben und Organen aufgenommen, beeinflusst es ebenfalls den Redox-Status in den Laktat eliminierenden Zellen, Geweben und Organen. Aus der Sicht einer autokrinen, parakrinen und

Endokrin-ähnlichen Wirkung kann Laktat als ein wichtiges Signalmolekül angesehen werden, das von Brooks (2009) auch als „Lactormone" bezeichnet wird.

Die Erkenntnis, dass sowohl intra- als auch extrazelluläre Effekte der Laktat-Produktion und -Elimination existieren, führte zur Neubenennung der ursprünglichen Laktat-Shuttle-Theorie (Brooks 1985a, 1985b) in „Zelle-zu-Zelle"-Laktat-Shuttle-Theorie (Brooks 1998), die – durch aktuelle Studien gestützt – um die „intrazelluläre" Laktat-Shuttle-Theorie (Brooks 2009; Hashimoto et al. 2006) erweitert wurde. Grundlage dafür war die Erkenntnis, dass isolierte Mitochondrien aus Rattenherzen, dem Skelettmuskel und der Leber Laktat direkt oxidieren und dass LDH, aber auch Laktat-Transporter (MCT1 und MCT2) innerhalb von Zellen nachgewiesen wurden (McClelland et al. 2003). Laktat wird daher in einem relevanten Ausmaß sowohl zwischen als auch innerhalb der Zell-Bestandteile ausgetauscht (= Shuttle). Obwohl vor einiger Zeit noch gegensätzlich diskutiert, wurde das Konzept des Laktat-Shuttles innerhalb und zwischen Zellen bereits mehrfach von verschiedensten Arbeitsgruppen bestätigt, die den Austausch von Laktat zwischen Astrozyten und Neuronen (Figley 2011; Pellerin et al. 1998, Hashimoto et al. 2008), aber auch z.B. für Tumorgewebe belegen (Sonveaux et al. 2008; Draoui u. Feron 2011).

Ein wichtiger Punkt ist die Rolle von Laktat in der Glukoneogenese über den Cori-Zyklus, der als erstes Beispiel des „Zelle-zu-Zelle"-Laktat-Shuttles erkannt wurde. Laktat-Transporter, die sog. Monocarboxyl-Transporter (MCTs), wurden für die verschiedensten Gewebetypen sowie deren funktionelle Hauptrichtung beschrieben. So wurde gezeigt, dass während intensiver körperlicher Aktivität arterielles Laktat vom Gehirn aufgenommen und oxidiert werden kann (VanHall et al. 2009; Glenn et al. 2015a, 2015b). Dies zeigt, dass Laktat keine, oft fälschlich negativ bezeichnete „Stoffwechselschlacke", sondern eine energiereiche Zwischensubstanz ist, die sowohl zur Gewinnung von kurzfristig hohen Energieumsätzen über die anaerobe Glykolyse als auch als oxidativ verwertbarer Brennstoff in verschiedensten Geweben und Organen (Herz, Gehirn) und auch zur Wiederauffüllung der Glykogenspeicher in der Muskulatur, der Leber und im Gehirn und zusätzlich eine bedeutende Signalgröße ist. Aktuelle Studien zum Tumorstoffwechsel zeigen die Bedeutung der Kenngröße Laktat deutlich auf (Sonveaux et al. 2008). So wurden Laktat-Shuttles zwischen anaerob-glykolytischen und oxidativen Zellen beschrieben, und aktuelle Behandlungsstrategien zielen auf die Blockade des MCT-bezogenen Laktat-Austauschs ab, mit dem Ziel, Tumorzellen zum Absterben zu zwingen (Draoui u. Feron 2011).

Die aktuellen, sich schnell und deutlich veränderten Sichtweisen haben das Verständnis über die Stoffwechselgröße Laktat dramatisch gegenüber der klassischen Sichtweise verändert. Früher als Reaktion auf einen Mangel an Sauerstoff im arbeitenden Skelettmuskel interpretiert, wissen wir heute, dass Laktat kontinuierlich auch bei ausreichendem Sauerstoffangebot gebildet und verwertet wird. Laktat wird permanent aktiv oxidiert, speziell aber während physischer Aktivität, bei der 70–75% des anfallenden Laktats oxidativ verwertet und der Rest für die Glukoneogenese verwendet wird. Der arbeitende Muskel produziert Laktat und verwertet gleichzeitig dieses Laktat als Brennstoff, wobei der größte Teil in schnellen glykolytischen Typ-Ib-Fasern produziert und in nahe liegenden oxidativen Typ-I-Fasern wieder über Oxidation zur Energieproduktion verwendet wird. Die Laktat-Diffusion und der Transport erfolgen entlang von Protonen und Konzentrations-Gradienten, wobei ein wichtiger Weg des unterstützten Laktat-Abtransports über die MCTs erfolgt (Brooks 2009; Halestrap 2013).

Der „Zelle-zu-Zelle"-Laktat-Shuttle und der „intrazelluläre" Laktat-Shuttle weisen klar darauf hin, dass glykolytische und oxidative Stoffwechselwege symbiotisch als gegenseitig beeinflussend verknüpft und nicht als gegensätzliche alternative Prozesse gesehen werden müssen. Laktat, das Produkt des einen Stoffwechselweges, ist das Substrat für die anderen (Brooks 2009).

Diese aktuellen Ergebnisse bedeuten einen Paradigmenwechsel und ergeben eine komplett geänderte Betrachtungsweise von Messwerten der Blut-Laktat-Konzentration in Ruhe und unter

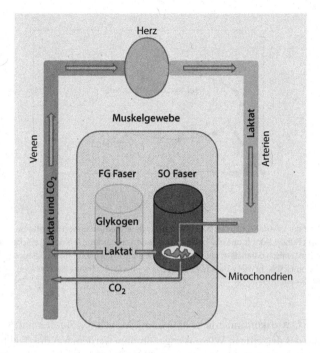

◘ Abb. 14.1   Modell der Laktat-Shuttle-Theorie. Wird in einem Muskel in einer schnellen Muskelfaser mehr Laktat produziert, als diese Faser selbst über den intrazellulären Shuttle verarbeiten kann, wird das Laktat aus der Faser eliminiert und von nahe gelegenen langsamen Typ-I-Fasern aufgenommen und oxidativ verwertet. Solange die oxidative Kapazität der langsamen Fasern ausreichend hoch ist, taucht außerhalb des Muskels kein Laktat auf. Wird die Kapazität des Muskels zur Verwertung des anfallenden Laktats überschritten, wird Laktat in die Gefäßbahn eliminiert und taucht damit messbar im System auf. Laktat wird über den Kreislauf zu Laktat aufnehmenden Geweben und Organen (Herz, Gehirn, Leber, ruhender Muskel usw.) transportiert, dort aufgenommen und oxidativ verwertet oder aber wieder in Glukose umgewandelt und als Glykogen gespeichert (Cori-Zyklus in der Leber)

Belastung bei gesunden Personen, aber auch Patienten mit akuten und chronischen Erkrankungen (Adeva-Andany et al. 2014) und haben deutliche Auswirkungen auf die Interpretation von sog. Schwellenkonzepten (◘ Abb. 14.1). Ausschließlich Konzepte, die durch die Laktat-Shuttle-Theorie gestützt sind, können als valide Konzepte in Betracht gezogen werden. Alle rein empirischen Konzepte sollten in Zukunft in der Praxis vermieden werden.

14.3   Schwellen/Umstellpunkte und maximales Laktat-Steady-State

Die energetischen Übergangszustände, meist als Schwellen oder Umstellpunkte bezeichnet, sind durch die unterschiedlich hohe Inanspruchnahme aerober und anaerober Prozesse sowie deren Balance auf lokaler und systemischer Ebene gekennzeichnet und durch die Laktat-Shuttle-Theorie begründet (Brooks 2009). Im Mittelpunkt der Diagnostik steht die Bestimmung dieser Umstellpunkte, die den Wechsel von einem lokal balancierten zu einem systemisch balancierten und einem nicht mehr balancierten metabolischen Systemzustand bestimmen (Antonutto u. DiPrampero 1995). In der Literatur wurde der Anstieg der Laktat-Konzentration während stufenförmig ansteigender Belastung als kontinuierlich (Dennis et al. 1992) oder mehrphasig (Morton et al.

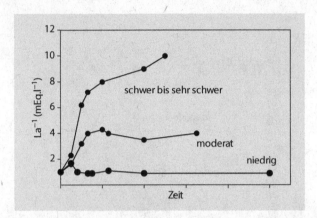

◘ **Abb. 14.2**   Verlauf der Laktat-Konzentration im Blut bei unterschiedlich hohen Belastungen.
Dauerbelastungen mit Ruhe-Laktat (muskulär balanciert) können als niedrige Intensität, solche mit einem
Laktat-Steady-State (systemisch balanciert) auf erhöhtem Niveau als „moderate" und Belastungen ohne Steady
State des Laktats (systemisch nicht mehr balanciert) als schwere bis sehr schwere Belastungen eingestuft werden.
(Mod. nach Wasserman et al. 2005)

1994) beschrieben. Das diskontinuierliche dreiphasige Modell von Skinner und McLellan (1980)
kann als der Stand des derzeitigen Wissens angenommen werden, was durch aktuelle Arbeiten
sowohl für die stufenförmigen Tests (Cabrera u. Chizeck 1996, Binder et al. 2008; Wasserman
et al. 2005) als auch für Dauerbelastungen (Wasserman et al. 2005; Hofmann et al. 1994a; Tschakert u. Hofmann 2013) belegt wird. ◘ Abb. 14.2 zeigt die Dreiphasigkeit des Laktat-Metabolismus
bei kontinuierlichen Dauerbelastungen mit unterschiedlicher Intensität (Wasserman et al. 2005).

Bei stufenförmigen Ergometer-Tests werden aus dem Verlauf der Blut-Laktat-Konzentration submaximale Kennwerte der Leistungsfähigkeit („Schwellenwerte", „Umstellpunkte" oder
„Turn Points") zur Abschätzung der Leistungsfähigkeit bestimmt. Diese Kennwerte der Laktat-
Leistungs-Kurve können dann zur Festlegung metabolischer Zielbereiche des Trainings verwendet werden (Binder et al. 2008; Faude et al. 2009; Meyer et al. 2005; Wasserman et al. 2005). Bei
konsequenter Anwendung der Laktat-Shuttle-Theorie (Brooks 2002, 2009) wird der Verlauf der
Laktat-Leistungs-Kurve schematisch-theoretisch als typisch dreiphasig beschrieben (Hofmann
2007; Hofmann et al. 2009, 2010) (◘ Abb. 14.3). Ursache für diesen typischen Verlauf der LaLK
ist die Wechselbeziehung von muskulärer Laktat-Produktion und muskulärer sowie systemischer Laktat-Elimination (Brooks 2009). Eine mathematische Beschreibung der physiologischen
Grundlagen wurde von Mader und Heck (1986) vorgestellt.

Für den ergometrischen Stufen-Test können daher unter Anwendung der Laktat-Shuttle-
Theorie drei Phasen der Energiebereitstellung beschrieben werden (die Phasen werden begleitet
von typischen physiologischen Akutreaktionen anderer Kenngrößen):

14.3.1 Phase I der Energiebereitstellung

Auf niedrigen Belastungsstufen (bis ca. 45 % der Maximalleistung beim Untrainierten und ca. 60 %
beim Trainierten) entsteht in der Arbeitsmuskulatur Laktat, das auch innerhalb des Muskels selbst
wieder oxidativ verwertet wird, ohne im System zu erscheinen und damit messbar zu werden. Das
entstehende Laktat wird dabei sowohl innerhalb der Laktat-produzierenden Muskelzelle selbst
über den intrazellulären Laktat-Shuttle als auch in nahe gelegenen Muskelfasern mit höherer

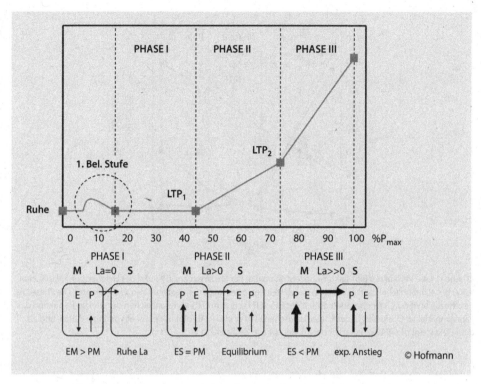

Abb. 14.3 Schematisch-theoretischer Verlauf der Laktat-Leistungs-Kurve bei konsequenter Anwendung der Laktat-Shuttle-Theorie. In der ersten Phase wird Laktat, das im Muskel produziert wird, auch innerhalb des Muskels wieder oxidativ verwertet. Es tritt kein Laktat ins System über, und die systemische Laktat-Konzentration bleibt auf den Ruhe-Ausgangsniveau. Ab einer bestimmten Belastungshöhe wird im Arbeitsmuskel mehr Laktat produziert, als der Muskel selbst verstoffwechseln kann, und es diffundiert ein Teil des entstehenden Laktats in das System, wo es über den Kreislauf zu anderen Organen (Herz, Gehirn, ruhender oder niedrig intensiv mitarbeitender Muskel) transportiert, dort aufgenommen und oxidativ verwertet oder zur Glukoneogenese verwendet wird. Der Übergang von Phase I zur Phase II wird als erster Laktat Turn Point (LTP₁, LT₁) (Binder et al. 2008; Hofmann et al. 1992, 1994, 1997) beschrieben. Mit ansteigender Belastung steigt in der Phase II auch die Laktat-Konzentration ·im Blut, kann aber durch eine entsprechende systemische Eliminationsrate kompensiert werden. Wird die systemische Abbaurate für Laktat überschritten, kommt es in der Phase III zu einem exponentiellen Anstieg der Laktat-Konzentration und zu einem Abbruch der Belastung aufgrund einer nicht mehr kompensierten Azidose. Der Übergang von Phase II zu III wird als zweiter Laktat Turn Point (LTP₂, LT₂) beschrieben (Binder et al. 2008; Hofmann et al. 1992, 1994, 1997). (M = Muskel; S = System; La = Laktat; E = Elimination; P = Produktion)

oxidativer Kapazität über den Zelle-zu-Zelle-Shuttle wieder über die oxydative Energiegewinnung (La → Pyr → Krebs-Cycle → Energie) eliminiert, ohne in der Blutbahn und damit im System aufzutauchen (Brooks 1996, 2002, 2009). Trotz ansteigender Belastung bleibt im System die Laktat-Konzentration auf dem Ruhe- bzw. Vorbelastungsniveau (in ◘ Abb. 14.3: Phase I).

Die physiologische Anpassung an diese niedrige Intensität erfolgt durch eine Absenkung des Parasympathikus-Tonus, ohne einen wesentlichen Anstieg des Sympathikus. Gekennzeichnet ist das durch eine Reduktion der Herzfrequenz-Variabilität (HFV) (◘ Abb. 14.4: Phase I) und nur geringe Anstiege der Katecholamine Adrenalin und Noradrenalin über die Ruheausgangswerte (◘ Abb. 14.5: Phase I).

In der Phase I bleibt die HF meist unter 70% der maximalen HF und steigt nur langsam an (◘ Abb. 14.6: Phase I). Die Anpassung des Herzminutenvolumens erfolgt über einen deutlichen

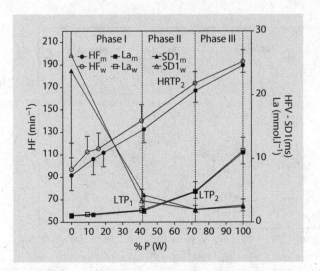

◘ **Abb. 14.4**   Verlauf der Blut-Laktat-Konzentration (La) der Herzfrequenz (HF) und der Herzfrequenz-Variabilität (HFV) bei 40 männlichen und weiblichen trainierten Personen im Stufen-Test am Fahrrad-Ergometer. Die Phase I ist gekennzeichnet durch einen starken Abfall der HFV (SD1) bis zum LTP1 als Kennzeichen der starken Reduktion des Parasympathikus-Einflusses. In der Phase II zwischen LTP1 und LTP2 erfolgt nur mehr ein geringer Abfall, und ab dem LTP2 steigt die HFV minimal wieder an. (Mod. nach Zechner 2011)

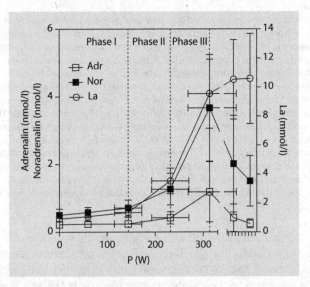

◘ **Abb. 14.5**   Verlauf der Blut-Laktat-Konzentration (La) und der Plasma-Katecholamine Adrenalin und Noradrenalin bei 21 männlichen trainierten Personen im Stufen-Test am Fahrrad-Ergometer (Hofmann u. Pokan 1996). Die Phase I ist gekennzeichnet durch einen minimalen Anstieg der Katecholamine bis zum LTP1 (als Kennzeichen der starken Reduktion des Parasympathikus-Einflusses ohne verstärkten Anstieg der Sympathikus-Aktivität). In der Phase II zwischen LTP1 und LTP2 erfolgt ein geringer Anstieg aller Kenngrößen, und ab dem LTP2 steigen sowohl La als auch die Katecholamine exponentiell im Sinn einer Notfallreaktion an

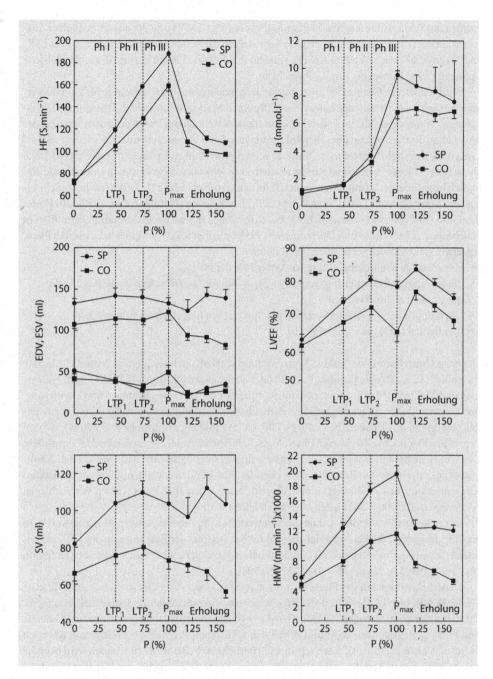

■ Abb. 14.6   Verlauf der Laktat-Konzentration (La), der Herzfrequenz (HF) und der linksventrikulären Auswurffraktion (LVEF) sowie der gerechneten Kenngrößen enddiastolisches (EDV) und endsystolisches (ESV) Volumen, Schlagvolumen (SV) und Herzminutenvolumen (HMV) bei trainierten Sportstudenten (SP) und gesunden älteren Kontroll-Personen (CO). (Mod. nach Hofmann et al. 1996b)

Anstieg des Schlagvolumens, das Herzminutenvolumen (HMV) und die linksventrikuläre Aus-wurffraktion (LVEF) (Hofmann et al. 1994b) steigen mehr oder weniger linear bis zum LTP_2 an. Das enddiastolische Volumen (EDV) nimmt in der Phase I leicht zu, und das endsystolische Volumen (ESV) nimmt bis zum LTP_1 leicht ab.

Wird jedoch die Grenze der innermuskulären oxidativen Stoffwechselrate für Laktat über-schritten, wird das entstehende Laktat über Diffusion und so genannte Laktat-Transporter (Mono-carboxyl-Transporter, MCTs) in den Kreislauf transportiert. Dieser Punkt des ersten Anstiegs der Blut-Laktat-Konzentration über den Ruhewert wurde von Wasserman und McLellan (1964) als „anaerobic threshold" bezeichnet. Da dieser Schwellenwert im europäischen Sprachraum jedoch als „aerobe Schwelle" bezeichnet wurde, werden diese Schwellen-Begriffe durch eine neutrale und logisch konsequente Terminologie ersetzt (Hofmann u. Tschakert 2011). Es wird dieser Schwel-lenwert daher als erster Laktat Turn Point (LTP_1) beschrieben (Hofmann et al. 1997a, 2011), der das Ende der Phase I kennzeichnet. Als Beschreibung der Stoffwechselsituation kann man in Anlehnung an Antonutto und DiPrampero (1995) von einer lokal-muskulär balancierten Phase sprechen. Gekennzeichnet ist diese Phase durch

- eine niedrige Kreislaufbelastung von unter 70% der HF_{max},
- die vorrangige Rekrutierung langsamer Typ-I-Muskelfasern (sofern die Bewegungsfre-quenz nicht zu hoch ist) und
- einen dominanten Fett-Stoffwechsel, der durch einen niedrigen respiratorischen Quotienten (RQ) gekennzeichnet ist.

Der erste Umstellpunkt der Laktat-Konzentration wird oft auch als „aerobe Schwelle", „lactate threshold" (LT), „aerobic threshold" (AeT) oder auch „anaerobic threshold" (AT) nach Wasser-man und McIlroy (1964) genannt. Dies führt immer wieder zu Verwechslungen und Verwirrung, und es wurde daher vorgeschlagen, eine einheitliche Definition von Umstellpunkten anzuwen-den (Hofmann u. Tschakert 2011, 2013). Dies ist im Einklang mit Brooks et al. (2004), die den Begriff aus klar nachvollziehbaren physiologischen Gründen als „Fehlbezeichnung" einstufen. Der Vorschlag besagt, dass jeweils der Umstellpunkt (1 oder 2) bzw. die dafür verwendete Kenn-größe (La, VE, HF etc.) als Bezeichnung verwendet wird. Für den ersten Umstellpunkt der Laktat-Konzentration wurde in diesem Sinn der Begriff „erster Lakat Turn Point" (LTP_1) vorgeschlagen (Hofmann u. Tschakert 2011), der wie folgt definiert wird:

Der erste Anstieg der Blut-Laktat-Konzentration (LTP_1) über den Ruhe-Ausgangswert wird als LTP_1 festgelegt. ◘ Abb. 14.7 zeigt ein praktisches Beispiel der Bestimmung des LTP_1 mittels linearer „Break-point"-Regressions-Methode bei einer trainierten männlichen Person (Hofmann et al. 1988, 1994a,b; Leitner et al. 1988, 1992, 1994).

Dauerbelastungen in der Phase I führen zu einem Laktat-Gleichgewicht mit Ruhe-Laktat-Werte (◘ Abb. 14.2, 14.11, 14.12, 14.13) und können mehrere Stunden, im Extremfall bei entspre-chend trainierten Athleten auch 24 Stunden durchgehalten werden, solange entsprechend Energie und Flüssigkeit zugeführt wird und keine orthopädischen Probleme vorzeitig zum Abbruch zwingen (Pokan et al. 2014). Auch schwere körperliche Arbeit über 8–10 Stunden wird beinahe ausschließlich in diesem Bereich absolviert, da sonst eine Erholung bis zur nächsten Belastung nicht mehr möglich ist (Fasching et al. 2014; Rinnerhofer 2012; Wultsch et al. 2012), ebenso wie die niedrig intensiven Teile des Ausdauertrainings bei hochtrainierten Ausdauerathleten (Este-ve-Lanao et al. 2005; Seiler u. Kjerland 2006), die mit ca. 70–80% des Gesamtvolumens unter dem ersten Turn Point (LTP_1, VT_1) liegen.

In der Praxis kann bei Stufen-Tests auch ein geringfügiger Anstieg der Blut-Laktat-Konzen-tration in der Phase I gefunden werden, da mit jedem Stufenanstieg, bedingt durch das verzö-gerte Ansteigen der Sauerstoffaufnahme, eine geringe Anlauflaktat-Bildung erfolgt (◘ Abb. 14.8).

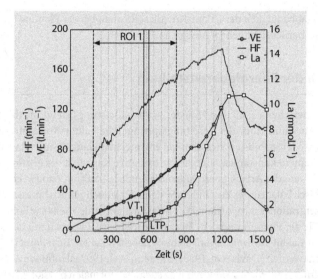

◘ Abb. 14.7   Beispiel für die Bestimmung des ersten Laktat Turn Points (LTP$_1$) mit einem linearen „Break-point"-Regressions-Modell bei einer trainierten männlichen Person (Hofmann et al. 1994a, 1994b; Leitner et al. 1988). Neben der Bestimmung des LTP$_1$ wurde auch der erste Umstellpunkt der Ventilation (VT$_1$) mit der gleichen Regressions-Methode bestimmt. Die Bestimmung der Kennwerte erfolgt in vordefinierten Bereichen (Region of Interest, ROI$_1$) zwischen erstem La-Wert am Ende der ersten Belastungsstufe und dem La-Wert bei 65% P$_{max}$

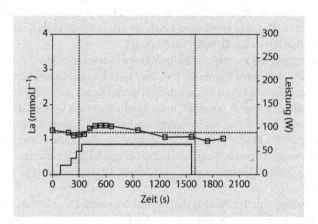

◘ Abb. 14.8   Verlauf der Laktat-Konzentration im Blut bei einem stufenförmigen Anstieg der Belastung auf eine konstante Dauerbelastung unter den ersten Laktat Turn Point (LTP$_1$) bei einer Einzelperson. Erkennbar ist, dass ein kurzfristiger Anfangsanstieg des La bereits nach wenigen Minuten wieder auf das Ruhe-Ausgangsniveau reduziert wird.

Dieses Anlauflaktat ist abhängig von der Höhe des Belastungssprungs und der Dauer der Belastungsstufe (Petter et al. 2006). Ist der Belastungssprung klein und die Zeitdauer lange, wird das entstandene Anlauflaktat wieder abgebaut, und die Blut-Laktat-Konzentration bleibt auf dem Ruheniveau. Bei erhöhten Vorbelastungswerten kann unter diesen Bedingungen die Laktat-Konzentration sogar wieder auf Ruhewerte absinken. Ist der Belastungssprung groß und die Zeitdauer kurz, kann das entstandene Anlauflaktat nicht eliminiert werden, und die Blut-Laktat-Konzentration steigt von Beginn an kontinuierlich an. Dieses methodische Problem der Zeit- und

Belastungssprungabhängigkeit der Laktat-Kinetik sollte man bei der Planung und der Auswahl eines Stufen-Tests berücksichtigen (▶ Abschn. 14.7).

14.3.2 Phase II der Energiebereitstellung

In der Phase II (zwischen ca. 45 und 75% der Maximalleistung) steigt in Abhängigkeit vom Protokoll (Zeitdauer und Höhe der Belastungssprünge) die Laktat-Konzentration im Blut an (◘ Abb. 14.3: Phase II), stabilisiert sich aber bei entsprechend langer Stufendauer von mehr als 5–6 Minuten auf einem konstanten Niveau. Die oxidative Kapazität des gesamten Organismus ist ausreichend, das aus der Arbeitsmuskulatur anfallende Laktat zu verstoffwechseln, und es entsteht ein metabolisch balancierter Zustand im System, der jedoch zeitlich limitiert ist. Der Anstieg der Laktat-Konzentration ist proportional zur Belastung und umso höher, je höher die Belastung ansteigt. Das Ende der Phase II und der Übergang zur Phase III können mit der zweiten abrupten Änderung der Laktat-Konzentration, dem sog. zweiten Laktat Turn Point (LTP$_2$), beschrieben und bestimmt werden (Davis et al. 1983; Hofmann et al. 1997a; Hofmann u. Tschakert 2011; Tschakert u. Hofmann 2013). Die Herzfrequenz steigt bei normalen physiologischen Bedingungen in dieser Phase linear von ca. 70% auf Werte bis 90% der maximalen HF an. Die Muskeltätigkeit ist durch die zusätzliche Rekrutierung schneller Muskelfaseranteile gekennzeichnet, und als Kennzeichen einer erhöhten Sympathikus-Wirkung ist die HFV bereits auf ein Minimum reduziert (◘ Abb. 14.4: Phase II), um beim Erreichen von kapazitiven Grenzen und dem Auftreten von Ermüdung weiter anzusteigen. Die Katecholamine steigen als Kennzeichen der Sympathikus-Wirkung leicht an (◘ Abb. 14.5: Phase II). HMV, LVEF, HF und SV steigen linear mit der Belastung an, das EDV bleibt annähernd gleich, und das ESV sinkt als Kennzeichen der verstärkten Kontraktilität weiter ab (◘ Abb. 14.6: Phase II).

Für die Bestimmung des zweiten Umstellpunktes werden verschiedenste Begriffe wie z.B. „anaerobe Schwelle", „anaerobic threshold" (AT, AnT), „individual anaerobic threshold" (IAT), „second lactate turn point" (LTP$_2$) oder „maximales lactate steady state" (MLSS verwendet. Wie bereits erwähnt, sollte der Begriff „anaerob" nicht mehr verwendet werden, da er nicht den tatsächlichen physiologischen Bedingungen entspricht und als Fehlbezeichnung qualifiziert wurde (Brooks et al. 2004, S. 231). ◘ Abb. 14.9 zeigt die Bestimmung des zweiten Umstellpunktes (LTP$_2$) aus der Laktat-Leistungs-Kurve im Bereich zwischen LTP$_1$ und P$_{max}$ mit einem linearen „Breakpoint"-Regressions-Modell (Hofmann et al. 1988, 1994a, 1994b; Leitner et al. 1988, 1992, 1994; Smekal et al. 2002).

Bei Dauerbelastungen in der Phase II steigen bei konstanten La- und VO$_2$-Werten einzelne Kenngrößen wie die HF oder die Af kontinuierlich leicht an, diese Phase ist daher ein Schein-Steady-State. Im Gegensatz zur Phase I bleiben nicht alle Kenngrößen in einem Gleichgewicht und einzelne Kenngrößen können sogar bei entsprechend langer Dauer der Belastung bis zum Maximalwert ansteigen (◘ Abb. 14.10). Das Laktat stabilisiert sich in der Phase II auf einem konstanten, von der Belastungshöhe abhängigen Niveau und bildet ein sog. Laktat-Steady-State aus (Beneke 2003a, 2003b) (◘ Abb. 14.2, 14.11, 14.12, 14.13). Die höchste Belastung, bei der sich gerade noch ein Gleichgewicht des Laktats einstellt, wird als „maximales Laktat-Steady-State" (mLaSS) (ebd.) oder als Bereich der maximalen „Laktat-Abbau-Rate" (Brooks 2009) bezeichnet (◘ Abb. 14.11). Man kann man diese Phase als „systemisch balancierten Zustand" bezeichnen (Antonutto u. DiPrampero 1995). Die Leistungsfähigkeit am mLaSS kennzeichnet die Ausdauerleistungsfähigkeit und hat eine bessere Vorhersagekraft als die maximale Sauerstoff-Aufnahme (Bassett u. Howley 2000).

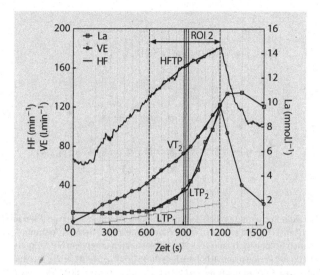

Abb. 14.9 Beispiel für die Bestimmung des zweiten Laktat Turn Points mit einem linearen „Break-point"-Regressions-Modell bei einer trainierten männlichen Person (Hofmann et al. 1994a, 1994b). Neben der Bestimmung des LTP_2 wurden auch der Herzfrequenz Turn Point (HFTP) und der zweite Umstellpunkt der Ventilation (VT_2) mit der gleichen Regressions-Methode bestimmt. Die Bestimmung der Umstellpunkte erfolgt innerhalb vordefinierter Grenzwerte (Region of Interest, ROI_2) zwischen LTP_1 und P_{max}.

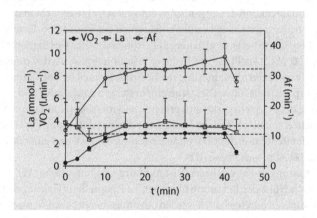

Abb. 14.10 Sauerstoff-Aufnahme (VO_2), Blut-Laktat-Konzentration (La) und Atemfrequenz (Af) während einer intensiven Dauerbelastung am zweiten Laktat Turn Point (LTP_2) bei trainierten Personen. VO_2 und La zeigen ein typisches Steady State, die Af steigt aber gegen Ende der Belastung bereits deutlich in Richtung maximaler Af-Werte an

14.3.3 Phase III der Energiebereitstellung

Steigt die Belastung weiter an, übersteigt die Laktat-Produktion im gesamten Organismus dessen oxidative Möglichkeiten (ruhender und arbeitender Muskel, Leber, Herz, Gehirn usw.), und die Laktat-Konzentration steigt exponentiell an (❑ Abb. 14.3: Phase III). Die Belastung wird durch den starken Abfall des pH-Wertes limitiert und muss erschöpfungsbedingt bereits nach wenigen

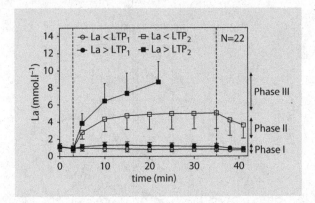

Abb. 14.11   Blut-Laktat-Konzentration bei Dauerbelastungen über 30 Minuten am Fahrrad-Ergometer unter und über dem ersten (LTP$_1$) und zweiten (LTP$_2$) Laktat-Umstellpunkt bei einer leistungs-, alters- und geschlechtsinhomogenen Gruppe (Hofmann et al. 2012). Belastungen unter dem LTP$_1$ zeigen keinen Anstieg des La über den Ruhewert (Phase I); eine minimal höhere Belastung (5% P$_{max}$) führt bereits zu einem geringfügig, aber signifikant erhöhten La-Konzentration. Belastungen bis knapp unter den LTP$_2$ (5% P$_{max}$) führen zu einem La-Gleichgewicht über 30 Minuten (Phase II), eine minimal höhere Belastung über dem LTP$_2$ (Phase III) führt aber bereits zu einem deutlichen Anstieg und zu einem raschen Belastungsabbruch

Minuten abgebrochen werden. Diese Belastungsphase ist durch einen stark überschießenden Anstieg der Katecholamine Adrenalin und Noradrenalin gekennzeichnet (■ Abb. 14.5: Phase III), was auf eine Art Notfallreaktion des Organismus hinweist. Die HF erreicht maximale Werte, der Anstieg ist jedoch, bedingt durch eine deutliche Sättigung der ß1-Adreno-Rezeptoren durch die hohen Stresshormon-Werte bei gesunden jungen Personen deutlich verlangsamt (Hofmann et al. 1997a, 2001, 2005) (■ Abb. 14.6: Phase III). In dieser Belastungsphase werden zunehmend schnelle Muskelfaser-Anteile rekrutiert, die durch ihre rasche Ermüdbarkeit zu einer immer größeren Rekrutierung des Faserpotenzials führt. Dies ist an einem starken Anstieg der EMG-Amplitude und einer Verschiebung des Frequenzspektrums erkenn- und messbar (Hofmann et al. 1992, 1994).

Das HMV flacht ebenfalls ab. Dies ist bedingt durch eine Abflachung der HF und des SV, die ihre Ursache in einer Reduktion des EDV ohne Änderung des ESV und einer deutlichen Reduktion der LVEF hat (■ Abb. 14.6: Phase III).

Eine Dauerbelastung in diesem Bereich ist nur kurz und unter hoher Willensanstrengung absolvierbar. Je nach Höhe der Belastung über dem LTP$_2$ und dem Trainingszustand kann die Belastung 20–30 Minuten durchgehalten werden oder muss bereits nach wenigen Minuten abgebrochen werden. Diese Phase ist dadurch gekennzeichnet, dass sich kein metabolisch balancierter Zustand mehr einstellt (Antonutto u. DiPrampero 1995). ■ Abb. 14.11 zeigt den Verlauf der Laktat-Konzentration bei Dauerbelastungen knapp über und unter LTP$_1$ und LTP$_2$. Eine Verlängerung der Belastungszeit kann durch eine intervallartige Belastungsgestaltung erzielt werden (Tschakert u. Hofmann 2013; Tschakert et al. 2015).

Die funktionellen Umschaltprozesse können nicht nur als Laktat-Umstellpunkte in der Laktat-Leistungs-Kurve (Davis et al. 1983; Hofmann et al. 1992, 1994a, 1995b), sondern auch als Umstellpunkte von Atemkenngrößen wie der Ventilation (VT$_1$/VT$_2$) (Algrøy et al. 2011; Binder et al. 2008; Deruelle et al. 2007) oder der Atemäquivalente für O$_2$ und/oder CO$_2$ (Binder et al. 2008; Wasserman 1986) (■ Abb. 14.12), aber auch an Deflexionspunkten der Herzfrequenz (Conconi et al. 1982; Hofmann et al. 2000, Hofmann u. Pokan 2010) (■ Abb. 14.6) oder der Herzfrequenz-Variabilität (Aimet et al. 2001; Zechner 2011) (■ Abb. 14.4) bestimmt werden (Hofmann u. Tschakert 2013). Die Erfassung dieser Kennwerte hat eine hohe Relevanz für die

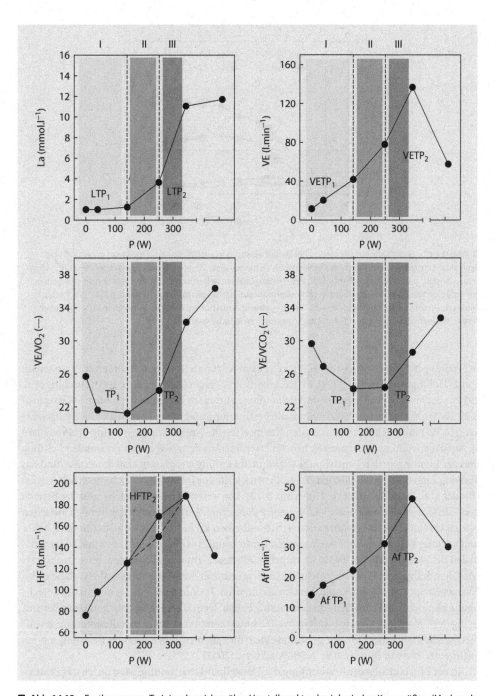

Abb. 14.12 Festlegung von Trainingsbereichen über Umstellpunkte physiologischer Kenngrößen. (Mod. nach Hofmann u. Tschakert 2013)

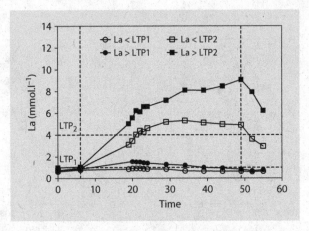

◘ Abb. 14.13 Blut-Laktat-Konzentration bei Dauerbelastungen am Handkurbel-Ergometer unter und über den Laktat-Umstellpunkten 1 und 2 bei einem Hochleistungs-Kajak-Athleten. Belastungen unter dem LTP$_1$ zeigen keinen Anstieg des La über den Ruhe-Wert; eine minimal höhere Belastung (5% Pmax) führt bereits zu einem geringfügigen aber signifikant erhöhten La-Konzentration. Belastungen bis knapp unter den LTP$_2$ (5% Pmax) führen zu einem La-Gleichgewicht über 30 Minuten, eine minimal höhere Belastung über dem LTP$_2$ führt aber bereits zu einem deutlichen Anstieg und zu einem raschen Belastungsabbruch

Beurteilung der Ausdauerleistungsfähigkeit gesunder trainierter und untrainierter Personen im Sport (Hollmann u. Strüder 2009), in der Arbeitsphysiologie (Astrand et al. 2003; Fasching et al. 2014), aber auch in der Diagnose und Behandlung chronisch erkrankter Personen (Wasserman et al. 2005; Ehrmann et al. 2009). Durch die Bestimmung und Interpretation der Umstellpunkte kann in Verbindung mit den maximalen Kennwerten die Anpassung an Training und vor allem an Ausdauertraining am sichersten beurteilt werden. Aus dem Niveau der maximalen Leistung und der Leistung an den Umstellpunkten können Leistungsprognosen erstellt werden, und das Training kann nach metabolischen Zielgrößen in spezifische Intensitätsbereiche unterteilt werden (Binder et al. 2008; Tschakert u. Hofmann 2013). Die wesentlichsten Bereiche sind der Bereich der Grundlagenausdauer-Entwicklung unter dem ersten Umstellpunkt, der Bereich zwischen beiden Umstellpunkten – früher auch als Schwellenbereich bezeichnet – und der Bereich hoher und höchster Belastungen über dem zweiten Umstellpunkt bis hin zu maximalen und supramaximalen Belastungen (◘ Abb. 14.12). In aktuellen Ausdauer-Trainingskonzepten des Spitzensports wird dem Schwellenbereich nurmehr ein untergeordneter Stellenwert zugeordnet, obgleich im Nachwuchssport dieser Intensitätsbereich als intensive Trainingszone sicher noch seine Berechtigung als Ergänzung zum Grundlagentraining behält. Dem Übergangsbereich und der Bestimmung der Umstellpunkte wird auch in der Trainingstherapie ein zunehmendes Interesse gewidmet, um die Trainingszonen sehr genau auf einem für Patienten/innen tolerable Belastungsniveau festlegen zu können (Binder et al. 2008; Pokan et al. 2002).

In der Praxis erfolgt die Bestimmung der Umstellpunkte am einfachsten durch das Bestimmen der Laktat-Leistungs-Kurve bei stufenförmig ansteigender Belastung in einem standardisierten Ergometer-Test. Lange Zeit war es üblich, fixe Schwellen festzulegen, z.B. bei 2, 3 oder 4 mmol.l^{-1}. Die Verwendung dieser fixen Schwellenwerte wird jedoch den individuellen Regulationsverhältnissen nicht gerecht, sodass man heute diese Konzepte nicht mehr anwenden und individuelle Umstellpunkte physiologischer Kenngrößen verwenden sollte (Hofmann u. Tschakert 2011).

Grundsätzlich kann man davon ausgehen, dass die Kennwerte der Umstellpunkte gemeinsam mit der maximalen Sauerstoffaufnahme (VO_{2max}) die wichtigsten Kenngrößen für die Beurteilung der aeroben Ausdauerleistung darstellen. Die Bestimmung der Umstellpunkte kann, wie gezeigt, über beinahe alle physiologischen Kenngrößen erfolgen (Hofmann et al. 2010). Gemeinsames Ziel aller Bestimmungsverfahren ist die Erfassung von so genannten kritischen Laktat-Abbaubereichen (Brooks et al. 2004), dem klassischen „maximalen Laktat-Steady-States" (mLaSS) (Aunola u. Rusko 1992; Beneke 1995; Beneke u. von Duvillard 1996; Beneke et al. 1996; Hofmann et al. 1994a; Wonisch et al. 2002), aber auch einem minimalen Laktat-Steady-State am ersten Umstellpunkt (Aunola u. Rusko 1988; Wasserman et al. 2011). Das mLaSS ist diejenige Belastung, bei der sich gerade noch ein Gleichgewicht zwischen muskulärer Laktat-Produktion und Laktat-Abbaurate des gesamten Organismus einstellt und damit die Laktat-Konzentration im System konstant bleibt (Brooks 1985a, 1985b, 1986, 1991; Brooks et al. 2000; Rusko et al. 1986). Das minimale LaSS ist diejenige Belastung, bei der die Laktat-Konzentration gerade noch auf dem Ruhe-Ausgangswert bleibt. Abbildung 14.11 zeigt die drei Bereiche in Dauerversuchen mit Belastungen knapp unter und über den Umstellpunkten aus der Fahrrad-Ergometrie. Es ist klar ersichtlich, dass die für den Stufen-Test beschriebene Dreiphasigkeit auch in den Dauerbelastungen (Hofmann et al. 2012) erkennbar ist, vergleichbar mit bereits publizierten älteren Ergebnissen von Wasserman et al. (2005; vgl. auch ◘ Abb. 14.2). Gleiche Ergebnisse zeigten Wallner et al. (2013) für Belastungen am Laufband bzw. Natmessnig (2014) in einem Einzelversuch für Handkurbel-Belastungen (◘ Abb. 14.13).

Bei der Bestimmung eines LaSS ist zu beachten, dass eine hohe Laktat-Bildung am Beginn der Belastung durch einen zu starken Belastungssprung oder durch eine geringe aerobe Leistungsfähigkeit in Verbindung mit einer langsamen Sauerstoff-Aufnahmekinetik zu hohen, aber konstanten Laktat-Konzentrationen (8–12 mmol.l^{-1}) und damit oft trotz LaSS zu einem frühzeitigen Belastungsabbruch führen kann.

14.4 Dreiphasigkeit anderer physiologischer Kenngrößen

Neben den Standardgrößen der Leistungsdiagnostik zeigen aber eine Reihe weiterer physiologischer Kenngrößen ebenfalls den für die Blut-Laktat-Konzentration oder die Gasaustauschgrößen typischen dreiphasigen Verlauf. So finden wir für alle spirometrischen Messgrößen (◘ Abb. 14.14), aber auch für die Messgrößen der Blutgas-Analyse (◘ Abb. 14.15) und die Elektrolyt-Konzentrationen im Blut (◘ Abb. 14.16) diese Dreiphasigkeit, die aus dem Verhalten der Katecholamine als treibende Größe erklärt werden können.

Die Umstellpunkte VT_1 und VT_2 der spirometrischen Kenngrößen zeigen keinen signifikanten Unterschied zu den jeweils korrespondierenden Laktat-Umstellpunkten LTP_1 und LTP_2 (Rinnerhofer 2012) und jeweils einen hochsignifikanten Zusammenhang (◘ Abb. 14.15).

14.5 Weitere metabolische Kenngrößen der Leistungsdiagnostik

Ergebnisse einer großen Stichprobe junger, gesunder männlicher und weiblicher Probanden zeigten, dass auch die wichtigsten Kenngrößen der Blutgas-Analyse diesen typischen dreiphasigen Verlauf zeigten (Muntean 2014). ◘ Abb. 14.16 zeigt den Verlauf der einzelnen Kenngrößen und die Kennwerte LTP_1 und LTP_2 und P_{max}. Einzelne Kenngrößen wie die Sauerstoff-Sättigung wurden bereits für die Schwellendiagnostik beschrieben (Hofmann et al. 1995a, 1995b).

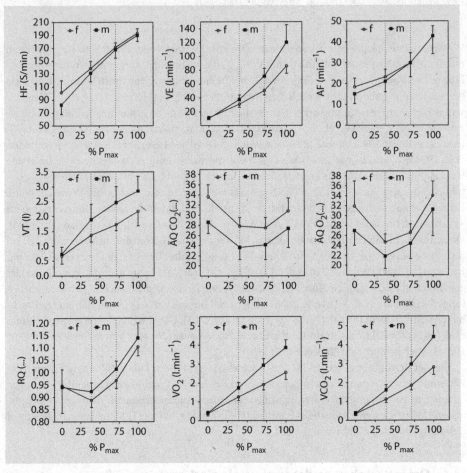

Abb. 14.14 Dreiphasiger Verlauf der spirometrischen Kenngrößen in einem maximalen Stufen-Test bei 50 jungen, gesunden männlichen und weiblichen Probanden

14

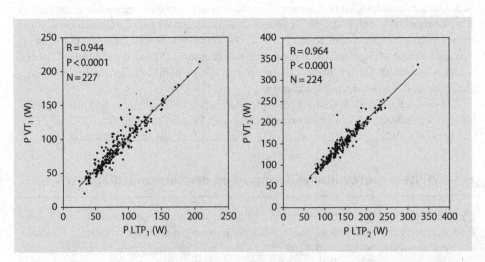

Abb. 14.15 Korrelation der Leistung am LTP_1, am ersten ventilatorischen Umstellpunkt (VT_1) (links), am LTP_2, am zweiten Umstellpunkt der Ventilation (VT_2) und der Herzfrequenz (HFTP) (rechts) aus Fahrrad-Ergometer-Tests mit trainierten und untrainierten Personen

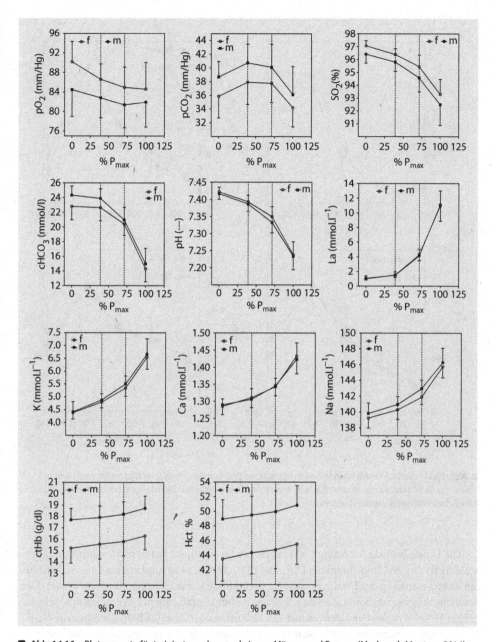

☐ **Abb. 14.16**   Blutgaswerte für trainierte und gesunde junge Männer und Frauen. (Mod. nach Muntean 2014)

14.5.1 Verlauf der Elektrolyte

Eine detailliertere Analyse der Elektrolyte Kalium, Kalzium und Natrium (Hofmann et al. 1997b, 1998, 1999) mit einer differenzierteren Erfassung dieser Kenngrößen im Blut während stufenförmig ansteigender Belastung zeigte nicht nur den typischen dreiphasiger Verlauf, sondern erlaubte auch eine differenzierte Bestimmung von Umstellpunkten. ☐ Abb. 14.17 zeigt den Verlauf für Kalium, Natrium und Kalzium in Relation zu den Umstellpunkten LTP_1 und LTP_2.

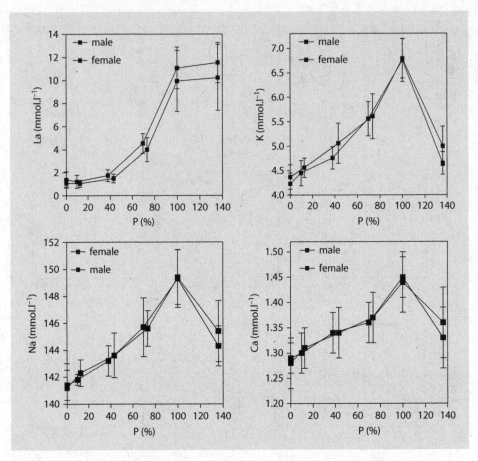

Abb. 14.17   Verlauf der Elektrolyte Kalium (K), Natrium (Na) und Kalzium (Ca) im Blut im Vergleich zum Verlauf der Blut-Laktat-Konzentration (La) während stufenförmig ansteigender Belastung bei gesunden, jungen männlichen und weiblichen Probanden

14

Die Umstellpunkte für Kalium, aber auch z.B. für Natrium, waren nicht signifikant unterschiedlich von den Umstellpunkten LTP_1 und LTP_2 (**Abb. 14.18**) und zeigten einen signifikanten Zusammenhang der für die zweiten Umstellpunkte stärker ausfällt als für die ersten. Der deutliche Anstieg von Kalium ab dem LTP_2 ist bedingt durch eine pH-Wert-bedingte selektiv höhere Durchlässigkeit und den Verlust von Kalium aus der Zelle ins Blut, die durch die Na-K-Pumpe nicht ausgeglichen werden kann. Diese Veränderung des extrazellulären Kalium-Spiegels limitiert die Freisetzung von Kalzium in der Zelle und somit die Kraft der Muskelkontraktion (Clausen 2013).

Zusammenfassend kann man festhalten, dass alle wesentlichen physiologischen Messgrößen einen dreiphasigen Verlauf zeigen, jeweils ein erster und ein zweiter Umstellpunkt bestimmt werden kann und diese Umstellpunkte signifikant mit dem LTP_1 bzw. dem LTP_2 zusammenhängen und sich nicht unterscheiden (Hofmann et al. 2010). Die Umstellpunkte LTP_1 und LTP_2 wiederum erlauben bei geeigneter Protokollauswahl eine zuverlässige Prognose des mLaSS (Hofmann et al. 1994a, 2012; Tschakert u. Hofmann 2013; Pokan et al. 2004; Smekal et al. 2002).

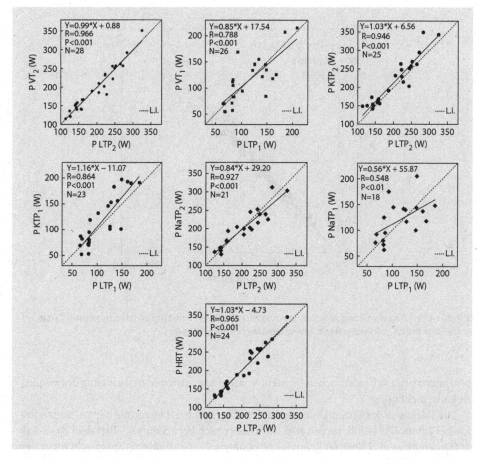

◘ Abb. 14.18 Zusammenhang zwischen den ersten und zweiten Umstellpunkten des Kaliums (K), des Natriums (Na), der Ventilation (VE) und der Herzfrequenz (HF) bei gesunden jungen männlichen und weiblichen Probanden im Vergleich zu den Umstellpunkten LTP_1 und LTP_2 aus der Laktat-Leistungs-Kurve

◘ Abb. 14.19 zeigt den Zusammenhang zwischen dem Umstellpunkt LTP_2 aus einem Stufen-Test und dem mLaSS aus entsprechenden Dauerbelastungen für eine Gruppe von untrainierten und trainierten männlichen und weiblichen gesunden Personen und Patienten/innen (Pokan et al. 2004).

14.6 Ältere Konzepte im Rückblick

14.6.1 Erster Umstellpunkt (Aerobe Schwelle)

Eine weitere Methode zur Bestimmung des ersten Umstellpunktes ist die Ermittlung des Tiefpunktes des Laktat-Äquivalentes (= La/Sauerstoffaufnahme) (Heck u. Rosskopf 1994). Da diese Methode aber die Messung der Sauerstoffaufnahme voraussetzt, ist durch die

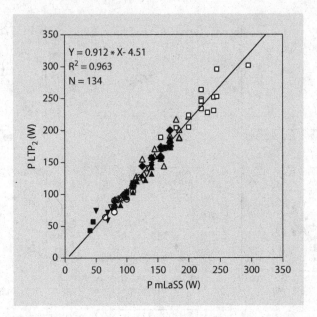

☐ Abb. 14.19   Zusammenhang zwischen dem zweiten Laktat Turn Point (LTP$_2$) und dem maximalen Laktat-Steady-State (mLaSS) bei Personen mit unterschiedlicher Leistungsfähigkeit

Bestimmung der spirometrischen Umstellpunkte eine zusätzliche Bestimmung des minimalen LaÄq nicht nötig.

Die Diagnose des ersten Umstellpunktes über eine fixe Messgröße der La-Konzentration bei 2 mmol.l^{-1} (Kindermann et al. 1979) oder auch bei 1,5 mmol^{-1} über dem Basis-Laktat (Dickhuth et al. 1999) hat keinerlei physiologische Begründung, entspricht nicht dem Anspruch individueller Diagnostik und sollte daher nicht (mehr) verwendet werden (Hauser et al. 2014).

14.6.2 Zweiter Umstellpunkt (Anaerobe Schwelle)

Historisch zu erwähnen ist die Methode der Festlegung einer Schwelle bei einem Fixwert der Laktat-Konzentration im Blut von 4 mmol.l^{-1} von Mader et al. (1976). Die Autoren gingen bei der Beschreibung dieser fixen Schwelle ursprünglich von mehreren Dauerbelastungen aus und vereinfachten das Verfahren der sich über mehrere Tage erstreckenden Dauerbelastungen im Sinn einer höheren Praktikabilität auf einen Stufen-Test am Laufband mit Steady-State-Bedingungen (annähernd) und einer Stufendauer von 5 Minuten. Zusätzlich erwähnenswert ist, dass bereits in dieser ersten Publikation zu diesem Schwellenkonzept der Fixwert von 4 mmol.l^{-1} als Mittelwert mit einer Standardabweichung von 0,7 mmol.l^{-1} angegeben wurde, was klar auf individuelle Unterschiede hinweist. In einer bemerkenswerten Arbeit stellen Mader und Heck (1986) die theoretischen Grundlagen des Laktat-Stoffwechsels unter Belastung mit einem mathematischen Modell vor und belegen in der Beschreibung des Wechselspiels aus La-Produktion und La-Elimination und der daraus resultierenden La-Konzentration die Laktat-Shuttle-Theorie, wie sie bei Karlsson und Jacobs (1982) und Brooks (1985, 1986) beschrieben wurde. Die Methode eignet sich für eine grobe Beurteilung der allgemeinen Leistungsfähigkeit, ist aber für eine differenzierte Diagnostik aufgrund ihrer Limits klar abzulehnen und sollte heute nicht mehr angewendet werden (Hauser et al. 2014).

Eine in der Literatur häufig beschriebene Methode ist die Bestimmung der „individual anaerobic threshold" (IAT) nach Stegmann (Stegmann u. Kindermann 1981; Stegmann et al. 1981). Das Verfahren berücksichtigt theoretisch die Laktat-Elimination, hat jedoch den Nachteil, dass die Methode nicht in allen Fällen anwendbar ist. Grund dafür ist, dass nicht bei allen Personen ein für die Auswertung substantieller weiterer Laktat-Anstieg in der Nachbelastungsphase gefunden werden kann und dadurch diese mathematische Methode nicht anwendbar ist. Urhausen et al. (1993) zeigten, dass die IAT das mLaSS eher unterschätzt. Die Methode ist dadurch zwar für eine sichere Trainingsvorgabe geeignet, unterschätzt jedoch die Leistungsfähigkeit der untersuchten Personen (Hauser et al. 2014).

Eine weitere Methode ist die Laktat-Minimum- oder Laktat-Senken-Methode (Braumann et al. 1991; Tegtbur et al. 1993), die häufig in der Literatur erwähnt wird. Die Methode setzt auf der Shuttle-Theorie auf und bestimmt über die Laktat-Elimination nach der Induktion eines hohen Laktat-Spiegels den Punkt, an dem die Laktat-Konzentration wieder zu steigen beginnt. Obwohl theoretisch begründet und oft mit dem mLaSS übereinstimmend (Dotan et al. 2011), hat die Methode die Einschränkung, dass die Höhe der Laktat-Induktion sich auf das Laktat-Minimum auswirkt und eine standardisierte Laktat-Induktion daher notwendig ist. Diese Standardisierung der Ausgangs-Laktat-Konzentration ist jedoch in der Praxis nicht ausreichend genau möglich (Ribeiro et al. 2009). Als zusätzlicher Nachteil der Methode ist zu nennen, dass eine relativ hohe Laktat-Konzentration vor dem Stufen-Test initiiert werden muss, die bei einer Standardbestimmung der Laktat Turn Points oder der ventilatorischen Schwellen natürlich nicht notwendig ist. Die Methode ist daher zwar experimentell interessant, aber für die Praxis abzulehnen.

◼ Abb. 14.20a zeigt den Verlauf der Laktat-Konzentration im Blut bei zwei wiederholten stufenförmigen Belastungen. Es ist deutlich erkennbar, dass im zweiten Stufen-Test, die aus dem ersten Test deutlich erhöhte Laktat-Konzentration zuerst absinkt, um danach wieder anzusteigen. Interessant zu bemerken ist, dass die LTPs bei beiden Tests eindeutig reproduzierbar (r = 0,935; p<0,05) und nicht signifikant (p>0,05) unterschiedlich waren (Hartleb 2005; Hofmann et al. 2006) (◼ Abb. 14.20b).

Weitere in der Literatur beschriebene Schwellenkonzepte wie z.B. die D_{max}-Methode (Cheng et al. 1992), die „Onset of Blood Lactate Accumulation" (OBLA; Sjödin u. Jacobs 1981) oder die individuelle Schwelle nach Keul et al. (1979), Simon et al. (1981) oder Bunc et al. (1982) werden hier nicht näher behandelt, da diese Methoden nur auf empirischen und nicht physiologisch begründeten Konzepten aufbauen. Für interessierte Leser wird hier auf die Übersicht bei Heck et al. (1985) und weitere Fachpublikationen verwiesen (Cagran et al. 2011; Stühlinger 2010).

14.6.3 Zusammenfassung

Grundsätzlich haben alle Konzepte gegenüber der direkten Bestimmung des mLaSS Einschränkungen, die jedoch bei Beachtung der vorgelegten methodischen Vorgaben vernachlässigbar sind. Unabhängig von der verwendeten Methode wird jedoch zur Absicherung einer Trainingsempfehlung angeraten, die Ergebnisse aus einem Stufen-Test zumindest einmal bei jeder untersuchten Person mit einer Dauerbelastung unter vergleichbaren Bedingungen mittels

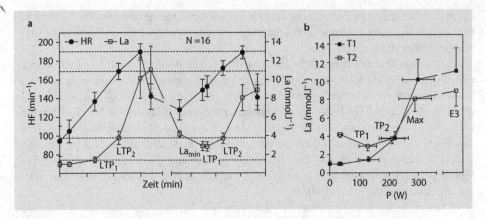

◼ **Abb. 14.20a,b.**   Verlauf der Laktat-Konzentration bei zwei aufeinander folgenden Stufen-Tests zur Bestimmung des Laktat-Minimums und der Laktat Turn Points (a). Die Überlagerung beider Tests (b) zeigt, dass sich LTP$_1$ und LTP$_2$ nicht signifikant unterscheiden. (Mod. nach Hartleb 2005)

wiederholter Messungen der Laktat-Konzentration im Blut zu kontrollieren (Hofmann et al. 1995a). Die Belastungsvorgaben sind korrekt, wenn sich in der Mehrzahl der Kontroll-Dauer-tests ein Laktat-Gleichgewicht einstellt. Bei Unsicherheit kann und soll die Belastung mit einer geringfügig höheren oder niedrigeren Belastung wiederholt werden (mLaSS-Tests), wenn diese das eigentliche Ziel der Belastungsuntersuchung waren. Für eine ausschließliche gesundheit-liche Überprüfung und Leistungsfeststellung ohne den Anspruch auf eine genaue Intensitäts-vorgabe für ein Leistungstraining ist eine Validierung von Schwellenwerten durch Dauerver-such natürlich nicht notwendig. Für ein leistungssportlich orientiertes Training ist es jedoch von Bedeutung, dass ein Abschätzen sowohl der disziplinspezifischen maximalen und sub-maximalen Leistung als auch des mLaSS aufgrund von allgemeinen Labortests am Laufband oder Fahrrad-Ergometer nicht möglich ist (Hofmann et al. 1996a) und für diese Belastungen unter Feldbedingungen nur sportartspezifische Feldtests eine hinreichend genaue Abschät-zung erlauben (Hofmann et al. 1995a). Als einfache Methode empfiehlt sich der sog. Conco-ni-Test (Conconi et al. 1982; Cellini et al. 1986; Droghetti et al. 1985; Hofmann u. Pokan 2010; Hofmann et al. 2000).

14.7   Messung des Parameters Blut-Laktat-Konzentration

Abhängig von der Art der Probe (z.B. venös oder arteriell, Vollblut, Plasma, Serum) und dem Ort der Probennahme (z.B. Ohr oder Finger) misst man unterschiedlich hohe Laktat-Konzent-rationswerte (Dassonville et al. 1998; Feliu et al. 1999). Es wurde jedoch gezeigt, dass die Ände-rungen der Laktat-Konzentration in unterschiedlichen Teilbereichen (Muskelzelle, Muskelge-webe, venöses und arterielles Blut) zwar quantitativ unterschiedlich hoch, aber qualitativ gleich sind (MacLean et al. 1999). Daraus ergibt sich, dass für die Beurteilung von Absolutwerten des Laktats die Probenentnahme (Ort und Art) sowie die Höhe und Zeitdauer der Belastung eine beeinflussende Rolle spielt, die Beurteilung von relativen Änderungen der Laktat-Konzentration, wie z.B. zur Bestimmung von Laktat-Umstellpunkten (Davis et al. 1983; Hofmann u. Tschakert 2011), valide möglich ist (Robergs et al. 1990).

Zur Messung der Blut-Laktat-Konzentration bieten sich mehrere Methoden mit unterschiedlicher Genauigkeit an. Gebräuchlich sind die spektro-fotometrische und die enzymatisch-amperometrische (= elektrochemische) Methoden (Faude u. Meyer 2008). Obgleich in der Literatur auch über ein hohe Genauigkeit der fotometrischen Bestimmung der Laktat-Konzentration berichtet wird (Baldari et al. 2009), sind durch die höhere Genauigkeit die enzymatische und die elektrochemische Bestimmung als Standardmethode vorzuziehen (McNaughton et al. 2002; Medbo et al. 2000). Die Messgenauigkeit hängt zusätzlich von der Enteiweißung, der Hämolyse und der Lagerung der Proben ab. Fehler entstehen bei der Art und der Genauigkeit der Blutabnahme (Geschicklichkeit, Quetschung des Ohres bei der Blutgewinnung). Wichtig ist hier auch das Verwenden ausreichender Probenmengen (Überstand, Luftbläschen) und die Vermeidung der Vermischung des Kapillarblutes mit Schweiß (Faude u. Meyer 2008). Die Genauigkeit und Reproduzierbarkeit der Ergebnisse ist jedoch bei Einhaltung der genannten Kriterien hoch.

14.7.1 Ruhe-Laktatwerte

Die Ruhe-Laktatwerte sind von verschiedensten Einflussgrößen abhängig. Der größte Einfluss ist in der Ernährung in Kombination mit dem Trainingszustand zu sehen. Die Werte liegen im Normalfall zwischen 0,4 und 1,5 mmol.l^{-1}, im Mittel bei 0,9 mmol.l^{-1}. Echte Ruhewerte sind meist nur unter Laborbedingungen zu erfassen; sie setzen eine längere Ruhephase im Liegen oder Sitzen ohne Vorbelastung voraus. Aus Praktikabilitätsgründen wird auch im Labor meist auf eine eindeutige Ruhephase verzichtet und ein Vorbelastungs-Laktatwert erhoben, der dem Ruhe-Laktat sehr nahe kommt. Die Erfassung des Ruhe-Laktatwertes ist der Basiswert für die folgende Laktat-Bestimmung unter Belastung. Der Ruhe-Laktatwert hat im Sport nur eine begrenzte diagnostische Relevanz (Neumann u. Schüler 1994), kann jedoch eine klinisch relevant Messgröße sein (Amorini et al. 2014).

Unter Feldbedingungen sind saubere Ruhe-Laktatwerte aus Zeitgründen meist kaum bestimmbar. Optimal ist die Bestimmung eines Vorbelastungswertes bereits vor dem Aufwärmen und eines zweiten Messwertes vor der eigentlichen Belastung. Der zweite Vorbelastungswert soll dazu verwendet werden, den Startzeitpunkt und die Höhe der Einstiegsbelastung festzulegen. Zu hohe Vorbelastungswerte und eine zu hohe Einstiegsbelastung können die Beurteilung der Leistungsfähigkeit verfälschen (Müller et al. 2014; Zois et al. 2015).

14.7.2 Laktat-Verlauf während stufenförmiger Belastung: Laktat-Leistungs-Kurve

Erfasst wird die Laktat-Leistungs-Kurve in Mehrstufen-Tests. Diese sind durch mehrere ansteigende Belastungsstufen mit oder ohne Pausen für die Blutabnahme zur Laktatbestimmung (Beneke et al. 2003) gekennzeichnet. Zielstellung ist, von einer geringen Belastung (unter 45% der Maximalleistung) beginnend, in mehreren Belastungsstufen die maximale Ausbelastung zu erzielen. Je nach Fragestellung werden kürzere (bis hin zum Rampenanstieg) oder längere Belastungsstufen mit, je nach Zielstellung, unterschiedlich hohen Belastungsinkrementen verwendet (▶ Abschn. 14.7). Im Gegensatz zu Dauertests wird beim Stufen-Test die maximale Belastung mit subjektiver Erschöpfung angestrebt (Vita-maxima-Test). Die Wahl des Belastungsablaufs erfolgt durch erfahrene Untersucher so, dass nach ca. 15 Minuten Belastung der Test beendet

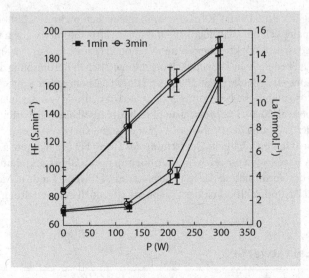

■ **Abb. 14.21**   Einfluss der Stufendauer auf die Bestimmung der Laktat Turn Points bei trainierten jungen Probanden (Hofmann et al. 1998b). Die Veränderung der Stufendauer von 1 auf 3 Minuten bei gleicher Belastungsanstiegs-Geschwindigkeit von 15 W/min führt nur zu minimal geringeren Leistungen am LTP_2 und zu keiner Änderung am LTP_1 und bei P_{max}

wird. Die Auswahl des Protokolls beeinflusst die Bestimmung submaximaler Kennwerte. Es wird daher angeraten, ein einheitliches Protokoll und eine standardisierte Auswertung zu verwenden. ■ Abb. 14.21 zeigt ein Beispiel für Laktat-Stufen-Tests am Fahrrad-Ergometer mit unterschiedlicher Gestaltung des Belastungsanstiegs. Die Verwendung kurzer Belastungsstufen (1 min) und die Bestimmung der Laktat Turn Points erlauben jedoch eine valide Bestimmung des maximalen Laktat-Steady-States (Pokan et al. 2004; Hofmann et al. 1994a, 2012), gemeinsam mit einer maximalen Ausbelastung zur Bestimmung der VO_{2max}.

Eine differenzierte Erfassung des Verlaufs der Blut-Laktat-Konzentration während stufenförmig ansteigender Belastung ist umso genauer, je höher die Anzahl der Belastungsstufen (und damit der Anzahl der Laktat-Werte) ist. Um valide die Umstellpunkte LTP_1 und LTP_2 bestimmen zu können, ist ein Stufen-Test-Protokoll mit ca. 15 Belastungsstufen erforderlich. In der Praxis werden aus Kostengründen oft nur 4–6 Belastungsstufen und somit auch nur 4–6 Laktat-Proben verwendet. Dieses Verfahren erlaubt keine Bestimmung der Laktat Turn Points und nur eine äußerst grobe Differenzierung der drei Phasen der Energiebereitstellung im Stufen-Test (Pokan et al. 2004), ist aber für eine grobe Darstellung der Laktat-Leistungs-Kurve ausreichend (Zinner et al. 1993). Unter Feldbedingungen ist eine differenzierte feinstufige Erfassung der Laktat-Leistungs-Kurve zwar möglich, aber sehr aufwändig. ■ Abb. 14.22 zeigt die Laktat-Leistungs-Kurve bei einem Stufen-Test am Laufband und den Zusammenhang mit dem ersten (VT_1) und dem zweiten (VT_2) Umstellpunkt der Ventilation. ■ Abb. 14.23 zeigt die La-Leistungs-Kurve und LTP_1 und LTP_2 in einem 20-m-Shuttle-Lauf auf der Laufbahn (Tauss 2008), ■ Abb. 14.24 auf dem Laufband und auf der Laufbahn.

Andere Kenngrößen wie z.B. die Herzfrequenz oder spirometrische Daten erlauben jedoch eine weitere Differenzierung einer grob erfassten Laktat-Leistungs-Kurve (Hofmann u. Pokan 2010). Beispielhaft zeigt die ■ Abb. 14.25 die Verläufe der Blut-Laktat-Konzentration im

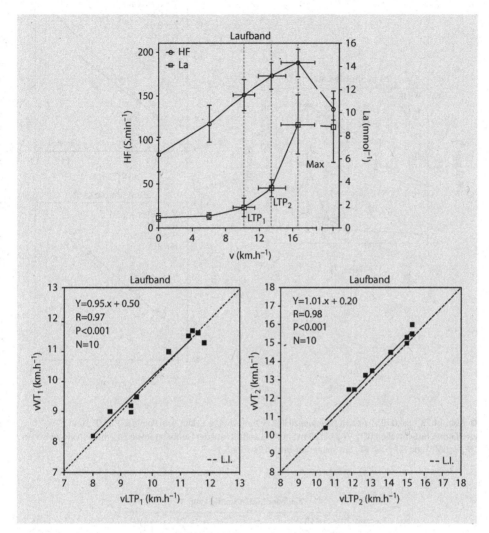

Abb. 14.22 Laktat(La)- und Herzfrequenz(HF)-Leistungs-Kurve, Laktat Turn Points (LTP$_1$, LTP$_2$) und ventilatorische Schwellen (VT$_1$, VT$_2$) bei Lauftests auf dem Laufband sowie Zusammenhang zwischen LTP$_1$ und VT$_1$ und LTP$_2$ und VT$_2$ bei trainierten jungen Personen

Stufen-Test mit unterschiedlichen Ergometer-Typen (Handkurbel-Ergometer, Laufband). Der Verlauf der Laktat-Leistungs-Kurve zeigt identische dreiphasige Muster, es finden sich jedoch Ergometer bedingte quantitative Unterschiede der Messwerte (ebd.).

Abb. 14.26 zeigt Mittelwerte der Laktat-Leistungs-Kurve für Sport-Studenten und -Studen-tinnen mit unterschiedlicher Leistungsfähigkeit sowie zwei Einzelkurven von Athleten mit sehr hoher Ausdauerleistungsfähigkeit (Dohr 2006; Hofmann et al. 2008). Es ist erkennbar, dass sich die Muster der Kurven unabhängig vom Trainingszustand nicht unterscheiden und die wesent-liche Kenngröße der Ausdauerleistungsfähigkeit der erste Laktat Turn Point (LTP$_1$) ist. Je besser trainiert die Athleten/innen sind, umso später steigt die Laktat-Konzentration im Blut an. Die Zuordnung einer Schwelle zu einem Fixwert kann nicht festgestellt werden.

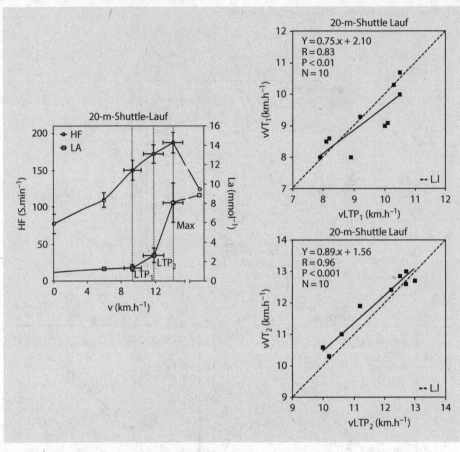

Abb. 14.23 Laktat(La)- und Herzfrequenz(HF)-Leistungs-Kurve, Laktat Turn Points (LTP₁, LTP₂) und ventilatorische Schwellen (VT₁, VT₂) bei 20-m Shuttle-Lauftests auf der Laufbahn sowie Zusammenhang zwischen LTP₁ und VT₁ und LTP₂ und VT₂ bei trainierten jungen Personen

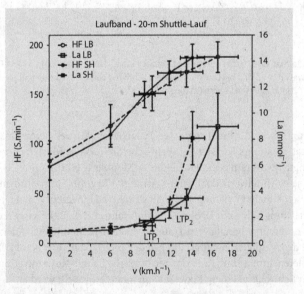

Abb. 14.24 Vergleich von Laktat(La)- und Herzfrequenz(HF)-Leistungs-Kurve am Laufband und beim 20-m-Shuttle-Lauftest auf der Laufbahn

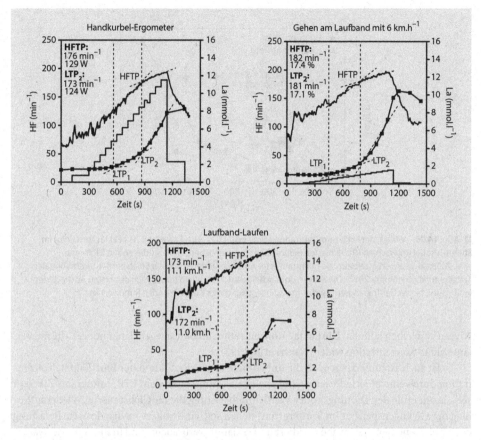

◻ Abb. 14.25 Bestimmung von LTP$_1$, LTP$_2$ und HFTP am Handkurbel-Ergometer, bei einer Gehbelastung mit konstanter Geschwindigkeit und Änderung der Steigung am Laufband und einer Laufbelastung am Laufband mit konstanter Steigung. (Mod. nach Hofmann u. Pokan 2010)

Grundsätzlich ist zu bemerken, dass abhängig vom Ziel der Belastungsuntersuchung ein mehr oder weniger differenziertes Vorgehen notwendig ist. Zur Erfassung und Einstufung der allgemeinen Leistungsfähigkeit oder zur gesundheitlichen Abklärung einer Person reicht ein allgemeines und wenig differenziertes Verfahren aus. Für eine detaillierte und fundierte Vorgabe von Trainingsintensitäten ist eine entsprechende Auswahl des Testverfahrens notwendig. Dies betrifft vor allem die Trainingsvorgabe für den Leistungssportler, aber auch den trainierenden Patienten.

14.7.3 Laktat-Verlauf in der Erholung

In der Nachbelastungsphase nach einer maximalen Ausbelastung steigt die Laktat-Konzentration im Blut weiter an (Gleeson 1996). Aktive Erholung reduziert (durch die höhere oxidative Stoffwechselrate) das Nachbelastungslaktat schneller als passive Erholung (Denadai et al. 2000; Taoutaou et al. 1996). Die Halbwertszeit der Blut-Laktat-Konzentration in der Nachbelastungsphase beträgt ca. 12–15 Minuten. Beachtet muss werden, dass abhängig von den Durchblutungsbedingungen (z.B. bei Patienten) die Nachbelastungslaktatwerte relativ lange auf einem hohen

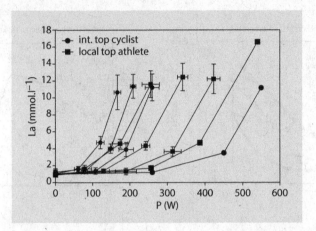

◘ Abb. 14.26   Verlauf der Laktat-Konzentration sowie erster (LTP₁) und zweiter (LTP₂) Laktat Turn Point im Stufen-Test bei unterschiedlich trainierten männlichen und weiblichen Sport-Studierenden (Hofmann et al. 2008) sowie zwei Einzelbeispiele hochtrainierter Ausdauerathleten (lokaler Spielsportler, internationaler Spitzenradfahrer) (Mujika 2012). Die Kurven unterscheiden sich vor allem hinsichtlich des ersten Anstiegs des La (= LTP₁) – je besser der Trainingszustand, umso später steigt die La-Kurve über den Ruhewert an

Niveau verbleiben können. Die Laktat-Konzentration im Blut spiegelt daher nur z.T. die muskuläre Laktat-Konzentration wider (Naveri et al. 1997).

Es ist auch zu hinterfragen, ob die unbedingte rasche Reduktion der Blut-Laktat-Konzentration durch eine niedrigdosierte Cool-down-Belastung unter dem LTP₁ immer das Ziel sein soll, da am Ende der Trainings- oder Wettkampfbelastung die möglichst rasche Wiederauffüllung der Glykogenspeicher im Vordergrund stehen soll, eine weitere niedrigdosierte Belastung das verbliebene Blut-Laktat aber oxidiert und es damit „verbraucht" und in Energie und Wärme umgewandelt wird und nicht mehr für die Neubildung von Glukose bzw. Glykogen zur Verfügung steht. Da ca. 30% der Wiederauffüllung der Glykogenspeicher nach intensiven Belastungen aus dem zuvor entstandenen Laktat erfolgt, ist die Strategie der Cool-down-Belastung zu hinterfragen (Emhoff et al. 2013; Brooks 2009). Anders ist die Situation bei wiederholten Belastungen, wie z.B. im Eishockey, zu bewerten (◘ Abb. 14.27), wo ein erhöhter Laktat-Spiegel die anaerobe Glykolyse inhibiert und damit die anaerobe Leistungsfähigkeit bei wiederholten Belastungen immer stärker limitiert. Ähnliches gilt für wiederholte hochintensive Trainingsbelastungen (Windisch 2012).

Diese im Verlauf der Belastungswiederholungen immer stärkere Inhibierung der Glykolyse konnten wir für acht hochintensive anaerobe Belastungen bei alpinen Skirennläufern (◘ Abb. 14.28) oder für Short-Track-Belastungen am Eis (Windisch 2012) zeigen.

Bei wiederholten hochintensiven Belastungen ist es das Ziel, die Laktat-Konzentration im Blut durch niedrigdosierte Belastungen unter dem LTP₁ (auch unter Verwendung der nicht sportartspezifischen Muskulatur) in den Pausen zwischen den Belastungen auf möglichst niedrige Werte abzusenken, um für die weiteren Wiederholungen möglichst hohe Laktat-Bildungs-Raten (hohe anaerobe Leistungsfähigkeit) sicherzustellen (Baldari et al. 2004, 2005). Dies trifft auch auf zu hohe intensive Belastungen im Aufwärmprogramm zu, die maximale anaerobe Leistungen negativ beeinflussen können (Christensen u. Bangsbo 2015).

Zur Bestimmung der maximalen Blut-Laktat-Konzentration ist es ideal in der 1., 3., 6., 9., 12., 15. und 30. Minute der Nachbelastung Proben zu nehmen. Man kann dadurch sauber den maximalen Laktat-Wert und die Laktat-Kinetik in der Erholung (Laktat-Elimination) erfassen

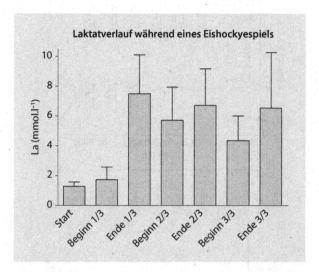

Abb. 14.27   Blut-Laktat-Konzentration während eines Eishockey-Trainingsspiels bei Spielerinnen der höchsten Spielklasse. Erkennbar ist, dass in den Drittelpausen keine ausreichende Erholung erfolgte und die Spielerinnen mit einer deutlich erhöhten La-Konzentration wieder in das Spiel einsteigen mussten. Diese erhöhte La-Konzentration erlaubt keine hohe muskuläre La-Produktion mehr, und die anaeroben Spitzenleistungen sind limitiert

(Abb. 14.29). In der Praxis wird aus Zeit- und Kostengründen meist nur in der 3. und 6. Minute nach der Belastung gemessen. Dies reicht in der Mehrzahl der Untersuchungen zur Erfassung der maximalen Blut-Laktat-Konzentration aus.

Hohe Anstiege der Laktat-Konzentration im Blut bei intensiven Kurzzeitbelastungen führen zu einer zeitlich verzögerten Laktat-Ausschwemmung, sodass die maximale Laktat-Konzentration im Blut oft erst nach 10–20 Minuten in der Erholung gefunden wird (Neumann u. Schüler 1994). Abb. 14.30 zeigt ein Beispiel für den Anstieg der Laktat-Konzentration im Blut nach einer maximalen Einzelbelastung. Zu erwähnen ist, dass das exakte Einhalten der Mess-Zeitpunkte wichtig, jedoch unter Feldbedingungen nicht immer einfach ist.

14.8   Laktat-Verlauf während einstufiger Belastung

14.8.1 Aerobe Tests

Die Beurteilung der Blut-Laktat-Konzentration in submaximalen Einstufen-Tests erlaubt zwar eine Betrachtung der Stoffwechselsituation für diese Belastung, jedoch nur eine eingeschränkte leistungsdiagnostische Beurteilung, da nur ein Zielbereich der drei Phasen der Energiebereitstellung erfasst wird. In der Praxis wird die Laktat-Messung in der Trainingssteuerung meist zur Kontrolle der Trainingsintensität am Beginn, während und am Ende einer aerob orientierten Belastung verwendet. Die Einhaltung vorgegebener metabolischer Zielbereiche (Phase I, II oder III) kann damit überprüft werden. Die Erfassung nur eines Wertes nach der Belastung erlaubt keine fundierte Interpretation der Stoffwechselsituation während der Belastung. Empfohlen werden je nach Konstanz der Belastung mindestens zwei oder mehr Messwerte während der Belastung.

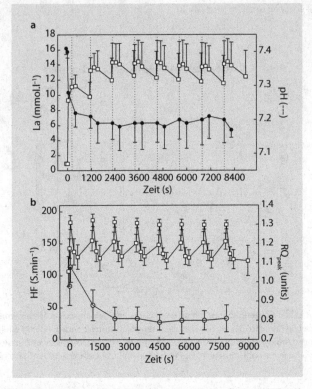

Abb. 14.28a,b. Blut-Laktat-Konzentration (La), pH-Wert (a) sowie Herzfrequenz (HF) und respiratorischer Quotient (RQ) (b) in Ruhe vor Belastung, am Ende der Maximalbelastung sowie nach 3, 6 und 12 Minuten passiver Erholung während acht wiederholter maximaler Wingate-Tests über 40 Sekunden am Fahrrad-Ergometer zur Simulation skispezifischer RTL-Trainingsbelastungen bei alpinen Skirennläufern (von Duvillard et al. 1998). Erkennbar ist, dass nur in der ersten Maximalbelastung die La-Konzentration stark ansteigt, im Verlauf der Wiederholungen aber immer geringer wird und von der dritten bis zur achten Wiederholung nurmehr ein Netto-Laktat-Anstieg von 2 mmol.l^{-1} als Kennzeichen einer deutlichen Hemmung der Glykolyse durch die deutliche Absenkung des pH-Wertes gefunden werden kann. Diese Hemmung der Glykolyse und die Verschiebung des Stoffwechsels zu stärker aeroben Bedingungen sind auch im Respiratorischen Quotienten (RQ) erkennbar (b), der von deutlich über 1 nach der ersten Wiederholung auf Werte unter 0,85 ab der achten Wiederholung abfällt

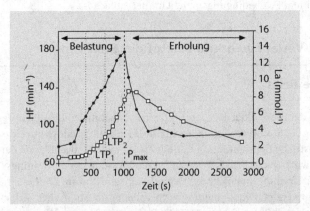

Abb. 14.29 Verlauf der Herzfrequenz (HF) und der Laktat-Konzentration im Blut (La) bei einem stufenförmigen Test am Fahrrad-Ergometer und in der Nachbelastung. Zu erkennen ist, dass die HF unmittelbar mit Belastungsende abfällt, das La aber noch weiter ansteigt und abhängig von der Höhe des La$_{max}$ einige Zeit benötigt, um wieder Ruhe-Ausgangswerte zu erreichen

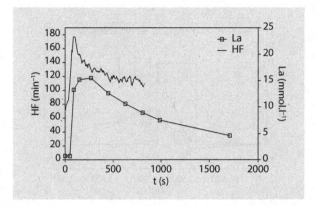

◘ Abb. 14.30   Verlauf der HF und der Blut-Laktat-Konzentration in einem maximalen Wingate-Test über 40 s Dauer (peak power ca. 600 W) und während 30 Minuten Nachbelastungsphase

14.8.2 Anaerobe Tests

Die Beurteilung des Laktats bei maximalen anaeroben Tests erlaubt eine grobe indirekte Abschätzung der anaeroben Leistung eines Athleten. Grund dafür ist, dass die maximale Laktat-Konzentration im Blut nur das Resultat aus Laktat-Produktion und Laktat-Elimination darstellt und daher kein direktes Maß für die muskuläre Laktat-Produktion ist (Beneke et al. 2002). Maximale Blut-Laktat-Werte werden in ca. 30–90 Sekunden maximaler Belastung erzielt, z.B. im sog. Wingate-Test (Inbar et al. 1996) am Fahrrad-Ergometer (◘ Abb. 14.30). Ähnliche Verfahren sind maximale disziplinspezifische Belastungen über 40–90 Sekunden (z.B. 400-m-Lauf) (Vuorimaa et al. 1996). Auch bei dieser Belastungsform hat die Beurteilung der Nachbelastungs-Laktat-Werte eine hohe Bedeutung.

Die wesentlichen Beurteilungsgrößen neben der erzielten Leistung ist die Höhe der maximalen Laktat-Konzentration (La_{max}), die Laktat-Bildungsgeschwindigkeit (La/t) (Neumann u. Schüler 1994) und die Geschwindigkeit der Laktat-Elimination in der Nachbelastungsphase (◘ Abb. 14.30). Wesentlich zu bemerken ist, dass die Zielstellung des Trainings (und damit die Beurteilungsgröße) eine möglichst geringe Laktat-Konzentration bei maximaler Leistung sein soll. Das heißt, dass nicht die Erhöhung der Blut-Laktat-Konzentration das alleinige Ziel anaeroben Trainings ist, sondern eine maximale muskuläre Laktat-Produktion, aufgesetzt auf einer hohen aeroben Basisleistung und mit einer möglichst hohen oxidativen Laktat-Elimination bereits während der Belastung (MacRae et al. 1995). Die Konsequenz daraus ist die Steigerung der maximalen Leistung mit einem höheren anaeroben Anteil (muskuläre Laktatproduktion), aber einer gleichen oder auch geringeren Blut-Laktat-Konzentration.

Zu beachten ist jedoch, dass bei wiederholten anaeroben Belastungen hohe Laktat-Konzentrationen im Blut zu einer Inhibition der Glykolyse führen und damit auch bei intensiven Belastungen eine Verschiebung des Stoffwechsels in eine stärker oxidative Richtung erfolgt (Müller et al. 2014) (◘ Abb. 14.31).

Dies ist auch dadurch ersichtlich, dass bei wiederholten Belastungen von Wiederholung zu Wiederholung der Netto-Laktat-Anstieg immer geringer und die oxidative Ausrichtung durch einen deutlich unter 1 absinkenden Respiratorischen Quotienten (RQ) belegt wird (◘ Abb. 14.28b). Dies führt zwar zu einer deutlichen Reduktion der anaeroben Energiebereitstellung mit einer Reduktion der maximalen Leistungsfähigkeit (Nachteil z.B. in Sportarten, in denen eine hohe anaerobe Leistung oft wiederholt werden muss, etwa Eishockey), kann aber bei entsprechender Kenntnis der Zusammenhänge auch positiv genutzt werden.

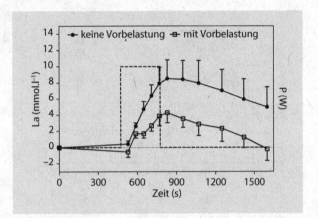

☐ **Abb. 14.31**   Netto-Laktat-Reduktion bei einer intensiven anaeroben Fahrrad-Ergometer-Belastung über dem LTP₂, die durch eine maximale Handkurbel-Belastung der Arme neun Minuten vor der Beinbelastung erzielt wird. Trotz gleicher Belastung sinkt der Netto-Laktat-Anstieg auf 46,4% des Wertes der ohne Vorbelastung erzielt wurde. (Mod. nach Müller et al. 2014)

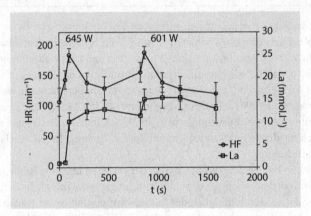

☐ **Abb. 14.32**   Herzfrequenz (HF) und Verlauf der Laktat-Konzentration im Blut (La) bei zwei aufeinanderfolgenden Wingate-Tests über 40 Sekunden mit 12 Minuten Pause

14

Kürzere Tests (2–10 s) erlauben eine Abschätzung der alaktaziden anaeroben Leistung. Die Laktat-Messung erfolgt hier als Kontrolle. Bei alaktaziden Belastungen soll die Blut-Laktat-Konzentration im Ruhebereich oder auf niedrigen Werten konstant bleiben (Astrand 1992; Neumann u. Schüler 1994). Oft werden alaktazide und laktazide Belastungen in einem Zweistufen-Test kombiniert (Schwaberger et al. 1991).

Anaerobe Zweistufen-Tests kombinieren zwei Einstufen-Tests und erlauben je nach Belastungsdauer und Höhe eine Abschätzung der alaktaziden und der laktaziden Komponente der Leistungsfähigkeit sowie der Laktat-Toleranz bei wiederholten gleichen Belastungen. ☐ Abb. 14.32 zeigt ein Beispiel von zwei wiederholten Maximaltests über 40 Sekunden am Fahrrad-Ergometer zur Abschätzung der Laktat-Toleranz.

14.9   Felduntersuchungen

Grundsätzlich unterscheiden sich Feldtests nicht von Untersuchungen im Labor. Sie erlauben jedoch eher eine mehr oder weniger sportartspezifische Belastungsvorgabe, haben aber das

Problem der geringeren Standardisierbarkeit. Die für Sportarten typischen Bewegungsabläufe können nicht vollständig mit sportartspezifischen Ergometern nachvollzogen werden. Somit sind Rückschlüsse aus der sportartspezifischen (und natürlich auch der unspezifischen) Ergometrie auf die Leistungsfähigkeit in der Sportart unsicher. Der Wirkungsgrad der Muskelarbeit bei sportartspezifischer Leistung kommt im Labortest wenig zur Geltung. Die geringen Leistungsdifferenzen sind mit den üblichen Labortests kaum zu belegen. Feldtests erlauben eine bessere Differenzierung der Leistungsfähigkeit. Kennzeichen von Feldtests ist es, dass die sowohl nach methodischen Kriterien (Geschwindigkeit, Belastungsintensität, Wiederholungszahl, Übungsstabilität u.a.) als auch mit biologischen Messgrößen durchgeführt werden. Die Treffsicherheit einiger Feldtests zur Beurteilung der spezifischen Leistungsfähigkeit ist hoch. Trotzdem kann man auf die Standardlabortests nicht verzichten. Beide Verfahren haben Vor- und Nachteile. Der Vorteil von Labortests ist die exakte Reproduktion von Leistung und Geschwindigkeit bei gleich bleibenden äußeren Bedingungen. Bei der Mehrzahl der Feldtests können die Versuchsrandbedingungen aber nicht gleich gehalten werden (Neumann u. Schüler 1994). So sind trainingsbegleitende Feldtests bei Wassersportlern (Rudern, Kajak) von jahreszeitlichen Schwankungen der Wassertemperatur abhängig und erlauben nur eingeschränkte Vergleiche der Leistungsdaten im Saisonverlauf.

Üblicherweise werden Ein-, Zwei- oder Mehrstufen-Tests als aerobe oder anaerobe Tests angewandt. Aus Praktikabilitätsgründen wird oft nur ein submaximaler Test durchgeführt. Diese sind jedoch nur eingeschränkt interpretierbar. Maximaltests sind vorzuziehen.

14.9.1 Einstufen-Tests

Laktat-Messungen während Einstufen-Tests zur Bestimmung der aeroben Leistungsfähigkeit (z.B. dem 2400-m-Lauf oder dem Cooper-Test) haben Kontrollfunktion und erlauben als Einzelmessungen kaum eine differenzierte Beurteilung der Beanspruchung. In Verbindung mit der Herzfrequenz können mit Einschränkungen Laktat-Werte zur Beurteilung einer Ausbelastung verwendet werden.

Besser geeignet und in der Praxis häufig verwendet werden Laktat-Bestimmungen vor, während und nach definierten semispezifischen oder spezifischen Belastungen im Rahmen der Steuerung der Trainingsbelastung. Einzelmessungen haben nur eine eingeschränkte Aussagekraft; wiederholte Messungen während der Belastung erlauben die Erfassung eines metabolischen Belastungsprofils der Trainingseinheit (Smekal et al. 2001, 2003a, 2003b). Bei stark wechselnden Belastungen, wie z.B. bei einem Sportspieltraining, ist bei der Interpretation der Messwerte die Zeit- und Substratabhängigkeit der Blut-Laktat-Konzentration zu berücksichtigen.

Anaerobe Einstufen-Tests sind z.B. Maximaltests über Einzelstrecken zur Abschätzung der alaktaziden (Belastung bis 10 Sekunden) oder der laktaziden (Belastungen zwischen 40 und 90 Sekunden) Fähigkeiten. ◪ Abb. 14.33 zeigt ein Beispiel eines anaeroben Maximaltests im Kajaksport.

14.9.2 Zwei- und Mehrstufen-Tests

Hier gilt das Gleiche wie für Labortests. Wesentlich zu beachten ist jedoch, dass bei Feldtests üblicherweise nicht in fixen Zeitinkrementen, sondern in fixen Strecken die Belastung vorgegeben wird. Dadurch verringert sich pro Belastungsstufe die Zeitdauer der Belastung, was sich durch die Zeitabhängigkeit der Blut-Laktat-Konzentration auf die Interpretation von Laktat-Leistungs-Kurven auswirkt. Zusätzlich ist wie am Laufband meist eine Unterbrechung der Belastung zur Blutabnahme notwendig (Beneke et al. 2003). ◪ Abb. 14.34 zeigt ein Beispiel eines submaximalen Mehrstufen-Tests unter Feldbedingungen bei einem trainierten Fußballspieler. Auch hier muss

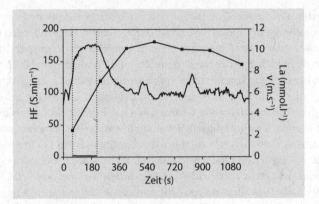

■ **Abb. 14.33** Maximale Wettkampfsimulation Top-Wildwasser-Kajak-Fahrer – Test am Flachwasser in der unmittelbaren Wettkampfvorbereitung

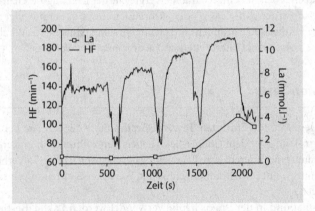

■ **Abb. 14.34** Verlauf der Herzfrequenz (HF) und der Laktat-Konzentration im Blut (La) bei einem Stufen-Test mit einem trainierten Fußballspieler unter Feldbedingungen mit 1 200 m Wegstrecke pro Stufe. Die grobe Darstellung der La-Kurve erlaubt keine genaue Bestimmung von Schwellen und auch keine Interpretation von Leistungsveränderungen im Längsschnitt

darauf hingewiesen werden, dass der Test durch die geringe Anzahl an La-Werten eine Bestimmung von LTP_1 und LTP_2 nicht zulässt. Eine genaue Festlegung von Schwellenwerten ist nicht möglich, und die Kurve erlaubt keine Interpretation einer Leistungsänderung im Vergleich zu einem Vor-Test, da der jeweilige Zustand des Muskelglykogen-Speichers nicht bekannt ist, der jedoch die Höhe der absoluten La-Konzentration beeinflusst (► Abschn. 14.10.1 und ► Abschn. 14.10.2).

Eine in der Praxis häufig verwendete Methode zur Bestimmung der Ausdauerleistungsfähigkeit ist der sog. Conconi-Test (Conconi et al. 1982, 1996). Dieser Test ist grundsätzlich ein nicht-invasives Verfahren und ermöglicht die Bestimmung der anaeroben Schwelle aus dem Verlauf der HF-Leistungs-Kurve (Hofmann u. Pokan 2010). Als zusätzliche Messgröße kann bei diesem Test sowohl im Labor als auch unter Feldbedingungen die Blut-Laktat-Konzentration am Beginn und am Ende der Belastung sowie in der Nachbelastungsphase verwendet werden (Hofmann et al. 1994a, 1995a, 1997a; Wonisch et al. 2003). Meist ist durch den kontinuierlichen Verlauf des Tests ohne Unterbrechungen eine direkte Beurteilung der Stoffwechselsituation im submaximalen

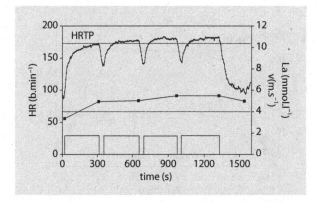

◘ Abb. 14.35 Überprüfung der Schwellenintensität aus einem Feld-Stufentest mit wiederholter Messung der Laktat-Konzentration zur Beurteilung eines Laktat(La)-Gleichgewichts bei einem Top-Kajak-Athleten in der Wintervorbereitung auf Flachwasser

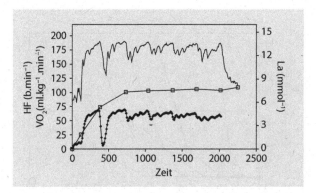

◘ Abb. 14.36 Überprüfung der Schwellenintensität aus einem Labor-Stufentest auf einem Skilanglauf-Ergometer mit wiederholter Messung der Laktat-Konzentration zur Beurteilung eines Laktat(La)-Gleichgewichts bei einem Top-Biathleten in der Sommervorbereitung mit Skirollern auf einer anspruchsvollen Rollerstrecke

Bereich nicht möglich. Zur Absicherung der Testergebnisse sollten sportspezifische Dauerbe-lastungen knapp (5%<vLTP$_2$) und mit wiederholter Messung der Laktat-Konzentration durch-geführt werden. ◘ Abb. 14.35 und ◘ Abb. 14.36 zeigen Beispiele aus dem Kajak-Sport und dem Skilanglauf.

Ähnliche Ergebnisse konnten für Top-Ruderer gezeigt werden. Die Überprüfung der Schwel-lenvorgabe aus einem Ruder-Ergometer-Test im Bootshaus erfolgte auf dem Wasser im Einer (Hofmann et al. 2007). ◘ Abb. 14.37 zeigt den Zusammenhang im Detail.

14.10 Einflussgrößen auf die Messgröße Laktat

Training hat einen wesentlichen Einfluss auf die LaLK (Neumann u. Schüler 1994; Pokan et al. 1998). Es führt zu typischen Veränderungen der LaLK (◘ Abb. 14.38). Wesentliche Zielstellung eines aeroben Ausdauertrainings ist in jedem Fall eine echte Verschiebung der LaLK nach rechts, zu einer höheren Leistung.

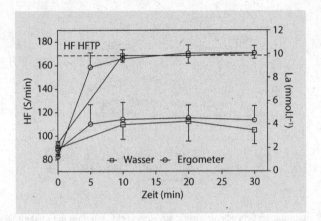

■ **Abb. 14.37**   Herzfrequenz (HF) und Laktat-Konzentration im Blut (La) bei der Überprüfung von Schwellenwerten bei Spitzenruderern durch Dauerbelastungen am Ruder-Ergometer im Bootshaus und am Wasser im Einer. (Mod. nach Hofmann et al. 2007)

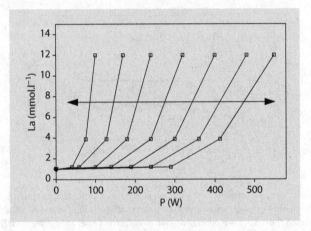

■ **Abb. 14.38**   Schematische Darstellung der Veränderung der Laktat-Leistungs-Kurve (La) durch Ausdauertraining. Ein höherer Trainingszustand ist durch eine Rechtsverschiebung von LTP_1, LTP_2 und P_{max} gekennzeichnet. Durch Misch-Trainingsformen sind Modulationen der Kurve in den einzelnen Phasen möglich. So kann ein isoliertes hochumfangreiches Training ohne hohe Intensitäten zu selektiven Verbesserungen der Leistung im Bereich Phase I und II und einer Verschlechterung der Leistung in der Phase III führen

Diese echte Rechtsverschiebung muss abgegrenzt werden von einer Absenkung der LaLK (z.B. durch ernährungs- oder trainingsbedingte Glykogen-Verarmung) mit einer nur scheinbaren Ökonomisierung der submaximalen Leistung, aber einer oft deutlichen Reduktion der Maximalleistung in Verbindung mit einem reduzierten Maximallaktat. Eine echte Linksverschiebung der LLK als Kennzeichen einer klaren Verschlechterung der Leistungsfähigkeit ist wiederum abzugrenzen von einer Anhebung der LLK durch eine verstärkte Kohlenhydrat-Zufuhr ohne eine Erhöhung der Maximalleistung (evtl. sogar einer Reduktion der P_{max}).

Zusätzliche Trainingsmaßnahmen wie z.B. Krafttraining flachen die LaLK ab (Fürnschuss 2010). Eine grobe Beurteilung dieser Veränderungen ist mit den Kenndaten „Leistung am zweiten Laktat Turn Point" (P LTP_2), „maximales Laktat" (La_{max}) und Steigung der LaLK möglich. Es wird hier als Standard empfohlen, individuelle Längsschnitte zur Beurteilung zu verwenden

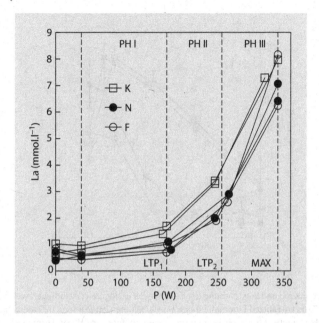

Abb. 14.39 Veränderung der La-Leistungs-Kurve durch eine jeweils einmonatige kohlenhydratreiche (K) oder fettreiche (F) Diät im Vergleich zu Standardnahrung (N). Erkennbar ist, dass die KH-Diät ohne Leistungsveränderung die Laktat-Leistungs-Kurve zu höheren La-Werten auf allen Belastungsstufen verschiebt. Die submaximalen Kennwerte der Leistungsfähigkeit LTP_1 und LTP_2 sowie P_{max} bleiben unverändert. (Mod. nach Hofmann et al. 1998a)

und interindividuelle Vergleiche zu vermeiden (Bleicher et al. 1999; Zinner et al. 1993; Pansold u. Zinner 1994).

14.10.1 Einfluss der Ernährung

Auch die Ernährung beeinflusst und verändert die LaLK nachhaltig. Kohlenhydratreiche (KH) Nahrung verschiebt im Vergleich zu fettreicher bzw. normaler Kost die LLK zu höheren Laktat-Werten in Ruhe und auf vergleichbaren Belastungsstufen (ohne sie nach rechts hin zu höheren Leistungen zu verschieben). Zu hohe KH-Beladung durch Trickdiäten führt bereits in Ruhe und auf niedrigen Belastungsstufen zu höheren Laktat-Werten und kann zu einer Einschränkung der Maximalleistung führen (■ Abb. 14.39). Die Dauer von submaximalen Belastungen wird dadurch jedoch deutlich erhöht (= höhere Kapazität) (Busse et al. 1987; Fröhlich et al. 1989; Hofmann 1997; Hofmann et al. 1998a; Ivy et al. 1981; Yoshida 1984).

Die heute häufig verwendeten fettreichen Diäten von Langstreckenathleten werden durch kurzfristig vor Wettkämpfen eingesetzte KH-Diäten ausgeglichen und überkompensiert. In jedem Fall muss der Einfluss der Nahrungszusammensetzung auf die LLK neben den geplanten und erwünschten Trainingseffekten berücksichtigt werden. Die Leistung an individuellen Umstellpunkten wie LTP_1 und LTP_2 werden im Gegensatz zu fixen Kenngrößen von der Nahrungszusammensetzung kaum beeinflusst und erlauben hingegen zusätzlich eine Abschätzung des Nahrungseinflusses und/oder der Absenkung der Glykogenspeicher (s. ■ Abb. 14.39 bis 14.41).

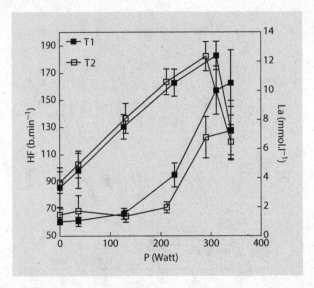

⬛ **Abb. 14.40**   Absenkung und Verschiebung der LaLK zu einer geringeren Leistung bei zwei wiederholten maximalen Stufen-Tests am Fahrrad-Ergometer durch eine 30 Minuten lange intensive Dauerbelastung am LTP_2 zwischen beiden Stufen-Tests. Durch die intensive Dauerbelastung am Fahrrad-Ergometer erfolgt eine Glykogen-Verarmung in der Arbeitsmuskulatur, die durch eine reduzierte La-Konzentration am LTP_2 und bei P_{max} gekennzeichnet. Die HF ist am LTP_1 leicht erhöht und am LTP_2 sowie bei HF_{max} gleich. Die Leistung ist am LTP_2 und bei P_{max} leicht reduziert

14.10.2 Einfluss von Vorbelastung und Glykogen-Speicher

Umgekehrt zur Erhöhung der KH-Verfügbarkeit durch verstärkte KH-Zufuhr führt eine Glykogen-Verarmung zu einer Absenkung der LLK in Ruhe und auf allen Belastungsstufen. Die Maximalleistung und die Kapazität (Dauer, die eine definierte Belastung durchgehalten werden kann) sind eingeschränkt (Maassen u. Busse 1989). ⬛ Abb. 14.40 zeigt die Absenkung der Laktat-Leistungs-Kurve bei wiederholten Stufen-Tests mit einer intensiven Dauerbelastung zwischen den beiden Tests. Die Absenkung ist umso stärker, je höher die Belastung ist und je mehr die Verfügbarkeit von Muskelglykogen eine Rolle spielt. Die Bestimmung der beiden Laktat Turn Points (LTP_1, LTP_2) war davon nicht beeinflusst, und die Veränderung der Leistung (Verschiebung der LaLK nach links) war deutlich geringer als die Absenkung der La-Konzentration am LTP_2 und bei P_{max}. Es wird deutlich, dass die Verwendung von fixen Schwellenwerten trotz klarer Ermüdung der Probanden höhere Leistungswerte nach der Glykogen-Verarmung zeigen würde, was zu vollkommen unsinnigen und falschen Belastungsvorgaben führen würde.

⬛ Abb. 14.41 zeigt zwei Beispiele über die Veränderung der Laktat-Leistungs-Kurve bei unterschiedlich abnehmendem Glykogen-Speicher (Busse et al. 1987; Hofmann et al. 1998a).

Zusätzliche Einflussgrößen sind in der Probenart, der Probenentnahme und der verwendeten Analytik zu suchen (McCaughan et al. 2000; Rodriguez et al. 1992). Auch hier ist festzuhalten, dass individuelle Umstellpunkte im Gegensatz zu fixen Kenngrößen (wie z.B. 2 und 4 mmol.l^{-1}) davon nicht beeinflusst sind. Auch sind die Tageszeit (Hill 1996) und Änderungen des Plasmavolumens (Kargotich et al. 1998) als Einflussfaktoren zu berücksichtigen.

Zusätzlich ist als eine wesentliche Einflussgröße die Bewegungsfrequenz zu beachten (von Duvillard et al. 1998). Eine hohe Bewegungsfrequenz bereits auf niedrigen Belastungsstufen verringert die Maximalleistung; eine zu niedrige Bewegungsfrequenz bei hohen Belastungen limitiert

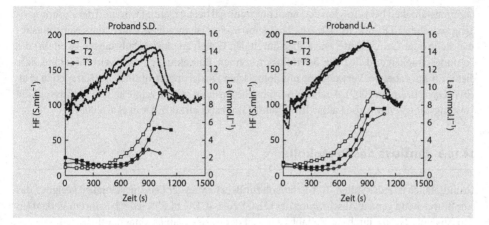

◘ Abb. 14.41 Zwei Probanden mit der gleichen aeroben Leistungsfähigkeit, aber unterschiedlicher Fähigkeit, die Glykogen-Reserven zu sparen. Zwischen den drei Stufen-Tests waren zwei Dauertests am LTP_2 (200–240 W). Die Laktat-Leistungs-Kurve wandert durch den Abbau des Glykogen-Speichers mehr oder weniger nach unten. Bei geringer Kapazität des Probanden wandern sowohl die HF als auch die Laktat-Leistungs-Kurve nach links, hin zu geringeren Leistungen (Proband S.D.)

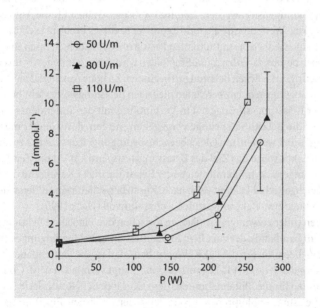

◘ Abb. 14.42 Einfluss der Trittfrequenz auf die Laktat-Leistungs-Kurve bei einem Stufen-Test am Fahrrad-Ergometer bei trainierten jungen gesunden Personen

durch den dadurch notwendigen hohen Krafteinsatz ebenfalls die Maximalleistung. Im Feldtest passen die Athleten üblicherweise ihre Bewegungsfrequenz an das Tempo an. Probleme können vor allem am Fahrrad-Ergometer entstehen, da hier üblicherweise die Trittfrequenz auf eine konstante Größe (z.B. 70 U/min) fixiert wird. ◘ Abb. 14.42 zeigt ein Beispiel über den Einfluss der Trittfrequenz auf den Verlauf der Laktat-Leistungs-Kurve am Fahrrad-Ergometer.

Eine weitere Einflussgröße kann die Einnahme von Medikamenten sein. Wonisch et al. (2002) konnten zeigen, dass durch die Einnahme eine ß1-selektiven Adrenozeptor-Antagonisten die

Leistungsfähigkeit bei gesunden Personen nur minimal beeinträchtigt wird und der Zusammenhang zwischen LTP_2 und mLaSS erhalten bleibt. Weiter ist darauf zu achten, dass Nahrungsbestandteile oder Genussmittel wie Kaffee durch den Gehalt an aktiven Substanzen (Koffein) die Leistungsfähigkeit und die LaLK beeinflussen können. Eine aktuelle Studie weist darauf hin, dass dieser Einfluss aber bei Verwendung physiologischer Dosierungen minimal ist (Karapetian et al. 2012; Davis u. Green 2009). Auch der hormonelle Zyklus der Frau zeigte keinen Einfluss auf die Leistungsfähigkeit und die Laktat Turn Points (Smekal et al. 2007; Dean et al. 2003).

14.10.3 Einfluss des Protokolls

Grundsätzlich ist jedes Stufen-Test-Protokoll zur Beurteilung der Leistungsfähigkeit geeignet, das eine hinreichend genaue Abschätzung des mLaSS zulässt. Die LLK ist jedoch in ihrem Verlauf (in den Absolutwerten) durch die Zeitabhängigkeit der Messvariable Laktat deutlich vom verwendeten Belastungsprotokoll abhängig. Bei gleichen Belastungssprüngen sind die absoluten Laktat-Werte auf jeder Belastungsstufe umso höher, je länger die Belastungsstufe dauert (in Grenzen) (Heck u. Rosskopf 1994; Heck 1990; Hofmann et al. 1998b).

Eine weitere Einflussgröße ist die Anfangsbelastung. Wird diese zu hoch gewählt (über der aeroben Schwelle), kann eine Anlauf-Laktatbildung (vor allem bei Protokollen mit kurzen Belastungsstufen) nicht kompensiert werden. Dadurch verschieben die LLK die Anfangslaktat-Werte hin zu höheren Laktat-Werten. Am Fahrrad-Ergometer ist dieses Problem leicht zu vermeiden, am Laufband erreicht man jedoch bei untrainierten Personen oder Patienten rasch eine Anfangsbelastung, die als zu hoch bewertet werden muss. Empfohlen wird daher, zumindest beim ersten Test einer Person mit der niedrigstmöglichen Belastung zu beginnen. Zu hohe Anfangslaktat-Werte erhält man auch, wenn die Bewegungsfrequenz bereits auf niedrigen Belastungsstufen sehr hoch gewählt wird.

Die Höhe der Belastungssprünge hat in Verbindung mit der Stufendauer einen ähnlichen Einfluss. Je höher die Belastungssprünge vorgegeben werden, desto länger muss die einzelne Belastungsstufe gewählt werden, um Gleichgewichtsbedingungen des Laktats zu erlangen (sofern Gleichgewichts- Laktatwerte das Ziel des Belastungstests sind). Wird die Zeitdauer der Belastungsstufen nicht angepasst, hinkt mit steigender Belastung die LLK während der Belastung den tatsächlichen Gleichgewichts-Laktatwerten nach. Zusätzlich scheint eine differenzierte Leistungsdiagnostik mit oft nur zwei Belastungsstufen wenig sinnvoll (Heck 1990).

Die gewählten (oder erzwungenen) Pausen zwischen den einzelnen Belastungsstufen – z.B. beim Test auf dem Laufband oder vor allem im Lauftest unter Feldbedingungen (und ähnlichen Testsituationen) – beeinflussen die LaLK. Wesentlich ist, dass die Pausendauer konstant gehalten oder, wenn möglich (wie am FR-Ergometer), überhaupt vermieden wird. Üblich sind Pausen von 15–60 Sekunden für die Blutabnahme aus dem Ohrläppchen. Routinierte Personen können auch bei hohen Belastungen Blutproben in 5–10 Sekunden gewinnen. Ein Training der Abnahmetechnik ist unbedingt notwendig, um valide Messdaten zu erzielen. Unter Feldbedingungen sind Tests so zu organisieren, dass konstante Abnahmebedingungen (= konstante Pausen) eingehalten werden können. Die Anzahl der zu untersuchenden Personen pro Lauf ist dadurch deutlich begrenzt. Als methodisch und organisatorisch einfachere Alternative bietet sich für Feldbedingungen der Conconi-Test zur zuverlässigen Bestimmung der anaeroben Schwelle an (Conconi et al. 1982, 1996; Hofmann u. Pokan 2012).

Non-Steady-State-Belastungstests erlauben keine Beurteilung der absoluten Laktatwerte an den submaximalen Kennwerten. Diese sind um ca. 1–2 mmol.l^{-1} niedriger als im Gleichgewichtszustand während der Dauerbelastung.

Steady-State-Belastungen erlauben die Abschätzung der Absolutwerte des Laktats. Hier muss man jedoch kritisch anmerken, dass die Messung der Laktat-Konzentration im Blut nur die resultierende Größe aus der Laktat-Bildung und der Laktat-Abbaurate wiedergibt und Änderungen dieser beiden Größen mit herkömmlichen Methoden nicht bestimmbar sind. Es kann also bei einer größeren La-Bildung eine kleinere Konzentration gemessen werden, wenn der La-Abbau größer ist als die La-Bildung wird (z.B. durch eine trainingsbedingte Verbesserung der aeroben Fähigkeiten) (Emhoff et al. 2013a, 2013b).

Für Trainingsvorgaben ist es entscheidend, dass eine hinreichend genaue Bestimmung eines Leistungskennwertes im Mehrstufen-Test erfolgt, die dem mLaSS möglichst nahe kommt. Längere Belastungsstufen verhindern oft die Bestimmung der maximalen Leistung und Sauerstoffaufnahme und haben in der Schwellenbestimmung keine Vorteile. Kurze Belastungsstufen von einer Minute erlauben eine zuverlässige Bestimmung der Umstellpunkte LTP_1/VT_1 und $LTP_2/VT_2/HFTP$ und der maximalen Leistung und Sauerstoffaufnahme. Es sollte der Belastungsanstieg aber so gewählt werden, dass die gesamte Belastungsdauer des Tests mindestens 15 Minuten ist. In ▶ Abschn. 14.7 wird auf diese Thematik ausführlich eingegangen (Hofmann et al. 2009).

14.11 Praktische Durchführung der Ergometrie zur Bestimmung der Laktat-Leistungs-Kurve

14.11.1 Labortests

■ **Ruhewerte**

Eine entsprechende Vorruhephase zur Bestimmung der Ruhewerte vor dem Leistungstest ist anzuraten. Ruhedaten am Ergometer (sitzend) sind Vorbelastungswerte und keine echten Ruhewerte.

■ **Vorbelastungsphase**

In einer Vorbelastungsphase von 1–3 Minuten werden die Ausgangswerte aller Messvariablen bestimmt. Diese sind nicht die Ruhewerte! Die Vorbelastungsphase erfolgt nach der Instrumentierung.

■ **Belastungsphase**

In der Belastungsphase wird je nach Zielstellung ein adäquates Protokoll verwendet, um die individuellen Belastungsreaktionen der untersuchten Person zu bestimmen. Bei Maximalbelastungen kann die zu untersuchende Person auch verbal unterstützt werden (sofern keine Kontraindikationen bestehen). Auf eine adäquate Trittfrequenz ist zu achten bzw. im Protokoll zu vermerken.

■ **Erholungsphase**

Die Belastung wird nicht abrupt abgebrochen, sondern so schnell wie möglich auf eine unter der aeroben Schwelle liegende Belastung reduziert und für mindestens 3–5 Minuten (besser länger) beibehalten. Nach einer weiteren Nachbelastungsphase von mehreren Minuten (je nach Fragestellung auch länger) wird der Test beendet und danach die Instrumentierung entfernt. Bei anaeroben Maximaltests (z.B. Wingate) kann diese Nachbelastungsmessung bis zu 60 Minuten dauern (bis das Laktat wieder Ausgangswerte erreicht).

■ **Probenentnahme**

Bei der Probenentnahme aus dem Ohr ist auf eine geeignete Technik zu achten. Die Abnahmetechnik muss trainiert werden. Auf eine ausreichende Hyperämisierung ist zu achten, da die Probenentnahme vor allem bei hohen Belastungen ohne diese dann nur mehr schwer mehr möglich ist. Am Laufband kann auch ohne Belastungsunterbrechung die Blutprobe aus der Fingerbeere gewonnen werden. Es wird jedoch darauf hingewiesen, dass diese Bestimmungsmethode nur bei geübten Laufband-Läufern und unter entsprechenden Sicherheitsstandards (Fangseil) angewendet wird.

Neben dem Standardgerät „Fahrrad-Ergometer" für Belastungsuntersuchungen gibt es eine Reihe von Spezial-Ergometern.

14.11.2 Feldtests

Für Feldtests gelten im Prinzip die gleichen Regeln wie für die Laboruntersuchungen. Erschwerend sind meist die eingeschränkte Standardisierbarkeit und das organisatorische Problem, eine größere Anzahl von Personen in einer begrenzten Zeit untersuchen zu müssen. Enorm wichtig ist daher die Vorfeldplanung, wie auch eine geeignete Anzahl an Hilfspersonal (Protokollschreiben, Probenentnahme, Tempovorgabe usw.) (Clasing et al. 1994; Neumann u. Schüler 1994).

■ **Ruhephase**

Eine echte Ruhephase ist unter Feldbedingungen kaum zu erzielen (meist auch nicht das Ziel) und kann daher unter der Voraussetzung, dass man Ruhewerte aus dem Labor hat, weggelassen werden.

■ **Vorbelastungsphase**

Diese ist meist durch eine im Vergleich zum Labor intensivere Aufwärmbelastung beeinflusst und meist keine mit dem Labor vergleichbare Vorbelastungsphase.

■ **Belastungsphase**

Die Vorgabe der Belastung ist unter Feldbedingungen ein wesentliches organisatorisches Problem. Mit geeigneten „Pacer-Strategien" kann man eine ausreichend genaue Belastungsvorgabe erzielen. Eine freie Wahl der Belastung durch die zu untersuchenden Personen ist zu vermeiden.

■ **Erholungsphase**

Die Erholungsphase ist ähnlich problematisch, da eine definierte Nachbelastungsphase kaum eingehalten werden kann. Die Nachbelastungswerte sind daher vorsichtig zu interpretieren (und nur dann, wenn einigermaßen vergleichbare Bedingungen reproduziert werden können).

■ **Probenentnahme**

Für die Probenentnahme gilt bezüglich der Technik das Gleiche wie für die Laboruntersuchung. Im Detail unterscheidet sich die Felduntersuchung jedoch meist, da aus Zeitgründen oft mehrere Personen zugleich getestet werden und damit die Organisation der Probenabnahme eine hohe Rolle spielt. Auf genügend eingeschultes Hilfspersonal ist zu achten (Probennahme, Protokoll führen, Tempovorgabe und Steuerung der zu untersuchenden Personen etc.).

14.12 Die Laktat-Leistungs-Kurve als Grundlage der Trainingsberatung

Wie für die spirometrischen Schwellen VT_1 und VT_2 (Binder et al. 2008; Seiler u. Kjerland 2006) sind die Laktat Turn Points LTP_1 und LTP_2 valide Kenngrößen für die Festlegung der Trainings- bereiche für Leistungsathleten bis hin zu stark leistungseingeschränkten Personen und Patien- ten mit chronischen Erkrankungen (Binder et al. 2008, Pokan et al. 2000). Aktuelle Modelle der Periodisierung, z.B. das sog. Polarisationstraining, bauen auf diesen Schwellenmodellen auf (Esteve-Lanao et al. 2005; Seiler u. Kjerland 2006; Muñoz et al. 2014a, 2014b; Tønnessen et al. 2015) (▶ Kap. 15).

Grundsätzlich ist festzuhalten, dass eine unspezifische und allgemeine Bestimmung der anaeroben Schwelle und weiterer Kenndaten der aeroben Leistungsfähigkeit im Labor nur sehr beschränkt auf die sportartspezifische Praxis umsetzbar sind. In einzelnen Sportarten mit einer hohen Ähnlichkeit mit dem verwendeten Ergometertyp kann eine höhere Übereinstimmung gefunden werden; sie ersetzt jedoch nicht die Felddiagnostik (wie z.B. im Schwimmen) (Smekal et al. 2001, 2003a, 2003b). Für untrainierte Personen oder Nachwuchsathleten kann für das allge- meine Training eine Trainingsempfehlung aus der Laboruntersuchung abgegeben werden, nicht jedoch für das spezifische Training und bei hochtrainierten Athleten (Neumann u. Schüler 1994).

Als Kennwerte für die allgemeine Trainingsbelastung eignet sich die Einteilung in drei Phasen der Energiebereitstellung (Hofmann u. Tschakert 2011) (◘ Abb. 14.43). Belastungen in der Phase I (unter VT_1/LTP_1) haben regenerativen Charakter und können bei sehr langer Belastungszeit als kapazitives Training verwendet werden. Belastungen in der Phase II zwischen VT_1/LTP_1 und $VT_2/LTP_2/HRTP$ können auf 2–3 Teilbereiche aufgeteilt werden. Eine Dreiteilung ergibt einen extensiven (70–80% der Leistung am TP_2), einen mittleren (80–90% der Leistung am TP_2) und einen intensiven Intensitätsbereich, der bis knapp an den TP_2 heranreicht (90–97% der Leistung am TP_2). Belastungen in der Phase II werden üblicherweise mit der Dauermethode (extensiv und intensive, kontinuierlich oder variabel) absolviert. Intensive Belastungen im Bereich des TP_2 können auch als Intervallmethode absolviert werden. Belastungen in der Phase III (> TP_2) werden je nach Sportart und Wettkampfdauer meist als extensive oder intensive Intervall-, als Wiederholungsmethode oder als Wettkampfmethode absolviert (Zintl 1988).

Belastungsvorgaben können über die Leistung, über die HF oder über andere Steuergrößen vorgegeben werden. Der Vorteil der HF-Steuerung ist, dass die meisten Athleten und auch Hob- bysportler bereits geeignete HF-Messgeräte verwenden, eine Steuerung der Belastung über die Leistung im Gelände und in vielen Sportarten schwer bis nahezu unmöglich ist und man durch den Anstieg der HF durch die Thermoregulation bei einem Konstanthalten der HF im Training zwar eine Reduktion der Leistung in Kauf nimmt, damit aber sicher vor einer Überbelastung ist (sofern die vorgegeben Grenzwerte stimmen und eingehalten werden).

Eine Steuerung der Trainingsbelastung über Laktat ist nur dann sinnvoll, wenn man eine Messreihe erfasst (keinen Einzelwerte), sehr vorsichtig in der Interpretation von Absolutwer- ten ist und Laktatwerte nur dann verwendet, wenn eine Beurteilung des Stoffwechsels die Ziel- größe darstellt.

14.13 Zusammenfassung

Die Basis für die Laktat-Leistungsdiagnostik ist die Laktat-Shuttle-Theorie, die eine konsistente Basis für die Interpretation der Laktat-Leistungs-Kurve darstellt. Die Kenngröße Laktat-Kon- zentration im Blut ist eine einfach zu messende, gut reproduzierbare und valide Beurteilungs- größe des Muskel-Stoffwechsels unter Belastung. Für die Beurteilung von Trainingsbelastungen

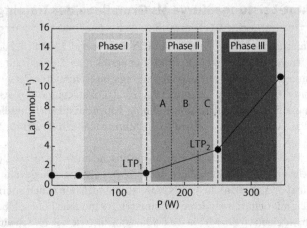

■ **Abb. 14.43**   Trainingsbereiche für die Vorgabe von Trainingsintensitäten aus der Laktat-Leistungs-Kurve. Phase I unter dem LTP_1 entspricht einer niedrig intensiven Belastung, die mehrere Stunden ohne klare Ermüdung bei sportlichen Belastungen, aber auch schwerer physischer Arbeit durchgehalten werden kann. Dieser Intensitätsbereich ist der Haupttrainingsbereich für das Umfangstraining in Ausdauersportarten mit einem Anteil von 70–80% des Gesamtvolumens. Die Phase II zwischen LTP_1 und LTP_2 kennzeichnet eine metabolisch balancierte Belastung, die je nach Höhe über dem LTP_1 nurmehr mit klar begrenzter Dauer durchgeführt werden kann. Dieser Bereich kann in 1–3 Unterbereiche der Intensität eingeteilt werden. Üblicherweise werden hier Belastungen nach der Dauermethode als extensive (A), mittlere (B) oder intensive (C) Belastung vorgegeben. Die Phase III über dem LTP_2 ist dadurch gekennzeichnet, dass sich bei Dauerbelastungen kein metabolisches Gleichgewicht mehr einstellt und die Belastung ermüdungsbedingt relativ rasch (2–15 min) abgebrochen werden muss. Die Belastungszeit kann durch intervallartige Belastungen verlängert werden. In diesem Bereich wird in den Ausdauersportarten ca. 6–17% des Volumens absolviert. Im Nachwuchssport ist die Menge des Trainings in diesem Bereich mit Vorsicht zu dosieren und eher durch Belastungen unter dem LTP_2 oder kurze Intervalle mit wenig Umfang über dem LTP_2 vorzugeben

kann man zwischen muskulär balancierten, systemisch balancierten und nicht mehr balancierten Zuständen unterscheiden. Diese Unterscheidung erlaubt im Stufen-Test die Bestimmung von Umstellpunkten, den Laktat Turn Points (LTP_1, LTP_2), die diese drei Phasen trennen und eine solide Beurteilung der Leistungsfähigkeit in diesen Teilbereichen erlaubt. Dieses theoriegestützte Konzept kann in Labor- und Feldtests angewendet werden und ergibt bei geeigneter Protokollauswahl zuverlässige Kenndaten zur Leistungsbeurteilung, zur Leistungsentwicklung und zur Prognose. Die Kenndaten aus der Laktat-Leistungs-Kurve stimmen mit spirometrisch bestimmten Umstellpunkten (VT_1, VT_2) überein, und die Laktat-Diagnostik ergänzt die Standard-Diagnostik Spiroergometrie.

Literatur

Adeva-Andany M, López-Ojén M, Funcasta-Calderón R, Ameneiros-Rodríguez E, Donapetry-García C, Vila-Altesor M, Rodríguez-Seijas J (2014) Comprehensive review on lactate metabolism in human health. Mitochondrion 17: 76–100

Aimet M, Pokan R, Schwieger K, Smekal G, Tschan H, von Duvillard SP, Hofmann P, Baron R, Bachl N (2001) Heart rate variability during exercise and recovery. The Tokai Journal of Sports Medical Science 13: 7–14

Algrøy EA, Hetlelid KJ, Seiler S, Stray Pedersen JI (2011) Quantifying training intensity distribution in a group of Norwegian professional soccer players. Int J Sports Physiol Perform 1: 70–81

Amorini AM, Nociti V, Petzold A, Gasperini C, Quartuccio E, Lazzarino G, Di Pietro V, Belli A, Signoretti S, Vagnozzi R, Lazzarino G, Tavazzi B (2014) Serum lactate as a novel potential biomarker in multiple sclerosis. Biochim Biophys Acta 1842(7): 1137–1143

Antonutto G, DiPrampero PE (1995) The concept of lactate threshold. A short review. J Sports Med Phys Fitness 35(1): 6–12

Åstrand PO (1992) Endurance sport. Endurance in Sport. Blackwell Scientific Publications, Oxford, pp 8–15

Åstrand PO, Rodahl K, Dahl H, Strømme SB (2003) Textbook of Work Physiology. Physiological Bases of Exercise, 4th ed. Human Kinetics, Champaign, ILL

Aunola S, Rusko H (1988) Comparison of two methods for aerobic threshold determination. Eur J Appl Physiol 57: 420–424

Aunola S, Rusko H (1992) Does anaerobic threshold correlate with maximal lactate steady-state? J Sports Sci 10: 309–323

Baldari C, Bonavolontà V, Emerenziani GP, Gallotta MC, Silva AJ, Guidetti L (2009) Accuracy, reliability, linearity of Accutrend and Lactate Pro versus EBIO plus analyzer. Eur J Appl Physiol 107: 105–111

Baldari C, Videira M, Madeira F, Sergio J, Guidetti L (2004) Lactate removal during active recovery related to the individual anaerobic and ventilatory thresholds in soccer players. Eur J Appl Physiol 93(1–2): 224–230

Baldari C, Videira M, Madeira F, Sergio J, Guidetti L (2005) Blood lactate removal during recovery at various intensities below the individual anaerobic threshold in triathletes. J Sports Med Phys Fitness 45: 460–466

Bassett DR, Howley ET (2000) Limiting factors for maximum oxygen uptake and determinants of endurance performance. Med Sci Sports Exerc 32: 70–84

Beneke R (1995) Anaerobic threshold, individual anaerobic threshold, and maximal lactate steady state in rowing. Med Sci Sports Exerc 27: 863–867

Beneke R (2003a) Maximal lactate steady state concentration (MLSS): experimental and modelling approaches. Eur J Appl Physiol 88: 361–369

Beneke R (2003b) Methodological aspects of maximal lactate steady state-implications for performance testing. Eur J Appl Physiol 89(1): 95–99

Beneke R, von Duvillard SP (1996) Determination of maximal lactate steady state response in selected sports events. Med Sci Sports Exerc 28: 241–246

Beneke R, Heck H, Schwarz V, Leithäuser R (1996) Maximal lactate steady state during the second decade of age. Med Sci Sports Exerc 28: 1474–1478

Beneke R, Pollmann C, Bleif I, Leithäuser RM (2002) How anaerobic is the Wingate Anaerobic Test for humans. Eur J Appl Physiol 87: 388–392

Beneke R, Hutler M, Von Duvillard SP, Sellens M, Leithauser RM (2003) Effect of test interruptions on blood lactate during constant workload testing. Med Sci Sports Exerc 35(9): 1626–1630

Beneke R, Leithäuser RM, Ochentel O (2011) Blood lactate diagnostics in exercise testing and training. Int J Sports Physiol Perform 6: 8–24

Binder RK, Wonisch M, Corra U, Cohen-Solal A, Vanhees L, Saner H, Schmid JP (2008) Methodological approach to the first and second lactate threshold in incremental cardiopulmonary exercise testing. Eur J Cardiovasc Prev Rehabil 15: 726–734

Bleicher A, Mader A, Mester J (1999) Zur Interpretation von Laktatleistungskurven – experimentelle Ergebnisse mit computergestützten Nachberechnungen. Spectrum der Sportwissenschaft 11(1): 71–83

Braumann K-M, Tegtbur U, Busse MW, Maassen N (1991) Die „Laktatsenke" – Eine Methode zur Ermittlung der individuellen Dauerleistungsgrenze. Dtsch Z Sportmed 42(6): 240–246

Brooks GA, Fahey ThD, Baldwin KM (2005) Exercise Physiology. Human Bioenergetics and Its Applications, 4th ed. McGraw-Hill, New York, NY

Brooks GA (1985a) Anaerobic threshold : review of the concept and directions for future research. Med Sci Sports Exerc 17: 22–31

Brooks GA (1985b) Lactate: Glycolytic end product and oxidative substrate during sustained exercise in mammals – the 'lactate shuttle'. In: Gilles R (ed) Circulation, Respiration, and Metabolism: Current Comparative Approaches. Springer, Berlin Heidelberg, pp 208–218

Brooks GA (1986) The lactate shuttle during exercise and recovery Med Sci Sports Exerc 18: 360–368

Brooks GA (1991) Current concepts in lactate exchange. Med Sci Sports Exerc 23: 895–906

Brooks GA (2000) Intra- and extra-cellular lactate shuttles Med Sci Sports Exerc 32(49): 790–799

Brooks GA (2002) Lactate shuttles in nature. Biochem Soc Trans 30(29: 258–264

Brooks GA (2009) Cell-cell and intracellular lactate shuttles. J Physiol 587(1): 5591–5600

Busse MW, Maassen N, Böning D (1987) Die Leistungslaktatkurve – Kriterium der aeroben Kapazität oder Indiz für das Muskelglykogen? In: Riekert H (Hrsg) Sportmedizin – Kursbestimmung. Springer, Berlin Heidelberg, S 455–467

Cabrera ME, Chizeck HJ (1996) On the existence of a lactate threshold during incremental exercise: a systems analysis. J Appl Physiol 80: 1819–1828

Cadevila L (1999) Differences between lactate concentration of samples from ear lobe and finger tip. J Physiol Biochem 55: 333–340

Cagran C, Tschakert G, Stuehlinger N, Pokan R, von Duvillard SP, Hofmann P (2011) Value of the Dmax methode to determine the second lactate turn point. Med Sci Sports Exerc 43: S434

Cellini M, Vitiello P, Nagliati A, Ziglio PG, Martinelli S, Ballarin E, Conconi F (1986) Noninvasive determination of the anaerobic threshold in swimming. Int J Sports Med 7: 347–351

Cheng B, Kuipers H, Snyder AC, Keizer HA, Jeukendrup A, Hesselink M (1992) A new approach for the determination of ventilatory and lactate thresholds. Int J Sports Med 13: 518–522

Christensen PM, Bangsbo J (2015) Warm-Up Strategy and High Intensity Endurance Performance in Trained Cyclists. Int J Sports Physiol Perform 10(3): 353–360

Clasing D, Weicker H, Böning D (1994) Stellenwert der Laktatbestimmung in der Leistungdiagnostik. Gustav Fischer, Stuttgart

Clausen T (2013) Quantification of Na$^+$,K$^+$ pumps and their transport rate in skeletal muscle: functional significance. J Gen Physiol 142: 327–345

Conconi F, Ferrari M, Ziglio PG, Droghetti P, Codeca, L (1982) Determination of the anaerobic threshold by a noninvasive field test in runners. J Appl Physiol 52: 869–873

Conconi F, Grazzi G, Casoni I, Guglielmini C, Borsetto C, Ballarin E, Mazzoni G, Patracchini M, Manfredini F (1996) The Conconi test: Methodology after 12 years of application. Int J Sports Med 17: 509–519

Corrado D, Basso C, Thiene G (2012) Sudden cardiac death in athletes: what is the role of screening? Curr Opin Cardiol 27: 41–48

Dassonville J, Beillot J, Lessard Y, Jan J, Andre AM, LePourcelet C, Rochcongar P, Carre F (1998) Blood lactate concentration during exercise: effect of sampling site and exercise mode. J Sports Med Phys Fitness 38: 39–46

Davis HA, Bassett J, Hughes P, Gass GC (1983) Anaerobic Threshold and Lactate Turnpoint. Eur J Appl Physiol 50: 383–392

Davis JK, Green JM (2009) Caffeine and anaerobic performance: ergogenic value and mechanisms of action. Sports Med 39: 813–832

Denadai BS, Guglielmo LGA, Denadai MLDR (2000) Effect of Exercise Mode on the Blood Lactate Removal during Recovery of High-Intensity Exercise Biol Sport 17: 37–45

Dean TM, Perreault L, Mazzeo RS, Horton TJ (2003) No effect of menstrual cycle phase on lactate threshold. J Appl Physiol 95: 2537–2543

Dennis SC, Noakes TD, Bosch AN (1992) Ventilation and blood lactate increase exponentially during incremental exercise. J Sports Sci 10: 437–449

Deruelle F, Nourry C, Mucci P, Bart F, Grosbois JM, Lensel G, Fabre C (2007) Optimal exercise intensity in trained elderly men and women. Int J Sports Med 28: 612–616

Dickhuth HH, Yin L, Niess A, Röcker K, Mayer F, Heitkamp HC, Horstmann T (1999) Ventilatory, lactate-derived and catecholamine thresholds during incremental treadmill running: relationship and reproducibility. Int J Sports Med 20, 2: 122–127

Dotan R, Zigel L, Rotstein A, Greenberg T, Benyamini Y, Falk B (2011) Reliability and validity of the lactate-minimum test. A revisit. J Sports Med Phys Fitness 51: 42–49

Draoui N, Feron O (2011) Lactate shuttles at a glance: from physiological paradigms to anti-cancer treatments. Dis Model Mech 4: 727–732

Droghetti P, Borsetto C, Casoni I, Cellini M, Ferrari M, Paolini AR, Ziglio PG, Conconi F (1985) Noninvasive determination of the anaerobic threshold in canoeing, cross-country skiing, cycling, roller, and ice-skating, rowing, and walking. Eur J Appl Physiol Occup Physiol 53: 299–303

Ehrmann JK, Gordon PM, Visich PS, Keteyian SJ (2009) Clinical Exercise Physiology, 2nd ed. Human Kinetics, Champaign, ILL

Emhoff CA, Messonnier LA, Horning MA, Fattor JA, Carlson TJ, Brooks GA (2013) Gluconeogenesis and hepatic glycogenolysis during exercise at the lactate threshold. J Appl Physiol 114: 297–306

Emhoff CA, Messonnier LA, Horning MA, Fattor JA, Carlson TJ, Brooks GA (2013) Direct and indirect lactate oxidation in trained and untrained men. J Appl Physiol 115: 829–838

Esteve-Lanao J, San Juan AF, Earnest CP, Foster C, Lucia A (2005) How do endurance runners actually train? Relationship with competition performance. Med Sci Sports Exerc 37: 496–504

Fasching P, Rinnerhofer St, Wultsch G, Hofmann P (2014) First Lactate Turn Point: a limiting factor for heavy occupational work. Med Sci Sports Exerc 46: S545–546

Faude O, Meyer T (2008) Methodische Aspekte der Laktatbestimmung. Deutsch Ztschr Sportmed 592: 305–309

Faude O, Kindermann W, Meyer T (2009) Lactate threshold concepts: how valid are they? Sports Med 39: 469–490

14

Feliu J, Ventura JL, Segura R, Rodas G, Riera J, Estruch A, Zamora A, MacLean DA, Bangsbo J, Saltin B (1999) Muscle interstitial glucose and lactate levels during dynamic exercise in humans determined by microdialysis. J Appl Physiol 87: 1483–1490

Figley CR (2011) Lactate transport and metabolism in the human brain: implications for the astrocyte-neuron lactate shuttle hypothesis. J Neurosci 31: 4768–4770

Fletcher GF, Ades PA, Kligfield P, Arena R, Balady GJ, Bittner VA, Coke LA, Fleg JL, Forman DE, Gerber TC, Gulati M, Madan K, Rhodes J, Thompson PD, Williams MA (2013) American Heart Association Exercise, Cardiac Rehabilitation, and Prevention Committee of the Council on Clinical Cardiology, Council on Nutrition, Physical Activity and Metabolism, Council on Cardiovascular and Stroke Nursing, and Council on Epidemiology and Prevention. Exercise standards for testing and training: a scientific statement from the American Heart Association. Circulation 128: 873–934

Fürnschuss S (2010) Auswirkungen von lokalem Muskelausdauertraining der Beine auf die Laktatumstellpunkte beim Ergometertest. Unveröff. Dipl. Arb., Universität Graz

Glenn TC, Martin NA, McArthur DL, Hovda D, Vespa PM Md, Horning MA, Johnson ML, Brooks GA (2015a) Endogenous nutritive support following traumatic brain injury: peripheral lactate production for glucose supply via gluconeogenesis. J Neurotrauma 32(11): 811–819

Glenn TC, Martin NA, Horning MA, McArthur DL, Hovda D, Vespa PM Md, Brooks GA (2015b) Lactate: Brain Fuel in Human Traumatic Brain Injury. A Comparison to Normal Healthy Control Subjects. J Neurotrauma 32(11): 820–832

MacLean DA, Bangsbo J, Saltin B (1999) Muscle interstitial glucose and lactate levels during dynamic exercise in humans determined by microdialysis. J Appl Physiol 87: 1483–1490

Fröhlich J, Urhausen A, Seul U, Kindermann W (1989) Beeinflussung der individuellen anaeroben Schwelle durch kohlehydratarme und -reiche Ernährung. Leistungssport 19: 18–20

Gleeson TT (1996) Post-Exercise Lactate Metabolism: A Comparative Review of Sites, Pathways, and Regulation. Annu Rev Physiol 58: 565–581

Halestrap AP (2013) Monocarboxylic acid transport. Compr Physiol 3: 1611–1643

Hartleb C (2005) Laktatminimum. Eine Kenngröße zur Bestimmung der Ausdauerleistungsfähigkeit? Unveröffentl. Dipl. Arb., Universität Graz

Hauser T, Adam J, Schulz H (2014) Comparison of selected lactate threshold parameters with maximal lactate steady state in cycling. Int J Sports Med 35: 517–521

Hashimoto T, Hussien R, Brooks GA (2006) Colocalization of MCT1, CD147 and LDH in mitochondrial inner membrane of L6 cells: Evidence of a mitochondrial lactate oxidation complex. Am J Physiol Endocrinol Metab 290: E1237–E1244

Hashimoto T, Hussien R, Cho H-S, Kaufer D, Brooks GA (2008) Evidence for a mitochondrial lactate oxidation complex in rat neurons: a crucial component for a brain lactate shuttle. PLoS One 13: e2915

Heck H (1990) Laktat in der Leistungsdiagnostik. Hofmann, Schorndorf

Heck H, Rosskopf P (1994) Grundlagen verschiedener Laktatschwellenkonzepte und ihre Bedeutung für die Trainingsleistung. In: Clasing D, Weicker H, Böning D. Stellenwert der Laktatbestimmung in der Leistungdiagnostik. G. Fischer, Stuttgart: 120–126

Heck H, Philippi H, Rost R, Schürch P, Hollmann W (1976) Zur Beurteilung der sportartspezifischen Ausdauerleistungsfähigkeit im Labor. Sportarzt u Sportmed 27: 80–88 und 109–112

Heck H, Hess G, Mader A (1985) Vergleichende Untersuchung zu verschiedenen Laktat-Schwellenkonzepten. Dtsch Ztschr Sportmed 2: 40–52

Hill DW (1996) Effect of time of day on aerobic power in exhaustive high-intensity exercise. J Sports Med Phys Fitness 36: 155–160

Hill AV, Lupton H (1923) Muscular exercise, lactic acid and the supply and utilization of oxygen. Q J Med 16: 135–171

Hofmann P (1997) Die Laktat-Diagnostik im Sport – Einfluss der Ernährung. Labor Aktuell 5: 10–13

Hofmann P (2007) Drei Phasen der Energiebereitstellung. medicalsports networks 3: 58–59

Hofmann P (2009) Belastungsuntersuchungen und Protokolle. In: Pokan R, Benzer W, Gabriel H, Hofmann P, Kunschitz E, Mayr K, Samitz G, Schindler K, Wonisch M (Hrsg) Kompendium der kardiologischen Prävention und Rehabilitation. Springer, Wien New York: 191–196

Hofmann P, Pokan R (1996) Neue Erkenntnisse zur Herzfrequenz-Leistungskurve. In: Müller E, Schwameder H. Aspekte der Sportwissenschaft. Österr. Sportwissenschaftliche Gesellschaft 1996, 121–131

Hofmann P, Pokan R (2010) Value of the application of the heart rate performance curve in sports. Int J Sports Physiol Perform 4: 437–447

Hofmann P, Tschakert G (2011) Special needs to prescribe exercise intensity for scientific studies. Cardiol Res Pract (Dec 15): 209–302

Hofmann P, Leitner H, Gaisl G, Neuhold Ch (1988) Computerunterstützte Auswertung des modifizierten CONCONI-Tests am Fahrradergometer. Leistungssport 18: 26–27

Hofmann P, Leitner H, Gaisl G (1992) Heart rate threshold, lactate turn point and anaerobic threshold determination by electromyography. Hung Rev of Sports Med 33: 13–20

Hofmann P, Bunc V, Leitner H, Pokan R, Gaisl G (1994a) Heart Rate Threshold Related to Lactate Turn Point and Steady State Exercise on Cycle Ergometer. Eur J Appl Physiol 69: 132–139

Hofmann P, Pokan R, Preidler K, Leitner H, Szolar D, Eber B, Schwaberger G (1994b) Relationship between heart rate threshold, lactate turn point and myocardial function. Int J Sports Med 15: 232–237

Hofmann P, Peinhaupt G, Leitner H, Pokan R (1995a) Evaluation of Heart Rate Threshold by means of Lactate Steady State and Endurance Tests in White Water Kayakers. In: Viitasoalo JT, Kujala U (eds) The Way To Win. Proceedings of the International Congress on Applied Research in Sports held in Helsinki, Finland, on 9–11 August 1994, The Finnish Society for Research in Sport and Physical Education, Helsinki 1995, pp 217–220

Hofmann P, Wiesspeiner G, Pokan R (1995b) Arterial Oxygen Saturation during graded cycle ergometer exercise related to aerobic and anaerobic lactate threshold. VIIIth FIMS European Congress of Sports Medicine, Granada 1995: p 130

Hofmann P, Wiesspeiner G, Pokan R (1995c) Puls Oxymetrie – Möglichkeiten in der nichtinvasiven Leistungsdiagnostik. ÖJSM 25: 72–75

Hofmann P, Peinhaupt G, Pokan R, Zweiker R (1996a) Relationship between treadmill performance and sport specific performance in white water kayakers. 1st Annual Congress of the College of Sport Science, Nice, May 28–31:664–665

Hofmann P, Pokan R, Beaufort F, Schumacher M, Fruhwald FM, Zweiker R, Eber B, Gasser R et al. (1996b) Left ventricular function during incremental cycle ergometer exercise related to aerobic and anaerobic threshold in patients after myocardial infarction, healthy older subjects and young sports students. In: Chytrackova J, Kohoutek M (eds) Sport Kinetics 95. Charles University, Prag, pp 192–198

Hofmann P, Pokan R, Seibert F-J, Zweiker R, Schmid P (1997a) The heart rate performance curve during incremental cycle ergometer exercise in healthy young male subjects. Med Sci Sports Exerc 29: 762–768

Hofmann P, Seibert F-J, Öhlknecht A, Sudi KM, Pokan R, Schmid P (1997b) Relationship between lactate turn points and potassium and sodium response during incremental cycle ergometer exercise. The Second Annual Congress of the European College of Sport Science Copenhagen, Denmark 20.–23. August 1997, pp 976–977

Hofmann P, Lamprecht M, Schwaberger G, Pokan R, von Duvillard SP (1998a) Einfluss unterschiedlicher Diätformen auf die Laktatleistungskurve im Stufentest und das Laktatverhalten bei Dauerbelastung auf dem Fahrradergometer – Eine Einzelfallstudie. Dtsch Ztschr Sportmed 49: 80–85

Hofmann P, Pokan R, von Duvillard SP (1998b) Influence of step length during incremental exercise on the heart rate performance curve. Med Sci Sports Exerc 30, Suppl: 242

Hofmann P, Seibert F-J, Öhlknecht A, Sudi KM, Pokan R, Schmid P (1998a) Relationship between blood potassium level and the deflection of the heart rate performance curve. Int J Sports Med 19: 25

Hofmann P, Seibert F-J, Pokan R, Golda M, Wallner D, von Duvillard SP (1999) Relationship between blood pH, potassium and the heart rate performance curve. Med Sci Sports Exerc 31: 150

Hofmann P, Pokan R, von Duvillard SP (2000) Heart rate performance curve and heart rate turn point. Acta Universitatis Tartuensis 5: 23–43

Hofmann P, Hartleb C, Wonisch M, Schwaberger G, Pokan R, von Duvillard SP (2006) Lactate-Minimum and Lactate Turn Point. In: Hoppeler H, Reilly T, Tsolakidis E, Gfeller L, Klossner S (eds) ECSS Lausanne 06 Book of Abstracts: p 445

Hofmann P, Jürimäe T, Jürimäe J, Purge P, Maestu J, Wonisch M, Pokan R, von Duvillard SP (2007) HRTP, prolonged ergometer exercise, and single sculling. Int J Sports Med 28: 964–969

Hofmann P, Dohr K, Seibert F-J, Wonisch M, Pokan R, Smekal G, Schwaberger G (2008) Relationship between Lactate Turn Point and Maximal Performance in Young Healthy Male and Female Subjects of Different Exercise Performance Level. In: Cabri J, Alves F, Araujo D, Barreiros J, Diniz J, Veloso A (eds) Book of Abstracts of the 13th Congress of the European College of Sport Science, 9–12 July 2008 Estoril, Portugal: 470

Hofmann P, Wonisch M, Pokan R (2009) Laktat-Leistungs-Diagnostik. In: Pokan R, Benzer W, Gabriel H, Hofmann P, Kunschitz E, Mayr K, Samitz G, Schindler K, Wonisch M (Hrsg) Kompendium der kardiologischen Prävention und Rehabilitation. Springer, Wien New York, S 225–246

Hofmann P, Tschakert G, Pokan R, von Duvillard SP (2010) Three-Phase Time Course of Physiological Variables During Incremental Cycling in Young Male and Female Subjects. Med Sci Sports Exerc 42: S238

Hofmann P, Tschakert G, Schwarz H, Mueller A, Groeschl W, Pokan R, von Duvillard SP (2012) Three Phase Response of Blood Lactate Concentration in Incremental and Constant Load Exercise. Med Sci Sports Exerc 44: S709–710

Hollmann W, Strüder KH (2009) Sportmedizin. Grundlagen für körperliche Aktivität, Training und Präventivmedizin, 5. Aufl. Schattauer, Stuttgart

Inbar O, Bar-Or O, Skinner JS (1996) The Wingate Anaerobic Test. Human Kinetics, Champaign, ILL

Ivy JL, Costill DL, Van Handel PJ, Essig DA, Lower RW (1981) Alteration in the lactate threshold with changes in substrate availability. Int J Sports Med 2: 139-142

Kargotich S, Goodman C, Keast D, Morton AR (1998) The Influence of Exercise-Induced Plasma Volume Changes on the Interpretation of Biochemical Parameters Used for Monitoring Exercise, Training and Sport. Sports Med 26: 101–117

Karlsson J (1971) Lactate in working muscles after prolonged exercise. Acta Physiol Scand 82: 123–130

Karlsson J, Jacobs I (1982) Onset of Blood Lactate Accumulation during Muscular Exercise as a Threshold Concept. I. Theoretical Considerations. Int J Sports Med 3: 190–210

Karapetian GK, Engels HJ, Gretebeck KA, Gretebeck RJ (2012) Effect of caffeine on LT, VT and HRVT. Int J Sports Med 33: 507–513

Keul J, Simon G, Berg A, Dickhut HH, Goerttler I, Kübel R (1979) Bestimmung der individuellen anaeroben Schwelle zur Leistungsbewertung und Trainingsgestaltung. Dtsch Ztschr Sportmed 7: 212–218

Kindermann W, Keul J (1977) Anaerobe Energiebereitstellung im Hochleistungssport. Die Bedeutung der metabolischen Azidose unter physiologischen und pathologischen Bedingungen. Wissenschaftliche Schriftenreihe des Deutschen Sportbundes, Bd 13. Hofmann, Schorndorf

Kindermann W, Simnon G, Keul J (1979) The significance of the aerobic-anaerobic transition for the determination of work load intensities during endurance training. Eur J Appl Physiol 42: 25–34

Leitner H, Hofmann P, Gaisl G (1988) A method for the microcomputer aided determination of the anaerobic threshold by means of heart rate curve analysis. Conference Proceedings 15 years: Biomedical Engineering in Austria 88 Graz (June): 136–141

Leitner H, Hofmann P, Leitner K (1992) Software zur Auswertung von Herzfrequenz und Laktatwerten in der Leistungsdiagnostik. Österr J Sportmed 22: 115–118

Leitner H, Hofmann P, Leitner K (1994) Anwendung der Fuzzy Logik zur Schwellenbestimmung in der Leistungsdiagnostik. In: Liesen H, Weiss M, Baum M (Hrsg) Regulations- und Repairmechanismen. 33. Deutscher Sportärztekongress Paderborn 1993. Deutscher Ärzte Verlag, Köln, S 197–199

Mader A, Heck H (1986) A theory of the metabolic origin of "anaerobic threshold". Int J Sports Med 7, Suppl 1: 45–65

Mader A, Liesen H, Heck H, Philippi H, Rost R, Schürch P, Hollmann W (1976) Zur Beurteilung der sportartspezifischen Ausdauerleistungsfähigkeit im Labor. Sportarzt und Sportmedizin 27: 80–88 und 109–112

Maud PJ, Foster C (eds) (1995) Physiological Assessment of Human Fitness. Human Kinetics, Champaign, ILL

McCaughan HMC, McRae RZ, Smith HK (2000) The Stability of Lactate Concentration in Preserved Blood Microsamples. Int J Sports Med 21: 37–40

McClelland GB, Khanna S, Gonzalez G, Butz CE, Brooks GA (2003) Peroxisomal membrane monocarboxylate transporters: evidence for a redox shuttle system? Biochem Biophys Res Commun 203: 130–135

McNaughton LR, Thompson D, Philips G, Bachx K, Crickmore L (2002) A comparison of the lactate pro, accusport, analox and kodak ektachem lactate analysers in normal, hot and humid conditions. Int J Sports Med 23: 130–135

MacRae HH, Noakes TD, Dennis SC (1995) Effects of endurance training on lactate removal by oxidation and gluconeogenesis during exercise. Pflugers Arch 430: 964–970

Maassen N, Busse MW (1989) The relationship between lactic acid and work load: a measure for endurance capacity or an indicator of carbohydrate deficiency? Eur J Appl Physiol 58: 728–737

Medbo JI, Mamen A, Holt Olsen O, Evertsen F (2000) Examination of four different instruments for measuring blood lactate concentration. Scand J Lab Invest 60: 367–380

Meyer T, Lucía A, Earnest CP, Kindermann W (2005) A conceptual framework for performance diagnosis and training prescription from submaximal gas exchange parameters – theory and application. Int J Sports Med 26, Suppl 1: S38–48

Meyerhof O (1920) Die Energieumwandlungen im Muskel III. Kohlenhydrat und Milchsäureumsatz im Froschmuskel. Pflügers Arch ges Physiol 185: 11–32

Müller A, Tschakert G, Moser O, Gröschl W, Hofmann P (2014) High intensity exercise warm-up, inhibition of glycolysis and its practical consequences. 6th International Congress on Science and Skiing 2013, St. Christoph a. A., Austria. In: Müller E, Kröll J, Lindinger S, Pfusterschmied J, Stöggl T (eds) Science and Skiing VI. Meyer & Meyer Sport, Maidenhead (UK), pp 224–230

Mujika I (2012) The cycling physiology of Miguel Indurain 14 years after retirement. Int J Sports Physiol Perform 7: 397–400

Muñoz I, Seiler S, Bautista J, España J, Larumbe E, Esteve-Lanao J (2014a) Does polarized training improve performance in recreational runners? Int J Sports Physiol Perform 9: 265–272

Muñoz I, Cejuela R, Seiler S, Larumbe E, Esteve-Lanao J (2014b) Training-intensity distribution during an ironman season: relationship with competition performance. Int J Sports Physiol Perform 9: 332–339

Muntean P (2014) Kapilläre Blutgasanalyse und Leistungsdiagnostik bei stufenförmiger Belastungsergometrie. Unveröffentl. Dipl. Arb., Universität Graz

Morton RH, Fukuba Y, Banister EW, Walsh ML, Kenny CTC, Cameron BJ (1994) Statistical evidence consistent with two lactate turnpoints during ramp exercise. Eur J Appl Physiol 69: 445–449

Natmessnig H (2014) Methodische Untersuchung zum aeroben Intervalltraining unter Berücksichtigung ergometrischer Kenndaten. Unveröff. Dipl. Arb., Universität Graz

Naveri HK, Leinonen H, Kiilavuori K, Harkonen M (1997) Skeletal muscle lactate accumulation and creatine phosphate depletion during heavy exercise in congestive heart failure cause of limited exercise capacity. Eur Heart J 18: 1937–1945

Neumann G, Schüler KP (1994) Sportmedizinische Funktionsdiagnostik. Sportmedizinische Schriftenreihe, Bd. 29. Johann Ambrosius Barth, Leipzig

Ofner M, Wonisch M, Frei M, Tschakert G, Domej W, Kröpfl JM, Hofmann P (2014) Influence of acute normobaric hypoxia on physiological variables and lactate turn point determination in trained men. J Sports Sci Med 13: 774–781

Pansold B, Zinner J (1994) Die Laktat-Leistungskurve – ein Analyse- und Interpretationsmodell der Leistungsdiagnostik im Schwimmen. In: Ciasing D, Weicker H, Böning D (Hrsg) Stellenwert der Laktatbestimmung in der Leistungsdiagnostik. Gustav Fischer, Stuttgart, S 47–64

Pellerin L, Pellegri G, Bittar PG, Charnay Y, Bouras C, Martin JL, Stella N, Magistretti PJ (1998) Evidence supporting the existence of an activity-dependent astrocyte-neuron lactate shuttle. Dev Neurosci 20: 291–299

Petter F, Malatschnig R, Gröschl W, Müller W, Schwaberger G, Hofmann P (2006) Lactate kinetics depend on the on-phase power setting. Isokin. Exerc Sci 14: 185–186

Platonov NV (1999) Belastung – Ermüdung – Leistung. Der moderne Trainingsaufbau. Trainer Bibliothek 34. Philippka Sportverlag, Berlin

Pokan R, Enne R, Hofmann P, Smekal G, von Duvillard SP, Leitner H, Bachl N, Schmid P (1998) Performance diagnostics in aging women and men. Int J Sports Med 19: 28

Pokan R, Hofmann P, von Duvillard SP, Rohrer A, Smekal G, Fruhwald FM et al. (2000) Exercise testing in cardiovascular diseased patients – lactate turn points versus gas exchange variables. Med Sci Sports Exerc 32: S143

Pokan R, Hofmann P, Smekal G, Wonisch M, Bachl N, Schmid P (2002) Leistungsdiagnostik zur Trainingssteuerung in der Bewegungstherapie von Herz-Kreislauferkrankungen. Inter Prax 42(4): 797–806

Pokan R, Gabriel H, Hörtnagl H, Podolsky A, Vonbank K, Wonisch M für die AG Kardiologische Rehabilitation und Sekundärprävention der ÖKG und die AG für theoretische und klinische Leistungsmedizin der Universitätslehrer Österreichs (2009) Empfehlungen für den internistischen Untersuchungsgang in der Sportmedizin. J Kardiol 16(11–12): 404–411

Pokan R, Ocenasek H, Hochgatterer R, Miehl M, Vonbank K, Von Duvillard SP, Franklin B, Würth S, Volf I, Wonisch M, Hofmann P (2014) Myocardial dimensions and hemodynamics during 24-h ultra-endurance ergometry. Med Sci Sports Exerc 46: 268–275

Ribeiro LF, Gonçalves CG, Kater DP, Lima MC, Gobatto CA (2009) Influence of recovery manipulation after hyperlactemia induction on the lactate minimum intensity. Eur J Appl Physiol 105: 159–165

Rinnerhofer S (2012) Körperliche Leistungsfähigkeit und gemessener Energieverbrauch bei unterschiedlichen berufstypischen Tätigkeiten – Entwicklung von Normwerten. Unveröffentl. Diss., Universität Graz

Robergs RA, Chwalbinska-Moneta J, Mitchell JB, Pascoe DD, Houmard J, Costill DL (1990) Blood lactate threshold differences between arterialized and venous blood. Int J Sports Med 11: 446–451

Rodriguez FA, Banquells M, Pons V, Drobnic F, Galilea PA (1992) A comparative study of blood lactate analytic methods. Int J Sports Med 13: 462–466

Rusko H, Luhtanen P, Rahkila P, Viitasalo J, Rehunen S, Härkönen M (1986) Muscle metabolism, blood lactate and oxygen uptake in steady state exercise at aerobic and anaerobic thresholds. Eur J Appl Physiol 55: 181–186

Schwaberger G, Pessenhofer H, Schmid P, Kohla B, Sauseng N, Kenner T (1991) Anaerobic two-phase test in cyclists. In: Bachl N, Graham TE, Löllgen H (eds) Advances in Ergometry. Springer, Berlin Heidelberg New York Tokyo, pp 153–161

Seiler KS, Kjerland GØ (2006) Quantifying training intensity distribution in elite endurance athletes: is there evidence for an "optimal" distribution? Scand J Med Sci Sports 16: 49–56

Sjödin B, Jacobs I (1981) Onset of blood lactate accumulation and marathon running performance. Int J Sports Med 2: 23–26

Skinner JS, McLellan TH (1980) The transition from aerobic to anaerobic metabolism. Res Q Exerc Sport 51: 234–248

Smekal G, von Duvillard SP, Rihacek C, Pokan R, Hofmann P, Baron R, Tschan H, Bachl N (2001) A physiological profile of tennis match play. Med Sci Sports Exerc 33: 999–1005

Smekal G, Scharl A, von Duvillard SP, Pokan R, Baca A, Baron R, Tschan H, Hofmann P, Bachl N (2002) Accuracy of neuro-fuzzy logic and regression calculations to determine maximal lactate steady state power output from incremental tests. Eur J Appl Physiol 88: 264–274

Smekal G, von Duvillard SP, Pokan R, Lang K, Tschan H, Hofmann P, Bachl N (2003a) Respiratory gas exchange end lactate measures during competitive orienteering. Med Sei Sports Exerc 35(4): 682–689

Smekal G, von Duvillard SP, Pokan R, Tschan H, Baron R, Hofmann P, Wonisch M, Bachl N (2003b) Changes in blood lactate and respiratory of gas exchange measures in sports with discontinuous load profiles. Eur J Appl Physiol 89: 489–495

Smekal G, von Duvillard SP, Frigo P, Tegelhofer T, Pokan R, Hofmann P, Tschan H, Baron R, Wonisch M, Renezeder K, Bachl N (2007) Menstrual cycle: no effect on exercise cardiorespiratory variables or blood lactate concentration. Med Sci Sports Exerc 39: 1098–106

Sonveaux P, Vegran F, Schroeder T, Wergin MC, Verrax J, Rabbani ZN, De Saedeleer CJ, Kennedy KM, Diepart C, Jordan BF, Kelley MJ, Gallez B, Wahl ML, Feron O, Dewhirst MW (2008) Targeting lactate-fueled respiration selectively kills hypoxic tumor cells in mice. J Clin Invest 118: 3930–3942

Stegmann H, Kindermann W (1981) Bestimmung der individuellen anaeroben Schwelle bei unterschiedlich Ausdauertrainierten aufgrund des Verhaltens der Lactatkinetik während der Arbeits- und Erholungsphase. Dtsch Z Sportmed 32: 213–221

Stegmann H, Kindermann W, Schabel A (1981) Lactate kinetics and individual anaerobic threshold. Int J Sports Med 2: 160–165

Strauzenberg SE, Gürtler H, Hannemann D, Tittel K (Hrsg) (1990) Sportmedizin. Grundlagen der sportmedizinischen Betreuung. Johann Ambrosius Barth Verlag, Leipzig

Stühlinger N (2010) Untersuchung der Grundlagen der Dmax Methode zur Bestimmung der anaeroben Schwelle – Vergleich mit Standardmethoden. Unveröffentl. Dipl. Arbeit, Universität Graz

Taoutaou Z, Granier P, Mercier B, Mercier J, Ahmaidi S, Prefaut C (1996) Lactate kinetics during passive and partially active recovery in endurance and sprint athletes. Eur J Appl Physiol 73: 465–470

Tegtbur U, Busse MW, Braumann KM (1993) Estimation of an individual equilibrium between lactate production and catabolism during exercise. Med Sei Sports Exerc 25(5): 620–627

Tønnessen E, Svendsen IS, Rønnestad BR, Hisdal J, Haugen TA, Seiler S (2015) The annual training periodization of 8 world champions in orienteering. Int J Sports Physiol Perform 10: 29–38

Tschakert G, Hofmann P (2013) High-intensity intermittent exercise: methodological and physiological aspects. Int J Sports Physiol Perform 8: 600–610

Tschakert G, Kroepfl J, Mueller A, Moser O, Groeschl W, Hofmann P (2015) Ho to regulate the acute physiological response to „aerobe" high-intensity interval exercise. J Sport Sci Med 14(1): 29–36

Urhausen A, Coen B, Weiler B, Kindermann W (1993) Individual anaerobic threshold and maximum lactate steady state. Int J Sports Med 14: 134–139

van Hall G, Strømstad M, Rasmussen P, Jans O, Zaar M, Gam C, Quistorff B, Secher NH, Nielsen HB (2009) Blood lactate is an important energy source for the human brain. J Cereb Blood Flow Metab 29: 1121–1129

Von Duvillard SP, Pokan R, Hofmann P, Plaud JJ, Smith T, Brinkert R (1998) The effect of equal load and different pedal rates on respiratory gas exchange measures and lactate concentration in healthy young males. Med Sci Sports Exerc 30(5), Suppl: 14

von Duvillard SP, Hofmann P, Pokan R (2000) Metabolic and EMG changes resulting from a series of supra-maximal modified Wingate tests in competitive alpine skiers in the laboratory. Med Sci Sports Exerc 32(5): S360

von Duvillard SP, Hofmann P, Schwaberger G, Pokan R, Meyer N, Rausch W (2001) Metabolic changes resulting from a series of consecutive supra-maximal laboratory tests in competitive alpine ski racers. In: Müller E, Schwameder H, Raschner C et al. (eds) Science and Skiing II. Schriftenreihe Schriften zur Sportwissenschaft, Bd 26. Verlag Dr. Kovac, Hamburg, S 469–479

Vuorimaa T, Häkkinen K, Vähäsöyrinki P, Rusko H (1996) Comparison of three maximal anaerobic running test protocols in marathon runners, middle-distance runners and sprinters. Int J Sports Med 17: 109–113

Wallner D, Simi H, Burgsteiner H, Hofmann P (2013) Validity of Lactate Turn Points of trained and untrained subjects while treadmill running. In: Balague N, Torrents C, Vilanova A et al.: Book of Abstracts18th Annual of the annual Congress of the European College of Sport Science 26th–29th June, 2013: 683

Wasserman K (1986) The anaerobic threshold: definition, physiological significance and identification. Adv Cardiol 35: 1–23

Wasserman K, McIlroy MB (1964) Detecting the threshold of anaerobic metabolism in cardiac patients during exercise. Am J Cardiol 14: 844–852

Wasserman K, Hansen JE, Sue DY, Stringer WW, Whipp BJ (2005) Principles of Exercise Testing and Interpretation. Including Pathophysiology and Clinical Applications, 4th ed. Lippincott Williams & Wilkins, Philadelphia

Windisch V (2012) Belastungsprofil und Beanspruchung bei Training und Wettkampf in der Sportart „Short Track" und Vergleiche zu leistungsdiagnostischen Kenndaten. Unveröffent. Dipl. Arb., Universität Graz

Wonisch M, Hofmann P, Fruhwald FM, Hoedl R, Schwaberger G, Pokan R, von Duvillard, SP, Klein W (2002) Effect of ß1-selective adrenergic blockade on maximal lactate steady state in healthy men. Eur J Appl Physiol 87: 66–71

Wonisch M, Hofmann P, Schwaberger G, von Duvillard SP, Klein W (2003) Validation of a field test for the non-invasive determination of badminton specific aerobic performance. Br J Sports Med 37(2): 115–118

Wultsch G, Rinnerhofer S, Tschakert G, Hofmann P (2012) Governmental regulations for early retirement by means of energy expenditure cut offs. Scand J Work Environ Health 38(4): 370–379

Yoshida T (1984) Effect of dietary modifications on lactate threshold and onset of blood lactate accumulation during incremental exercise. Eur J Appl Physiol 53: 200–205

Zechner N (2011) Bestimmung von Umstellpunkten in der Herzfrequenz und Herzfrequenzvariabilität bei stufenförmiger ansteigender Ergometerbelastung im Vergleich zu metabolischen und respiratorischen Umstellpunkten. Dipl. Arb., Universität Graz

Zinner J, Pansold B, Buckwitz R (1993) Computergesteuerte Auswertung von Stufentests in der Leistungsdiagnostik. Leistungssport 2: 21–26

Zintl F (1988) Ausdauertraining. Grundlagen, Methoden, Trainingssteuerung. Blv sportwissen Nr. 416. BLV Verlag, München

Zois J, Bishop D, Aughey R (2015) High-intensity Warm up Improves Performance During Subsequent Intermittent Exercise. Int J Sports Physiol Perform 10(4): 498–503

14

Grundlagen der Trainingslehre

Allgemeine Grundlagen, Planung und Organisation des Trainings

Peter Hofmann, Gerhard Tschakert und Alexander Müller

© Springer-Verlag GmbH Austria 2017
M. Wonisch, P. Hofmann, H. Förster, H. Hörtnagl, E. Ledl-Kurkowski, R. Pokan (Hrsg.),
Kompendium der Sportmedizin, DOI 10.1007/978-3-211-99716-1_15

15.1   Einführung

Das Wissen um trainingswissenschaftliche Grundlagen ist ein integraler Bestandteil der sportmedizinischen Betreuung von Sportlern und Sportlerinnen aller Leistungsklassen. Aufgrund der Komplexität und der Vielfalt der unterschiedlichen Trainingsmaßnahmen in den verschiedensten Sportarten kann die sportmedizinische Beratung meist nur auf wesentliche Grundlagen, die allen Sportarten gemeinsam sind, eingehen. Eine Basiskenntnis über die grundlegenden Ziele, Inhalte und Methoden sportlichen Trainings sowie deren gesetzmäßige Abhängigkeiten und Abläufe ist Voraussetzung für eine, über die rein klinisch-medizinische Betreuung hinausgehende sportspezifische Beratung von Sportlern und Sportlerinnen. Im Folgenden werden die Grundlagen der Trainingslehre komprimiert zusammengefasst dargestellt. Für einen umfangreichen Einblick in die Gesetzmäßigkeiten sportlichen Trainings werden die Leser auf die Standardlehrbücher der Trainingslehre verwiesen (Matwejew 1981; Platonov 1999; Harre 1979; Weineck 2007).

Sportliches Training wird von den Trainingswissenschaften als ein komplexer Handlungsprozess definiert, der das Ziel hat, planmäßig und sachorientiert auf den sportlichen Leistungszustand und auf die Fähigkeit zur bestmöglichen Präsentation der Leistung in der jeweiligen Bewährungssituationen (üblicherweise ein Wettkampf) einzuwirken (Weineck 2007). Je nach Trainingsziel soll durch Training der Leistungszustand des Sportlers meist erhöht oder erhalten, aber auch – in spezifischen Situationen – gezielt vermindert werden. Die Höhe und Geschwindigkeit der Anpassung an Trainingsbelastungen, die Trainierbarkeit, ist nicht bei allen Personen gleich hoch (Mann et al. 2014) und ist genetisch festgelegt (Bouchard et al. 2011). Das „sportliche" Training wird heute um den Begriff des „therapeutischen Trainings" oder der „Trainingstherapie" (BGBl. I 1989/2012) zur Behandlung und Rehabilitation verschiedenster chronischer Erkrankungen erweitert (Hofmann et al. 2009). Aus sportmedizinischer Sicht sind vor allem die biologischen Wirkungen von körperlicher Aktivität und Training sowie die methodische Umsetzung dieser Maßnahmen relevant. Die Zielgruppe hat sich in den letzten Jahren von den nach wie vor zu betreuenden klassischen Leistungsathleten in Richtung Hobbyleistungssportler und Gesundheitssportler verschoben. Die grundsätzlichen Prinzipien und Regeln gelten jedoch für alle Leistungsbereiche in gleichem Ausmaß.

15.2   Allgemeine Grundlagen der Anpassungsprozesse durch körperliches Training

Die Anpassung des Organismus auf äußere Trainingsreize erfolgt durch eine ausreichend intensive und dauerhafte Störung des inneren Milieus durch Muskelaktivität. Diese körperlichen Belastungen bestimmen die akuten Anpassungsprozesse, um die Körperfunktionen auf den dafür notwendigen stabilen Energiestoffwechsel einzustellen (Rivera-Brown u. Frontera 2012). Zusätzlich erfolgen Steuerungen in Form von Feedback-Mechanismen, um gefährdende Auslenkungen des internen Milieus zu vermeiden. Zusammen ermöglichen diese akuten Anpassungsmechanismen eine körperlich-sportliche Leistung und bestimmen und limitieren sie.

Training in Form systematischer, geplanter und gezielter Wiederholungen von körperlichen Belastungen induziert eine länger dauernde stabile Anpassung aller beteiligten Körperfunktionen und Strukturen, die in der Folge eine erhöhte Leistungsfähigkeit möglich machen (Viru 1994). Unterschieden wird zwischen einer generellen, unspezifischen und einer spezifischen Anpassungsreaktion (Issurin 2013; Fyfe u. Bishop 2014).

Die unspezifischen Anpassungsreaktionen sind die Grundlage für die allgemeine Anpassung des Organismus an Belastung, die vor allem für die Erhaltung einer stabilen Gesundheit

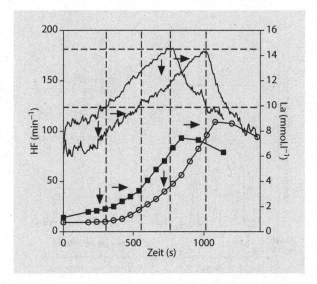

◘ Abb. 15.1 Einzelbeispiel für Verschiebung der Laktat- und der HF-Leistungs-Kurve durch Training. Ausdauertraining senkt auf definierten submaximalen Belastungsstufen die Herzfrequenz und die Laktat-Konzentration als Zeichen der Verbesserung der aeroben Leistungsfähigkeit mit einer geringeren Laktat-Produktion, einer stärkeren lokalen Laktat-Oxidation und einer Ökonomisierung des Kreislaufs. Gleichzeitig steigt die maximale Leistungsfähigkeit bei gleicher Anstrengung oder aber höherer Mobilisationsfähigkeit

von Bedeutung sind (Viru u. Smirnova 1995). Die Hauptkomponenten der allgemeinen Anpassungsreaktion sind die Mobilisation der Energiereserven des Organismus, die Mobilisation von Proteinreserven (Seene et al. 2011; Gibala 2007) und die Aktivierung des Immunsystems (Freidenreich u. Volek 2012; Walsh et al. 2011).

Das Ergebnis der Anpassungsreaktion ist eine höhere muskuläre und allgemeine Leistungsfähigkeit aller relevanten Funktionssysteme, was bei höherer Belastung eine gleiche Beanspruchung (= gleiche Anstrengung) und eine diagnostisch erfassbare Verschiebung der submaximalen und maximalen Leistungskenndaten hin zu höheren Leistungen bzw. zu einer geringeren Beanspruchung bei gleicher Leistung auf submaximalen Stufen ergibt (◘ Abb. 15.1).

Jede Belastungsintensität oder Dauer, die eine kritische Schwelle überschreitet, führt zu einer generellen Mobilisation von Energie- und Proteinressourcen und damit zur Aktivierung der Mechanismen der generellen Anpassung. Bei niedrigen Intensitäten ist die Dauer aber meist deutlich zu gering, um nachhaltige Effekte zu erzielen (Zunzer 2012). Strukturelle und funktionelle Veränderungen im Organismus einer trainierenden Person kennzeichnen die langzeitliche Anpassung im Verlauf längerer Perioden von Training. Um die langzeitliche Anpassungsänderungen zu stimulieren, ist es notwendig, zusätzliche neue Proteinmoleküle zu synthetisieren (Gibala 2007; Pitkanen et al. 2003; Poortmans et al. 2012; Seene et al. 2011).

Diese Anpassung betrifft die Strukturmoleküle der aktivsten zellulären Strukturen und der Enzymproteine der wesentlichsten Stoffwechselwege während der akuten Anpassung auf eine Trainingsbelastung. Die spezifische Richtung jeder Trainingsbelastung bestimmt daher auch den Ort und die Art der langfristigen Anpassungsänderungen (Fyfe u. Bishop 2014). Die adaptive Proteinsynthese benötigt ein Ansprechen des genetischen Apparates der Zelle, eine Versorgung mit Bausubstanzen (Aminosäuren usw.), die Zerstörung der alten, physiologisch erschöpften Zellteile und die Unterstützung der Synthese durch eine entsprechende Energieversorgung (Bouchard et al. 2011; Egan u. Zierath 2013).

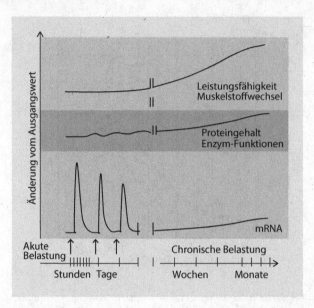

◘ Abb. 15.2   Die molekulare Anpassung an Belastung. Schematische Darstellung der Änderungen in der mRNA-Expression (unten) und der Proteinbildung (Mitte) als Funktion der Zeit als Konsequenz von akuten und chronisch wiederholten Belastungen, die zu stabilen Änderungen des Proteingehaltes und der Leistungsfähigkeit (oben) führen. Obwohl jeder einzelne Belastungsreiz als Stimulus für die Anpassung notwendig ist, ist ein einzelner Belastungsreiz nicht geeignet, den Muskelphänotyp zu verändern. Diese Anpassung ist eine Folge wiederholter Belastungsreize gleicher Richtung. Ein einzelner Belastungsreiz führt zu einem akuten, aber flüchtigen Anstieg der mRNA-Expression bestimmter Gene während der Erholung. Eine mehrfach erhöhte Auslenkungen der mRNA-Expression sind typischerweise 3–12 Stunden nach dem Ende der Belastung zu finden und gehen innerhalb von 24 Stunden wieder auf den Ausgangswert zurück. Das Reaktionsmuster ist spezifisch für jeweils ein bestimmtes Gen und die Belastung. Translationsprozesse und eine erhöhte Proteinsynthese nach der Belastung ergeben einen moderaten Anstieg des Proteingehaltes in die gleiche Richtung. Die Summation von wiederholten Belastungen führt dann in Abhängigkeit von den wiederholten pulsatilen Anstiegen der mRNA zu einer graduellen Akkumulation des Proteingehaltes. Die längerfristige Anpassung an Training ist die Folge der kumulativen Effekte jeder einzelnen Trainingsbelastung, die zu einer neuen Funktionsschwelle führen. Die durch Training bedingten Änderungen des Proteingehaltes oder der Enzymfunktionen verändern die metabolische Antwort auf Belastungen die zu einer verbesserten Leistungsfähigkeit (oben) führt. Da die Halbwertszeiten für Proteine deutlich länger sind als für die mRNA, können die durch Training bedingten Änderungen im Proteingehalt deutlich schneller detektiert werden als die kurzfristigen Änderungen der Transkription durch die akuten Einzel-Trainingsbelastungen. (Mod. nach Egan u. Zierath 2013)

Das Ansprechen des genetischen Zellapparates wird durch die metabolischen Änderungen, durch die Belastung sowie durch die dadurch ausgelösten hormonellen Änderungen während Belastung und Erholung erfüllt. Eine essentielle Rolle kommt dabei dem Proteinabbau durch die Belastung zu. Die Versorgung mit Bausubstanzen (z.B. Aminosäuren), die Zerstörung der alten, physiologisch erschöpften Zellteile und die Unterstützung der Synthese durch eine entsprechende Energieversorgung stehen in enger Verbindung mit der Aktivierung der Mechanismen der generellen Anpassung. Die einzelne Trainingsbelastung muss daher ausreichend hoch (intensiv und/oder lang) sein, um die Mechanismen der generellen Anpassung inklusive einer deutlichen Auslenkung der endokrinen Funktionen zu aktivieren. Die wesentlichen strukturellen Anpassungen erfolgen unter Nutzung der Energie- und Proteinreserven des Organismus in der Erholungsphase. Pulse erhöhter mRNA während der Erholung nach akuten Belastungen (◘ Abb. 15.2) fördern die Synthese spezifischer Proteine, was zu einer graduellen Umgestaltung und Vergrößerung der aktiven Zellstrukturen mit einer längerfristigen funktionellen Anpassung führt (Egan u. Zierath 2013; Viru 1995).

Diese Anpassungen sind spezifisch für die Arbeitsmuskulatur, was insgesamt zur Maximierung der Substratversorgung, der respiratorischen Kapazität der Mitochondrien und der kontraktilen Funktion während der Belastung führt. Als Netto-Effekt ergibt sich eine optimierte Leistungsfähigkeit für eine zukünftige Belastungsherausforderung, die für ein robusteres Gleichgewicht bei metabolischen Störungen sorgt und als Konsequenz eine verbesserte Ermüdungsresistenz ergibt (Egan u. Zierath 2013).

Sportliches Training ist nach Viru (1995) durch systematische Belastungen mit dem Ziel der Verbesserung der körperlichen Fähigkeiten, der Entwicklung von Fertigkeiten (Skills) und der damit verbundenen Entwicklung sportartspezifischer Techniken gekennzeichnet. Meist werden von den Trainern Erfahrung und – zu einem geringen Ausmaß – die Ergebnisse wissenschaftlicher Studien zur Auswahl von Trainingsübungen verwendet. Tests der körperlichen Leistungsfähigkeit, Beobachtung der Technik und Wettkampfleistungen werden üblicherweise als Indikatoren der Effektivität des Trainings verwendet. Dieser Ansatz gilt nicht nur für den Spitzenathleten, sondern auch für das Gesundheitstraining untrainierter Personen oder die therapeutische Anwendung von Training (Ammann et al. 2014; Campbell et al. 2012; Winter-Stone et al. 2014).

Im Allgemeinen werden mehr oder weniger genau definierte Belastungen vorgegeben, um die zugehörigen Ziele zu erreichen. Dieses sehr allgemeine Verständnis von Training führt zu einem Missverhältnis zwischen dem Wissen über die einzelnen Trainingsbelastungen und den Effekten aus ihrer systematischen Wiederholung. Zusätzlich entsteht mit Blick auf die Steuerung des Trainings das essentielle Problem, dass eine längere Zeit (mehrere Monate) an Training notwendig ist, um nachweisbare und messbare Trainingseffekte auf die physische und technisch taktische Leistungsfähigkeit erfassen zu können. Man kann deshalb nur eine verzögerte Feedback-Information zur Wirkung des Trainings erhalten, z.B. durch Tests und Wettkampfergebnisse. Zusätzlich erschwerend ist der Umstand, dass diese Rückmeldung nur einen integralen Ausdruck der Gesamtheit des absolvierten Trainings und der verwendeten Methoden darstellt. Einen Ausweg bietet der Ansatz von Viru (1995), der besagt, dass alle Trainingseffekte auf einer belastungsinduzierten Störung des Organismus basieren und dass eine spezifische Abhängigkeit zwischen jeder Störung und der Art, Intensität und Dauer der Belastung besteht.

Jedes Training ergibt spezifische Änderungen im Organismus, die notwendig sind, um das vorgegebene Trainingsziel zu erreichen (Fyfe u. Bishop 2014). Zusammengefasste Änderungen durch aneinandergereihte Trainingsbelastungen ergeben einen erhöhten Anpassungsgrad der Leistungsfähigkeit, eine optimale körperliche Entwicklung oder einen erhöhten Gesundheitsschutz. Die praktische Konsequenz ist daher, dass jede Trainingsbelastung das Ziel verfolgt, spezifische Änderungen im Organismus hervorzurufen. Die resultierenden Änderungen erlauben eine Kontrolle der Effektivität jeder einzelnen Trainingsbelastung (oder einer Serie von Belastungsreizen). Auf diese Weise kann „sinnloses" (weil zielloses) Training vermieden und der Trainingsprozess dadurch kontrolliert und gesteuert werden. Das Verständnis der molekularen Prozesse in der Anpassung an akute und chronische Trainingsbelastungen ist die Grundlage für eine zukünftige zielgerichtete Steuerung des Trainings über molekulare Marker (Coffey u. Hawley 2006, 2007).

15.3 Belastung, Ermüdung, Wiederherstellung und Superkompensation

Anpassungseffekte werden immer dann ausgelöst, wenn eine ausreichend hohe Belastung im Training erreicht wird. Der prinzipielle Zusammenhang zwischen Belastung, Ermüdung und Wiederherstellung ist in ◘ Abb. 15.3 dargestellt.

Dieses Muster der Superkompensation, das für den Muskel-Glykogen-Speicher gezeigt wurde, kann auch für eine Reihe anderer funktioneller Ressourcen, wie z.B. den

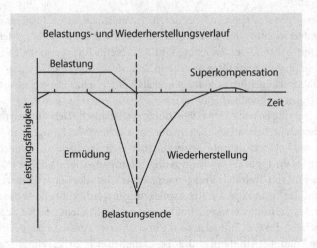

◘ **Abb. 15.3**   Belastung, Ermüdung und Wiederherstellung mit anschließender Superkompensation. Eine ausreichend intensive und lange dauernde Belastung führt zu einer klaren Ermüdung, die im Verlauf der Belastung immer stärker wird und zum Belastungsabbruch zwingt. Nach Beendigung der Belastung kommt es zur Wiederherstellung, die anfangs rasch, später immer geringer erfolgt. Im ersten Drittel der WH werden bereits 55–65% des Ausgangswertes wieder erreicht, im zweiten Drittel 85–90% und im letzten Drittel 100%. Die Rückanpassung erfolgt jedoch nicht nur auf das Ausgangsniveau der Leistungsfähigkeit und der dafür nötigen funktionellen Ressourcen, sondern darüber hinaus. Dieses Phänomen wird als Superkompensation bezeichnet. Abhängig von der Höhe der Belastung kann keine, eine geringe oder eine starke Superkompensation ausgelöst werden, die nach ca. 24–48 Stunden auftritt. (Mod. nach Platonov 1999)

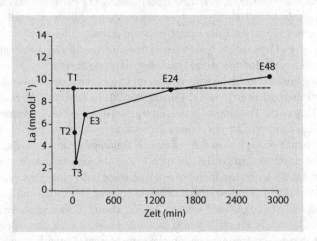

◘ **Abb. 15.4**   Blut-Laktat-Konzentration und Superkompensation. Verlauf der maximalen Laktat-Konzentration (La_{max}) nach drei aufeinander folgenden maximalen Belastungstests, kombiniert mit jeweils 30 Minuten intensiver Dauerbelastung am LTP_2 am Fahrrad-Ergometer (T1–T3) sowie La_{max} bei maximalen Ergometrien nach 3, 24 und 48 Stunden Erholung. Das Muster des Laktat-Verlaufs zeigt indirekt die Höhe des verfügbaren Glykogenspeichers und die Superkompensation nach ca. 48 Stunden an

Kreatinphosphat(KP)-Speicher (Robinson et al. 1999) oder aber auch indirekt für die maximale Laktat-Konzentration als Indikator für den verfügbaren Glykogenspeicher (◘ Abb. 15.4) gezeigt werden. Auch für den Glykogenspeicher im Gehirn wurde nach erschöpfenden Belastungen das Phänomen gefunden (Matsui et al. 2012). Der Superkompensationseffekt im Glykogen-Speicher der Muskulatur hält bis zu fünf Tagen an (Arnall et al. 2007).

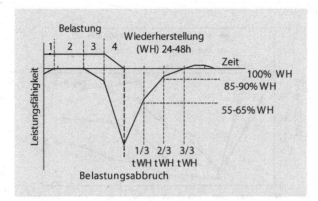

◘ Abb. 15.5   Zusammenhang zwischen Intensität und Dauer einer Belastung auf Ermüdung, Wiederherstellung und Superkompensation. 1) Geringe Belastung: 15–20% des Arbeitsumfangs bis zur klaren Ermüdung – Aufwärmeffekt, stabile Leistungsfähigkeit. 2) Mittlere Belastung: 40–60% des Arbeitsumfangs bis zur klaren Ermüdung – stabile Leistungsfähigkeit. 3) Bedeutende (submaximale) Belastung: 60–75% des Arbeitsumfangs bis zur klaren Ermüdung – diskrete Ermüdung, Kompensation. 4) Maximale Belastung: Auftreten der klaren Ermüdung bis zum Belastungsabbruch – Abnahme der Leistungsfähigkeit. (Mod. nach Platonov 1999)

Fast immer verbindet man den Begriff „Belastung" mit der Intensität, was jedoch eine unzulässige Reduktion des Begriffs auf nur diese eine Belastungskenngröße darstellt. Platonov (1999) zeigt in seinem Konzept die Wirkung von Intensität und Dauer auf Belastung, Ermüdung und Wiederherstellung deutlich auf. ◘ Abb. 15.5 zeigt die Abhängigkeit von Ermüdung, Wiederherstellung und Superkompensation für unterschiedlich lange, aber gleich intensive Belastungen. Als gering wird eine Belastung eingestuft, die ca. 15–20% der Dauer der Belastung bis zur klaren Ermüdung beträgt (◘ Abb. 15.5: Bereich 1). Unabhängig von der Höhe der Intensität hat eine derartig kurze Belastung nur einen Aufwärmeffekt und stabilisiert die Leistungsfähigkeit. Eine mittlere Belastung dauert ca. 40–60% der Dauer der Belastung bis zur klaren Ermüdung (◘ Abb. 15.5: Bereich 2). Diese Belastung ist ebenfalls durch eine stabile Leistungsfähigkeit ohne Ermüdung gekennzeichnet. Sowohl bei einer geringen als auch bei einer mittleren Belastung kommt es durch das Fehlen der Ermüdung auch zu keiner Superkompensation und damit zu keinem Leistungszuwachs. Erst bei einer bedeutenden oder submaximalen Belastung von ca. 60–75% der Dauer bis zur klaren Ermüdung kommt es zu einer kompensierten Ermüdung, die dadurch gekennzeichnet ist, dass zwar Ermüdung auftritt, die Leistung jedoch mit einem höheren Willens- und energetischen Aufwand noch im gleichen Ausmaß aufrechterhalten werden kann (◘ Abb. 15.5: Bereich 3). Diese Form der Ermüdung benötigt ca. 24 Stunden zur Wiederherstellung und ergibt eine geringe Superkompensation. Erst die sog. maximale Belastung (mit dem Auftreten einer klaren Ermüdung und einem Leistungsabfall bis hin zum Belastungsabbruch) führt durch die starke Auslenkung auch zu einer starken Superkompensation, die nach ca. 48 Stunden beginnt (◘ Abb. 15.5: Bereich 4). Eine geringfügige Verlängerung der Belastungszeit hin zu einer klaren Ermüdung mit einer Leistungsreduktion kann zu einer deutlichen Verlängerung (Verdoppelung) der Wiederherstellungszeit führen. Leitgröße ist das Ausmaß der Ermüdung, die durch die Dauer der Belastung bei vorgegebener Intensität erzeugt wird (ebd.).

Experimentelle Befunde von Irimia et al. (2012) zeigten, dass durch eine chronische niedrigfrequente Stimulation des Tibialis-Muskels von Kaninchen über 1 oder 24 Stunden der Glykogen-Speicher um 10% bzw. 50% entleert wurde. In der nachfolgenden Erholung wurde der Glykogen-Speicher der einstündigen Belastung nur wieder bis zum Ausgangsniveau gefüllt, jedoch der nach

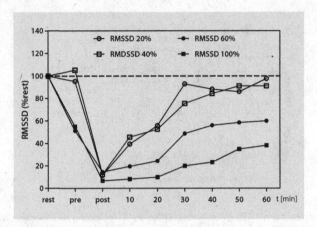

◘ **Abb. 15.6**   Beispiel der Wiederherstellung anhand der Herzfrequenzvariabilität (RMSSD) bei einer Einzelperson nach unterschiedlich langen, aber gleich intensiven Belastungen – relativ zum Ausgangswert. (Mod. nach Martin 2011)

der 24-Stunden-Belastung im Sinn einer Superkompensation um 50% über das Ausgangsniveau erhöht. Dieser Anstieg des Glykogen-Speichers stand in einem signifikanten Zusammenhang mit der Änderung wesentlicher Enzyme, wie z.B. einem Anstieg der Hexokinase-2-Aktivität.

◘ Abb. 15.6 zeigt schematisch das Beispiel der Wiederherstellung relativ zum Ausgangswert anhand der Herzfrequenzvariabilität (RMSSD) bei einer Einzelperson nach unterschiedlich langen, aber gleich intensiven Belastungen (Martin 2011). Es ist deutlich zu sehen, dass bei der niedrigen Belastungsdauer mit 20% und 40% der maximalen Dauer dieser intensiven Dauerbelastung am LTP$_2$ bereits nach einer Stunde der Ausgangszustand wieder erreicht wird. Bei der Belastung bis 60% der maximalen Dauer bis zur klaren Ermüdung ist nach einer Stunde Erholung erst 60% des Ausgangswertes erreicht, bei 100% knapp 40%.

Stanley et al. (2013) zeigen in einer Übersicht diesen Zusammenhang und stellen aber fest, dass die Reaktivierung des Parasympathikus nicht mit der Erholung anderer physiologischer Systeme übereinstimmt, z.B. mit den Energiereserven oder dem neuromuskulären System. Ihre Analysen zeigten, dass eine komplette Regeneration der autonomen kardialen Funktion nach einer einzelnen aeroben niedrigintensiven Schwellenbelastung bis zu 24 Stunden dauert, nach einer intensiven Schwellenbelastung 24–48 Stunden eintritt und über 48 Stunden nach hochintensiven Belastungen benötigt. Sie kommen zu dem Schluss, dass die Dauer der Belastung auch die Länge der Erholung zumindest der Parasympathikus-Funktion bestimmt.

Dieser für definierte Einzelbelastungen und speziell für den Glykogen-Speicher beschriebene Zusammenhang von Belastung und Erholung gilt auch für komplexe und kombinierte Trainingsbelastungen, ist aber bei weitem nicht einfach und direkt zu erklären bzw. zu beschreiben. Platonov (1999) zeigt schematisch sowohl die Kombination von Belastungen mit gleicher Charakteristik und unterschiedlicher Belastungshöhe (= Dauer bis zur klaren Ermüdung) als auch jene von kombinierten Belastungen mit unterschiedlicher Richtung und Charakteristik. Als ein Beispiel wird – aufbauend auf dem Grundmodell von Belastung, Wiederherstellung und Superkompensation – der Einfluss der Belastungsrichtung schematisch dargestellt (◘ Abb. 15.7).

Die Realisierung dieser gezielten und gesteuerten Anpassungseffekte zur Steigerung der sportlichen Leistungsfähigkeit erfolgt in der Trainingspraxis über die methodische Beschreibung des Trainings, die Prinzipien folgt und durch Regeln gekennzeichnet ist.

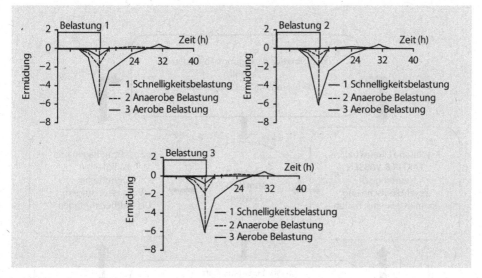

◘ Abb. 15.7 Belastung, Ermüdung, Wiederherstellung und Superkompensation bei maximalen Einzelbelastungen mit unterschiedlicher Belastungsrichtung. (Mod. nach Platonov 1999) (S = Schnelligkeit; An = anaerobe Belastungsrichtung; A = aerobe Belastungsrichtung)

15.4 Komponenten der Leistungsfähigkeit – motorische Hauptbeanspruchungsformen

Nach Viru (1995) sind die Hauptkomponenten der menschlichen Leistungsfähigkeit die aerobe Ausdauer, die anaerobe Ausdauer, Schnelligkeit und Kraft. Hollmann und Strüder (2009) ergänzen diese Komponenten um die Flexibilität und die Koordination.

Die bioenergetischen Kriterien für die Leistungsfähigkeit von Athleten sind die Intensität (Power, maximale Energieflussrate), die Kapazität (Menge an Energie, die insgesamt für die Leistungserbringung über eine entsprechende Dauer zur Verfügung steht) und der Wirkungsgrad (Effizienz, technische Ausprägung der Bewegung) der oxidativen Phosphorylierung, der anaeroben Glykolyse und der Phosphokreatin-Mechanismen (ebd.). Jede Sportart benötigt diese Qualitäten in unterschiedlichem Ausmaß (Brooks et al. 2005).

Die physisch-sportliche Leistungsfähigkeit ist daher der Ausprägungsgrad einer bestimmten sportmotorischen Leistung und wird aufgrund der komplexen Zusammenhänge der Teilkomponenten von vielen beeinflussbaren und nicht beeinflussbaren Faktoren und Wechselwirkungen bestimmt (◘ Abb. 15.8).

Die Leistungsfähigkeit ist aufgrund ihrer multifaktoriellen Zusammensetzung deshalb auch nur komplex zu trainieren. Nur die harmonische Entwicklung aller leistungsbestimmenden Faktoren ermöglicht das Erreichen von individuellen Höchstleistungen. Zwischen den einzelnen Komponenten der Leistungsfähigkeit bestehen jedoch fließende Übergänge und Überschneidungen. Aus trainings-methodischen und -praktischen Gründen wird meist eine begriffliche Trennung vorgenommen, die aus leistungsphysiologischer Sichtweise jedoch nicht begründet werden kann. So ist z.B. die Unterscheidung zwischen Kraftausdauer-Training und Intervall-Training physiologisch kaum zu belegen, obgleich trainingsmethodisch klar zwischen Kraft- und Ausdauertraining differenziert wird.

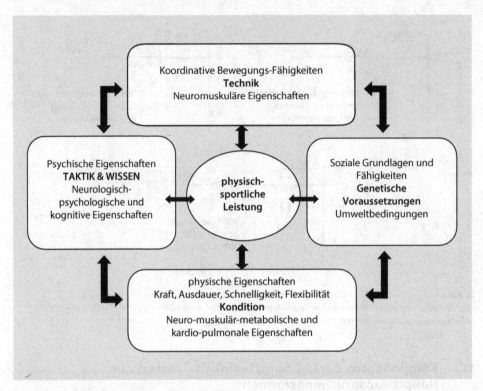

◫ Abb. 15.8   Modell der Komponenten der sportlichen Leistungsfähigkeit. Die trainingsmethodische Betrachtung wird durch anatomisch-physiologische Eigenschaften bestimmt. So sind technisch-koordinative Fähigkeiten ebenso von neuro-muskulären Bedingungen abhängig, wie die konditionellen Eigenschaften Kraft und Schnelligkeit. Weitere Bedingungen sind die Geschwindigkeit und das Ausmaß der Energiebereitstellung im Sinn einer Aufrechterhaltung des ATP-Flusses. So sind die Kraft und Schnelligkeitsleistungen von der Kapazität und Flussrate der Phosphatspeicher (ATP und CP) abhängig, ebenso wie von einer hohen Fähigkeit zur anaerob-laktaziden Energiegewinnung, die sog. Glykolyse. Länger als zwei Minuten dauernde Belastungen zählen zu den Ausdauerbelastungen, die mit zunehmender Dauer von der aeroben Absicherung der Stoffwechselvorgänge über entsprechende kardio-pulmonale Fähigkeiten und ein adäquates Substratangebot sowie deren Verwertung bestimmt wird. Ähnliches gilt für Kraft-, Kraftausdauer- und Schnelligkeitsbelastungen, wo abhängig von der Höhe und der Dauer der Belastung die Leistungsfähigkeit durch die genannten neuro-muskulären und metabolisch-kardio-pulmonalen Bedingungen bestimmt wird. (Mod. nach Weineck 2007)

Die trainingsmethodische Entwicklung der sportlichen Leistungsfähigkeit geht von „Trainingszielen" aus und steuert diese durch die Verwendung von „Trainingsinhalten" (auch „Trainingsübungen" genannt) und unter zu Hilfenahme von „Trainingsmitteln" und „Trainingsmethoden" an (Weineck 2007).

15.4.1 Belastungskomponenten

Zur Verbesserung der sportlichen Leistungsfähigkeit werden entsprechende Belastungsreize benötigt, die sich aus den Einzelkomponenten Reizintensität, Reizumfang, Reizdauer, Reizdichte und Reizhäufigkeit zusammensetzen.

Die Reizintensität ist die Stärke des einzelnen Reizes, die in der Praxis meist als Prozentwert der individuellen maximalen Leistungsfähigkeit für Ausdauer-, Kraft-, Schnelligkeits- und

Beweglichkeitsbelastungen angegeben wird. So wird z.B. für das Kraftausdauer- und das Maximalkrafttraining ein Prozentwert des sog. Ein-Wiederholungsmaximums (One Repetition Maximum, 1-RM) angegeben und als Standardvergleich verwendet (ACSM 2009; McMaster et al. 2014). Ebenso werden Belastungsvorgaben für Sprint- und Schnelligkeitsbelastungen an der maximal möglichen Leistungsfähigkeit orientiert (Kraemer u. Newton 2000). Den Belastungsvorgaben für das Flexibilitätstraining fehlt eine quantitative Angabe, und sie werden meist qualitativ beschrieben (McNeal u. Sands 2006).

Bei Ausdauerbelastungen wird hingegen oft ein Prozentwert einer physiologischen Kenngröße als Steuergröße verwendet, etwa die maximale Herzfrequenz (HF_{max}) oder die Sauerstoffaufnahme (VO_{2max}) (Mann et al. 2013). Beide Modelle haben klare Limits, da sie weder die individuellen Eigenheiten der Herzfrequenz-Leistungskurve (Hofmann et al. 1997, 2001) noch die individuelle Ausprägung der Sauerstoffaufnahme an Schwellenwerten berücksichtigen (Hofmann u. Tschakert 2011; Scharhag-Rosenberger et al. 2010). Die Vorgabe von Schwellenwerten ist daher aus physiologisch-trainingswissenschaftlicher Sicht für eine genaue Belastungsbeschreibung für kontinuierliche (Binder et al. 2008; Hofmann u. Tschakert 2011) und intervallartige Belastungen (Tschakert u. Hofmann 2013) notwendig.

In jedem Fall ist die Wahl der für die Zielstellung richtigen Reizintensität entscheidend für eine optimale Trainingsanpassung (Buchheit u. Laursen 2013; Schoenfeld 2013). Die Reizintensität ist daher den anderen Reizkriterien übergeordnet.

Gekoppelt an die Intensität ist ein entsprechend hoher Reizumfang, gekennzeichnet als Dauer und Zahl der Reize pro Trainingseinheit, notwendig für das Auslösen von Anpassungseffekten. Niedrigdosierte lange Belastungen entwickeln dabei die kapazitive Leistungsfähigkeit, das möglichst lange Durchhalten einer vorgegebenen Intensität (Flueck u. Eilers 2010). Die Festlegung der optimalen Dauer einer vorgegebenen Belastungsintensität ist nach wie vor schwierig, kann aber über die sog. kritische Leistungsfähigkeit (Critical Power) bestimmt werden (Jones et al. 2010; Vanhatalo et al. 2011). Nachteil dieser Methode ist die jeweils maximale Ausbelastung bei mehreren unterschiedlich hoch belastenden Dauertests. Die Bestimmung der optimalen Dauer einer Trainingsbelastung aus einem Ergometer-Stufen-Test ist nicht möglich. Leitgröße für die Vorgabe der Belastungsdauer im Training ist das Ausmaß der angestrebten Ermüdung, die die Höhe der Superkompensation und der Anpassung bestimmt (Platonov 1999). Eine klare Ermüdung ist durch die eindeutige Reduktion der Leistung leicht erkennbar; schwierig wird es jedoch bei einer kompensierten Ermüdung, die nur über das zusätzliche Messen physiologischer Kenndaten im Training selbst erkennbar ist.

Die Reizdauer, die Einwirkungsdauer eines einzelnen Reizes bzw. einer Reizserie ist durch physiologische Limits vorgegeben. Die Grenzwerte für Ausdauerbelastungen sind durch die in einer Spiroergometrie bestimmten Umstellpunkte VT_1/LTP_1 bzw. VT_2/LTP_2 gekennzeichnet (Hofmann u. Tschakert 2011; Binder et al. 2008). So kann die Reizdauer bei einer kontinuierlichen Belastung beinahe beliebig lange durchgehalten werden, wenn die Intensität unter dem ersten Umstellpunkt VT_1 oder LTP_1 bleibt. Beispiele dafür sind Ultra-Distanz-Belastungen (Pokan et al. 2014) oder auch schwere körperliche Arbeit (Wultsch et al. 2012) mit Belastungszeiten von bis zu 24 Stunden. Höhere Belastungen zwischen VT_1/LTP_1 und VT_2/LTP_2 können nurmehr eine begrenzte Zeit lang durchgehalten werden – die Dauer ist deutlich vom verfügbaren Glykogen-Speicher in der Arbeitsmuskulatur begrenzt (Maassen u. Busse 1989). Es stellt sich ein Schein-Gleichgewicht mit einem Laktat-Steady-State ein, andere Kenngrößen wie z.B. die Herzfrequenz oder die Ventilation, zeigen jedoch kein Gleichgewicht mehr und erreichen relativ rasch kritische Grenzwerte, die zum Abbruch zwingen. Belastungen über VT_2/LTP_2 sind aufgrund der ansteigenden Azidose nur sehr kurz durchhaltbar, und der Belastungsabbruch erfolgt innerhalb weniger Minuten durch Erschöpfung (Hofmann et al. 2012). Die Splittung der Belastung in kurze

Intervalle erlaubt jedoch innerhalb physiologischer Grenzen eine längere Belastungsdauer, als sie bei gleicher Intensität kontinuierlich absolviert werden kann (Tschakert u. Hofmann 2013).

Ähnliches gilt für die Wiederholungszahl im Krafttraining. Bei steigender Intensität in Richtung 1-RM sinkt die Zahl der möglichen Wiederholungen bis auf 1 ab. Es wird daher zum Erzielen vieler Wiederholungen die Belastung auf mehrere Serien mit einem je nach der Zielstellung auf Kraftausdauer- oder Maximalkraftentwicklung ausgerichteten Prozentwert des 1-RM aufgeteilt (Campos et al. 2002; Munn et al. 2005).

Die Wiederholungszahl im Schnelligkeits- oder Sprinttraining orientiert sich an der Qualität der wiederholten Belastungen, mit dem Ziel, eine möglichst hohe Anzahl an Wiederholungen ohne Leistungsverlust zu absolvieren. Dies verlangt üblicherweise ein sog. Wiederholungstraining mit langen Pausen bis zur vollständigen Erholung (Haugen et al. 2014; Ross et al. 2001; Ross u. Leveritt 2001).

Damit in Verbindung steht die Reizdichte, die das zeitliche Verhältnis von Belastungs- und Erholungsphasen charakterisiert. Diese ist sowohl innerhalb einer Trainingseinheit beim Kraft-, Sprint- und beim Intervalltraining als auch für die Abfolge von Trainingseinheiten innerhalb eines Mikrozyklus/einer Trainingswoche relevant. So können drei Trainingseinheiten in der Woche auf die ersten drei Tage oder aber gleichmäßig über die Woche verteilt werden. Die unterschiedliche Dichte in der Abfolge beeinflusst die Regeneration und die nachfolgenden Belastungen, sodass die Trainingsanpassung unterschiedlich ausfällt oder sogar eine Überbelastung provoziert werden kann (Judge u. Burke 2010; Kenttä u. Hassmen 1998).

Die Reizhäufigkeit ist die Zahl der Reize pro Tag (Wiederholungen) bzw. Woche (Trainingseinheiten). Die Anzahl der Belastungen pro Trainingseinheit und pro Woche wird sowohl durch die Leistungsfähigkeit als auch die Belastungsverträglichkeit bestimmt. Höher trainierte Personen können sowohl innerhalb der Trainingseinheit als auch bezüglich der Anzahl der Einheiten pro Woche einen größeren Belastungsumfang realisieren (Esteve-Lanao et al. 2005; Muñoz et al. 2014; Tønnessen et al. 2015).

15.5   Allgemeine Trainingsprinzipien

Trainingsprinzipien sind als allgemeingültige Rahmenbedingungen zur Optimierung der methodischen Handlungsfähigkeit von Sportlern und Trainern gedacht. Sie können nicht isoliert, sondern müssen aufgrund ihrer direkten Zusammenhänge komplex betrachtet und in ihrer Gesamtheit beherrscht und angewandt werden. Die Prinzipien beziehen sich auf alle Seiten und Aufgaben des Trainings, sie bestimmen den Inhalt und die Methoden sowie die Organisation. Sie stellen verbindliche Handlungsaufforderungen für den Sportler und Trainer dar. Die Anzahl der Trainingsprinzipien ist von Autor zu Autor unterschiedlich. Es können jedoch die vier Hauptgruppen zusammengefasst werden. Es handelt sich stets um Prinzipien der

- Belastung,
- Zyklisierung,
- Spezialisierung und
- Proportionalisierung.

Die vielen unterschiedlichen in der Literatur dargestellten Prinzipien können auf das Hauptprinzip des trainingswirksamen Reizes reduziert werden (◘ Abb. 15.9). So sind die Prinzipien zur Auslösung von Anpassungseffekten, wie die Prinzipien der ansteigenden Belastung, der individualisierten Belastung, der richtigen Belastungsfolge, der variierenden Belastung, der wechselnden Belastung und der optimalen Relation von Belastung und Erholung diesem

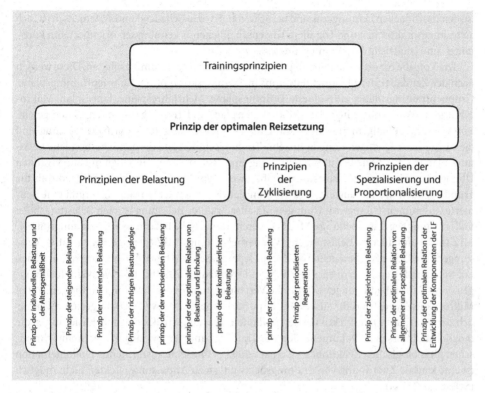

☐ **Abb. 15.9** Trainingsprinzipien. Das Prinzip der optimalen Reizsetzung ist das oberste Leitprinzip. Es sichert die geplante und systematische Belastung mit dem Zweck allgemeiner und spezifischer Anpassungseffekte auf ein definiertes Ziel hin. Alle anderen Hauptprinzipien (der Belastung, Zyklisierung, Spezialisierung und Proportionalisierung) und Nebenprinzipien (der individuellen und altersgemäße Belastung, der steigenden, variierenden, und wechselnden Belastung, der optimalen Relation von Belastung und Erholung usw.) sind Teilkomponenten, mit dem Ziel, die jeweils für den aktuellen Zeitraum und die Zielstellung optimale Reizsetzung sicherzustellen. (Mod. nach Weineck 2007)

Prinzip untergeordnet. Gleiches gilt für die Prinzipien der Zyklisierung, die kontinuierliche Belastung, die periodisierte Belastung und die periodisierte Regeneration, ebenso wie für die Prinzipien der Spezialisierungs- und Proportionalisierung. Alle sind dem Prinzip des optimalen Reizes untergeordnet und daher aus diesem ableitbar. Aus praktischen Gründen empfiehlt es sich aber, die von den meisten Autoren verwendeten Unterteilungen zu verwenden, ohne dabei das übergeordnete Leitprinzip der optimalen Reizsetzung zu vergessen (Weineck 2007).

15.6 Planung, Organisation und Auswertung des Trainingsprozesses

Um einem wissenschaftlichen Anspruch von Training gerecht zu werden, sind eine auf ein Ziel oder mehrere Ziele hin ausgerichtete langfristige Planung, eine planmäßige Gestaltung und Durchführung sowie eine standardisierte Auswertung des Trainings notwendig. Aus sportmedizinischer Sichtweise stehen die Belastungsplanung und deren Kontrolle im Vordergrund. Trainingsplanung ist ein strukturiertes Verfahren, das auf das Erreichen eines Trainingsziels ausgerichtet ist, den individuellen Leistungszustand berücksichtigt, vorausschauend und systematisch ist, sich an trainingspraktischen und vor allem wissenschaftlichen Erkenntnissen orientiert, um kurz-, mittel- und langfristig den Trainingsprozesses zu steuern.

Die Vorgabe für die Athleten erfolgt schriftlich in Form von Trainingsplänen. Diese werden nach der Zeitdauer des Planungszeitraums in Trainingskonzeption, Rahmentrainingspläne, Gruppentrainingspläne, individuelle Trainingspläne, Mehrjahrespläne, Jahresplan, Makrozyklusplan, Wochentrainingsplan (Mikrozyklusplan) und Trainingseinheitenplan eingeteilt. Von wesentlicher allgemeiner Bedeutung für die Zielrichtung der Trainingsanpassung sind die Auswahl der Übungen für jede einzelne Trainingseinheit und die damit verbundene Belastungsplanung. Die gezielte Zusammenfügung einzelner Trainingseinheiten mit ausgewählten Übungen und angepasster Belastung ergibt jeweils typische Mikrozyklen (MIZ), die als die grundlegenden Modulbausteine des Trainingsjahres zu betrachten sind. So ergibt eine definierte Zusammenstellung von Übungen mit ausgewählter Belastung je nach Belastungshöhe und -richtung sog. Einarbeitungs-MIZ (Vorbereitung auf hohe Belastungen), Belastungs(Stoß)-MIZ (hohe und höchste Belastungen), Wiederherstellungs-MIZ (geringe, regenerative Velastungen), wettkampfvorbereitende MIZ (sog. Taperphasen und typische Belastungsreduktionen mit wettkampforientierter Spezialisierung) und Wettkampf-MIZ (höchste Wettkampfbelastungen unter Extrembedingungen). Typische Verteilungsmuster der Belastung für die genannten Mikrozyklus-Typen sind für ausgewählte Sportarten bei Platonov (1999) dargestellt. Wesentlich zur Beurteilung der Effektivität der gewählten Belastungsstruktur und -zyklisierung ist die möglichst umfassende Dokumentation des Trainings und der jeweiligen akuten und chronischen physiologischen Reaktionen (Weineck 2007). Ohne eine ausreichende Dokumentation ist eine kausale Zuordnung von Trainingsbelastungen zu Anpassungseffekten nicht möglich (Sylta et al. 2014a).

15.7   Trainingsregelung und Diagnostik

Trainingsregelung ist die gezielte kurz- und längerfristige Abstimmung aller Maßnahmen der Trainingsplanung, der Trainingsdurchführung, der Wettkampf- und Trainingskontrollen und der Trainings- und Wettkampfauswertung zur Veränderung des sportlichen Leistungszustandes (= Trainingszustand) im Hinblick auf das Erreichen sportlicher Ziele und Leistungen. Das Modell der Trainingssteuerung und -regelung setzt sich aus der „Sportartanalyse", der „Diagnose des momentanen Leistungs- und Trainingszustandes", der „Ziel- und Normsetzung", der „Trainings- und Wettkampfplanung", der „Trainings- und Wettkampfdurchführung", der „Trainings- und Wettkampfkontrollen" und der „Auswertungen, Normvergleiche und Korrekturen" zusammen (Weineck 2007, S. 71ff). Bei der Sportartanalyse werden die leistungsrelevanten Kenngrößen der Sportart(en) analysiert. Dies wird meist von spezialisierten Instituten gemeinsam mit Fachverbänden durchgeführt. Die Kenntnis der leistungsrelevanten Kenngrößen ist jedoch für die Diagnose des momentanen Leistungs- und Trainingszustandes unumgänglich, um eine zielgerichtete Diagnose des Leistungszustandes gewährleisten zu können. Eine Reduktion auf allgemeine Leistungsfaktoren kann im Nachwuchssport noch ausreichen, ist aber im Hochleistungssport nicht adäquat. Neben der Erfassung der Leistungskenngrößen ist vor allem der Vergleich mit Normwerten im Sinn einer realistischen Ziel und Normsetzung der Trainingsausrichtung unumgänglich. Ohne geeignete Normtabellen (z.B. des Körpergewichtes oder der Sauerstoffaufnahme) sind erfasste Leistungskenndaten nicht korrekt zuordenbar. Die Leistungskenndaten wiederum sind die Basis für die Trainings- und Wettkampfplanung, die gemeinsam mit Trainern

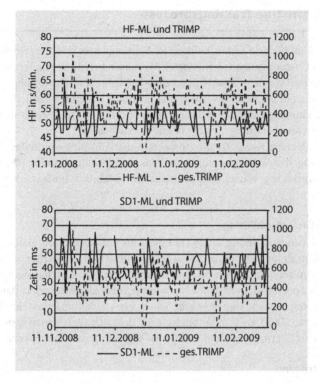

Abb. 15.10 Verlauf der Ruhe-Herzfrequenz am Morgen im Liegen in Bezug zum Trainingsimpuls (TRIMP) des Vortrages (links) und der Herzfrequenzvariabilität (SD1) (rechts) im Verlauf mehrerer Mikrozyklen bei einem Leistungsathleten. (Mod. nach Schmid 2014)

und Betreuern durchgeführt werden kann. Aus sportmedizinischer Sicht ist in der Beratung von Athleten und Trainern vor allem darauf zu achten, dass keine zu starken Belastungssteigerungen, keine grundsätzlich zu hohen Belastungen bzw. keine falschen Belastungsrichtungen geplant und durchgeführt werden. Die Aufgabe der Sportmedizin in der Trainings- und Wettkampfdurchführung liegt vor allem in der Kontrolle der Belastungsfähigkeit sowie der Sicherung der Gesundheit der SportlerInnen. Trainings- und Wettkampfkontrollen sind übliche Instrumente, um die Entwicklung der sportlichen Leistung aus trainingswissenschaftlicher Sicht zu bewerten und im Rahmen detaillierter Auswertungen und Normvergleiche entsprechende kurz- und mittelfristige Korrekturen vornehmen zu können.

Aus sportmedizinischer Sicht sind die biologischen Steuergrößen der akuten und chronischen Anpassung im Sinne einer Vermeidung von Überbelastungen das Hauptziel. So können akute Belastungen mit einfachen biochemischen oder kardio-zirkulatorischen Größen wie der Blut-Laktat-Konzentration (Hopkins 1991), der Belastungsherzfrequenz (HF) (Buchheit 2014; Achten u. Jeukendrup 2003; Sylta et al. 2014a) oder der Herzfrequenzvariabilität (HFV) (Borresen u. Lambert 2008) kontrolliert werden. Die Kontrolle chronischer Belastung erfolgt oft über Harnstoff und/oder Kreatinkinase(CK)-Messungen (Gleeson 2002; Meeusen et al. 2004) oder über die Tag-zu-Tag-Kontrolle der Ruhe-HFV im Trainingsverlauf (Plews et al. 2013). ■ Abb. 15.10 zeigt den die Herzfrequenz (A) und die Herzfrequenzvariabilität (B) im Verlauf mehrerer Mikrozyklen bei einem Leistungsathleten.

15.8   Der langfristige Trainingsprozess

Die Vorbereitung auf höchste Anforderungen im Leistungssport erfordert einen langfristigen, kontinuierlichen Leistungsaufbau, der in vielen Sportarten bereits im Kindes- und Jugendalter beginnt. Dies erfordert vor allem aus sportmedizinischer Sicht ein verantwortungsvolles Abwägen von Entscheidungen hinsichtlich Belastung und Erholung mit einem speziellen Fokus auf die kindliche Entwicklung und deren Einschränkungen (z.B. der passiven Strukturen) (Caine et al. 2014) sowie der Gesamtbelastung (Schule) (Carter u. Micheli 2011).

Gegliedert ist der langfristige Trainingsprozess in eine Allgemeine Grundausbildung, in das Nachwuchstraining, das Anschlusstraining und das Hochleistungstraining (◑ Abb. 15.11). Die Dauer dieses Prozesses liegt je nach Sportart bei ca. 10–15 Jahren (Guillaume et al. 2011; Schulz u. Curnow 1988).

- **Allgemeine Grundausbildung**

Die Allgemeine Grundausbildung ist die Trainingsstufe der Talentfördermaßnahmen und des motorischen Basistrainings. Die Entwicklung der koordinativen Fähigkeiten steht im Zentrum. Eine polysportive Ausbildung legt die Basis für ein vielfältiges Anwenden in der Spezialdisziplin. Die Aufgaben der Sportmedizin bestehen hier vor allem, die allgemeine Sporttauglichkeit festzulegen bzw. Problembereiche und physische Schwächen zu identifizieren (Headlee et al. 2014; Rice 2008; Luckstead 2002) sowie in Verbindung mit der noch allgemeinen Sportausübung der Kinder beratend für Eltern, Lehrer und Trainer zur Verfügung zu stehen (Rodriguez 2014).

- **Nachwuchstraining**

Das Nachwuchstraining ist zweigeteilt in ein Grundlagentraining mit einer sportartgerichteten Grundausbildung und einem Aufbautraining mit einer zunehmenden Spezialisierung in der gewählten Sportart. Das Aufbautraining verfolgt weiter das Ziel, die Voraussetzungen für den Übergang zum Hochleistungstraining zu setzen. Die strukturierte Einbindung sportmedizinischer Entscheidungen sollte hier erfolgen. Alle Nachwuchssportler sollten einer sportmedizinischen Basisuntersuchung unterzogen werden, damit sowohl Risiken ausgeschlossen (Morse u. Funk 2012; Faigenbaum u. Myer 2010) als auch Potentiale erkannt und systematisch entwickelt werden können (Tucker u. Collins 2012).

- **Anschlusstraining**

Diese Etappe kennzeichnet den Übergang vom Nachwuchs- zum Hochleistungstraining. Es umfasst im Allgemeinen einen Zeitraum von 2–4 Jahren. Neben den Basisuntersuchungen sind in dieser Etappe der Leistungsentwicklung darüber hinausgehende sportmedizinische Supportleistungen und Kontrollen sinnvoll und notwendig (García-Pallarés et al. 2009). Gerade in diesem Abschnitt zum Anschluss an die Höchstleistungen sind Kontrollen der Belastungsverträglichkeit ratsam, da die in diesem Bereich erstmals auftretenden Spitzenbelastungen noch instabil und noch nicht erprobt sind. Zusätzliche spezielle Trainingsbelastungen, wie z.B. Höhenaufenthalte, erfordern spezifische sportmedizinische Kontrollmaßnahmen (Girard et al. 2013). Daneben ist eine umfassende Beratung hinsichtlich erlaubter und unerlaubter Methoden (Doping) sowie hinsichtlich der Sinnhaftigkeit zusätzlicher diätetischer Maßnahmen, wie z.B. Supplementierung von Nahrungs-Ergänzungsmitteln, dringend angeraten (Molinero u. Márquez 2009), da gerade in diesem Leistungsbereich die Versuchung groß ist, zu unerlaubten Mitteln zu greifen (Fürhapter et al. 2013; Morente-Sánchez u. Zabala 2013; Uvacsek et al. 2011).

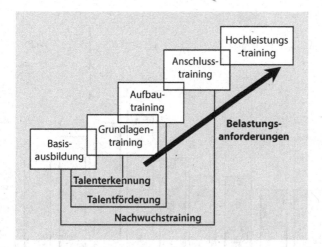

■ **Hochleistungstraining**

Das Hochleistungstraining hat das Ziel, an die individuelle Höchstleistung heranzuführen, eine Ausnutzung höchstmöglicher Trainingsbelastungen sowie eine Perfektionierung und Stabilisierung auf höchstem Niveau (Weineck 200). Nur unter Ausnutzung aller (legalen) Möglichkeiten und Potenziale der Athleten ist eine maximale Leistung bei Wettbewerben zu erzielen und stabil zu halten. Je nach Sportart ist der sportmedizinische Beratungs- und Betreuungsaufwand entsprechend hoch und nur durch professionell im Leistungssportsystem integrierte Sportärzte realisierbar (Kristiansen u. Roberts 2010). Die sportmedizinischen Aufgabenstellungen sind demnach vielfältig und betreffen an sich banale medizinische Leistungen (Prophylaxe und Behandlung von Banalinfekten) (Engebretsen et al. 2013; Ruedl et al. 2012) bis hin zu komplexen und komplizierten trainings- und vor allem wettkampfbeeinflussenden Entscheidungen in einem komplexen Trainingssystem in Absprache mit allen Betroffenen (Steffen et al. 2012).

15.9 Trainingsperiodisierung

Da sich Sportler im Verlauf des langjährigen Trainingsprozesses nicht ununterbrochen „in Form" befinden können, wird der Aufbau, die Erhaltung bzw. der Verlust der sportlichen Form in einer sich zyklisch wiederholenden Periodisierung geplant und durchgeführt (Kiely 2012). Ein klassischer Trainingszyklus besteht aus einer „Vorbereitungs-", einer „Wettkampf-" und einer „Übergangsperiode". In der Vorbereitungsperiode wird die sportliche Form entwickelt, in der Wettkampfperiode erfolgt die Realisierung auf höchstem Niveau, und in der Übergangsperiode wird durch aktive Erholung (unter Verlust der sportlichen Form) die Basis für die nächste Vorbereitung gesetzt. Die einzelnen Etappen sind weiter in Makro- und Mikrozyklen unterteilt. Makrozyklen erstrecken sich über mehrere Wochen (2–6), Mikrozyklen über mehrere Tage (3–7) (Weineck 2007). Diese klassische Form der Periodisierung kommt heute nurmehr in wenigen Sportarten mit langer Vorbereitungszeit (z.B. Skilanglauf) und im Nachwuchssport vor. Ein Beispiel des Trainingsaufbaus ist in ○ Abb. 15.12 zu sehen. In den meisten Sportarten ist durch die

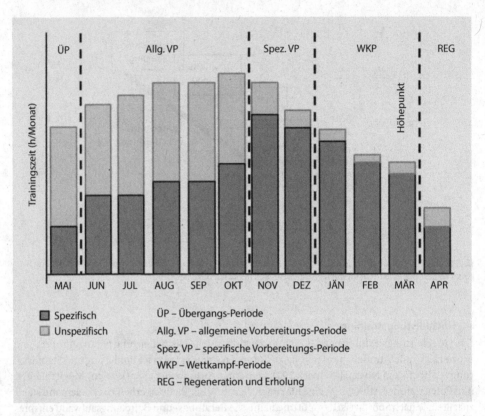

◨ Abb. 15.12   Periodisierung des Trainingsjahres bei Skilangläufern. Ausdauer- und Sprint-Trainingszeiten sind unterteilt in allgemeine unspezifische (helle Balken – Laufen, Radfahren und andere Aktivitäten) und spezifische (dunkle Balken – Ski und Rollerski) Belastungen für jeden Trainingsmonat und die Trainingsphasen Allgemeine und spezifische Vorbereitungsphase, Wettkampfphase und Regenerations- und Übergangsphase. (Mod. nach Tønnessen et al. 2014)

Ausweitung des Wettkampfkalenders und die Steigerung der Anzahl der Wettkämpfe, die von Athleten (auch aus finanziellen Gründen) bestritten werden, eine deutlich stärker differenzierte Form der Periodisierung erkennbar (Issurin 2010; Platonov 1999). Gemeinsam ist allen, dass immer ein Vorbereitungsabschnitt und ein Wettkampfabschnitt als eigenständiger Zyklus geplant wird (Tønnessen et al. 2014, 2015; Muñoz et al. 2014). Aus trainingspraktischer Sicht ist es notwendig, ein physiologisch begründetes Modulsystem für die umzusetzenden sportartspezifischen Inhalte und die entsprechenden Intensitäts- und Umfangsverteilungen zu definieren. Als Beispiel ist in ◨ Abb. 15.13 und ◨ Tab. 15.1 ein einfaches System für den Skilanglauf dargestellt (Tønnessen et al. 2014).

Moderne Periodisierungssysteme gehen von einem sog. Polarisations-Modell (Muñoz et al. 2014; Esteve-Lanao et al. 2005; Neal et al. 2013; Seiler u. Kjerland 2006) aus, das auf evolutionären Belastungsmustern aufbaut (Boullosa et al. 2013). Diese Autoren gehen davon aus, dass evolutionär bedingte genetische Änderungen beim Menschen sehr langsam ablaufen, aber sich die Lebensweise rapide und dramatisch seit unseren steinzeitlichen Vorfahren verändert hat. Es wird daher angenommen, dass auch der moderne heutige Mensch nach wie vor physiologisch besser an Belastungen angepasst ist, die den üblichen Belastungsmustern unserer Vorfahren entspricht. Charakteristisch für dieses Bewegungsmuster sind täglich absolvierte, lange aerob orientierte

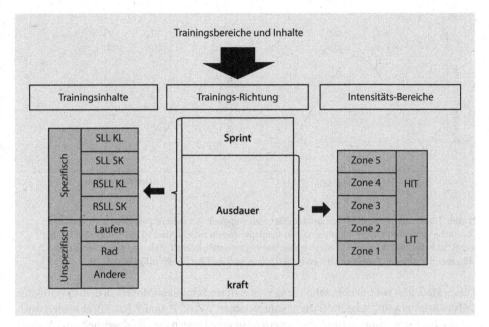

Abb. 15.13 Periodisierung des Trainingsjahres bei Skilangläufern. Die Gesamttrainingszeit wird in die Trainingsbereiche Ausdauer, Sprint und Kraft sowie in fünf Intensitätszonen sowie allgemeine (Laufen, Radfahren und andere Inhalte) und spezifische (Skilanglauf und Skiroller klassisch und Skaten) Inhalte aufgeteilt. Die fünf Intensitätszonen werden in die zwei Blöcke niedrigintensives (Zonen 1–2) und hochintensives Training (Zonen 3–5) geteilt. Die Zonen leiten sich aus den in Stufen-Tests bestimmten Schwellen VT_1/LTP_1 bzw. VT_2/LTP_2 ab. (Mod. nach Tønnessen et al. 2014)

Tab. 15.1 Intensitätszonen und typische metabolische (Laktat) und kardiale (Herzfrequenz) Trainingszonen für das Ausdauertraining bei norwegischen Skilanglaufläufern. (Mod. nach Tønnessen et al. 2015)

Intensitätszone	Blut-Laktat-Konzentration (mmol. l^{-1})	Herzfrequenz (% HF_{max})	Drei-Phasen-Modell des Metabolismus
5	> 5,8	> 94	> VT_2/LTP_2
4	3,7–5,7	89–93	VT_1 bis VT_2
3	2,1–3,6	84–88	LTP_1 bis LTP_2
2	1,3–2,0	74–83	
1	< 1,2	54–73	< VT_1/LTP_1

Belastungen mit niedriger Intensität (Wandern, Sammeln, tägliche Aktivitäten), unterbrochen von kurzzeitigen hochintensiven Belastungen (Jagen, Aggression, Flucht). Die Autoren bestätigen über wissenschaftliche Studien ihr Modell und meinen, dass zukünftige Studien stärker auf diese Aspekte eingehen sollten.

Umgesetzt wird dieses Modell im sog. Polarisations-Training, in dem diese typischen Muster mit hohen Belastungsumfängen im niedrigintensiven Bereich unter VT_1/LTP_1 und einem entsprechend hochintensiven Belastungsteil über VT_2/LTP_2 im Trainingsjahr umgesetzt werden.

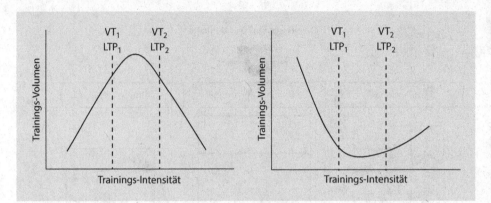

◼ Abb. 15.14   Verteilung der Trainingsintensität in Abhängigkeit vom Jahrestrainingsvolumen. Links das „klassische" Schwellen-Modell mit einem hohen Trainingsvolumen zwischen den VT_1/LTP_1 und VT_2/LTP_2 und rechts das Polarisations-Modell mit einem hohen Trainingsvolumen unter VT_1/LTP_1 und einem Anteil über VT_2/LTP_2, aber nur geringen Anteilen zwischen beiden Schwellen. (Mod. nach Seiler u. Kjerland 2006)

Dieses Modell ist konträr zum sehr häufig verwendeten Schwellen-Modell, in dem ein größerer Teil des Belastungsumfangs im Trainingsjahr zwischen VT_1/LTP_1 und VT_2/LTP_2 absolviert wird. Studien bei hochtrainierten und untrainierten Personen zeigen die Überlegenheit des Polarisations-Modells gegenüber dem Schwellen-Modell auf, obgleich derzeit noch sehr wenige Studien verfügbar sind (Muñoz et al. 2014; Esteve-Lanao et al. 2005; Neal et al. 2013; Seiler u. Kjerland 2006). Die Studien zeigten, dass hochtrainierte Athleten ca. 75% ihres Jahrestrainingsumfangs mit einer Intensität unter VT_1/LTP_1 trainieren und ca. 15–20% über VT_2/LTP_2 absolviert werden, aber nur ein geringer Teil als „klassisches" Schwellentraining im Bereich des maximalen Laktat Steady States (knapp unter VT_2/LTP_2). Die Trainingsintensität „polarisiert" dabei weg vom moderat harten Schwellenbereich (◼ Abb. 15.14).

Dieses hohe Maß an hochintensiven Belastungen wird als substanziell wichtig zur Entwicklung einer maximalen Leistung erachtet, und es ist daher von Bedeutung, dass die Intensität des Basistrainings nicht zu hoch angesetzt wird und unter den angegeben Grenzwerten (VT_1/LTP_1) bleibt. Unter dieser Voraussetzung werden die hochintensiven Anteile des Trainings auch von Nachwuchsathleten gut vertragen (Seiler u. Kjerland 2006).

15.10   Besonderheiten des Trainings bei speziellen Gruppen

Grundsätzlich ist unabhängig von der zu betreuenden Person oder Personengruppe das Training auf gleichen Grundsätzen aufgebaut. Unterschiede ergeben sich vor allem hinsichtlich der Grenzen der Belastung, der Belastbarkeit und der sich daraus ergebenden Schwerpunktsetzungen. So ist das Training im Kindes- und Jugendbereich vor allem durch pädagogische Ziele bestimmt, ähnlich wie bei nicht leistungssportlich orientierten Erwachsenen (Daniels 2007). Die Trainer und alle am Trainingsprozess beteiligten Personen haben eine hohe Verantwortung für die sorgsame Vorbereitung der Kinder und Jugendlichen auf hohe Leistungen (Ratel 2011). Die allgemeine und vielseitige Ausbildung steht im Vordergrund (Weineck 1994), und eine zu frühe Spezialisierung sollte vermieden werden (Jayanthi et al. 2013; Capranica u. Millard-Stafford 2011; Malina 2010).

Im Hochleistungstraining müssen Trainer und Sportärzte neben der Ansteuerung maximaler Leistungen zunehmend auch die Gesundheit und Sicherheit der Athleten mit in ihre Überlegungen einbinden, was zu einer Reihe von Konflikten führen kann. Hier ist eine verantwortliche

Wahrnehmung der ärztlichen Leistung und Betreuung eine Gewähr für einen sicheren Hochleistungssport mit einer Minimierung der Gesundheitsrisiken (Kirschen et al. 2014; Fuller et al. 2012; Panhuyzen-Goedkoop u. Smeets 2014; Headlee et al. 2014).

Die Trainingstherapie wiederum ist eine ärztliche Behandlung, und das Training ist als Teil derer der Gesamttherapie untergeordnet. Die Behandlung der Erkrankung und deren Begleiterscheinungen stehen klar im Vordergrund, eine Ausrichtung des Trainings auf hohe Leistung und Wettkämpfe ist nicht vorgesehen oder sogar ausgeschlossen (Hofmann et al. 2009; Benzer 2008). Grundsätzlich läuft aber das Training in der Trainingstherapie nach den gleichen Regeln ab wie jedes Leistungstraining – mit den Ausnahmen,

- dass die Grenzwerte für die Trainingsbelastung erkrankungsabhängig enger und genauer definiert werden müssen,
- dass Wettkampfbelastungen kein Ziel sind (Hofmann et al. 2009) und
- dass einzelne Elemente der Trainingsbelastung kontraindiziert sind (Benzer 2008).

Lebensstilverändernde, pädagogisch-psychologische Trainingsziele stehen neben der physischen Verbesserung im Vordergrund. Die Evidenz der Wirkungen von körperlichem Training ist hinreichend beschrieben (Pedersen u. Saltin 2006; Kujala 2009; Warburton et al. 2006). Es herrscht daher vor allem dringender Bedarf an einer flächendeckenden Umsetzung geeigneter Trainingstherapie-Angebote für alle chronischen Erkrankungen (Matheson et al. 2011, 2013).

- **Fitness-, Wellness- und Gesundheitstraining**

Eine Zwischenstellung nimmt das Fitness-, Wellness- und Gesundheitstraining ein, das nicht auf die Teilnahme an Wettkämpfen und die Entwicklung der individuellen Höchstleistung, sondern die Ausrichtung der körperlichen Leistungsfähigkeit auf einen gesundheitlich optimalen Bereich abzielt. Das Training gleicht einem Grundlagentraining mit einer vielfältigen Ausbildung, wird jedoch speziell auf ausdauer- und kraftbetonte Trainingsübungen sowie Lifetime-Sportarten fokussiert (Weineck 1994). Gerade in diesem Bereich sollte hinsichtlich der eindeutig wissenschaftlich gesicherten präventiven Wirkung vom Sport und Bewegung (Lee et al. 2011, 2014; Kruk 2007; Warburton et al. 2006) eine geeignete sportmedizinische Beratung und Betreuung für die Bevölkerung sichergestellt und flächendeckend angeboten werden.

Literatur

Achten J, Jeukendrup AE (2003) Heart rate monitoring: applications and limitations. Sports Med 33(7): 517–38

American College of Sports Medicine (2009) American College of Sports Medicine position stand. Progression models in resistance training for healthy adults. Med Sci Sports Exerc 41(3): 687–708

Ammann BC, Knols RH, Baschung P, de Bie RA, de Bruin ED (2014) Application of principles of exercise training in sub-acute and chronic stroke survivors: a systematic review. BMC Neurol 14(1): 167

Arnall DA, Nelson AG, Quigley J, Lex S, Dehart T, Fortune P (2007) Supercompensated glycogen loads persist 5 days in resting trained cyclists. Eur J Appl Physiol 99(3): 251–6

Benzer W (2008) Guidelines für die ambulante kardiologische Rehabilitation und Prävention in Österreich – Update 2008. Beschluss der Österreichischen Kardiologischen Gesellschaft vom Juni 2008 in Zusammenarbeit mit der Arbeitsgruppe für kardiologische Rehabilitation und Sekundärprävention der ÖKG Journal für Kardiologie 15 (9–10): 298–309

BGBl. I Nr. 89/2012 Medizinische Assistenzberufe-Gesetz – MABG Bundesgesetz (2012), mit dem das Bundesgesetz über medizinische Assistenzberufe und die Ausübung der Trainingstherapie (Medizinische Assistenzberufe-Gesetz – MABG) erlassen wurde. Ausgegeben am 25.09.

Binder RK, Wonisch M, Corra U, Cohen-Solal A, Vanhees L, Saner H, Schmid JP (2008) Methodological approach to the first and second lactate threshold in incremental cardiopulmonary exercise testing. Eur J Cardiovasc Prev Rehabil 15(6): 726–34

Borresen J, Lambert MI (2008) Autonomic control of heart rate during and after exercise : measurements and implications for monitoring training status. Sports Med 38(8): 633–46

Bouchard C, Rankinen T, Timmons JA (2011) Genomics and genetics in the biology of adaptation to exercise. Compr Physiol 1(3): 1603–48

Boullosa DA, Abreu L, Varela-Sanz A, Mujika I (2013) Do olympic athletes train as in the Paleolithic era? Sports Med 43(10): 909–17

Brooks GA, Fahey TD, Baldwin KM (2005) Exercise Physiology. Human Bioenergetics and Its Applications, 4th ed. Mc Graw Hill, Boston

Buchheit M (2014) Monitoring training status with HR measures: do all roads lead to Rome? Front Physiol 27: 73

Buchheit M, Laursen (2013) PB High-intensity interval training, solutions to the programming puzzle: Part I: cardiopulmonary emphasis. Sports Med 43(5): 313–38

Caine D, Purcell L, Maffulli N (2014) The child and adolescent athlete: a review of three potentially serious injuries. BMC Sports Sci Med Rehabil. 10: 22

Campbell KL, Neil SE, Winters-Stone KM (2012) Review of exercise studies in breast cancer survivors: attention to principles of exercise training. Br J Sports Med 46(13): 909–16

Campos GE, Luecke TJ, Wendeln HK, Toma K, Hagerman FC, Murray TF, Ragg KE, Ratamess NA, Kraemer WJ, Staron RS (2002) Muscular adaptations in response to three different resistance-training regimens: specificity of repetition maximum training zones. Eur J Appl Physiol 88(1–2): 50–60

Capranica L, Millard-Stafford ML (2011) Youth sport specialization: how to manage competition and training? Int J Sports Physiol Perform 6(4): 572–9

Carter CW, Micheli LJ (2011) Training the child athlete: physical fitness, health and injury. Br J Sports Med 45(11): 880–5

Coffey VG, Hawley JA (2007) The molecular bases of training adaptation. Sports Med 37(9): 737–63

Coffey VG, Hawley JA (2006) Training for performance: insights from molecular biology. Int J Sports Physiol Perform 1(3): 284–92

Daniels AM (2007) Cooperation versus competition: is there really such an issue? New Dir Youth Dev (115): 43–56

Egan B, Zierath JR (2013) Exercise metabolism and the molecular regulation of skeletal muscle adaptation. Cell Metab 17(2): 162–84

Engebretsen L, Soligard T, Steffen K, Alonso JM, Aubry M, Budgett R, Dvorak J, Jegathesan M, Meeuwisse WH, Mountjoy M, Palmer-Green D, Vanhegan I, Renström PA (2013) Sports injuries and illnesses during the London Summer Olympic Games 2012. Br J Sports Med 47(7): 407–14

Esteve-Lanao J, San Juan AF, Earnest CP, Foster C, Lucia A (2005) How do endurance runners actually train? Relationship with competition performance. Med Sci Sports Exerc 37(3): 496–504

Faigenbaum AD, Myer GD (2010) Resistance training among young athletes: safety, efficacy and injury prevention effects. Br J Sports Med 44(1): 56–63

Flueck M, Eilers W (2010) Training modalities: impact on endurance capacity. Endocrinol Metab Clin North Am 39(1): 183–200

Freidenreich DJ, Volek JS (2012) Immune responses to resistance exercise. Exerc Immunol Rev 18: 8–41

Fürhapter C, Blank C, Leichtfried V, Mair-Raggautz M, Müller D, Schobersberger W (2013) Evaluation of West-Austrian junior athletes' knowledge regarding doping in sports. Wien Klin Wochenschr 125(1–2): 41–9

Fuller CW, Junge A, Dvorak J (2012) Risk management: FIFA's approach for protecting the health of football players. Br J Sports Med 46(1): 11–17

Fyfe JJ, Bishop DJ, Stepto NK (2014) Interference between concurrent resistance and endurance exercise: molecular bases and the role of individual training variables. Sports Med 44(6): 743–62

García-Pallarés J, Sánchez-Medina L, Carrasco L, Díaz A, Izquierdo M (2009) Endurance and neuromuscular changes in world-class level kayakers during a periodized training cycle. Eur J Appl Physiol 106(4): 629–38

Gibala MJ (2007) Protein metabolism and endurance exercise. Sports Med 37(4–5): 337–40

Girard O, Amann M, Aughey R, Billaut F, Bishop DJ, Bourdon P, Buchheit M, Chapman R, D'Hooghe M, Garvican-Lewis LA et al. (2013) Position statement – altitude training for improving team-sport players' performance: current knowledge and unresolved issues. Br J Sports Med 47, Suppl 1: i8–16

Gleeson M (2002) Biochemical and immunological markers of over-training. J Sports Sci Med 1 1(2): 31–41. eCollection 2002 Jun

Guillaume M, Len S, Tafflet M, Quinquis L, Montalvan B, Schaal K, Nassif H, Desgorces FD, Toussaint JF (2011) Success and decline: top 10 tennis players follow a biphasic course. Med Sci Sports Exerc 43(11): 2148–54

Harre D (Hrsg) (1979) Trainingslehre. Einführung in die Theorie und Methodik des sportlichen Trainings. Sportverlag, Berlin

Haugen T, Tønnessen E, Hisdal J, Seiler S (2014) The role and development of sprinting speed in soccer. Int J Sports Physiol Perform 9(3): 432–41

Headlee D, Nord W, Huntington MK (2014) Preparticipation physical evaluations in youth sports: a systematic review of current recommendations. S D Med 67(7): 273–7

Hofmann P, Tschakert G (2010) Special needs to prescribe exercise intensity for scientific studies. Cardiol Res Pract 15: 209–302

Hofmann P, Jürimäe T, Jürimäe J, Purge P, Maestu J, Wonisch M, Pokan R, von Duvillard SP (2007) HRTP, prolonged ergometer exercise, and single sculling. Int J Sports Med 28(11): 964–9

Hofmann P, Von Duvillard SP, Seibert FJ, Pokan R, Wonisch M, Lemura LM, Schwaberger G (2001) %HRmax target heart rate is dependent on heart rate performance curve deflection. Med Sci Sports Exerc 33(10): 1726–31

Hofmann P, Pokan R, von Duvillard SP, Seibert FJ, Zweiker R, Schmid P (1997) Heart rate performance curve during incremental cycle ergometer exercise in healthy young male subjects. Med Sci Sports Exerc 29(6): 762–8

Hofmann P, Pokan R (2010) Value of the application of the heart rate performance curve in sports. Int J Sports Physiol Perform 5(4): 437–47

Hofmann P, Wonisch M, Pokan R (2009) Grundprinzipien der therapeutischen Trainingslehre. In: Pokan R, Benzer W, Gabriel H, Hofmann P, Kunschitz E, Mayr K, Samitz G, Schindler K, Wonisch M (Hrsg) Kompendium der kardiologischen Prävention und Rehabilitation. Springer, Wien Heidelberg New York: 329–352

Hofmann P, Tschakert G, Schwarz H, Mueller A, Groeschl W, Pokan R, von Duvillard SP (2012) Three Phase Response of Blood Lactate Concentration in Incremental and Constant Load Exercise. Med Sci Sports Exerc 44: S709–710 (Abstract)

Hollmann W, Strüder HK (2009) Sportmedizin. Grundlagen für körperliche Aktivität, Training und Präventivmedizin, 5. Aufl. Schattauer, Stuttgart

Hopkins WG (1991) Quantification of training in competitive sports. Methods and applications. Sports Med 12(3): 161–83

Irimia JM, Rovira J, Nielsen JN, Guerrero M, Wojtaszewski JF, Cussó R (2012) Hexokinase 2, glycogen synthase and phosphorylase play a key role in muscle glycogen supercompensation. PLoS One 7(7): e42453

Issurin VB (2010) New horizons for the methodology and physiology of training periodization. Sports Med 40(3): 189–206

Issurin VB (2013) Training transfer: scientific background and insights for practical application. Sports Med 43(8): 675–94

Jayanthi N, Pinkham C, Dugas L, Patrick B, Labella C (2013) Sports specialization in young athletes: evidence-based recommendations. Sports Health 5(3): 251–7

Jones AM, Vanhatalo A, Burnley M, Morton RH, Poole DC (2010) Critical power: implications for determination of VO2max and exercise tolerance. Med Sci Sports Exerc 42(10): 1876–90

Judge LW, Burke JR (2010) The effect of recovery time on strength performance following a high-intensity bench press workout in males and females. Int J Sports Physiol Perform 5(2): 184–96

Kenttä G, Hassmén P (1998) Overtraining and recovery. A conceptual model. Sports Med 26(1): 1–16

Kiely J (2012) Periodization paradigms in the 21st century: evidence-led or tradition-driven? Int J Sports Physiol Perform 7(3): 242–50

Kirschen MP, Tsou A, Nelson SB, Russell JA, Larriviere D; Ethics, Law, and Humanities Committee, a Joint Committee of the American Academy of Neurology, American Neurological Association, and Child Neurology Society (2014) Legal and ethical implications in the evaluation and management of sports-related concussion. Neurology 22 83(4): 352–8

Kraemer WJ, Newton RU (2000) Training for muscular power. Phys Med Rehabil Clin N Am 11(2): 341–68 vii

Kristiansen E, Roberts GC (2010) Young elite athletes and social support: coping with competitive and organizational stress in "Olympic" competition. Scand J Med Sci Sports 20(4): 686–95

Kruk J (2007) Physical activity in the prevention of the most frequent chronic diseases: an analysis of the recent evidence. Asian Pac J Cancer Prev 8(3): 325–38

Kujala UM (2009) Evidence on the effects of exercise therapy in the treatment of chronic disease. Br J Sports Med 43(8): 550–5

Lee DC, Sui X, Ortega FB, Kim YS, Church TS, Winett RA, Ekelund U, Katzmarzyk PT, Blair SN (2011) Comparisons of leisure-time physical activity and cardiorespiratory fitness as predictors of all-cause mortality in men and women. Br J Sports Med 45(6): 504–10

Lee DC, Pate RR, Lavie CJ, Sui X, Church TS, Blair SN (2014) Leisure-time running reduces all-cause and cardiovascular mortality risk. J Am Coll Cardiol 5 64(5): 472–81

Luckstead EF Sr (2002) Cardiac risk factors and participation guidelines for youth sports. Pediatr Clin North Am 49(4): 681–707

Maassen N, Busse MW (1989) The relationship between lactic acid and work load: a measure for endurance capacity or an indicator of carbohydrate deficiency? Eur J Appl Physiol Occup Physiol 58(7): 728–37

Malina RM (2010) Early sport specialization: roots, effectiveness, risks. Curr Sports Med Rep 9(6): 364–71

Mann T, Lamberts RP, Lambert MI (2013) Methods of prescribing relative exercise intensity: physiological and practical considerations. Sports Med 43(7): 613–25

Mann T, Lamberts RP, Lambert MI (2014) High responders and low responders: factors associated with individual variation in response to standardized training. Sports Med 44(8): 1113–24

Martin A (2011) Regenerationsdiagnostik – Einfluss von unterschiedlich hohem Arbeitsumfang auf die Herzfrequenzvariabilität in der Nachbelastungsphase. Unveröff. Dipl. Arb. am Institut f. Sportwissenschaft

Matheson GO, Klügl M, Dvorak J, Engebretsen L, Meeuwisse WH, Schwellnus M, Blair SN, van Mechelen W, Derman W, Börjesson M, Bendiksen F, Weiler R (2011) Responsibility of sport and exercise medicine in preventing and managing chronic disease: applying our knowledge and skill is overdue. Br J Sports Med 45(16): 1272–82

Matheson GO, Klügl M, Engebretsen L, Bendiksen F, Blair SN, Börjesson M, Budgett R, Derman W, Erdener U, Ioannidis JP et al. (2013) Prevention and management of non-communicable disease: the IOC consensus statement, Lausanne 2013. Br J Sports Med 47(16): 1003–11

Matsui T, Ishikawa T, Ito H, Okamoto M, Inoue K, Lee MC, Fujikawa T, Ichitani Y, Kawanaka K, Soya H (2012) Brain glycogen supercompensation following exhaustive exercise. J Physiol 1 590(Pt 3): 607–16

Matwejew LP (1981) Grundlagen des sportlichen Trainings. Sportverlag, Berlin

McMaster DT, Gill N, Cronin J, McGuigan M (2014) A brief review of strength and ballistic assessment methodologies in sport. Sports Med 44(5): 603–23

McNeal JR, Sands WA (2006) Stretching for performance enhancement. Curr Sports Med Rep 5(3): 141–6

Meeusen R, Piacentini MF, Busschaert B, Buyse L, De Schutter G, Stray-Gundersen J (2004) Hormonal responses in athletes: the use of a two bout exercise protocol to detect subtle differences in (over)training status. Eur J Appl Physiol 91(2–3): 140–6

Molinero O, Márquez S (2009) Use of nutritional supplements in sports: risks, knowledge, and behavioural-related factors. Nutr Hosp 24(2): 128–34

Morente-Sánchez J, Zabala M (2009) Doping in sport: a review of elite athletes' attitudes, beliefs, and knowledge. Sports Med 22009 013 43(6): 395–411

Morse E, Funk M (2012) Preparticipation screening and prevention of sudden cardiac death in athletes: implications for primary care. J Am Acad Nurse Pract 24(2): 63–9

Munn J, Herbert RD, Hancock MJ, Gandevia SC (2005) Resistance training for strength: effect of number of sets and contraction speed. Med Sci Sports Exerc 37(9): 1622–6

Muñoz I, Cejuela R, Seiler S, Larumbe E, Esteve-Lanao J (2014a) Training-intensity distribution during an ironman season: relationship with competition performance. Int J Sports Physiol Perform 9(2): 332–9

Muñoz I, Seiler S, Bautista J, España J, Larumbe E, Esteve-Lanao J (2014b) Does polarized training improve performance in recreational runners? Int J Sports Physiol Perform 9(2): 265–72

Neal CM, Hunter AM, Brennan L, O'Sullivan A, Hamilton DL, De Vito G, Galloway SD (2013) Six weeks of a polarized training-intensity distribution leads to greater physiological and performance adaptations than a threshold model in trained cyclists. J Appl Physiol 114(4): 461–71

Panhuyzen-Goedkoop NM, Smeets JL (2014) Legal responsibilities of physicians when making participation decisions in athletes with cardiac disorders: Do guidelines provide a solid legal footing? Br J Sports Med 48(15): 1193–5

Pedersen BK, Saltin B (2006) Evidence for prescribing exercise as therapy in chronic disease. Scand J Med Sci Sports 16, Suppl 1: 3–63

Pitkanen HT, Nykanen T, Knuutinen J, Lahti K, Keinanen O, Alen M, Komi PV, Mero AA (2003) Free amino acid pool and muscle protein balance after resistance exercise. Med Sci Sports Exerc 35(5): 784–92

Platonov VN (1999) Belastung – Ermüdung – Leistung. Der moderne Trainingsaufbau. Trainerbibliothek 34. Philippka Sportverlag

Plews DJ, Laursen PB, Stanley J, Kilding AE, Buchheit M (2013) Training adaptation and heart rate variability in elite endurance athletes: opening the door to effective monitoring. Sports Med 43(9): 773–81

Pokan R, Ocenasek H, Hochgatterer R, Miehl M, Vonbank K, Von Duvillard SP, Franklin B, Würth S, Volf I, Wonisch M, Hofmann P (2014) Myocardial dimensions and hemodynamics during 24-h ultraendurance ergometry. Med Sci Sports Exerc 46(2): 268–75

Poortmans JR, Carpentier A, Pereira-Lancha LO, Lancha Jr A (2012) Protein turnover, amino acid requirements and recommendations for athletes and active populations. Braz J Med Biol Res 45(10): 875–90

Ratel S (2011) High-intensity and resistance training and elite young athletes. Med Sport Sci 56: 84–96

Rice SG (2008) American Academy of Pediatrics Council on Sports Medicine and Fitness. Medical conditions affecting sports participation. Pediatrics 121(4): 841–8

Rivera-Brown AM, Frontera WR (2012) Principles of exercise physiology: responses to acute exercise and long-term adaptations to training. PM R 4(11): 797–804

15

Robinson TM, Sewell DA, Hultman E, Greenhaff PL (1999) Role of submaximal exercise in promoting creatine and glycogen accumulation in human skeletal muscle. J Appl Physiol 87(2): 598–604

Rodriguez CR (2014) Sports medicine in children: preparticipation physical evaluation. FP Essent 417: 30–7

Ross A, Leveritt M (2001) Long-term metabolic and skeletal muscle adaptations to short-sprint training: implications for sprint training and tapering. Sports Med 31(15): 1063–82

Ross A, Leveritt M, Riek S (2001) Neural influences on sprint running: training adaptations and acute responses. Sports Med 31(6): 409–25

Ruedl G, Schobersberger W, Pocecco E, Blank C, Engebretsen L, Soligard T, Steffen K, Kopp M, Burtscher M (2012) Sport injuries and illnesses during the first Winter Youth Olympic Games 2012 in Innsbruck, Austria. Br J Sports Med 46(15): 1030–7

Scharhag-Rosenberger F, Meyer T, Gässler N, Faude O, Kindermann W (2010) Exercise at given percentages of VO2max: heterogeneous metabolic responses between individuals. J Sci Med Sport 13(1): 74–9

Schnabel G, Harre D, Borde A (Hrsg) (1994) Trainingswissenschaft. Leistung – Training – Wettkampf. Sportverlag, Berlin

Schmid G (2014) Individuelle Tag zu Tag Analyse ausgewählter Beanspruchungskenngrößen in Abhängigkeit von der Trainingsbelastung – Einzelfallanalyse. Unveröffentl. Dipl. Arb. am Institut für Sportwissenschaft, Universität Graz

Schoenfeld BJ (2013) Is there a minimum intensity threshold for resistance training-induced hypertrophic adaptations? Sports Med 43(12): 1279–88

Schulz R, Curnow C (1988) Peak performance and age among superathletes: track and field, swimming, baseball, tennis, and golf. J Gerontol 43(5): P113–20

Seene T, Kaasik P, Alev K (2011) Muscle protein turnover in endurance training: a review. Int J Sports Med 32(12): 905–11

Seiler KS, Kjerland GØ (2006) Quantifying training intensity distribution in elite endurance athletes: is there evidence for an "optimal" distribution? Scand J Med Sci Sports 16(1): 49–56

Stanley J, Peake JM, Buchheit M (2013) Cardiac parasympathetic reactivation following exercise: implications for training prescription. Sports Med 43(12): 1259–77

Steffen K, Soligard T, Engebretsen L (2012) Health protection of the Olympic athlete. Br J Sports Med 46(7): 466–70

Sylta O, Tønnessen E, Seiler S (2014a) From heart-rate data to training quantification: a comparison of 3 methods of training-intensity analysis. Int J Sports Physiol Perform 9(1): 100–7

Sylta Ø, Tønnessen E, Seiler S (2014b) Do elite endurance athletes report their training accurately? Int J Sports Physiol Perform 9(1): 85–92

Tønnessen E, Sylta Ø, Haugen TA, Hem E, Svendsen IS, Seiler S (2014) The road to gold: training and peaking characteristics in the year prior to a gold medal endurance performance. PLoS One 9(7): e101796

Tønnessen E, Svendsen IS, Rønnestad BR, Hisdal J, Haugen TA, Seiler S (2015) The Annual Training Periodization of Eight World Champions in Orienteering. Int J Sports Physiol Perform 10(1): 24–38

Tschakert G, Hofmann P (2013) High-intensity intermittent exercise: methodological and physiological aspects. Int J Sports Physiol Perform 8(6): 600–10

Tucker R, Collins M (2012) What makes champions? A review of the relative contribution of genes and training to sporting success. Br J Sports Med 46(8): 555–61

Uvacsek M, Nepusz T, Naughton DP, Mazanov J, Ránky MZ, Petróczi A (2011) Self-admitted behavior and perceived use of performance-enhancing vs psychoactive drugs among competitive athletes. Scand J Med Sci Sports 21(2): 224–34

Vanhatalo A, Jones AM, Burnley M (2011) Application of critical power in sport. Int J Sports Physiol Perform 6(1): 128–36

Viru A (1995) Adapdation in Sports Training. CRC Press, Boca Raton.

Viru A (1994) Molecular cellular mechanisms of training effects. J Sports Med Phys Fitness 34(4): 309–22

Viru A, Smirnova T (1995) Health promotion and exercise training. Sports Med 19(2): 123–36

Viru A, Viru M (2001) Biochemical Monitoring of Sport Training. Human Kinetics. Champaingn Il

Walsh NP, Gleeson M, Shephard RJ, Gleeson M, Woods JA, Bishop NC, Fleshner M, Green C, Pedersen BK, Hoffman-Goetz L, Rogers CJ, Northoff H, Abbasi A, Simon P (2011) Position statement. Part one: immune function and exercise. Exerc Immunol Rev 17: 6–63

Warburton DE, Nicol CW, Bredin SS (2006) Health benefits of physical activity: the evidence. CMAJ 14 174(6): 801–9

Weineck J (2007) Optimales Training. Leistungsphysiologische Trainingslehre unter besonderer Berücksichtigung des Kinder- und Jugendtrainings, 15. Aufl. Spitta Verlag, Balingen

Winters-Stone KM, Neil SE, Campbell KL (2014) Attention to principles of exercise training: a review of exercise studies for survivors of cancers other than breast. Br J Sports Med 48(12): 987–95

Wultsch G, Rinnerhofer S, Tschakert G, Hofmann P (2012) Governmental regulations for early retirement by means of energy expenditure cut offs. Scand J Work Environ Health 38(4): 370–9

Zunzer S (2012) Effects of low-intensity, long duration exercise on health and risk profile. Unveröffentl. Dissertation an der Med. Univ. Graz

Weiterführende Literatur

Verchoshanskij J (1992) Ein neues Trainingssystem für zyklische Sportarten. Ein neuer Weg der Gestaltung und Programmierung des Trainingsprozesses.Trainerbibliothek 29.Philippka Verlag, Münster

Training der Hauptkomponenten der Leistungsfähigkeit – Trainingsmethoden und Trainingsberatung

Gerhard Tschakert, Alexander Müller und Peter Hofmann

© Springer-Verlag GmbH Austria 2017
M. Wonisch, P. Hofmann, H. Förster, H. Hörtnagl, E. Ledl-Kurkowski, R. Pokan (Hrsg.),
Kompendium der Sportmedizin, DOI 10.1007/978-3-211-99716-1_16

16.1 Einführung

Da die Ausdauer diejenige Hauptkomponente der Leistungsfähigkeit darstellt, die für den Sportmediziner das größte Feld für trainingsrelevante Maßnahmen und Beratung bietet, wird ihr ein Großteil des folgenden Kapitels gewidmet. Dabei stehen insbesondere physiologische Akutreaktionen während der Belastung, die dadurch über spezifische Pfade der Signalgebung ausgelösten molekularen Prozesse und die mittel- und langfristigen Trainingsanpassungen (etwa des Skelettmuskels) im Mittelpunkt der Betrachtung und werden mit den durch Krafttraining ausgelösten Adaptionsprozessen verglichen.

Auf die weiteren Hauptkomponenten der Leistungsfähigkeit wie Schnelligkeit, Dehnfähigkeit oder Koordination wird nur überblicksmäßig eingegangen – für detailliertere Informationen zu diesen Leistungsfaktoren wird auf entsprechende trainingswissenschaftliche Lehrbücher verwiesen (s. auch Weiterführende Literatur im Anschluss an die Literaturliste).

16.2 Ausdauer

Unter Ausdauer wird allgemein die psycho-physische Ermüdungswiderstandsfähigkeit des Sportlers verstanden (Weineck 2010).

16.2.1 Arten der Ausdauer

Je nach Betrachtungsweise wird die Ausdauer in unterschiedliche Arten unterteilt: in allgemeine und lokale Ausdauer (Aspekt des Anteils der beteiligten Muskulatur), in allgemeine (bzw. Grundlagen-) und spezielle Ausdauer (Aspekt der Sportartspezifität), in aerobe und anaerobe Ausdauer (Aspekt der Energiebereitstellung bzw. des Metabolismus), in Kurz-, Mittel- und Langzeitausdauer (Aspekt der Zeitdauer), in Kraft-, Schnellkraft- und Schnelligkeitsausdauer (Aspekt der beteiligten motorischen Hauptbeanspruchungsformen) und in dynamische und statische Ausdauer (Aspekt der muskulären Arbeitsweise) (◘ Abb. 16.1). Genauere Informationen zu den einzelnen Arten der Ausdauer sind in den einschlägigen Lehrbüchern für Trainingslehre zu finden (Weineck 2010, S. 229–233; Hollmann u. Strüder 2009, S. 267–447; Eisenhut u. Zintl 2009, S. 30–216).

Es ist allerdings anzumerken, dass eine Unterteilung in aerobe und anaerobe Ausdauer nicht den üblichen Gegebenheiten der Sportpraxis entspricht. Bei einem Großteil der Ausdauerbelastungen treten Mischformen von aeroben und anaeroben Stoffwechselprozessen auf, deren jeweiliger Beitrag zur Gesamtenergiebereitstellung – je nach Belastungsintensität – unterschiedlich groß ist.

Es ist ausgesprochen schwierig, alle Aspekte der Ausdauer und ihrer Verbesserung anzusprechen. Da die **allgemeine aerobe dynamische Ausdauer**, auch **Grundlagenausdauer** genannt, in der Sportpraxis von übergreifender Relevanz ist, wird auf sie in weiterer Folge näher eingegangen.

16.2.2 Bedeutung der Ausdauer

Die Ausdauerleistungsfähigkeit hat in den meisten Sportarten eine entscheidende Bedeutung, sowohl für die **Wettkampfleistung** als auch für die **Belastbarkeit im Trainingsprozess**.

In Ausdauersportarten soll eine gut ausgeprägte Grundlagen- und spezielle Ausdauer eine möglichst hohe Geschwindigkeit über eine vorgegebene Wettkampfdistanz in einem weitgehend physiologisch balancierten Zustand (abhängig von der jeweiligen Disziplin) ermöglichen. Angesichts der enormen Bandbreite an möglichen Wettkampfdistanzen bzw. -dauern in

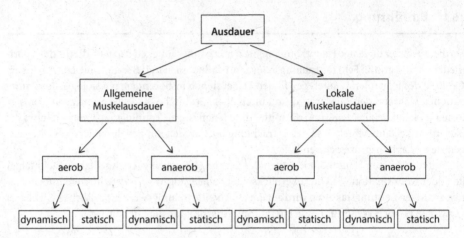

◻ **Abb. 16.1**   Schematische Darstellung der unterschiedlichen Formen der Ausdauer. (Mod. nach Hollmann u. Strüder 2009)

Ausdauersportarten (von 800 m oder ca. 2 Minuten bis hin zu Ultra-Distanzen über mehrere Tage und sogar Wochen oder Monate [Noakes 2006, 2007]) treten extreme Unterschiede in der physiologischen Beanspruchung auf. Die erforderliche metabolische Energie wird – je nach Belastungsintensität und -dauer – durch aerobe und anaerobe Stoffwechselprozesse bereitgestellt, wobei Kohlehydrate und Fette die wichtigsten energieliefernden Substrate darstellen. Diese weisen unterschiedliche Energieumsatz-Raten und -Kapazitäten auf, welche die Belastungsintensität und die Dauer, die diese durchgehalten werden kann, determinieren (Beneke u. Böning 2008). Wie hoch der Energieumsatz bei extremen Ausdauerbelastungen ist, zeigten Knechtle et al. (2005) in einer Einzelfallstudie während des Race Across America (RAAM: 4.701 km, 372–541 km pro Tag, 25.826 Höhenmeter, 683–5.047 Höhenmeter pro Tag). Der Gesamtenergieverbrauch betrug 179.650 kcal (15.100–23.280 kcal pro Tag) und die Energiezufuhr 96.124 kcal (7.513–12.735 kcal pro Tag), was ein Energiedefizit von 83.526 kcal (4.425–13.631 kcal pro Tag) ergab.

Aber auch in anderen Sportarten wie etwa Spiel- bzw. Mannschaftssportarten sowie für die Belastbarkeit im Training in sämtlichen Sportarten ist die Ausdauerleistungsfähigkeit von hoher Relevanz. Die **Erholungsfähigkeit**, d.h. Umfang und Geschwindigkeit der zwischen den Belastungsphasen stattfindenden Wiederherstellungsprozesse wie etwa der oxidative Abbau von Laktat, die Auffüllung des intrazellulären Kreatinphosphat- und Oxymyoglobin-Speichers oder die Umstellung des vegetativen Nervensystems von einer sympathikotonen auf eine vagotone Lage, nimmt mit der Grundlagenausdauer zu (Weineck 2010).

Außerhalb des Leistungs- und Wettkampfsports ist eine optimierte Ausdauerleistungsfähigkeit für die möglichst anstrengungsfreie, freudbetonte und gesunde Absolvierung täglicher bzw. sportlicher Aktivitäten das Ziel (Weineck 2010).

16.2.3 Anpassungsprozesse an Ausdauerbelastungen und ihre Regulation auf molekularer Ebene

Ausdauerbelastungen (ebenso wie Kraft- oder Schnelligkeitsbelastungen) lösen im Organismus eine Störung des Gleichgewichtszustandes (Homöostase-Störung) aus und führen zu einer Auslenkung verschiedener physiologischer Parameter, die man als **physiologische Akutreaktion** bezeichnet. Wie stark diese Auslenkung bzw. Akutreaktion ist, hängt von der konkreten Vorgabe der einzelnen Belastungskomponenten (Intensität, Dauer etc.) ab. Die während der Belastung auftretenden metabolischen, kardiorespiratorischen bzw. molekularen Akutreaktionen stehen letztlich in engem Zusammenhang mit den **langfristigen physiologischen Trainingseffekten und -adaptionen**. Wie kommt es zu dieser Verknüpfung? Werden bei körperlichen Belastungen Muskelzellen erregt, werden durch bioenergetische Prozesse bestimmte Signale ausgelöst, die in weiterer Folge zu einer spezifischen Expression von Genen und zur Synthese von Proteinen mit den entsprechenden genetischen Informationen führen (excitation-transcription coupling). Dies bestimmt den Phänotyp des Muskels (Egan u. Zierath 2013).

Daran lässt sich erkennen, dass eine exakte und adäquate Belastungsvorgabe nicht nur hinsichtlich der Vermeidung gesundheitlicher Risiken während einer körperlichen Belastung von großer Relevanz ist, sondern auch für die Realisierung gewünschter bzw. optimaler Trainingseffekte.

Regulierung von Genexpression bzw. Proteinsynthese

Die Regulierung des Phänotyps, etwa eines Skelettmuskels, erfolgt durch die Verflechtung von physiologischen Signalen, die durch die körperliche Belastung induziert werden, und den dadurch ausgelösten molekularen bzw. metabolischen Adaptionsprozessen. Diese belastungsinduzierten physiologischen Stimuli werden innerhalb der Zelle vom Zytoplasma in den Zellkern (Nukleus) übertragen und wirken dort als Signalgeber für (allgemeine und spezifische) Transkriptionsfaktoren bzw. andere Proteine, die so genannten Co-Regulatoren. Diese leiten die Aktivierung (oder die gegenteilige Reprimierung) von bestimmten Genen ein (Initiationsphase). Bei der Transkription werden die Erbinformationen bestimmter Abschnitte der Desoxyribonukleinsäure (DNA) bzw. spezifischer Gene auf die Messenger-Ribonukleinsäure (mRNA) übertragen, im Rahmen der anschließenden Translation (der eigentlichen Protein-Neubildung) werden anhand der in der mRNA gespeicherten genetischen Informationen Proteine aus Aminosäuren der Zelle synthetisiert, wobei die Basensequenz der DNA bzw. der mRNA die Abfolge der Aminosäuren des Proteins bestimmt (Egan u. Zierath 2013).

Durch Ausdauerbelastungen kommt es u.a. zur Proteinsynthese für Schlüsselenzyme des Kohlenhydrat- und Fettstoffwechsels sowie zur Biogenese von Skelettmuskelfasern und Mitochondrien, um die O_2-Aufnahme und die oxidative ATP-Resynthese zu verbessern (Coffey u. Hawley 2007). Der Prozess der mitochondrialen Biogenese ist sehr komplex und erfordert die Exprimierung des Erbguts des Nukleus und der Mitochondrien (Hood 2001). Er umfasst

- die Transkription der Gene im Zellkern,
- die Translation der entsprechenden mRNA,
- das Einschleusen der neuen Proteine in die Mitochondrien,
- die Replikation der mitochondrialen DNA (mtDNA),
- die Transkription und Translation mitochondrialer Gene,
- die Biosynthese von mitochondrialen Membran-Phospholipiden und
- den Aufbau des Enzym-Komplexes.

Um beispielsweise Enzym-Komplexe des aeroben Stoffwechsels bzw. deren vielzählige Untereinheiten zu bilden, werden die aus der Zellkern-DNA kodierten mitochondrialen Proteine zum Mitochondrium transportiert, in die entsprechenden Mitochondrium-Kompartments eingeschleust und mit mtDNA-codierten Proteinen zusammengefügt (Egan u. Zierath 2013).

Für diese belastungs- bzw. trainingsinduzierte Regulation von metabolischen und mitochondrialen Anpassungen des Skelettmuskels gibt es einige Transkriptions-Co-Aktivatoren bzw. Signalmoleküle, die eine Schlüsselfunktion in der Ansteuerung und Regulation einer Vielzahl weiterer Transkriptionsfaktoren einnehmen. Zu diesen Schlüsselregulatoren zählen u.a.:

- AMP-activated protein kinase (AMPK),
- cyclic AMP response element-binding protein (CREB),
- estrogen-related receptors (ERRs),
- hypoxia-inducible factor-1 alpha (HIF-1α),
- myocyte enhancer factor-2 (MEF2),
- nuclear respiratory factors (NRFs),
- p38 mitogen-activated protein kinases (MAPKs),
- peroxisome proliferator-activated receptor gamma coactivator-1 alpha (PGC-1α),
- Sirtuin (SIRTs) und
- mitochondrial transcription factor A (Tfam).

Um eine Veränderung des Phänotyps – etwa eines Skelettmuskels – durch Genexpression bzw. Proteinsynthese zu erreichen, ist es allerdings notwendig, wiederholte Belastungsreize mit entsprechender Wiederherstellungszeit (▶ Abschn. 15.3) zu setzen. Einzelne Belastungsreize führen lediglich zu akuten, aber flüchtigen Anpassungsprozessen auf molekularer Ebene.

Regelmäßiges Ausdauertraining und seine molekularen Anpassungen erhöhen nicht nur die aerobe Leistungsfähigkeit bei Gesunden bzw. Sportlern, sondern haben auch ein breites Spektrum an positiven Auswirkungen bei chronischen Erkrankungen bzw. altersbedingten Einbußen.

16.2.4 Verbesserung der Ausdauerleistungsfähigkeit

Durch die genannten Anpassungsprozesse auf molekularer Ebene kommt es zu einer Reihe von physiologischen Effekten, die letztlich die VO_{2max} erhöhen bzw. die aerobe Leistungsfähigkeit verbessern. Dazu zählen nach Egan und Zierath (2013) die im Folgenden aufgeführten.

Physiologische Effekte, die die aerobe Leistungsfähigkeit verbessern
- Eine Verbesserung hormoneller Steuerungsvorgänge (Hypertrophie der hormonproduzierenden endokrinen Drüsen wie Nebennierenmark, Hypophysenvorderlappen, Bauchspeicheldrüse etc. sowie eine Anhebung der Sensibilität gegenüber hormoneller Einwirkung)
- Eine Vergrößerung des Glykogen-Speichers in der Skelettmuskulatur und der Leber
- Eine Verbesserung der Diffusionskapazität der Lunge durch verbesserte Kapillarisierung
- Eine Erhöhung des Blutvolumens und/oder der absoluten/relativen Anzahl der roten Blutkörperchen und dadurch eine erhöhte O_2-Bindungskapazität
- Eine Verbesserung der Herzleistung (Dilatation und Hypertrophie des Herzen)
- Eine Verbesserung der Diffusionskapazität der Arbeitsmuskulatur durch verbesserte Kapillarisierung
- Eine Erhöhung der Anzahl und der Größe der Mitochondrien (in allen drei Muskelfasertypen, vor allem in Typ I und Typ IIa)
- Eine Erhöhung des aeroben Enzymbesatzes für den Kohlenhydratstoffwechsel (aerob in Mitochondrien und anaerob im Zytoplasma) und den Fettstoffwechsel (β-Oxidation)

Neben der Verbesserung der VO_{2max} kommt es durch die belastungsinduzierte Zunahme der metabolischen Enzymaktivität und der Mitochondrien-Dichte zusätzlich zu einer verbesserten

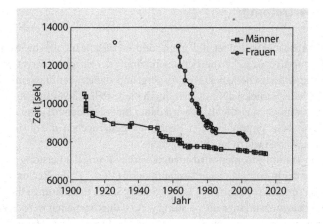

◘ Abb. 16.2 Entwicklung der Ausdauer-Wettkampfleistungen am Beispiel der Weltbestleistungen bzw.
Weltrekorde im Marathonlauf der Männer und Frauen

Ökonomisierung verschiedener Prozesse und zu einer Rechtsverschiebung des zweiten Laktat
Turn Points (LTP_2). Diese Rechtsverschiebung des LTP_2 bedeutet eine Ausnutzung eines höheren
Prozentsatzes der VO_{2max} bzw. ein Durchhalten eines höheren Prozentsatzes der P_{max} über mindestens 30 Minuten. Die verbesserte Ökonomisierung ergibt sich aus folgenden Faktoren (Egan
und Zierath 2013):

Die Sensitivität der Atem-Regulation wird erhöht, da eine geringere ADP-Konzentration für
die gleiche O_2-Aufnahme pro Gramm Muskel notwendig ist. Dadurch wird mit geringerer oxidativer Phosphorylierungsrate pro Mitochondrium die gleiche aerobe Stoffwechselrate in der
Zelle erlangt (Dudley et al. 1987).

Bei gleicher absoluter muskulärer Leistung kommt es zu einem geringeren Abfall der ATP-
und KrP- Konzentrationen und zu einer geringeren Zunahme der ADP-Konzentration (Dudley
et al. 1987). Dadurch wird die Bildung von AMP, IMP, Pi und Ammoniak reduziert, und es kommt
zu einer Abschwächung der AMP-gesteuerten allosterischen Regulation der Glykogenolyse- und
Glykolyse-Rate und der Laktat-Produktion, begleitet von einer erhöhten ATP-Produktion aus
dem oxidativen Stoffwechsel (Egan u. Zierath 2013).

Durch die erhöhte Sensitivität der Atemkontrolle in Verbindung mit einer belastungsinduzierten abgeschwächten Aktivierung der Pyruvatdehydrogenase (Leblanc et al. 2004) werden bei
gleicher absoluter und relativer Intensität die Kohlenhydrat-Oxidation reduziert und die Fett-
Oxidation erhöht. Durch die geringere Muskelglykogen-Entleerung wird die Ermüdungswiderstandsfähigkeit erhöht (Talanian et al. 2010).

Eine Verbesserung der Ausdauerleistungsfähigkeit wird letztlich durch die Verbesserung der
genannten einzelnen Faktoren erzielt.

Die Limits der Ausdauerleistung sind in den letzten Jahrzehnten deutlich weiter ausge-
reizt worden und scheinen asymptotisch einen Grenzwert anzustreben (Nevill u. Whyte 2005).
Trotzdem wurden seit dieser Publikation die Rekorde in den Laufdisziplinen der Leichtathletik
weiter verbessert. Ähnliches wurde für Schwimmleistungen (Nevill et al. 2007) und Eisschnell-
lauf (Mognoni et al. 1982) gezeigt. ◘ Abb. 16.2 zeigt die Entwicklung der Ausdauer-Wettkampfleistungen am Beispiel der Weltbestleistungen bzw. Weltrekorde im Marathonlauf der Männer
und Frauen.

16.2.5 Ausdauertraining

Das Training der Ausdauer wird über allgemeine und spezifische Inhalte sowie unterschiedliche Methoden angesteuert. Meist stehen bei der Beschreibung der einzelnen Methoden sportspezifische und trainingsmethodische Aspekte im Vordergrund, denen allerdings eine **physiologische Begründung**, d.h. eine Berücksichtigung der durch die jeweilige Belastung ausgelösten physiologischen Akutreaktionen, meist fehlt. Es wird daher im Folgenden bei allen Methoden darauf geachtet, jeweils von einer physiologischen Begründung auszugehen und die trainingsmethodische Entsprechung so weit wie möglich anzugeben.

Bei intensiven Trainingsformen wird auf eine Verbesserung der Leistung abgezielt, also auf eine Verbesserung der maximalen Sauerstoffaufnahme (VO_{2max}), der Rechtsverschiebung des LTP_2 bzw. des maximalen systemischen Laktat Steady States in Richtung einer höheren Leistung, unabhängig davon, wie lange die Leistung vorerst durchgehalten werden kann (Weineck 2010). Bei extensiven und umfangreichen Belastungen steht die Verbesserung der Kapazität im Vordergrund. Diese kapazitiven Fähigkeiten bestimmen, wie lange eine definierte Geschwindigkeit bzw. Leistung durchgehalten werden kann. Dabei spielen vor allem die Ökonomie der Bewegung und der Prozentsatz der maximalen Sauerstoffaufnahme, der über diese Distanz genutzt werden kann, die entscheidenden Rollen (ebd.). Die Signalpfade bzw. Anpassungsrichtungen sind jedoch bei beiden Extremen der Ausdauerleistungsfähigkeit unterschiedlich (Seene et al. 2011).

Neben der VO_{2max}, der Leistung am LTP_2 und der Bewegungsökonomie wird zunehmend häufig auch das Zentralnervensystem (ZNS) als Parameter genannt, der die Ausdauerleistungsfähigkeit begrenzt. Kayser (2003) beschreibt das ZNS als letztlich entscheidendes Organ für Beginn und Abbruch körperlicher Belastungen. Es integriert Informationen aus unterschiedlichsten Ursprungsorten des Körpers, die mit einer körperlichen Belastung in Zusammenhang stehen, und limitiert die Intensität und Dauer der Muskel-Rekrutierung zum Schutz des Organismus.

16.2.6 Methoden des Ausdauertrainings

Als Methoden des Ausdauertrainings werden die Dauermethoden (kontinuierlich oder variabel, extensiv oder intensiv), die Intervallmethode (als Langzeit-, Mittelzeit- oder Kurzzeitintervalle, extensiv oder intensiv), die Wiederholungsmethode (z.B. Tempoläufe) und die Wettkampfmethode beschrieben (Weineck 2010; Hollmann u. Strüder 2009). Aus physiologischer Sicht können zur Verbesserung der Grundlagenausdauer die Ausdauertrainingsmethoden in zwei Hauptgruppen unterteilt werden: in die Dauermethoden und die intermittierenden Methoden (Tschakert u. Hofmann 2013). In diesem Rahmen lassen sich unterschiedliche Varianten und Kombinationen entwickeln (◘ Abb. 16.3). Als Sonderform des Ausdauertrainings ist das Höhentraining zu erwähnen, das aber keine eigene Methode darstellt.

Dauermethode

Die Dauermethode ist die „klassische" Form des Ausdauertrainings. Trainingsmethodisch kann die Dauermethode in die kontinuierliche und die variable Dauermethode unterteilt werden. Kennzeichen aller Dauermethoden ist eine ununterbrochene, mehr oder weniger kontinuierliche Belastung ohne Pausen (Weineck 2010; Hollmann u. Strüder 2009).

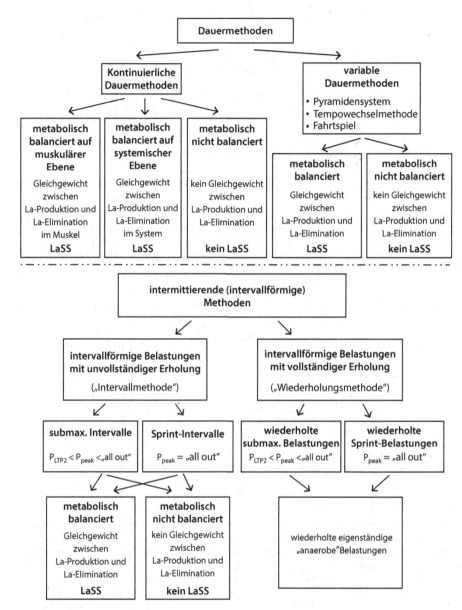

Abb. 16.3 Einteilung und empfohlene Nomenklatur der Dauermethoden und intervallförmigen Methoden. (Mod. nach Tschakert u. Hofmann 2013)

Kontinuierliche Dauermethode

Die kontinuierliche Dauermethode wird lediglich durch zwei Belastungskomponenten konstituiert: die Intensität und die Dauer der Belastung. Die Vorgabe der Belastungsintensität erfolgt in der Praxis über die Vorgabe einer konstanten Leistung (Watt, Geschwindigkeit) (■ Abb. 16.4), über eine konstante Belastungsherzfrequenz (■ Abb. 16.5) oder über eine Kombination beider

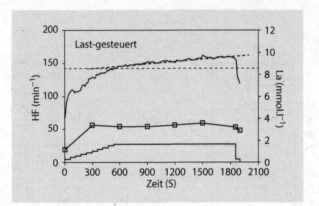

Abb. 16.4   Herzfrequenz (HF) und Blut-Laktat-Konzentration (La) bei konstanter Leistungsvorgabe. Die HF stellt sich nach dem Belastungsanstieg auf die Zielbelastung proportional zur Belastung ein, steigt aber im Verlauf der Belastung durch den Temperaturanstieg und andere Begleitgrößen als „kardiovaskuläres Drift" weiter an, obgleich die metabolische Beanspruchung, gekennzeichnet durch konstante La-Werte, gleich bleibt

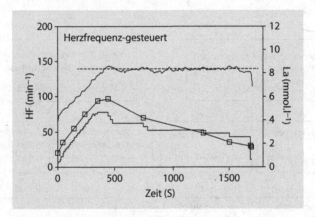

Abb. 16.5   Herzfrequenz (HF) und Blut-Laktat-Konzentration (La) bei Vorgabe einer Zielherzfrequenz. Die HF erreicht nach einem automatisch geregelten Belastungsanstieg rasch die Zielbelastung und bleibt konstant, da die Belastung den temperaturbedingten Anstieg der HF ausgleicht und heruntergeregelt wird. Die metabolische Belastung steigt am Beginn durch den rapiden Belastungsanstieg deutlich an, sinkt aber durch die absinkende Belastung aber wieder ab. Es stellt sich keine stabile metabolische Beanspruchung ein

16

(■ Abb. 16.6). Die Vorteile der konstanten Belastungsvorgabe sind die einfache Durchführung und die Erzielung eines metabolischen Gleichgewichtszustandes nach einer Einarbeitungsphase – unter der Voraussetzung, dass die Belastungsvorgabe korrekt durchgeführt wurde. Der Nachteil dieser Methode ist ein thermoregulatorisch ausgelöster oder ermüdungsbedingter Anstieg der Herzfrequenz im Verlauf des Trainings, das „kardiovaskuläre Drift", der bis zu sehr hohen HF-Werten führen kann. Diese Problematik tritt vor allem bei intensiveren kontinuierlichen Dauerbelastungen auf, bei der die Belastungsintensität im Bereich des LTP_2 angesetzt wird. Vermieden werden kann dieser HF-Anstieg durch die Vorgabe einer konstanten Belastungs-HF, allerdings mit dem Nachteil, dass die erbrachte Leistung während der Belastung reduziert wird und die metabolische Beanspruchung sinkt.

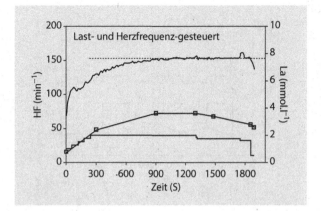

Abb. 16.6 Herzfrequenz (HF) und Blut-Laktat-Konzentration (La) bei Ansteuerung einer Zielbelastung, kombiniert mit einer Zielherzfrequenz-Obergrenze. Die HF stellt sich nach dem Belastungsanstieg auf die Zielbelastung proportional zur Belastung ein, bevor aber die HF im Verlauf der Belastung durch den Temperaturanstieg und andere Begleitgrößen („kardiovaskuläres Drift") weiter ansteigt, wird die Belastung niedriger geregelt, wobei sich aber die metabolische Beanspruchung (gekennzeichnet durch absinkende La-Werte) wieder reduziert

Variable Dauermethoden

Bei den variablen Dauermethoden wird zwischen höheren und niedrigeren Belastungen gewechselt. Anders als bei der Intervallmethode wird dabei aber der LTP_2 nicht überschritten, und es gibt auch keine wirklichen Erholungsphasen. Übliche Formen der variablen Dauermethode sind etwa die Pyramidenform, die Belastungswechselmethode (■ Abb. 16.7) oder das Fahrtspiel (■ Abb. 16.8). Der Vorteil der variablen Formen der Dauermethoden im Vergleich zur kontinuierlichen Variante ist darin zu sehen, dass sie abwechslungsreich sind (Prinzip der Variation der Belastung) und andere, höhere Reize mit entsprechender Wirkung beinhalten, auch wenn die mittlere Intensität identisch ist.

■ Pyramidenform

In der Pyramidenform werden ansteigend und/oder abfallend verschiedene Belastungshöhen mit gleichen oder unterschiedlichen Belastungszeiten vorgegeben. Trotz des Wechsels der Intensitäten bleibt die Belastung im Bereich des LTP_2. Die Methode kann zur Gewöhnung und zur Annäherung an eine höhere Dauerbelastung verwendet werden (z.B. v LTP_2 = 13,5 km/h^{-1}: Beginn mit 7 min 10 km/h^{-1} – 5 min 12 km/h^{-1} – 3 min 14 km/h^{-1} – 5 min 12 km/h^{-1} – 7 min 10 km/h^{-1} – Fortführung 5 min 10 km/h^{-1} – 5 min 12 km/h^{-1} – 5 min 14 km/h^{-1} – 5 min 12 km/h^{-1} – 5 min 10 km/h^{-1}; Ziel ist z.B., eine Dauerbelastung bei 14 km/h^{-1} über 30 Minuten durchzuhalten).

■ Belastungswechselmethode

Bei der Belastungswechselmethode wird die Belastung zwischen zwei Belastungshöhen in einem geplanten Wechsel variiert (■ Abb. 16.7). Der Vorteil dieser Methode ist, dass bei gleicher mittlerer Belastung kurzfristig auch höhere muskuläre Belastungen erreicht werden und die Wirkung des Trainings dadurch erhöht werden kann. Diese Methode ist eine Annäherung an das Intervalltraining, allerdings ohne hohe Spitzenbelastungen und ohne klare Pausen. Es kann als eine Vorbereitung auf ein weiterführendes intervallförmiges Training gesehen werden. Der Nachteil liegt im höheren Steuer- und Kontrollaufwand.

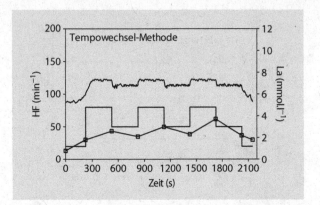

■ **Abb. 16.7**   Herzfrequenz (HF) und Blut-Laktat-Konzentration (La) während eines Belastungswechsel-Trainings. Die Belastung wird dabei regelmäßig zwischen höheren und niedrigeren Belastungen gewechselt, um Athletinnen und Athleten an die Tempowechsel zu gewöhnen, um das Training abwechslungsreicher zu gestalten, oder aber, um sich zunehmend an das Durchhalten einer anstrengenden Dauerbelastung zu gewöhnen

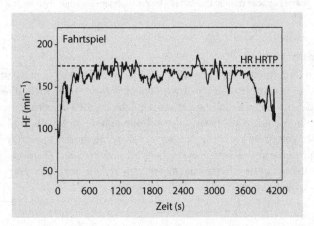

■ **Abb. 16.8**   Herzfrequenz (HF) und Blut-Laktat-Konzentration (La) während eines Fahrtspiel-Trainings. Die Belastung wird dabei unregelmäßig zwischen höheren und niedrigeren Belastungen gewechselt, um Athletinnen und Athleten an ungewohnte Tempowechsel zu gewöhnen und um das Training abwechslungsreicher zu gestalten

■ **Fahrtspiel**

Das Fahrtspiel (■ Abb. 16.8) ist gekennzeichnet durch einen ungeplanten Wechsel der Belastungsintensitäten, der nach „Lust und Laune" des Sportlers vollzogen wird oder sich aus einer natürlichen Variabilität des Streckenprofils ergibt, da die strikte Einhaltung einer konstanten Herzfrequenz beim Laufen oder Radfahren im Gelände nur schwer möglich ist. Die Obergrenze der Belastung sollte bei dieser Methode durch geeignete technische Möglichkeiten wie z.B. eine kontinuierliche Herzfrequenzmessung kontrolliert werden, um Überbelastungen zu vermeiden (Weineck 2010).

Belastungsvorgabe für die Dauermethode

Während die Wirkungen der Dauermethode in der trainingswissenschaftlichen Literatur hinreichend dokumentiert sind (Weineck 2010; Hollmann u. Strüder 2009) und – insbesondere auf einer molekularen Ebene – in diesem Kapitel bereits besprochen wurden, ist hingegen die

Belastungsvorgabe, d.h. die Vorgabe von Belastungsintensität und Belastungsdauer, ein Aspekt, der in der Literatur nach wie vor kontroversiell diskutiert und in der Trainingspraxis sowie in wissenschaftlichen Studien unterschiedlich gehandhabt wird.

▪▪ Vorgabe der Belastungsintensität

Ziel ist es, Belastungsintensitäten möglichst individuell und exakt vorzugeben, um adäquate Trainingsreize setzen und optimale Trainingseffekte erzielen zu können. Damit steigen die Anforderungen an die Leistungsdiagnostik im Hinblick auf die Vorgabe korrekter Belastungshöhen.

Um diesem Anspruch gerecht zu werden, wird empfohlen, die Intensitäten von Ausdauerbelastungen – insbesondere aus einer metabolischen Betrachtungsweise – in Anlehnung an das Drei-Phasen-Modell des Energiestoffwechsels von Skinner und McLellan (1980) und Antonutto und Di Prampero (1995) sowie an die Laktat-Shuttle-Theorie von Brooks (2009) in Relation zu den beiden Laktat-Umstellpunkten LTP_1 und LTP_2 vorzugeben (Tschakert u. Hofmann 2013):

▪ $P < P_{LTP1}$ (Phase I)

Dominant aerober Stoffwechsel mit überwiegender Beteiligung des Fettstoffwechsels, Gleichgewicht zwischen La-Produktion und La-Elimination (LaSS) auf muskulärer Ebene, daher kein Anstieg der Blut-Lakat-Konzentration über den Ruhewert (▪ Abb. 16.9: Phase I)

▪ $P_{LTP1} < P < P_{LTP2}$ (Phase II)

Vorwiegend aerober Stoffwechsel mit deutlicher Beteiligung des Kohlenhydrat-Stoffwechsels, aber verstärkt anaerob-laktazide Energiebereitstellungsprozesse, dennoch ein LaSS auf systemischer Ebene mit einer konstanten Blut-Laktat-Lonzentration über dem Ruhewert (▪ Abb. 16.9: Phase II)

▪ $P > P_{LTP2}$ (Phase III)

Dominant anaerober Stoffwechsel, kein LaSS, d.h., die Laktat-Produktion übersteigt die Laktat-Elimination in Muskel und System, daher kontinuierlicher Anstieg des Blutlaktats (▪ Abb. 16.9: Phase III)

Diese drei Phasen sind sowohl im Stufen-Test, in dem die beiden Umstellpunkte bestimmt werden können, als auch in Dauertests, die ein LaSS auf muskulärer oder systemischer Ebene oder eben kein LaSS zeigen, erkennbar (▪ Abb. 16.9).

Eine differenzierte Diagnostik der Schwellenwerte bzw. der Umstellpunkte ist daher notwendig, um die Belastungsintensitäten mittels Prozentwerten der Schwellenleistung (% P_{LTP1}, % P_{LTP2}) oder der Schwellenherzfrequenz (% HF_{LTP1}, % HF_{LTP2}) individuell und genau vorgeben zu können.

Andere häufig beschriebene Modelle zur Intensitätsvorgabe wie die Verwendung fixer Prozentwerte der maximalen HF (% HF_{max}) bzw. der mittels Karvonen-Formel berechneten HF-Reserve (% HFR) sind ebenso nur Näherungen und daher ungenau (Hofmann et al. 2001; Wonisch et al. 2003) wie die Vorgabe fixer Prozentwerte der VO_{2max} bzw. der VO_2R (Scharhag-Rosenberger et al. 2010), da sie eine relativ große Bandbreite an möglichen metabolischen Reaktionen auslösen können. Wie in ▪ Abb. 16.10 klar erkennbar, ist bei einer sehr engen Vorgabe der Belastung zwischen 70 und 75% der VO_{2max} in der Dauerbelastung eine Akutreaktion zwischen Ruhelaktat-Werten und einem Anstieg auf beinahe 10 mmol/l^{-1} möglich. Eine klare Zuordnung zu einem metabolischen Zielbereich ist nicht möglich (Hofmann u. Tschakert 2011).

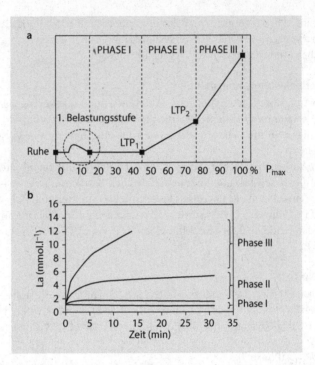

□ **Abb. 16.9a,b**   Schematische Darstellung der drei Phasen des Energiestoffwechsels während eines Stufen-Tests (**a**) und während kontinuierlicher Dauerbelastungen (**b**). (Mod. nach Hofmann et al. 2009 und Tschakert u. Hofmann 2013)

■ ■ **Vorgabe der Belastungsdauer**

Die Vorgabe der Belastungsdauer ist ein häufig unterschätzter Aspekt der Trainingssteuerung, hat aber einen erheblichen Einfluss auf die Ermüdung sowie auf die Wiederherstellungsprozesse und die Superkompensation. Platonov (1999), der das Ausmaß der Ermüdung als Leitgröße für die Belastung verwendet, unterscheidet in seinem Konzept – je nach Prozent der maximal erreichbaren Dauer bei einer definierten Belastungsintensität – zwischen einer geringen Belastung (15–20%), einer mittleren Belastung (40–60%), einer bedeutenden oder submaximalen Belastung (60–75%) und einer maximalen Belastung (bis 100%). Während die ersten beiden Belastungen zu keiner Ermüdung und zu keiner Superkompensation im Sinne einer Leistungssteigerung führen, kommt es bei der submaximalen Belastung zu einer so genannten kompensierten Ermüdung, wobei die Leistung durch verschiedene Kompensationsmechanismen noch aufrechterhalten werden kann. Nach einer Wiederherstellungszeit von etwa 24 Stunden tritt eine geringe Superkompensation ein. Maximale Belastungen führen zu einer klaren Ermüdung, die einen Leistungsabfall bzw. einen Belastungsabbruch zur Folge hat. Die Wiederherstellung erfordert bei derartigen Belastungen etwa 48 Stunden, danach erfolgt eine starke Superkompensation (ebd.).

Aus praktischer Sicht kann man über zwei maximale Dauerbelastungen mit unterschiedlicher Dauer eine Kennlinie konstruieren, die für definierte Intensitäten auch die zugehörige maximale Dauer ermitteln lässt (Bunc et al. 1992). □ Abb. 16.11 zeigt den Zusammenhang für einen trainierten männlichen Studenten. Nachteil der Methode ist, dass sie nur in Sportarten und Belastungen angewandt werden kann, die standardisiert durchgeführt werden können (Laufbahn, Schwimmhalle etc.).

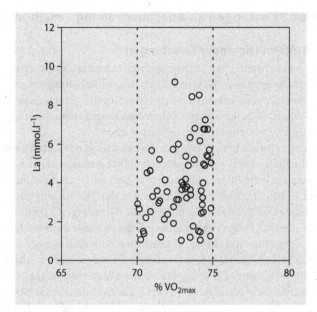

Abb. 16.10 Laktat-Konzentration im Blut (La) während konstanter Belastungen am Fahrrad-Ergometer bei trainierten Personen bei einer Belastung von 70–75% der VO_{2max}. (Mod. nach Hofmann u. Tschakert 2011)

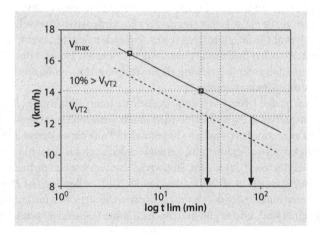

Abb. 16.11 Kennlinie als Funktion von Belastungsintensität und maximaler Belastungsdauer. Aus zwei maximalen Läufen bei vmax aus einem Stufen-Test und bei einer Geschwindigkeit 10% über dem zweiten ventilatorischen Umstellpunkt (vVT2) ergibt sich die jeweilige maximale Laufdistanz bzw. Laufzeit (tlim), die in einem semi-logarithmischen Maßstab der X-Achse eine lineare Beziehung haben. Daraus lässt sich dann innerhalb bestimmter Zeitbereiche eine realistische Abschätzung der tlim für andere Intensitäten (z.B. für vVT2) ableiten. Geht man davon aus, dass zumindest 90% von tlim im Training erreicht werden soll, um eine große Belastung zu realisieren, kann man den Zielbereich der Dauer der Belastung (Pfeile) festlegen

Intervallförmige Belastungen als Ausdauertraining – methodische Aspekte

Positive Effekte intermittierender Belastungen

Intervallförmige oder intermittierende Belastungen sind charakterisiert durch einen Wechsel von Belastungs- und Erholungsphasen. Während die Phasen der Belastung von sehr hohen Intensitäten geprägt sind, werden die Perioden der Erholung mit geringen Intensitäten (aktiv) oder in Ruhe (passiv) absolviert, wobei in weiterer Folge näher darauf einzugehen ist, wie „sehr hohe Intensitäten" bzw. „geringe Intensitäten" zu definieren sind.

Intervalltraining wird als Instrument zur **Verbesserung der Ausdauerleistungsfähigkeit** nicht nur in hochintensiven Trainingseinheiten im Leistungssport angewandt, sondern seit einigen Jahren auch vermehrt als Alternative zu herkömmlichem kontinuierlichen Ausdauertraining im Hobby- und Freizeitsport sowie in der Trainingstherapie bzw. in Rehabilitationsprogrammen eingesetzt. Intermittierende Belastungen haben den gravierenden Vorteil, dass dabei deutlich längere akkumulierte Trainingszeiten mit hochintensiven Belastungen erreicht werden können als bei kontinuierlichen Dauerbelastungen (Gibala et al. 2012; MacDougall u. Sale 1981). Eine Vielzahl von Studien aus dem letzten Jahrzehnt zeigt, dass hochintensives intervallförmiges Training die Ausdauerleistungsfähigkeit und das oxidative (aerobe) System in höherem Ausmaß verbessert als konventionelles kontinuierliches Dauertraining bei vergleichbarem Gesamtenergieaufwand bzw. bei identischer mittlerer Belastung. Dies gilt sowohl für gesunde Probanden bzw. Sportler (Helgerud et al. 2007; Daussin et al. 2007; Laursen u. Jenkins 2002; Billat 2001) als auch für Patienten mit unterschiedlichen chronischen Erkrankungen (Gibala et al. 2012; Iellamo et al. 2013, Meyer et al. 1997; Smart et al. 2013; Wisloff et al. 2007). Bei Letzteren ist allerdings der Gesundheitsaspekt bzw. die Vermeidung von gesundheitlichen Risiken vorrangig zu berücksichtigen. In vielen der genannten Studien wurde ein sogenanntes *aerobes* hochintensives Intervalltraining (aerobic high-intensity interval training) durchgeführt, wobei der Begriff „aerob" im Zusammenhang mit intermittierenden Belastungen nur in den seltensten Fällen definiert wurde. Billat (2001) beschrieb aerobes Intervalltraining als ein Training, das aerobe Stoffwechselprozesse in höherem Maße auslöst als anaerobe.

Eine weitere, im letzten Jahrzehnt häufig untersuchte Intervallmethode ist das **Sprint-Intervalltraining** (sprint intervals). Es ist charakterisiert durch wiederholte maximale „All-out"-Belastungen über eine Zeitspanne von jeweils 5–30 Sekunden. Trotz dieser kurzen Belastungsphasen und trotz deutlich kürzerer Gesamttrainingszeit wurden auch bei dieser Form des Intervalltrainings ähnliche Effekte auf das aerobe Stoffwechselsystem erzielt wie bei konventionellem Dauertraining (Burgomaster et al. 2008; Gibala et al. 2012). Allerdings ist zu vermuten, dass „All-out"-Intensitäten hinsichtlich des Gesundheitsrisikos für Personen mit chronischen Erkrankungen nicht geeignet sind, und es gibt bis dato auch keine Studien zu Sprint-Intervalltraining bei Patienten.

Nomenklatur für intervallförmige Belastungen

In der englischsprachigen Literatur gibt es mittlerweile einen regelrechten Wildwuchs an Bezeichnungen für intervallförmige Belastungen. Neben den bereits erwähnten Begriffen „aerobic high-intensity interval training" und „sprint intervals" wird noch eine Vielzahl anderer Termini wie „intermittent exercise", „interval-type exercise", „repeated sprint exercise" oder „low-volume high-intensity interval training" verwendet. Die Missverständlichkeit der verschiedenen Intervall-Bezeichnungen wird noch dadurch verstärkt, dass ein und derselbe Begriff bei verschiedenen Autoren unterschiedliche Bedeutungen hat. So wird bei Burgomaster et al. (2008) der Begriff „low-volume high-intensity interval training" für ein maximales Sprint-Intervalltraining

(„all-out") über jeweils 30 Sekunden verwendet, während Currie et al. (2013) mit dieser Bezeichnung intervallförmige Belastungen mit 89% der P_{max} (maximale Leistungsfähigkeit aus dem Stufen-Test) für jeweils eine Minute beschreiben.

Darüber hinaus werden im deutschen Sprachraum üblicherweise die Begriffe „Intervallmethode" und „Wiederholungsmethode" für intermittierende Belastungen verwendet (Weineck 2010, S. 269).

All diesen Namensgebungen ist gemein, dass die aktuelle physiologische Beanspruchung, die durch die jeweilige Intervall-Belastung hervorgerufen wird – insbesondere die akute Stoffwechselreaktion –, nicht berücksichtigt wird (mit Ausnahme des Begriffs „aerob[ic]"). Brooks et al. (2005, S. 197) betonen hinsichtlich der Terminologie von Belastungs- und Trainingsformen:

>> Knowing the metabolic response to exercise is often the most important means of evaluating the effects of exercise – immediate as well as long term – on the body. Exercise itself is often described in terms of the metabolic response it elicits.

Dies ist im Zusammenhang mit intervallförmigen Belastungen bisher leider nicht der Fall gewesen.

Daher empfehlen wir für die Benennung und Klassifizierung intervallförmiger bzw. intermittierender Belastungen die Verwendung des in ◘ Abb. 16.3 dargestellten Modells (Tschakert u. Hofmann 2013), das mittlerweile auch von anderen Autoren (Azevedo u. Dos Santos 2014) übernommen wurde. Es ist auf dem 3-Phasen-Modell bzw. Turn-Point-Konzept (Hofmann u. Tschakert 2011) sowie auf der Laktat-Shuttle-Theorie von Brooks (2009) aufgebaut.

Definition

Hochintensive intervallförmige Belastungen werden demnach als „aerob" bezeichnet, wenn über die Gesamtdauer der Belastung ein systemisches Gleichgewicht zwischen Laktat-Produktion und Laktat-Elimination, d.h. ein Laktat-Steady-State (LaSS) aufrechterhalten werden kann (Tschakert u. Hofmann 2013).

In diesem Artikel stehen die „aeroben" hochintensiven Intervallbelastungen im Mittelpunkt der Betrachtung.

Bedeutung der methodischen Aspekte intermittierender Belastungen

Trotz der klaren Evidenz hinsichtlich der positiven Effekte intermittierender Belastungen gibt es zur methodischen Herangehensweise bzw. zur Belastungsvorgabe und ihren Konsequenzen auf die physiologischen Akutreaktionen noch viele offene Fragen (Gibala et al. 2012).

Das Ausmaß und die Spezifität der durch hochintensives Intervalltraining ausgelösten mittel- und langfristigen Trainingsadaptionen sowie die möglicherweise dabei auftretenden gesundheitlichen Risiken sind abhängig von der akuten Auslenkung bzw. Beanspruchung des Organismus während der jeweiligen Belastung. Diese physiologischen Akutreaktionen sind wiederum abhängig von der konkreten Vorgabe der einzelnen Belastungskomponenten (dies gilt für intervallförmiges ebenso wie für kontinuierliches Training).

Während eine kontinuierliche Dauerbelastung nur zwei Belastungskomponenten (Intensität und Dauer) aufweist, wird eine intervallförmige Belastung durch sechs Belastungskomponenten (Gibala et al. 2012; Tschakert u. Hofmann 2013) determiniert (◘ Abb. 16.12):

- die Intensität der Belastungsphasen (P_{peak}),
- die Dauer der Belastungsphasen (t_{peak}),

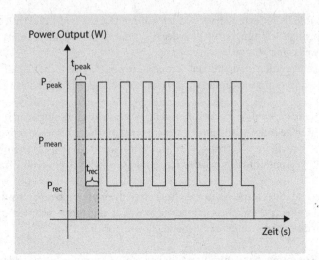

◘ Abb. 16.12   Schematische Darstellung der einzelnen Komponenten einer intervallförmigen Belastung

- die Intensität der Erholungsphase (P_{rec}),
- die Dauer der Erholungsphase (t_{rec}),
- die mittlere Belastung (P_{mean}), die sich zwar aus den ersten vier Komponenten ergibt, aber per se eine relevante Steuergröße für die Herz-Kreislauf-Beanspruchung darstellt und dadurch als eigenständige Belastungskomponente anzusehen ist, und
- die Anzahl der Intervalle bzw. die Gesamtdauer.

Eine Änderung der Vorgabe jeder einzelnen Belastungskomponente hat eine Änderung der kardiorespiratorischen und metabolischen Beanspruchung zur Folge. Daher sollte man in wissenschaftlichen Studien bzw. in der Trainingspraxis (insbesondere bei Intervallbelastungen) stets kritisch hinterfragen, ob die verwendeten Belastungsprotokolle für die jeweiligen Probandinnen und Probanden adäquat und ausreichend individuell sind. Da eine inadäquate Belastungsvorgabe negative Auswirkungen auf die Effektivität des Trainings hat und möglicherweise ein gesundheitliches Risiko für Patienten darstellt, ist es erforderlich, den methodischen Aspekt bzw. die Vorgabe intermittierender Belastungen genauer zu untersuchen (Tschakert u. Hofmann 2013).

Ein konsistentes und systematisches Vorgabemodell für aerobe hochintensive Intervallbelastungen ist dringend erforderlich – ein Modell, das im Rahmen des Ausdauertrainings individuell optimale bzw. homogene Trainingsreize innerhalb einer Gruppe gewährleistet. Dies würde es ermöglichen, die physiologischen Akutreaktionen während einer Intervallbelastung anhand der Belastungsvorgabe im Voraus zu steuern bzw. zu prognostizieren. Bei kontinuierlichen Dauerbelastungen ist dies eine Selbstverständlichkeit, bei intervallförmigen Belastungen bisher noch nicht.

Nachfolgend werden gängige methodische Herangehensweisen an Intervallbelastungen kritisch betrachtet und ein alternatives Modell zur Intensitätsvorgabe, das die tatsächlichen Stoffwechselbedingungen berücksichtigt, vorgestellt. Danach wird beschrieben, welche Relevanz die einzelnen Belastungskomponenten t_{peak}, P_{peak}, t_{rec}, P_{rec} und P_{mean} für die akute physiologische Beanspruchung während intermittierender Belastungen haben.

Methodische Herangehensweise an intervallförmige Belastungen

■ ■ Gängiges Vorgabemodell in trainingswissenschaftlichen Lehrbüchern

In deutschsprachigen Lehrbüchern für Trainingslehre werden zwei Arten intervallförmigen Trainings beschrieben: die „Intervallmethode" und die „Wiederholungsmethode" (Weineck 2010, S. 276–287). Die **Wiederholungsmethode** ist charakterisiert durch relativ lange, vollständige Pausen zwischen wiederholten eigenständigen anaeroben Belastungen; da man in diesem Fall nicht mehr von einer aeroben Gesamtbelastung sprechen kann, wird auf diese Methode an dieser Stelle nicht näher eingegangen. Die **Intervallmethode**, die durch unvollständige („lohnende") Pausen gekennzeichnet ist, wird – in Abhängigkeit von Belastungsintensität und -dauer – folgendermaßen unterteilt (ebd.):

- Extensive Intervallmethode: 60–80% der Wettkampfgeschwindigkeit
- Intensive Intervallmethode: 80–90% der Wettkampfgeschwindigkeit
- Kurzzeitintervallmethode (KZI): 15–60 s
- Mittelzeitintervallmethode (MZI): 1–8 min
- Langzeitintervallmethode (LZI): 8–15 min

Dieses Modell beinhaltet zwei erhebliche Nachteile:

Erstens ist eine Vorgabe der Belastungsintensität mittels Prozent der Wettkampfgeschwindigkeit nur für Ausdauerathleten möglich. Athleten aus anderen Sportarten oder Personen mit chronischen Erkrankungen können auf keine „Wettkampfgeschwindigkeit" als Referenzwert zurückgreifen.

Zweitens weisen sowohl die Intensitäten (innerhalb der extensiven und der intensiven Intervallmethode) als auch die Belastungszeiten (bei KZI, MZI und LZI) jeweils ein sehr breites Spektrum auf, das – jedes für sich – unterschiedliche physiologische Beanspruchungen auslöst. Durch die Kombination von Intensität und Dauer (etwa bei der intensiven Kurzzeitintervallmethode mit einer Intensität von 80–90% der Wettkampfgeschwindigkeit über Phasen von jeweils 15–60 Sekunden) ergibt sich letztlich eine enorme Bandbreite an möglichen metabolischen und auch kardiorespiratorischen Akutreaktionen – ein LaSS mit niedriger laktazider Beanspruchung ist ebenso möglich wie eine stark anaerob-laktazide Energiebereitstellung mit annähernd maximalen Laktatwerten. Insofern ist dieses Modell sowohl für die Unterteilung als auch für die Vorgabe intervallförmiger Belastungen ungeeignet.

■ ■ Art der Intensitätsvorgabe

In vielen wissenschaftlichen Studien zum Thema Intervalltraining werden für die Vorgabe der Belastungs- und Erholungsintensität fixe Prozentsätze der maximalen Herzfrequenz (% HF_{max}), der Herzfrequenzreserve (% HFR), der maximalen Sauerstoffaufnahme (% VO_{2max}) oder der Sauerstoffaufnahmereserve (% VO_2R) verwendet. Diese Modelle haben den Nachteil, dass die Dreiphasigkeit des Energiestoffwechsels bzw. die beiden individuellen Umstellpunkte (TP_1, TP_2) der einzelnen Personen nicht berücksichtigt werden. Diese Turn Points (insbesondere der TP_2) können aufgrund von individuell unterschiedlichen Verläufen der Herzfrequenzleistungskurve bei verschiedenen Personen bei völlig unterschiedlichen Prozentwerten der HF_{max} oder der HFR auftreten (Hofmann u. Tschakert 2011); ebenso können TP_1 und TP_2 bei unterschiedlichen Prozentwerten der VO_{2max} und der VO_2R liegen (Scharhag-Rosenberger et al. 2010). Dies macht es – bei Verwendung dieser Modelle der Intensitätsvorgabe – im Vorfeld der Belastung unklar, ob die vorgegebene Belastung über oder unter dem individuellen TP_1 bzw. TP_2 einer Person liegt und welche physiologischen Beanspruchungen und Prozesse durch diese Belastung ausgelöst werden (◘ Abb. 16.13).

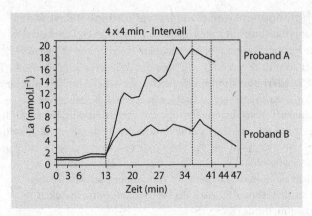

☐ **Abb. 16.13**   Laktat-Verläufe zweier Probanden (A, B) während einer intervallförmigen Belastung mit jeweils gleicher Belastungsvorgabe (t_{peak} = 4 min, P_{peak} = Leistung bei 95% HF_{max}, t_{rec} = 3 min, P_{rec} = Leistung bei 70% HF_{max})

Empfehlung: Intensitätsvorgabe mit Hilfe des Turn-Point-Konzepts   Das Turn-Point-Konzept (Davis et al. 1983; Hofmann u. Tschakert 2011) basiert auf dem Drei-Phasen-Modell des Energiestoffwechsels (Skinner u. McLellan 1980) und wird mittlerweile zur Intensitätsvorgabe für kontinuierliche Dauerbelastungen in verschiedenen Anwendungsbereichen (von der Rehabilitation bis hin zum Hochleistungssport) erfolgreich eingesetzt. Voraussetzung dafür ist lediglich die Durchführung eines Stufen-Tests bis zur Ausbelastung (bei Patienten bis zu einer symptomlimitierten Ausbelastung), bei dem die beiden Umstellpunkte mittels Laktat (LTP_1, LTP_2) oder Atemgasparameter (VT_1, VT_2) individuell bestimmt werden (☐ Abb. 16.14).

Dieses Konzept dient aber nicht nur der Belastungsvorgabe im Rahmen der Trainingsplanung. Es stellt auch ein Referenz- oder Normsystem dar, in das konkrete Beanspruchungen im Sport, in der Freizeit oder am Arbeitsplatz, die in vielen Fällen intervallförmigen Charakter aufweisen, eingebettet werden können und das eine exakte Zuordnung von physiologischen Beanspruchungen zu diesen drei Phasen des Energiestoffwechsels bzw. zu den beiden Umstellpunkten ermöglicht. Daher wird empfohlen, auch die Intensitäten von aeroben hochintensiven Intervallbelastungen (P_{peak}, P_{rec}, P_{mean}) in Relation zu den objektiven individuellen submaximalen (P_{LTP1}, P_{LTP2} bzw. VT_1, VT_2) und maximalen (P_{max}) Markern aus einem Stufentest vorzugeben, und zwar wie folgt:

– P_{peak} = % P_{max} aus Stufen-Test
– P_{rec} = % P_{LTP1} aus Stufen-Test
– P_{mean} = % P_{LTP2} aus Stufen-Test

■ **P_{peak}**
Die Intensität für P_{peak} sollte zwischen P_{LTP2} und P_{max} aus dem Stufen-Test liegen. Das untere Limit für P_{peak} sollte nicht unter P_{LTP2} liegen, denn in diesem Fall könnte man kontinuierliche Dauerbelastungen mit einem LaSS durchführen. Als oberes Limit für P_{peak} kann P_{max} aus dem Stufen-Test zwar theoretisch überschritten werden (bis hin zu „All-out"-Sprints), allerdings gibt es über derartige supramaximale Intensitäten bei „aeroben" Intervallbelastungen kaum Daten aus wissenschaftlichen Studien.

■ **P_{rec}**
Die Intensität in den Erholungsphasen sollte die Leistung am LTP_1 nicht überschreiten, damit während der Erholung nicht zusätzlich La produziert wird, das in die Blutbahn abgegeben werden muss (Laktat-Shuttle-Theorie). Es gibt allerdings noch keine Klarheit über die optimale

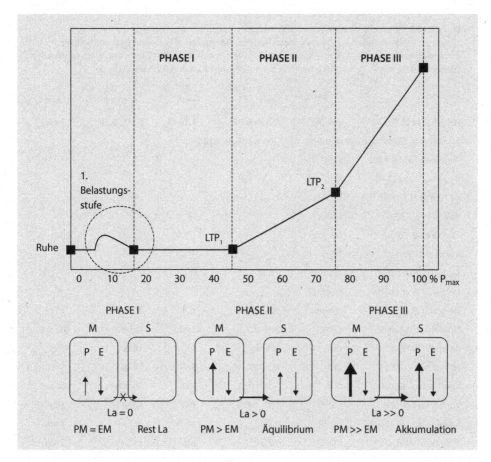

◘ Abb. 16.14 Schematischer Verlauf der Laktat-Leistungs-Kurve während eines Stufen-Tests mit den drei Phasen des Energiestoffwechsels und den beiden Umstellpunkten TP_1 und TP_2 (M = Muskel; S = Herz-Kreislauf-System; P = Produktion; E = Elimination). (Mod. nach Hofmann et al. 2009)

Erholungsintensität, da die tatsächlichen Bedingungen in den Zellen der Arbeitsmuskulatur für die Laktat-Elimination während der Erholungsphase (intrazellulärer Shuttle, „Cell-to-cell"-Shuttle, Abgabe ins Blut oder Akkumulation in der Zelle) nur schwer feststellbar sind und zusätzlich von der in der hochintensiven Belastungsperiode produzierten Laktat-Menge abhängen. Darüber hinaus tritt das Problem auf, dass Laktat, das in einer der Belastungsphasen produziert wurde, aufgrund seiner verzögerten Kinetik erst in einer der nachfolgenden Erholungsphasen ins Blut gelangt.

- **P_{mean}**

Die mittlere Belastung von Intervallen sollte zwischen LTP_1 und LTP_2 liegen. Bei speziellen Trainingszielen (sehr umfangreiches Grundlagenausdauertraining, Training mit Patienten etc.) kann P_{mean} allerdings auch unter P_{LTP1} liegen (Wallner et al. 2013). Ist P_{mean} größer als P_{LTP2}, ist davon auszugehen, dass kein LaSS erreicht werden kann.

Dieses Vorgabemodell orientiert sich an den beiden Umstellpunkten TP_1 und TP_2, die sich aus den tatsächlichen individuellen metabolischen Bedingungen ergeben, und ermöglicht daher eine auf jede einzelne Person und auf die gewünschte metabolische Beanspruchung abgestimmte Vorgabe von Belastungsintensitäten.

◘ Tab. 16.1 Unterschiede in den Belastungsvorgaben von Intervallbelastungen im Rahmen wissenschaftlicher Studien (CHF = chronische Herzinsuffizienz; KHK = koronare Herzkrankheit; MS = metabolisches Syndrom; pAVK = periphere arterielle Verschlusskrankheit; COPD = Chronisch obstruktive Lungenerkrankung; P_{peak} = Maximalleistung beim Stufentest zur Ermittlung der VO_{2max})

Autoren	Probanden	P_{peak}	t_{peak}	$P_{recovery}$	$t_{recovery}$
Helgerud et al. (2007)	gesund	85–95% HF_{peak}	4 min	50–75% HF_{peak}	3 min
Tyldum et al. (2009)	gesund	„Norweger Modell"			
Rognmo et al. (2012)	KHK				
Rognmo et al. (2004)	KHK				
Karlsen et al. (2008)	KHK				
Wisloff et al. (2007)	CHF				
Tjonna et al. (2008)	MS				
Bye et al. (2009)	MS				
Schjerve et al. (2008)	adipös				
Helgerud et al. (2010)	COPD				
Helgerud et al. (2007)	gesund	90–95% HF_{max}	15 s	70% HF_{max}	15 s
Slordahl et al. (2005)	pAVK	80% VO_{2peak}	2 min	Ruhe	3 min
Ilic et al. (2009)	CHF	70% P_{peak}	30 s	10 W	60 s
Nilsson et al. (2008)	CHF	90–95% HF_{peak}	5–10 min	50–60% HF_{peak}	5–10 min
Koufaki et al. (2014)	CHF	100% P_{peak}	30 s	25–40 W	60 s
Vogiatzis et al. (2005)	COPD	100–140% P_{peak}	30 s	Ruhe	30 s
Sabapathy et al. (2004)	COPD	70% P_{peak}	1 min	Ruhe	1 min
Coppoolse et al. (1999)	COPD	90% P_{peak}	1 min	45% P_{peak}	2 min
Warburton et al. (2005)	KHK	85–95% HFR	2 min	35–45% HFR	2 min
Osawa et al. (2014)	gesund	>90% VO_{2peak}	1 min	30 W	1 min
Gibala et al. (2006)	gesund	„all out"	30 s	0–30 W	4 min
Bartlett et al. (2012)	gesund	90% VO_{2max}	3 min	50% VO_{2max}	3 min
Wallner et al. (2013)	gesund	111% vVO_{2max}	10 s	Ruhe	20 s
Burgomaster et al. (2008)	gesund	„all out"	30 s	0–30 W	4,5 min
Trapp et al. (2008)	gesund	„all out"	8 s	lockeres Treten	12 s

16

■■ Vorgaben der einzelnen Belastungskomponenten

Ein Blick auf die einschlägige Literatur zeigt, dass die in wissenschaftlichen Intervallstudien verwendeten Belastungsprotokolle ein völlig heterogenes Bild ergeben und dass die Vorgaben der einzelnen Belastungskomponenten ein sehr breites Spektrum aufweisen (◘ Tab. 16.1).

Die Bandbreiten von P_{peak} (von 50% der im Stufen-Test bestimmten Maximalleistung [P_{max}] bis hin zu „All-out"-Sprintleistungen) sowie von t_{peak} und t_{rec} (von wenigen Sekunden bis 10 Minuten) sind enorm (auch innerhalb vergleichbarer Probandengruppen). Bedenkt man, dass bereits geringe Änderungen in der Vorgabe einer einzigen Belastungskomponente Auswirkungen auf die physiologische Beanspruchung haben, ist anzunehmen, dass die metabolischen und kardiorespiratorischen Akutreaktionen ebenfalls entsprechend große Bandbreiten zeigten. Ob die jeweiligen Akutreaktionen auch immer beabsichtigt und gewünscht waren, ist kritisch zu hinterfragen.

Darüber hinaus fällt auf, dass die mittlere Belastung (P_{mean}) nur in den seltensten Fällen für die Belastungsvorgabe berücksichtigt oder auch nur berechnet wurde.

Die besondere Bedeutung von P_{mean}, t_{peak} und P_{peak} sowie t_{rec} und P_{rec} für die physiologischen Akutreaktionen

- **Einfluss der P_{mean}**

Die mittlere Belastung ist – neben der Dauer und Intensität der Belastungs- und Erholungsphasen – für die Planung und Durchführung intermittierender Belastungen von großer Relevanz. Mit folgender Formel lässt sich Mittelbelastung berechnen (Tschakert u. Hofmann 2013):

$$P_{mean} = (P_{peak} * t_{peak} + P_{rec} * t_{rec}) / (t_{peak} + t_{rec})$$

Während einer Intervallbelastung wird mit dieser P_{mean} zwar weder in der Belastungs- noch in der Erholungsphase tatsächlich trainiert, dennoch hat sie eine sehr wichtige Steuerfunktion: Sie gibt die durchschnittliche Herz-Kreislauf-Beanspruchung (etwa die HF_{mean}) über die gesamte Intervallbelastung vor. Da die durchschnittliche Herz-Kreislauf-Reaktion eine relevante Größe sowohl für die Trainingsadaptionen als auch für etwaige Gesundheitsrisiken für PatientInnen darstellt, wird empfohlen, die P_{mean} nicht nur aus den übrigen Belastungskomponenten zu berechnen, sondern sie bewusst vorzugeben ($P_{LTP1} < P_{mean} < P_{LTP2}$) und anhand der oben genannten Gleichung eine andere Komponente, etwa die Erholungszeit, zu berechnen (Tschakert u. Hofmann 2013).

- **Einfluss von Dauer und Intensität der Belastungsphasen (t_{peak}, P_{peak})**

Nicht nur die P_{mean}, sondern auch die Festlegung der übrigen Belastungskomponenten ist hinsichtlich der körperlichen Beanspruchung während Intervallbelastungen von großer Bedeutung, wobei insbesondere t_{peak} und P_{peak} maßgeblichen Einfluss haben. Astrand et al. (1960), Christensen et al. (1960) bzw. Saltin et al. (1976) zeigten bereits vor mehreren Jahrzehnten, wie massiv etwa die **Dauer der Belastungsphasen** die metabolische und peak-kardiorespiratorische Akutreaktion während intervallförmiger Belastungen beeinflusst (◘ Abb. 16.15). Bei einer P_{peak} nahe P_{max} führten lange Belastungszeiten von 2 oder 3 Minuten zu Laktat-Werten von über 16 mmol/l, während kurze Belastungsdauern einen Blut-Laktat-Spiegel von nur etwa 2 mmol/l induzierten – bei gleicher P_{peak} und P_{mean} und bei identischem Verhältnis von Belastungs- und Erholungszeit.

Diese Ergebnisse konnten durch eigene Studien bestätigt werden (Tschakert et al. 2015). Die Laktat-Produktionsrate ist zwar ausschließlich von der Belastungsintensität abhängig, die Menge an produziertem Laktat pro Belastungsphase hängt allerdings vom Produkt $P_{peak} \times t_{peak}$ ab. Die Blut-Laktat-Konzentration ergibt sich aus dem Verhältnis von Laktat-Produktion in der Arbeitsmuskulatur und Laktat-Elimination in der Arbeitsmuskulatur (muskulär) bzw. in anderen Organen wie Herz, Leber, Gehirn, Ruhemuskulatur (systemisch). Liegt die P_{peak} über P_{LTP2}, nimmt die Laktat-Produktion mit der Dauer der Belastungsphase zu. Werden in langen Belastungsphasen große Laktat-Mengen gebildet, reichen – wie in der Studie von Astrand et al. (1960) gezeigt – Erholungszeiten von einigen Minuten nicht aus, um das produzierte Laktat wieder zu eliminieren. Ein LaSS kann somit nicht mehr aufrechterhalten werden, folglich kommt es zu einem kontinuierlichen Anstieg des Blutlaktats. Daher kann bei Intervallen mit langer t_{peak} der Fall eintreten, dass trotz einer eher niedrigen P_{mean} und einer dementsprechend geringen durchschnittlichen Herzfrequenz eine massive Laktat-Produktion sowie ein deutlicher Abfall des pH-Wertes bzw. eine Übersäuerung der Arbeitsmuskulatur ausgelöst wird, die zum Belastungsabbruch führt.

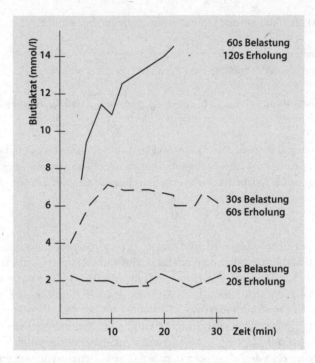

■ **Abb. 16.15**   Abhängigkeit der Blut-Laktat-Konzentration von t_{peak}. (Mod. nach Astrand et al. 1960)

Bei kurzen Intervallen von maximal 30 Sekunden hingegen ist die Laktat-Produktion trotz sehr hoher Belastungsintensitäten (bis P_{max} aus dem Stufen-Test) so gering, dass selbst kurze Erholungsphasen von 20–30 Sekunden ausreichend sind, um ein Gleichgewicht zwischen Laktat-Produktion und -Elimination und damit ein LaSS aufrechtzuerhalten (Tschakert et al. 2015).

❯❯ **Um ein LaSS während Intervallbelastungen zu gewährleisten, gilt die Regel: Je höher P_{peak} ist, desto kürzer muss t_{peak} sein!**

Der Vorteil von Intervallbelastungen im LaSS ist, dass sie länger durchgehalten werden können und damit die akkumulierten Trainingszeiten mit sehr hohen Intensitäten entsprechend lang sind.

In Zusammenhang mit Laktat-Werten im Blut oder im Muskel ist allerdings immer zu bedenken, dass das Laktat an sich keine Säure ist. Verantwortlich für den Säuregrad in den verschiedenen Kompartments des Körpers ist die Konzentration der Wasserstoff-Ionen (H^+) bzw. der pH-Wert. Das Laktat spiegelt jedoch die H^+-Ionen-Konzentration sehr gut wider (Wassermann et al. 2012) und ist einfacher zu messen als der pH-Wert.

Lange Belastungsphasen erhöhen aber nicht nur die metabolische Beanspruchung, sondern auch die kardiorespiratorischen Beanspruchungsspitzen (Peaks). Während sich bei gleicher P_{mean} die durchschnittlichen Werte der Herz-Kreislauf-Größen zwischen langen und kurzen Intervallen nicht unterscheiden, ist das Oszillieren der Werte um den Mittelwert bei langer t_{peak} deutlich stärker ausgeprägt als bei kurzer t_{peak}. Dadurch sind die Peak-Werte für HF, VO_2 etc. bei langen Intervallen deutlich höher als bei kurzen Intervallen, bei denen die Werte kaum um den Mittelwert schwanken und jenen von kontinuierlichen Dauerbelastungen sehr ähnlich sind (Astrand et al. 1960; Tschakert et al. 2015; Tschakert u. Hofmann 2013).

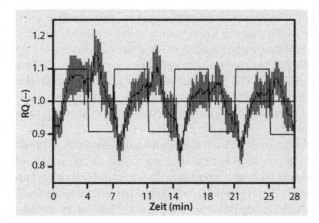

◘ Abb. 16.16 Absinken des RQ-Wertes während einer Intervallbelastung von 4-mal 4 Minuten. (Mod. nach Tschakert et al. 2015)

Darüber hinaus konnten Kilpatrick und Greeley (2014) zeigen, dass auch das subjektive Anstrengungsempfinden bei Intervallen mit längerer Belastungsdauer (60 s) signifikant höher war als bei kürzeren Belastungszeiten (30 s), wobei das Verhältnis von Belastungs- und Erholungszeit sowie P_{peak}, P_{rec}, P_{mean} und die Gesamtdauer identisch waren.

Es soll allerdings nicht unerwähnt bleiben, dass insbesondere im Leistungssport bewusst lange Belastungszeiten bei Intervallen gewählt und damit hohe Laktat-Werte bzw. geringe pH-Werte provoziert werden, um spezifische Trainingseffekte auszulösen. Durch das Absinken des pH-Wertes (sowie durch Anhäufung von Citrat in den Erholungsphasen) wird die Aktivität des Enzyms Phosphofruktokinase limitiert und damit eine Inhibierung der Glykolyse ausgelöst. Dadurch wird der Organismus gezwungen, auch bei höheren Belastungsintensitäten verstärkt über aerobe Stoffwechselprozesse die notwendige Energie bereitzustellen (Saltin et al. 1976). Die Inhibierung der Glykolyse bzw. der verstärkt aerobe Energiestoffwechsel bei langen Intervallen spiegeln sich im Verlauf des respiratorischen Quotienten (RQ) wider (vonDuvillard et al. 2001), der von Intervall zu Intervall immer mehr abfällt (◘ Abb. 16.16).

Dadurch lässt sich erklären, dass die Verbesserungen der aeroben Leistungsfähigkeit bzw. der VO_{2max} in Trainingsstudien mit langen Intervallen besonders stark ausgeprägt sind. Allerdings ist zu hinterfragen, ob diese Methode für Patienten oder untrainierte Personen geeignet ist. Da erhebliche metabolische Beanspruchungen, die mit einer vermehrten Freisetzung von Katecholaminen in Zusammenhang stehen (Wonisch et al. 2007), sowie erhöhte kardiorespiratorische Peak-Werte ein potenzielles Gesundheitsrisiko für Patienten darstellen können, wird über den Sicherheitsaspekt bei langen Intervallen zunehmend häufig diskutiert (Keteyian 2012).

■ Einfluss von Dauer und Intensität der Erholungsphasen (t_{rec}, P_{rec})

Neben t_{peak} und P_{peak} hat bei intervallförmigen Belastungen auch die Gestaltung der Erholungsphasen (t_{rec}, P_{rec}) erheblichen Einfluss auf die physiologischen Akutreaktionen und vor allem auf die Prozesse der Energiebereitstellung.

Um bei hochintensiven Intervallbelastungen die Laktat-Produktion relativ gering zu halten (was bei kurzen Belastungsphasen, wie erwähnt, möglich ist), muss die notwendige Energie über anaerob-alaktazide (KrP) oder aerobe Stoffwechselprozesse bereitgestellt werden. Letztere benötigen intrazellulär vorrätigen, am Myoglobin gebundenen Sauerstoff (Oxymyoglobin), da die Zeit für den O_2-Transport von der Umgebungsluft bis zu den

Mitochondrien der Arbeitsmuskulatur nicht ausreicht – insbesondere während kurzer Belastungsphasen. Die Auffüllung der KrP-Speicher sowie die Aufladung des Myoglobins mit O_2 müssen in den Erholungsphasen erfolgen. Wie viel Zeit dafür notwendig ist, hängt vom Ausmaß der jeweiligen Speicherentleerung in der vorangegangenen Belastungsphase ab. Gelingt keine ausreichende Wiederauffüllung in der Erholungsphase, sind verstärkt laktazide Stoffwechselprozesse während der nachfolgenden Belastungsphasen die Konsequenz (Saltin et al. 1976). Dies macht die richtige Wahl der Pausenlänge (t_{rec}) zu einem relevanten Faktor für die Intervallvorgabe.

Neben der Erholungszeit ist auch die Erholungsintensität (P_{rec}) für die physiologische Akutreaktion auf intermittierende Belastungen von Bedeutung, insbesondere die Frage, ob die Erholung aktiv (mit niedrigen Intensitäten) oder passiv (in Ruhe) erfolgen soll. Hermansen und Stensvold (1972) stellten fest, dass eine aktive Erholung die Oxidation von Laktat in der Arbeitsmuskulatur und damit auch die Laktat-Elimination aus dem Blut erleichtert. Seiler und Hetlelid (2005) zeigten, dass moderat-trainierte Läufer, die ihre Pausengestaltung bei Intervallbelastungen frei wählen konnten, aktive Pausen mit niedrig-intensivem Gehen bevorzugten. Wahl et al. (2014) hingegen fanden bei Intervalltraining mit aktiver Erholung eine höhere Stresshormonausschüttung (Cortisol) und ein höheres subjektives Anstrengungsempfinden als bei passiver Erholung. Allerdings unterschied sich bei dieser Studie nicht nur die P_{rec}, sondern mit ihr auch die P_{mean} und damit die Gesamtarbeit, was das Ergebnis dieser Studie beeinflusste. Wenn man andererseits mithilfe der oben genannten Gleichung bei gleicher P_{mean} die Pausengestaltung manipuliert, verkürzt sich die Pausendauer bei passiver Erholung deutlich im Vergleich zu aktiver Erholung. Dabei kann es zum oben beschriebenen Problem der unzureichenden KrP- und Oxymyoglobin-Wiederherstellung in den Pausen kommen.

Angesichts der Tatsache, dass es in wissenschaftlichen Studien sowie in der Trainingspraxis ein derart breites Spektrum an verschiedenen Belastungsvorgaben für Intervalltraining gibt und diese Unterschiede sich gravierend auf die metabolischen und kardiorespiratorischen Akutreaktionen auswirken, stellt sich die Frage, ob die physiologischen Beanspruchungen, die durch die jeweiligen Belastungsvorgaben induziert wurden, im Voraus absehbar waren. Die Regulierbarkeit und Prognostizierbarkeit der physiologischen Akutreaktionen wäre bei der Anwendung von hochintensivem Intervalltraining von größter Wichtigkeit.

■ ■ **Steuerung der physiologischen Beanspruchung mittels P**$_{mean}$
In diesem Kapitel soll gezeigt werden, inwieweit die metabolischen und kardiorespiratorischen Akutreaktionen bei Intervallbelastungen mittels P_{mean} gesteuert bzw. prognostiziert werden können.

Bei **kontinuierlichen Dauerbelastungen** hat sich die Verwendung von Schwellenkonzepten bzw. des Turn-Point-Konzepts als Referenzsystem für die geplante Zielbelastung (P_{target}) bewährt, da man dadurch eine exakte Steuerung und Prognostizierbarkeit der physiologischen – insbesondere der metabolischen – Beanspruchung ermöglicht (◘ Abb. 16.9b). Dies ist von hoher Relevanz, weil dadurch sehr exakt die gewünschten Trainingsreize gesetzt werden können und die Gefahr einer Überbeanspruchung bzw. gesundheitlicher Risiken verringert wird.

Es stellt sich die Frage, ob bzw. wie es auch bei **intervallförmigen Belastungen** möglich ist, trotz der Vielzahl an Einfluss nehmenden Belastungskomponenten die kardiorespiratorischen und metabolischen Akutreaktionen anhand der Belastungsvorgabe zu steuern bzw. vorherzusagen. Voraussetzung dafür ist, dass die Intervallbelastung in Relation gesetzt wird zu den Leistungen an den beiden individuellen Umstellpunkten TP_1 und TP_2 aus dem Stufen-Test.

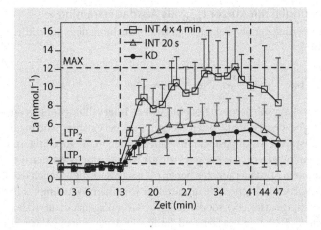

Abb. 16.17 Laktat-Verläufe bei kontinuierlicher Dauerbelastung (KD) und bei Intervallbelastungen mit kurzer (INT 20 s) und langer (INT 4 × 4 min) t_{peak} bei jeweils identischer P_{mean}. (Mod. nach Tschakert et al. 2015)

Das Pendant zur P_{target} bei kontinuierlichen Belastungen ist bei intervallförmigen Belastungen die P_{mean}.

Wie bereits erwähnt, gibt die P_{mean} die durchschnittliche Herz-Kreislauf-Beanspruchung vor. Insofern ist die Mittelbelastung als steuernde Größe für kardiorespiratorische Parameter prädestiniert. Lässt sich aber auch die metabolische Akutreaktion auf Intervallbelastungen über die P_{mean} kontrollieren und vorhersagen? Wie oben beschrieben, hat die Kombination von t_{peak} und P_{peak} großen Einfluss auf die Laktat-Produktion, und auch die Pausengestaltung spielt bei der Laktat-Elimination und nachfolgender Laktat-Produktion eine Rolle.

Dennoch hat eine Studie von Tschakert et al. (2015) ergeben, dass sich auch bei intermittierenden Belastungen die metabolische Akutreaktion tatsächlich an der P_{mean} orientierte, allerdings nur unter folgenden Voraussetzungen:

- **Belastungszeiten**

Nur bei Intervallen mit kurzen Belastungszeiten (t_{peak} = 20 s) orientierte sich der Verlauf der Blut-Laktat-Konzentration an der P_{mean} (< P_{LTP2}) und zeigte folglich – ähnlich wie bei kontinuierlicher Dauerbelastung mit gleicher P_{mean} – ein steady state. Bei längeren Belastungsphasen (4 min) wurde trotz identischer P_{mean} und geringerer P_{peak} kein LaSS mehr erreicht, da durch die Kombination von P_{peak} und t_{peak} die Laktat-Produktion die Laktat-Elimination überstieg (■ Abb. 16.17).

- **Erholungsphasen**

Das bei den hochintensiven kurzen Intervallen erreichte LaSS lässt darauf schließen, dass die Dauer der Erholungsphasen (t_{rec} = 26,7 ± 13,4 s) lang genug war, um die KrP-Speicher in ausreichendem Maße aufzufüllen und/oder das Myoglobin in der Arbeitsmuskulatur mit Sauerstoff zu beladen.

- **Belastungsintensitäten**

P_{peak} entsprach der P_{max} aus dem Stufen-Test. Für supramaximale Belastungsintensitäten (> P_{max}) gibt es zu dieser Fragestellung noch keine Daten.

Intervallbelastungen mit kurzer t_{peak} als Ausdauertraining

Die bewusste Steuerung der physiologischen Beanspruchung über die mittlere Belastung mithilfe der Gleichung

$$P_{mean} = (P_{peak} \times t_{peak} + P_{rec} \times t_{rec}) / (t_{peak} + t_{rec})$$

erlaubt die Anwendung von aeroben hochintensiven Intervallbelastungen mit kurzer t_{peak} als Ausdauertraining bei unterschiedlichsten Zielgruppen. Bei entsprechend niedriger P_{mean} (etwa durch lange t_{rec}) ist diese Trainingsform für PatientInnen in der Rehabilitation verschiedener chronischer Erkrankungen ebenso geeignet wie für Hochleistungssportler, die ihre P_{mean} beliebig festsetzen können. Ausdauerathleten haben beispielsweise die Möglichkeit, kurze Intervalle nicht nur in der Vorbereitungsperiode unmittelbar vor einem Wettkampf (mit einer P_{mean}, die der Wettkampfleistung entspricht), sondern auch im Grundlagenausdauertraining (mit niedriger P_{mean} im Bereich des LTP_1) einzusetzen und damit eine willkommene Abwechslung mit zusätzlichen Belastungsreizen für die schnellen Muskelfasern in diese üblicherweise niedrig-intensive und eher monotone Trainingsphase zu bringen (Wallner et al. 2013). Dies ist insofern von Bedeutung, als Ausdauersportler einen sehr hohen Anteil (70–80%) ihrer Gesamttrainingszeit in diesem Intensitätsbereich unter 60% VO_{2max} bzw. 70% HF_{max} verbringen (Esteve-Lanao et al. 2005).

Darüber hinaus bietet sich aerobes hochintensives Intervalltraining natürlich auch als Ausdauertraining in sämtlichen Sportarten mit intervallförmigem Charakter an, etwa in Ballsportarten. Hierbei kann zusätzlich die t_{peak} entsprechend des sportartspezifischen Belastungsprofils festgesetzt werden.

Bei der praktischen Durchführung von Intervalltraining im Gelände treten allerdings häufig Schwierigkeiten auf, insbesondere im Hinblick auf die Vorgabe der exakten Belastungs- und Erholungsintensität. Eine Intensitätsvorgabe mittels Herzfrequenz, wie sie bei kontinuierlichen Dauerbelastungen problemlos praktiziert wird, ist bei kurzen Intervallbelastungen nicht möglich, da die Belastungsphasen zu kurz sind, um hohe Zielherzfrequenzen zu erreichen.

Beim Radfahren lassen sich die jeweiligen Intensitäten sehr einfach über die Leistung (km/h mittels Fahrradcomputer bzw. Watt im Labor oder mittels SRM-Messtechnik) steuern. Bei Aktivitäten wie Laufen, Langlaufen, Nordic Walking etc. ist dies schwieriger – aber auch hier ist es möglich, Geschwindigkeiten exakt mithilfe eines Pacers oder durch die Berechnung der Zeit für eine gewisse Distanz vorgeben, zumindest im ebenen Gelände.

Höhentraining

Als Sonderform des Ausdauertrainings ist das Höhentraining zu nennen (Girard et al. 2013; Lundby et al. 2012; Fudge et al. 2012). Als günstigste Form dieses Trainings hat sich das Training nach der Methode „live high – train low" herausgestellt (Stray-Gundersen u. Levine 2008). Dabei kann die natürliche Höhe in den Bergen (ebd.) oder auch eine künstliche Simulation der Höhe durch so genannte Höhenhäuser (Richalet u. Gore 2008) genutzt werden, wohingegen die Methode der intermittierenden Hypoxie nicht die gewünschten Erfolge zeigte (Humberstone-Gough et al. 2013). Höhentraining wird in vielen Ausdauersportarten (Wachsmuth et al. 2013; Christoulas et al. 2011; Chapman et al. 2010), aber auch Spielsportarten (Hinckson et al. 2007; Millet et al. 2013; Girard u. Pluim 2013; Garvican-Lewis et al. 2013) regelmäßig angewandt, obwohl nach wie vor sehr viele Fragen zur Effektivität der Methode (Lundby et al. 2012) und zur individuellen Verträglichkeit (Chapman 2013) offen sind.

Die Schwellendiagnostik ist auch bei zunehmenden Höhen von großer Relevanz. Ofner et al. (2014) konnten zeigen, dass auch bei reduziertem O_2-Partialdruck entsprechend einer Höhe von etwa 3.500 m die Leistung an den beiden Umstellpunkten LTP_1 und LTP_2 zwar in absoluten Zahlen abnimmt, relativ zur Maximalleistung jedoch unverändert bleibt.

16.3 Kraft und Krafttraining

Die Formulierung einer präzisen Definition von Kraft, die sowohl ihre psychischen als auch physischen Aspekte erfasst, bereitet zur physikalischen Bestimmung einige Schwierigkeiten, da die Arten der Kraft, der Muskelarbeit, der Muskelanspannung bzw. der differenzierte Charakter der Muskelanspannung außerordentlich vielfältig sind und von einer Vielzahl von Faktoren beeinflusst werden (Weineck 2010). Unbestritten ist hingegen, dass die bewegungserzeugenden Kraftkomponenten die Voraussetzung für andere motorischen Hauptbeanspruchungsformen wie Ausdauer, Schnelligkeit, Flexibilität und Koordination darstellen (De Marees 2003).

Geschlechtsspezifisch gibt es in Bezug auf die Kraft klare Unterschiede. Männer verfügen aufgrund erhöhter Testosteronwerte (männliches Sexualhormon mit Eiweiß aufbauender [anaboler] Wirkung) über größere Muskelquerschnitte als Frauen. Zusätzlich gibt es – selbst bei gleichen Muskelquerschnitten – hormonell bedingte Unterschiede in der prozentualen Gewebsverteilung. Bei Frauen ist der Anteil des Fettgewebes am Muskel etwa doppelt so hoch. Dadurch beträgt die Kraft der Frau nur bis zu zwei Drittel der Kraft des Mannes. Einschränkend ist allerdings festzuhalten, dass dies nur auf die Skelettmuskulatur der Extremitäten zutrifft, nicht auf die Rumpfmuskulatur, die keine geschlechtsspezifischen Unterschiede aufweist. Darüber hinaus gilt der erwähnte Unterschied nur jeweils für den Altersbereich zwischen 20 und 30 Jahre – für jenen Lebensabschnitt, in dem die Kraft bei Frauen und Männern ihre höchsten Absolutwerte erreicht. Davor und danach sind die jeweiligen Kraftwerte als auch die geschlechtsspezifischen Unterschiede geringer (Weineck 2010; Hollmann u. Strüder 2009).

Ein Muskel entwickelt Kraft durch Spannung. Die Haupterscheinungsformen der Kraft beim Menschen sind die statische und die dynamische Kraft. Als wesentliche Arten der Kraft können allgemeine und spezifische Kraft sowie Maximalkraft, Schnellkraft und Kraftausdauer genannt werden. Die dynamische Kraft tritt in Form der Schnellkraft und der Kraftausdauer zugleich im Rahmen der motorischen Hauptbeanspruchungsformen Schnelligkeit bzw. Ausdauer auf (Weineck 2010).

In den Sportarten tritt Kraft nie in Reinform auf, sondern immer in einer Kombination verschiedener konditionell-physischer Leistungsfaktoren.

Die bevorzugte Einteilung der Kraft orientiert sich an der Arbeitsweise der Muskulatur. Man unterscheidet statische oder isometrische Beanspruchung (Haltekraft, die Muskellänge bleibt konstant), dynamisch-positive oder konzentrische Beanspruchung (überwindende Kraft mit einer Verkürzung der Muskellänge), dynamisch-negative oder exzentrische Beanspruchung (nachgebende Kraft, als Bremskraft im Zuge einer Muskelverlängerung) und den Dehnungs-Verkürzungs-Zyklus. Neben den Arbeitsformen des Muskels hängt die aufzuwendende Kraft von den physikalischen Eigenschaften der zu bewegenden Masse ab. Je größer die zu bewegende Masse eines zu beschleunigenden Körpers ist, desto stärker ist der Einfluss der statischen Kraft des Ausführenden (Weineck 2010).

Das Training der Kraft wird – wie das Ausdauertraining – über Methoden und Inhalte angesteuert. Theoretisch kann die Muskelkraft durch Training über fünf unterschiedliche Mechanismen vergrößert werden: durch intermuskuläre Koordination, durch intramuskuläre Koordination, durch Hypertrophie, durch Hyperplasie und durch mechanische Faktoren (ebd.).

16.3.1 Anpassungseffekte durch Krafttraining

Krafttraining löst ein breites Spektrum an morphologischen und neurologischen Adaptionen aus, die zu den Veränderungen in der muskulären Funktion hinsichtlich Größe, Kraft und Leistung beitragen (Folland u. Williams 2007). Diese Anpassungen sorgen einerseits für eine Steigerung der sportlichen Leistungsfähigkeit und andererseits für eine Verbesserung der gesundheitsrelevanten Funktionen der Skelettmuskulatur sowie für eine Gegensteuerung gegen den Verlust von Muskelmasse und -kraft in pathologischen Zuständen (Macaluso u. De Vito 2004).

Bereits nach 2–3 Wochen eines effektiven Krafttrainings wird die Kraftleistung durch **neuronale Anpassungsprozesse** deutlich erhöht, ohne nennenswerte Vergrößerung des Muskel- bzw. Muskelfaserquerschnitts. Diese Kraftzunahme ist auf eine Verbesserung der intermuskulären Koordination zurückzuführen (De Marees 2003). Diese beschreibt das Zusammenwirken der an der Kraftentwicklung beteiligten Muskeln, insbesondere das Zusammenspiel von Agonisten und Antagonisten. Je feiner die Abstimmung dieser beiden Gegenspieler bei einer bestimmten Bewegung ist, desto geringer ist dabei der Energieverbrauch. Eine Verbesserung der intermuskulären Koordination wird vor allem durch ein sportartspezifisches Techniktraining erreicht (Weineck 2010).

Ebenfalls bereits nach relativ kurzer Zeit kommt es zu einer Verbesserung der intramuskulären Koordination, und zwar durch die Fähigkeit, eine höhere Anzahl an motorischen Einheiten gleichzeitig rekrutieren und folglich willkürlich mehr Muskelfasern kontrahieren zu können (ebd.). Auch die neuronale Feuerungsrate wird erhöht (Egan u. Zierath 2013). Darüber hinaus wird die Pumpleistung des sarkoplasmatischen Retikulums für Ca^{2+}-Ionen angehoben und die Aktivität der Enzyme ATPase und Kreatinkinase gesteigert – mit dem Ziel, die Sarkomeraktivierung und die Energiebereitstellung für die Aktin-Myosin-Brückenbildung zu verbessern. Auch die Aktivität der Enzyme der Glykolyse, etwa der Phosphofruktokinase, wird erhöht (De Marees 2003). Um die intramuskuläre Koordination zu verbessern, sind hohe bzw. höchste Belastungsintensitäten notwendig (75–100% der maximalen einmaligen Kraftleistung, des 1 repitition maximum, 1RM) bzw. auch supramaximale Intensitäten (über 100% des 1RM bei reaktiven Belastungen). Die Wiederholungszahl (1–5) ist dabei entsprechend gering.

Wird ein Krafttraining über mehrere Wochen absolviert, werden zusätzlich zu den neuronalen Anpassungen auch morphologische Adaptionen erzielt, die zu einem Muskelwachstum führen. Diese Vergrößerung des Muskelquerschnitts kann entweder durch die Querschnittszunahme der einzelnen Muskelfasern (Hypertrophie) oder – zumindest theoretisch – durch eine Zunahme der Anzahl der Muskelfasern (Hyperplasie) erreicht werden. Die Hyperplasie ist beim Menschen umstritten bzw. nicht eindeutig belegt. Allerdings ist es möglich, dass sich so genannte Satellitenzellen zu neuen Muskelfasern zusammenschließen (De Marees 2003). Bei der Hypertrophie kommt es in der Muskelzelle – vor allem in den FT-Fasern – durch eine Konzentrationssteigerung der kontraktilen Proteine Aktin und Myosin zu einer Vergrößerung des Muskelfaserquerschnitts. Darüber hinaus werden als Effekte des Hypertrophie-Trainings auch eine schnellere Impulsübertragung zu den motorischen Einheiten durch eine Verdickung der isolierend wirkenden Myelinschicht der Neuronen, eine Verdickung des nichtkontraktilen Bindegewebes im Sehnen- und Bänderapparat wie etwa Kollagen (De Marees 2003) und eine Änderung des Ansatzwinkels der Muskelfasern an der Sehne beschrieben (Folland u. Williams 2007). Voraussetzung für die Muskelhypertrophie ist eine optimale Kombination von mechanischer Spannungshöhe und Spannungsdauer bzw. eine entsprechende ATP-Umsatzrate über eine ausreichend lange Dauer. Weineck (2010) empfiehlt diesbezüglich eine Wiederholungszahl von 10–15 und eine Intensität von 40–60% des 1RM.

Molekulare Basis von Adaptionsprozessen im Skelettmuskel durch Hypertrophie-Training

Ein einmaliges Krafttraining löst eine erhöhte Rate der Proteinsynthese und einen verhältnismäßig geringeren Anstieg der Proteinabbaurate aus. Diese akute Netto-Proteinsynthese ist die Basis für die belastungsinduzierte Muskelhypertrophie, die erst dann erreicht wird, wenn die Rate der Muskelproteinsynthese die Rate des Proteinabbaus über einen längeren Zeitraum übersteigt.

Die **Muskelhypertrophie** durch Krafttraining steht in engem Zusammenhang mit dem Enzym mTOR (mechanistic target of rapamycin), das Ernährungs- und Stoffwechselstimuli verflechtet, um das Zellwachstum und die Zellvermehrung zu regulieren (Rennie et al. 2004). Der mTOR-Signalweg kontrolliert die Mechanismen der Proteinsynthese durch die Steigerung der Translation spezifischer mRNAs, was letztlich zur Vergrößerung der Muskelfasern führt. mTOR existiert als Teil zweier Multiproteinkomplexe, mTORC1 und mTORC2, wobei mTORC1 für die Signalübertragung zur p70S6-Kinase und zum 4E-binding protein 1, einem Translations-Initiationsfaktor, erforderlich ist und daher hauptverantwortlich für die Synthese von Proteinen ist. Aktiviert wird mTOR etwa durch das Wachstumshormon oder den „Insuline-Like Growth Factor" (IGF-1). Neuerdings wird vermehrt in Richtung Muskelwachstum über eine IGF-1 unabhängige mTOR-Aktivierung und über eine mechanosensorische Regulation geforscht (Philp et al. 2011). Über eine entsprechende Zufuhr von Kohlenhydraten und Aminosäuren bzw. Proteinen über die Nahrung kann durch Aktivierung des mTOR-Signalweges das Muskelwachstum noch verstärkt werden (Rennie et al. 2004).

Die Regulierung des Proteinabbaus im Skelettmuskel (Proteolyse) ist in erster Linie von der Aktivität des Ubiquitin-Proteasom-Signalweges abhängig. Dieser erfolgt über zwei Schlüssel-Regulatoren der Skelettmuskel-Proteolyse, und zwar über muscle atrophy F box (atrogin-1/MAFbx) und muscle RING finger 1 (MuRF1) (Sandri 2008). Nach einer einzelnen Trainingsbelastung wurde in der nachfolgenden Erholung eine mRNA-Expression dieser proteolytischen Gene über einen Zeitraum von 2–4 Stunden (MuRF1) bzw. von mehr als 12 Stunden (atrogin-1/MAFbx) festgestellt. Für diesen Prozess ist die Aktivierung der Forkhead-Box-Protein-Familie (FOXO) notwendig, die wiederum über den mTORC2-Signalweg angesteuert wird (Egan u. Zierath 2013).

Zusätzlich sind im Rahmen der trainingsbedingten Muskelhypertrophie die so genannten Satellitenzellen zu erwähnen, deren genaue Rolle dabei allerdings noch unklar ist. Satellitenzellen stellen eine Quelle bzw. einen Ursprungsort neuer Zellkerne dar und heften sich direkt an die Muskelfasern an. Es wird vermutet, dass sie anschließend mit diesen fusionieren, dadurch neue Zellkerne an die bereits bestehenden Muskelfasern anfügen und damit die genetische Gesamtkapazität für die Proteinsynthese anheben. Die großen interindividuellen Unterschiede im Ausmaß der Hypertrophie-Reaktion auf Krafttraining wird mit der unterschiedlichen Fähigkeit, Satellitenzellen zu mobilisieren, erklärt (ebd.).

16.3.2 Trainingsmethodische Aspekte

Für die Durchführung des Krafttrainings werden drei Verfahren für maximale Kraftbeanspruchungen angegeben: wiederholtes Heben eines submaximalen Gewichtes bis zur Erschöpfung, einmaliges Heben eines Maximalgewichtes und Heben eines leichten bis mittleren Gewichtes mit einer maximalen Geschwindigkeit. Man bezeichnet diese Methoden auch als Methoden der wiederholten, der maximalen und der dynamischen Krafteinsätze. ◘ Abb. 16.18 zeigt die physiologische Reaktion auf die Bestimmung des 1RM, ◘ Abb. 16.19 die Reaktion auf zwei Sätze Hypertrophie-Training mit 85% des 1RM und jeweils zehn Wiederholungen bis zum Abbruch. Als

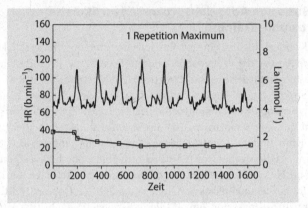

◘ **Abb. 16.18**   Verlauf von Herzfrequenz (HF) und Blut-Laktat-Konzentration (La) während der Bestimmung des 1-Wiederholungs-Maximum (1RM) bei einer trainierten Person. Auffallend ist, dass die La-Konzentration nach einem intensiven Aufwärmprogramm deutlich erhöht ist und während der Bestimmung des 1RM wieder abnimmt

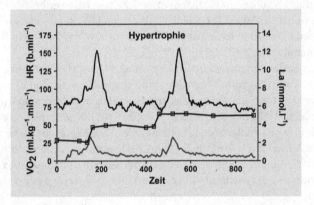

◘ **Abb. 16.19**   Verlauf von Herzfrequenz (HF), Blut-Laktat-Konzentration (La) und Sauerstoff-Aufnahme (VO_2) während eines Hypertrophie-Trainings mit zwei Sätzen zu jeweils zehn Wiederholungen und 85% des 1RM bei einer trainierten Person. Die La-Konzentration steigt im Verlauf der beiden Serien moderat an, die HF bleibt im submaximalen Bereich, ebenso wie die VO_2

Organisationsformen werden Stationstraining, Pyramidentraining, Training nach dem Bodybuilding-Prinzip, Übungsausführung mit maximaler Wiederholungszahl und Circuit- oder Kreistraining verwendet (Weineck 2010). Aus sportmedizinischer Sicht ist die Beachtung des Blutdrucks unter Belastung eine Zielgröße beim Maximalkraft- und Kraftausdauer-Training.

Aus trainingsmethodischer Sicht wird empfohlen – allerdings abhängig von der Sportart –, im Rahmen des Maximalkrafttrainings zunächst ein Hypertrophie-Training durchzuführen. Das intramuskuläre Koordinationstraining wird meist dem Muskelaufbautraining angeschlossen, um das mögliche Kraftmaximum zu erreichen (Weineck 2010). Wird durch Training der intramuskulären Koordination keine weitere Kraftsteigerung erreicht, sind wieder Trainingsreize zur Muskelquerschnittszunahme zu setzen (De Marees 2003). Allerdings muss betont werden, dass es Sportarten gibt, in denen eine Zunahme der Muskelmasse nicht erwünscht ist, weil dadurch beispielsweise der Sauerstoffbedarf erhöht wird (Langstreckenlauf), die Feinkoordination darunter leidet (Golf) oder die Gewichtszunahme einen Nachteil bedeutet (Skispringen). Kraft-Ausdauer-betonte Belastungen sind durch eine deutliche

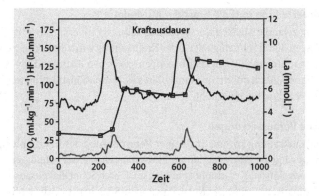

◨ Abb. 16.20   Verlauf von Herzfrequenz (HF), Blut-Laktat-Konzentration (La) und Sauerstoff-Aufnahme (VO$_2$) während eines Kraft-Ausdauer-Trainings mit zwei Sätzen zu jeweils 25 Wiederholungen und 65% des 1RM bei einer trainierten Person. Die La-Konzentration steigt im Verlauf der beiden Serien deutlich an, die HF bleibt ebenso wie die VO$_2$ im submaximalen Bereich

höhere Wiederholungszahl (z.B. 20–50) bei einer reduzierten Kraftbelastung gekennzeichnet. ◨ Abb. 16.20 zeigt den Verlauf physiologischer Kenngrößen bei einem Kraft-Ausdauerorientierten Einzeltraining mit zwei Sätzen zu 25 Wiederholungen und 65% des 1RM bei einer trainierten Person.

Zu detaillierteren Informationen zu den Methoden, Inhalten, Prinzipien und Organisationsformen wird auf Lehrbücher der Trainingslehre verwiesen.

16.4   Schnelligkeit – Training und Methoden

Die Schnelligkeit ist eine motorische Hauptbeanspruchungsform, die wie die Beweglichkeit eine Zuteilung sowohl zu den konditionellen Fähigkeiten Ausdauer und Kraft als auch zu den koordinativen Fähigkeiten zulässt.

> **Schnelligkeit**
>
> Schnelligkeit ist die Fähigkeit, aufgrund der Beweglichkeit der Prozesse des Nerv-Muskel-Systems und des Kraftentwicklungsvermögens der Muskulatur motorische Aktionen in einem unter den gegebenen Bedingungen minimalen Zeitabschnitt zu vollziehen.

Komponenten der Schnelligkeit sind „reine" Erscheinungsformen wie die Reaktionsschnelligkeit, die Aktionsschnelligkeit (azyklische Bewegungen) und die Frequenzschnelligkeit (zyklische Bewegungen) sowie komplexe Erscheinungsformen wie Kraftschnelligkeit/Schnellkraft, Schnellkraftausdauer und maximale Schnelligkeitsausdauer (Weineck 2010).

16.4.1 Psycho-physische Faktoren der Schnelligkeit

Die Kontraktionsschnelligkeit der Muskulatur bzw. die Bewegungsschnelligkeit sind von mehreren Faktoren abhängig (ebd.):

■ **Muskelfaserverteilung und die Kraft der Muskulatur**

Durch Training ist zwar die Muskelfaserverteilung kaum veränderbar, aber bei einer Beanspruchung der FT-Fasern durch Schnelligkeits- oder Krafttraining wird deren Querschnitt vergrößert (Hypertrophie), wodurch mehr Brückenbindungen (zwischen Aktin und Myosin) pro Zeiteinheit entstehen können. Auch durch intramuskuläres Koordinationstraining werden die Muskelkraft und damit die Schnelligkeit erhöht.

■ **Biochemische Voraussetzungen**

Durch Schnelligkeitstraining kommt es zu einer Vergrößerung des Kreatinphosphat-Speichers und zu einer Steigerung der Aktivität der am Phosphatstoffwechsel beteiligten Enzyme (insbesondere ATP-ase, Myokinase, Kreatinphosphokinase). Durch Schnelligkeitsausdauerbelastungen werden darüber hinaus die Größe des Muskelglykogen-Speichers und die Aktivität der Enzyme des laktaziden Stoffwechsels gesteigert.

■ **Neuromuskuläres Zusammenspiel bzw. Koordination**

Hohe Bewegungsfrequenzen sind nur durch hohe Innervationsgeschwindigkeiten bzw. Impulsfrequenzen möglich. Ein schneller Wechsel von Erregung und Hemmung, ein optimales Zusammenspiel von Agonisten und Antagonisten bzw. von allen an der Bewegung beteiligten Muskeln kann durch ein intermuskuläres Koordinationstraining erreicht werden. Eine Verbesserung der intramuskulären Koordination (erhöhte Zahl der gleichzeitig aktivierten motorischen Einheiten) erhöht – wie bereits erwähnt – zusätzlich die Maximalkraft.

■ **Elastizität, Dehn- und Entspannungsfähigkeit der Muskulatur**

Eine schlechte Dehn- und Entspannungsfähigkeit verringert die Bewegungsamplitude, verschlechtert die Koordination und erhöht die inneren Reibungskräfte und somit den Energiebedarf der Muskulatur.

■ **Psychische Einflüsse**

Eine möglichst hohe Willensanspannung ist zwar im Hinblick auf die Mobilisationsfähigkeit leistungsfördernd, aber nicht hinsichtlich des Bewegungsablaufs an sich. Die willentliche Beeinflussung von Bewegungen, die automatisiert ablaufen sollten, beeinträchtigt die Koordination und damit die Bewegungsschnelligkeit. Je schlechter eine Bewegung gefestigt ist, desto schneller tritt diese „Entautomatisierung" auf.

■ **Erwärmungszustand**

Im aufgewärmten Zustand laufen sämtliche biochemischen Reaktionen schneller ab. Dadurch werden die Reibung reduziert, die Elastizität erhöht, die Leitungsgeschwindigkeit des Nervensystems gesteigert und unterschiedlichste Steuerungsprozesse verbessert.

■ **Muskelermüdung**

Eine stoffwechselbedingte Übersäuerung (metabolische Azidose) der Muskulatur wird über afferente Bahnen zur Hirnrinde gemeldet. Dadurch wird in den Zentren, die für die motorische Steuerung verantwortlich sind, eine Hemmung ausgelöst, die eine Reduzierung der Entladungsfrequenz der motorischen Neuronen bewirkt. Auch bei zentraler Ermüdung werden die Steuerungsprozesse des ZNS beeinträchtigt.

■ **Reaktionsfähigkeit**

Die Reaktionsfähigkeit setzt sich aus bestimmten sinnesphysiologischen Faktoren zusammen: dem Auftreten einer Erregung im Rezeptor, der Überführung des Signals auf das ZNS, der Bildung des effektorischen Signals, dem Auftreffen des effektorischen Signals am Muskel und der Reizung des Muskels mit der Auslösung der entsprechenden mechanischen Aktivität. Je nachdem, welches Sinnesorgan den Reiz empfängt, kann die Reaktionsfähigkeit einer Person unterschiedlich ausgeprägt sein.

Das Training der Schnelligkeit wird über Methoden und Inhalte angesteuert. Der konditionell-koordinative Leistungsfaktor Schnelligkeit ist nach allgemeiner Auffassung stark anlagebedingt und nur in geringem Umfang trainierbar. Methoden zur Verbesserung schnelligkeitsbestimmender Merkmale sind das Training der Reaktionsgeschwindigkeit (Reaktionsübungen), das Training der Startbeschleunigung (Startübungen, Sprünge und Sprungläufe, Krafttraining) und das Training der Aktionsschnelligkeit (Koordinationsübungen, Sprints [vor allem mittels Wiederholungsmethode], Innervationsübungen wie etwa plötzliches Anfersen oder Skippings). Elementares und komplexes Schnelligkeitstraining sind stets als Einheit zu betrachten und bedingen einander. Erhöhte oder verringerte Widerstände können unterstützend verwendet werden (Weineck 2010).

16.5 Beweglichkeits-Training

Beweglichkeit

Die Beweglichkeit (Flexibilität) ist die Fähigkeit und die Eigenschaft des Sportlers, Bewegungen mit großer Schwingungsweite selbst oder unter dem unterstützenden Einfluss äußerer Kräfte in einem oder in mehreren Gelenken ausführen zu können (Weineck 2010).

Leistungsbegrenzende Faktoren sind die Gelenksstruktur, der Umfang der Muskelmasse, die Dehnfähigkeit der Muskulatur und die Dehnfähigkeit der Sehnen, Bänder und Gelenkskapseln sowie der Haut und der Erwärmungszustand (ebd.).

Eine Verbesserung der Flexibilität erfolgt über Dehntechniken, die sowohl dynamisch (federndes wiederholtes Dehnen) als auch statisch (so genanntes Stretching – als neuromuskuläre Dehnübungen oder als passiv statische Dehnübung) erfolgt. Dehnungsübungen vor sportlichen Beanspruchungen können Verletzungen (Muskelriss) vorbeugen, übertriebene Dehnungsübungen können dagegen auch zu Schäden führen (ebd.).

16.6 Training der koordinativen Fähigkeiten und der Technik

Koordinative Fähigkeiten

Die koordinativen Fähigkeiten (Gewandtheit) sind Fähigkeiten, die primär koordinativ, d.h. durch die Prozesse der Bewegungssteuerung und -regelung bestimmt werden.

Sie befähigen die Sportler, motorische Aktionen in vorhersehbaren (Stereotyp) und unvorhersehbaren (Anpassung) Situationen sicher und ökonomisch zu beherrschen und sportliche Bewegungen relativ rasch zu erlernen. Man unterscheidet allgemeine und spezielle koordinative Fähigkeiten. Elemente der koordinativen Fähigkeiten sind Steuerungsfähigkeit, Adaptionsfähigkeit und motorische Lernfähigkeit. Zu den Teilkomponenten zählen Kopplungs-, Differenzierungs-, Gleichgewichts-, Orientierungs-, Rhythmisierungs-, Reaktions- und Umstellungsfähigkeit (Weineck 2010).

Methoden und Inhalte der Schulung koordinativer Fähigkeiten sind die Variation der Bewegungsausführung, die Veränderung der äußeren Bedingungen, das Kombinieren von Bewegungsfertigkeiten, das Üben unter Zeitdruck, die Variation der Informationsaufnahme und das Üben unter Vorbelastung. Koordinationstraining erfolgt im langfristigen Trainingsprozess immer vor dem Konditionstraining (ebd.).

Koordinative Fähigkeiten sind von den sportartspezifischen Fertigkeiten (Technik) zu unterscheiden. Unter sportlicher Technik versteht man das meist in der Praxis entwickelte Verfahren, eine bestimmte Bewegungsaufgabe auf möglichst zweckmäßige und ökonomische Weise zu lösen. Die Technik einer sportlichen Disziplin entspricht dabei einem so genannten motorischen Idealtyp, der jedoch unter Erhaltung seiner charakteristischen Bewegungsmerkmale eine den individuellen Gegebenheiten entsprechende Modifizierung (persönlicher Stil) erfahren kann. Wird die parallele Entwicklung der motorischen Hauptbeanspruchungsformen und der Technik vernachlässigt, kommt es zu einer Diskrepanz zwischen technischem Können und konditionellem Niveau. Eine mangelhaft entwickelte Technik verhindert, dass der Sportler seine zunehmenden physischen Möglichkeiten in höhere sportartspezifische Leistungen umsetzen kann. Im Techniktraining geht es darum, das vorhandene Fertigkeitsniveau (Istwert) an den motorischen Idealtyp (Sollwert) anzunähern. Die Entwicklung der Technik verläuft nach den Schritten Vermitteln und Erfassen, Grobkoordination, Feinkoordination und Festigung, Vervollkommnen und variabel Verfügen. Diese Schritte unterliegen einer klaren Zeitabhängigkeit und bauen streng aufeinander auf. Bei der allgemeinen Technikschulung steht die vielseitige (polysportive) Ausbildung im Vordergrund. Es handelt sich dabei um die Aneignung einer Vielzahl von einfachen Einzeltechniken oder Bewegungsfertigkeiten, die sich günstig auf den Lernprozess spezieller und komplexer Techniken auswirken und die Anzahl der einsetzbaren Trainingsinhalte erhöhen. Eine Frühspezialisierung ist zu vermeiden (ebd.).

16.7 Taktik-Training

Taktik

Unter Taktik versteht man das planmäßige, auf die eigene und gegnerische Leistungsfähigkeit sowie die äußeren Umstände abgestellte Verhalten in einem Einzel- oder Mannschaftswettkampf.

Sportliche Taktik baut auf kognitiven, technischen und psycho-physischen Fähigkeiten auf und zielt auf ein optimales Wettkampfverhalten unter Ausnutzung aller individuellen Fähigkeiten und Fertigkeiten. Psychische und kognitiv-taktische Fähigkeiten umfassen ein komplexes, nicht voneinander trennbares inneres Antriebs- und Steuerungssystem, dessen Ausprägungsgrad die Qualität sportlicher Leistungen beeinflusst. Komponenten dieser Steuerungsfähigkeit sind Wille, Entschlusskraft, Selbstbeherrschung, Mut, Beharrlichkeit, Konzentration und Konzentrationsausdauer. Taktische Ausbildung erfordert sowohl theoretische als auch praktische Anteile. Die technische und die taktische Ausbildung sind immer parallel zu entwickeln (Weineck 2010).

Zusätzlich zu den genannten Hauptbeanspruchungsformen sind soziale und psychische Fähigkeiten zu berücksichtigen und in Abstimmung auf die jeweilige Sportart und Zielstellung zu entwickeln. Nicht beeinflussbare, unabhängige Größen wie veranlagungsbedingte und konstitutionelle Faktoren sind zu berücksichtigen (ebd.).

Bei allen Trainingsmaßnahmen steht die Gesunderhaltung der Sportler im Vordergrund.

16.8 Trainingsberatung

Jede Form der Trainingsberatung erfordert ein umfassendes Eingehen auf die zu beratende Person, unabhängig von der Zielstellung und vom geplanten Ausmaß sportlichen Trainings. Dazu sind im Rahmen einer umfassenden Anamnese geeignete Informationen zu erheben. Allgemeine Trainingsberatung setzt keine aufwändige Diagnostik voraus. Spezielle Trainingsberatung erfordert neben einer detaillierten Anamnese auch die Einbeziehung einer Reihe von diagnostischen Ergebnissen, die zur umfassenden Trainingsberatung zusammengefasst und als komplexes individuelles Gebilde interpretiert werden müssen.

16.8.1 Quantitative und qualitative Trainingsberatung

Im Rahmen quantitativer und qualitativer Trainingsberatung werden konkrete Handlungsanweisungen, Norm- und Grenzwerte (z.B. Ober- und Untergrenzen für Ausdauertraining) in schriftlicher und mündlicher Form an die zu beratende Person weitergegeben. Neben Intensitäts- und Umfangsvorgaben sind Fragen der Trainingsmethoden, der Trainingsmittel und der Trainingsinhalte zu behandeln.

Die Ergebnisse sportmedizinischer und leistungsdiagnostischer Ergebnisse sind in Abstimmung mit Trainern und Betreuern unter Einhaltung der rechtlichen Bedingungen hinsichtlich der Weitergabe von Untersuchungsergebnissen vorzunehmen (Hollmann u. Strüder 2009).

Literatur

Antonutto G, Di Prampero PE (1995) The concept of lactate threshold. A short review. J Sports Med Phys Fitness 35(1): 6–12

Astrand I, Astrand PO, Christensen EH, Hedman R (1960) Intermittent muscular work. Acta Physiol Scand 48: 448–453

Azevedo LF, Dos Santos MR (2014) High-Intensity Intermittent Exercise Training for Cardiovascular Disease. J Nov Physiother 4: 199

Bartlett JD, Joo CH, Jeong T-S, Louhelainen J, Cochran AJ, Gibala MJ, Gregson W, Close GL, Drust B, Morton JP (2012) Matched work high-intensity interval and continuous running induce similar increases in PGC-1α mRNA, AMPK, p38, and p53 phosphorylation in human skeletal muscle. J Appl Physiol 112: 1135–1143

Beneke R, Böning D (2008) The limits of human performance. Essays Biochem 44: 11–25

Billat LV (2001) Interval training for performance: a scientific and empirical practice. Special recommendations for middle- and long-distance running. Part I: aerobic interval training. Sports Med 31(1): 13–31

Brooks GA (2009) Cell-cell and intracellular lactate shuttles. J Physiol 587(23): 5591–5600

Brooks GA, Fahey TD, Baldwin KM (2005) Exercise Physiology. Human Bioenergetics and Its Applications. New York: McGraw-Hill, p 197

Bunc V, Ejem M, Kucera V, Moravec P (1992) Assessment of predispositions for endurance running from field tests. J Sports Sci 10(3): 237–42

Burgomaster KA, Howarth KR, Phillips SM, Rakobowchuk M, MacDonald MJ, McGee SL, Gibala MJ (2008) Similar metabolic adaptations during exercise after low volume sprint interval and traditional endurance training in humans. J Physiol 586: 151–160

Bye A, Tjonna AE, Stolen TO, Rosbjorgen REN, Wisloff U (2009) Transcriptional changes in blood after aerobic interval training in patients with the metabolic syndrome. Europ J Cardiovasc Prev Rehab 16(1): 47–52

Chapman RF (2013) The individual response to training and competition at altitude. Br J Sports Med 47 (Suppl 1): i40–44

Chapman RF, Stickford JL, Levine BD (2010) Altitude training considerations for the winter sport athlete. Exp Physiol 95(3): 411–421

Christensen EH, Hedman R, Saltin B (1960) Intermittent and continuous running. Acta Physiol Scand 50: 269–286

Christoulas K, Karamouzis M, Mandroukas K (2011) „Living high – training low" vs. „living high – training high": erythropoietic responses and performance of adolescent cross-country skiers. J Sports Med Phys Fitness 51(1): 74–81

Coffey VG, Hawley JA (2007) The molecular bases of training adaptation. Sports Med 37: 737–763

Coppoolse R, Schols AMWJ, Baarends EM, Mostert R, Akkermans MA, Janssen PP, Wouters EFM (1999) Interval versus continuous training in patients with severe COPD: a randomized clinical trial. Eur Respir J 14: 258–263

Currie KD, Dubberley JB, McKelvie RS, MacDonald MJ (2013) Low-volume, high-intensity interval training in patients with coronary artery disease. Med Sci Sports Exerc 45(8): 1436–1442

Daussin FN, Ponsot E, Dufour SP, Lonsdorfer-Wolf E, Doutreleau S, Geny B, Piquard F, Richard R (2007) Improvement of VO$_{2max}$ by cardiac output and oxygen extraction adaptation during intermittent versus continuous endurance training. Eur J Appl Physiol 101(3): 377–383

Davis HA, Bassett J, Hughes P, Gass GC (1983) Anaerobic Threshold and Lactate Turnpoint. Eur J Appl Physiol Occup Physiol 50(3): 383–392

De Marees H (2003) Sportphysiologie. Sportverlag Strauß, Köln

Dudley GA, Tullson PC, Terjung RL (1987) Influence of mitochondrial content on the sensitivity of respiratory control. J Biol Chem 262: 9109–9114

Egan B, Zierath JB (2013) Exercise Metabolism and the molecular regulation of skeletal muscle adaptation. Cell Metabol 17(5): 162–184

Eisenhut A, Zintl F (2009) Ausdauertraining. Grundlagen, Methoden, Trainingssteuerung. (7. Auflage). BLV Buchverlag, München

Esteve-Lanao J, San Juan AF, Earnest CP, Foster C, Lucia A (2005) How do endurance runners actually train? Relationship with competition performance. Med Sci Sports Exerc 37(3): 496–504

Folland JP, Williams AG (2007) The adaptations to strength training: morphological and neurological contributions to increased strength. Sports Med 37: 145–168

Fudge BW, Pringle JS, Maxwell NS, Turner G, Ingham SA, Jones AM (2012) Altitude training for elite endurance performance: a 2012 update. Curr Sports Med Rep 11(3): 148–154

Garvican-Lewis LA, Clark SA, Polglaze T, McFadden G, Gore CJ (2013) Ten days of simulated live high: train low altitude training increases Hb mass in elite water polo players. Br J Sports Med 47 (Suppl 1): i70–i73

Gibala MJ, Little JP, van Essen M Wilkin GP, Burgomaster KA, Safdar A, Raha S, Tarnopolsky MA (2006) Short-term sprint interval versus traditional endurance training: similar initial adaptations in human skeletal muscle and exercise performance. J Physiol 575: 901–911

Gibala MJ, Little JP, MacDonald MJ, Hawley JA (2012) Physiological adaptations to low-volume, high-intensity interval training in health and disease. J Physiol 590: 1077–1084

Girard O, Pluim BM (2013) Improving team-sport player's physical performance with altitude training: from beliefs to scientific evidence. Br J Sports Med 47 (Suppl 1): 2–3

Girard O, Amann M, Aughey R, Billaut F, Bishop DJ, Bourdon P, Buchheit M, Chapman R, D'Hooghe M, Garvican-Lewis LA, Gore CJ, Millet GP, Roach GD, Sargent C, Saunders PU, Schmidt W, Schumacher YO (2013) Position statement – altitude training for improving team-sport players' performance: current knowledge and unresolved issues. Br J Sports Med 47 (Suppl 1): i8–i16

Helgerud J, Hoydal K, Wang E, Karlsen T, Berg P, Bjerkaas M, Simonsen T, Helgesen C, Hjorth N, Bach R, Hoff J (2007) Aerobic high-intensity intervals improve VO$_{2max}$ more than moderate training. Med Sci Sports Exerc 39: 665–671

Helgerud J, Björgen S, Karlsen T, Husby VS, Steinshamn S, Richardson RS, Hoff J (2010) Hyperoxic interval training in chronic obstructive pulmonary disease patients with oxygen desaturation at peak exercise. Scand J Med Sci Sports 20(1): 170–176

Hermansen L, Stensvold I (1972) Production and removal of lactate during exercise in man. Acta Physiol Scand 86: 191–201

Hinckson EA, Hamlin MJ, Wood MR, Hopkins WG (2007) Game performance and intermittent hypoxic training. Br J Sports Med 41(8): 537–539

Hollmann W, Strüder HK (2009) Sportmedizin. Grundlagen für Arbeit, Training und Präventivmedizin, 5. Aufl. Schattauer, Stuttgart

Hofmann P, Tschakert G (2011) Special needs to prescribe exercise intensity for scientific studies. Cardiol Res Pract, Article ID 209302, 10 pages; doi:10.4061/2011/209302

Hofmann P, VonDuvillard SP, Seibert F-J, Pokan R, Wonisch M, LeMura LM, Schwaberger G (2001) target heart rate is dependent on heart rate performance curve deflection. Med Sci Sports Exerc 33(10): 1726–1731

Hofmann P, Wonisch M, Pokan R (2009) Laktat-Leistungs-Diagnostik. In: Pokan R, Benzer W, Gabriel H, Hofmann P, Kunschitz E, Mayr K, Samitz G, Schindler K, Wonisch M (Hrsg) Kompendium der kardiologischen Prävention und Rehabilitation. Springer, Wien New York, S 225–246

16

Hood DA (2001) Invited Review: contractile activity-induced mitochondrial biogenesis in skeletal muscle. J Appl Physiol 90: 1137–1157

Humberstone-Gough CE, Saunders PU, Bonetti DL, Stephens S, Bullock N, Anson JM, Gore CJ (2013) Comparison of live high: train low altitude and intermittent hypoxic exposure. J Sports Sci Med 12(3): 394–401

Iellamo F, Manzi V, Caminiti G, Vitale C, Castagna C, Massaro M, Franchini A, Rosano G, Volterrani M (2013) Matched dose interval and continuous exercise training induce similar cardiorespiratory and metabolic adaptations in patients with heart failure. Int J Cardiol 167(6): 2561–2565

Ilic MD, Ilic S, Lazarevic G, Kocic G, Pavlovic R, Stefanovic V (2009) Impact of the interval versus steady state exercise on nitric oxide production in patients with left ventricular dysfunction. Acta Cardiol 64(2): 219–224

Karlsen T, Hoff J, Stoylen A, Cappelen Skovholdt M, Gulbrandsen Aarhus K, Helgerud J (2008) Aerobic interval training improves VO$_{2peak}$ in coronary artery disease patients; no additional effect from hyperoxia. Scand Cardiovasc J 42: 303–309

Kayser B (2003) Exercise starts and ends in the brain. Eur J Appl Physiol 90(3–4): 411–419

Keteyian SJ (2012) Swing and a miss or inside the park home run: which fate awaits high intensity exercise training? Circulation 126(12): 1431–1433

Kilpatrick MW, Greeley SJ (2014) Exertional responses to sprint interval training: a comparison of 30-sec. and 60-sec. conditions. Psychol Rep 114(3): 854–865

Knechtle B, Enggist A, Jehle T (2005) Energy turnover at the Race Across America (RAAM) – a case report. Int J Sports Med 26(6): 499–503

Koufaki P, Mercer TH, George KP, Nolan J (2014) Low-volume high-intensity interval training vs continuous aerobic cycling in patients with chronic heart failure: a pragmatic randomised clinical trial of feasibility and effectiveness. J Rehabil Med 46(4): 348–56

Laursen PB, Jenkins DG (2002) The scientific basis for high-intensity interval training: optimising training programmes and maximising performance in highly trained endurance athletes. Sports Med 32(1): 53–73

Leblanc PJ, Howarth KR, Gibala MJ, Heigenhauser GJ (2004) Effects of 7 wk of endurance training on human skeletal muscle metabolism during submaximal exercise. J Appl Physiol 97: 2148–2153

Lundby C, Millet GP, Calbet JA, Bärtsch P, Subudhi AW (2012) Does ,altitude training' increase exercise performance in elite athletes? Br J Sports Med 46(11): 792–795

Macaluso A, De Vito G (2004) Muscle strength, power and adaptations to resistance training in older people. Eur J Appl Physiol 91: 450–472

MacDougall D, Sale D (1981) Continuous vs. interval training: a review for the athlete and the coach. Can J Appl Sport 6(2): 93–97

Meyer K, Samek L, Schwaibold M, Westbrook S, Hajric R, Beneke R, Lehmann M, Roskamm H (1997) Interval training in patients with severe chronic heart failure – analysis and recommendation for exercise procedures. Med Sci Sports Exerc 29(3): 306–312

Millet GP, Faiss R, Brocherie F, Girard O (2013) Hypoxic training and team sports: a challenge to traditional methods? Br J Sports Med 47 (Suppl 1): 6–7

Mognoni P, Lafortuna C, Russo G, Minetti A (1982) An analysis of world records in three types of locomotion. Eur J Appl Physiol Occup Physiol 49(3): 287–299

Nevill AM, Whyte GP, Holder RL, Peyrebrune M (2007) Are there limits to swimming world records? Int J Sports Med 28(12): 1012–1017

Nevill AM, Whyte G (2005) Are there limits to running world records? Med Sci Sports Exerc 37(10): 1785–1788

Nilsson BB, Hellesnes B, Westheim A, Risberg MA (2008) Group-based aerobic interval training in patients with chronic heart failure: Norwegian Ullevaal Model. Phys Ther 88(4): 523–535

Noakes TD (2006) The limits of endurance exercise. Basic Res Cardiol 101(5): 408–417

Noakes TD (2007) The limits of human endurance: what is the greatest endurance performance of all time? Which factors regulate performance at extreme altitude? Adv Exp Med Biol 618: 255–276

Ofner M, Wonisch M, Frei M, Tschakert G, Domej W, Kröpfl J, Hofmann P (2014) Influence of acute normobaric hypoxia on physiological variables and lactate turn point determination in trained men. J Sports Sci Med 13(4): 774–781

Osawa Y, Azuma K, Tabata S, Katsukawa F, Ishida H, Oguma Y, Kawai T, Itoh H, Okuda S, Matsumoto H (2014) Effects of 16-week high-intensity interval training using upper and lower body ergometers on aerobic fitness and morphological changes in healthy men: a preliminary study. Open Access J Sports Med 4(5): 257–265

Philp A, Hamilton DL, Baar K (2011) Signals mediating skeletal muscle remodeling by resistance exercise: PI3-kinase independent activation of mTORC1. J Appl Physiol 110: 561–568

Platonov VN (1999) Belastung – Ermüdung – Leistung. Der moderne Trainingsaufbau. Trainerbibliothek 34. Philippka Sportverlag, Münster

Rennie MJ, Wackerhage H, Spangenburg EE, Booth FW (2004) Control of the size of the human muscle mass. Annu Rev Physiol 66: 799–828

Richalet JP, Gore CJ (2008) Live and/or sleep high: train low, using normobaric hypoxia. Scand J Med Sci Sports 18 (Suppl 1): 29–37

Rognmo O, Hetland E, Helgerud J, Hoff J, Slordahl SA (2004) High intensity aerobic interval exercise is superior to moderate intensity exercise for increasing aerobic capacity in patients with coronary artery disease. Eur J Cardiovasc Prev Rehabil 11: 216–222

Rognmo O, Moholdt T, Bakken H, Hole T, Molstad P, Myhr NE, Grimsmo J, Wisloff U (2012) Cardiovascular risk of high- versus moderate-intensity aerobic exercise in coronary heart disease patients. Circulation 126(12): 1436–1440

Sabapathy S, Kingsley RA, Schneider DA, Adams L, Morris NR (2004) Continuous and intermittent exercise responses in individuals with chronic obstructive pulmonary disease. Thorax 59: 1026–1031

Saltin B, Essen B, Pedersen PK (1976) Intermittent exercise: its physiology and some practical applications. Med Sport 9: 23–51

Sandri M (2008) Signaling in muscle atrophy and hypertrophy. Physiology (Bethesda) 23: 160–170

Scharhag-Rosenberger F, Meyer T, Gäßler N, Faude O, Kindermann W (2010) Exercise at given percentages of VO_{2max}: Heterogeneous metabolic responses between individuals. J Sci Med Sport 13(1): 74–79

Schjerve IE, Tyldum GA, Tjonna AE, Stolen T, Loennechen JP, Hansen HEM, Haram PM, Heinrichs G, Bye A, Najjars SM, Smith GL, Slordahl SA, Kemi OJ, Wisloff U (2008) Both aerobic endurance and strength training programmes improve cardiovascular health in obese adults. Clin Sci 115: 283–293

Seene T, Kaasik P, Alev K (2011) Muscle protein turnover in endurance training: a review. Int J Sports Med 32(12): 905–911

Seiler S, Hetlelid KJ (2005) The impact of rest duration on work intensity and RPE during interval training. Med Sci Sports Exerc 37: 1601–1607

Skinner JS, McLellan TH (1980) The Transition from Aerobic to Anaerobic Metabolism. Res Q Exerc Sport 51(1): 234–248

Slordahl SA, Wang E, Hoff J, Kemi OJ, Amundsen BH, Helgerud J (2005) Effective training for patients with intermittent claudication. Scand Cardiovasc J 39: 244–249

Smart NA, Dieberg G, Giallauria F (2013) Intermittent versus continuous exercise training in chronic heart failure: A meta-analysis. Int J Cardiol 166(2): 352–358

Stray-Gundersen J, Levine BD (2008) Live high, train low at natural altitude. Scand J Med Sci Sports Aug; 18 (Suppl 1): 21–28

Talanian JL, Holloway GP, Snook LA, Heigenhauser GJ, Bonen A, Spriet LL (2010) Exercise training increases sarcolemmal and mitochondrial fatty acid transport proteins in human skeletal muscle. Am J Physiol Endocrinol Metab 299: 180–188

Tjonna AE, Lee SJ, Rognmo O, Stolen TO, Bye A, Haram PM, Loennechen JP, Al-Share QY, Skogvoll E, Slordahl SA, Kemi OJ, Najjar SM, Wisloff U (2008) Aerobic interval training versus continuous moderate exercise as a treatment for the metabolic syndrome: A pilot study. Circulation 118: 346–354

Trapp EG, Chisholm DJ, Freund J, Botcher SH (2008) The effects of high-intensity intermittent exercise training on fat loss and fasting insulin levels of young women. Int J Obes 32: 684–691

Tschakert G, Hofmann P (2013) High-intensity intermittent exercise: methodological and physiological aspects. Int J Sports Physiol Perform 8(6): 600–610

Tschakert G, Kroepfl J, Mueller A, Moser O, Groeschl W, Hofmann P (2015) How to regulate the acute physiological response to „aerobic" high-intensity interval exercise. J Sport Sci Med 14: 29–36

Tyldum GA, Schjerve IE, Tjonna AE, Kirkeby-Garstad I, Stolen TO, Richardson RS, Wisloff U (2009) Endothel dysfunction induced by post-prandial lipemia: complete protection afforded by high-intensity aerobic interval exercise. J Am Coll Cardiol 53(2): 200–206

Vogiatzis I, Terzis G, Nanas S, Stratakos G, Simoes DCM, Georgiadou O, Zakynthinos S, Roussos C (2005) Skeletal muscle adaptations to interval training in patients with advanced COPD. Chest 128: 3838–3845

vonDuvillard SP, Hofmann P, Schwaberger G, Pokan R et al. (2001) Metabolic changes resulting from a series of consecutive supra-maximal laboratory tests in competitive alpine ski racers. In: Müller E, Schwameder H, Raschner C, Lindinger S, Kornexl E (eds) Science and Skiing II. Schriftenreihe Schriften zur Sportwissenschaft Bd. 26, Verlag Dr. Kovac, Hamburg, S 469–479

Wachsmuth NB, Völzke C, Prommer N, Schmidt-Trucksäss A, Frese F, Spahl O, Eastwood A, Stray-Gundersen J, Schmidt W (2013) The effects of classic altitude training on hemoglobin mass in swimmers. Eur J Appl Physio 113(5): 1199–1211

Wahl P, Mathes S, Achtzehn S, Bloch W, Mester J (2014) Active vs. passive recovery during high-intensity training influences hormonal response. Int J Sports Med 35: 583–589

Wallner D, Simi H, Tschakert G, Hofmann P (2013) Acute physiological response to aerobic short interval training in trained runners. Int J Sports Physiol Perform 9(4): 661–666

Warburton DER, McKenzie DC, Haykowsky MJ, Taylor A, Shoemaker P, Ignaszewski AP, Chan SY (2005) Effectiveness of high-intensity interval training for the rehabilitation of patients with coronary artery disease. Am J Cardiol 95: 1080–1084

Wassermann K, Hansen JE, Sue DY, Stringer WW, Sietsema KE, Sun X-G, Whipp BJ (2012) Principles of Exercise Testing and Interpretation. Including Pathophysiology and clinical Applications. Lippincott Williams & Wilkins/ Wolters Kluwer, Philadelphia

Weineck J (2010) Optimales Training. Leistungsphysiologische Trainingslehre unter besonderer Berücksichtigung des Kinder- und Jugendtrainings, 16. Aufl. Perimed Spitta, Erlangen

Wisloff U, Stoylen A, Loennechen JP, Bruvold M, Rognmo O, Haram PM, Tjonna AE, Helgerud J, Slordahl SA, Lee SJ, Videm V, Bye A, Smith GL, Najjar SM, Ellingson O, Skjaerpe T (2007) Superior cardiovascular effect of aerobic interval training versus moderate continuous training in heart failure patients: a randomized study. Circulation 115: 3086–3094

Wonisch M, Hofmann P, Fruhwald FM, Kraxner W, Hödl R, Pokan R, Klein W (2003) Influence of beta-blocker use on percentage of target heart rate exercise prescription. Eur J Cardiovasc Prev Rehab 10(4): 296–301

Wonisch M, Hofmann P, Schmid P, Pokan R (2007) Zusammenhang zwischen „anaerober Schwelle", Katecholaminen und Arrhythmien bei Patienten mit Herzerkrankungen. Öster J Sportmed 2: 6–12

Weiterführende Literatur

Harre D (Hrsg) (1979) Trainingslehre. Einführung in die Theorie und Methodik des sportlichen Trainings. Sportverlag, Berlin

Komi PV (ed) (1993) Strength and Power in Sport. Volume III of the Encyclopaedia of Sports Medicine. An IOC Medical Commission Publication. Blackwell Scientific Publications, Oxford

Kreider RB, Fry AC, O'Toole ML (eds) (1998) Overtraining in Sport. Human Kinetics, Champaign, Il

Lehmann M, Foster C, Gastmann U, Keizer H, Steinacker JM (eds) (1999) Overload, Performance Incompetence, and Regeneration in Sport. Kluwer Academic/Plenum Publishers, New York

Matwejew LP (1981) Grundlagen des sportlichen Trainings. Sportverlag, Berlin

Schnabel G, Harre D, Borde A (Hrsg) (1994) Trainingswissenschaft. Leistung – Training – Wettkampf. Sportverlag, Berlin

Shephard RJ, Astrand P-O (eds) (1993) Endurance in Sport. Volume II of the Encyclopaedia of Sports Medicine. An IOC Medical Commission Publication. Blackwell Scientific Publications, Oxford

Steinacker JM, Ward SA (eds) (1996) The Physiology and Pathophysiology of Exercise Tolerance. Plenum Press, New York

Verchoshanskij J (1992) Ein neues Trainingssystem für zyklische Sportarten. Ein neuer Weg der Gestaltung und Programmierung des Trainingsprozesses. Trainerbibliothek 29. Philippka Verlag, Münster

Viru A, Viru M (2001) Biochemical Monitoring of Sport Training. Human Kinetics, Champaign, Il

Ernährung

Sport und Ernährung

Manfred Lamprecht

© Springer-Verlag GmbH Austria 2017
M. Wonisch, P. Hofmann, H. Förster, H. Hörtnagl, E. Ledl-Kurkowski, R. Pokan (Hrsg.),
Kompendium der Sportmedizin, DOI 10.1007/978-3-211-99716-1_17

17.1   Einführung

Populärwissenschaftlich formulierte Aussagen in den Medien, glaubhaft dargestellte pseudo-medizinische Informationen von bekannten und erfolgreichen Persönlichkeiten, mündliche „Überlieferungen" von Trainingspartnern oder Wettbewerbskollegen, nicht evidenz-basierte Werbeversprechungen der Nahrungsmittel- und Getränkebranche etc. führen immer wieder zu Verunsicherungen auf dem Gebiet der Sporternährung, speziell auf dem Gebiet der Supplementationen. Das vorliegende Kapitel soll einen wissenschaftlich fundierten Überblick als auch praxisrelevante Maßnahmen und Handhabungen über Aspekte der Ernährung im Leistungssport liefern.

17.2   Definition

„Sporternährung" kann durch mehrere Definitionen näher beschrieben werden:
- Über die Variable **Zeit**: Sporternährung ist die Nahrungs- und Getränkeaufnahme bei der letzten Hauptmahlzeit vor einer Belastung, sowie unmittelbar vor, während und unmittelbar nach einer sportlichen/körperlichen Aktivität.
- Über die Variable **Energieumsatz**: Sporternährungsmaßnahmen setzt man ein, wenn durch die sportliche Betätigung (Training) mehr als 5000 kcal/Woche verbraucht wurden. Dies entspricht einer minimalen Trainingszeit von ca. 6 Stunden/Woche, bei 75 kg schweren Männern und intensivem Training.
- **Ganzheitlich** betrachtet, beschäftigt sich die Sporternährung mit der **Zusammensetzung** und **Qualität** einer Bedürfnis- und Bedarfsgerechten Nahrung für Sportler, unter der Berücksichtigung des Faktors **Zeit** (vorher, während, nachher).

Anforderungsprofil einer Leistungssportgerechten Ernährung
- Sporternährung muss die **Leistungsfähigkeit** positiv beeinflussen.
- Sporternährung wirkt besser bei **dauerhafter** Anwendung.
- Sie muss auf die **Individualität** des Sportlers und des Sports abgestimmt sein.
- Sie muss **praktikabel** und einfach anwendbar sein.
- Sporternährung muss leicht verständlich sein.
- Sie darf nicht die **Gesundheit** gefährden.
- Hohe Belastungen rechtfertigen vorübergehend **besondere Ernährungsformen**.

17.3   Kenngrößen der Energieverfügbarkeit

Die Maßeinheit der Nahrungsenergie ist das Kilojoule (1 kJ = 1000 Joule, J): Ein Joule ist die Energiemenge, die man benötigt, um 100 Gramm (g) mit einer Kraft von 1 Newton (N) einen Meter (m) hoch zu heben (auf Meeresniveau), bzw. die Arbeit, welche dabei verrichtet wird.

Die nach wie vor gebräuchlichere alte Energiemaßeinheit ist die Kilokalorie (1 kcal = 1000 Kalorien, k): Eine Kilokalorie ist diejenige Wärmemenge, die notwendig ist, um einen Liter Wasser von 14,5°C auf 15,5°C zu erwärmen.

Umrechnung: Eine Kilokalorie entspricht 4,1855 Kilojoule.

■ ■ **Physiologischer Brennwert**
Der physiologische Brennwert definiert jene Energiemenge, die pro Gramm Energiesubstrat gewonnen werden kann:

- 1 g Kohlenhydrate = 17 kJ = 4,1 kcal
- 1 g Fett = 39 kJ = 9,3 kcal
- 1 g Eiweiß = 17 kJ = 4,1 kcal
- 1 g Alkohol = 30 kJ = 7,1 kcal

■ ■ Energieflussrate

Die Energieflussrate beschreibt die Geschwindigkeit der Energiefreisetzung. Eine hohe Energieflussrate bedeutet schnelle Energiefreisetzung (z. B. bei der anaeroben Glykolyse), eine niedrige Energieflussrate bedeutet langsame Energiefreisetzung (z. B. aerobe Energiegewinnung aus Fettsäuren).

■ ■ Energetisches Sauerstoffäquivalent

Das energetische Sauerstoffäquivalent oder auch kalorische Äquivalent definiert jene Energiemenge, die pro Liter O_2 freigesetzt werden kann.

- Kohlenhydrate 21,13 kJ bzw. 5,05 kcal pro L O_2
- Fette 19,46 kJ bzw. 4,65 kcal pro L O_2
- Eiweiß 18,74 kJ bzw. 4,48 kcal pro L O_2

Das energetische Sauerstoffäquivalent ist bei den Kohlenhydraten am günstigsten. Bei der Kohlenhydratverbrennung wird, um die gleiche Energiemenge zu gewinnen, 8% weniger Sauerstoff benötigt als bei der Fettverbrennung, was erklärt, warum bei Sauerstoffmangel (z.B. höheren Intensitäten) immer die Energie zum Großteil aus den Kohlenhydraten gewonnen wird.

17.4 Energieumsatzgrößen

Der Energiebedarf des Menschen setzt sich aus vier Faktoren zusammen:
- Grundumsatz,
- Leistungsumsatz,
- dpezifisch-dynamische Wirkung der Makronährstoffe,
- Verdauungsverluste.

■ ■ Grundumsatz

Der Grundumsatz ist derjenige Energieumsatz, der unter folgenden Bedingungen gemessen wird:
- morgens,
- in Ruhe liegend,
- nüchtern,
- bei Indifferenztemperatur (= der Temperaturbereich in dem die Körpertemperatur ohne Einsatz eines zusätzlichen Wärmebildungsmechanismus und ohne Schweißdrüsenaktivität konstant gehalten werden kann = thermische Neutralzone; Schmidt u. Thews 2005),
- normaler Körpertemperatur.

Der Grundumsatz ist bei gesunden Menschen von Alter, Geschlecht, Körperoberfläche, Muskelmasse, psychosozialen Faktoren und dem Trainingsprozess abhängig. Der erhöhte Grundumsatz in intensiven Trainings- bzw. Wettkampfperioden ist die Folge regenerativer, vor allem biochemischer Prozesse.

Leber, Skelettmuskulatur (je ca. 25%) und das Gehirn (ca. 20%) haben den höchsten Anteil am Grundumsatz. Die Ruheherzarbeit ist mit ca. 10% am Grundumsatz-Energieverbrauch beteiligt (Stegemann 1991).

◘ **Tab. 17.1** Beispiele für Aktivitäten und dem entsprechenden Energieverbrauch. (Mod. nach Ainsworth 1993)

Aktivität (METs)	Energieverbrauch
Schlafen, im Liegen fernsehen	0,9
Im Sitzen sprechen, schreiben, lessen	1–2
Ruhig stehen	1,2
Haushaltsaktivitäten (kochen, Geschirr spülen)	1,5–2,5
Büroarbeit	1,5–2,5
Auto fahren	2
Leichte handwerkliche Tätigkeiten	3,5
Spazieren gehen (4,5 km/h)	3,5
Langsam Rad fahren	4–6
Baseball	5
Tanzen	5–7
Wandern	7–9
Basketball, Fussball	8–9
Schwere körperliche Arbeit (Maurer, Bauarbeiter)	8–9
Laufen (9 km/h)	10
Laufen (12 km/h)	13,5
Laufen (15 km/h)	16

Durchschnittlich beträgt der Grundumsatz für Männer 1 kcal/Std/kg Körpergewicht. Frauen haben, aufgrund der geringeren Skelettmuskelmasse, einen geringeren Energieumsatz und geben, aufgrund ihres höheren Unterhautfettanteils, weniger Wärme an die Umgebung ab. Daher ist der Grundumsatz bei Frauen ca. 5–10% niedriger als bei den Männern.

▪▪ Leistungsumsatz

Der Leistungsumsatz ist der durch körperliche Aktivität bedingte zusätzliche Energieverbrauch. Der Energieverbrauch der Skelettmuskulatur kann bei Belastung bis zum Zwanzigfachen ansteigen.

Die verlässlichsten Angaben über den Leistungsumsatz bei körperlichen Aktivitäten kommen von Ainsworth et al. (1993). Darin sind die Energieumsätze in metabolischen Äquivalenten (metabolic equivalent, MET) angegeben.

1 MET entspricht der Sauerstoffaufnahme eines Erwachsenen im Sitzen und wird mit 3,5 mL $VO_2 \times kg^{-1} \times min^{-1}$ angesetzt. Auf die Energieeinheit kcal umgesetzt entspricht 1 MET 1,014 kcal. Das bedeutet, dass eine körperliche Aktivität mit 6 MET ca. dem sechsfachen Energieaufwand in kcal einer erwachsenen Person im Sitzen entspricht. So bedeuten z.B. bei einer 70 kg schweren Person 6 MET/Std einen Energieaufwand von 420 kcal/Std.

Beispiele aus dem „Compendium of physical activities" sind in ◘ Tab. 17.1 aufgeführt.

Sehr häufig findet man in der Literatur auch direkte Angaben zum Energieverbrauch in kcal in verschiedenen Sportarten (◘ Tab. 17.2). Diese Werte sind jedoch ungenau und können große Streuungen beinhalten.

☐ **Tab. 17.2** Energieverbrauchswerte bei verschiedenen Tätigkeiten. (Mod. nach Spitzer u. Hettinger 1969)

Tätigkeit	KJ/Std	Kcal/Std
Gehen (Ebene), 2 km/h	430	105
Radfahren (Ebene), ohne Gegenwind, 10 km/h	700	170
Radfahren (Ebene), ohne Gegenwind, 20 km/h	1960	470
Radfahren (Ebene), ohne Gegenwind, 30 km/h	3750	900
Laufen (Ebene), 9 km/h	2500	600
Laufen (Ebene), 15 km/h	3750	900
Skilanglauf (Ebene), 9 km/h	2500	600
Skilanglauf (Ebene), 15 km/h	5400	1300
Schwimmen, 1,5 km/h	1670	400
Schwimmen, 3,5 km/h	4590	1100
Tennis, Einzel	2500	600
Tennis, Doppel	1670	400
Fußball	3250	780
Golf	1380	330
Wandern	800–2000	200–500

■ ■ **Spezifisch-dynamische Wirkung der Makronährstoffe**

Darunter versteht man den infolge der Nahrungsaufnahme erhöhten Sauerstoffverbrauch und Energieumsatz, der, je nach Art und Menge der aufgenommenen Grundnährstoffe, unterschiedlich ist. Die Stoffwechselsteigerung ist bei Proteinen mit Abstand am höchsten, bei den Fetten am geringsten.

Bei normaler Mischkost nimmt der Energieverlust über die spezifisch-dynamische Wirkung der Grundnährstoffe ca. 10% vom Grundumsatz ein (Konopka 2009). Bei eiweißreicher Kost kann sich dieser Wert durch die Auf-, Um- und Abbauprozesse der Proteine erhöhen.

■ ■ **Verdauungsverluste**

Unter Verdauungsverlust versteht man die Nahrungsenergie, die durch die Verdauungsarbeit verbraucht wird. Er beträgt im Durchschnitt etwa 10% der in der aufgenommenen Nahrung enthaltenen Tagesenergiemenge.

Überprüfen Sie Ihr Wissen
— Kenngrößen der Energieverfügbarkeit?
— Energieumsatzgrößen?
— Was ist ein MET?

Literatur

Konopka P (2009) Sporternährung, 12. Aufl. BLV Sportwissen, München

Schmidt RF, Thews G (2005) Physiologie des Menschen, 29. Aufl. Springer, Berlin Heidelberg

Spitzer H, Hettinger T (1969) Tafeln für den Kalorienumsatz bei körperlicher Arbeit. Verb. f. Arbeitsstudien, Darmstadt

Stegemann J (1991) Leistungsphysiologie – Physiologische Grundlagen der Arbeit und des Sports, 4. Aufl. Thieme, Stuttgart

Weiterführende Literatur

Ainsworth BE, Haskell WL, Leon AS, Jacobs DR, Montoye HJ, Sallis JF, Paffenbarger RS (1993) Compendium of physical activities: classification of energy costs of human physical activities. Med Sci Sports Exerc 25(1): 71–80

Makronährstoffe

Manfred Lamprecht

© Springer-Verlag GmbH Austria 2017
M. Wonisch, P. Hofmann, H. Förster, H. Hörtnagl, E. Ledl-Kurkowski, R. Pokan (Hrsg.),
Kompendium der Sportmedizin, DOI 10.1007/978-3-211-99716-1_18

18.1   Kohlenhydrate und Sport

Die Kohlenhydrate sind der wichtigste Energieträger im Belastungsstoffwechsel. Energetisch verwertbar ist ausschließlich die Glukose. Alle anderen Saccharide müssen zu Glukose aufgeschlossen werden, um Energie in Form von ATP liefern zu können.

Die zelluläre Speicherform der Kohlenhydrate, das Glykogen, ist in Leber- und Muskelzellen eingelagert. Regelmäßiges Training vergrößert die Glykogenspeicher in Leber und beanspruchter Muskulatur. Die Glykogenspeicher in der Muskulatur betragen beim Untrainierten etwa 200 g. Durch Ausdauertraining können sie auf ca. 400 g vergrößert werden. In der Leber können die Glykogenspeicher durch Ausdauertraining von 60 g auf 120 g erhöht werden (Neumann 2009).

Diese Energiespeicher ermöglichen bei trainierten Ausdauerathleten eine intensive Leistungserbringung von 90–120 Minuten ohne Nahrungsaufnahme. Länger dauernde intensive Belastungen erfordern eine zusätzliche Kohlenhydrataufnahme. Es werden freie Fettsäuren, Aminosäuren, Glycerol und Laktat in den Energiestoffwechsel vermehrt einbezogen. Die Bildung von Glukose aus den drei letztgenannten Substraten wird als Glukoneogenese bezeichnet.

Die Kohlenhydrate sollten in den meisten Leistungssportarten 55–60% der aufgenommenen Tagesenergiemenge ausmachen. Diese Empfehlung gilt vor allem für Spielsportarten wie Fußball, Tennis, Badminton, Squash, aber auch in Sportarten mit dem Ziel einer Gewichtszunahme wie alpiner Skilauf, American Football, Eishockey etc., da 1 g Glykogen 2,7 g H_2O bindet. In Ausdauersportarten (Marathon, Duathlon, Triathlon, Radsport etc.) soll der Kohlenhydratanteil über mehrere Makrozyklen 65–70% der Tagesenergiemenge ausmachen.

Der Anteil unverdaulicher Kohlenhydrate (Ballaststoffe) soll 30 g pro Tag betragen, was ca. 7 Scheiben Vollkornbrot entspricht. Dies ist in intensiven Trainings- und Wettkampfperioden oft schwer realisierbar. Trotz allem sollte der Ballaststoffanteil in diesen Phasen nicht unter 20 g/Tag sinken, sofern die Verträglichkeit mitspielt.

18.2   Kohlenhydrataufnahme vor Belastungen

18.2.1 Kohlenhydrataufnahme im Mikrozyklus vor Wettkämpfen

Durch die in der folgenden Übersicht dargestellten Methoden können die Glykogenreserven bei Spitzensportlern in der Skelettmuskulatur und in der Leber bis auf 700 g angehoben werden. Dadurch entsteht eine Kohlenhydrat-Energiereserve von ca. 3000 kcal/12.600 kJ zur Verfügung. Gleichzeitig entsteht eine Wasserreserve von ca. 2 L (1 g Glykogen bindet 2,7 g H_2O) und 15 g Kalium (1 L H_2O bindet ca. 7 g Kalium), was einen zusätzlichen positiven Nutzen gegen die Dehydratation bei Ausdauerbelastungen bringt.

> **Möglichkeiten der Kohlenhydrataufladung im Mikrozyklus vor langen Ausdauerwettkämpfen**
> - Nach dem Übergang zu einer kohlenhydratreichen Ernährung (mindestens 2000 kcal aus Kohlenhydraten, > 65% der Tagesenergie) wird der Glykogengehalt etwas angehoben.
> - Höhere Werte werden erreicht, wenn die Glykogenvorräte zunächst durch ein intensives Training (T) entleert werden, gefolgt von einer Periode mit kohlenhydratreicher Ernährung.

- Noch höhere Werte werden erreicht, wenn man den Glykogengehalt der Muskulatur einige Tage möglichst niedrig hält. Dies wird erreicht, indem man zuerst durch ein intensives Training die Glykogenvorräte entleert und sich dann ca. drei Tage proteinreich ernährt. Kohlenhydratreiche Kost vom 4.–6. Tag.
- Die höchsten Werte werden erzielt, wenn man während der proteinreichen Kost ein intensives Training aufrechterhält. Während der folgenden Periode mit kohlenhydratüberschüssiger Ernährung darf auf jeden Fall kein hartes Training mehr durchgeführt werden.

Andererseits muss, um eine Glykogen-Superkompensation zu erreichen, bei Aufnahme proteinreicher und kohlenhydratarmer Nahrung 3–4 Tage intensiv trainiert werden. In dieser Zeit fühlen sich Sportler oft schwach, und auch Durchfälle können auftreten. Dieses Verfahren bedeutet außerdem eine mentale Belastung des Sportlers und ist deshalb nicht für alle Athleten anwendbar. Es ist empfehlenswert, diese Methode in der Vorbereitungsperiode zu testen.

▪▪ Gemäßigte Superkompensation (Tapering)

Jeukendrup und Gleeson (2010) sowie Neumann (2009) u.a. schlagen als Alternative zur klassischen Superkompensation die allmähliche Reduktion der Trainingsbelastung (tapering = auslaufen lassen) bei gleichzeitiger Steigerung der Kohlenhydratzufuhr vor. Eine Woche vor dem Wettkampf erfolgen die tägliche Belastungsverminderung und gegenläufig die Zunahme der Kohlenhydrataufnahme. Die Kohlenhydratmenge sollte von 6 bis auf 10 g/kg Körpergewicht pro Tag gesteigert werden. 600 g Kohlenhydrate pro Tag reichen als Obergrenze aus. Größere Mengen bringen keinen zusätzlichen Nutzen für die Speicherfüllung (Burke et al. 1993).

▪▪ Kohlenhydrataufnahme bei der letzten Hauptmahlzeit vor dem Training/Wettkampf

Trainingseinheiten und Wettkämpfe über 90 Minuten Dauer erfordern eine spezifische Kohlenhydrataufnahme bei der letzten Hauptmahlzeit vor der Belastung. 2–4 Stunden vor Belastungsbeginn ist eine kohlenhydratbetonte Hauptmahlzeit empfehlenswert, wobei die Menge 3–4 g Kohlenhydrate/kg Körpergewicht ausmachen soll. Die geeigneten Nahrungsmittel sind – im Unterschied zur Basisernährung – ballaststoffarm und mit möglichst wenig Volumen behaftet. Geeignet sind Nudel- und Reisgerichte (parboiled), Mischbrote, mehlige Kartoffel, Gries, Polenta, Biskuit – immer kombiniert mit reichlich Flüssigkeit. Übermäßige Salat-, Gemüse- und Vollkorngerichte sowie fruktosereiche Gerichte sind zur letzten Hauptmahlzeit vor der Belastung ungeeignet. Vorsicht geboten ist auch mit Obst (Ausnahme: reife Bananen), wegen der erwähnten Fruktose (Durchfallgefahr) und der schweren Verdaulichkeit der Fruchtsäuren (◻ Tab. 18.1).

▪▪ Kohlenhydrataufnahme unmittelbar vor Belastungsbeginn

Unmittelbar vor Belastungsbeginn (= 30 Minuten bis 5 Minuten davor, bei Belastungen > 90 Minuten) sind kleine kohlenhydratreiche Snacks mit einem ausgewogenen Gemisch aus Einfach-/Zweifachzuckern, Oligosacchariden und Polysacchariden sowie einem hohen glykämischen Index (Brouns 1993) empfehlenswert. Energieriegel/-bars, Bananen, ein Stück Mischbrot oder Zwieback sowie Energiegetränke sind passend. Die geeigneten Mengen müssen individuell erprobt werden. 1 g/kg Körpermasse erscheint als Maximum (Neumann 2009). Der Füllungszustand des Magens darf vom Athleten keinesfalls als unangenehm empfunden werden. Wichtig ist auch die dazugehörige adäquate Flüssigkeitsaufnahme.

◘ Tab. 18.1 Verdaulichkeit der Kohlenhydrate. (Mod. nach Jeukendrup et al. 1999)

	Anzahl der Hexosen	Max. Oxidationsrate (g/min)	Risiko gastrointestinaler Beschwerden
Monosaccharide			
Glukose	1	1,1	Gering
Fruktose	1	0,7	Hoch
Galaktose	1	0,4	Hoch
Disaccharide			
Saccharose	2	0,9	Gering
Maltose	2	1,0	Gering
Laktose	2	–	Gering
Glucosepolymere			
Maltodextrine	3–20	1.0	Gering
Amylopectin	> 100	1,1	Gering
Amylose	> 100	< 0,4	Hoch

Diese Maßnahmen führen bei trainierten Athleten nicht zu den früher publizierten hypoglykämischen Zuständen. Die Abgabe von Insulin an das Blut hält sich unter Belastungsbedingungen in physiologischen Grenzen, vor allem durch die Aktivität des Adrenalins – ein Antagonist zum Insulin –, welches bei Belastung ausgeschüttet wird. Dadurch bleibt der Blutzuckerspiegel bei nachfolgender sportlicher Belastung konstant (Levine et al. 1983). Spitzenathleten sollten trotzdem einen GTT (Glukose-Toleranz-Test) durchführen, um ihre individuelle metabolische Reaktion zu bestimmen.

Vorteile der Kohlenhydratsnacks unmittelbar vor Belastung ist die vorläufige Schonung des Leber- und Muskelglykogens in der ersten Stunde der Dauerbelastung.

18.3   Kohlenhydrataufnahme während der Belastung

Zusätzliche Kohlenhydrataufnahme während einer Belastung sichert die Leistungsfähigkeit und verlängert die Belastungsdauer. Zusätzlich aufgenommene Glukose wirkt im letzten Drittel einer Ausdauerbelastung leistungsfördernd (Coggan u. Swanson 1992). Zugeführte Kohlenhydrate erhöhen die Oxidationsrate der Glukose und verschieben den Zeitpunkt des Abfalls der Glukose-Oxidation. Dabei wird die Ermüdung, bei gleich bleibender Leistung, hinausgezögert.

Fällt der Blutglukose-Spiegel unter 63 mg/dl ab, können Funktionsstörungen des Zentralnervensystems auftreten. Gleichgewichtsstörungen, Koordinationsstörungen, Dysmetrie und eingeengtes Bewusstsein sind die Erscheinungsbilder (Neumann 2009).

Die empfohlenen Aufnahmemengen zur Aufrechterhaltung einer intensiven Ausdauerbelastung liegen bei 40–80 g/Stunde (Neumann 2009; Murray 1997). Mehr als 40 g KH/Stunde sind mit Getränken jedoch schwer aufzunehmen (zu große Volumina, Süße), weshalb reife Bananen, Energie-/Müsliriegel oder Energiegels als Kohlenhydratträger während der Belastung praktikabel sind. Bei Bananen ist auf den Reifegrad zu achten, bei Energie- und Müsliriegeln auf die Substratanalyse auf der Verpackung: Grüne Bananen liefern weniger Energie (◘ Tab. 18.2). Einige der im Handel erhältlichen Müsli- und Energieriegel weisen einen zu geringen KH-Anteil, dafür einen

◘ **Tab. 18.2** Veränderung in der Kohlenhydrat-Zusammenstellung während der Bananenreifung (nach Brouns 1997)

	0 Tage	2 Tage	4 Tage	6 Tage	8 Tage
Reifegrad	Grün + etwas gelb	Gelb + etwas grün	Gelb	Gelb mit einigen schwarzen	Gelb mit vielen schwarzen
				Punkten	Punkten
KH (g/100g)	28	29	28	27	26
Stärke (%)	82	41	26	9	3
Glukose (%)	7	48	63	81	88
Übrige KH (%)	11	11	11	10	9
Verdaubarkeit	Schlecht	Mäßig	Ziemlich gut	Gut	Sehr gut

zu hohen Fettanteil auf (◘ Tab. 18.3). Abhängig von der KH-Zusammensetzung der Nahrungsmittel bzw. Riegel sind jene Produkte die brauchbarsten KH-Spender, die sowohl eine hohe KH-Dichte als auch einen hohen KH-Gehalt aufweisen.

Die effizientesten KH-Spender sind die Energiegels. Jedoch muss bei der Aufnahme dieser Gels genügend Wasser dazu getrunken werden (mind. 500 ml/40 g Gel), da ansonsten die Teilchenkonzentration im Magen-Darm-Trakt zu hoch wird (Hypertonie). Dehydratation, Leistungseinbuße bis hin zu Blähungen und Durchfällen sind die möglichen Folgen, wenn zu wenig Wasser getrunken wird.

60 Minuten nach Belastungsbeginn sollte mit der Kohlenhydrataufnahme begonnen werden, danach alle 15 Minuten ca. 15–20 g weiter supplementieren, sodass sich pro Stunde eine Kohlenhydratzufuhr von 60–80 g ergibt.

Entscheidend ist auch die Art der zugeführten Kohlenhydrate: Glukose (Traubenzucker) besitzt den höchsten glykämischen Index und kommt, adäquat mit Wasser und Natrium zugeführt, bereits nach weniger als 10 Minuten im Energiestoffwechsel der Skelettmuskulatur zur Verwertung.

Fruktose hingegen wird sehr langsam resorbiert und ist in großen Mengen schwer magenverträglich. Der Fruktoseanteil sollte < 50% aller aufgenommenen Zuckerarten betragen (Murray 1997).

Am effektivsten ist die Aufnahme einer Glukose/Fruktose-Mischung, die eine Kohlenhydratresorption bis zu 1,3 g/min zulässt (Jentjens et al. 2004).

Bei Problemen mit der Fruktose-Resorption können Maltose (Disaccharid) und Maltodextrine (Triosen, Tetrosen) als Alternative verwendet werden. Diese sind im Gegensatz zur Fruktose gut magenverträglich. Sie werden etwas langsamer resorbiert und entfalten ihre Wirkung über einen längeren Zeitraum. Sie sind in diversen Sportgetränken und Energieriegeln enthalten bzw. werden in Pulverform vertrieben.

18.4 Kohlenhydrataufnahme nach der Belastung

Die Glykogen-Resynthese erfolgt in den ersten Stunden nach dem Training am raschesten (Coyle 1991). Das Glykogen-aufbauende Enzym Glykogensynthase ist unmittelbar nach Belastungsende am stärksten aktiviert. Je schneller den Muskel- und Leberzellen Kohlenhydrate zur Verfügung gestellt werden, desto effektiver ist die Glykogen-Einlagerung. Zusätzlich sorgt die erhöhte Insulinausschüttung für einen anti-katabolen Effekt.

⬛ Tab. 18.3 Nahrungsmittel, Kohlenhydratdichte (= % der Kalorien) und Kohlenhydratgehalt (nach Worm 1991)

Nahrungsmittel	Prozentanteile der Kalorien aus KH	KH-Gehalt/100 g Nahrungsmittel
Traubenzucker	100%	91,0 g
Banane	94,5%	28,0 g
Apfel	92,5%	12,4 g
Reis gekocht	91,9%	19,5 g
Kartoffeln gekocht	91,2%	15,4 g
Mischbrot	85,8%	50,0 g
Nudeln gekocht	64,6%	18,2 g
Energieriegel „H"	67,4%	65,0 g
Energieriegel „N"	54,6%	65,5 g
Müsliriegel	46,8%	48,3 g
Vollkornkeks	40,6%	43,9 g
Kornland Apfel	66,1%	70,7 g
Kornland Schokomüsliriegel	51,2%	60,0 g
Kornland Jokorn	61,7%	67,0 g
Ovomaltine-Riegel	59,9%	65,1 g
Ovomaltine-Pulver	82,1%	74,8 g
Corny Schoko-Banane	64,1%	65,0 g
Ruma 7 Früchte Müsliriegel	56,7%	43,5 g

Jentjens und Jeukendrup (2003) geben an, dass bis zu 1 g Glukose pro Minute vom Blut in die Muskelzellen aufgenommen werden kann und dies zur optimalen Glykogen-Resynthese beiträgt. Um diese Aufnahme pro Zeiteinheit zu gewährleisten, wird die orale Zufuhr von 1 g KH/kg Körpergewicht in der ersten Stunde nach Belastungsende empfohlen, wobei 70% der zugeführten Kohlenhydrate von Lebensmitteln mit hohem glykämischem Index stammen sollten.

Diesen Tatsachen entgegen steht die Appetitlosigkeit nach Belastungsende. Daher ist die Aufnahme schneller Zucker, das sind Zuckerarten mit einem hohen glykämischen Index (s. ⬛ Tab. 18.4) in Form von Kohlenhydratlösungen die beste Variante. Getränke werden am ehesten angenommen. Auch kleine Snacks wie Bananen, kohlenhydratreiche Riegel, Ovomaltine, Brötchen, Gels etc. sind geeignet. Die Aufnahme solcher Snacks kann in der Vorbereitungsphase über mehrere Monate „geübt" werden.

Wichtig ist hier anzumerken, dass eine zusätzliche Proteingabe, wie bei Tour-de-France-Athleten diagnostiziert, die Glykogensynthese (Wagenmakers et al. 1997) noch weiter verbessert. Ein Verhältnis von 4:1 bis 3:1 zugunsten der Kohlenhydrate, mengenmäßig als auch energetisch, wird als optimal erachtet (▶ Abschn. 20.6). Der Kohlenhydratanteil sollte energetisch >65% sein, der Proteinanteil bei 20–25% und der Fettanteil idealerweise <5%.

Im Interesse der schnellen Regeneration ist die Aufnahme von ballaststoffreichen Nahrungsmitteln, welche in der Regel einen niedrigen glykämischen Index aufweisen, auf die nächste Hauptmahlzeit (1–2 Stunden nach Belastungsende) zu verlegen.

◘ Tab. 18.4 Glykämischer Index von verschiedenen Nahrungsmitteln

Hoher glykämischer Index (> 70)	Mittlerer glykämischer Index (50–70)	Niedriger glykämischer Index (< 50)
Weißbrot	Nudeln (Spaghetti, Makkaroni etc.)	Linsen
Mischbrot	Haferflocken	Bohnen
Sirup	Vollkornprodukte	Erbsen
Cornflakes	Biskuit	Tomaten
Reis (parboiled)	Müsli natur	Feigen
Kartoffeln püriert	Kartoffeln speckig	Pflaumen
Rosinen	Kartoffelchips	Fruktose
Bananen (reif)	Bananen (grün)	Milch
Energiebars/Müsliriegel	Reis (vollkorn)	Joghurt
Honig	Mais	Eiscreme
Traubenzucker (Glukose)	Weintrauben	Käse
Haushaltszucker (Saccharose)	Orangen	Pfirsich
Energiegels	Trockenobst	Apfel

Für die optimale Aufladung der verbrauchten Kohlenhydrat-Energievorräte, auch als „Recharging" bezeichnet, sollten kohlenhydratreiche Snacks, Drinks bzw. Mahlzeiten (>70% KH-Anteil) über mehrere Stunden nach dem Training zugeführt werden. 1 g KH pro kg Körpergewicht und Stunde über die ersten vier Folgestunden nach dem Training gelten als Standardempfehlung, um optimale Verhältnisse für die Glykogen-Wiederaufladung zu schaffen (Worm 1991).

18.5 Glykämischer Index und Glykämische Ladung

Der glykämische Index ist ein Maß für die Verdauungs- und Resorptionsgeschwindigkeit von Kohlenhydraten. Glukose gelangt enteral am schnellsten ins Blut und bewirkt deshalb eine rasche Insulin-Response. Sie wird gleich 100 gesetzt. Alle anderen Nahrungsmittel gehen langsamer ins Blut über und werden in % der Glukose-Resorptionsgeschwindigkeit angegeben. Der Einfachheit halber wird nur mit ganzen Zahlen, die jedoch Prozentwerten entsprechen, gearbeitet.

Die Zufuhr von Lebensmitteln mit hohem glykämischem Index führt in Ruhe zu einer zu starken Insulin-Response und daher zu einem reaktiven Hypoglykämierisiko (Williams 1995). Während der sportlichen Belastung und unmittelbar danach wird ebenfalls eine erhöhte, jedoch moderatere (und erwünschte) Insulin-Response gefunden (Stephens u. Braun 2008). Die Ursache dafür ist nicht eindeutig geklärt; hypothetisch dürfte der – durch die Belastung induzierte – Katecholamin-Anstieg im Plasma eine Rolle spielen. Katecholamine sind Antagonisten des Insulins.

In den letzten Jahren wird auch vermehrt auf die **„Glykämische Ladung"** (GL) Rücksicht genommen. Die Glykämische Ladung von Lebensmitteln gibt an, wie vollgepackt mit Kohlenhydraten das Produkt, die Portion oder die Mahlzeit ist. Die GL berücksichtigt den glykämischen Index (GI) und errechnet sich aus dem Produkt aus GI × Kohlenhydratgehalt (in g) pro Portion, dividiert durch 100 – ist also auch ein dimensionsloser Index.

Die Skalierung lautet:

- > 20 = hoch
- 11–19 = mittel
- bis 10 = niedrig

Als Beispiel für die GL soll die Wassermelone dienen: Der Zucker in der Frucht hat einen mittleren bis hohen GI (72). Eine Portionsgröße von 120 g hat jedoch nur 6 g verfügbaren Zucker, d.h., die GL ist niedrig (4). In Maßen kann also auch eine Wassermelone konsumiert werden.

> **Für die Sporternährung sind beide Indizes von Bedeutung.**

◘ Tab. 18.4 führt den glykämischen Index verschiedener Nahrungsmittel auf.

Überprüfen Sie Ihr Wissen

- Kennen Sie die Unterschiede zwischen klassischer und gemäßigter Superkompensation in der Anwendung und hinsichtlich Effekte?
- Wann, wie viele und welche Kohlenhydrate sollten Sportler vor, während und nach der Belastung zu sich nehmen?
- Was bedeuten die Begriffe „Glykämische Ladung" und „glykämischer Index"?

Literatur

Brouns F (1993) Die Ernährungsbedürfnisse von Sportlern. Springer, Berlin Heidelberg

Burke LM et al. (1993) Muscle glycogen storage after prolonged exercise: Effect of glycämic index of carbohydrate feedings. J Appl Physiol 75: 1019–1023

Coggan AR, Swanson SC (1992) Nutritional manipulation before and during endurance exercise: Effects on performance. Med Sci Sports Exerc 24: S331–S335

Coyle EF (1991) Carbohydrate feedings: effects on metabolism, performance and recovery. In: Brouns F, Saris WHM, Newsholme EA (eds) Advances in nutrition and top sport. Karger, Basel

Jentjens RLPG, Jeukendrup AE (2003) Glycogen resynthesis after exercise. Sports Medicine 33(2): 117–144

Jentjens RLPG, Moseley L, Waring RH, Harding LK, Jeukendrup AE (2004) Oxidation of combined ingestion of glucose and fructose during exercise. J Appl Physiol 96: 1277–1284

Jeukendrup AE, Brouns F (1997) Ernährung im Ausdauersport: von der Theorie zur Praxis. Insider Vol 5, Nr 1

Jeukendrup AE, Gleeson M (2010) Sport Nutrition, 2. Aufl. Human Kinetics, Champaign

Levine L, Evans WJ, Cadarette BS, Fisher EC, Bullen BA (1983) Fructose and glucose ingestion and muscle glycogen use during submaximal exercise. J Appl Physiol 55: 1767–1771

Murray R (1997) Electrolyte replacement solutions: formulation issues. Ibc, joint meeting of clinical biochemists, Padova, Italy

Neumann G (2009) Ernährung im Sport, 6. Aufl. Meyer und Meyer, Aachen

Stephens BR, Braun B (2008) Impact of nutrient intake timing on the metabolic response to exercise. Nutr Rev 66(8): 473–476

Wagenmakers AJM, Pannemans DLE, Jeukendrup AE, Gijsen AP, Senden JMG, Halliday D, Saris WHM (1997) The effect of exercise on protein metabolism is tracer dependent. Ibc, joint meeting of clinical biochemists, Padova, Italy

Worm N (1991) Richig essen, richtig fit. Sportinform Verlag, München

Williams MH (1995) Nutrition for fitness and sport. Brown & Benchmark Publ., USA

Weiterführende Literatur

Jeukendrup AE (1999) Wirksamkeit verschiedener Kohlenhydratquellen zur Energiebereitstellung während sportlicher Aktivität. Insider Vol 7, Nr 2, Oktober 1999

Fette und Sport

Manfred Lamprecht

© Springer-Verlag GmbH Austria 2017
M. Wonisch, P. Hofmann, H. Förster, H. Hörtnagl, E. Ledl-Kurkowski, R. Pokan (Hrsg.),
Kompendium der Sportmedizin, DOI 10.1007/978-3-211-99716-1_19

Die westliche Zivilisationskost enthält im Durchschnitt knapp 40% an Fettkalorien in Bezug auf die Tageskalorienzufuhr. Im Ausdauerleistungssport und in Spielsportarten sollte der tageskalorische Fettanteil über ca. 70% des Trainingsjahres 25% nicht übersteigen. Bei fehlender Ernährungsmotivation, in der Übergangsperiode, evtl. in der Aufbauphase, können kürzere Phasen mit höherem Fettanteil, zum Zwecke der Motivation und Abwechslung, eingeschoben werden. In der Wettkampfphase wäre eine Reduktion des Fettkalorienanteils auf 20–25% leistungsoptimierend. Sehr fettarme Ernährungsinterventionen (< 20% der Tagesenergieaufnahme aus Fett) sollten jedoch nicht länger als einen Monat durchgeführt werden, da der Aufwand dafür, die in der Regel fehlende geschmackliche Komponente in der Nahrung, die Athleten demotiviert, und die Motivation für das Training rauben kann.

Eine dauerhafte Fettzufuhr von weniger als 20% ist nicht ratsam – auch deshalb, da es dabei fast unmöglich wird, den Bedarf an fettlöslichen Vitaminen, Mineralstoffen und Spurenelementen abzudecken (Hoppeler 1998). In Kraftsportarten wie Schwerathletik, Gewichtheben oder Kraftdreikampf (Ausnahme: Bodybuilding) kann der Fettanteil bis zu 30% ausmachen, in der Praxis liegt er oft darüber.

Die Fettspeicher für den Energiestoffwechsel („Betriebsfett") liegen vorwiegend im Unterhautfettgewebe und in der Skelettmuskulatur. Baufette um Herz, Nieren, Gelenke etc. sollten nicht zur Energiebereitstellung herangezogen werden, da Organschädigungen folgen könnten. Der Körperfettanteil von Weltklasseausdauerathleten liegt unter 10% (Armstrong et al. 2002).

Morphologisch sind die Fettdepots in den Muskelzellen in Granula in der Nähe der Mitochondrien anzutreffen. Ausdauertrainierte Muskelfasern enthalten 2,5-mal mehr Fett als untrainierte Muskelfasern (Konopka 2009).

Ein 75 kg schwerer, normalgewichtiger Mann mit einem diagnostizierten Körperfettanteil von 20% hat ca. 15 kg Fettgewebe (Frauen + 5%, da weniger Muskelmasse vorhanden ist). 1 kg Fettgewebe liefert ca. 7000 kcal, da Fettgewebe neben Fett vor allem noch Wasser (23%) enthält. Dies ergäbe ein Fettenergiedepot von ca. 100.000 kcal, was eine Energieverfügbarkeit an Fettsäuren für ca. 30 Marathons bedeutet.

Fettsäuren benötigen jedoch Kohlenhydrate, um oxidiert werden zu können („Fette verbrennen im Feuer der Kohlenhydrate"). Oxalacetat, ein Salz des Zitratzyklus, wird aus dem Glukoseabbau gewonnen und ist für die Funktion dieses biochemischen Zyklus essentiell. Fettsäuren können daher über AcetylCoenzym-A nicht in den Zitratzyklus gelangen, wenn nicht ein geringfügiger Anteil an Kohlenhydraten für die Energiegewinnung zur Verfügung gestellt wird. Extremer Leistungsabfall, Konzentrations- und Kognitionsstörungen sowie die Ansammlung von Ketonkörpern sind die Folge einer Kohlenhydratdepletion.

19.1   Körperfettreduktion und „Fettstoffwechseltraining"

Während bei der Körperfettreduktion der Verlust von Körperfett im Vordergrund steht, geht es beim Fettstoffwechseltraining um die Ausnutzung von Fettsäuren bei möglichst hohen Intensitäten, um Kohlenhydratreserven zu schonen. Nichtsdestotrotz sind Körperfettreduktion und Fettstoffwechseltraining in enger Wechselwirkung.

Fettsäuren können nur aerob Energie liefern, daher muss die Belastungsintensität im aeroben Bereich liegen, um möglichst viele Fettsäuren für die Energiegewinnung heranziehen zu können. Diese Energiegewinnung aus Fettsäuren lässt sich gezielt trainieren und ist im Ausdauerleistungssport sehr sinnvoll, um die Glykogenreserven zu schonen und zu einem späteren Zeitpunkt während der Belastung zur Verfügung zu haben („Fettstoffwechseltraining").

Entscheidend für eine effektive Reduktion des Körperfetts und auch für ein effektives Fettstoffwechseltraining im Hobby- bzw. Leistungssport sind mehrere Komponenten, die im Folgenden aufgeführt werden.

Komponenten eines effektiven Fettstoffwechseltrainings
- Eine negative Energiebilanz muss über eine festgelegte Zeitschiene erzielt werden
- Man sollte den Ausdauer- bzw. Kraftausdauertrainingszustand optimieren
- Belastungskomponenten: Reizdichte, Umfang, Intensität, Dauer, Häufigkeit abstimmen
- Ernährung: Verteilung und Qualität der Energieträger/Makronährstoffe abstimmen
- Ernährung: Mikronährstoffversorgung und Flüssigkeitsbilanz abstimmen
- Zeitliche Anordnung des Trainings bzw. der Mahlzeitaufnahme beachten
- Sinnvoller Einbau in die Trainingsperiodisierung
- Sinnvolle Auswahl der Nahrungsmittel

■■ Negative Energiebilanz und Energiesubstratverteilung

Häufig – vor allem bei Hobbyausdauersportlern – ist eine gezielte Körperfettreduktion, gekoppelt mit Gewichtsreduktion, das Trainingsziel. Weniger Gewicht bedeutet oft mehr Leistung pro kg Körpergewicht. Bei den meisten Sportarten sollte die Tagesenergiebilanz leicht negativ sein (500 „Negativkilokalorien"), was einer wöchentlichen Gewichtsreduktion von ca. 0,5–1 kg entspricht. Die tägliche Energiesubstratverteilung richtet sich nach den Empfehlungen zur gesunden Basisernährung (KH: 55%, EW: 15%, Fett: 30%). In acht Wochen ist dabei ein Gewichtsverlust von 5 kg, bei gleichzeitiger Leistungsverbesserung, möglich (Armstrong et al. 2002). Sinnvoller wäre es für Hobby- und Gesundheitssportler jedoch, das Körperfett-Reduktionsprogramm auf 16 Wochen anzusetzen. Durch die langsamere Gewichts- und Körperfettreduktion erhöht sich die Wahrscheinlichkeit auf eine Lebensstilumstellung und dadurch auch die einer nachhaltigen Wirkung der eingesetzten Maßnahmen.

Im Spitzensport (Rad, Langlauf, Triathlon etc.) wird häufig mit einem radikaleren Energiebilanzprotokoll bzw. -Substratverteilung zur Körperfettreduktion gearbeitet: In einem Zeitraum von 10–14 Tagen werden 1000 Negativkilokalorien oder nur ca. 60% der passenden täglichen Energieaufnahme aufgebürdet. Die Makronährstoffverteilung verschiebt sich zugunsten der Eiweißaufnahme, um durch die verminderte Energiezufuhr – und die damit in Relation stehende niedrigere Proteinaufnahme – einen Abbau an Muskulatur zu verhindern bzw. deren Aufbau sogar zu fördern. Der Kohlenhydratanteil wird leicht reduziert, der Fettanteil deutlich: KH: 40–50%, EW: 30–35%, Fett: 20%. Für die Proteinaufnahme ist die Empfehlung in g/kg Körpergewicht geeigneter: 1,5g–2,5g pro kg Körpergewicht sollten pro Tag an Eiweiß aufgenommen werden (Mettler et al. 2010). Diese Empfehlungen gelten ab mindestens vier Trainingseinheiten pro Woche von mindestens einer Stunde Dauer während der 2-wöchigen Körperfettreduktionsphase. Anwendungsbeobachtungen zeigten die effektivsten Ergebnisse bei 6–8 Trainingseinheiten pro Woche, Ausdauer- und Krafttrainingseinheiten kombiniert.

■■ Trainingszustand

Einen wesentlichen Einfluss auf die Fettsäurenutilisation nimmt vor allem der Ausdauertrainingszustand ein. Je besser ausdauertrainiert der Organismus ist, desto effizienter ist die Fähigkeit, sogar bei höheren Trainingsintensitäten Fette zu verbrennen. In speziellen Trainingsabschnitten in der Vorbereitungsphase wird dies bei Ausdauersportarten (Langlauf, Rad) im Hochleistungssport praktiziert. Außerdem liegt es auf der Hand, dass dadurch auch mehr Fett insgesamt verbraucht wird und die Körperfettdepots im Unterhautfettgewebe reduziert werden. Vom Trainingszustand der einzelnen Personen wird auch der Trainingsumfang determiniert.

Der physische Fitnesszustand im Ausdauerbereich bestimmt die Effizienz der Fettsäurenutilisation am wesentlichsten. Die Entwicklung einer adäquaten kardiozirkulatorischen Leistungsfähigkeit (Durchhalten einer aeroben Leistung von mindestens 30 Minuten) stellt die Voraussetzung für die Durchführung eines Fettstoffwechseltrainings dar. Hobby- und Gesundheitssportler sollten zunächst primär ausdauerbetont agieren, während Leistungssportler in diesem 2-Wochen-Abschnitt von Anfang an Krafttrainingseinheiten einbauen. Die Gefahr des Verlustes an Muskelmasse bzw. an Kraft wäre sonst zu groß.

▪▪ Reizdichte

Hobby- und Gesundheitssportler sollten nach Trainingseinheiten vollständig regenerieren (2–3 Tage Pause nach der Trainingseinheit). Dabei geht es eher darum, möglichst bald und effektiv ein kardiozirkulatorisches Fitneslevel zu erreichen, welches es ermöglicht, viel Energie durch Training zu verbrauchen.

Leistungssportler verwenden häufig absichtlich kurze Pausen während der Körperfettreduktionsarbeit. Je kürzer die Pausen zwischen den Trainingseinheiten sind (24 Stunden und weniger), desto größer ist auch der Effekt des Fettstoffwechseltrainings. Die Glykogendepots haben nicht die Möglichkeit, sich aufzufüllen, und bei höheren Intensitäten werden eher die Fette als Kohlenhydrate für die Energiebereitstellung herangezogen. Dadurch möchte man bewirken, dass die Kohlenhydrate eingespart und erst in einer späteren, wichtigeren Zeitspanne utilisiert werden.

▪▪ Belastungsumfang

Eine Erhöhung des Belstungsumfangs (z.B. Laufkilometer, Höhenmeter) bewirkt eine Verlängerung der Belastungsdauer, sofern die Intensität gleich bleibt. Die Justierung des Belastungsumfangs ist beim Fettstoffwechseltraining nicht so wesentlich wie die Regulierung der anderen Belastungskomponenten.

▪▪ Belastungsintensität

Der ideale Intensitätsbereich, um quantitativ am meisten Fettsäuren zu oxidieren, liegt nach Achten und Jeukendrup (2002) bei einer Belastungsintensität von 55–65% der VO_{2max}. Dies entspricht ca. 75–85% der maximalen Herzfrequenz und ist unabhängig vom Trainingszustand und auch unabhängig davon, ob die gemäßigte Variante für Hobby- und Gesundheitssportler (8–16 Wochen) oder die radikale Variante für (Hoch-)Leistungssportler (10–14 Tage) gewählt wird (◘ Tab. 19.1).

▪▪ Belastungsdauer

Die Utilisation der freien Fettsäuren steigt mit Fortdauer der Belastung ständig an (Brouns 1993). Nach ca. 30 Minuten ist der Fettstoffwechsel voll aktiviert. Je länger die Belastung bei mittlerer Intensität gehalten wird, desto mehr Fettkalorien werden utilisiert. Bei kurzen Belastungen (30–40 Minuten), wenn die Tagesenergiebilanz negativ bleibt, wird im geringen Umfang bereits Fettgewebe abgebaut.

Beim Laufen wird eine Stunde als Minimum erachtet, beim Radfahren zwei Stunden. Beim Langzeittriathlon (3,8 km Schwimmen, 180 km Rad, 42 km Laufen, Dauer: 8–10 Stunden in der Weltklasse) deckt die Fettsäureverbrennung 65–75% des Energiebedarfs (Neumann 2009). „The longer, the better.“

○ Tab. 19.1 Substratverteilung und Energiebilanz bei unterschiedlicher Trainingsdauer und Trainingsintensitäten

	F : KH in %	Gesamt in kcal	F : KH in kcal
1 Stunde Training, je nach Intensität			
Etwa 40% der VO$_{2max}$ = extensives Training	50 : 50	300	150 : 150
Etwa 60% der VO$_{2max}$ = mittelintensives Training	30 : 70	600	180 : 420
2 Stunden Training, je nach Intensität			
40% der VO$_{2max}$ = extensives Training	70 : 30	600	420 : 180
55–65% der VO$_{2max}$ = mittelintensives Training	60 : 40	1200	720 : 480

Fachgesellschaften wie das American College of Sports Medicine oder die Österreichische Gesellschaft für Ernährung empfehlen mindestens 150 Minuten/Woche körperliche Aktivität für Hobby- und Gesundheitssportler. Eine Vorgabe, die auch für die Körperfettreduktion effektiv sein dürfte.

Für Leistungssportler sollte die Wochenbelastungsdauer mindestens 360 Minuten betragen und die Dauer einer Trainingseinheit mindestens 60 Minuten.

▪▪ Belastunghäufigkeit
Je häufiger im Mikrozyklus trainiert wird, desto effektiver wird die Fettsäureutilisation:
— Minimum: 3-mal/Woche für Hobby- und Gesundheitssportler;
— Optimum: 6- bis 8-mal/Woche für Leistungs- und Hochleistungssportler (Armstrong et al. 2002).

▪▪ Ernährung: Makro- und Mikronährstoffe, Flüssigkeitsbilanz
Es ist bei der Körperfettreduktion und beim Fettstoffwechseltraining auch wichtig, auf die Aufnahme der Mikronährstoffe wie Vitamine, Mineralstoffe und auf die Aufnahme von Wasser zu achten. Durch die negative Energiebilanz sollten Lebensmittel ausgewählt werden, die auch eine hohe Nährstoffdichte aufweisen. Sofern die vollwertige Nahrung nicht vertragen wird, können Vitamin- und/oder Mineralstoffsupplemente indiziert sein. Die Aufnahme von genügend Flüssigkeit ist in den Phasen des Fettstoffwechseltrainings besonders wichtig. Die verringerte Aufnahme von Nahrung bedingt eine niedrigere Versorgung mit Makro- und Mikronährstoffen. Dadurch kann auch der begleitende Flüssigkeitskonsum zurückgehen. Dadurch wird Muskelmasse schneller abgebaut, was man aber vermeiden will. In dieser Phase sollte man besonders auf die 35–40 ml/kg Körpergewicht und Tag an Flüssigkeitsaufnahme achten. Die Hälfte davon in sichtbarer Flüssigkeit.

▪▪ Zeitliche Anordnung des Trainings und der Mahlzeitaufnahme
Der Effekt der Fettutilisation wird nach einer Overnight-fast-Phase optimiert. 12–14 Stunden nach der letzten Nahrungsaufnahme ist die Empfehlung für gesunde Sportler. Allerdings: Es nutzt nichts, im nüchternen Zustand eine Trainingseinheit anzulegen, wenn die Tages- und Wochenenegiebilanz nicht negativ sind. Die negative Energiebilanz bleibt die oberste Prämisse.

Während des Trainings sollte man nur energielose bzw. -arme Getränke zuführen und nach dem Training vor allem Flüssigkeit zuführen. Kleine, sogar kohlenhydratreiche Snacks haben sich für Hobby- und Gesundheitssportler als praktikabel erwiesen, da sie den Heißhunger vor der nächsten Hauptmahlzeit dämpfen. Fressattacken werden dadurch vermieden, und die Energiebilanz wird somit eher nicht positiv.

▪▪ Sinnvoller Einbau in die Trainingsperiodisierung

Fettstoffwechseltraining wird bei Leistungssportler in der Regel in der Vorbereitungsperiode oder in einer Übergangsperiode, Zwischensaison etc. durchgeführt. Das Programm sollte mindestens vier Wochen vor einer Wettkampfphase abgeschlossen sein.

▪▪ Nahrungsmittel

Die geeigneten Fettnahrungsmittel für Leistungssportler unterscheiden sich nicht von jenen für den Normalverbraucher: hochwertige pflanzliche Öle (Distelöl, Maiskeim-, Sonnenblumenöl) und Omega-3-Fettsäuren (Eicosapentaensäure, Docosahexaensäure, alpha-Linolensäure) aus Kaltwasserfischen wie Lachs, Makrele, Hering bzw. Raps- und Leinöl bevorzugen. Sichtbare Fette und nicht sichtbare Fettträger (Erdnüsse, Chips, Torten, Schokolade, Salami-Pizza etc.) reduzieren und ein Verhältnis von gesättigten zu einfach ungesättigten zu mehrfach ungesättigten Fettsäuren von 1 : 1 : 1 wahren (laut ÖGE jeweils 10% der Energiezufuhr in der Basisernährung).

Fette mit einem hohen Anteil an mehrfach ungesättigten Fettsäuren weisen folgende Eigenschaften auf (Geiss u. Hamm 2001):
- weiche bis flüssige Konsistenz,
- niedriger Schmelzpunkt,
- leicht verdaulich,
- Schutzeffekt gegenüber Erhöhung des Cholesterinspiegels.

Einige mehrfach ungesättigte Fettsäuren (MUFS) sind essentiell. Die wichtigste essentielle Fettsäure ist die 2-fach ungesättigte Linolsäure, eine Omega-6-Fettsäure aus Keimölen. Die Aufnahme von Omega-6-Fettsäuren und Omega-3-Fettsäuren sollte laut verschiedenen Ernährungsinstitutionen in einem Verhältnis von 6 : 1 bis 2 : 1 stehen. Omega-3-Experten und das National Institute of Health (NIH, USA) empfehlen ein Verhältnis von 1 : 1. Die Zufuhrempfehlung für Erwachsene beträgt 10 g essentielle Fettsäuren/Tag. Für Leistungssportler ist diese Empfehlung entsprechend dem Energieverbrauch unter Berücksichtigung des kalorischen Fettanteils aufzurechnen (◘ Tab. 19.2).

Während sich sowohl Hobby- und Gesundheitssportler als auch Leistungssportler am besten an den nationalen Ernährungspyramiden hinsichtlich Essverhalten orientieren sollten, werden bei Leistungssportlern in der Regel auch Sportnahrungsprodukten (v.a. Eiweiß-/Kohlenhydrat-Shakes) zum Einsatz kommen, um die angestrebte Makronährstoffverteilung zu erreichen.

19.2   Fettsäurepräparate

Im Handel sind Kapseln mit Nachtkerzenöl (γ-Linolensäure) und Fischöl, Lachsöl, Krillöl etc. (Omega-3-Fettsäuren) als Nahrungsergänzung erhältlich. Bei Sportlern, die Fischspeisen meiden und deren Fettsäureverhältnis laut Analyse als ungünstig diagnostiziert wurde, ist eine Supplementation empfehlenswert, bei gleichzeitiger Reduktion der gesättigten Fettsäuren. Allerdings muss vor einer „Mehrfach-ungesättigte-Fettsäuren-Hysterie" gewarnt werden. MUFS mit mehr als zwei Doppelbindungen sind vor allem für Attacken freier Radikale an ihrem allylischen

◻ **Tab. 19.2** Zusammenfassung: Körperfettreduktion und Fettstoffwechsel im Hobby- vs. Leistungssport

Hobby- und Gesundheitssport	Leistungs- und Hochleistungssport
Gesamtdauer des Programms: mindestens 8 Wochen, eher 16 Wochen	Gesamtdauer des Programms: 10–14 Tage
Energie: minus 500 kcal/Tag	Energie: ca. 60% der adäquaten Tagesenergie
Fett: ca. 30% der Tagesenergie	Fett: ca. 20% der Tagesenergie
KH: ca. 55% der Tagesenergie	KH: ca. 50% der Tagesenergie
EW: ca. 15% der Tagesenergie	EW: ca. 30% der Tagesenergie
Training: Zunächst ausdauerbetont, danach (evtl. erst nach Wochen) Kraftelemente einbauen	Training: Kraft-, Kraftausdauer- und Ausdauertraining im Gleichgewicht von Beginn an kombinieren
Reizdichte: vollständige Pausen zwischen Trainingseinheiten	Reizdichte: häufig unvollständige Pausen zwischen Trainingseinheiten
Intensität: auch mittelintensive Trainingseinheiten einbauen	Intensität: vor allem im mittleren und höheren Intensitätsbereich
Trainingsdauer: mind. 150 Minuten/Woche, mind. 30 Minuten pro Trainingseinheit	Trainingsdauer: mind. 360 Minuten/Woche, mind. 60 Minuten pro Trainingseinheit
Trainingshäufigkeit: mind. 3-mal/Woche	Trainingshäufigkeit: mind. 6-mal/Woche
Einbau in den Trainingsplan: primär nach Motivationslage, da keine Wettkampfperiode	Einbau in den Trainingsplan: In Aufbauphase einbauen und mind. 4 Wochen vor Wettkampfperiode beenden
Ernährung gemäß Ernährungspyramide der ÖGE, DGE etc.	Ernährung mit Unterstützung von Sportnahrungsprodukten

C-Atom sehr anfällig, was Lipidperoxidationsprozesse initiiert (Lamprecht 1997; Mlekusch et al 1998). „The more, the better" ist also fraglich bzw. abzulehnen.

Die orale Gabe von Fettsäuren mittlerer Kettenlänge (medium chained triglycerides, MCTs) brachte keine leistungssteigernden Erfolge. MCTs sind semisynthetische Ölmischungen, die auf chemischem Weg aus natürlichen Produkten (Kokosöl) gewonnen werden. Hilfreich sind MCTs bei Erkrankungen mit Störungen des Verdauungstraktes. Sie sind hydrophiler und schneller resorbierbar, da sie schneller, weil direkt in die Blutbahn gelangen. Von der Blutbahn werden sie mit Acetylcarnitin als Cofaktor direkt in die Mitochondrien der Muskulatur geliefert. Dies findet jedoch im Austausch gegen langkettige Fettsäuren statt, sodass im Endeffekt nicht mehr Fett als unter kohlenhydratbetonter Ernährung verbrannt wird. Der Glykogenverbrauch ändert sich dabei nicht wesentlich (Seebauer 2000).

Überprüfen Sie Ihr Wissen

- Was sind die Komponenten des Fettstoffwechseltrainings?
- Wie lautet die oberste Prämisse bei der Körperfettreduktion?
- Worin bestehen die Unterschiede bei der Körperfettreduktion zwischen Hobby- und Leistungssportler?
- Welchen Nutzen haben Fettsäurepräparate?

Literatur

Achten J, Jeukendrup A (2002) Optimising fat oxidation through diet and exercise. ATKL Symposium – Update Ernährung, Supplementation im Sport, Wien, Dezember 2002

Armstrong L, Carmichael C, Nye PJ (2002) Das Lance Armstrong Trainingsprogramm. Bastei Lübbe, Bergisch Gladbach

Brouns F (1993) Die Ernährungsbedürfnisse von Sportlern. Springer, Berlin Heidelberg

Geiss KR, Hamm M (2001) Handbuch Sportlerernährung, 5. Aufl. rororo Sport, Reinbek b. Hamburg

Hoppeler H (1998) Fettarme Kost. Insider, Vol 6, Nr 2

Lamprecht M (1997) Der Einfluss definierter sportlicher Belastungen in Verbindung mit Vitaminsupplementierung auf den antioxidativen Status des Blutes. Dissertation am Inst f Med Chem u Pregl Lab, Graz, Österreich

Mettler S, Mitchell N, Tipton KD (2010) Increased protein intake reduces lean body mass loss during weight loss in athletes. Med Sci Sports Exerc 42(2): 326–337

Mlekusch W, Tillian M, Lamprecht M, Öttl K, Krainz H, Reibnegger G (1998) The life-shortening effect of reduced physical activity is abolished by a fat rich diet. Mech Ageing 105: 61–73

Neumann G (2009) Ernährung im Sport, 6. Aufl. Meyer und Meyer, Aachen

Seebauer W (2000) Nahrungssupplementation, Vollwerternährung und oxidativer Stress im Hochleistungssport. Triathlon 15: 95–178

Weiterführende Literatur

Costill DL (1979) Le metabolisme lipidique pendant l'exercise de longue durée. In: Lacour JR (ed) Comptes rendus du colloque de St. Etienne, p 42

Proteine und Sport

Manfred Lamprecht

© Springer-Verlag GmbH Austria 2017
M. Wonisch, P. Hofmann, H. Förster, H. Hörtnagl, E. Ledl-Kurkowski, R. Pokan (Hrsg.),
Kompendium der Sportmedizin, DOI 10.1007/978-3-211-99716-1_20

Proteine sind in erster Linie Baustoffe. Für die Energiebereitstellung spielen sie eine untergeordnete Rolle. Die Einbeziehung von Aminosäuren in den Energiestoffwechsel erfolgt erst bei mehrstündigen Langzeitbelastungen (im energetischen Notfall), was durch die Zunahme von Harnstoff und Kreatinin im Serum messbar ist.

Der menschliche Organismus besitzt große Fettspeicher und auch Kohlenhydratspeicher. Für Proteine gibt es keine Reserven/Speicher dieser Art. Alle Proteine, die sich im Organismus befinden, sind funktionelle Proteine, d.h., sie sind Bestandteile der Gewebestrukturen oder gehören Stoffwechselsystemen an (z.B. Transportsystemen, Hormonsystemen, Enzymsystemen etc.) (Brouns 1993).

Im Organismus findet ein ständiger Auf-, Ab- und Umbau von Eiweißstrukturen statt. Bei gesunden Menschen herrscht ein dynamisches Gleichgewicht zwischen Aufbau (Anabolie) und Abbau (Katabolie). Dadurch entsteht eine dynamische Eiweißreserve, man spricht auch vom dynamischen Aminosäurenpol mit ca. 600–700 g Protein, den der Organismus ständig zur Verfügung hat.

Der dynamische Aminosäure-Pool (Lamprecht u. Smekal 2004) besteht aus Enzymen, Immunproteinen, Transportproteinen und Strukturproteinen. Sie speisen den Pool und beziehen Aminosäuren aus ihm. Hormone beziehen nur Aminosäuren daraus, ohne solche zu „spenden" (◘ Abb. 20.1).

Aminosäuren können teilweise zu Glukose umgewandelt und können auch energetisch verwendet werden. Dabei entsteht als weiteres Stoffwechselendprodukt Ammoniak (NH_3).

Insbesondere die Transportproteine des Plasmas (v.a. Albumin) und die Strukturproteine in Muskulatur und Eingeweide sind jene Proteine, aus denen unter Stressbedingungen (z.B. Nahrungsentzug, Energiedepletion) Aminosäuren verfügbar gemacht werden.

20.1   Proteinbedarf

Die Empfehlungen der Österreichischen und der Deutschen Gesellschaft für Ernährung (0,8 g Eiweiß/kg Körpergewicht) sind für Leistungssportler zu gering gehalten. Die Proteinmenge, die der Athlet täglich benötigt, ist abhängig von Belastungsumfang, Sportart, Alter und Geschlecht. Die tägliche Proteinbilanz (= intake vs. output) sollte bei „Normalverbrauchern" ausgeglichen sein und entspricht ca. 60 g : 60 g (◘ Abb. 20.2). Bei Leistungssportlern entspricht eine ausgeglichene Proteinbilanz im Durchschnitt etwas 90 g : 90 g. Vor allem in der Muskelaufbauphase ist eine positive Bilanz anzustreben (intake > output).

Stickstoffbilanzstudien bei Kraftathleten ergaben eine positive Stickstoffbilanz ab 1,6 g Eiweiß/kg Körpergewicht (Brouns 1993). Die meisten Studien postulieren Eiweißmengen von 1,5–2,5 g/kg Körpergewicht bei Kraftsportlern für optimale Leistung und optimales Wohlbefinden (Lemon 1991, 1992; Tarnopolsky et al. 1992; Neumann 2009; Geiss u. Hamm 2001).

Bei Extremausdauerathleten (Langtriathlon, Mehrfachlangtriathlon) und Radprofis während der Tour de France mit Energieverbrauchswerten von > 7000 kcal/Tag werden zum Teil Proteinbedarfsmengen von 3 g/kg Körpergewicht empfohlen (Neumann 2009). Bei Eiweißbedarfsmengen von ca. 220 g/Tag und einem Körpergewicht von 70 kg sind diese Angaben plausibel. Der höhere Anteil der Aminosäuren an der Energiebereitstellung (Glukoneogenese) und die Resynthese von verschlissenem Gewebematerial (Sehnen, Bänder, Knorpel) tragen zu diesen hohen Bedarfsmengen bei.

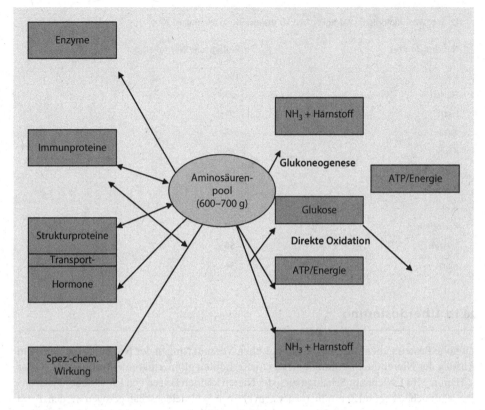

Abb. 20.1 Der dynamische Aminosäure-Pool. (Aus Lamprecht u. Smekal 2004)

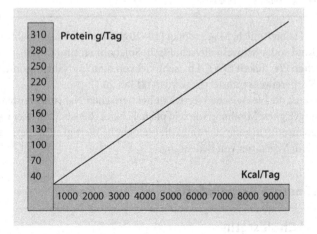

Abb. 20.2 Proteinbedarf ist direkt proportional zum Energieverbrauch. (Aus Lamprecht u. Smekal 2004)

▣ Tab. 20.1 Biologische Wertigkeit von Nahrungsmitteln (Neumann 2009)

Nahrungsmittel	Biologische Wertigkeit (%)
Vollei	100
Fleisch	95
Fisch	94
Milch	88
Käse	85
Sojabohnen	84
Reis	70
Brot	70 ·
Kartoffeln	70
Weizen	56
Mais	54

20.1.1 Überdosierung

Zu hohe Proteingaben führen zu histologischen Veränderungen der Nierentubuli, zu einem Anstieg der Nierendurchblutung und zu einer erhöhten glomerulären Filtrationsrate (Geiss u. Hamm 2001). Nicht nur Schädigungen der Nieren können Folgen von Proteinüberdosierungen sein, auch Leber und Zentralnervensystem können in Mitleidenschaft gezogen werden. Beim Abbau der Aminosäuren entsteht Ammoniak (NH_3), ein Zellgift, auf welches vor allem die Zellen des Zentralnervensystems sensibel reagieren.

20.2   Biologische Wertigkeit

Magermilch oder Halbfettmilch, Magertopfen (10–20% Fett i Tr.), Magerjoghurt, Käse, Putenbrust, mageres Rind- oder Schweinefleisch, Fisch, Sojabohnen sind Eiweißspender mit einer hohen **biologischen Wertigkeit (BW)**, d.h., sehr viel von dem im Nahrungsmittel enthaltenen Eiweiß kann in Körpereiweiß transferiert werden (▣ Tab. 20.1).

Grundsätzlich ist die biologische Wertigkeit bei tierischen Nahrungsmitteln höher als bei pflanzlichen. Eine geeignete Mischung von rein pflanzlichen Lebensmitteln oder von pflanzlichen mit tierischen Lebensmitteln kann allerdings die biologische Wertigkeit verbessern (▣ Tab. 20.2). Dies ist vor allem für Vegetarier von Bedeutung.

20.3   Unerwünschte Begleitstoffe

20.3.1 Fett und Cholesterin

Wichtig ist die Vermeidung von versteckten Fetten in Schinken-, Käse- und Wurstsorten. Fettreiche, tierische Lebensmittel sind zusätzlich sehr cholesterinreich. Auch Butter sollte nur in Maßen genossen werden.

◘ Tab. 20.2 Nahrungsmittelmischungen mit einer hohen BW (nach Konopka 2009)

Nahrungsmittelmischung	Mischungsverhältnis	BW der Mischung
Bohnen und Mais	52%/48%	101
Milch und Weizen (Müsli!)	75%/25%	105
Vollei und Weizen	68%/32%	118
Vollei und Milch	71%/29%	122
Vollei und Kartoffel	35%/65%	137

20.3.2 Purin

Außerdem sind Eiweißspender sehr oft auch purinhältig. Das Stoffwechselendprodukt des Purinabbaues ist die Harnsäure, welche zur Bildung von Harnsedimenten führt. Die Purine in den Nahrungsmitteln stammen vor allem aus der DNA der Zellkerne, d.h., purinhaltige Lebensmittel bestehen aus vielen Zellen mit Kernen: Hirn, Leber, Nieren, Zunge, Heringe, Sardellen und Sardinen sind sehr purinhaltig und sollen selten zugeführt werden.

20.4 Eiweißaufnahme vor, während und nach der Belastung

Vor Belastungen mit hohem Kraftanteil ist eine eiweißreiche Mahlzeit empfehlenswert, etwa 3–4 Stunden vor dem Wettkampf. Mageres Fleisch, Käse, Müsli und fettarme Milchprodukte in vernünftigen Mengen sind gut verdaulich und liefern die Proteine mit der benötigten BW.

Denaturiertes Eiweiß ist für die Verdauungsenzyme leichter zugänglich als natives Eiweiß. Bei Milch, Soja und hitzebehandeltem Fleisch und Fisch (gut gegart ist besser als halbroh) liegt das Eiweiß in denaturiertem Zustand vor.

Unmittelbar vor dem Krafttraining empfiehlt sich ein Proteinriegel oder ein Eiweißshake mit Magermilch, da „natürliche" Nahrungsmittel durch die Volumenbelastung zu schwer verdaulich wären.

Unmittelbar nach dem Krafttraining gilt die gleiche Empfehlung wie unmittelbar davor: Eiweißshake, Proteinbar, Proteinriegel, aber auch Brote mit Käse, Quark und magerem Schinken sind geeignet. Die Aufnahme von geeigneten Eiweiß-Kohlenhydrat-Mischungen im richtigen Verhältnis zueinander, vor allem in der ersten Stunde nach dem Training, optimiert die Anpassungsprozesse.

20.5 Eiweißpräparate/Supplementationen

Für die meisten Gesundheits- und Hobbysportler sind Eiweißsupplementationen kein Thema, da durch normale, ausgewogene, frische Ernährung sehr leicht ein Eiweißkonsum von 1,5 g/kg Körpergewicht und Tag möglich ist (Geiss u. Hamm 2001). Eine höhere Bedarfsmenge bzw. Supplementation könnte bei folgenden Zielgruppen im Leistungssport gegeben sein:

- Ultralangzeitausdauerathleten (Triathlon, 24-Stunden-Lauf, Extremsport),
- Etappenrennen (Rad, Laufen etc.),

- Sportarten mit Gewichtsklassen, wo ein niedrigeres Körpergewicht einen sportlichen Vorteil bringen kann (Boxen, Ringen, Karate etc.), d.h. bei energiereduzierter Diät,
- Sportarten mit konstant geringer Energieaufnahme, wo vor allem auf Kosten der Fette eine adäquate Proteindichte notwendig ist (Skisprung, Ballett, Sportgymnastik, Turnen),
- Kraftsport (Bodybuilding, Schwerathletik, Kraftdreikampf),
- Rehabilitation,
- bei Veganern, die kein tierisches Eiweiß zuführen,
- andere spezielle Ernährungsformen, die hochwertiges Eiweiß bzw. Eiweißkombinationen meiden.

Üblicherweise enthalten die im Handel angebotenen Eiweißpräparate alle essentiellen Aminosäuren und liefern eine biologische Wertigkeit > 100. Mehrkomponentenproteine sind die beste Option, da sie sowohl schnell als auch langsam resorbierbares Eiweiß liefern. Das führt zur schnellen Synthese und vermindert nach Stunden noch immer den Proteinabbau.

Die Eiweißsupplementation wirkt am effektivsten, wenn sie unmittelbar vor und/oder unmittelbar nach dem Training durchgeführt wird.

Die Anwenderempfehlungen auf den Verpackungen/Dosen sind jedoch für die meisten Athleten zu hoch. Eine individuelle Ernährungsanalyse des Sportlers sollte einer möglichen Supplementation vorausgehen, um die Dosierung nicht fehlerhaft zu gestalten.

20.6   Ein geniales Team: Proteine und Kohlenhydrate!

Im letzten Jahrzehnt konnte wissenschaftlich eindeutig bewiesen werden, dass sowohl ein Ausdauersportler von einer Proteinzugabe im Kohlenhydratpräparat als auch ein Kraftsportler von einer Kohlenhydratzugabe im Proteinpräparat profitiert. Der prozentuelle oder energetische Anteil des Proteins ist jedoch nicht eindeutig geklärt: Positive Effekte (effizienterer Proteinaufbau, erhöhte Glykogen-Einlagerung und Glykogensynthase-Aktivität etc.) werden mit Mischungsverhältnissen Kohlenhydrate : Protein von 1 : 1 bis 6 : 1 beschrieben (Jeukendrup u. Gleeson 2010). Die Industrie reagiert mit Shakes, Pulver, Energieriegel etc. Für Ausdauersport wird ein Verhältnis von 4 : 1 bzw. 3 : 1, für Kraftsportler ein Verhältnis von 3 : 1 bis 1 : 1 empfohlen. Tatsache ist, dass der Kohlenhydratanteil nie niederiger sein darf als der Eiweißanteil, um einen positiven Effekt zu erzielen (auch beim Kraftsportler!).

Reine Proteinshakes wirken also effektiver, wenn sie mit einem Kohlenhydratträger (z.B. Banane, Saccharose) versetzt werden. Zudem scheinen bestimmte Aminosäuren den Muskelaufbau besonders zu fördern. Hier sind vor allem Milchprotein und die darin reichlich vorkommende Aminosäure Leucin begehrte Untersuchungsgüter in der aktuellen Sporternährungsforschung. Proteinpräparate zeigen – mit Leucin fortifiziert – einen verstärkten Effekt auf die Synthese des Muskelproteins im Vergleich zu herkömmlichen Protein- und Aminosäurepräparaten (Josse et al. 2010; Pasiakos et al. 2011).

Die effektivste Proteinsynthese ist in der Kinetik mit den Kohlenhydraten zu vergleichen: Proteingaben innerhalb der ersten Stunde nach dem Training fördern den Proteinaufbau bzw. verhindern den Proteinabbau am effektivsten (Rasmussen et al. 2000).

Eine Eiweißsupplementation kann trotzdem indiziert sein, selbst wenn die Tagesbilanz über die Kostaufnahme ausgeglichen ist (z.B. 1,5 g/kg Körpergewicht über die Basisernährung). Der Faktor Zeit wird oft nicht berücksichtigt, indem man die Chance auslässt, die effektivste Eiweißsynthese in der ersten Stunde, vor allem nach einem Kraft- bzw. Kraftausdauertraining, auszunutzen. Hier kann die Verwendung proteinhaltiger Snacks oder von Sportnahrungsprodukten

Vorteile bringen, welche höchstwertiges Eiweiß im optimalen Mischungsverhältnis mit Kohlenhydraten liefern.

20.6.1 Resorptionsgrenze

Ähnlich wie bei den Kohlenhydraten gibt es auch bei der Protein-/Aminosäurenresorption Grenzen, die in Lehrbüchern mit 6 bis 15 g/Stunde angegeben werden. Untersuchungen mit Proteingaben bis zu 40 g (essentielle und gemischte Aminosäuren; Tipton et al 1999) ein und drei Stunden nach einem Krafttraining zeigten signifikante Effekte auf die Proteinsynthese. Dieses „Protein-Flodding" mit weit mehr als 40 g in der ersten Stunde nach der Belastung hat sich in der Praxis eingebürgert, vor allem im Bodybuilding. Zur Zeit gibt es allerdings noch keine kontrollierten Studien, die die Langzeitauswirkungen der regelmäßigen Verwendung derartiger Dosierungen auf Niere, Leber, Zentralnervensystem usw. untersuchten. Daher muss man zurzeit mit Empfehlungen zurückhaltend sein und sollte Einmal-Dosierungen über 40 g nur für die maximale Zeitdauer eines Makrozyklus verwenden (3–6 Wochen).

20.6.2 Proteincycling – ein Mythos

Proteincycling ist eine Methode, bei der durch die vorübergehende Absenkung der Eiweißzufuhr und die nachfolgende hohe Proteinzufuhr eine überschießende Reaktion postuliert wird. Es wird also ein ähnlicher Effekt wie bei der Kohlenhydrat-Superkompensation (Glykogensynthese) erwartet, mit dem Erfolg der erhöhten Proteineinlagerung in den Muskel und des stärkeren Muskelaufbaus. Es gibt jedoch keine Evidenz für diese Theorie und in der Praxis oft verwendeten Methode. Durch die vorübergehende Proteinunterversorgung über mehrere Tage kommt es zu einem verstärkten Proteinabbau. Die nachfolgende Überversorgung gleicht diesen Abbau nur aus. Fazit: Man tritt beim Proteincycling auf der Stelle.

Eine Nahrungs- und somit auch Proteinkarenz von bis zu zwölf Stunden führt hingegen zu keinem wesentlichen **Proteinabbau/-katabolismus** (Fryburg et al. 1990). Diese Erkenntnis ist vor allem hinsichtlich des bei der Verstoffwechselung entstehenden Ammoniaks wesentlich. Ammoniak ist eine zytotoxische Substanz und kann Nerven-, Leber- und Nierenzellen schädigen. Hohe Eiweißdosierungen mit schnell resorbierbarem Eiweiß (z.B. Molkeprotein) vor der Nachtruhe sind daher besonders abzulehnen, da dann – aufgrund der basalen Stoffwechsellage während der Nachtruhe – Aminosäuren nicht zu Harnstoff abgebaut werden, sondern Ammoniak als Zwischenprodukt „liegen bleibt".

Hinsichtlich der Geschwindigkeit der Eiweißverwertung/-umsetzung gibt es in der Tat Unterschiede: Molkeprotein ist die am schnellsten resorbierte Eiweißart. Casein (Milchprotein) ist eher am anderen Ende angesiedelt. Trotzdem scheinen Mehrkomponenten-Proteinpräparate die beste Lösung hinsichtlich Effektivität zu bieten, da diese eine schnelle und auch kontinuierlich lange Versorgung mit hochwertigem Eiweiß sicherstellen.

Überprüfen Sie Ihr Wissen

- Wie hoch ist der Proteinbedarf im Sport?
- Wann und welches Eiweiß ist für die effektive Proteinsynthese vorteilhaft?
- Welche Relation von Protein zu Kohlenhydraten ist für den optimalen Muskelaufbau anzustreben?

Literatur

Brouns F (1993) Die Ernährungsbedürfnisse von Sportlern. Springer, Berlin Heidelberg

Fryburg DA, Barrett EJ, Louard RJ, Gelfand RA (1990) Effect of starvation on human muscle protein metabolism and its response to insulin. Am J Physiol Endocrin & Metab, E477–E482

Geiss KR, Hamm M (2001) Handbuch Sportlerernährung, 5. Aufl. rororo Sport, Reinbek b. Hamburg

Jeukendrup AE, Gleeson M (2010) Sport Nutrition, 2. Aufl. Human Kinetics, München

Josse AR, Tang JE, Tarnopolsky MA, Phillips SM (2010) Body composition and strength changes in women with milk and resistance exercise. Med Sci Sports Exerc 42(6): 1122–1130

Lamprecht M, Smekal G (2004) Sport und Ernährung. In: Pokan et al. (Hrsg) Kompendium der Sportmedizin. Springer, Wien New York: 179–226

Lemon PWR (1991) Protein and amino acids needs of the strength athlete. Int J Sport Nutr 1: 127–145

Lemon PWR, MacDougall JD, Tarnopolsky MA, Atkinson SA (1992) Protein requirements and muscle mass/strength changes during intensive training in novice body builders. J Appl Physiol 73: 767–775

Neumann G (2009) Ernährung im Sport, 6. Aufl. Meyer und Meyer, Aachen

Pasiakos SM, McClung HL, McClung JP et al. (2011) Leucine-enriched essential amino acid supplementation during moderate steady state exercise enhances postexercise muscle protein synthesis. Am J Clin Nutr 94: 809–818

Rasmussen BB, Tipton KD, Miller SL, Wolf SE, Wolfe RR (2000) An oral essential amino acid-carbohydrate supplement enhances muscle protein anabolism after resistance exercise. J Appl Physiol 88: 386–392

Tarnopolsky MA, Atkinson SA, MacDougall JD (1992) Evaluation of protein requirements for trained strength athletes. J Appl Physiol 73(5): 1986–1995

Tipton KD, Ferrando AA, Phillips SM et al. (1999) Postexercise net protein synthesis in human muscle from orally administered amino acids. Am J Physiol Endocrinol Metab 276: E628–E634

Mikronährstoffe

Manfred Lamprecht

© Springer-Verlag GmbH Austria 2017
M. Wonisch, P. Hofmann, H. Förster, H. Hörtnagl, E. Ledl-Kurkowski, R. Pokan (Hrsg.),
Kompendium der Sportmedizin, DOI 10.1007/978-3-211-99716-1_21

21.1   Vitamine und Sport

Vitamine sind essentielle Nahrungsbestandteile, d.h., sie können im Körper nicht selbst oder nicht im benötigten Ausmaß aufgebaut werden und müssen deshalb mit der Nahrung zugeführt werden. Sie werden, wie die Mineralstoffe, als Mikronährstoffe bezeichnet.

Von den meisten Vitaminen ist die Funktion bekannt: Fast alle biochemischen Stoffwechsel-vorgänge werden von Enzymen, durch Herabsetzung der Aktivierungsenergie, katalysiert. Den Enzymen stehen Hilfskatalysatoren (Coenzyme) zur Verfügung. Viele Vitamine (B_1, B_2, Niacin, B_6, etc.) sind Bestandteile dieser Coenzyme. Ohne Vitamine könnten also viele biochemischen Rektionen im Organismus nicht ablaufen.

21.1.1 Einteilung der Vitamine

Nach der Löslichkeit unterteilt man die Vitamine in zwei Gruppen (offizielle, von der WHO anerkannte Vitamine) (◘ Abb. 21.1).

Neben den von der WHO anerkannten Vitaminen, spielen auch noch die „inoffiziellen Vitamine" im Stoffwechsel eine unentbehrliche Rolle (◘ Tab. 21.1).

Erhöhte Vitaminaufnahmen, auch hochdosiert, führen zu keiner unmittelbaren Leistungs-steigerung, sofern kein Mangel vorausging. Beim Leistungssportler geht es vielmehr darum, Mangelerscheinungen zu begegnen. Der Leistungssportler muss bei der Nahrungmittelauswahl sorgfältig auf die Nährstoffdichte (= Menge der zugeführten Mikronährstoffe pro 1000 kcal) achten, um schleichende Vitaminmängel vorzubeugen. Werden Mangelerscheinungen manifest, kann der Vitaminmangel schon Monate oder Jahre vorgeherrscht haben.

Der Vitaminbedarf bei Athleten ist im Leistungssport bis zu einem Vielfachen höher als beim Normalverbraucher. Die in der Literatur als Bedarfsmengen für Leistungssportler vorgeschlage-nen Konzentrationen sind erstaunlich divergent.

21.1.2 Funktion/Vorkommen/Bedarf

In ◘ Tab. 21.2 sind Funktion/Wirkung, Vorkommen, Mangelerscheinungen, minimale toxische Dosis und die variierenden Bedarfsmengen für Leistungssportler (ab 5000 kcal Mehrenergiever-brauch durch sportliches Training pro Woche) der Vitamine zusammengefasst. Die angegebenen Referenzwerte für den täglichen Bedarf (Spalte „Täglicher Bedarf Normalverbraucher"[1]) ent-sprechen den Angaben der Deutschen Gesellschaft für Ernährung e.V. für Personen zwischen 19 und 65 Jahren, männlich und weiblich (http://www.dge.de). Der „tägliche Bedarf" für Leistungs-sportler fußt auf aktuellen Recherchen in der einschlägigen Fachliteratur für Sporternährung.

Die anderen Angaben (Funktion/Wirkung, Funktion, Mangelerscheinungen, minimale toxi-sche Dosis) wurden aus den einschlägigen Lehrbüchern der Ernährungslehre zusammengefasst.

- Normalverbraucher = gesunde Personen unter Ruhebedingungen ohne außergewöhn-liches tägliches Stressprofil
- Leistungssportler = Personen, die mehr als acht Stunden pro Woche trainieren, mit einem Mindest-Mehrverbrauch an Energie für das Training von 5000 kcal pro Woche

---

1   1 µg Folatäquivalent enspricht 1 µg Nahrungsfolat und 0,5 µg Folsäure; 1 Retinol-Äquivalent = 6 mg all-trans-ß-Carotin = 1 mg Retinol; 1 mg RRR-α-Tocopherol-Äquivalent = 1 mg RRR-α-Tocopherol = 1,49 IE; 1 IE = 0,67 mg RRR-α-Tocopherol = 1 mg all-rac-α-Tocopherylacetat

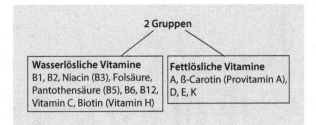

Abb. 21.1   Zwei Vitamin-Gruppen

Tab. 21.1 Inoffizielle Vitamine

Vitaminname	Bezeichnung	Wirkungsbereich
Vitamin F_1	Omega-3-Fettsäuren	Gewebshormonsynthese
Vitamin F_2	Omega-6-Fettsäuren	Lipoproteinstoffwechsel
Vitamin B_y	Pteridin	Immunsystem
Vitamin J	Cholin	Neurotransmitter
Vitamin O	Carnitin	Fettsäurestoffwechsel
Vitamin P	Bioflavonoide	Antioxidantien
Vitamin Q	Ubichinon	Antioxidans

Bei geschlechtsspezifischen Unterschieden werden die Werte für Männer und Frauen separat angeführt.

21.1.3 Supplementationen/Überdosierungen

Zielgruppe von Vitaminsupplementationen sind vor allem Sportler, die ein niedrigeres Körpergewicht anstreben. Bei ständig niedriger oder zu geringer Energiezufuhr bzw. negativer Energiebilanz kann die Vitamin- und Mineralstoffversorgung inadäquat sein. Dies gilt ebenso bei einem zu niedrigen Konsum von Nahrungsmittel-Vitaminträgern (Gemüse, Obst, Vollkorn). Zeigt eine Verzehranalyse Unterversorgungen an, ist eine Supplementation indiziert. Geeignet sind häufig Multivitaminpräparate auf pflanzlicher Basis (z.B. fortifizierte Tee-, Beeren-, Gemüseextrakte), in Einzelfällen aber auch Monopräparate (z.B. Vitamin-D-Präparate).

Bei Tagesenergieverbrauchsmengen im Sport zwischen 2400 und 4800 kcal ist, bei ausgewogener Ernährung, keine Vitamin- und Mineralstoffsupplementation notwendig (Geiss u. Hamm 2001). Allerdings ist nicht ganz geklärt, ob nicht unmittelbar nach sehr schweren und langen Belastungen, z.B. in Wettkampfperioden, eine Supplementation mit Vitaminpräparaten (v.a. Kombinationen von Vitamin C mit sekundären Pflanzenstoffen), zur Immunstabilisierung vorteilhaft sein könnte.

Bevor „blind" supplementiert wird, muss also prinzipiell eine Ernährungsanalyse stattfinden. Ein ausgewertetes, mindestens 7-tägiges, genau geführtes Ernährungsprotokoll und die Plasmakonzentrationen verschiedener wasser- und fettlöslicher Vitamine sollten, im Idealfall, als Bewertungsgrundlage für eine Supplementation dienen. Ebenso sind das „Tages- und Wochenstressprofil", welche vor allem vom Trainingsplan und der beruflichen/privaten Situation abhängig

Tab. 21.2 Funktion, Wirkung, Vorkommen Bedarfsmengen, Mangelerscheinungen und minimale toxische Dosis der Vitamine. (Mod. nach Neumann 2000; Konopka 2001; Geiss u. Hamm 2001)

Vitamin	Funktion/Wirkung	Vorkommen	Tägl. Bedarf Normalverbraucher	Tägl. Bedarf Leistungssportler	Mangelerscheinung	Minimale toxische Dosis
Vitamin C	Kollagenbildung, Antioxidans, Hormon- und Neurotransmittersynthese	Zitrusfrüchte, Kiwi, Petersilie, Grüngemüse, Kartoffeln	70 mg	300–500 mg	Infektanfälligkeit Störungen im Bindegewebswachstum	5 g
B_1 (Thiamin)	Kohlenhydratstoffwechsel	Vollkornprodukte, Schweinefleisch, Hülsenfrüchte, Reis, Mais	1,5 mg	7 mg	„Beri-Beri": Ödembildung, Muskellähmung, Gedächtnis- und Nervenstörungen	300 mg
B_2 (Riboflavin)	Bestandteil von FAD, FMN	Milch, Milchprodukte, Fleisch, Hülsenfrüchte, Vollkorn	1,8 mg	8 mg	Wachstumsstörungen, Schleimhauterkrankungen	1 g
Niacin (B_3)	Bestandteil von NAD, NADP	Schweinefleisch, Leber, Vollkorn, Röstkaffee, Kartoffeln	20 mg	30 mg	„Pellagra" (3-D-Krankheit): Dermatitis, Diarrhoe, Dementia	1 g
Folsäure	Aminosäurestoffwechsel, Nukleinsäurenaufbau, Zellenaufbau, Blutbildung	Grünes Blattgemüse, Hefe, Leber, Weizenkeime	300 µg	400 µg	Anämie, Leukopenie, Thrombopenie	400 mg
Pantothensäure (B_5)	Bestandteil von Coenzym A	Ubiquitär; v.a. in Leber, Innereien, Fleisch, Vollkorn, Broccoli	8 mg	20 mg	Leistungsabfall, sehr selten	10 g
B_6 (Pyridoxin)	Aminosäurenstoffwechsel (Abbau und Synthese)	Fisch, Fleisch, Getreide, Mais, Reis	2,1 mg	10 mg	Störungen des ZNS, Hauterkrankungen	2 g

◻ Tab. 21.2 Fortsetzung

Vitamin	Funktion/Wirkung	Vorkommen	Tägl. Bedarf Normalverbraucher	Tägl. Bedarf Leistungssportler	Mangelerscheinung	Minimale toxische Dosis
B₁₂ (Cobalamin)	Zellbildung, Erythrozytenaufbau, DNA-Synthese, Carnitin-Synthese	nur in tierischen Lebensmitteln: Schwein, Rind, Leber	3 µg	6 µg	Perniziöse Anämie	20 mg
Vitamin H (Biotin)	Bestandteil von Carboxylasen	Milch, Innereien, Eier	30–60 µg	6 µg	Dermatitis, Haarausfall, brüchige Nägel	?
Vitamin A (Retinol)	Sehvorgang, Wachstum der Haut	nur in tierischen Nahrungsmitteln: Milchprodukte, Leber, Eigelb	1,5 mg	4,5 mg	Nachtblindheit, Verhornung von Haut und Schleimhäuten	7,5 mg
β-Carotin	Wird im Darm zu Vitamin A umgewandelt, Antioxidans	Rote, gelbe und grüne Obst- und Gemüsesorten	1 mg	Bis 15 mg	Nachtblindheit, Verhornung von Haut und Schleimhäuten	1,2 g
Vitamin D (Calciferol)	Kalzium-Phosphat- Stoffwechsel, Knochenaufbau	Butter, Käse, Leber, Seefisch, Eigelb	10 µg	20 µg	Rachitis, Osteomalazie	1,2 g
Vitamin E (Tocopherol)	Antioxidans, Proteinsynthese, Immunfunktion	Pflanzliche Öle, Nüsse, Eier, Naturreis	10 mg	Bis 60 mg	Niedriger Vitamin-E- Spiegel als Risikofaktor für radikalinduzierte Erkrankungen	1,2 g
Vitamin K (Phyllochinon)	Blutgerinnung	Ubiquitär, durch Darmbakterien synthetisiert	80 µg	150 µg	Blutgerinnungsstörungen	2 g

sind, in die Evaluation einzubeziehen. Ist eine Supplementation indiziert, sollte das Präparat im Regelfall zu den Mahlzeiten eingenommen werden (v.a. die fettlöslichen Vitamine). Dies gilt insbesondere bei Sportarten und Trainingsperioden mit sehr hohen Energieverbrauchswerten (> 5000 kcal/Tag). Wie erwähnt, kann bei sehr harten Trainingsbelastungen eine Supplementation unmittelbar nach Belastungsende indiziert sein.

Wichtig als Entscheidungsgrundlage pro/contra Vitaminsupplementierung ist auch die Trainingsperiode bzw. der Makrozyklus mit den vorrangigen Trainingszielen: In einem Makrozyklus, in dem die Adapatation im Vordergrund steht, ist eine Supplementation möglicherweise kontraproduktiv, da Anpassungprozesse gehemmt werden könnten. In Phasen, wo eine Immunstabilisierung im Vordergrund steht, z.B. in einer Wettkampfperiode, ist die Adaptation u.U. sekundär und eine Supplementation indiziert.

Sportlern, die sich nicht immer auf eine qualitativ hochwertige Nahrungsmittelzusammensetzung verlassen können (z. B. Tennisspieler, welche auf allen Kontinenten Turniere spielen und von den lokalen Gastlichkeiten abhängig sind), kann auch zu einer Vitaminsupplementation (als „Baseline-Präparat") geraten werden. Dadurch kann einer kurzfristig auftretenden Unterversorgung begegnet werden.

Ein wichtiger Punkt bei Vitaminsupplementen ist die Bioverfügbarkeit der einzelnen Vitamine. Hohe Vitaminkonzentrationen oder gute Vitaminverteilungsmuster sagen nichts über den Prozentsatz der Aufnahme ins Blut aus. Es macht Sinn, Vitaminpräparate zu bevorzugen, deren Wirkung von unabhängigen Forschungsteams in international anerkannten Fachzeitschriften publiziert wurde.

Andererseits sind die von den Vertretern der Nahrungsmittelindustrie vorgeschlagenen Zufuhrmengen zwar nicht toxisch, jedoch oft zu hoch angesetzt und physiologisch nicht notwendig. Überdosierungen sind nur bei den fettlöslichen Vitaminen A und D bekannt. Vitamin A wirkt toxisch auf das Zentralnervensystem, Vitamin-D-Überdosierungen führen zu Verknöcherungen des Bindegewebes.

Die Vitamine ß-Carotin und Vitamin E scheinen bei höheren Dosierungen prooxidativ zu wirken (Lamprecht 1997). Langfristige Nebenwirkungen werden postuliert (▶ Abschn. 23.1).

Überprüfen Sie Ihr Wissen
- Wie teilt man Vitamine ein?
- Bestimmen Sie die Funktion, das Vorkommen und den Bedarf an Vitaminen.
- Wann ist eine Supplementation mit einem Vitaminpräparat indiziert?

21.2   Mineralstoffe und Sport

Mineralstoffe sind anorganische Substanzen, können also vom Körper selbst nicht synthetisiert werden und sind für die Entwicklung des Skeletts und der Zähne, für die Funktion der Muskulatur und aller Zellen unentbehrlich. Sie gehen über Schweiß, Harn und Stuhl verloren und müssen über die Nahrung ausgeglichen werden.

Mineralstoffe werden auch als Elektrolyte bezeichnet, weil sie geladene Teilchen, also Ionen sind und deshalb den elektrischen Strom leiten. Zahlreiche physiologische Funktionen, wie osmotischer Druck, Nervenimpulsübertragung, Muskelkontraktion, Enzymaktivitäten etc. sind ohne Mineralstoffe nicht möglich.

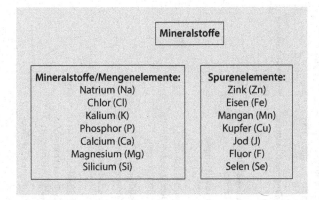

Abb. 21.2   Unterteilung der Mineralstoffe in Mengen- und Spurenelemente

21.2.1 Einteilung der Mineralstoffe

Geht der tägliche Bedarf über 100 mg, spricht man von Mineralstoffen im engeren Sinn bzw. Mengenelementen. Liegt der Bedarf unter 100 mg, handelt es sich um Spurenelemente (■ Abb. 21.2).

Erhöhte Mineralstoffaufnahmen führen zu keiner unmittelbaren Leistungssteigerung, sofern kein Mangel vorausging. Für den Sport sind nicht so sehr die absoluten Bilanzen der Mineralstoffe von Bedeutung, sondern die zum Zeitpunkt der Belastung verfügbaren Konzentrationen.

Der Mineralstoffbedarf bei Athleten ist im Leistungssport, wie bei den Vitaminen, zu einem Vielfachen höher als beim Normalverbraucher. Zum Unterschied zu den Vitaminen sind die in der Literatur als Bedarfsmengen für Leistungssportler vorgeschlagenen Konzentrationen nicht divergent.

21.2.2 Funktion/Vorkommen/Bedarf

Mengenelemente

In ■ Tab. 21.3 sind Funktion/Wirkung, Vorkommen, Mangelerscheinungen, minimale toxische Dosis und die variierenden Bedarfsmengen für Leistungssportler (ab 5000 kcal Mehrenergieverbrauch durch sportliches Training pro Woche) der Mengenelemente zusammengefasst. Die angegebenen Referenzwerte für den täglichen Bedarf („Täglicher Bedarf Normalverbraucher"[2]) entsprechen den Angaben der Deutschen Gesellschaft für Ernährung e.V. für Jugendliche und Erwachsene zwischen 19 und 65 Jahren, männlich und weiblich (http://www.dge.de).

Der „tägliche Bedarf" für Leistungssportler fußt auf aktuelle Recherchen in der einschlägigen Fachliteratur für Sporternährung. Die anderen Angaben (Funktion/Wirkung, Funktion, Mangelerscheinungen, minimale toxische Dosis) wurden aus den einschlägigen Lehrbüchern der Ernährungslehre zusammengefasst.

---

2   Normalverbraucher = gesunde Personen unter Ruhebedingungen ohne außergewöhnliches tägliches Stressprofil; bei geschlechtsspezifischen Unterschieden werden die Werte für Männer und Frauen separat angeführt

◻ Tab. 21.3 Mengenelemente: Funktion, Wirkung, Vorkommen, Bedarfsmengen, Mangelerscheinungen, minimale toxische Dosis und die variierenden Bedarfsmengen für Leistungssportler (ab 5000 kcal Mehrenergieverbrauch durch sportliches Training pro Woche). (Mod. nach Neumann 2000; Konopka 2001; Geiss u. Hamm 2001)

Mineralstoff	Funktion/Wirkung	Vorkommen	Tägl. Bedarf Normalverbraucher	Tägl. Bedarf Leistungssportler	Mangelerscheinung	Minimale toxische Dosis
Na	Osmotischer Druck, Enzymaktivierung	Kochsalz, gesalzene Speisen	2–3 g	6 g	Muskelkrämpfe, Hirnödem	> 40 g
Cl	Osmotischer Druck, Magensäurebildung	Kochsalz, gesalzene Speisen	3–5 g	10 g	Muskelkrämpfe	> 60 g
K	Osmotischer Druck, Muskelkontraktion	Bananen, Trockenfrüchte, Fruchtsäfte, Zitrusfrüchte	2–3 g	5 g	Muskelschwäche, Durchfälle Herzrhythmusstörungen	12 g
P	Knochenaufbau, energiereiche Phosphate	Milch-, Fleisch- u. Fischprodukte, Vollkorn	1,2 g	2,5 g	Müdigkeit, Knochenerweichung	12 g
Ca	Knochenaufbau, Muskelkontraktion, Blutgerinnung	Milch und Milchprodukte, Vollkorn	1 g	2 g	Muskelkrämpfe	12 g
Mg	Muskelkontraktion, Eiweißsynthese, Knochenaufbau	Kakaopulver, Bierhefe, Erdnüsse, Haferflocken, Bohnen, Reis (unpoliert)	300 mg	600 mg	Wadenkrämpfe, Herzrhythmusstörungen, Nackenschmerzen	6 g
Si	Knochen-, Knorpel-, Bindegewebeaufbau	Pflanzenfasern, Kleie, Kieselerde	100 mg	?	Bindegewebsschwäche?	

Spurenelemente

In ◘ Tab. 21.4 sind Funktion/Wirkung, Vorkommen, Mangelerscheinungen, minimale toxische Dosis und die variierenden Bedarfsmengen für Leistungssportler (ab 5000 kcal Mehrenergieverbrauch durch sportliches Training pro Woche) der Spurenelemente zusammengefasst. Die angegebenen Referenzwerte für den täglichen Bedarf (Spalte „Täglicher Bedarf Normalverbraucher") entsprechen den Angaben der Deutschen Gesellschaft für Ernährung e.V. für Jugendliche und Erwachsene zwischen 19 und 65 Jahren, männlich und weiblich (http://www.dge.de).

Der „tägliche Bedarf" für Leistungssportler fußt auf aktuelle Recherchen in der einschlägigen Fachliteratur für Sporternährung. Die anderen Angaben (Funktion/Wirkung, Funktion, Mangelerscheinungen, minimale toxische Dosis) wurden aus den einschlägigen Lehrbüchern der Ernährungslehre zusammengefasst.

21.2.3 Bioverfügbarkeit/Interaktionen

90–100% des eingenommenen Kaliums wird im Darm resorbiert und geht in den Kreislauf ein (National Research Council 1989).

Die Magnesium-Resorption beträgt im Darm durchschnittlich 35–55%, wobei leicht lösliche Magnesiumsalze, Vitamin D und gleichzeitige Kalium-Aufnahme die Resorption optimieren. Die Magnesium-Aufnahme wird durch Kalzium, Phosphor, Fett, Protein, Alkohol und einseitige vegetarische Ernährung (Phytinsäure, Ballaststoffe) verschlechtert. Auch Vitamin-B_1- und -B_6-Mangel verringern die Bioverfügbarkeit von Magnesium (Geiss u. Hamm 2001).

Die Kalzium-Aufnahme im Darm beträgt ca. 30%. Die Phosphat-Aufnahme ist mit 70% mehr als doppelt so hoch (Brouns 1993). Die Kalzium-Resorption wird durch Vitamin D und Laktose positiv und durch Phytat (v.a. in Kleie) und Oxalat (Rhabarber, Spinat, Kakaopulver) negativ beeinflusst. Möglicherweise können auch höhere Eiweißkonzentrationen die Kalzium-Aufnahme beeinträchtigen. Bei geringer Kalzium-Aufnahme und zugleich erhöhter Phosphatzufuhr (Cola-Limonaden, Wurst- und Fleischwaren, Schmelzkäse) sind Störungen des Kalzium-Stoffwechsel möglich (Geiss u. Hamm 2001).

Im Durchschnitt werden nur 10% des mit der Nahrung zugeführten Eisens im Darm resorbiert. Frauen im Leistungssport und Frauen in der Menstruation haben den höchsten Eisenbedarf (30–40 mg/Tag). Ernährungsgewohnheiten beeinflussen die Eisen-Resorption. Bei vegetarischer Kost werden nur 3–8% des zugeführten Eisens resorbiert, während bei Fleischverzehr (= Hämeisen) 15–22% resorbiert werden. Die Phytinsäure der Pflanzen (Reis, Soja, Getreide) behindert die Eisen-Resorption durch Komplexbildung. Tannine in Kaffee, Tee und Rotwein sowie Cola sind Resorptionsblocker für Eisen. Auch Alginate (in Instantpulver, Suppen etc.), Kalziumsalze (Milchprodukte), Salycilate und Antazida (ACC, Ionentauscher) sind Eisenresorptionshemmer. Die Kombination von Hämeisenquellen mit pflanzlichen Eisenlieferanten fördert die Eisen-Resorption. Gleichzeitige Einnahme von Vitamin C (75 mg) verbessert die Eisenaufnahme um das Doppelte bis Vierfache (Seebauer 2000).

Vegetarische Ernährung und Kalzium verschlechtern die Zink-Resorption. Hohe Kupferdosierungen hemmen den Zinkeinbau in Enzyme.

Umgekehrt hemmt Zink, ebenso wie Vitamin C, Kalzium, Eisen, Protein, Fruktose und Balaststoffe, die Kupfer-Resorption (Brouns 1993).

Die Resorption von Chrom schwankt zwischen 0,3 und 1% für anorganisches Chrom und zwischen 5 und 15% für organisch gebundenes Chrom (z.B. in Hefe), wobei sich die Resorption bei normaler Tageszufuhr umgekehrt proportional zur eingenommenen Menge verhält. Die Bioverfügbarkeit von Chrom wird durch Eisen und Zink gehemmt (ebd.).

□ Tab. 21.4 Spurenelemente: Funktion, Wirkung, Vorkommen, Bedarfsmengen, Mangelerscheinungen, minimale toxische Dosis und die variierenden Bedarfsmengen für Leistungssportler (ab 5000 kcal Mehrenergieverbrauch durch sportliches Training pro Woche). (Mod. nach Neumann 2000; Konopka 2001; Geiss u. Hamm 2001)

Mineralstoff	Funktion/Wirkung	Vorkommen	Tägl. Bedarf Normalverbraucher	Tägl. Bedarf Leistungssportler	Mangelerscheinung	Minimale toxische Dosis
Fe	Enzymbaustein, Hämoglobin-, Myoglobinaufbau	Fleisch, Leber Schnittlauch, Petersilie, Vollkorn, Hülsenfrüchte	10 mg Mann 18 mg Frau	30 mg	Müdigkeit, Anämie	> 100 mg
Zn	Enzymbaustein	Fleisch, Leber Seefisch, Erbsen, Milch, Eier	15 mg	25 mg	Geschmacks- und Geruchsstörungen, Appetitlosigkeit, Hautveränderungen, Müdigkeit	500 mg
Mn	Enzymbaustein	Vollkorn, Beeren- und Hülsenfrüchte, Spinat	3–4 mg	?	?	?
Cu	Enzymbildung, Blutbildung, Melaninbildung Elastinbildung	Leber, Fisch, Hülsenfrüchte, Nüsse	2 mg	4 mg	Gewebeaufbaustörungen	100 mg
J	Bildung der Schilddrüsenhormone	Seefisch, Milch, Eier	150–200 µg	?	Kälteempfindlichkeit, Struma (Hypothyreose)	2 g
F	Kariesverhütung, Zahnschmelzbildung	Fleisch, Eier, Obst, Gemüse	1 mg	2–4 mg	Karies	20 mg
Se	Bestandteil der Glutathionperosidase	Fleisch, Fisch, Vollkorn, Obst, Gemüse, Knoblauch, Zwiebeln	70 µg	200 µg	Kälteempfindlichkeit, Struma, Zelldefekte	1 mg
Cr	Glykogenspeicherbildung, Freisetzung von Fettsäuren	Käse, Vollkorn, Mais, Leber, Ei, Kartoffeln, Schwarztee	100 µg	200 µg	Verminderte Glukosetoleranz, erhöhtes zirkulierendes Insulin, herabgesetzte Insulinrezeptorenzahl	2 mg

Die Aufnahme von organischen, selenhaltigen Hefen ist zu bevorzugen. Damit kann die eventuelle Unverträglichkeit des anorganischen Selens umgangen werden (Ziegler 1997). Die Aufnahme von 1 mg Selenhefe entspricht der Menge von 1 µg anorganischen Selens. Bei Vollkornprodukten sind der Selengehalt und in der Folge die Bioverfügbarkeit abhängig vom Anbauboden. In Österreich und Deutschland sind die Äcker selenärmer als in Nordamerika.

21.2.4 Supplementationen

Zielgruppe von Mineralstoff-Supplementationen sind vor allem Sportler, die ein niedrigeres Körpergewicht anstreben. Bei ständig niedriger oder zu geringer Energiezufuhr bzw. negativer Energiebilanz kann die Vitamin- und Mineralstoffversorgung inadäquat sein. Multimineralstoff-Substitutionen sind gegenüber selektiven Supplementationen (nur Mg, Ca, NaCl etc.) und aufgrund nahezu unzähliger Interaktionen zu bevorzugen.

Die Form der Verabreichung kann in Kapselform (schlucken), in Tablettenform (kauen bzw. auf der Zunge zergehen, lutschen) und gelöst in Getränken erfolgen. Die Getränkevariante ist grundsätzlich zu bevorzugen, da bei Lösungen das Wasser-Mineralstoff-Verhältnis meist besser getroffen wird, als wenn zu Tabletten oder Kapseln „nach Gefühl" dazu getrunken werden soll.

Bei Tagesenergieverbrauchsmengen im Sport zwischen 2400 und 4800 kcal ist, bei ausgewogener Ernährung, keine Mineralstoff-Supplementation notwendig (Geiss u. Hamm 2001).

Bevor „blind" supplementiert wird, muss – wie bei den Vitaminen – prinzipiell eine Ernährungsanalyse stattfinden. Ein ausgewertetes, mindestens 7-tägiges, genau geführtes Ernährungsprotokoll und die Plasmakonzentrationen der wichtigsten Minerastoffe sollten, im Idealfall, als Bewertungsgrundlage für eine Supplementation dienen. Ebenso ist das „Tages- und Wochenstressprofil", welches vor allem vom Trainingsplan und der beruflichen bzw. privaten Situation abhängig ist, in die Evaluation einzubeziehen. Mineralstoff-Supplementationen sind bei großen Schweißverlusten und bei hohen Energieverbrauchswerten (> 5000 kcal/Tag) ratsam.

Sportlern, die sich nicht immer auf eine hohe Nährstoffdichte an ihrem jeweiligen Aufenthaltsort verlassen können (z.B. Fußballern, welche in anderen Ländern/Kontinenten Spiele absolvieren oder im Trainingslager sind), kann auch zu einer Mineralstoff-Supplementation (als „Baseline-Präparat") geraten werden. Dadurch kann einer kurzfristig auftretenden Unterversorgung begegnet werden.

21.3 Überdosierungen

Eine zu hohe NaCl- und Kalium-Aufnahme führt zu einer hypertonen Blutzusammensetzung. Bluteindickung, Leistungsminderung, Belastung des Herz-Kreislauf-Systems sind die Folge.

Zu hohe Magnesium-Gaben können zu Unwohlsein, Übelkeit und Durchfällen führen.

Übertriebene Kalzium- und Phosphat-Substitutionen belasten die Nieren (z.B. > 250 g Käse/tägl.) und können, in Kombination mit einem Übermaß an Vitamin D, zur Verknöcherung von Bindegewebe führen.

Zahlreiche Studien warnen vor Eisenüberdosierungen, welche sogar bei Tour de France Radprofis festgestellt wurden (Zoller 2002). Überschüssiges Eisen wird zum Großteil in der Leber gespeichert und spielt in der Pathobiochemie des Radikalstoffwechsels eine entscheidende Rolle. Hochgiftige Hydroxylradikale, die alle Biomoleküle zerstören können, resultieren aus den „Fenton-Reaktionen", bei welchen Eisen eine zentrale Rolle spielt (▶ Abschn. 23.1). Leberschädigungen sind die Folge. Grundlage für eine Eisen-Supplementation sollte eine komplette Eisendiagnostik sein: Zn-Protoporphyrin-Spiegel bestimmen + Transferrin-Status + DD (Reticulozyten, Bilirubin) + Ferritin-Status. Zeigen diese Messdaten zu geringe Werte, muss substituiert werden.

Überschüssig aufgenommenes Kupfer führt zu Durchfall, Krämpfen und Blutarmut (hämolytische Anämie). Bei Wasser mit ph-Werten unter 7,3 sollten keine Kupferrohre verwendet werden. Der Kupfergehalt sollte unter 2 mg/L Trinkwasser liegen (Seebauer 2000).

Konservennahrung weist, infolge der Verarbeitung und Lagerung in Metallbehältern, einen erhöhten Chromgehalt auf (Brouns 1993). Chrom-Aufnahme in größeren Mengen führt zu Leberschädigungen. Das 6-wertige Chrom der Autoindustrie (Verchromungsprozesse) wirkt – im Gegensatz zum 3-wertigen Nahrungsmittelchrom – kanzerogen.

Ist die Selen-Supplementation – bei gleichzeitigem Jodmangel – zu hoch, werden Dejodasen vermehrt T4 zu T3 umsetzten, damit die TSH-Freisetzung hemmen, was zu einer Hypothyreose führen kann und eine Schilddrüsenunterversorgung verursacht (Vanderpas 1993).

Überprüfen Sie Ihr Wissen

— Wie lautet die Einteilung der Mineralstoffe?
— Was wissen Sie über Funktion, Vorkommen von und Bedarf an Mineralstoffen?
— Wann ist eine Supplementation mit einem Mineralstoffpräparat indiziert?

Literatur

Brouns F (1993) Die Ernährungsbedürfnisse von Sportlern. Springer, Berlin Heidelberg

Lamprecht M (1997) Der Einfluss definierter sportlicher Belastungen in Verbindung mit Vitaminsupplementierung auf den antioxidativen Status des Blutes. Dissertation am Inst f Med Chem u Pregl Lab, Graz

National Research Council (1989) Recommended dietary allowances, 10th ed. National Academy Press, Washington, DC

Seebauer W (2000) Nahrungssupplementation, Vollwerternährung und oxidativer Stress im Hochleistungssport. Triathlon Band 15: 95–178

Vanderpas JB et al. (1993) Selenium deficiency mitigates hypothyroxinemia in iodine-deficient subjects. Am J Clin Nutr 57: 271S–275S

Ziegler R (1997) Selen – vom Insider-Tip zur Präventiv-Empfehlung. In: TW Sport + Medizin 9: 137–140

Zoller H (2002) Indikation und Kontraindikation der Eisensupplementation. ATKL Symposium: Update Ernährung – Supplementation im Sport. Wien, Dezember 2002

Internetadressen

Deutsche Gesellschaft für Ernährung e.V. für Personen zwischen 19 und 65 Jahren, männlich und weiblich. http://www.dge.de/modules.php?name=Content&pa=showpage&pid=3 (Zuletzt gesehen am 20. April 2014)

Deutsche Gesellschaft für Ernährung: Referenzwerte für die Nährstoffzufuhr - http://www.dge.de/modules.php?name=Content&pa=showpage&pid=3 (Zuletzt gesehen am 20. April 2014)

Flüssigkeitshaushalt und Thermoregulation

Manfred Lamprecht

© Springer-Verlag GmbH Austria 2017
M. Wonisch, P. Hofmann, H. Förster, H. Hörtnagl, E. Ledl-Kurkowski, R. Pokan (Hrsg.),
Kompendium der Sportmedizin, DOI 10.1007/978-3-211-99716-1_22

22.1   Körperwasser

Die Gesamtkörpermasse des normalgewichtigen erwachsenen Menschen besteht zu ca. 55–60% aus Wasser, welches in verschiedenen Flüssigkeitsräumen verteilt ist. Bei einem 70 kg schweren Mann wären dies ca. 40 l Wasser, wobei sich zwei Drittel des Wassers innerhalb der Zellen (intrazelluläre Flüssigkeit) befindet, ein Drittel außerhalb der Zellen (extrazelluläre Flüssigkeit). Im Zellraum befinden sich demnach ca. 30 l Wasser (in der Muskulatur 20–25 l), die Flüssigkeit des Extrazellulärraumes liegt im Blutplasma (ca. 3 l) und im Zwischenzellraum (Interstitium, ca. 8 l) (◘ Abb. 22.1).

Die Verteilung des Wassers im Organismus wird durch osmotisch wirksame Teilchen (Mineralstoffe, Kohlenhydrate, Proteine) gesteuert. Die kleinsten dieser Teilchen sind die Mineralstoffe (Ionen), welche, im Unterschied zu den Kohlenhydraten und den Proteinen, auch mit dem Schweiß verloren gehen. Sie sind klein genug, um die Schweißporen verlassen zu können. Der Mineralstoffhaushalt ist deshalb eng mit dem Wasserhaushalt verbunden.

Der Wasserhaushalt des Körpers wird hormonell reguliert. Aldosteron, Atriales Natriuretisches Peptid (ANP), Antidiuretisches Hormon (ADH) und Katecholamine sind die Regulationshormone. Um den Körper vor Wasserverlust zu schützen, steigen die Hormone während der Belastung an. Wasser wird z.B. in der Niere durch ADH zurückgehalten. Diese hormonelle Kontrolle bewirkt außerdem, dass nur wenig Wasser zusätzlich im Organismus gespeichert wird. Überschüssig aufgenommenes Wasser wird sofort wieder ausgeschieden. Kennzeichen der Überwässerung ist der sehr verdünnte (helle) Harn.

Zwischen den einzelnen Flüssigkeitskompartimenten finden ständig Austauschprozesse statt. Starke Flüssigkeitsverschiebungen kommen nicht nur bei psycho-physischer Beanspruchung vor, sondern auch in Ruhe, z.B. im Magen-Darm-Trakt: Mit Verdauungssekreten werden täglich mehrere Liter Wasser in den Magen-Darm-Trakt abgesondert, die dann im unteren Dünndarm und im Dickdarm wieder weitgehend resorbiert werden.

Der Wasserbedarf eines Menschen ergibt sich im Wesentlichen als Summe der für die Wärmeregulation und die Ausscheidung von Stoffwechselendprodukten und Salzen, welche nur in einer bestimmten Konzentration über die Nieren ausgeschieden werden können, erforderlichen Wassermenge (◘ Tab. 22.1).

Die wasserreichsten Organe sind Gehirn, Leber und Muskulatur, weshalb diese Organe gegen Wasserverlust besonders empfindlich sind (◘ Abb. 22.2).

22.1.1   Schweiß

Starker Wasserverlust über den Schweiß führt zur Entwässerung (Dehydratation) und Bluteindickung (Hypovolämie).

Die Schweißverdunstung ist der wirksamste Weg, die im Körper angestaute Wärme (Körperkerntemperaturen bei Marathons von ca. 40°C) abzuführen. Der Kühleffekt entsteht nicht durch den Schweiß selbst, sondern bei seiner Verdunstung durch die „Verdunstungskälte". Die Verdunstung entzieht dem Organismus Wärme, indem der Schweiß vom flüssigen in den gasförmigen Zustand übergeht. Bei hoher Luftfeuchtigkeit (über 80%) ist die Verdunstung erschwert. Der Schweiß tropft ab und kann dadurch nicht mehr kühlen. Neben Wasser gehen mit dem Schweiß in erster Linie Mineralstoffe verloren (K, Mg, Fe). Der Mineralstoffverlust steigt mit Zunahme der Schweißmenge. Der Salzgeschmack des Schweißes dokumentiert die Kochsalz-Ausscheidung (NaCl).

Bei sportlichen Belastungen bis zu 30 Minuten Dauer beruhen die messbaren Gewichtsabnahmen überwiegend auf dem Wasserverlust. Nach 10–30 Minuten intensiver Belastung, in warmer Umgebung, kann der Schweißverlust bereits mehr als 1 l betragen (Neumann 2009). Bei

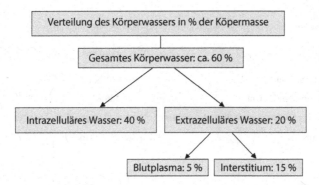

☐ Abb. 22.1   Die Verteilung des Körperwassers

längeren Belastungen geht der Gewichtsverlust mit Substanzabbau und Wasserverlust einher. Pro Stunde werden 200–250 g Glykogen und Triglyzeride abgebaut. Die Glykogenspeicher in Muskulatur und Leber reichen bei trainierten Personen bis etwa 120 Minuten Belastungsdauer aus. Mit einem Gramm Glykogen werden dabei 2,7 g Wasser frei. Der Massenverlust ist daher in der Anfangsphase einer Dauerbelastung wesentlich höher als nach dem Glykogenabbau, weil dann 60–70% der Energiebereitstellung aus der Verbrennung der wasserärmeren Fettsäuren erfolgt.

Bei einem Wasserverlust von 2% des Körpergewichts sinkt die Ausdauerleistungsfähigkeit und erzeugt ein Durstgefühl. Bei Auftreten von Durst sind die Chancen gleich null, über einen längeren Belastungszeitraum die Leistung noch konstant hoch zu halten. Der Flüssigkeitsverlust kann nämlich schon 1,5 l und mehr betragen, das Durstgefühl ist jedoch bereits nach Aufnahme von ca. 500 ml wieder gestillt. Außerdem können solche Mengen an Flüssigkeit nicht mehr in kurzer Zeit resorbiert werden, um den bereits manifesten Flüssigkeitsmangel auszugleichen (abgesehen von der Volumenbelastung des Magens).

Bei einem Wasserverlust von 4% des Körpergewichtes treten Krämpfe auf, woraufhin sich die Kraftleistung signifikant vermindert. Ein Wasserverlust von 6% erzeugt Schwäche, Reizbarkeit, Koordinationsstörungen und Erschöpfung. Verluste von 10% führen zu Nierendurchblutungsstörungen, Somnolenz, Bewusstlosigkeit und bedeuten Lebensgefahr.

Entscheidend ist auch die Geschwindigkeit der Entstehung der Dehydratation. Langsamer Wasserverlust wird besser vertragen als schneller.

Ein Wasserverlust bis zu 4 l kann, bei trainierten Athleten, über Nacht wieder ausgeglichen werden. Höhere Wasserverluste verlangen überproportional längere Regenerationszeiten (> 2–4 Tage).

Trainierte Athleten vertragen Wasserverluste besser als untrainierte Personen. Die Schweißdrüsen trainierter Sportler sind in der Lage, einige Mineralstoffe effizient zurückzuresorbieren (v.a. Natrium). Kalium und Magnesium gehen jedoch im Schweiß in gleichen Konzentrationen verloren, wie sie im Plasma vorgefunden werden. Die Konzentration der anderen Mineralstoffe ist im Schweiß niedriger als im Plasma (☐ Tab. 22.2 und ☐ Tab. 22.3).

Der Schweißproduktion und -abgabe ist vorrangig abhängig von

- Belastungsintensität,
- eingesetzter Muskelmasse,
- Dauer der Belastung,
- Temperatur,
- Luftfeuchtigkeit,
- Körperoberfläche,
- Trainingszustand (Glykogen-Reserven).

■ Tab. 22.1 Beispiel einer ausgeglichenen Tageswasserbilanz (ohne Training)	
Wasseraufnahme	**Wasserabgabe**
Trinkflüssigkeit: 1500 ml	Harn: 1300 ml
Wasseranteil in Speisen: 700 ml	Stuhl: 200 ml
Oxidationswasser (= Oxidation von Nährstoffen): 300 ml	Haut und Lungen (Schwitzen, Abatmung): 1000 ml
Gesamt: 2500 ml	Gesamt: 2500 ml

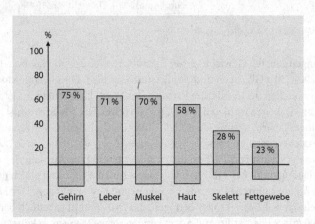

■ **Abb. 22.2**   Wassergehalt von Organen und Geweben

Je nach Belastungsintensität kann der Schweißverlust zwischen 0,2 und 2,5 l pro Stunde liegen. Mit Fortdauer der Belastung erhöhen sich diese Werte – jedoch nicht proportional, wegen des geringeren Wassergehaltes der Fettsäuren, die bei längeren Belastungen primär für die Energiegewinnung herangezogen werden.

Die Außentemperatur kann zu einer Verdopplung der Schweißproduktion führen. Je höher die Luftfeuchtigkeit, desto schlechter die Verdunstung. Die Schweißproduktion und der nachfolgende Schweißverlust werden dadurch erhöht. Je größer die Körperoberfläche, desto mehr Schweiß kann abgegeben werden.

Hochtrainierte Athleten können pro Stunde bis zu 3 l Schweiß produzieren. Untrainierte Personen produzieren weniger als die Hälfte.

22.2   Flüssigkeitsaufnahme

22.2.1 Flüssigkeitsmengen

Bei normaler Umgebungstemperatur (18–22°C) benötigen Erwachsene 35–40 ml Wasser pro Kilogramm Körpergewicht und Tag. Beim Mann sind das ca. 3 l, bei der Frau ca. 2 l. Die benötigte Wassermenge setzt sich aus Getränken, aus Wasser in festen Nahrungsmitteln und Oxidationswasser zusammen. Bei Auffüllung der Glykogenspeicher und bei Kreatin-Supplementation steigt der Bedarf an. 1 g Glykogen bindet fast 3 g Wasser, 1 g Kreatin bindet bis zu 23 g Wasser.

Anorganische Bestandteile	Maßeinheit	Pro Liter Schweiß
Na	G	1,2
Cl	G	1,0
K	G	0,3
Ca	G	0,16
Mg	mg	36
S	mg	25
P	mg	15
Zn	mg	1,2
Fe	Mg	1,2
Cu	Mg	0,06

◻ **Tab. 22.2** Anorganische Bestandteile im Schweiß (nach Neumann 2009)

Die Flüssigkeitsmenge, die aufgenommen werden kann, hängt vor allem von der Beschaffenheit des Getränks ab (Isotonie, Temperatur) und von der Belastungsintensität: In Ruhe und bei extensiven Belastungen an der aeroben Schwelle (ca. 70% d. HF_{max}) kann pro Stunde (theoretisch) bis zu 1,5 l Flüssigkeit aufgenommen werden. Der Flüssigkeitsverlust bei diesen Belastungen wird selbst bei heißen Außentemperaturen unter dieser Menge liegen, was bedeutet, dass Belastungen dieser Art kein Dehydratationsproblem darstellen.

Bei Belastungen an der anaeroben Schwelle (ca. 90% d. HF_{max}) und darüber, kann pro Stunde nur ca. 0,7 l Flüssigkeit resorbiert werden (Costill 1990). Begründet wird dies durch den Antagonismus zwischen verminderter Durchblutung des Verdauungstraktes und erhöhter Durchblutung der Skelettmuskulatur während der Belastung. Der Flüssigkeitsverlust kann bei diesen Belastungen jedoch bis zu 3 l pro Stunde betragen, was bedeutet, dass Belastungen dieser Art sehr wohl ein Dehydratationsproblem darstellen. Im Extremfall tritt ein Defizit von über 2 l pro Stunde ein, was bei einem 70 kg schweren Mann bereits 3% seines Körpergewichts ausmacht. Athleten, die diesen Belastungen ausgesetzt sind, müssen also „trainiert" werden, ständig genug zu trinken.

Aufnahmen von Flüssigkeitsvolumina > 1000 ml/Std während sportlicher Belastungen führen häufig zu Magenbeschwerden oder gar Durchfällen. Die obere „Verträglichkeitsgrenze" von Flüssigkeitsmengen unter Belastungebedingungen dürfte daher im Mittel bei ca. 1000 ml/Std liegen.

Auch die Temperatur des Getränkes hat Einfluss auf die Magenverweildauer. Sehr kalte Getränke (0–5°C) und sehr heiße Getränke (> 45°C) werden langsam resorbiert. Getränke mit Temperaturen von 5–8°C passieren den Magen schneller als warme Flüssigkeiten (Neumann 2009). Allerdings können diese relativ kalten Getränke Magenbeschwerden verursachen. Getränke mit Temperaturen zwischen 10 und 15°C scheinen den besten Kompromiss zu liefern und werden von den Sportlern auch als angenehm empfunden. Sind die Außentemperaturen sehr kalt (z.B. beim Langlauf), werden wärmere Getränke als bekömmlich empfunden.

Keine Unterschiede in der Magenentleerung und Resorptionskinetik wurden zwischen trainierten und untrainierten Personen gefunden, ebenso keine Unterschiede zwischen Laufen und Radfahren (Beckers u. Rehrer 1994).

◘ **Tab. 22.3** Organische Bestandteile im Schweiß (nach Neumann 2009)

Organische Bestandteile	Maßeinheit	Pro Liter Schweiß
Laktat	g	1,5
Harnstoff	g	0,7
Ammoniak	g	0,08
Vitamin C	g	0,05
Kohlenhydrate	g	0,05
Pyruvat	g	0,04

22.2.2 Zeitliche Handhabung

In der Regel weiß der Athlet vor der Belastung, wie lange diese dauern wird. Bei hohen Außentemperaturen und Belastungen ab 40 Minuten soll bereits vor Belastungsbeginn mit dem Trinken begonnen werden.

Um Dehydratationseffekten während der Belastung optimal begegnen zu können, werden 400–600 ml Flüssigkeit oder 8 ml/kg Körpergewicht in den letzten 20 Minuten vor Belastungsbeginn vorgeschlagen (Brouns 1996).

Wird 1 l Flüssigkeit pro Stunde zugeführt, sollte dies in 250-ml-Portionen stattfinden. Besser noch sind 6–10 kleinere Portionen – sie werden als angenehmer empfunden. Bei den meisten Belastungen sind 600–800 ml/Std zu je 100-ml-Portionen ausreichend.

Unmittelbar nach Belastungsende kann bei hohen Schweißverlusten ruhig ein halber Liter Flüssigkeit auf einmal getrunken werden. Je schneller die Flüssigkeitsbilanz wieder ausgeglichen wird, desto schneller wird der Athlet regenerieren (◘ Abb. 22.3).

Eine praxisrelevante Orientierung für die optimale Rehydratation ist die Überprüfung des Körpergewichtes: 4–5 Stunden nach Belastungsende soll dieses gleich wie vor der Belastung sein.

22.3   Getränke im Leistungssport

Die Beschaffenheit des Getränks zum Flüssigkeitsersatz hat die entscheidenste Bedeutung für die Rehydratation. Allerdings: „Das optimale Sportgetränk gibt es nicht – nur den optimalen Kompromiss." Der beste Flüssigkeitsersatz enthält – neben Wasser – Elektrolyte und Kohlenhydrate.

Bei kurzen, intensiven Belastungen steht die Rehydratation im Vordergrund (hoher Mineralstoffanteil – „dünnes" Getränk), bei langen Belastungen ist der Energienachschub wesentlich (mehr Kohlenhydrate – „dickes" Getränk). Mit Fortdauer der Belastung und je niedriger die Intensität wird, desto höher wird der Kohlenhydratanteil und desto konzentrierter die Lösung (höherer osmotischer Druck).

22.3.1 Isotonie

Grundlegende Bedeutung hat der osmotische Druck des Getränks. Er sollte in etwa gleich bzw. geringfügig niedriger sein als der osmotische Druck des Blutes (ca. 300 mOsmol). Solche Geränke bezeichnet man als **isoton.** Ist der osmotische Druck des Getränks höher als der des Blutes, so

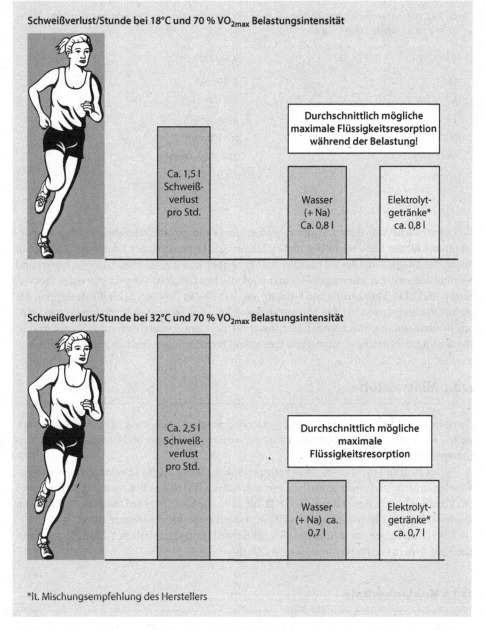

Abb. 22.3 Schweißverluste bei unterschiedlichen Außentemperaturen und Belastungsintensitäten. (Mod. nach Worm 1991)

spricht man von **Hypertonie**. Ist er niedriger, ist das Getränk **hypoton**. Die besten Sportgetränke entwickeln einen osmotischen Druck von ca. 250–300 mOsmol/l.

Reines Wasser entwickelt einen osmotischen Druck von ca. 50 mOsmol. Die Zufuhr von reinem Wasser bei stundenlangen Belastungen ist deshalb nicht empfehlenswert, weil zu wenig Kochsalz und andere Mineralien enthalten sind.

◙ **Tab. 22.4** Mineralstoffgehalt eines guten Sportgetränkes zur Förderung der Rehydratation und Regeneration (Senay 1998)

Na	0,5–0,7 g/l
Cl	0,7–1,1 g/l
K	120–225 mg/l
Ca	50–225 mg/l
Mg	50–100 mg/l
Osmolarität	250–300 mOsmol/l
ph-Wert	> 4,0

Die reichliche Aufnahme von mineralstoffarmem Leitungswasser kann sogar zu einer „Wasservergiftung" führen. Die Ursache liegt im Natriummangel (Hyponatriämie). Ohne Natrium ist kaum Resorption möglich ist. Dies gilt vor allem für Wassermoleküle und Glukose. Glukose, Wasser und Natrium sollten daher immer gemeinsam in isotonischen Getränken zugeführt werden (Schwaberger 1993). Die Verlagerung von Natrium aus dem Blut in den Darm (für die Resorption des reinen Wassers) vermindert den Blutnatriumspiegel mit den Folgen von Ermüdungserscheinungen, Konzentrationsschwächen und Antriebsverlust. Bei schnellem und extremem Natriumverlust können im Extremfall Bewusstlosigkeit, Gehirnfunktionsstörungen und Gehirnödeme auftreten.

22.3.2 Mineralstoffe

Natrium ist nicht nur für die Resorption essentiell, sondern auch – wie alle anderen Mineralstoffe – osmotisch wirksam. Natrium kann als Natriumchlorid oder als Natriumbikarbonat im Getränk enthalten sein.

Neben Natrium müssen in einem Sportgetränk vor allem die im Schweiß vermehrt ausgeschiedenen Mengenelemente enthalten sein, also Kalium und Magnesium sowie Eisen (ca. 6 mg/l mit Vitamin C zur besseren Resorption) (◙ Tab. 22.4). Zusätzlich werden auch noch Spuren von Kupfer (0,5 mg/l), Chrom (30 µg/l) und Zink (4 mg/l) empfohlen (Seebauer 2000).

Überdosierungen von Mineralstoffen führen zu Leistungseinbußen, Belastung des Herz-Kreislauf-Systems (Hypervolämie) bis zur Diarrhoe.

22.3.3 Kohlenhydrate

Die Kohlenhydratkonzentrationen in Sportgetränken sollten zwischen 30 und 60 g pro Liter liegen. Dies sind z.B. 3–6%ige Glukoselösungen. Bei sehr heißen Außentemperaturen und hohen Intensitäten ist an die Untergrenze zu gehen, bei niedrigeren Außentemperaturen und Intensitäten an die Obergrenze.

Die Wasserresorption ist bei intensiven Belastungen mit ca. 30 g KH/l maximiert (Brouns 1993) und für Ausdauersportler am empfehlenswertesten.

Kohlenhydrate sind – wie die Mineralstoffe oder Aminosäuren – osmotisch wirksam. Deshalb ist auch die Art der Kohlenhydrate im Getränk von Bedeutung. Mono- und Disaccharide sind stärker osmotisch wirksam als Oligo- und Polysaccharide. Beispielsweise sind 100 g Glukose

(Monosaccharid) doppelt so stark osmotisch wirksam wie 100 g Maltose (Disaccharid), da in 100 g Glukose doppelt so viele osmotisch wirksame Moleküle enthalten sind als wie in 100 g Maltose.

Unter der Berücksichtigung, dass in einem Sportgetränk auch zumindest Natrium enthalten sein muss (500 mg Na/l entwickeln einen osmotischen Druck von ca. 20 mOsmol/l, 1,2 g NaCl/l entwickelt einen osmotischen Druck von ca. 40 mOsmol/l), gelten folgende **maximale Kohlenhydratkonzentrationen** pro Liter Getränk (nach Brouns 1993).

Maximale Kohlenhydratkonzentrationen
- Fruktose: bis 20 g
- Glukose: bis 60 g
- Saccharose: bis 80 g
- Maltose: bis 100 g
- Maltodextrine (Oligosaccharide): bis 100 g
- Lösliche Stärke (Polysaccharid): bis 100 g

Zu beachten ist bei diesen Angaben, dass dies für jeden angeführten Zucker als Monoapplikation gedacht ist. Mischungen sind aber durchaus üblich und empfohlen, z.B. Glukose/Fruktose/Oligosaccharide. Bei zu hohen Fruktosekonzentrationen (> 20 g/l) kommt es häufig zu Unverträglichkeitsreaktionen in Form von Bauchschmerzen und Durchfällen. Zu beachten ist auch, dass die Mehrfachzucker letztlich aufgeschlossen werden und als Glukose oder Fruktose resorbiert werden, weshalb man die Stoffmenge (z.B. für Maltodextrine) nicht einfach mit dem Faktor 3 oder 4 – gemessen an der Glukose – multiplizieren kann. Folglich ist entsprechend Wasser nachzutrinken, um die optimalen osmotischen Kriterien für die Resorption zu schaffen.

22.3.4 Vitamine

Neben Mineralstoffen und Kohlenhydraten sollten Getränke für Belastungen von mehr als zwei Stunden Dauer zusätzlich Vitamine enthalten. Für die Immunstabilisierung, im Energiestoffwechsel oder als Antioxidantien spielen sie eine bedeutende Rolle. Die Konzentrationsvorschläge in der Literatur sind jedoch sehr unterschiedlich. Nach Seebauer (2000) sollte die Vitamin-C-Konzentration zwischen 50 und 225 mg/l liegen, die ß-Carotin-Konzentration bei 1–3 mg/l, Vitamin E zwischen 20 und 35 mg/ und B_2 4–5 mg/l betragen.

Um die Qualität der Vitamine möglichst lange aufrechtzuerhalten, sollten sie vor Licht, Sauerstoff und Wärme geschützt sein. Es ist empfehlenswert, dunkle Trinkflaschen mit Thermowänden zu verwenden und diese nach dem Trinken nicht geöffnet zu lassen.

22.3.5 Kohlensäure

Es steht zur Diskussion, ob Kohlensäure in Getränken die Resorption behindert oder beschleunigt. Tatsache ist jedoch, dass kohlensäurehältige Getränke, unmittelbar vor bzw. während der Belastung verabreicht, oft als belastend empfunden werden.

Trifft die Kohlensäure im Magen auf die Magensäure, dissoziiert sie – als schwächere Säure – sofort ($H_2CO_3 \rightarrow H_2O + CO_2$). Kohlendioxid als Gas wird frei und überbläht dabei den Magen.

Es kommt zu einem Zwerchfellhochstand, was zum Unwohlsein führt. Diese Überblähung kann auch ein verringertes Sättigungsgefühl vortäuschen, da das Sättigungszentrum im ZNS von Dehnungsrezeptoren im Magen versorgt wird. Zu geringe Nahrungsaufnahme bei langen Belastungen wäre die Folge.

Die Kohlensäure reduziert auch das Durstgefühl, was zur verringerten Flüssigkeitsaufnahme verleitet.

22.3.6 Getränkearten

Gute Sportgetränke können zum Teil selbst hergestellt werden oder im Handel gekauft werden. Je nach Außentemperatur, Luftfeuchtigkeit, Intensität und Dauer der Belastung ist der Wasseranteil zu regulieren: Bei hohen Außentemperaturen (> 25°C), hoher Intensität (im Bereich der anaeroben Schwelle) und kürzerer Dauer (40 Minuten bis 2 Stunden) sollte man einen hohen Wasseranteil (+ Mineralien) wählen, bei niedrigen Temperaturen, niedrigerer Intensität und längerer Dauer (ab 2 Stunden) soll der Teilchenanteil hoch sein (+ Kohlenhydrate und Vitamine, höherer osmotischer Druck).

> **Vorschläge für Getränke beim Sport**
> - Apfelsaft (pasteurisiert) + Wasser + Messerspitze/Brise NaCl im Verhältnis 50 : 50 bis 30 : 70 (je nach Witterung, Intensität etc.) zugunsten des Wassers
> - Fruchtmolke + Wasser + Messerspitze/Brise NaCl im Verhältnis 40 : 60 bis 20 : 80 zugunsten des Wassers
> - Johannisbeersaft + Wasser + Messerspitze/Brisel NaCl im Verhältnis 40 : 60 bis 20 : 80 zugunsten des Wassers
> - Sportgetränke-Pulver (Gatorade, Isostar) wie auf den Verpackungen vorgeschlagen. Achtung! Die vorgeschlagenen Mischungsverhältnisse ergeben bei stöchiometrischer Umrechnung die Höchstkonzentrationen. Bei heißen und intensiven Belastungen können die Vorgaben bis auf ein Drittel reduziert werden. Sportgetränke müssen ebenso die erwähnten Kriterien hinsichtlich Nährstoff- und Mineralstoffkonzentrationen erfüllen!
> - Sportgetränke-Fertigmischungen in Flaschen: Hier gilt das Gleiche wie für die Pulver. Es handelt sich in der Regel um 6%ige Zuckerlösungen.

Die meisten Athleten benutzen während des Wettkampfes nicht nur ein Getränk, sondern variieren ihre Flüssigkeitsträger. Koffein- und taurinhaltige Sportgetränke sollten, bei täglichem Gebrauch, nicht im Übermaß konsumiert werden. Hobbysportler sollten davon nicht mehr als 1 l pro Tag trinken.

22.3.7 Mineralwasser

Mineralwasser eignen sich in der Regel gut zum Mischen mit Fruchtsäften und Molke. Allerdings sollte auf die Konzentration der Mineralien geachtet werden. Manche Mineralwasser haben sehr geringe Konzentrationen an Mineralien, andere sehr hohe. Je höher die Konzentration der Mineralstoffe im Mineralwasser ist, desto höher muss der Mineralwasseranteil im Gemisch mit dem Fruchtsaft sein, um die Isotonie zu gewährleisten.

Kohlensäurehältige Mineralwasser sollten für Getränke unmittelbar vor Belastungsbeginn und für Getränke während der Belastung, aus den oben angeführten Gründen, vermieden werden.

Kriterien für geeignete Mineralwasser
- Ohne Kohlensäure
- 200–250 mg Na/l
- 50–100 mg Mg/l
- Ca : Mg < 3 : 1
- Na : K < 10 : 1

22.3.8 Brausetabletten

Brausetabletten haben zwar häufig vernünftige Mineralstoff- und Kohlenhydratzusammensetzungen, sind jedoch wegen des Kohlensäureanteils oft schwer bekömmlich. Die Mischungsvorgaben sind zu meist zu stark konzentriert, was zur Herstellung von hypertonen Lösungen führt.

22.3.9 Bier, Cola, Powerdrinks

Diese Getränke sind unmittelbar vor und während der Belastung auf keinen Fall zu gebrauchen. Bier ist bis zum 4-Fachen hyperton (bis 1200 mOsmol/l) und müsste daher mit bis zu drei Anteilen Wasser verdünnt werden, um isoton zu werden. Cola und andere Limonaden haben 11–12% Zuckeranteil (mindestens doppelt hyperton) und zu wenige Mineralstoffe. Außerdem enthalten sie Kohlensäure. Für „Radler" gilt das Gleiche.

Power-, Energy- oder Designerdrinks enthalten ebenfalls zu viel Zucker und Kohlensäure. Überdies sind die aufputschenden Substanzen (Koffein, Guarana) wesentlich höher konzentriert als in den fertigen Sportgetränken. Auch diese Getränke sind vor und während der Belastung unbrauchbar, zumal sie auch meistens keine adäquate Mineralstoffzusammensetzung bieten.

Unmittelbar nach dem Belastungsende kann man doch gelegentlich beobachten, dass, z.B. nach einer Tour-de-France-Zielankunft, ein Profi Cola trinkt. Dies ist evtl. geeignet, da der Athlet innerhalb kurzer Zeit noch große Mengen anderer, passender Elektrolytgetränke trinkt. Die Kohlensäure nimmt jedoch das Durstgefühl, was dazu verleiten könnte, zu wenig zu trinken. Cola hat einen hohen glykämischen Index, der Zucker geht schnell ins Blut, die Glykogen-Resynthese wird beschleunigt, sofern viel Wasser und Mineralwasser dazu getrunken wird.

Auch Bier ist bei der folgenden Hauptmahlzeit nach dem Training geeignet, um die Regeneration zu verbessern (Maltose + Mineralstoffe), sofern genug Mineralwasser eine Stunde vor und nach dem Bierkonsum getrunken wird. Außerdem ist auf den Alkoholgehalt des jeweiligen Bieres zu achten. Alkohol behindert die Glykogen-Resynthese.

Überprüfen Sie Ihr Wissen
- Was sind die Folgen von Schweiß- und Wasserverlust?
- Flüssigkeitsaufnahme: Menge und zeitliche Handhabung?
- Welche Sportgetränkemischungen sind geeignet?

Literatur

Beckers J, Rehrer NJ (1994) Magenentleerung von Flüssigkeiten und die Auswirkung körperlicher Betätigung – eine Übersicht. Insider Jg 2, Nr 2

Brouns F (1996) 15. Jahrestagung der AKE und der DGEM. Innsbruck, März 1996

Costill DL (1990) Fluid homeostasis during exercise. In: Gisolfi CV, Lamb DR (eds) Perspectives in Exercise Science and Sports Medicine. Benchmark Press, Carmel, Indiana, Vol 3: 97–121

Neumann G (2009) Ernährung im Sport, 6. Aufl. Meyer und Meyer, Aachen

Schwaberger G (1993) Skriptum für Arbeits- und Sportphysiologie. Graz

Seebauer W (2000) Nahrungssupplementation, Vollwerternährung und oxidativer Stress im Hochleistungssport. Triathlon Bd 15: 95–178

Senay C Jr. (1998) Water and electrolytes during physical activity. In: Wolinsky I (ed) Nutrition in Exercise and Sport. CRC Press, Boca Raton, Florida: 252–276

Worm N (1991) Richig essen, richtig fit. Sportinform Verlag, München

Sportsupplemente und Nahrungsergänzungsmittel

Manfred Lamprecht

© Springer-Verlag GmbH Austria 2017
M. Wonisch, P. Hofmann, H. Förster, H. Hörtnagl, E. Ledl-Kurkowski, R. Pokan (Hrsg.),
Kompendium der Sportmedizin, DOI 10.1007/978-3-211-99716-1_23

Dieses Kapitel beschreibt die aktuellen Erkenntnisse zu speziellen Substanzen, Inhaltsstoffen, Nährstoffsupplementen und Präparaten, die im Handel zurzeit erhältlich sind.

Nahrungsergänzungsmittel sollten nicht ohne vorangegangene Status-quo-Erhebung appliziert werden. Grundsätzlich gilt: Supplementationen sind erst dann sinnvoll, wenn eine Blut- und/oder eine Ernährungsanalyse vorausgegangen sind. Des Weiteren müssen die Energiebilanz des Sportlers sowie seine Trainingsbedingungen, Belastungskomponenten und signifikante „Stressoren" (z.B. Beruf, Familie, Luftqualität, Klima) bekannt sein. Können Defizite mit einer herkömmlichen Ernährungsumstellung nicht mehr ausgeglichen werden, sind Supplementationen angebracht.

23.1 Antioxidantien

Antioxidantien sind Moleküle, welche biologische Systeme vor übermäßigen Oxidationen und/ oder Reduktionen schützen (= Abgabe bzw. Zufuhr von Elektronen). Diese Oxidations- und Reduktionsprozesse werden vor allem von reaktiven Sauerstoff- und Stickstoffspezies (RONS = „reactive oxygen and nitrogen species") verursacht. Der Volksmund simplifiziert und reduziert die Bezeichnung dieser Moleküle sehr häufig auf „Freie Radikale", was nur teilweise korrekt ist.

RONS kommen physiologisch in bestimmten Konzentrationen vor und sind lebensnotwendig (z.B. bei der Immunabwehr durch Makrophagen). Tritt ein Übermaß an RONS in einem Kompartiment des Organismus oder im Blut auf, so spricht man von einem lokalen bzw. systemischen oxidativen Stress, da die meisten verursachenden RONS so genannte Sauerstoffradikale sind. Ein oxidativer Stress geht mit Schädigungen an molekularen und morphologischen Strukturen einher, welche nachfolgend in Zelltod, Gewebeschädigungen, Organschädigungen, Mutationen etc. übergehen können.

Oxidations- und Reduktionsprozesse sind in die Ätiologie zahlreicher Zivilisationskrankheiten involviert: Arteriosklerose, KHK, Herzinfarkt, Gehirnschlag, Pankreatitis, Diabetes II, Parkinson etc. werden mit Radikalstoffwechselstörungen in Verbindung gebracht.

Beim Sport sind der erhöhte Sauerstoffdurchsatz in den Muskelzellen – ca. 3% des Sauerstoffs wird in der Atmungskette unvollständig zu Superoxidanion ($O_2^{\cdot-}$) anstatt zu Sauerstoff, reduziert –, aber auch Luftverschmutzung, UV-Strahlung, Katecholamin-Ausschüttung (Autoxidation) usw. sind Quellen für RONS-/Radikalakkumulationen.

Antioxidantien wurden deshalb im letzten Jahrzehnt zu „beliebten" Supplementen im Leistungssport, um RONS-induzierte Schädigungen und oxidativen Stress zu verhindern.

23.1.1 Antioxidative Mikronährstoffe

Die Forschungsergebnisse des letzten Jahrzehnts führten zu der Erkenntnis, dass Antioxidantien nicht mehr selektiv supplementiert werden sollten.

Vitamin E als starkes Antioxidans kann, selektiv supplementiert, auch als Prooxidans, also als RONS/Radikal fungieren (Diplock 1994). Ähnliches gilt auch für hohe Dosen von Vitamin C (ab 700 mg/Tag) + N-Acetylcystein (Childs et al. 2001) und ß-Carotin (Lamprecht 1997). Überdies besteht bei Verabreichung von hohen Dosen wirkungsvoller Antioxidantien die Gefahr, dass die internen antioxidativen Enzymsysteme (z.B. die Glutathionperoxidase-Systeme) „downregulieren" bzw. sogar Oxidationsprozesse ausgelöst werden (Lamprecht et al. 2006, 2009).

Gegenwärtig werden niedrigdosierte Mischungen von Vitamin C, E und ß-Carotin (evtl. + Selen) als günstig postuliert, um immunstabilisierende Wirkungen zu erreichen. Eine direkte

Leistungssteigerung kann durch die Applikation durch Antioxidantien nicht erzielt werden (Nikolaidis et al. 2012).

Multivitamin-Mineralstoffpräparate entwickeln antioxidative Wirkungen in vivo. Wichtig dabei ist, dass man die Konzentrationen der Verabreichung nicht außer Acht lässt. Zu hohe Konzentrationen wirken offensichtlich prooxidativ.

Ein weiterer Diskussionspunkt hinsichtlich Antioxidantien-Supplementation im Sport ist die negative Beeinflussung der für die Trainingsadaptation notwendigen Signaltransduktionsprozesse. Im Gegenteil: Hochdosierte Gaben von Antioxidantien könnten die durch Trainingsreize ausgelösten adaptiven Prozesse sogar abschwächen oder gar unwirksam verpuffen lassen (ebd.), Dies ist für bestimmte Trainingsperioden, wie in der Aufbauperiode, zu berücksichtigen. In Wettkampfperioden stehen jedoch die Immunstabilisierung und Regeneration in der Prämissenliste meist höher als die Adaptation, weshalb in diesen Phasen eine Supplementation mit niedrigen Konzentrationen adäquater Antioxidantien-Präparate häufig induziert sein kann.

Zusammenfassend kann festgehalten werden, dass eine gut bzw. eher niedrig dosierte antioxidative Mischung, zur Mahlzeit supplementiert, die Konzentration von oxidativ modifizierten Substanzen in Blut (Malondialdehyd, Proteincarbonyle etc.) und Gewebe reduziert (◘ Abb. 23.1). Naturähnliche Pflanzenextrakte, Gemüse- oder Beerenextrakte, Teeextrakte, Tomatensaftkonzentrate u.Ä. scheinen effektiver zu wirken als rein synthetische Multivitamin-/Mineralstoffpräparate und entwickeln daher die vorteilhaften antioxidativen Effekte am besten (Lamprecht et al. 2005; Lamprecht 2012).

Leistungs- und Hochleistungssportlern (Energieverbrauch > 5000 kcal/Woche durch Training) sollte deshalb über längere Phasen des Trainingsjahres eine orale antioxidative Supplementation empfohlen werden. Der Normalverbraucher kann seinen Antioxidantienbedarf über eine ausgewogene Ernährung abdecken.

Ubichinon (Coenzym Q$_{10}$)

Das Ubichinon ist eine vitaminähnliche, fettlösliche Substanz und wird vom Körper selbst gebildet. Es kommt in praktisch allen Nahrungsmitteln vor (Präfix ubi-).

Das Ubichinon ist an der Elektronenübertragung in der Atmungskette beteiligt und wird auch als Redoxpuffer bezeichnet, da es, im Vergleich zu anderen Komponenten der Atmungskette, bei gesunden Menschen in 10- bis 15-fachem Überschuss vorhanden ist (Karlson 1988).

Ubichinon ist ein kleines, hydrophobes, in der Lipiddoppelschicht gelöstes Molekül und kommt vor allem im Herzmuskel vor. Es wird auch als Coenzym Q (CoQ) bezeichnet, hat starke antioxidative Eigenschaften (kann ein oder zwei Elektronen aufnehmen oder abgeben) und wird deshalb als Antioxidans gegen KHK und bei Herzinfarkt-Patienten eingesetzt.

Der Einsatz im Sport ist umstritten. Die wissenschaftliche Literatur belegt jedoch, dass kein leistungssteigernder Effekt durch Ubichinon-Supplementation zu erwarten ist (Laaksonen et al. 1995).

Die antioxidative Wirkung ist ebenfalls unklar. Malm et al. (1996) fanden nach intensiven anaeroben Fahrrad-Ergometer-Tests sogar einen negativen Einfluss der CoQ-Supplementation. Von Ubichinon-Supplementationen bei gesunden Sportlern muss deshalb – aufgrund der Evidenzlage – abgeraten werden.

Sekundäre Pflanzenstoffe

Sekundäre Pflanzenstoffe („phytochemicals") zählen zur Gruppe der „bioaktiven Substanzen" (zusammen mit den Ballaststoffen und den Substanzen in fermentierten Lebensmitteln) und kommen – wie im Namen enthalten – vor allem in Obst, Gemüse und Getreide vor. Bekannt

23

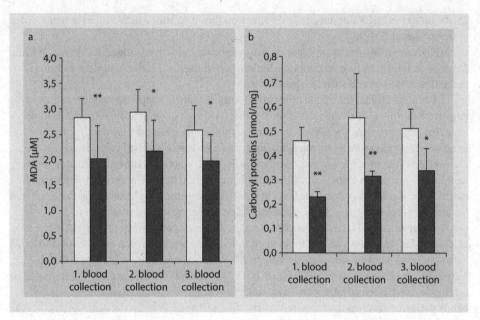

◨ **Abb. 23.1**   Einfluss einer Supplementation aus Obst- und Gemüsesaftkonzentrat in Kapselform auf die Plasmakonzentrationen von Oxidativen Stress Markern. Links: MDA; rechts: Carbonyl Proteine (CP); helle Säulen: nicht supplementiert; dunkle Säulen: supplementiert. (Mod. nach Lamprecht et al. 2005)

wurden sie jedoch durch das „Französische Paradoxon" in zahlreichen Rotweinstudien (u.a. Maxwell et al. 1994).

Sekundäre Pflanzenstoffe mit antioxidativer Wirkung (Beispiele)

- Carotinoide: α-Carotin, ß-Carotin, Lykopin, Zeaxanthin, Lutein etc., wobei ß-Carotin die beste Bioverfügbarkeit aufweist
- Phytosterine: ß-Sitosterin, Stigmasterin, Campesterin; chemische Struktur dem tierischen Cholesterin ähnlich
- Polyphenole: Phenole, Phenolsäuren und Flavonoide (Flavone, Flavonole, Flavanole/ OPCs, Flavanone, Isoflavonoide, Anthozyane) sind die Hauptgruppen. Zudem zählen die Lignane, Lignine und die Hydroxyzimtsäuren zu dieser Stoffgruppe.
- Phytoöstrogene: Resveratrol, Pterostilbene, Isoflavonoide und Lignane
- Glucosinolate (Glucoiberin, Sinigrin, Sinalbin etc.)
- Sulfide: Allicin, Alliin
- Protease-Inhibitoren
- Monoterpene
- Saponine

Nahrungsmittel, in denen relativ hohe Konzentrationen an sekundären Pflanzenstoffen identifiziert werden, sind: Knoblauch, Zwiebel, Schnittlauch, Kohlgemüse, Kürbiskerne, Sauerkraut, Rotwein und rote Trauben, Sesam, Tomaten, Erdbeeren und Himbeeren sowie Vollkornprodukte.

Wie bereits erwähnt, zeigt die momentane Evidenzlage effektivere Wirkungen mit naturähnlichen Antioxidantien-Präparaten – also solchen, welche Phytochemicals beinhalten – im Vergleich zu den klassischen Antioxidantien-Präparaten mit Vitamin E, ß-Carotin und Vitamin C. Beispielsweise haben sich Obst-, Gemüse- und Beerensaftpräparate gut zur Immunstabilisierung von sportlich aktiven Männern bewährt (Lamprecht 2012).

Dosierungsempfehlungen der wichtigsten Antioxidantien (pro Tag)
- Vitamin C: 200–500 mg
- Vitamin E: 15–60 mg
- ß-Carotin: 6–15 mg
- Selen: 50–100 µg

Acetylsalicylsäure

In Acetylsalicylsäure, als „Aspirin" oder „Aspro" bekannt, wurden antioxidative Eigenschaften in vitro und in vivo (Steinberg et al. 2002) nachgewiesen. Allerdings können Dosierungen ab 500 mg Magenbeschwerden hervorrufen.

In der Sportpraxis werden Aspirin und Aspro gerne in Spielsportarten, vor Matchbeginn, eingesetzt. Aspirin steht auf der Liste der erlaubten Medikamente gegen Fieber, grippale Infekte und Schnupfen. Sportlern, die Acetylsalicylsäure vertragen, kann diese anti-inflammatorische, radikalvernichtende, wasserlösliche Verbindung auch als Antioxidans verabreicht werden, wenn die zu Beginn dieses Kapitels angeführten Voraussetzungen für Supplementationen gegeben sind.

Kreatin

Kreatin ist eine Eiweißsubstanz, die für die Muskelkontraktion unentbehrlich ist. Die körpereigene Bildung des Kreatins erfolgt in Leber, Nieren und Bauchspeicheldrüse aus den Aminosäuren Arginin, Glycin und Methionin. Die Hauptlieferanten in der Nahrung sind Fleisch und Fisch.

Die tägliche Eigensynthese von Kreatin beträgt 1–2 g (Balsom 1994). Eine ausgewogene Mischkost enthält im Tagesdurchschnitt ca. 1 g Kreatin. Milchprodukte und pflanzliche Kost liefern wenig Kreatin, sodass Vegetarier auf die Eigensynthese angewiesen sind.

Der tägliche Bedarf eines 70 kg schweren Normalverbrauchers beträgt 2–3 g und kann durch die Eigensynthese und eine normale, ausgewogene Ernährung leicht abgedeckt werden.

Kreatin wird für hochintensive anaerobe Belastungen, Kraft- und Schnellkraftbelastungen benötigt. Supplementationen, richtig dosiert, haben bei einem Teil von Sportlern bei diesen Belastungsformen positive Ergebnisse gebracht (Tarnopolsky 2010). Um die Leistungsfähigkeit im alaktaziden Bereich zu verbessern, wird eine Zunahme des Phosphokreatinspeichers von über 8% angesehen (Neumann 2009). Dabei muss beachtet werden, dass ein Teil der Sportler auf die erhöhte Kreatin-Aufnahme nicht reagiert. Man spricht von „Respondern" (reagieren) und „Non-Respondern" (reagieren nicht). Eine Steigerung der Kraftleistungsfähigkeit wird vor allem bei Personen beobachtet, welche einen niedrigen Muskelkreatin-Gehalt vor dem Versuch aufweisen. Insgesamt dürfte das Verhältnis von Respondern zu Non-Respondern bei ca. 50 : 50 liegen.

Auch in Ausdauersportarten, bei denen Intervallbelastungen und Kraft als Grunddeterminante für die sportliche Leistung gelten (z.B. Kajak, Radfahren), wird Kreatin eingesetzt.

Allerdings sollte die Tatsache bekannt sein, dass 1 g Kreatin bis zu 23 g Wasser im Muskelgewebe binden kann, was in einem höheren Körpergewicht resultiert und bei Ausdauersportarten meistens von Nachteil ist. Auch die häufig berichteten Muskelkrämpfe (Juhn 2003) werden der Wasserbindung und dem damit einhergehenden erhöhten Druck im Muskelgewebe zugeschrieben.

Ähnlich wie bei den Antioxidantien sind auch beim Kreatin niedrigere Dosierungen zu empfehlen. 20 g Kreatin/Tag haben keine signifikanten besseren Ergebnisse erbracht als die Gabe von 3–5 g/Tag über 28 Tage bzw 10 Wochen (Hultman et al. 1996; Vandenberghe et al. 1997).

Vorteil der niedrigeren Dosierungen ist vor allem die geringere Gewichtszunahme, welche nur in wenigen Sportarten wirklich erwünscht ist. Außerdem können Hochdosierungen zu Muskelkrämpfen, Erbrechen und Durchfällen führen, was bei der moderaten Supplementationsform nicht beobachtet wurde. Eine gleichzeitige Gabe von Kohlenhydraten scheint die muskuläre Kreatin-Einlagerung zu optimieren (Green et al. 1996).

Seit einigen Jahren werden gepufferte Kreatin-Präparate, so genanntes KreAlkalyn, angeboten. Die Industrie postuliert eine bessere Speicherung des Kreatins im Körper (durch die Pufferung soll die Verdauung durch Magensäuren reduziert werden), bessere Verträglichkeit und einen schnelleren und effektiveren Kraftzuwachs im Vergleich zum üblichen Kreatin-Monohydrat. Außerdem wird eine geringere Gewichtszunahme beworben, weil die Dosierungen wesentlich geringer sind als beim Kreatin-Monohydrat. Fazit: Seriös durchgeführte Studien (z.B. Jagim et al. 2012) zeigen keine Unterschiede zwischen KreAlkalyn und Kreatin-Monohydrat hinsichtlich Muskelspeicherung, Kraftentwicklung, Verträglichkeit, aerober Leistungsfähigkeit oder Körpermassenzusammensetzung (in der Bodybuilding-Szene häufig postuliert). Diese wurde selbst bei äquivalenten Dosierungen bestätigt.

Wird eine Kreatin-Supplementation gewählt, ist jedoch eine gleichzeitige Mehrzufuhr an Magnesium indiziert, um das Risiko der häufig auftretenden Krampferscheinungen zu reduzieren.

Der Supplementationszeitraum sollte zwei Monate nicht übersteigen, da die Eigensynthese einer Downregulation unterliegt. Kreatin-Supplementationen eignen sich deshalb für die Aufbauphase, um Maximalkraft, Schnellkraft oder alaktazide Kapazität zu entwickeln, und sollten danach wieder ausgesetzt werden.

Untersuchungen über Langzeitsupplementationen an kreatinreichen Organsystemen (neben der Muskulatur) wie Herz, Gehirn und Hoden liegen noch nicht vor. Daher sind mögliche Folgen von langen Supplementationsintervallen noch nicht bekannt und Interventionen über längere Zeiträume auch nicht verantwortbar.

23.2   Verzweigtkettige Aminosäuren

Die verzweigtkettigen Aminosäuren Valin, Leucin und Isoleucin sind, nach Alanin, die wichtigsten Aminosäuren für die Glukoneogenese, weil aus ihnen Pyruvat gebildet werden kann. Diese so genannten BCAAs (für „Branched Chained Amino Acids") wurden und werden in zahlreichen Forschungsprojekten untersucht. Die Ergebnisse und Aussagen sind divergent. Hier ein paar Beispiele:

Untersuchungen von Blomstrand et al. (1991) zeigten, dass die Aufnahme von 4–16 g an verzweigtkettigen Aminosäuren bereits während eines Marathonlaufs glukosestabilisierend und leistungsfördernd wirkte. Zugleich wurde durch die Aufnahme dieser Aminosäuren die Abnahme des Glutamins, ein Ermüdungssubstrat, vermindert. Die gleichzeitige Aufnahme von Vitamin B6, Biotin und Pantothensäure erhöht die Wirkung der verzweigtkettigen Aminosäuren.

Hingegen berichtet Wagenmakers (1999) von keiner wichtigen Rolle der verzweigtkettigen Aminosäuren als Energiequellen, da eine gezielte Kohlenhydrat-Aufnahme während der Belastung die Aminosäurenoxidation verhindert und durch das bessere Sauerstoffäquivalent leistungsoptimierender wirkt als die Aminosäurenoxidation.

Faktum ist, dass es bei Langzeitausdauerbelastungen zu einem Abfall von verzweigtkettigen Aminosäuren im Serum kommt, was den Einstrom der Aminosäure Tryptophan ins Gehirn erhöht. Dies bewirkt die vermehrte Serotonin-Freisetzung aus der Epiphyse, was die zentrale Ermüdung fördert (Newsholme 1990).

Die Theorien und Evidenz zu den BCAAs können kurz zusammengefasst werden. Drei vorteilhafte Wirkungen werden diskutiert:

- BCAAs als Energiequelle,
- BCAAs gegen Proteinabbau,
- BCAAs als Ermüdungsprophylaxe.

BCAAs als Energiequelle

Tracermethoden mit ^{13}C-Leucin haben gezeigt, dass die Oxidation von BCAAs bei Belastung um das 2- bis 3-Fache ansteigen kann. Die Oxidation der Kohlenhydrate und der Fette kann hingegen bis zum 20-Fachen ansteigen. Ebenso kann die Kohlenhydrat-Gabe während der Belastung den Anstieg in der BCAA-Oxidation hemmen. Folglich ist eine Supplementation von BCAAs, um zusätzliche Energie während der Belastung in die arbeitende Muskulatur zu bringen, nicht notwendig (Wagenmakers 1999).

BCAAs gegen Proteinabbau

Mehrere In-vivo-Studien konnten keinen Nachweis erbringen, dass die Applikation von BCAAs den Proteinabbau bei gesunden Personen hemmen können. Keine randomisierte, plazebokontrollierte Doppelblind-Studie konnte bis dato eine verbesserte Stickstoffbilanz während oder nach der Belastung demonstrieren. Somit gibt es eigentlich keine Evidenz, dass die orale Verabreichung von BCAAs einen antikatabolen Effekt während und nach Belastungen bewirkt oder dass diese Supplemente die Reparatur der Muskelschädigung nach Belastungen beschleunigen könnten (Wagenmakers 1999).

BCAAs als Ermüdungsprophylaxe

Die zentrale Ermüdungstheorie geht von der oben erwähnten Tatsache aus, dass bei lange andauernden Belastungen die Konzentration der verzweigtkettigen Aminosäuren im Serum abfällt und dadurch Tryptophan ins Gehirn gelangt, um die Freisetzung von Serotonin zu bewirken. Serotonin fördert die Ermüdung, wirkt beruhigend und nimmt dem Athleten den Biss und die Aggressivität. Sowohl Tryptophan als auch Fettsäuren binden kompetitiv an Albumin. Wenn bei längeren Belastungen mehr Fettsäuren im Serum vorhanden sind, binden diese häufiger an Albumin als Tryptophan. Infolgedessen erhöht sich das Serumverhältnis freies Tryptophan : BCAAs. Tryptophan und BCAAs binden wiederum kompetitiv an einen Aminosäurentransporter im zentralen Nervensystem. Wenn nun die Konzentration an Tryptophan deutlich erhöht ist (weil ursprünglich die Konzentration der freien Fettsäuren [FFS] ansteigt), gelangt mehr Tryptophan ins ZNS und führt zur Synthese von Serotonin – mit dem nachfolgenden Effekt der schnelleren Ermüdung. So die vernünftige Hypothese. Die kontrollierten Studien zur Prüfung dieser Hypothese mussten allerdings zu dem Ergebnis kommen, diese zu falsifizieren. Keine Untersuchung hatte einen Effekt auf die Ermüdung gezeigt, nicht einmal, wenn Tryptophan hoch supplementiert wurde (Jeukendrup u. Gleeson 2010).

23.3 L-Carnitin

L-Carnitin ist eine körpereigene Substanz, die aus den Aminosäuren Methionin und Lysin in Leber, Nieren und Hoden gebildet wird. 98% des gesamten Körpercarnitins findet man in der Skelettmuskulatur und im Herzmuskel. 1,6% in Leber, Nieren und Hoden, den Rest im Blutstrom. Das Gesamtkörpercarnitin beträgt ca. 27 g. Im Plasma findet man ca. 40–60 µMol/l, im Muskel 4–5 mMol/l, d.h., die Aufnahme in die Muskulatur erfolgt entgegen einen großen Konzentrationsgradienten.

In der Nahrung wird L-Carnitin mit Fleisch (Carne = Fleisch), Milch und Getreideprodukten aufgenommen.

Carnitin ist ein Endprodukt des Stoffwechsels und wird über Harn und geringfügiger über den Stuhl ausgeschieden. Die Ausscheidungsrate richtet sich nach der Ernährungsform: bei fleischloser Kost ca. 20 mg/Tag, bei fleischreicher Kost bis zu 60 mg/Tag. Die Biosyntheserate liegt bei ca. 20 mg/Tag.

L-Carnitin wird vordergründig für den Transport der langkettigen Fettsäuren vom Zytoplasma durch die Mitochondrienmembran benötigt, welche die Membran nur in Form von Acylcarnitinestern passieren können. Die Carnitin-Palmityl-Transferase katalysiert die Koppelung der Fettsäure an Carnitin (Jeukendrup u. Gleeson 2010).

Die Idee einer Supplementation ist eine erhöhter Fettsäurenabbau und dadurch ein Glykogen-Spareffekt im Leistungs- und Hochleistungssport, um am Ende von Belastungen (z. B. Sprints) mit den gesparten Glykogen-Reserven einen Vorteil zu haben. Berühmt wurde diese Substanz 1982, als man die Topleistung der italienischen Fußballweltmeister L-Carnitin zuschrieb.

Herstellerfirmen postulieren in erster Linie, dass L-Carnitin die Utilisation von Fettsäuren fördert, Fettmasse reduziert und Muskelmasse erhöht. Es wird generell als „Fatburner" angepriesen. Außerdem soll es auch die VO_2max erhöhen und die Laktatproduktion mindern.

Zusammenfassend kann als Ergebnis aller seriösen Studien gesagt werden, dass eine Carnitin-Supplementation nur dann einen positiven Einfluss auf die Fettsäurenverbrennung hatte, wenn ein Mangel vorlag oder wenn mindestens 24 Wochen lang 4 g in Kombination mit 160 g Mono- und Disaccharide (!) in 1,4-l-Lösung (Wall et al. 2011) supplementiert wurden. Eine kurze und sporadische Applikation, wie in der Praxis üblich und postuliert, bringt hinsichtlich „weight management" nichts, da die Konzentrationen im Muskelgewebe schon um das 100-Fache höher sind als im Plasma. Daher liegt kein passender L-Carnitin-Gradient vor (Achten u. Jeukendrup 2002). Offensichtlich kann dieser jedoch bei lange anhaltender, konsequenter, hochdosierter Supplementation überwunden werden. Es muss jedoch vor Langzeitapplikationen insofern gewarnt werden, da möglicherweise langfristig nachteilige Folgeerscheinungen auftreten könnten (z.B. Einfluss auf die Insulinsensitivität, Diabetes II, Leber- und Nierenschädigung). Geeignete Untersuchungen über Langzeitauswirkungen einer regelmäßigen und konsequenten Carnitin-Supplementation sind notwendig.

Neuere Forschungsinitiativen zur Wirkung von L-Carnitin gehen in Richtung Gefäß-Endothelfunktion: Eine verbesserte Endothelfunktion würde den Blutfluss zum Gewebe erhöhen und dadurch hypoxischen Stress (Azidose) reduzieren (Huang u. Owen 2012). Dies führt zu einer Reduktion der RONS-Produktion, zu verminderten Entzündungsprozessen und Gewebeschädigungen im Muskel nach harten Belastungsreizen. L-Carnitin kommt also wissenschaftlich wieder hinsichtlich Regeneration ins Spiel.

Eine weitere, theoretisch fundierte Hypothese besagt, dass Carnitin den Acetyl-CoA/CoA-Quotienten verbessert, praktisch die Akkumulation von Acetyl-CoA bei hochintensiven Belastungen vermindert und dadurch die Pyruvat-Dehydrogenase-Aktivität (PDH) fördert (folglich würde die Laktatkonzentration langsamer ansteigen und die Leistung bei hochintensiven Belastungen verbessert sein. Dies konnte durch wissenschaftliche Untersuchungen allerdings nicht belegt werden.

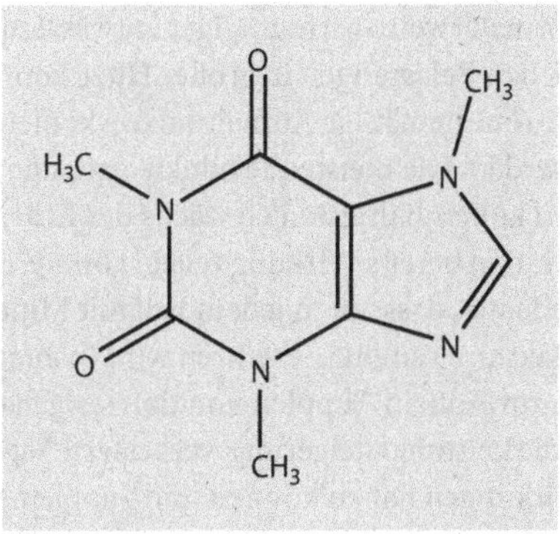

● **Abb. 23.2**   Chemische Strukturformel von Koffein (Trimethylxanthin)

23.4 Koffein

Koffein zählt zu den Genussmitteln und ist der Wirkstoff von Kaffee, Tee und Guarana. Koffein aktiviert das Zentralnervensystem und den Sympathikus. Koffein erhöht den Adrenalinspiegel, wodurch vermehrt freie Fettsäuren freigesetzt werden. Gleichzeitig wird der Glykogen-Abbau gehemmt. Zudem fördert Koffein bei einigen Personen die Diurese sowie die Transpiration und beschleunigt dadurch auch die Dehydratation.

Koffein wurde im Januar 2004 von der Dopingliste genommen. Bis dahin galten Athleten mit Konzentrationen von > 12 µg/ml Harn als gedopt. Dies enspricht einer Koffeinmenge von 9–10 mg/kg. Eine Tasse Kaffee enthält in der Regel 100–120 mg, eine Tasse Schwarztee 20–50 mg und ein Glas Cola 40–50 mg. Auch Sportgetränke können Koffein enthalten (● Abb. 23.2).

Koffein wird schnell resorbiert, und der Peak im Blutspiegel stellt sich 45–60 Minuten nach der Supplementation ein. Die Halbwertszeit im Plasma beträgt zwischen 2 und 10 Stunden, je nach Konzentration der vorangegangenen Supplementation.

Koffein wird primär in der Leber abgebaut und im Harn ausgeschieden. Auch im Schweiß wurde Koffein nachgewiesen (Kovacs et al. 1998).

Von leistungssteigernden Effekten wird bei intensiven Belastungen von 85–100% der VO_{2max} (Jeukendrup u. Gleeson 2010), bei Langzeitausdauerleistungen und bei der motorischen Koordination berichtet (Tarnopolsky 2010; Neumann 2009). Wirklich evident gilt die Wirkung von Koffein nur hinsichtlich der Vigilanz, was indirekt eine Leistungssteigerung ausmachen kann (Tarnopolsky 2010). Bei den meisten Versuchen wurde in der Regel reines Koffein in Tabletten- oder Pulverform aufgenommen. Die verwendeten Konzentrationen befanden sich zwischen 3 und 9 mg pro kg Körpergewicht und wurden zum Teil mit Kohlenhydraten und/oder Elektrolyten verabreicht. Sinnvollste Konzentrationen scheinen bei 3–5 mg/kg KG zu sein. Höhere Dosierungen brachten keine positiven Effekte – im Gegenteil: Koordinationsstörungen und Harndrang wirkten sich nachteilig aus.

Die Zufuhr von 1–2 Tassen Kaffee, zwei Stunden vor der Belastung bei normalen Witterungsbedingungen, ergeben keinen leistungssteigernden oder fettstoffwechselfördernden Effekt. Ein leistungssteigender Effekt bzw. verbesserte Fettsäuren-Utilisation wird bei diesen geringen Mengen nur bei Personen erreicht, die den Konsum von Kaffee nicht gewohnt sind. Regelmäßiger Kaffeeeinsatz hingegen bewirkt keine Beeinflussung der Leistung bzw. der Fettsäuren-Utilisation.

Koffein-Supplementationen können auch Nebenwirkungen haben. Athleten, welche Koffein-Konsum nicht gewohnt sind, könnten gastrointestinale Beschwerden, Kopfschmerzen, Tachykardie, Irritation, Tremor, Blutdrucksteigerung und andere Beschwerden erfahren. Koffein kann unter Ruhebedingungen stark diuretisch wirken, bei Belastung – durch den Antagonismus der

Katecholamine – wirkt es normalerweise geringfügiger entwässernd. Koffein-Supplementationen könnten aber bei sportlichen Belastungen in großer Hitze kontraproduktiv sein.

Problematisch könnte die routinemäßige Aufnahme von kohlenhydrat- und koffeinhaltigen Braindrinks sowie „shots" werden. Die meisten Produkte enthalten mindestens 80 mg Koffein, vor allem gewonnen aus dem koffeinhaltigsten Gewächs der Erde: der Guaranapflanze. Selbst wenn diese Koffein-Konzentration bereits Wirkung zeigen könnte, ist die Zucker-Konzentration viel zu hoch (> 11%), was bedeutet, dass auf in jedem Fall mit Mineralwasser verdünnt werden muss, ansonsten sogar eine Leistungseinbuße erfahren wird (osmotische Kriterien).

Zusammenfassend kann zur Koffein-Supplementation festgehalten werden, dass jene Konzentrationen, die eine wirkliche Leistungssteigerung, verbesserte Vigilanz bzw. Fettsäurenausnutzung bringen, auch Nebenwirkungen haben können und Supplementationsvarianten zunächst dosiert in der Aufbau-/Vorbereitungsperiode getestet werden müssen.

23.5   Glutamin

Von allen 20 proteinogenen Aminosäuren ist Glutamin jene Aminosäure, die in höchster Konzentration in der Muskulatur vorkommt. Glutamin wurde fast als „Alleskönner" postuliert: dehydratationsvorbeugend, schützt vor belastungsbedingter Endotoxämie, stimuliert die Muskelprotein- und Glykogensynthese, wirkt anti-inflammatorisch und als Puffer. Die meisten Hypothesen und eingereichten Health Claims mussten verworfen werden. Hinsichtlich Flüssigkeitsresorption bzw. -retention mit Glutamin und der Frage, ob die Glykogen-Synthese nach Belastungsende beschleunigt werden kann, fehlen entsprechende Studien. Anzeichen gibt es für eine immunstabilisierende Wirkung: Nach anstrengenden Lauf- und Rudereinheiten scheint eine mehrmalige Gabe von jeweils 5 g L-Glutamin – als Getränk mit Mineralwasser – die Infektanfälligkeit für Verkühlungen und grippalen Infekten zu reduzieren (Castell et al. 1996).

23.6   Arginin, Ornithin, Citrullin

Die Aminosäuren Arginin und Ornithin steigern die Entgiftung von Blutammoniak, erhöhen die Fettsäurezufuhr in die Muskulatur, fördern den Zellwiederaufbau und aktivieren das Wachstumshormon STH (Albina et al. 1988).

Für die Resorption scheinen ein Nüchternzustand und eine hohe Dosierung begünstigend zu sein. Die STH-Sekretion wird bereits nach 90 Minuten gesteigert, wenn 170 mg/kg Ornithin oral aufgenommen werden (Bucci et al. 1990). Allerdings können bei diesen hohen Dosierungen Magenbeschwerden entstehen. Die Freisetzung des Wachstumshormons erfolgt nachts während der körperlichen Ruhephase.

Andere Autoren postulieren keine stichhaltigen Beweise für einen positiven Effekt dieser Aminosäuren. Möglicherweise sind Arginin und Ornithin nicht in der Lage, die Wachstumshormonwerte über die normalen physiologischen Grenzen hinaus zu erhöhen (Brouns 1993). Weitere Untersuchungen sind allerdings erforderlich.

Es gibt auch wenige Hinweise auf eine direkte ergogene Wirkung, wenn L-Citrullin-Malat-Supplemente verwendet wurden (Sureda u. Pons 2012). L-Citrullin-Malat-Supplemente scheinen die Konzentrationen von NO-Metaboliten im Blut zu erhöhen. L-Citrullin wird – im Gegensatz zu Arginin – unverändert resorbiert, kann aber in der Leber zu L-Arginin aufgebaut werden (Precursor). Ob es vorteilhafte Wirkungen hinsichtlich „Entgiftung" mit Ammoniak (NH_3) gibt (akkumuliert, vor allem nach intensiven Belastungen) – und somit einen positiven Effekt in der Regeneration –, bedarf weiterer Untersuchungen.

23.7 Alkalisalze/Basenpulver

Das Interesse an puffernden Substanzen ist bei intensiven sportlichen Belastungen sehr groß. Die natürliche Pufferkapazität des Blutes setzt sich aus Kohlensäurebikarbonatpuffer, Hämoglobin, den Phosphaten und Serumproteinen zusammen.

Vor allem Präparate mit Bikarbonaten und Phosphaten sind im Handel erhältlich. Die Wirksamkeit ist sehr umstritten. Die verwendeten Dosierungen und Designs in den vorliegenden Studien sind sehr unterschiedlich (von 150 mg in einer Stunde bis 4 g/Tag). Die Präparate selbst lassen auch keinen selektiven Schluss auf die Wirkung von Alkalisalzen zu, da meistens andere Inhaltsstoffe zugesetzt sind (Vitamin C, Vitamin E, B-Vitamine, Taurin, Süßstoffe etc.).

Wenn es positive Effekte auf die Leistungsfähigkeit gibt, dann nur mit Natrium-Bikarbonat ($NaHCO_3$) bei kürzeren, intensivsten Belastungen bis zu einer Zeitdauer von ca. 8 Minuten und in Kombination mit Koffein (Carr et al. 2011). Meistens werden nur Anstiege um Blut-HCO_3- und im Blut-pH-Wert gemessen, ohne Effekte auf die Leistungsfähigkeit zu zeigen (Cameron et al. 2010).

Bei Bikarbonat-Anwendungen muss beachtet werden, dass bei höheren Konzentrationsgaben Magenbeschwerden, Blähungen, Diarrhoe, Muskelkrämpfe auftreten können. Zudem wird das natürliche Säuremilieu des Magens gestört.

In der Werbung angepriesene Effekte, wie „Änderung Ihres Säure-Basen-Haushaltes" oder „Geringere Übersäuerung durch Basenpulver" sind unsinnig, da der ph-Wert des Blutes genau zwischen 7,37 und 7,43 geregelt sein muss.

23.8 ß-Alanin

Im Zusammenhang mit Pufferung scheint zurzeit die Aminosäure ß-Alanin interessant. Einige Studien sind in den letzten Jahren dazu erschienen und konnten Evidenz-beitragende Ergebnisse vorzeigen.

ß-Alanin ist ein Precursor des Dipeptides Carnosin, welches im Zytoplasma der Muskelzelle als Puffer und als Antioxidans fungiert. Die zweite Aminosäure in Carnosin ist Histidin, welche aber ausreichend vom Körper synthetisiert werden kann und deshalb keine limitierende Determinante für die Synthese von Carnosin darstellt.

Harris und Sale (2012) berichten in einem Review, dass die Supplementation mit ß-Alanin Leistungssteigerungen zwischen 1 und 16% bewirkt – je nach Sportart (Sprint-Ergometrie, Kurzdistanz-Rudern, Kajak und Schwimmen, Laufsprints). Die Leistungssteigerungen korrelierten mit einem Carnosin-Anstieg im Muskel bis über 80%. Die ß-Alanin-Konzentrationen rangierten zwischen 1,6 und 6,4 g pro Tag, über eine Zeitdauer zwischen drei und zwölf Wochen verabreicht.

Die Verabreichung von Carnosin scheint keine Effekte zu haben, da die Substanz schnell durch die Carnosinase der Darmwand verdaut wird. Vegetarier haben niedrigere Muskelcarnosin-Konzentrationen und könnten bei hochintensiven Belastungen durch eine Supplementation mehr profitieren als Tierproteinesser und Karnivoren.

23.9 Probiotika

Zu den aktuellsten Themen der Sporternährungsforschung zählt die Supplementation mit Probiotika. Vor allem Ausdauersportler leiden häufig unter Bauchschmerzen, Stuhlproblemen, Blähungen, Infektanfälligkeit und Allergien. Diese Outcomes werden mit einer veränderten Darmwandfunktion in Verbindung gebracht („leaky gut"), was zum Durchtritt von Toxinen in das Blut (Endotoxämie) und nachfolgend zur Destabilisierung des Immunsystems führt (Lamprecht u. Frauwallner 2012).

Probiotika-Supplementationen können die Integrität der Darmwand wiederherstellen und sowohl die Beschwerden als auch die Infektanfälligkeit bei den betroffenen Gruppen reduzieren (Lamprecht et al. 2012). Vor allem Lactobakterien und Bifidobakterien scheinen positive Effekte zu zeigen. Die Wirkungen werden aber erst bei Mindestdosierungen von 10^9 CFUs (colony-forming units), nach mindestens zwölf Wochen Anwendung, beobachtet.

23.10 Konjugierte Linolsäure

Die konjugierte Linolsäure gehört zu den Fettsäurenisomeren und ist vor allem in Milchprodukten, Rind- und Lammfleisch enthalten. Zwei isomere Formen der konjugierten Linolsäure werden als biologisch besonders aktiv beschrieben (Pariza u. Cook 2000). In Tierversuchen zeigte die konjugierte Linolsäure körperfettreduzierende Wirkung. Die postulierten Mechanismen sind höherer Energieverbrauch, erhöhte Lipolyse, verminderte Lipoproteinlipaseaktivität und höhere Leptinkonzentrationen.

Die Datenlage bei Humanversuchen ist sehr dünn. Verabreichte Konzentrationen zwischen 3 und 7 g pro Tag zeigten keine eindeutigen Ergebnisse hinsichtlich Reduktion der freien Fettmasse und Kraftzuwachs.

Aufgrund des gegenwärtig vorliegenden Datenmaterials ist es unmöglich, Schlüsse aus den potenziellen Effekten konjugierter Linolsäureisomeren zu ziehen.

23.11 Melatonin

Melatonin ist ein biogenes Amin, welches von der Epiphyse freigesetzt wird und steuernd auf den Hell-dunkel-Rhythmus und den Wachzustand wirkt. Nach Transkontinentalflügen kommt es zu Störungen des Biorhythmus, wobei das Zentralnervensystem die längste Nachschwingdauer aufweist und pro Stunde Zeitverschiebung einen Tag zum Einpendeln benötigt. Sportler vertragen mühelos zwei Stunden Zeitumstellung. Pro Stunde Zeitverschiebung sollte der Athlet jedoch einen Anpassungstag berechnen.

Der Jetlag ist bei Zeitumstellungen von Ost nach West schwächer (Verlängerung des Wachzustandes) als in umgekehrter Richtung. Durch die Einnahme des Melatonins in einer Dosierung von 5–10 mg kann der Jetlag bedeutend gemildert werden. Empfohlen wird, am Zielort eine Stunde vor der Nachtruhe 5 mg Melatonin einzunehmen (Neumann 2009). Dadurch wird das Einschlafen erleichtert und die Schlafqualität verbessert.

Derzeit ist Melatonin nur in den USA, Japan und in England als diätetisches Lebensmittel erhältlich. In Österreich und Deutschland ist Melatonin nur als Arzneimittel zugelassen. Gewarnt muss vor dem Import von Melatonin-Präparaten: Diese Kategorie der Nahrungsergänzungen weist oft Verunreinigungen mit unerlaubten Substanzen auf.

Überprüfen Sie Ihr Wissen
- Antioxidantien-Supplementation im Sport: Was ist zu berücksichtigen?
- Sinnvoller Einsatz einer Kreatin-Supplementation: Wann? Was? Wie viel?
- Welche der erwähnten Substanzen haben keine Evidenz für eine Supplementation?

Literatur

Achten J, Jeukendrup A (2002) Optimising fat oxidation through diet and exercise. ATKL Symposium – Update Ernährung, Supplementation im Sport, Wien, Dezember 2002

Albina JE, Mills CD, Barbul A, Thirkill CE, Henry WL, Masrofranccesco B (1988) Arginine metabolism in wounds. Am J Physiol Endocrinol Metab 245: E459–E467

Balsom PD et al. (1994) Kreatine in humans with special reference to Kreatine supplementation. Sports Med 18: 268–280

Blomstrand E, Hassmen P, Eckblom B, Newsholme EA (1991) Administration of amino acids during sustained exercise-effects on performance and on plasma concentration of some amino acids. Eur J Appl Physiol 63: 83–88

Brouns F (1993) Die Ernährungsbedürfnisse von Sportlern. Springer, Berlin Heidelberg

Bucci L, Hickson JF, Pivarnik JM, Wolinsky JC, MacMahon JC, Turner SD (1990) Ornithine ingestion and growth hormone release in bodybuilders. Nutr Res 10: 239–245

Cameron SL, McLay-Cooke RT, Brown RC et al. (2010) Increased blood pH but not performance with sodium bicarbonate supplementation in elite rugby union players. Int J Sport Nutr Exerc Metab 20(4): 307–321

Carr AJ, Gore CJ, Dawson B (2011) Induced alkalosis and caffeine supplementation: effects on 2000 m rowing performance: Int J Sport Nutr Exerc Metab 21(5): 357–364

Castell LM, Poortmans JR, Newsholme EA (1996) Does glutamine have a role in in reducing infections in athletes? Eur J Appl Physiol 73: 488–490

Childs A, Jacobs C, Kaminski T, Halliwell B, Leeuwenburgh C (2001) Supplementation with Vitamin C and N-Acetyl-cysteine increases oxidative stress in humans after an acute muscle injury induced by eccentric exercise. Free Radical Biol Med 31(6): 745–753

Diplock T (1994) Antioxidants and free radical scavengers. In: Rice-Evans CA, Burdon RH (eds) Free radical damage and its control. Elsevier Science BV, Amsterdam, pp 113–130

Green AL, Simpson EJ, Littlewood JJ, MacDonald IA, Greenhaff PL (1996) Carbohydrate ingestion augments creatine retention during creatin feeding in man. Acta Physiol Scand 158: 195–202

Harris RC, Sale C (2012) Beta-Alanine supplementation in high-intensity exercise. In: Lamprecht M (ed) Acute Topics in Sport Nutrition. Karger, Basel, S 1–17

Huang A, Owen K. Role of supplementary L-Carnitine in exercise and exercise recovery. In: Lamprecht M (ed) Acute Topics in Sport Nutrition. Karger, Basel, S 135–142

Hultman E, Soderlund K, Timmons JA, Cederblad G, Greenhaff PL (1996) Muscle creatine loading in men. J Appl Physiol 81(1): 232–237

Jagim AR, Oliver JM, Sanchez A et al. (2012) A buffered form of creatine does not promote greater changes in muscle creatine content, body composition, or training adaptations than creatine monohydrate. J Int Soc Sports Nutr 9: 43

Jeukendrup AE, Gleeson M (2010) Sport Nutrition, 2. Aufl. Human Kinetics, München

Juhn MS (2003) Popular sports supplements and ergogenic aids. Sports Med 33(12): 921–939

Karlson P (1988) Kurzes Lehrbuch der Biochemie, 13. Aufl. Thieme, Stuttgart

Kovacs EMR, Stegen JHCH, Brouns F (1998) Effect of caffeinated drinks on substrate metabolism, caffeine excretion, and performance. J Appl Physiol 85: 709–715

Laaksonen R, Fogelholm M, Himberg JJ, Laakso J, Salorinne Y (1995) Ubiquinone supplementation and exercise capacity in trained young and older men. J Appl Physiol 72: 95–100

Lamprecht M (1997) Der Einfluss definierter sportlicher Belastungen in Verbindung mit Vitaminsupplementierung auf den antioxidativen Status des Blutes. Dissertation am Inst f Med Chem u Pregl Lab, Graz

Lamprecht M (2012) Supplementation with mixed fruit and vegetable concentrates in relation to athlete's health and performance: scientific insight and practical relevance. In: Lamprecht M (ed) Acute Topics in Sport Nutrition. Karger, Basel, 70–85

Lamprecht M, Frauwallner A (2012) Exercise, intestinal barrier dysfunction and probiotic supplementation. In: Lamprecht M (ed) Acute Topics in Sport Nutrition. Medicine and Sport Science (book series). Karger, Basel, pp 47–56

Lamprecht M, Öttl K, Schwaberger G, Hofmann P, Greilberger J (2005) Supplementation with mixed fruit and vegetable juice concentrates attenuates oxidative stress markers in trained athletes. Medicine and Science in Sports and Exercise 37 (5),Suppl

Lamprecht M, Greilberger J, Hofmann P, Schwaberger G, Mlekusch W (2006) Supplementation with antioxidants attenuates glutathione peroxidase activities at rest, during and after endurance exercise. 4th Congress of the European Interdisciplinary Society for Clinical and Sports Application, Graz

Lamprecht M, Hofmann P, Greilberger JF, Schwaberger G (2009) Increased lipid peroxidation in trained men after 2 weeks of antioxidant supplementation. Int J Sport Nutr Exerc Metab 19: 385–99

Malm C, Svensson M, Sjöberg B, Ekblom B, Sjödin B (1996) Supplementation with ubiquinone-10 causes cellular damage during intense exercise. Acta Physiol Scand 157: 511–512

Maxwell S, Cruickshank A, Thorpe G (1994) Red wine and antioxidant activity in serum. Lancet 344: 193–194

Newsholme EA (1990) Effects of exercise on aspects of carbohydrate, fat, and amino acid metabolism. In: Bouchard C, Shephard R, Stephens T et al. (eds) Exercise, Fitness and Health. Human Kinetics, Champaign

Nikolaidis MG, Kerksick CM, Lamprecht M et al. (2012) Does vitamin C and E supplementation impair the favourable adaptations to regular exercise? In: Nikolaidis MG, Kerksick CM, Lamprecht M, McAnulty SR (guest eds) Redox Biology of Exercise – Oxidative Medicine and Cellular Longevity. Hindawi Publishing Corporation, New York, Article ID 707941, Volume 2012

Pariza MW, Cook ME (2000) Mechanisms of action of conjugated linoleic acid: evidence and speculation. Proc Soc Exp Biol Med 223(1): 8–13

Steinberg J, Gainnier M, Michel F, Faucher M, Arnaud C, Jammes Y (2002) The post-exercise oxidative stress is depressed by acetylsalicylic acid. Respiratory, Physiology & Neurobiology 130(2): 189–199

Sureda A, Pons A (2012) Arginine and citrulline supplementation in sports and exercise: ergogenic nutrients? In: Lamprecht M (ed) Acute Topics in Sport Nutrition. Karger, Basel, pp 18–28

Tarnopolsky MA (2010) Caffeine and Creatine use in Sport. Annals of Nutr & Metab 57(2): 1–8

Vandenberghe K, Goris M, Van Hecke P, Van Leemputte M, Van Gerven L, Hespel P (1996) Long-term creatine intake is beneficial to muscle performance during resistance training. J Appl Physiol 83(6): 2055–2063

Wagenmakers AJ (1999) Amino acid supplements to improve athletic performance. Curr Opin Clin Nutr Metab Care 2(6): 539–544

Wall BT, Stephens FB, Constantin-Teodosiu D et al. (2011) Chronic oral ingestion of L-carnitine and carbohydrate increases muscle carnitine content and alters muscle fuel metabolism during exercise in humans. J Physiol 589(4): 963–973

Weiterführende Literatur

Brouns F (1997) "Functional foods" für Sportler. Insider Vol 5, Nr 3, Juli 1997

Castell LM, Poortmans JR, Newsholme EA (1996) Does glutamine have a role in in reducing infections in athletes? Eur J Appl Physiol 73: 488–490

Lamprecht M (2012) Exercise, intestinal barrier dysfunction and probiotic supplementation. In: Lamprecht M (ed) Acute Topics in Sport Nutrition. Karger, Basel, S 47–56

Lamprecht M, Bogner S, Schippinger G et al. (2012) Probiotic supplementation affects markers of intestinal barrier, oxidation, and inflammation in trained men; a randomized, double-blinded, placebo-controlled trial. J Int Soc Sports Nutr 9: 45

Risikomanagement von Sportnahrungsprodukten

Manfred Lamprecht

Literatur – 386

© Springer-Verlag GmbH Austria 2017
M. Wonisch, P. Hofmann, H. Förster, H. Hörtnagl, E. Ledl-Kurkowski, R. Pokan (Hrsg.),
Kompendium der Sportmedizin, DOI 10.1007/978-3-211-99716-1_24

Trotz Verbesserungen bei der Manufaktur von Nahrungsergänzungen und bei den gesetzlichen Regelungen sind verunreinigte Nahrungsergänzungsmittel für Athleten, die unter WADA/ NADA-Kontrolle (world anti doping agency/national anti doping agency) stehen, ein wichtiges Thema. Eine Kontamination eines Sportnahrungsproduktes mit verbotenen Substanzen kann zu einem positiven Dopingbefund führen und in weiterer Folge zu einer Sperre oder gar Karriereende des Athleten.

Vielen Supplemente sind mit Steroiden und Stimulantien verunreinigt. Diese Tatsache führte zu einigen Empfehlungen, generell auf Nahrungsergänzungsmittel (NEM) im Spitzensport zu verzichten (z.B. der FIFA). Da NEM in einigen Fällen aber sehr wohl indiziert sind, da sie positive Effekte zeigen und daher in diesen Fällen empfohlen werden können, scheint diese Empfehlung unrealistisch. Hinzu kommt, dass fast alle Spitzensportler NEM benutzen.

In der Regel passieren die Verunreinigungen ungewollt, entweder durch verunreinigte zugekaufte Inhaltsstoffe/Rohstoffe oder durch Cross-Kontaminierung bei der Herstellung. Häufig verunreinigte Rohstoffe sind Tribulus Terrestris und Substanzen aus chinesischen Quellen. Viele Hersteller reagieren daher mit der richtigen Lösung. Sie lassen ihre Produkte testen und/oder registrieren, dass sie frei von verunreinigten Substanzen sind. Dafür gibt es in Europa zur Zeit zwei bedeutende Institutionen bzw. Möglichkeiten:

■ ■ Die Kölner Liste

Als Herausgeber der Kölner Liste bemüht sich der Olympiastützpunkt Rheinland (OSP) im Rahmen seiner Möglichkeiten in seinem Internetangebot richtige, vollständige und aktuelle Informationen zur Verfügung zu stellen. Hierbei verarbeitet der OSP die Angaben der Hersteller mit größtmöglicher Sorgfalt. Dennoch kann für die Richtigkeit der Informationen keinerlei Gewähr übernommen werden. Jede Haftung bleibt ausgeschlossen.

Die Kölner Liste beinhaltet keine Empfehlung an die Sportler, ein Nahrungsergänzungsmittel zu nutzen. Das Interesse liegt ausschließlich im Bereich der Aufklärung! Die Sinnhaftigkeit des Einsatzes der verschiedenen Produkte muss jeweils auf das einzelne Produkt und Individuum bezogen geprüft werden.

Als generelle Linie für den Einsatz von Nahrungsergänzungsmitteln betrachtet der OSP allerdings, dass Produkte aus „Übersee" sowie Produkte, die über das Internet bestellt werden und nicht auf der Kölner Liste stehen, mit größter Vorsicht zu betrachten sind!

Die Veröffentlichung eines Produktes auf der Kölner Liste bedeutet nicht, dass ein Produkt grundsätzlich frei von Prohormonen bzw. Anabolika oder Stimulantien ist. Es bedeutet lediglich, dass das Dopingrisiko minimiert ist. Die Einschätzung des Dopingrisikos liegt beim Sportler selbst.

Die Kölner Liste bietet für die Einschätzung folgende informativen Inhalte:

a) Laboranalysen einzelner Chargen am Zentrum für präventive Dopingforschung der DSHS Köln

Die Analyse einzelner Produkt-Chargen liefert punktuelle Ergebnisse. Untersucht werden können die Produkte auf Prohormone bzw. Anabolika und Stimulantien. Die Untersuchungsergebnisse beziehen sich immer nur auf die jeweilige Charge. Die Chargennummer sowie das Mindesthaltbarkeitsdatum werden daher mit veröffentlicht.

b) Freiwillige Selbstauskunft der Hersteller

Die Selbstauskunft soll den Sportlern eine Orientierung über die Möglichkeit einer Kontamination im Herstellungs-, Verarbeitungs- und Vertriebsprozess geben. Die hier veröffentlichten Angaben wurden von einem Ansprechpartner des Unternehmens durch Unterschrift bestätigt. Sie sind von Seiten des OSP nicht verifiziert.

⊡ Tab. 24.1 Beobachtung von Verunreinigungen in verschiedenen Sportnahrungsprodukten. (Mod. nach Judkins u. Prock 2012)

Produkttyp	Stimulantien	Steroide	Diuretika	ß-Blocker
Pre-workout-Produkte	+	–	–	–
Post-workout- Produkte	+	–	–	–
Hormonregulatoren	+	+	–	–
Antioxidantien	+	+	–	–
Energy booster	+	+	–	–
Kräuterprodukte	+	–	–	–
ß-Alanin	+	–	–	–
Gewichtsreduktionsprodukte	+	+	–	–
Muskelaufbauer	+	+	+	–
NO-Supplemente	+	–	–,	–
Vitamin- und Mineralstoffprodukte	+	+	+	+
Testosteron-Booster	+	+	–	–
Anti-aging-Produkte	–	+	–	–
Anti-Krampf-Produkte	–	–	–	+

c) Bemerkungen des Herstellers

Die Bemerkungen der Hersteller wurden ebenso durch Unterschrift eines Ansprechpartners des Unternehmens bestätigt. Sie sind von Seiten des OSP nicht verifiziert.

Die Punkte b) und c) sind in der Praxis die Regel. Abschließend ist festzuhalten, dass die Produkte, die auf der Kölner Liste stehen, zwar alle getestet wurden, die letzte Testung aber bis zu zwei Jahre zurückliegen kann.

▪ ▪ HFL Sport Science und das Informed-Sport-Programm

HFL ist eines der weltweit größten NEM- und Tierfutter-Testlabors mit Standort nahe Cambridge, England. Das Informed-Sport-Programm stellt das zurzeit strengste und auch effektivste Risikomanagementprogramm hinsichtlich verunreinigter NEM dar. Das Labor ist ISO 17025 zertifiziert.

In diesem Programm werden mindestens fünf Proben aus drei Chargen getestet, danach jede Charge. Außerdem werden vier „Blindproben" pro Jahr gezogen. Das Risiko einer Verunreinigung sinkt dadurch von 1 : 4 (jede vierte Probe verunreinigt, also 25%) auf ca. 1 : 5000. Dieses Verfahren ermöglicht es auch, dass vor der Freigabe für den Verkauf die Kontaminationen aufgedeckt werden können und dadurch nicht nur das Risiko für die Athleten minimiert, sondern auch der Schaden für den Hersteller vermieden wird.

Ein verunreinigtes Nahrungsergänzungsmittel heißt nun noch nicht, dass deshalb Doping vorliegt, denn die verbotenen Substanzen müssen ja im Harn qualitativ oder quantitativ nachgewiesen werden. Oft sinkt hier das Risiko noch einmal um den Faktor 100. Trotzdem bedeutet z.B. ein 400-faches Risiko eines Dopingvergehens durch ungewollte Verunreinigung in NEM, dass bei jeder 400. Präparatverwendung ein Dopingtest positiv wäre. Dieses Risiko um ca. das 1000-Fache zu reduzieren kann sich im wahrsten Sinne des Wortes „auszahlen".

Eine GMP-Zertifizierung (good manufacturing practice) unterstreicht zwar die Qualität der Manufaktur, garantiert jedoch nicht, dass es keine Verunreinigungen geben kann. In das Informed-Sport-Programm können neben den Endanbietern ebenso die Rohstofflieferanten und auch die Zwischenhändler einsteigen (◘ Tab. 24.1).

Literatur

Judkins C, Prock P (2012) Supplements and inadvertent doping – how big is the risk to athletes? In: LamprechtM (ed) Acute Topics in Sport Nutrition. Karger, Basel: 143–152

Immunsystem

Sport und Immunsystem

Christian Puta, Brunhild Gabriel und Holger Gabriel

© Springer-Verlag GmbH Austria 2017
M. Wonisch, P. Hofmann, H. Förster, H. Hörtnagl, E. Ledl-Kurkowski, R. Pokan (Hrsg.),
Kompendium der Sportmedizin, DOI 10.1007/978-3-211-99716-1_25

25.1   Einführung und Definition

Das Immunsystem ist ein fein reguliertes System von Molekülen, Proteinen und Prozessen, die uns gegen Erkrankungen schützen. Didaktisch unterscheidet das Immunsystem zwischen dem, was zu mir gehört (Selbst), und dem, was nicht zu mir gehört (Nicht-Selbst). Das Immunsystem schützt uns mit mehreren komplex organisierten und wirksamen Abwehrlinien gegen erkennbare virale, bakterielle, parasitäre und Pilz-Infektionen. Im Falle einer erfolgreichen Aktivierung des Immunsystems wird ein adaptierbarer Zustand von Immunität (lat.: *immunitas*, freisein von) erreicht, d.h., das Immunsystem lernt hinzu, behält Krankheitserreger im Gedächtnis und wird in seiner Infektionsabwehr effektiver.

25.1.1 Immunsystem als Gesundheitsressource

Das Immunsystem ist aus körperlicher Sicht eine zentrale Gesundheitsressource. Zur Erfüllung seiner lebensnotwendigen Aufgaben ist es auf die Integrität der körperlichen Grenzflächen wie der Haut und den Schleimhäuten, angemessene Zellfunktionen sowie hinreichende Bewegungsmöglichkeiten der Immunzellen im Organismus angewiesen. Das Immunsystem entwickelt sich über die Lebensspanne hinweg. In der Kindheit wird es stärker, im Alter schwächer. In seiner Entwicklung über die Lebensspanne hinweg ist es eng mit dem muskuloskelettalen System verbunden. Muskelmasse und Immunfunktionen nehmen im Alter ab. Das autonome Nervensystem hat ebenfalls eine entscheidende Verbindung zum Immunsystem: Der Sympathikus wirkt entzündungsfördernd (pro-inflammatorisch), der Parasympathikus wird entzündungshemmend (anti-inflammatorisch). Körperliche Beanspruchung durch Bewegung und Aktivität prägen das Immunsystem sowohl akut und damit kurzfristig als auch chronisch und damit langfristig. Fehlfunktionen des Immunsystems äußern sich in Krankheiten wie Infektionen, Arteriosklerose, Tumoren, Allergien und Autoimmunerkrankungen. Folgen sind Beeinträchtigungen der Organ- und Körperfunktionen, der lokalen oder allgemeinen Leistungsfähigkeit, des Wohlbefindens und der sozialen Teilhabe. Gravierende Fehlfunktionen des Immunsystems führen zum Tod. Ein optimal funktionierendes Immunsystem ermöglicht – quasi unbemerkt – Vitalität und damit Bewegung, Aktivität und Leistungsfähigkeit. ◘ Tab. 25.1 verdeutlicht zusammenfassend allgemeine Aufgaben, Eigenschaften und Funktionen des Immunsystems sowie mögliche Ursachen für die Entstehung immunologischer Krankheiten.

25.2   Wesentliche Komponenten des körpereigenen Abwehrsystems (Immunsystem)

Die körpereigene Abwehr des menschlichen Organismus ist gestaffelt angeordnet, d.h., mehrere Systeme sind neben- und hintereinander geschaltet (◘ Abb. 25.1). Unspezifisch wirksame und spezifisch ausgerichtete Komponenten sind auf ein reibungsloses Zusammenarbeiten angewiesen. Das Herzstück stellen die sogenannten Immunzellen dar. Sie arbeiten entweder als durch den Körper wandernde Patrouillengänger oder stationär in den einzelnen Organen. Sie kommunizieren über direkten Kontakt mit anderen Immun- und Organzellen, können sich aber auch durch sogenannte Botenstoffe sowohl lokal, d.h. in einem Organ vor Ort, als auch systemisch, also im ganzen Körper verteilt, ihre Botschaften übermitteln (Baumann u. Gauldie 1994; Whicher u. Evans 1990).

▣ **Tab. 25.1** Allgemeine Aufgaben, Eigenschaften und Funktionen sowie Ursachen für die Entstehung immunologischer Krankheiten. (Mod. nach Rich et al. 2012)	
Allgemeine Aufgaben des Immunsystems	1. Wirt – Mikroorganismus – Interaktion
	2. Zelluläre Wirksamkeit
	3. Interzelluläre Wirksamkeit
	4. Beginn und Ende des zellulären Lebens
	5. Ausgewogenheit und Gleichgewicht der Immunfunktionen (lokal und allgemein)
Eigenschaften und Funktionen des Immunsystems	Antigenbindung
	Phagozytose, Antigenprozessierung
	Antigenpräsentation
	Zellaktivierung und -proliferation
	Zellulär vermittelte Immunreaktionen
	Antikörpervermittelte Immunreaktionen
	Interzelluläre Kommunikation (Rezeptoren, Mediatoren)
	Zelluläre Adhäsion, Diapedese und Bewegung in Geweben
	Diversität
	Spezifität
	Gedächtnis
	Unterscheidung Selbst-/Nicht-Selbst
	Dosierung der Immunantwort (Induktion, Aufrechterhaltung, Begrenzung, Apoptose)
	Pro- und anti-inflammatorische Wirksamkeit
	Regenerative und destruktive Wirksamkeit (Gewebewiederherstellung, Narbe)
	Entwicklungs- und Wandlungsfähigkeit (Stammzellen, Blutzellen, Organzellen)
	Begrenzte Wirksamkeit, Fragilität
	Möglichkeit der Immundefizienz (angeboren, erworben, vorübergehend, dauerhaft)
Entstehung immunologischer Krankheiten	Immundefekt oder -fehlfunktion
	Angeboren
	Erworben
	Maligne Transformation
	Immunologische Dysregulation
	Autoimmunität
	Unpassende Folgen der physiologischen Immunfunktion

25.2.1 Subjektives Empfinden und Symptome des Immunsystems

Die Aktivierungszeichen des Immunsystems lassen sich grundsätzlich in lokale und systemische Aktivierungszeichen einteilen. Lokale Aktivierungszeichen (Tumor, Color, Dolor, Rubor, Functio laesa) beziehen sich auf das lymphatische Gewebe und Grenzflächen. Systemische

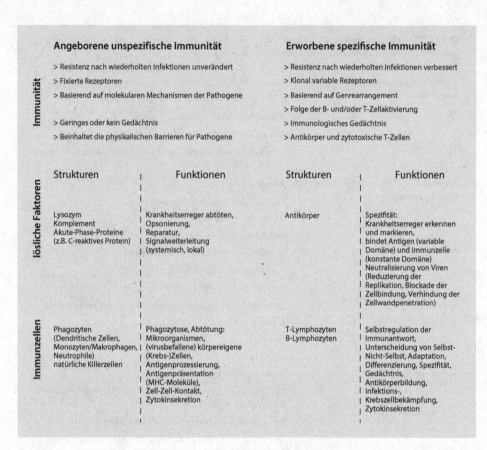

Abb. 25.1 Wesentliche Komponenten des Immunsystems, differenziert dargestellt nach Strukturen und Funktionen

Aktivierungszeichen betreffen das generelle Empfinden und sind: Abgeschlagenheit, Schmerzen (Weichteile, Gelenke inkl. Wirbelsäule, Kopf), Müdigkeit, Schüttelfrost, Fieber (Aktivierung des sympathischen Nervensystems, des Stoffwechsels, des Herz-Kreislauf-Systems und des Atemsystems), Leistungsreduktion.

Mittels der Labor-Diagnostik lassen sich anhand von drei Stufen objektive Laborparameter zur immunologischen Diagnostik erheben:

- Stufe 1: Blutsenkung, großes Blutbild, C-reaktives Protein, Urinstatus
- Stufe 2: Monozytensubpopulationen, T-Zell-Subpopulationen, erregerspezifische Immunglobuline, klinische Chemie
- Stufe 3: Funktionstests in vitro, molekularbiologische Tests, Komplementfaktoren, weitere Zelloberflächenantigene

Die nachfolgende Zusammenstellung bietet einen grundlegenden Überblick für Symptome und Anzeichen, welche auf eine optimale Immunität oder eine Defizienz der Immunität hinweisen.

▪▪ Optimale Immunität

Anzeichen einer optimalen Immunität sind:
- Vitalität,
- Funktions- und Leistungsfähigkeit,

— Erholungsfähigkeit nach immunologischer Beanspruchung,
— gute Wundheilung,
— angemessene Impfreaktion,
— Abwesenheit von Erkrankungen des Immunsystems,
— wenige Infektionserkrankungen, gute Infektresistenz,
— geringe Mortalität, hohe Langlebigkeit.

■ ■ Defizienz der Immunität

Symptome der Aktivierung oder Defizienz der Immunität sind:

— lymphatische Symptome (Lymphödem, Lymphknotenschwellungen, Veränderungen lymphatischer Organe),
— Bewusstseinstrübung,
— Dyspnoe und sonstige Atembeschwerden,
— Blutungen,
— Sekretionsstörungen (vermehrter/verminderter Schleimfluss der Drüsen und Schleimhäute),
— vegetative Symptome (Herzfrequenzveränderungen, Herzklopfen),
— organbezogene Symptome (kardial, pulmonal, gastrointestinal, urogenital, zentral oder peripher-neurologisch, Sinnesorgane, Haut und Bindegewebe),
— infektionsassoziierte Symptome: Temperaturerhöhung und Fieber, Schüttelfrost und Frösteln, Schwitzen (Schweißausbrüche, Nachtschweiß), Schwächegefühl, Müdigkeit, Herzklopfen und Herzrasen, Leistungsabfall, Gliederschmerzen, Arthralgien, Rückenschmerzen, Inappetenz, Kopfschmerzen, Verwirrheit, Halluzinationen, Fieberdelir, Reaktivierung Herpes simplex (Herpes labialis), Fieberkrämpfe.

25.2.2 Die erste Abwehrlinie – Aufgabe des unspezifischen Immunsystems

Besondere Bedeutung kommt den Grenzflächen des Organismus zur Außenwelt zu, da hier Fremdkörper und Krankheitskeime durch die Unversehrtheit von Haut und Schleimhäuten in einer ersten Barriere abgewehrt werden können. Schleimhäute befinden sich in den Luftwegen, im Mund-, Nasen- und Rachenraum, in den Bronchien und in der Lunge. Weiterhin sind der gesamte Verdauungstrakt (Mund- und Rachenraum, Speiseröhre, Magen, Dünn- und Dickdarm) und die ableitenden Harnwege von den Nieren über die Harnleiter und die Harnblase bis hin zur Harnröhre mit Schleimhaut ausgekleidet. Wenn beispielsweise durch eine Stich- oder eine Schnittverletzung diese Grenzschicht unterbrochen wird, treten Infektionen rascher auf. Dies sei am Beispiel eines Insektenstichs verdeutlicht:

Durch einen Insektenstich wird die Haut als Barriere durchbrochen. Normalerweise führt das mit Krankheitserregern infizierte Sekret zu keinen Auswirkungen im Organismus, wenn es quasi nur auf die intakte Haut „geträufelt" wird. Die Haut stellt eine physikalische Barriere dar, die so schnell nicht durchdrungen werden kann. Darüber hinaus sind auf der Haut ständig verschiedene Arten von Mikroorganismen zu Hause. Diese rufen keine Erkrankungen hervor, da ihnen der Zutritt in den Körper verwehrt ist, solange die Haut intakt bleibt. Die zusätzlichen, beispielsweise im Insektensekret vorhandenen Mikroorganismen können u.a. dem menschlichen Körper deshalb nichts anhaben, da sie keine Nahrung zum Überleben mehr bekommen. Diese Nahrung bleibt den normalerweise auf der Haut angesiedelten Mikroorganismen vorbehalten, sodass die zusätzlichen Mikroorganismen nicht überleben können. Die normalerweise auf Haut und Schleimhäuten vorhandenen Mikroorganismen, man nennt sie physiologische

Schleimhautflora, bilden ein geordnetes Gleichgewicht. Störungen dieses Gleichgewichtes schwächen die erste Abwehrlinie des Organismus.

Weiterhin gibt es für zusätzliche Mikroorganismen schädigende Substanzen, die mit dem Schweiß und den übrigen Sekreten der Haut abgesondert werden. Letztlich braucht jeder Mikroorganismus, der durch die aus mehreren Zellschichten bestehende Haut eindringen will, eine „Andockstelle" auf der Haut, um überhaupt durch sie hindurchgelangen zu können. Dazu müsste der Mikroorganismus den richtigen Schlüssel für das auf der Haut befindliche Schlüsselloch haben, um sich den Zutritt in die Hautzellen zu ermöglichen oder durch die Zellschicht hindurchschlüpfen zu können.

Zurück zu dem Beispiel mit dem Insektensekret auf der Haut: Da die im Sekret vorhandenen Bakterien nicht den richtigen Schlüssel für die „Eingangstür" besitzen, können sie keinen Schaden anrichten. Im ungünstigen Fall bleiben sie gemeinsam mit den anderen Mikroorganismen auf der Haut und warten quasi darauf, dass sich eine Schwachstelle in der Haut auftut. Diese Schwachstelle kann jede Art der Hautverletzung sein, von der Stich- über die Schnitt- oder Risswunde bis zur Verbrennung. In diesem Fall ist die erste Abwehrlinie – nämlich die unversehrte Haut mit ihren Abwehrmechanismen – durchbrochen, und die nächste Abwehrlinie muss aktiviert werden. Wenn die Hautverletzung nur oberflächlich ist, verläuft die Abwehrreaktion wie bei der „Injektion" der Mikroorganismen bei einem Insektenstich.

Das Insekt sondert sein Sekret unter die ersten Schichten der Haut ab, in dem sich häufig mikroskopisch kleine Krankheitserreger befinden. Der Körper reagiert mit Rötung, die einer vermehrten Durchblutung entspricht, um gezielt und vermehrt Zellen – die kleinsten Bausteine – des körpereigenen Abwehrsystems an den Eindringungsort der Krankheitserreger zu bringen. Die Überwärmung am Einstichort ermöglicht eine bessere Funktion der Abwehrkräfte, die Schwellung ist Ausdruck einer vermehrten Ansammlung von Gewebeflüssigkeit und von Immunzellen. Vorrangiges Ziel der Abwehrreaktion ist es, den Krankheitserreger nicht weiter in den Organismus eindringen zu lassen und möglichst schnell und effizient aus dem Körper zu entfernen. Wenn nur wenige Mikroorganismen durch den Insektenstich unter die Haut injiziert wurden, also die Dosis gering ist, können die Abwehrzellen am Injektionsort schon für eine Beseitigung sorgen. Dazu „fressen" sie die Mikroorganismen auf und verdauen sie, sodass sie keinen weiteren Schaden anrichten können. Die Abwehrzellen selbst verlassen den Einstichort wieder, Rötung und Schwellung verschwinden.

Ist die Dosis der eingedrungenen Mikroorganismen größer, als dass eine eventuell auf „Sparflamme" laufende körpereigene Abwehr damit fertig werden könnte, sind die Auswirkungen auch stärker, und die Abwehrkräfte müssen vermehrt arbeiten. Jetzt wird auch die Staffelung des körpereigenen Abwehrsystems besser erkennbar; denn es wird eine nächste Abwehrebene benötigt, um die Mikroorganismen möglichst wenig in den Körper eindringen zu lassen und damit den Schaden gering zu halten.

Diese nächste Staffelung kann sich beispielsweise in Form von schmerzhaften Rötungen und Schwellungen oder als Eiteransammlungen unter der Haut bemerkbar machen. Dieser Eiter wird von weißen Immunzellen, den sogenannten Leukozyten, und hier insbesondere den Neutrophilen (auch neutrophile Granulozyten genannt) angegriffen. Diese Neutrophilen werden auch als Fresszellen bezeichnet; sie können den Krankheitserreger in sich aufnehmen und zerstören und sind Immunzellen der ersten Abwehrlinie (◘ Tab. 25.2, ◘ Abb. 25.1 und ◘ Abb. 25.2).

Gleichzeitig werden auch aggressive Substanzen in die Umgebung, d.h. in das infizierte Gewebe, abgegeben. Dadurch kommt es zu einer Gewebezerstörung, ein Eiterherd hat sich gebildet. Typische Beispiele dafür sind ein Furunkel oder Abszess. Andere Fresszellen (sogenannte Makrophagen) transportieren den Krankheitserreger (z. B. Viren im Rahmen eines grippalen Infekts, Bakterien bei einer eitrigen Mandelentzündung) auf den hinführenden Lymphbahnen

◘ Tab. 25.2 Chronologie der Immunreaktion auf virale Infekte. Schematische Darstellung der wichtigen immunologischen Reaktionen bei der erstmaligen Abwehr viraler Infektionen mit zeitlicher Zuordnung nach Eintritt einer Infektion

Phase	Charakteristika	Mechanismus
< 4 Stunden	– Unspezifisch – Angeboren – Kein Gedächtnis – Keine spezifische T-Zell- Antwort	– Natürliche Killerzellen – Immunglobuline A, M (B-Zellen) – Monozyten/Makrophagen-System – Neutrophile
4–96 Stunden	– Unspezifisch – Kein Gedächtnis – Keine T-Zell-Antwort	– Zytokine, z. B. Interferon, Tumornekrosefaktor, Interleukine 1 und 6 – Durch Zytokine aktivierte natürliche Killerzellen – Akute-Phase-Reaktion – Monozyten-/Makrophagen-System – Neutrophile
> 96 Stunden	– Spezifisch – Gedächtnis – Spezifische T-Zell-Antwort – Spezifische Antikörperproduktion	– Zytotoxische T-Zellen – Spezifische B-Zellen/Plasmazellen – Gedächtniszellen

zum nächstgelegenen Lymphknoten. Wenn der Eintrittsort im Nasen-/Rachenbereich liegt (Infektion der oberen Luftwege), sind die Lymphknoten im Unterkiefer-, Nacken- und Halsbereich Ziel der Makrophagen, bei dem Beispiel des Insektenstichs würden bei einem Stich im Fuß-/Beinbereich vorzugsweise Leistenlymphknoten anschwellen. Zwischenzeitlich wurde der „aufgefressene" Krankheitserreger im Zellinneren verarbeitet und auf der Zelloberfläche wieder präsentiert. Daher werden Makrophagen auch als antigenpräsentierende Zellen bezeichnet (◘ Tab. 25.2 und ◘ Abb. 25.2).

25.2.3 Spezifische Immunität – eine Aufgabe für Lymphozyten

Die so präsentierten Bruchstücke der Krankheitserreger werden durch Lymphozyten erkannt. Lymphozyten patrouillieren, teilweise über Jahrzehnte (als sogenannte Gedächtniszellen) hinweg, durch den Organismus und insbesondere durch die Lymphknoten. Damit die Lymphozyten bessere Gelegenheit haben, Kontakt mit den Makrophagen aufzunehmen, sammeln sich bei einer Infektion immer mehr Lymphozyten im Lymphknoten an, der Lymphknoten schwillt merk- und fühlbar an. „Helfende" T-Lymphozyten (T-Helfer/Inducer-Zellen) erkennen die von den Makrophagen präsentierten Bruchstücke der Krankheitserreger und übernehmen die Regulation der weiteren Immunantwort (◘ Tab. 25.2 und ◘ Abb. 25.2). Bis zu diesem Zeitpunkt waren lediglich Teile des angeborenen unspezifischen Teils des Immunsystems in die Bekämpfung der Krankheitserreger eingebunden.

Mit der Kontaktaufnahme zu den helfenden T-Zellen kommt nun der spezifische Teil des Immunsystems hinzu. Dessen Aufgabe besteht darin, den Krankheitserreger spezifisch und effizient zu bekämpfen. Dies geschieht dadurch, dass spezifische zellabtötende T-Lymphozyten gebildet werden. Zudem werden durch die B-Lymphozyten für den Krankheitskeim spezifische Eiweißkörper, Immunglobuline oder auch Antikörper genannt, gebildet. Diese Immunglobuline können innerhalb weniger Tage in großer Menge gebildet werden, wozu ein vermehrter Eiweißbedarf besteht. Die Immunglobuline werden an die im Körper vorhandenen Krankheitskeime gebunden.

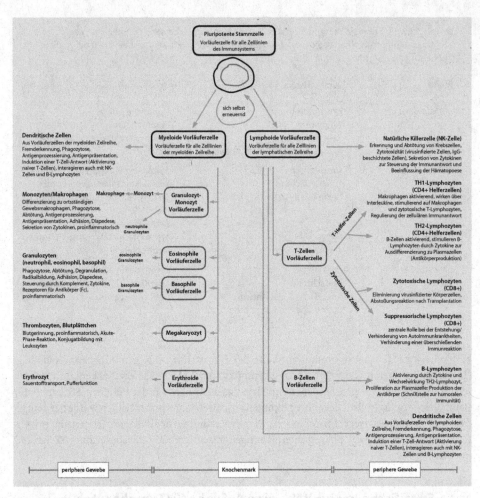

◘ Abb. 25.2 Schematische Darstellung der Hämatopoese mit Charakterisierung wesentlicher Funktionen der Immunzellen. (Mod. nach Owen et al. 2013)

Diese Komplexe – bestehend aus dem Krankheitserreger (auch Fremdantigen genannt) und dem körpereigenen Immunglobulin – werden von Fresszellen (Neutrophilen, Makrophagen) aufgenommen (phagozytiert), verdaut und damit entsorgt.

25.2.4 Immunzellen zwischen „Stand-by-Modus" und hochaktivem Killerstatus

Normalerweise befinden sich die Immunzellen in einem weitgehend inaktiven Status, quasi im „Stand-by-Modus". Durch den direkten Kontakt mit den Krankheitserregern, ihren eventuellen Giften oder durch Botenstoffe (Zytokine) anderer Immunzellen werden diese in einen hochaktiven Zustand versetzt. Sie können schneller und engeren direkten Kontakt miteinander aufnehmen, Signale weiterleiten für andere Zellen (z. B. virusbefallene Zellen), giftige und zerstörende Stoffe freisetzen, Krankheitskeime auffressen (phagozytieren) und abtöten.

Ein Hauptgrund für die Aktivierung von Immunzellen sind in den Organismus eingedrungene Krankheitskeime. Das Eindringen eines Krankheitserregers (Virus, Bakterium, Pilz, Parasit) in den Körper mit Vermehrung und Verursachung einer immunologischen Reaktion wird Infektion genannt. In ◘ Tab. 25.2 ist der zeitliche Ablauf der Immunreaktion auf eine Infektion dargestellt. Erkennbar ist, dass von den Immunzellen die Fresszellen (Monozyten/Makrophagen, Neutrophile) und die natürlichen Killerzellen für die unspezifische Sofortreaktion verantwortlich sind. Durch von ihnen freigesetzte Botenstoffe werden andere Immunzellen an den Ort der Infektion gelockt. Am Infektionsort werden die Gewebe entzündlich verändert, d.h. vermehrt durchblutet, Flüssigkeit eingelagert und Entzündungsbotenstoffe freigesetzt. Dies äußert sich in einer Rötung, Schwellung und in Schmerzen. Letztere entstehen durch die Reizung von Nerven. Bei starken Abwehrreaktionen kommt es zu einer Aussendung der Botenstoffe in den gesamten Organismus. Die Botenstoffe aktivieren das Temperaturregulationszentrum im Gehirn, wodurch im Falle eines grippalen Infekts Kältegefühl, Schüttelfrost und erhöhte Temperatur bzw. Fieber ausgelöst werden.

25.2.5 Selbstregulation – ein Selbstschutz des Organismus

Damit die Entzündungsreaktion im Rahmen einer Infektion nicht überschießt, d.h. unangemessen stark ausfällt, reguliert der Organismus sich selbst, indem er – diesmal entzündungshemmende – Botenstoffe und Hormone wie beispielsweise Cortisol ausschüttet. Diese pro- und anti-entzündlichen Mechanismen sind in Art, Ort und Zeit exakt und mit ständiger Selbstüberprüfung aufeinander abgestimmt. Gravierende Störungen dieses feinregulierten Gleichgewichts führen zu einer verminderten Abwehrleistung des Immunsystems gegenüber dem Krankheitserreger und folglich zu einer Verschlechterung der Krankheitssymptome und einer Verzögerung des Heilungsverlaufs. Da nicht jede Infektion auch mit subjektiv bemerkbaren Symptomen einhergehen muss, kann dies bedeuten, dass durch eine Störung des Abwehrprozesses eine Infektion überhaupt erst relevante Ausmaße annimmt.

Stresshormone hemmen den Transport der Immunzellen

Eine wesentliche, bislang noch nicht erwähnte Voraussetzung zur effektiven Arbeitsweise des Immunsystems ist, dass die Immunzellen rasch und zeitgerecht durch den Organismus transportiert werden können. Hierbei kommt dem Blut eine wesentliche Funktion zu. Im Blut selbst sind jedoch nur etwa 1–2% aller im Organismus befindlichen Immunzellen vorhanden, der tägliche Durchsatz durch das Blut ist jedoch erheblich. Fresszellen wie die Neutrophilen verweilen nur etwa 8 Stunden im Blut, bevor sie in die Organe auswandern, bei den Lymphozyten sind es nur etwa 30 Minuten (Westermann 1990).

Durch die Zufuhr von außen oder die innere Ausschüttung von Stresshormonen wie Adrenalin oder Cortisol wird das Zirkulationsverhalten deutlich verändert (Athens et al. 1961). Neutrophile verweilen bis zu 20 Stunden im Blut und werden daran gehindert, an den entzündlich veränderten Gewebeort auszuwandern, da sie an den Wänden der Blutgefäße nicht anhaften können (Cupps u. Fauci 1982). Manchmal kann dies von therapeutischem Nutzen sein, wenn eine übermäßige Immunreaktion und – da Neutrohile das Gewebe sehr stark zerstören können – damit eine Gewebezerstörung unerwünscht sind. Im Rahmen von für den Sportler relevanten Infektionen ist dies jedoch kontraproduktiv, d.h., die Abwehrzellen erreichen nicht zum notwendigen Zeitpunkt den Infektionsort, um die Erreger entsorgen zu können. Eine verzögerte Abwehrreaktion mit Verschleppung und Verschlechterung des Krankheitsverlaufs kann die Folge sein.

Ähnliches wie für die Neutrophilen trifft auf die Lymphozyten zu. Der Unterschied zu den Neutrophilen besteht darin, dass Lymphozyten vermehrt in den sogenannten lymphatischen Organen „gefangengehalten" werden und sich nicht im Blut anreichern können. Durch dieses Festhalten in den Geweben können sie nicht zielgerecht und in ausreichender Menge in den lymphatischen Geweben erscheinen (ebd.). Die dort antigenpräsentierenden Makrophagen haben nicht genügend Ansprechpartner, um eine optimale Signalweiterleitung an den spezifischen Teil des Immunsystems weitergeben zu können. Über die Verlangsamung der Verkehrsgeschwindigkeit der Immunzellen bewirken Stresshormone wie Adrenalin und Cortisol auch eine Hemmung ihrer Funktion, d.h., die Immunzellen können schwerer aus ihrem „Stand-by-Modus" in einen effizienten hochaktiven Zustand gebracht werden. Damit wird selbst bei zeitgerechtem Eintreffen der Immunzellen am Ort des Krankheitsgeschehens die Abwehrreaktion schlechter ausfallen, da eine qualitativ reduzierte Funktionsweise vorliegt.

Werden dauerhaft hohe Mengen Stresshormone ausgeschüttet (Beispiele: chronischer physischer oder psychischer Stress), ohne dass ausreichend Regenerationsphasen zur Verminderung der Stresshormonspiegel eingehalten werden, können eine chronische Unterdrückung (Suppression) des Immunsystems und gehäuft auftretende Infektionen die Folge sein.

25.2.6 Infektionen der oberen Atemwege

Erkältungen, grippale Infekte und die echte Grippe (Influenza) sind neben den Magen-Darm-Infektionen die häufigsten Infektionen beim Menschen (Eccles 2005). Die Ursachen der Infektionen der oberen Atemwege können in Viren, Bakterien oder Pilzen liegen. Die klassischen Übertragungswege sind Tröpfcheninfektionen, etwa beim Niesen oder durch Sekrete der „laufenden" Nase. Erwachsene haben ca. 2–5 Infektionen der oberen Atemwege pro Jahr. Bei Schulkindern wird davon ausgegangen, dass 7–10 Erkältungen auftreten können (Johnston u. Holgate 1996). Etwa 200 verschiedene Virustypen sind ursächlich für die Infektionen der oberen Luftwege verantwortlich. Bakterielle Infektionen folgen häufig im Zuge von viralen Infektionen und sind durch Bakterien der physiologischen Schleimhautflora bedingt. Der viralen Infektion folgt also durch die Beeinträchtigung der Schleimhaut eine bakterielle Infektion. Pilzinfektionen treten nur bei einer Immunschwäche auf. Die Symptome treten so häufig auf, dass eine „Selbstdiagnostik" als normal angesehen wird bzw. oft scheinbar nicht schwerfällt.

Symptome

Bei der Charakterisierung der Symptome kann in frühe und späte Symptome im Verlaufs der Infektion eingeteilt werden. Beispielsweise erreicht das Niesen innerhalb der ersten beiden Tage nach der Infektion auf einem Symptom-Score die höchsten Werte. Danach fallen die Stärke der Symptome und damit der Score-Wert innerhalb weniger Tage um etwa die Hälfte ab. Demgegenüber steigt das Husten von vergleichbarem Ausgangswert zum Niesen kontinuierlich bis zum sechsten Tag und darüber hinaus an (Jackson et al. 1958). Frühe Symptome von Infektionen der oberen Luftwege sind: Halsschmerzen, Kältegefühl und Fieber, Niesen, „laufende" Nase. Zu den späteren Symptomen zählen: verstopfte Nase, Schmerzen der Nasennebenhöhlen, tränende Augen, Husten (bis zu drei Wochen), Kopfschmerzen. Etwa 50% der betroffenen Personen weisen Muskel- und Gliederschmerzen auf.

■ ■ Zytokine und Akute-Phase-Reaktion bei Erkältung und Influenza

Die pro-inflammatorischen Zytokine IL-1 und IL-6 werden als die Zytokine angesehen, welche für Fieber die höchste Bedeutung haben (Leon 2002). Es wird davon ausgegangen, dass Zytokine die Blut-Hirn-Schranke passieren können und in Interaktion mit den Endigungen des N. vagus die Temperaturregulation über den Hypothalamus beeinflussen (Netea et al. 2000). Der Hypothalamus initiiert das Zittern, die Konstriktion der Blutgefäße der Haut und das wahrgenommene Kältegefühl.

■ ■ **Psychologische Effekte der Zytokine**

Das Bestehen der physiologischen Auswirkungen von Infektionen der oberen Luftwege (z. B. verstopfte Nase, Husten, betroffene Nasennebenhöhle, Kopf- und Gliederschmerzen) kann mit teils erheblichen psychischen Veränderungen assoziiert sein. Hierzu zählen Unwohlsein, Aufmerksamkeitsdefizite, Stimmungsänderungen, veränderte soziale Interaktion. Getragen werden die psychologischen Veränderungen durch die Wirkung der Zytokine auf das Zentralnervensystem (Mahoney u. Ball 2002). Reduzierte subjektive „Alarmbereitschaft" und psychomotorische verlängerte Reaktionszeiten, beeinträchtigter Schlaf und verminderte Nahrungs- und Wasseraufnahme sind z.B. die Folgen (Smith et al. 1998).

25.3 Infektionen der oberen Atemwege und körperliche Aktivität

Atemwegsinfektionen stellen neben den Verletzungen und Beschwerden des Bewegungsapparates die häufigste Ursache für Trainings- und Wettkampfausfälle im Leistungssport dar. In der Saisonvorbereitung auftretende leichte Infekte werden häufig in Eigenregie (ausreichend) therapiert, da genügend Zeit zum Auskurieren vorhanden ist. Bei bevorstehenden Trainingslagern und Wettkämpfen werden die Fragen nach der Startfähigkeit – einschließlich des Ausschlusses einer Gesundheitsgefährdung – und der Wunsch nach schnellstmöglicher Wiederherstellung der Leistungsfähigkeit häufig an den Sportarzt herangetragen. Darüber hinaus fragen die Sportler immer wieder nach dem oder den „Wundermittelchen". Diese Substanzen oder auch „therapeutischen" Maßnahmen sollen entweder den akuten Infekt rasch bekämpfen oder aber vorbeugend gegen den nächsten wirken. Häufig helfen jedoch einfache Maßnahmen oder „Hausrezepte" am besten. Manchmal sind aber auch spezielle, ärztlich verordnete Maßnahmen sinnvoll und notwendig, die dann konsequent durchgeführt und hinsichtlich ihrer Wirksamkeit überprüft werden müssen. In diesem Zusammenhang ist die wohl häufigste Frage des Sportlers an den Sportarzt, ob und, wenn ja, wie viel Sport während eines Infekts betrieben werden kann.

Ein Ziel dieses Abschnitts ist es, die derzeit aktuellen wissenschaftlichen Erkenntnisse körperlicher Aktivität und Infektionen der oberen Atemwege zu vermitteln. Da es sich um ein für den Athleten gesundheitsrelevantes Thema handelt, sind zum einen Kenntnisse über die Zusammenhänge zwischen Belastung und Training und zum anderen medizinische und immunologische Grundlagen von Relevanz. Es wird besonderer Wert auf die für Athleten, Trainer und Betreuer verständliche Darstellung der Zusammenhänge gelegt. Bewusst fließt an manchen Stellen die eigene sportmedizinische Erfahrung im Umgang mit Spitzensportlern ein. Wissenschaftliches Detailwissen kann in den zitierten Literaturstellen nachgelesen werden. Übersichtsarbeiten und Lehrbuchbeiträge sind folgenden Quellen zu entnehmen: Rich et al. (2012); Gleeson et al. (2011, 2013); Walsh et al. (2011a, 2011b); Goldsby et al. (2003); Gabriel (1995); Gabriel und Kindermann (1997a); Hoffmann-Goetz und Pedersen (1994); Niemann (1994).

Der Zusammenhang zwischen Infektionen (insbesondere der oberen Atemwege) und körperlicher Aktivität, Bewegung und (Leistungs-)Sport ist aus verschiedenen Gründen interessant. Erstens wird immer wieder der Zusammenhang zwischen Trainingsumfang bzw. -intensität und dem Auftreten von Infektionen (z.B. „open window") der oberen Luftwege diskutiert. Zweitens treten bei Leistungssportlern oft infektbasierte und belastungsinduzierte immunologische Stressreaktionen auf und bilden gegebenenfalls den Ausgangspunkt für ein Übertrainingssyndrom. Drittens bedeuten Infektionen der oberen Atemwege bei unzureichender Schonung ein gesundheitliches Risiko. Beispielsweise können Herzmuskelentzündungen die Folge sein.

25.3.1 Akute körperliche Belastung und das Immunsystem – die Theorie des „open window"

Körperliche Belastung führt zu einer hormonellen Regulation, die abhängig von Intensität und Dauer ist (Gabriel u. Kindermann 1997a; Galbo 1983). Aus immunologischer Sicht sind die Ausschüttungen der Stresshormone Adrenalin und Cortisol am wichtigsten. Sie tragen wesentlich zur belastungsinduzierten immunologischen Akutreaktion bei, wobei hohe Stresshormonmengen eine wesentliche Rolle bei der Unterdrückung von Immunfunktionen nach intensiven körperlichen Belastungen spielen.

Bei körperlichen Belastungen von weniger als 1,5 bis 2 Stunden Dauer lassen sich die belastungsinduzierten immunologischen Veränderungen im Wesentlichen in zwei separate Phasen einteilen, und zwar in eine sofortige und eine verzögerte Reaktion (Gabriel u. Kindermann 1997a; MacCarthy 1988).

■■ Die Sofortreaktion

Die Sofortreaktion ist durch die Mobilisierung der Immunzellen gekennzeichnet. Im körperlichen Ruhezustand bewegen sich im Blut etwa die Hälfte aller Immunzellen mit dem Blutstrom, die andere Hälfte haftet an den Gefäßwänden – wie Kletten in einem Teppich. Bereits wenige Minuten nach Belastungsbeginn wird die Mehrzahl der an den Gefäßwänden anhaftenden Zellen abgelöst und in die Blutzirkulation transportiert.

Dies ist u.a. auf die Wirkung des Adrenalins zurückzuführen, das während einer Belastung ausgeschüttet wird. Im Venenblut können – abhängig von der Belastungsintensität – Neutrophile auf das Doppelte, Lymphozyten bis auf das Vierfache und natürliche Killerzellen bis auf das Neunfache der Werte im körperlichen Ruhezustand ansteigen.

In ◘ Abb. 25.3 sind die entsprechenden Zellkonzentrationsanstiege für Neutrophile und natürliche Killerzellen stellvertretend für sämtliche Untergruppen der Leukozyten (weiße Blutkörperchen = Immunzellen) während der Belastung zu erkennen. Nach dem Belastungsende findet ein rascher Konzentrationsabfall der im Blut zirkulierenden Immunzellen statt, in der Regel sind für natürliche Killerzellen und Lymphozyten innerhalb von 30 Minuten wieder Vorbelastungswerte erreicht. Die Zellen haften wieder an den Gefäßwänden an. Es gibt Hinweise, dass sie in geschädigte Gewebe wie beispielsweise die Muskulatur auswandern, eine abschließende Sicherung dieses Befundes gibt es derzeit noch nicht (MacIntyre et al. 1995; Stauber et al. 1988).

Die Ausschüttung des Stresshormons Adrenalin ist in erster Linie von der Belastungsintensität abhängig. Bei gleicher Belastungsdauer sind im Vergleich zu einem Kontrollwert ohne körperliche Belastung die Adrenalin-Anstiege bis zur individuellen anaeroben Schwelle annähernd gleich. Das individuelle Maß für den aerob-anaeroben Übergangsbereich (individuelle anaerobe Schwelle, IAS) stellt das maximale Laktat-steady-State dar (◘ Abb. 25.4; Stegmann et al. 1981; Urhausen 1994). Bei einer Belastungsintensität von 10% oberhalb der individuellen anaeroben Schwelle – entsprechend einer hochintensiven Kurzzeitausdauerbelastung – kommt es neben einer kontinuierlichen Laktat-Anhäufung und Übersäuerung des Organismus zu einem überproportionalen Anstieg der Adrenalinkonzentration. Ein vergleichbarer Effekt ist auch für Noradrenalin nachweisbar. Die Befunde sind als übermäßige Aktivierung des sympathischen Nervensystems und damit als physiologischer Breakpoint zu deuten (Urhausen 1994). Die besonders gut auf Adrenalin ansprechenden natürlichen Killerzellen, aber auch Lymphozyten und Monozyten (nicht dargestellt) werden im ähnlich überproportionalen Maß wie Adrenalin in die Blutbahn mobilisiert. Die generelle Zellmobilisation in die Blutbahn ist zunächst eine positive Eigenschaft, da sie ähnlich wie das Aufsteigen einer Kampfflugzeugstaffel im Alarmfall eine vermehrte Abwehrbereitschaft zeigt. Am Ende einer körperlichen Belastung befinden sich insgesamt mehr aktive T-Lymphozyten, natürliche Killerzellen, Monozyten und Neutrophile in der

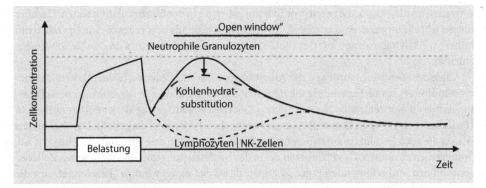

Abb. 25.3 Schematische Darstellung der biphasische belastungsinduzierte Leukozytose mit anschließender Lymphozytopenie und Neutrophilie (gestrichelt). „Open window" kennzeichnet die Vorstellung einer Zeitphase, in der die Anfälligkeit für Infektionen erhöht werden soll

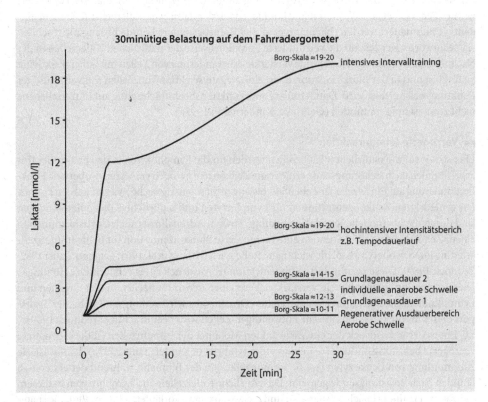

Abb. 25.4 Schematische Darstellung der Darstellung der Laktat-Verläufe verschiedener Belastungsintensitäten bei einer 30-minütigen Belastung auf dem Fahrrad-Ergometer

Blutzirkulation als vor Belastungsbeginn (Gabriel u. Kindermann 1997a; Hoffmann-Goetz u. Pedersen 1994; Niemann 1994).

Bislang konnte jedoch nicht nachgewiesen werden, dass dieser Effekt auf die Aktivitätserhöhung der jeweiligen Einzelzelle zurückzuführen ist. Vielmehr scheint es sich um ein Phänomen zu handeln, bei dem die in die Blutzirkulation rekrutierten Immunzellen eine höhere Aktivität aufweisen als diejenigen, die bereits vor Belastungsbeginn in der Blutzirkulation waren. Darüber hinaus gibt es Hinweise, dass unmittelbar nach Belastungsende bevorzugt die Immunzellen mit höherem Aktivitätszustand aus der Blutzirkulation verschwinden und an den Gefäßwänden anhaften.

Ende der 80er-Jahre wurde von der Arbeitsgruppe um B.K. Pedersen (Dänemark) nach einer einstündigen Fahrrad-Ergometrie die Beobachtung gemacht, dass in den Stunden nach Belastungsende die Konzentration der natürlichen Killerzellen niedriger lag als vor Belastungsbeginn (Pedersen et al. 1990). In ◘ Abb. 25.3 ist ein entsprechendes Beispiel dargestellt. Darüber hinaus wiesen die noch im Blut nachweisbaren natürlichen Killerzellen eine verminderte Fähigkeit auf, Tumorzellen abzutöten. Das Phänomen der in der Nachbelastungsphase verminderten Zellkonzentrationen und zelltötenden Eigenschaft wurde als das „open window" bezeichnet, eine die Entstehung von Infektionen, insbesondere der oberen Luftwege, begünstigende Zeitspanne von mehreren Stunden nach Belastungsende (Gabriel u. Kindermann 1997a).

Die Einnahme eines entzündungshemmenden Medikaments (Indomethacin) durch die Athleten führte zu einer Verbesserung der Funktionsfähigkeit der natürlichen Killerzellen, wodurch der Mechanismus über die Bildung von Prostaglandinen (Entzündungsmediatoren) diskutiert wurde (Pedersen et al. 1990). Bis heute konnte jedoch der natürliche Killerzell-Effekt nicht eindeutig untermauert werden (Niemann et al. 1995). Insbesondere konnte bislang nicht schlüssig beantwortet werden, ob die verminderte Funktionsweise der natürlichen Killerzellen in der Nachbelastungsphase nicht durch eine verstärkte Auswanderung von Zellen mit höherer Aktivität bedingt ist und in der Blutzirkulation quasi eine Negativselektion von Zellen mit verminderter Funktionsweise erfasst wird. Damit müsste eine Funktionsbeeinträchtigung auf Einzelzellebene nicht zwangsläufig stattfinden (Gabriel u. Kindermann 1997a).

▪▪ Verzögerte Immunreaktion

Ebenso wie für die natürlichen Killerzellen werden für die Lymphozyten in den ersten vier (bis acht) Stunden nach Belastungsende erniedrigte Zellkonzentrationen gemessen, wobei eine Funktionsänderung auf Einzelzellebene ebenfalls bislang nicht schlüssig nachgewiesen werden konnte. Die erniedrigten Zellkonzentrationen für Lymphozyten und natürliche Killerzellen hingegen sind durch die hormonelle Regulation bedingt. Sowohl Adrenalin als auch Cortisol können in einem Zeitabstand von 1–2 Stunden eine verminderte Blutkonzentration für beide Immunzellarten auslösen, wobei Cortisol die wichtigere Rolle spielt (Athens et al. 1961; Cupps u. Fauci 1982; Yednock 1989). Diese verminderte Konzentration ist Ausdruck eines verstärkten „Homings". Dieses „Homing" beinhaltet ein verstärktes Verbleiben der Immunzellen in den Organen und Lymphknoten, die Patrouillierung durch den Organismus wird verlangsamt, d.h., der Transport dieser für die Infektionsabwehr notwendigen Zellen wird beeinträchtigt (Yednock 1989).

Ein weiterer Ausdruck der eingeschränkten Mobilität der Immunzellen ist die sogenannte verzögerte belastungsinduzierte Leukozytose (Gabriel u. Kindermann 1997a). Damit ist die Ansammlung von Leukozyten (weiße Immunzellen) in der Blutbahn während der ersten 4–8 Stunden nach Belastungsende gemeint. Da natürliche Killerzellen und Lymphozyten in diesem Zeitraum vermindert nachweisbar sind und die Monozyten (Vorläuferzellen im Blut, die später zu Makrophagen in den Geweben werden) sich nur unwesentlich von Ruhewerten unterscheiden, ist der Anstieg der Immunzellen durch die Neutrophilen bedingt (vgl. ◘ Abb. 25.3).

Hauptgrund für den Anstieg der Neutrophilen ist die Cortisol-Ausschüttung (Gabriel u. Kindermann 1997a; MacCarthy 1988). Einerseits führt Cortisol zu einer Rekrutierung von Neutrophilen aus dem Entstehungsort, dem Knochenmark, andererseits bedingt dieses Nebennierenrindenhormon eine verlängerte Verweilzeit der Neutrophilen in der Blutzirkulation von normalerweise etwa 8 Stunden auf bis zu 20 Stunden. Die längere Verweildauer ist dadurch

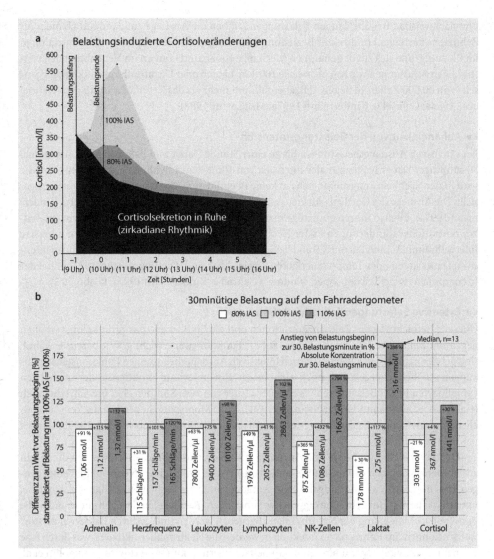

○ **Abb. 25.5** a: Darstellung der belastungsinduzierten Cortisol-Verläufe bei unterschiedlicher Belastungsintensität und Belastungsdauer (Fahrrad-Ergometer mit 80% IAS und 100% IAS für 60 oder 30 Minuten Belastungsdauer). b: Absolute Werte (Herzfrequenz, Konzentrationen für Adrenalin, Leukozyten, Lymphozyten, NK-Zellen, Laktat, Cortisol); Anstiege von Belastungsbeginn bis zur 30. Belastungsminute sowie Angabe des Median für eine 30-minütige Belastung auf dem Fahrrad-Ergometer bei verschiedenen Belastungsintensitäten (80%, 100% und 110% der IAS)

bedingt, dass die Neutrophilen daran gehindert werden, an den Gefäßwänden anzuhaften und damit gezwungen sind, in der Blutzirkulation zu verweilen. Insgesamt resultiert aus der Cortisol-Wirkung ein vermehrter Einstrom von Neutrophilen in die Blutbahn, während wiederum weniger Zellen diese verlassen können (Athens et al. 1961; Cupps u. Fauci 1982). Bei gleicher Belastungsdauer ist die Cortisol-Ausschüttung abhängig von der Belastungsintensität (○ Abb. 25.5a), ein überproportionaler Anstieg bei Belastungsintensitäten oberhalb der individuellen anaeroben Schwelle ist jedoch nicht klar erkennbar (○ Abb. 25.5). Demgegenüber ist bei gleich bleibender Belastungsintensität ein linearer Anstieg der Cortisol-Konzentration im

Blut nachweisbar. Bei ultralangen Belastungen können die Anstiege auf das deutlich mehr als Zehnfache ansteigen. In direkter Beziehung dazu steigen die Neutrophilen-Konzentrationen im Blut aufgrund des zuvor genannten Mechanismus an und können im Venenblut nach vielstündigen Belastungen wie beispielsweise 100-km-Läufen oder Ultratriathlonwettkämpfen jenseits von 20.000 Zellen/µl liegen, d.h. ebenfalls um mehr als das Zehnfache ansteigen (Gabriel et al. 1994a; Gabriel u. Kindermann 1997a; MacCarthy 1988).

▪▪ Abhängigkeit von der Belastungsintensität

Bei extensiven Ausdauerbelastungen bis zu einer Stunde Dauer und Belastungen von maximal 30-minütiger Dauer bei maximaler Intensität von 100% der individuellen anaeroben Schwelle wird in der Nachbelastungsphase nahezu keine Beeinflussung des Immunzelltransports festgestellt. Die Anstiege des Cortisols sind nach solchen Belastungen nur minimal (Gabriel u. Kindermann 1997a). Ebenso führen einmalige maximale anaerobe Belastungen nur zu geringen Zellkonzentrationsveränderungen in der Nachbelastungsphase. Demgegenüber gehen intensive Intervalltrainingseinheiten mit Veränderungen einher, die mit denen nach erschöpfenden intensiven Dauerläufen oder Tempodauerläufen vergleichbar sind. Die eingeschränkte Mobilität der Immunzellen ist ein Teil des „open window" (Gabriel u. Kindermann 1997a; ◘ Abb. 25.3).

▪▪ Extensive Belastungen/intensive Belastungen

Über die Betrachtung der Zellkonzentrationen und die Einblicke in das Zirkulationsverhalten der Immunzellen hinaus sind die Effekte auf die Funktionsweise wichtig. Wie bereits erwähnt, sind bei den natürlichen Killerzellen nach intensiven Ausdauerbelastungen Funktionseinschränkungen möglich, aber letztlich noch nicht belegt. Eine relevante Funktionsänderung bei den Lymphozyten ist bei Belastungen bis zu einer Dauer von zwei Stunden eher unwahrscheinlich (Gabriel u. Kindermann 1997a; Niemann 1994). Über Monozyten liegen bislang keine ausreichenden Daten vor, um gesicherte Aussagen machen zu können (Gabriel et al. 1994b; Gabriel u. Kindermann 1997a).

Da über die Neutrophilen eine Anzahl von Untersuchungen existiert, werden diese nun zusammengefasst. Dabei wird im Wesentlichen auf die Funktion der Neutrophilen eingegangen, die eine entscheidende Aufgabe beim Abtöten von Bakterien haben. Es handelt sich dabei um den oxidativen Burst, bei dem aggressive Substanzen (Radikale) in das Zellinnere und in die unmittelbare Umgebung der Neutrophilen abgegeben werden und dadurch Bakterien zerstört werden können. Im Rahmen von Infektionen werden die Neutrophilen aktiviert, was durch eine vermehrte Aktivität gegenüber den Krankheitserregern dokumentiert wird (Baggiolini et al. 1993; Bass et al. 1986).

Intensive und hochintensive Ausdauerbelastungen, insbesondere wenn sie bis zur Erschöpfung durchgeführt werden, führen zu einer Beeinträchtigung des oxidativen Bursts (Gabriel 1997). Ebenso führen intensive Intervalltrainingseinheiten und ultralange Ausdauerbelastungen zu einer verminderten bakterienabtötenden Funktion der Neutrophilen (eigene unveröffentlichte Daten). Demgegenüber wirken sich einmalige anaerobe Belastungen nicht wesentlich aus. Extensive Belastungen bis zu einer Stunde hingegen führen zu einer Stimulation des oxidativen Bursts (Gabriel u. Kindermann 1997b). Damit wurde in einer Studie erstmals nachgewiesen, dass moderate Belastungen auf diesen Teil des Immunsystems stimulierende, intensive bzw. hochintensive Ausdauerbelastungen hingegen einen suppressiven Effekt haben. Der letztere suppressive Effekt stützt die Theorie des „open window" (◘ Tab. 25.3; Gabriel 1997; Gabriel u. Kindermann 1997a).

Aufgeführt sind Einzelbelastungen mit vorübergehenden und in der Regel weniger als 24 Stunden andauernden negativen Auswirkungen auf Immunzellen.

Tab. 25.3 Belastungen mit negativer Wirkung auf Immunzellen	
Art der Belastung	**Beispiel**
Erschöpfende mehr- bis vielstündige Ausdauerbelastungen	Marathonwettkampf, Ultraausdauerleistungen (Triathlon, Radfahren, Laufen)
Hochintensive Ausdauerbelastungen	Tempodauerlauf
Längere Belastungen mit hoher anaerober Komponente	Intensives Intervalltraining, Tempoläufe

25.4 (Über-)Training und Immunsystem

Durch besonders anstrengende körperliche Belastungen wie Marathonwettkämpfe und längere, insbesondere erschöpfende Belastungen steigt das Risiko, in den Wochen danach an Infekten der oberen Luftwege zu erkranken (Niemann 1994). Darüber hinaus bergen hohe Trainings-umfänge im Ausdauerbereich von mehr als 100-Lauf-Kilometern pro Woche ebenso das Risiko einer erhöhten Infektanfälligkeit in sich (Brenner et al. 1994; Niemann 1994; Weidner 1994). Zu häufiges Training im anaeroben Bereich kann zur Überlastung mit der eventuellen Folge eines Übertrainingssyndroms führen (Urhausen 1995); in der Leistungssportpraxis werden immer wieder Infektionen im Zusammenhang mit Überbelastung und Übertraining beobachtet, die bisherigen wissenschaftlichen Studien konnten dies bislang nicht belegen (Gabriel et al. 1998). Es darf dabei jedoch nicht unerwähnt bleiben, dass die bislang durchgeführten (Über-)Trainings-studien methodische Schwächen aufweisen und meist nicht an Spitzenathleten durchgeführt wurden, sodass das Ausbleiben eines wissenschaftlichen Nachweises keineswegs den Ausschluss eines Zusammenhangs zu überbelastendem Training bedeuten muss, insbesondere wenn weitere Stressfaktoren hinzukommen, z.B. während der unmittelbaren Vorbereitungsphase auf wichtige Wettkämpfe. Offensichtlich führt jedoch das Missverhältnis zwischen aktueller Belastung und Belastbarkeit zur Überbelastung der Infektabwehr.

Wünschenswert wäre es, für die aktuelle Belastbarkeit ein objektives Maß zu haben. Dieses existiert jedoch derzeit nicht. Deshalb gibt die subjektive Einschätzung und Erfahrung von Athlet, Trainer und betreuendem Arzt den Ausschlag über Umfang und Intensität der zu leistenden aktuellen Belastungen und deren stete Anpassungen an sich ändernde Umstände, wie z. B. den Gesundheitszustand. Dabei müssen die in der folgenden Übersicht aufgeführten, das Immunsystem belastende Faktoren bei der Festlegung von Trainings- und Wettkampfplanung Berücksichtigung finden. Sicherlich ist es nicht praktikabel, wegen eines erhöhten (abstrakten) Risikos den geplanten wichtigen Wettkampf abzusagen. Das Ziel des Leistungssportlers wäre ad absurdum geführt. Wichtig ist es jedoch, die Wettkampfvorbereitung und -nachbereitung in Kenntnis der wesentlichen negativen Einflussgrößen auf das Immunsystem durchzuführen (Tab. 25.4; s. auch Tab. 25.5). Das entspricht einer Gratwanderung, wenn man an die Kumula-tion von Belastungsumfängen und -intensitäten beispielsweise im Rahmen eines Trainingslagers denkt. Darüber hinaus kann die Belastbarkeit einzelner Anteile des Körpers unterschiedlich sein, sodass leistungslimitierende Faktoren vom Bewegungsapparat bis zur passageren Reduktion der Immunität reichen können. Ein Übertrainingssyndrom geht mit negativen Folgen für Gesundheit und Leistungsfähigkeit einher. Dieses ist häufig Folge unzureichender Regeneration während oder im Anschluss an intensive Trainingsphasen, insbesondere wenn dem zusätzlichen Erholungsbe-darf beim Auftreten von Infekten nicht ausreichend Rechnung getragen wird (Urhausen 1994).

Häufige das Immunsystem belastende Einflussfaktoren bei Sporttreibenden
- Unzureichende körperliche Regeneration
- Zu häufiges anaerobes Training
- Infektionen
- Schlafmangel
- Höhenaufenthalte
- Psychischer Disstress
- Fehlernährung

Nur wenige wissenschaftliche Studien untersuchten bislang den Einfluss von Training auf das Immunsystem, sodass sich ein nur unvollständiges Bild bietet. Durch überbelastendes Training konnte bislang keine wesentliche Beeinflussung auf Zellkonzentrationen der Immunzellen gezeigt werden; so scheint ein diesbezüglicher Einfluss ausgeschlossen. Übertrainierte Ausdauerathleten weisen eine normale Transportfunktion für Immunzellen auf (Gabriel et al. 1998). Eine relevante Aktivierung oder Hemmung von Lymphozyten findet nicht statt. Die Funktion der für die Bekämpfung von Virusinfektionen wichtigen natürlichen Killerzellen wurde bislang nicht ausreichend untersucht. Die Funktion der Monozyten und Neutrophilen wurde demgegenüber besser untersucht. In einer intensivierten Trainingsphase von Eliteschwimmern konnte eine Beeinträchtigung der bakterienabtötenden Eigenschaften gemessen werden (MacKinnon u. Hooper 1995). Im Saisonverlauf von Profifußballern wurde ebenfalls von einer Beeinträchtigung der Neutrophilen-Funktion berichtet, auch wenn in dieser Untersuchung methodische Fragen offen bleiben (Bury et al. 1998). In einer eigenen Untersuchung an zwölf Ausdauerathleten wurde im Vergleich zu einer normalen Trainingsphase am Ende eines vierwöchigen intensivierten Trainings mit deutlicher Umfangs- und Intensitätssteigerung und Anzeichen von Überbelastung bei den Athleten eine eingeschränkte Funktion von Immunzellen der ersten Abwehrlinie (Monozyten, Neutrophile) festgestellt. Diese verminderte Abwehrleistung des Immunsystems war nach einer zweiwöchigen Regenerationsphase wieder vollständig aufgehoben, tendenziell lag sogar eine verbesserte Abwehrbereitschaft vor (Gabriel u. Kindermann 1997a). Die Herabregulation der Neutrophilen-Funktion findet ihre Ursache wahrscheinlich darin, dass häufiger längere und intensive Trainingseinheiten durchgeführt wurden, die jede für sich zu einem „open window" mit für mehrere Stunden herabgesetzter Neutrophilen-Funktion führen. Die Regenerationszeiten zwischen den Trainingseinheiten waren offensichtlich nicht ausreichend, um eine vollständige Erholung herbeizuführen, wodurch eine länger dauernde Beeinträchtigung der Immunzellfunktionen die Folge war.

Die Befunde weisen auf eine durch überbelastendes Training verminderte Abwehrbereitschaft hin. Im Rahmen des überbelastenden Trainings traten jedoch Infektionen nicht gehäuft auf, sodass die Funktionsminderung sich nicht in vermehrten Infektionen auszuwirken scheint. Dazu war das Ausmaß der Funktionsminderung nicht groß genug. Zu vermuten ist, dass sie eher eine bedeutsame gesundheitliche Relevanz bekommen, wenn ein Übertrainingssyndrom vorliegt. Darüber hinaus ist für den Fall eines herangetragenen Infekts die Abwehrbereitschaft vermindert, da der Organismus auf eine rasche und uneingeschränkte Funktionsweise angewiesen ist. Die Relevanz der verminderten immunologischen Abwehrleistung kommt – ähnlich wie bei der belastungsinduzierten Herabregulation der Neutrophilenfunktion – erst im Erkrankungsfall zum Tragen.

Ein weiteres wesentliches Ergebnis – im Rahmen der eigenen Untersuchungen – war, dass die negativen immunologischen Effekte durch eine ausreichende Regenerationsphase wieder behoben werden können. Während sich die Erholung der Immunzellfunktionen nach akuter körperlicher

Tab. 25.4 Kategorien und zugeordnete Warnzeichen und Symptome des Übertrainings

Kategorie	Warnzeichen und Symptome
Individuelle Leistungsaspekte	Sportlicher Leistungsrückgang
	Vorzeitiger Trainingsabbruch
	Reduzierte Belastungstoleranz
	Geringere muskuläre Kraft
	Koordinationsschwierigkeiten
Kardiovaskuläre und muskuläre Aspekte	Veränderte Ruhe-Herzfrequenz (bis ~ 10 Schläge)
	Veränderter Blutdruck
	Muscle soreness (Muskelkater)
	Verringerter Körperfettanteil
Psychologische Aspekte	Konzentrationsschwierigkeiten
	Schlafstörungen
	Länger andauernde (chronische) allgemeine Müdigkeit
	Verändertes Hungergefühl, Appetitlosigkeit
	Depressives Verhalten, Motivationsverlust
	Gleichgültigkeit
	Geringeres Selbstvertrauen oder Mangel an Selbstvertrauen
	Emotionale Instabilität
	Wettkampfangst
	Allgemeine Stimmungsänderungen
	Loss of vigor (Verlust von Tatkraft/Vitalität)
	Erhöhte Reizbarkeit/leicht erregbar
Immunologische Aspekte	Wiederkehrende (überhäufige) Infektionen der oberen Atemwege pro Jahr (> 5)
	Magen-Darm-Störung

Belastung auf mehrere Stunden erstreckt, umfasst sie bei Überbelastungszuständen wahrscheinlich mehrere Tage. Im Fall eines Übertrainingssyndroms – der Übergang zwischen Überbelastungs-zustand und Übertrainingssyndrom ist fließend – kann nur spekuliert werden, dass die Erholung des Immunsystems wahrscheinlich deutlich länger braucht, d.h. im mehrwöchigen Bereich liegt.

■■ **Warnzeichen und Symptome eines Übertrainings**

Warnzeichen und Symptome des Übertrainings lassen sich in mehrere Kategorien anhand der evidenzbasierten Literatur kategorisieren (z.B. Purvis et al. 2010; Alves et al. 2006; Smith 2000; Gleeson 2002; Urhausen u. Kindermann 2002). Übergeordnete Kategorien sind folgende:

— individuelle Leistungsaspekte,
— kardiovaskuläre und muskuläre Aspekte,
— psychologische Aspekte,
— immunologische Aspekte.

Einige der Warnzeichen und Symptome der benannten Kategorien besitzen hohe praktische Relevanz und sind fragebogenbasiert erfassbar. Daher ist es sinnvoll, Warnzeichen und Symp-tome der benannten Kategorien zu kennen.

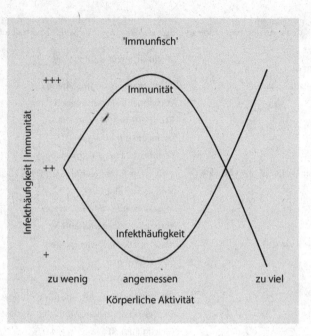

Abb. 25.6   Immunfisch. (Mod. nach Niemann 1994)

25.5   Infektionshäufigkeit des Athleten – das Modell der „J-förmigen" Kurve

Die Mehrzahl der Infektionen bei Sportlern sind sogenannte banale Infekte mit Reizzuständen im Nasen-Rachen-Raum, Fließschnupfen, behinderter Nasenatmung und leichten Halsschmerzen. Allgemeinsymptome wie Gliederschmerzen, Schüttelfrost und Fieber treten dabei in aller Regel nicht auf. Zur Verdeutlichung des Zusammenhangs zwischen Sport und Infektionshäufigkeit der oberen Luftwege wird das Modell der „J-förmigen" Kurve herangezogen (Niemann 1994). Dieses Modell beinhaltet, dass körperlich inaktive Personen ein mittleres Risiko besitzen, eine Infektion zu bekommen. Sportler mit einem individuell moderaten und nicht überbelastenden Trainingsumfang haben ein geringeres Risiko zu erkranken. Demgegenüber besitzen übertrainierte Sportler und solche, die einmalige überfordernde Belastungen durchführen, das höchste Risiko (◘ Abb. 25.6). Dieses Modell wird jedoch nicht durch alle Untersuchungen gestützt (Brenner et al. 1994). Neben Umfang und Intensität des Trainings müssen auch weitere wichtige Einflussgrößen, die das Immunsystem in seiner Funktion belasten können, berücksichtigt werden (vgl. Übersicht „Häufige das Immunsystem belastende Einflussfaktoren bei Sporttreibenden").

Darüber hinaus ist zu den der „J-förmigen" Kurve zugrunde liegenden Untersuchungen kritisch anzumerken, dass Leistungssportler milde Infektsymptome u.U. deutlicher wahrnehmen und deshalb in Untersuchungen, die auf Befragungen basieren, Infektsymptome häufiger angeben, als dies Untrainierte tun würden (Brenner et al. 1994).

Abschließend verdeutlicht die „J-förmige" Kurve den Zusammenhang zwischen Sport und Infektionen der oberen Luftwege in seiner Grundtendenz und stellt ein aus didaktischer Sicht geschicktes Modell dar. Gleichwohl können Einzelfälle davon abweichen.

25.7 · Ich habe einen Infekt – was tun? Vermeidung der Ursachen für Infektionen

409

25

25.6 Strategien für Athleten zur Minimierung des Risikos für eine Verminderung der Immunfunktion

Die folgenden Aspekte sollen helfen, eine Beeinträchtigung der Immunfunktion zu reduzieren.

Aspekte zur Reduktion der Beeinträchtigung der Immunfunktion
- Reduktion von psychischem Stress bzw. Entwicklung geeigneter Strategien im Umgang mit Stress
- Ausreichender angemessener Schlaf
- Vermeidung von massiven Diäten und schnellem Gewichtsverlust
- Vermeidung/Minimierung von Kontakt mit erkrankten Personen (Erwachsene und Kinder), Tieren
- Kenntnis und Umsetzung von Hygieneregeln (besonders Mundhygiene: 2-mal täglich) und Desinfektionstechniken (Handdesinfektion)
- Kenntnis vom Zusammenhang zwischen Belastungsintensität, -umfang und der Aktivierung des sympathischen Nervensystems sowie der Hypothalamus-Hypophysen-Nebennierenrinden-Achse (Faktoren, welche die Stresshormone-Antwort stark beeinflussen: Fasten, geringe Glykogen-Speicher, Dehydration, Hitze, Kälte, Höhe, psychischer Stress, Schlafmangel)
- Kenntnis von Warnzeichen und Symptomen von Infektionen der oberen Atemwege sowie des Übertrainings

---

25.7 Ich habe einen Infekt – was tun? Vermeidung der Ursachen für Infektionen

Die beste Möglichkeit, eine Infektion zu vermeiden, ist, den Übertragungsweg der Erreger zu verhindern. Angaben über eine vermehrte Exposition, z.B. durch häufigen engen Kontakt zu Erkrankten, unangemessene Verhaltensweisen – wie das gemeinsame Benutzen von Trinkgefäßen, unzureichende Bekleidung und Auskühlung nach Belastungen usw., ungünstige klimatische oder Umweltbedingungen (insbesondere auf Lehrgangs-, Trainingslager- oder Wettkampffahrten) – sollten Anlass geben, individuell eine bestmögliche Problemlösung herbeizuführen. Diese kann zum einen eine allgemeine Aufklärung über die Entstehung, Übertragung und Folgen von Infektionen sein (Gabriel 1994) und zum anderen eine konkrete sowie auf den Einzelnen zugeschnittene Beratung hinsichtlich der Änderung ungünstiger Lebens- und Verhaltensweisen bedeuten.

Dazu gehört auch eine eingehende Ernährungsberatung infektanfälliger Sportler, um einseitige und ungünstige Ernährungsformen zu erkennen und zu beseitigen. Hierbei können Ernährungsprotokollierungen durch den Athleten hilfreich sein. Eine computergestützte Auswertung ist bei gut geführten Protokollen sinnvoll. Aufgrund der häufig weniger guten Qualität solcher Protokolle muss das persönliche Gespräch weiteren Aufschluss über Schwachstellen bei der Ernährung geben. Dabei ist hinsichtlich einer eventuell bestehenden Infektanfälligkeit darauf zu achten, dass keine hypokalorische Kost (Turnkinder, Sportarten mit Gewichtsklassen) mit zu wenig hochwertigem Eiweiß bzw. Nahrungsmittel mit zu geringer Nährstoffdichte zugeführt werden. In problematischen Fällen kann es sinnvoll sein, während infektgefährdeter Jahreszeiten eine Substitution mit sogenannten antioxidativ wirksamen Vitaminen (Pro-Vitamin A, Vitamin C und E) durchzuführen. Bei vollwertorientierter Ernährung mit ausreichender Energiezufuhr

25

ist dies nicht notwendig. Deshalb kann eine generelle Substitution mit antioxidativ wirksamen Vitaminen für Sportler nicht empfohlen werden.

Innerhalb der Mineralstoffe besitzt das Eisen wegen der guten Feststellbarkeit eines Eisenmangels und der klinischen Relevanz eine Sonderrolle. Ausdauerathletinnen, insbesondere im jugendlichen oder Heranwachsendenalter, sind am ehesten gefährdet, einen manifesten Eisenmangel zu entwickeln (Haymes u. Rebstock 1989). Eine entsprechende Laboruntersuchung ist in regelmäßigen Abständen, mindestens einmal jährlich, aus präventiven Gründen notwendig. Aufgrund der schwierigen Definition und Diagnose einer Mangelsituation bei für die Immunabwehr wichtigen Spurenelementen wie Selen, Zink und Kupfer und damit verbundener Schwierigkeiten, wissenschaftliche Zusammenhänge zwischen Infekthäufigkeit und Substitution valide zu untersuchen, ist es bei diesen Elementen wenig sinnvoll, allgemeine Empfehlungen zur Substitution zu geben. Es bleibt zu bedenken, dass aus hohen Einnahmedosen dieser potenziell toxischen Spurenelemente langfristig negative gesundheitliche Auswirkungen resultieren könnten. Eine Gesamtzufuhr von Spurenelementen, die sich im Rahmen der Ernährungsempfehlungen der deutschen oder amerikanischen Gesellschaft für Ernährung bewegt, ist wohl als unbedenklich anzusehen (DGE 1997).

Es liegt nahe, bei einer offensichtlichen Infektanfälligkeit nach einer gründlichen Ausschlussuntersuchung und der Beseitigung eventueller Ursachen auch nach Mitteln zu suchen, die die Infektabwehr stärken können. Dabei wäre eine gezielte Stärkung der Immunität erwünscht. Im Allgemeinen ist die gezielteste Maßnahme zur Förderung der Immunität die aktive Schutzimpfung. Deshalb gehört zu jeder präventiv orientierten Beratung des Sportlers wie des Nicht-Sportlers die Überprüfung des Impfstatus nach den allgemein gültigen Kriterien. Bei Auslandsreisen sind die speziellen Infektionsgefährdungen einschließlich notwendiger Impfungen im Vorfeld abzuklären. Hier ist auch, obwohl es sich nicht um eine Impfung handelt, die Malaria-Prophylaxe einzubeziehen. Generell ist die aktive Schutzimpfung der passiven Immunisierung durch Gabe von Immunglobulinen vorzuziehen. Die sinnvolle Gabe von Gammaglobulinen im Rahmen einer Infektanfälligkeit beschränkt sich auf die Substitution bei labormäßig nachgewiesener Hypogammaglobulinämie für die gesamten Immunglobuline G oder deren Subklassen. Eine breit angewendete und ungezielte Anwendung von Immunglobulinen zur Vorbeugung von Infekten der oberen Luftwege entbehrt der wissenschaftlichen Grundlage.

Die sogenannten Immunstimulanzien finden zunehmende Verbreitung, sind jedoch hinsichtlich ihrer Wirksamkeit bei der Infektanfälligkeit von Sportlern keineswegs unumstritten. Es fehlen harte wissenschaftliche Daten, die die Wirksamkeit dieser pflanzlichen, synthetischen oder aus Bakterienstücken zusammengesetzten Präparate nachweisen. Demgegenüber wird immer wieder von Heilungserfolgen oder wirksamer Vorbeugung in Einzelfällen berichtet. Dieses kann jedoch nicht Grundlage für eine generelle Empfehlung zur Einnahme von Immunstimulanzien sein. Selbst im Einzelfall sollte gut überlegt werden, ob andere Maßnahmen nicht spezifischer und erfolgversprechender sind. Stets sind dabei der Nutzen und das Risiko in besonderem Maße vom Arzt abzuwägen.

Die immunologische Entzündungsreaktion als auch das „open window" können durch die Substitution von Kohlenhydraten günstig beeinflusst werden. Aus der Sicht des Stoffwechsels ist dies keine neue Maßnahme. Bei 2,5-stündigen Dauerläufen wurden im Plazebovergleich Botenstoffe wie Interleukin-6, dem eine zentrale Rolle bei der akuten Entzündungsreaktion zukommt, nach Substitution mit einem 6-prozentigen Kohlenhydratgetränk deutlich gemindert (Niemann et al. 1998a, 1998b). Anscheinend können auch Funktionen von Immunzellen günstig verändert werden. Somit stellt sich die Frage, wie eine Substitution mit welchen Kohlenhydraten aussehen müsste, um das „open window" nach körperlichen Belastungen zu schließen.

25.7 · Ich habe einen Infekt – was tun? Vermeidung der Ursachen für Infektionen

411

25

◼ Tab. 25.5 Warnzeichen und Symptome von Infekten der oberen Atemwege

Kopf/Stirn	Kopfschmerzen Schwindel
Augen	Geschwollene Augen
	Tränende Augen
	Juckende Augen
	Schmerzende oder brennende Augen
Nase	Verstopfte Nase (behinderte Nasenatmung)
	Schnupfen („laufende Nase")
	Teilweiser oder vollständiger Verlust des Geruchsinns
Ohren	Verstopfte Ohren (beeinträchtigtes Hören)
	Ohrenschmerzen oder Druck auf den Ohren
Mund/Rachen/Hals	Heiserkeit
	Halsschmerzen
	Schwellung oder Rötung der Mandeln
	Vereiterte oder belegte Mandeln
	Schluckbeschwerden
	Schmerzhafte vordere Halslymphknoten
	Zahnschmerzen
	Teilweiser oder vollständiger Verlust des Geschmacksinns
	Blaue Lippen oder Schleimhäute des Mundes (Zyanose)
Gesicht	Stauungs- oder Schwellungsgefühl im Gesichtsbereich
	Gesichtsschmerz (hauptsächlich im Oberkiefer- und Stirnbereich)
	Außergewöhnliche Gesichtsblässe
	Verstärkte Beschwerden beim Neigen des Kopfes nach vorne

Ob dazu auch andere Substrate wie Fett- oder Aminosäuren beitragen können, wird entsprechenden Studien in den nächsten Jahren zur Beantwortung überlassen werden müssen. Generell ist anzumerken, dass das „open window" nicht zwangsläufig zu vermehrten Infekten führt. Bei Berücksichtigung der notwendigen Regenerationszeiten und entsprechender Gestaltung nachfolgender Trainingseinheiten resultiert keine vermehrte Infektanfälligkeit.

Die Kenntnis der Warnzeichen und Symptome von Infektionen der oberen Atemwege (z.B. Barrett et al. 2002, 2005; ◼ Tab. 25.5) sowie deren individueller Kinetik (z.B. Eccles 2005) ist eine Grundvoraussetzung für immunologische Aspekte der Trainingssteuerung.

▪▪ Der Infektionsherd als Ursache einer Infektanfälligkeit

Neben Allergien können Infektionsherde eine Ursache für die Infektanfälligkeit von Sportlern sein. Die Suche nach Infektionsherden im Bereich der Zähne oder der oberen Luftwege sind in der sportmedizinischen Praxis eine immer wiederkehrende Aufgabe. Neben offenen und sichtbaren Eintrittspforten sind andere infektiöse Ursachen im Bereich der Zähne durch zahnärztliche Untersuchungen abzuklären. Dabei scheint die röntgenologische Untersuchung aller Zähne umso dringlicher, je sicherer der klinische Verdacht auf einen Infektionsherd besteht und andere Ursachen ausgeschlossen sind. Neben Entzündungen der Nasennebenhöhlen, die häufig ebenfalls nur durch fachärztliche Untersuchungen diagnostiziert werden können, stellt die chronische Mandelentzündung mit krankhaftem eitrigen Ausfluss und Lymphknotenschwellungen im Unterkieferbereich eine relativ häufige Ursache für Infektionsherde dar.

Dabei ist besonderes Augenmerk auf mögliche organbezogene Folgeerkrankungen (Mitbeteiligung von Herz, Nieren, Leber, Milz) zu richten, um für den Betroffenen u.U. lebenswichtige Diagnosen wie Herzmuskelentzündungen, Leberschädigungen, Milzvergrößerung, organbezogene Abszesse usw. zu stellen und die Erkrankungen der gezielten Therapie zuzuführen.

25.8   Sport bei Infektionen

Besondere Verantwortung bei der Entscheidung über die Art und den Umfang der körperlichen Belastung während akuter Infektionen obliegt dem betreuenden Arzt, aber auch den Athleten selbst und ihren Trainern. Die gesundheitlichen Gefahren, vor allem einer Mitbeteiligung des Herzens auch bei scheinbar banalen Infektionen, dürfen nicht unterschätzt werden. In diesem Bereich hat die Prävention einen besonderen Stellenwert. Das Nichtbeachten einer notwendigen körperlichen Schonung kann neben der Beteiligung innerer Organe, vor allem des Herzmuskels, auch ein Übertrainingssyndrom induzieren. Dieses kann, abhängig von Schweregrad und Dauer, eine wochen- bis monatelange eingeschränkte körperliche Leistungsfähigkeit zur Folge haben. Fieber, Schüttelfrost, schmerzhaft geschwollene Lymphknoten, ausgeprägte Allgemeinsymptome, erkennbare Infektionsherde (z.B. vereiterte Mandeln) und auftretende Herzrhythmusstörungen bei Infekten sollten die besondere Aufmerksamkeit auf die Entscheidung lenken, ob und in welchem Maß eine körperliche Belastung durchgeführt werden sollte. Erst nach dem ärztlichen Einverständnis darf wieder trainiert werden!

In wenigen erfahrenen und entsprechend apparativ ausgestatteten sportmedizinischen Zentren sind infektbegleitende immunologische Untersuchungen möglich, um den richtigen Zeitpunkt für Trainingsreduktion zu finden und die Entscheidung zur Rückkehr in den normalen Trainings- und Wettkampfprozess zu ermöglichen. Eine goldene Regel für die richtige Dosis der körperlichen Aktivität existiert nicht, da zu viele individuelle Unterschiede bestehen. Zu beachten ist jedoch: Wenn bei einem akuten Infekt dem Organismus keine ausreichende Regeneration zugestanden wird, nimmt er sich die ihm zustehende Pause zwangsläufig von allein! Eine ausführliche Darstellung, wann und bei welchen Infektsymptomen ein Arzt aufgesucht werden sollte und welche weiteren Maßnahmen wichtig sind, ist in einer Broschüre aus der Schriftenreihe des Bundesinstituts für Sportwissenschaft und des Bundesausschusses Leistungssport des DSB niedergeschrieben, würde den Umfang dieses Artikels überschreiten (Gabriel 1994).

25.9   Zusammenfassung

Der Einfluss körperlicher Belastung und Training auf das Immunsystem wird weiterhin für Praxis und Wissenschaft ein Dauerbrenner sein. Die sportimmunologische Forschung wird sich insbesondere auf Maßnahmen zur günstigen Beeinflussung des „open window" und damit der Regenerationsphase konzentrieren. Diesbezügliche neue Erkenntnisse sollten rasch Eingang in die Athletenpraxis finden. Kritisch zu betrachten sind hingegen jene Maßnahmen und Substanzen, die hinsichtlich ihrer Wirksamkeit der wissenschaftlich fundierten Basis entbehren.

Neun Fakten zu Sport und Immunsystem

- Unterschiedlich intensive körperliche Aktivität ist mit einer angepassten belastungsinduzierten Stressreaktion des Immunsystems assoziiert.
- Es existiert eine J-förmige Beziehung zwischen dem Risiko einer Infektion der oberen Atemwege und Training (Immunfisch).
- Die Kenntnis der Warnzeichen und Symptome von Infektionen der oberen Atemwege und von Übertraining sind grundlegende Voraussetzungen im Kontext von körperlicher Aktivität, Übung und Training.
- Wichtig sind eine Reduktion von psychischem Stress und die Entwicklung geeigneter Strategien im Umgang mit Stress.
- Ausreichender angemessener Schlaf (< 5 Stunden Schlaf sieben Tage vor einer möglichen viralen Infektion ist mit deutlich erhöhter Anfälligkeit für virale Infektion der oberen Atemwege assoziiert; Prather et al. 2015)
- Vermeidung von massiven Diäten und schnellem Gewichtsverlust
- Vermeidung/Minimierung von Kontakt mit erkrankten Personen (Erwachsene und Kinder) oder Tieren
- Kenntnis und Umsetzung von Hygieneregeln (besonders Mundhygiene 2-mal täglich) und Desinfektionstechniken (Handdesinfektion)
- Kenntnis vom Zusammenhang zwischen Belastungsintensität, -umfang und der Aktivierung des sympathischen Nervensystems sowie der Hypothalamus-Hypophysen-Nebennierenrinden-Achse (Faktoren, welche die Stresshormon-Antwort stark beeinflussen: Fasten, geringe Glykogen-Speicher, Dehydration, Hitze, Kälte, Höhe, psychologischer Stress, Schlafmangel)

Überprüfen Sie Ihr Wissen

- Wie ist das Immunsystem aufgebaut?
- Welche Funktionen sind durch das Immunsystem zu bewältigen?
- Welche Rollen spielen die Stresshormone Adrenalin und Cortisol für das Immunsystem?
- Die Belastungsleukozytose besteht aus zwei Phasen. Beschreiben Sie diese nach phänomenologischen Gesichtspunkten und ihren hormonellen Ursachen.
- Benennen Sie mindestens drei körperliche Belastungen, die mit bis zu 24-stündigen Beeinträchtigungen von Immunfunktionen einhergehen. Gehen Sie dabei auf die hormonellen Hintergründe ein.
- Warum ist die individuelle anaeorbe Schwelle ein physiologischer und immunologischer „breakpoint"?
- Beschreiben und erklären Sie das Modell der sog. J-förmigen Kurve im Zusammenhang mit Infektionen der oberen Luftwege und körperlichem Training. Berücksichtigen Sie dabei Möglichkeiten und Grenzen dieses Modells.
- Welche belastenden Einflussfaktoren für das Immunsystem eines Sporttreibenden gibt es (mind. 5)?
- Beziehen Sie Stellung zum Einsatz von Immunmodulatoren bei Sporttreibenden.
- Was sind die wichtigsten Ursachen für eine Infektanfälligkeit von Sporttreibenden, einschließlich notwendiger diagnostischer Maßnahmen, gesundheitlicher Risiken und therapeutischer Möglichkeiten?

Literatur

Alves RN, Costa LOP, Samulski DM (2006) Monitoring and prevention of overtraining in athletes. Revista Brasileira de Medicina do Esporte 12(5): 291–296

Athens JW, Haab OP et al. (1961) Leucocinetic studies. IV. The total blood, circulating and marginal granulocyte pools and the granulocyte turnover rate in normal subjects. Clin Invest 40: 989–995

Baggiolini M, Boulay F et al. (1993) Activation of neutrophil leycocytes: chemoattractant receptores and respiratory burst. FASEB J 7: 1004–1010

Barrett B, Locken K, Maberry R, Schwamman J, Brown R et al. (2002) The Wisconsin Upper Respiratory Symptom Survey (WURSS): a new research instrument for assessing the common cold. J Fam Pract 51: 265

Barrett B, Brown R, Mundt M, Safdar N, Dye L et al. (2005) The Wisconsin Upper Respiratory Symptom Survey is responsive, reliable, and valid. J Clin Epidemiol 58: 609–17

Bass DA, Olbrantz P et al. (1986) Subpopulations of neutrophils with increased oxidative product formation in blood of patients with infection. J Immunol 136(3): 860–866

Baumann H, Gauldie J (1994) The acute phase response. Immunol Today 15(2): 74–80

Brenner IK, Shek PN et al. (1994) Infection in athletes. Sports Med 17(2): 86–107

Bury T, Marechal R et al. (1998) Immunological status of competitive football players during the training season. Int J Sports Med 19(5): 364–368

Cupps TR, Fauci AS (1982) Corticosteroid-mediated immunoregulation in man. Immunol Rev 65: 133–155

DGE (1997) Empfehlungen für die Nährstoffzufuhr. Frankfurt a. M.

Eccles R (2005) Understanding the symptoms of the common cold and influenza. Lancet Infect Dis 5: 718–25.

Gabriel H (1994) Infekte bei Sportlern – was nun? Bundesinstitut für Sportwissenschaft und Bundesausschuß für Leistungssport, Köln

Gabriel H (1997) Beanspruchung des Organismus durch körperliche Aktivität – Akute und chronische Veränderungen zellulärer und löslicher Faktoren unter besonderer Berücksichtigung von Regulations- und Repairmechansimen, Universität des Saarlandes

Gabriel H, Kindermann W (1995) Infektion und Sport: Häufigkeit, Ursachen und präventive Aspekte. Deut Zeitschr Sportmed 46: 73–85

Gabriel H, Kindermann W (1997a) The acute immune response to exercise: What does it mean? Int J Sports Med 18 (Suppl) 1: 28–45

Gabriel H, Kindermann W (1997b) Impact of different modes of exercise on neutrophil oxidative burst and intracellular pH. Med Sci in Sports Exerc 29: 158

Gabriel H, Brechtel L et al. (1994a) Recruitment and recirculation of leukocytes after ultramarathon run: preferential homing of cells expression high levels of adhesion molecular LFA-1. Int J Sports Med 15 (Suppl) 3: 148–153

Gabriel H, Urhausen A et al. (1994b) Alterations of regular and mature monocytes are distinct, and dependent of intensity and duration of exercise. Eur J Appl Physiol Occup Physiol 69(2): 179–181

Gabriel H, Urhausen A et al. (1998) Overtraining and immune system: a prospective longitudinal study in endurance athletes. Med Sci Sports Exerc 30(7): 1151–1157

Galbo H (1983) Hormonal and metabolic adaption to exercise. Thieme, Stuttgart

Goldsby RA, Kindt TK, Osborne BA and Kuby J (2003) Immunology, 5th ed. W.H. Freeman and Company, New York, NY

Gleeson M (2002) Biochemical and immunological markers of overtraining. Journal of Sports Science and Medicine. 1(2): 31

Gleeson M, Bishop NC, Stensel DJ, Lindley MR, Mastana SS et al. (2011) The anti-inflammatory effects of exercise: mechanisms and implications for the prevention and treatment of disease. Nat Rev Immunol 11: 607–15

Gleeson M, Bishop NC, Walsh NP (2013) Exercise Immunology. Routledge Chapman & Hall, London, New York

Haymes EM, Rebstock S (1989) Iron loss in runners during exercise. Sports Med 7(5): 277–285

Hoffmann-Goetz L, Pedersen BK (1994) Exercise and the immune system: a model of the stress response? Immunol Today 15(8): 382–387

Johnston S, Holgate S (1996) Epidemiology of viral respiratory infections. In: Myint S, Taylor-Robinson D (eds) Viral and other infections of the human respiratory tract. Chapman & Hall, London: pp 1–38

Jackson G, Dowling H, Spiesman I, Boand A (1958) Transmission of the common cold to volunteers under controlled conditions. The common cold as a clinical entity. Arch Intern Med 101: 267–78

Leon LR (2002) Invited review: cytokine regulation of fever: studies using gene knockout mice. J Appl Physiol 92: 2648–55

MacIntyre DL, Reid WD et al. (1995) Delayed muscle soreness. The inflammatory response to muscle injury and its clinical implications. Sports Med 20: 24–40

MacKinnon LT, Hooper SL (1995) Plasma glutmine and upper respiratory tract infections during intestified training in swimmers. Med Sci Sports Exerc 28: 285–290

MacCarthy DA, Dale MM (1988) The leucocytosis of exercise. A review and model. Sports Med 6(6): 333–363

Mahoney T, Ball P (2002) Common respiratory tract infections as psychological entities: A review of the mood and performance effects of being ill. Aust Psychol 37: 86–94

Netea MG, Kullberg BJ, Van der Meer JW (2000) Circulating cytokines as mediators of fever. Clin Infect Dis 31 (Suppl 5): S178–84

Niemann DC (1994) Exercise, upper respiratory tract infection, and the immune system. Med Sci Sports Exerc 26(2): 128–139

Niemann DC, Ahle JC et al. (1995) Indomethacin does not alter natural killer cell response to 2,5 hours of running. J Appl Physiol 79(3): 748–755

Niemann DC, Brindley Gardner HE et al. (1998a) Carbohydrate affects natural killer cell redistribution but not activity after running. Med Sci Sports Exerc 29: 1318–1324

Niemann DC, Nehlsen-Cannarella SL et al. (1998b) Influence of mode and carbohydrate on the cytokine response to heavy exertion. Med Sci Sports Exerc 30(5): 671–678

Owen JA., Punt J, Stranford SA (2013) Kuby Immunology. 7th ed. W.H. Freemann, Houndmills, Basingstok

Pedersen BK, Tvede N et al. (1990) Indomethacin in vitro and in vivo abolishes post-exercise suppresion of natural killer cell activity in peripheral blood. Int J Sports Med 11(2): 127–131

Prather AA, Janicki-Deverts D, Hall MH, Cohen S (2015) Behaviorally assessed sleep and susceptibility to the common cold. Sleep 38(9): 1353–1359

Purvis D, Gonsalves S, Deuster P (2010) Physiological and psychological fatigue in extreme conditions: Overtraining and elite athletes. American Academy of Physical Medicine and Rehabilitation 2: 442–50

Rich RR, Fleisher TA, Shearer WT, Jr HW, Frew AJ, Weyand C (2012) Clinical Immunology, Principles and Practice (Expert Consult-Online and Print), 4th ed. Elsevier, London

Stauber WT, Fritz VK et al. (1988) Characterization of muscles injured by forced lengthening. I. Cellular infiltrates. Med Sci Sports Exerc 20(4): 345–353

Stegmann H, Kindermann W et al. (1981) Lactate kinetics and individual anaerobic treshold. Int J Sports Med 2(3): 160–165

Smith A, Thomas M, Kent J, Nicholson K (1998) Effects of the common cold on mood and performance. Psychoneuroendocrinology 23: 733–39

Smith LL (2000) Cytokine hypothesis of overtraining: A physiological adaptation to excessive stress? Medicine and Science in Sports and Exercise 32: 317–31

Urhausen A (1994) Übertraining – nicht immer ein Über an Training. Bundesinstitut für Sportwissenschaft und Bundesausschuss Leistungssport des DSB

Urhausen A, Kindermann W (2002) Diagnosis of Overtraining. What Tools do we have? Sports Medicine 32(2): 95–102

Urhausen A, Gabriel H et al. (1995) Blood hormones as markers of training stress and overtraining. Sports Med 20(4): 251–276

Urhausen A, Weiler B et al. (1994) Plasma catecholamines during endurance exercise of different intensities as related to the individual anaerobic treshold. Eur J Appl Physiol Occup Physiol 69(1): 16–20

Walsh NP, Gleeson M, Shephard RJ, Gleeson M, Woods JA et al. (2011a) Position statement. Part one: Immune function and exercise. Exerc Immunol Rev 17: 6–63

Walsh NP, Gleeson M, Pyne DB, Nieman DC, Dhabhar FS et al. (2011b) Position statement. Part two: Maintaining immune health. Exerc Immunol Rev 17: 64–103

Weidner TG (1994) Literature review: upper respiratory illness and sport and exercise. Int J Sports Med 15(1): 1–9

Westermann J, Schwinzer R, Jecker P, Pabst R (1990) Lymphocyte subsets in the blood. The influence of splenectomy, splenic autotransplantation, ageing, and the site of blood sampling on the number of B, T, CD4+, and CD8+ lymphocytes in the rat. Scandinavian Journal of Immunology 31(3): 327–334

Whicher JT, Evans SW (1990) Cytokines in disease. Clin Chem 36(7): 1269–1281

Yednock TA, Rosen SD (1989) Lymphocyte homing. Adv Immunol 44: 313–378

Spezielle Bereiche der Sportmedizin

Kindersportmedizin

Holger Förster

© Springer-Verlag GmbH Austria 2017
M. Wonisch, P. Hofmann, H. Förster, H. Hörtnagl, E. Ledl-Kurkowski, R. Pokan (Hrsg.),
Kompendium der Sportmedizin, DOI 10.1007/978-3-211-99716-1_26

26.1   Einleitung

Die Kindersportmedizin als relativ junger Zweig der Sportmedizin hat als Hauptaufgabe, Kinder und Jugendliche bei allgemeiner körperlicher Aktivität bis hin zum Leistungssport zu unterstützen. Einerseits sollen Bezugspersonen motiviert werden, ihren Kindern körperliche Aktivität als gesundheitsfördernde Lebensweise zu ermöglichen, andererseits soll und muss das sporttreibende Kind begleitet werden, um nicht durch vorhandene Grundkrankheiten oder aber auch durch übereifrige Erwachsene Schaden zu erleiden (somatisch wie psychisch).

Eine wichtige Aufgabe besteht darin, chronisch kranke Kinder zum Sport zu bringen, indem nach entsprechender Untersuchung genaue Vorgaben für die Sportart, Intensität oder Umfang gegeben werden können, die eine gefahrlose Sportausübung trotz Grunddefiziten erlauben.

Im Leistungssport hat die Betreuung der jungen Athleten die Gesamtheit der Entwicklung im Auge, und nicht nur das aktuelle Leistungsniveau. Letztlich soll die Kindersportmedizin gesunde, bewegungsfreudige Jugendliche an die Erwachsenensportmedizin übergeben können. Die Folgen einer Sportkarriere, ob positiv oder negativ, sind meist erst spät sichtbar, weswegen ein sehr sensibler Umgang mit Kindern notwendig ist, was auch eine gute Kenntnis der normalen Entwicklung einschließt.

26.2   Physiologie

Kinder haben sowohl in Ruhe als auch unter Belastung eine höhere Herzfrequenz mit Maximalwerten bis 225/min, im Schnitt 196/min (Armstrong et al. 1996, 1998). Pro kg Körpergewicht ist das Schlagvolumen kleiner, das Herzminutenvolumen ist in etwa gleich groß wie bei Erwachsenen.

Kinder reagieren auf Belastung mit Frequenzsteigerung des Herzens, aber auch der Atmung, wo ähnliche Veränderungen zu beobachten sind. In beiden Fällen ist diese Anpassung unrationell mit geringerem Wirkungsgrad, bei allerdings auch schnellerer Anpassung an ein neues Belastungsniveau. Kinder sind sowohl organisch als auch psychisch besser in der Lage, sich auf wechselnde Intensitäten einzustellen, brauchen andererseits jedoch auch diese Wechsel, um nicht überfordert zu werden. Der Blutdruck ist in Ruhe sowie unter Belastung niedriger als bei Erwachsenen. Dies gilt sowohl für den systolischen als auch diastolischen Wert. Die Ursache dafür liegt im niedrigeren peripheren Widerstand.

Das Atemäquivalent für O_2, also das Atemvolumen, das pro Liter Sauerstofftransport nötig ist, spiegelt mit seinem höheren Wert bei Kindern deren geringere Atemökonomie wider. Bedingt ist dies durch die höhere Atemfrequenz unter Belastung bei fast gleich großem Atemzugvolumen/kg Körpergewicht wie bei Erwachsenen (Rowland et al. 1987; Cooper et al. 1987).

Unter Belastung steigt das CO_2 an, welches abgeatmet werden muss und somit eine Erhöhung des Atemminutenvolumens zur Folge hat. Im Unterschied zu Erwachsenen sind bei Kindern VE und VCO_2 enger korreliert, was auf die geringere CO_2-Speicherung unter Belastung im Fettgewebe bei Kindern zurückzuführen ist (Zanconato et al. 1992).

Kinder haben schon früh ein sehr gut trainiertes aerobes Energiegewinnungssystem, im Gegensatz dazu scheint ihre anaerobe Kapazität, die Glykogen-Umsatzrate gegenüber Erwachsenen vermindert zu sein. Daraus ließe sich ableiten, dass für Kinder intensive Belastungen im Bereich bis zu zwei Minuten energetisch ungünstiger sind. Die Ursache für das mögliche differente anaerobe Verhalten bei Kindern ist vielfältig und bislang noch nicht ausreichend untersucht. Folgende Aspekte scheinen dafür in Frage zu kommen:

■ ' Energieproduktion

Es wurden niedrigere Werte für Enzyme des anaeroben Stoffwechsels, besonders der Phosphofruktokinase (PFK) als Schlüsselenzym der anaeroben Glykolyse, gemessen, wobei Steigerungen der PFK durch intensive Trainingsmaßnahmen beschrieben wurden (Eriksson et al. 1973). Mit steigendem Maximallaktat unter Belastung sinkt der pH-Wert im Altersgang, wohl als Ausdruck der besseren Kompensation.

■ Hormonhaushalt

Parallel zum Anstieg der anaeroben Kapazität steigt der Testosteronspiegel mit zunehmendem Alter, was auch erklärt, warum Mädchen gleichen Alters entsprechend ihrem höheren biologischen Alter höhere Laktatwerte als Jungen aufweisen. Bei Kindern werden niedrigere Katecholamin-Werte in Ruhe und unter Belastung beschrieben. Die stimulierende Wirkung auf die Glykogenolyse ist möglicherweise dadurch vermindert und kann die verminderte Blut-Laktat-Konzentration erklären (Lehmann et al. 1981; Berg u. Keul 1988).

■ Muskelaufbau

Eine Rolle wird auch der Muskelfaserverteilung bei Kindern und ihrer Aktivierung zugeschrieben (zentral-neurologische Steuerung). Dieser sicher sehr interessante und viel versprechende Bereich ist allerdings bislang noch nicht ausreichend erforscht.

■ Aerobe Fitness

Eine mögliche Erklärung für die geringere anaerobe Kapazität der Kinder könnte auch sein, dass Kinder eine hohe aerobe Leistungsfähigkeit haben. Somit beanspruchen sie nur wenig den anaeroben Stoffwechsel, der dadurch natürlich nicht ausreichend trainiert ist. Als Maß für die aerobe Fitness ist die ventilatorische anaerobe Schwelle oft mit sehr unterschiedlichen Ergebnissen untersucht worden. Nach Reybrouck et al. (1985) liegt diese bei Kindern in% der VO_{2max} deutlich höher, der Absolutwert in ml VO_2/kg an der Schwelle allerdings ähnlich wie bei Erwachsenen. Das Laktat-Steady-State soll sich laut Williams und Armstrong (1991) ähnlich verhalten, ist allerdings im Gegensatz dazu nach neueren Ergebnissen weder in der Absoluthöhe des Laktats noch prozentual gegen VO_{2max} different zu den Erwachsenenwerten (Beneke et al. 2000).

Weitere Einflussgrößen auf die Blut-Laktat-Konzentration sind zudem die Freisetzung aus der Muskelzelle, das Verteilungsvolumen im Körper und die Elimination, Verarbeitung in Organen wie Leber und Herz. Hierüber ist noch wenig bekannt, sodass Aussagen zu Unterschieden zu Erwachsenen noch verfrüht wären.

Die Daten in der Literatur sind mit Vorsicht zu interpretieren, weil methodische Unterschiede (Protokolle, Ergometertyp), aber auch unterschiedliche Motivation der Kinder oft keine wirkliche Ausbelastung bewirken. Somit kann fälschlicherweise auf eine geringere anaerobe Kapazität geschlossen werden.

■ Stoffwechsel, Temperatur

Bedingt durch das notwendige Wachstum mit erhöhtem Eiweiß-Turnover sind höhere Stoffwechselumsätze notwendig, die dadurch zwangsweise eine höhere Energiezufuhr und auch längere Regenerationszeiten erfordern.

Der erhöhte Energieumsatz bei gleichzeitig schlechterem Wirkungsgrad bei körperlicher Aktivität führt zu einer erhöhten Wärmeproduktion. Die Wärme kann aber bei verminderter Schweißproduktion und reduziertem Blutvolumen/Körperoberfläche nur schwer abgegeben werden. Verstärkt wird diese Situation bei Belastungen in warmer Umgebung, wenn über die große Körperoberfläche noch Wärme aufgenommen wird und die verstärkte Hautdurchblutung viel Flüssigkeit bindet und ein Kollaps leichter auftreten kann. Auf der anderen Seite kann die ungünstige Relation von Körpergewicht zu großer Körperoberfläche bei Kindern leicht zu Unterkühlungen führen, entsprechend niedrige Außentemperaturen vorausgesetzt.

Überprüfen Sie Ihr Wissen
- Welche Unterschiede zeigen Kinder im Vergleich zu Erwachsenen im Herz-Kreislauf-Bereich?
- Welche Unterschiede im pulmonalen Bereich?
- Welche Aussagen zum Energiestoffwechsel bei Kindern lassen sich treffen?
- Welche Besonderheiten der Temperaturregulation sind bei Kindern zu beachten?

26.3 Sportmedizinische Untersuchung

Um eine gefahrlose Sportausübung zu gewährleisten, ist eine umfassende sportärztliche Untersuchung Voraussetzung. Primär handelt es sich um Sporttauglichkeitsuntersuchungen für Schule und Vereine, welche den Sinn haben, Kind, Eltern und Trainer zu beraten. Dies beinhaltet nicht nur die Frage, ob das Kind gefahrlos Sport betreiben kann, sondern vor allem, welche Sportarten bei einer körperlichen Beeinträchtigung trotzdem ausgeübt werden können und sollen. Darüber hinaus dienen diese Untersuchungen auch dazu, Überlastungsschäden durch Sport rechtzeitig zu erkennen und gegensteuern zu können. Hervorzuheben ist, dass auch für Kinder das größere Risiko für die Gesundheit das Nichtstun darstellt!

Es gibt weltweit viele Empfehlungen zum Inhalt einer „preparticipation evaluation" und in der täglichen Praxis noch mehr Interpretationen davon. Diese reichen von simplen „Stempeluntersuchungen" ohne Inhalt bis zu sehr geräte- und zeitintensiven Kontrollen. Es gibt einen Versuch der Österreichischen Gesellschaft für Sportmedizin und Prävention (ÖGSMP) über die Bereitstellung eines Untersuchungsbogens einen Standard vorzugeben (www.sportmedizingesellschaft.at/downloads), was aber leider derzeit noch zu wenig Beachtung findet, weder von offiziellen medizinischen Stellen noch von Verbänden und Vereinen. Im Folgenden werden die kinderspezifischen Inhalte einer sportmedizinischen Basisuntersuchung dargestellt.

▪ Anamnese
Kinderspezifische Anamnese mit Impfstatus, Allergien, Medikamenteneinnahme, gehabten Erkrankungen, Verletzungen; Familienanamnese (Marfan-Syndrom, plötzliche Todesfälle, Anämie, Herz-Lungen-Erkrankungen, neurologische Auffälligkeiten) und sportbezogene Anamnese (Trainingsumfang, Ziele etc.).

Fragen im Hinblick auf Mangelversorgung an Vitaminen, Mineralstoffen, Eisen oder Störungen des Wasserhaushaltes sind ebenfalls notwendig. Bei Kindern und Jugendlichen bislang noch wenig beachtet, aber zunehmend wichtig sind konkrete Fragen zu Drogen (Doping), Alkohol und Nikotin.

▪ Klinische Untersuchung
Körpergewicht, Körperlänge, BMI unter besonderer Beachtung der Perzentilen (◼ Abb. 26.1 und ◼ Abb. 26.2). Wichtig ist hier einerseits Übergewicht anzusprechen, andererseits Anorexie zu erkennen, ohne Kinder und Eltern zu sehr zu beunruhigen. Die Körperfettmessung kann

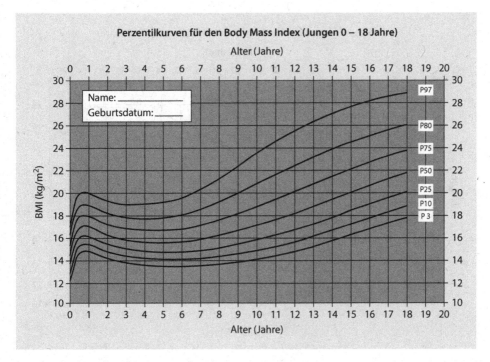

Abb. 26.1   BMI-Perzentilenkurven Jungen

hier eine weitere Hilfe sein, wobei die Messmethoden für Kinder noch problematischer als für Erwachsene sind. Praktikabel, einfach und schnell durchführbar ist die Methode der Hautfalten-messung. Mittels Caliper wird die Dicke einer Hautfalte an genau definierten Körperstellen (je nach Methode 4–10 Stellen) bestimmt und die Summe anhand von Tabellen in % Körperfettgehalt umgerechnet (Deurenberg et al. 1990). Diese Methode ist sehr gut geeignet, Körperfettverände-rungen im Längsschnitt zu erfassen, besonders bei gleichem Untersucher. Die Absolutwerte sind in Relation zur „dual energy X-ray absorptiometry" (DEXA) oder Unterwassermethode relativ ungenau. Die Impedanzmessung, beruhend auf unterschiedlicher Leitfähigkeit der Gewebe, erfasst primär elektrische Widerstandswerte, die mit Hilfe von Regressionsgleichungen in % Fett-gehalt, Wassergehalt etc. umgerechnet werden können. Zusätzlich zu den messmethodischen Schwierigkeiten besteht das Problem der sich im Altersgang laufend ändernden Körperzusam-mensetzung bei Kindern und Jugendlichen, womit wohl für den Routineeinsatz bei Reihen-untersuchungen die Körperfettmessung derzeit nicht geeignet scheint (Kushner 1992; Treuth et al. 2001).

■ **Internistischer Status**

Beachtung von Rhythmusstörungen, pathologischen Herz- und Atemgeräuschen, Leber, Milz, Lymphknotenvergrößerungen, Zahnstatus, HNO-Auffälligkeiten wie Adenoiden sowie Bestim-mung des Reifegrad des Kindes (Tanner 1975) und einer Grobbeurteilung des psychosozia-len Reifegrades. Die obligatorische Blutdruckmessung erfordert entsprechende Ausrüstung (= dem Armumfang des Kindes angepasste Manschettenbreite) sowie eine ruhige, entspannte Untersuchungssituation.

Oberarmumfang: 15–21, 20–32, 30–40 cm; Manschettenbreite 8,5 – 12,5 – 16 cm.

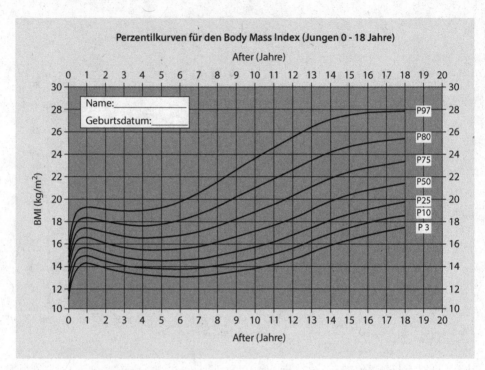

Perzentilkurven für den Body Mass Index (Jungen 0 - 18 Jahre)

▢ Abb. 26.2   BMI-Perzentilenkurven Mädchen

Für die Interpretation der Werte stehen altersabhängige Normwertperzentilen zur Verfügung (de Man et al. 1991). Als Richtlinie für die Obergrenze gelten:

— 6–9 Jahre: (122/78),
— 10–12 Jahre: (126/82),
— 13–15 Jahre: (136/86),
— 16–18 Jahre: (142/92 mmHg).

26.4   Orthopädischer Status inklusive Muskelfunktionsprüfung

Die meisten Auffälligkeiten bei Sporteignungsuntersuchungen sind in diesem Bereich zu finden. Besonders auf Beinlängendifferenzen (anatomisch-funktionell) mit oder ohne resultierender Skoliose, Morbus Scheuermann, Morbus Schlatter oder Fußdeformitäten ist zu achten. Immer häufiger werden auch Haltungsprobleme im Sinne von Muskelschwächen (Stammmuskulatur) auf der einen Seite und Muskelverkürzungen (ischiokrural, iliopsoas, rectus femoris Muskulatur) auf der anderen Seite gesehen. Mit einigen wenigen Untersuchungsschritten lassen sich diese Muskeldysbalancen per Screening erfassen und nebenbei Hinweise für eine eventuelle Koordinationsstörung erlangen. Zu achten ist ferner auf lokale Überlastungszonen, wie z.B. an der Tuberositas tibia, Patellaspitze, Calcaneus bzw. Achillessehne und Hypermobilitäten, die bis zum Marfan-Syndrom führen können (Schober u. Windhaber 2014).

Überprüfen Sie Ihr Wissen
- Auf was ist in der Anamnese bei Kindern besonders zu achten?
- Wie lassen sich anthropometrische Daten bei Kindern am besten interpretieren?
- Welche Besonderheiten bei der Blutdruckmessung und Interpretation bei Kindern sind zu beachten?
- Welche sind die Hauptauffälligkeiten bei der orthopädischen Screening-Untersuchung bei Kindern?

26.5 Zusatzuntersuchungen

Nach der aktuellen Empfehlung für Screening-Kontrollen bei jungen Athleten der American Heart Association wird die Durchführung eines EKG oder gar einer Echokardiographie erst bei Auffälligkeiten in einem 12-Punkte-Programm aus Anamnese und Klinik empfohlen (Maron et al. 2007). Die Inzidenz an plötzlichen akuten Herzproblemen ist niedrig, aber oft tödlich, wobei bei Kindern und Jugendlichen als Ursache besonders die hypertrophe Kardiomyopathie, Anomalien der Herzkranzgefäße, abnorme linksventrikuläre Hypertrophie und regionenbezogen die arrhytmogene rechtsventrikuläre Kardiomyopathie zu nennen sind (Crawford 2007; Fritsch et al. 2012). Es mag nicht kosteneffektiv sein, ist aber dennoch aufgrund der Dramatik im Einzelfall indiziert, das nichtinvasive Instrument 12-Kanal-EKG in das Standardprogramm aufzunehmen.

■ **EKG**

Bei jedem Kind sollte mindestens einmal, bei spezifischer Anamnese häufiger, ein 12-Kanal-EKG abgeleitet werden. Zu beachten wären die Besonderheiten beim Kind wie Lagetyp, inverses T altersabhängig bis V4 reichend, und altersspezifische Normalwerte für Überleitungszeiten PQ, QRS und QT. Gegenüber Erwachsenen ist gehäuft mit einem inkompl. RSB oder auch AV-Block I° zu rechnen. Weitere Auffälligkeiten wären SVES, VES, long QT-Syndrom oder Präexzitationssyndrome wie WPW oder LGL, während Repolarisationsstörungen oder gar Infarktbilder in Ruhe oder unter Belastung kaum zu erwarten sind. EKG-Normwerte sind ◘ Tab. 26.1 zu entnehmen.

■ **Spirometrie**

Sie ist als Screening-Untersuchung sinnvoll und bei entsprechender Anamnese notwendig, eventuell sogar in Kombination mit einer Belastungsuntersuchung (Test auf belastungsinduziertes Asthma), um die Effektivität des Tests noch zu erhöhen. Zu achten ist zum einen auf eine kindgerechte Durchführung mit ausreichend Übungszeit und Erklärung des Tests, evtl. mit PC-Animation etc., und zum anderen auf eine kindgerechte Interpretation mit altersspezifischen Normalwerten (üblicherweise in der Software der Spirometer integriert).

■ **Labor**

Es gibt diesbezüglich keine einheitlichen europäischen Richtlinien, sodass aus praktischer Erfahrung folgende Empfehlung gegeben werden kann: Blutbild bzw. Urinuntersuchung sind als Basislabor sinnvoll, da mit wenig Aufwand eine Anämie, versteckte Infektion, aber auch ein Diabetes

▣ Tab. 26.1 EKG-Normalwerte (nach Gutheil 1998)

Amplituden in V1 (mm)		R-Zacke			S-Zacke	
Alter	min.	Mittel	max.	min.	Mittel	max.
3–5 J	0	6,9	17,5	4,5	11,8	34,5
5–8 J	0	6,7	20,5	1,5	12,7	25,5
8–12 J	0	5,7	17,5	1,5	14,0	25,5
12–16 J	0	4,8	17,5	1,5	13,4	25,5
Amplituden in V2 (mm)		**R-Zacke**			**S-Zacke**	
3–5 J	0	12,6	26,5	13,0	20,6	33,0
5–8 J	0	11,7	32,5	9,0	22,2	41,0
8–12 J	2,5	9,6	20,5	9,0	23,2	37,0
12–16 J	0	8,1	20,5	5,0	22,0	53,5
Amplituden in V5 (mm)		**R-Zacke**			**S-Zacke**	
3–5 J	8,0	18,5	36,0	0	2,0	7,5
5–8 J	8,0	20,2	40,0	0	2,4	10,5
8–12 J	8,0	21,9	36,0	0	1,7	10,5
12–16 J	4,0	17,2	36,0	0	1,7	7,5
Amplituden in V6 (mm)		**R-Zacke**			**S-Zacke**	
3–5 J	4,5	12,0	22,5	0	0,6	3,5
5–8 J	4,5	13,4	25,5	0	1,0	5,5
8–12 J	7,5	14,4	22,5	0	1,0	3,5
12–16 J	1,5	12,8	19,5	0	1,1	5,5
Häufigkeit negativer T-Wellen in%						
Alter	V1	V2	V3	V4	V5	V6
4–6 J	98	95	60	5	0	0
7–10 J	92	80	35	2	0	0
11–14 J	85	55	10	0	0	0
Amplituden in V6 (mm)						

mellitus gefunden werden kann. Weitere Labortests wie Antistreptolysintiter, Blutfette, Elektrolyte etc. sind eigentlich nur bei einer speziellen Anamnese einzusetzen.

Zusatzuntersuchungen wie Röntgen, Echokardiographie, CT, MRI etc. bzw. Untersuchungen bei Spezialisten (Augen, HNO, Orthopädie, physikalische Medizin etc.) sollen natürlich nur entsprechend der Anamnese und Klinik bedacht und eingesetzt werden.

Belastungsabhängige Beschwerden wie Dyskardie, Atemnot oder Muskelschwäche führen gerade bei Kindern oft zur Vorstellung beim Arzt, da Kinder mit verringerter Belastbarkeit eher auffallen als Erwachsene. Hierbei sind eine besonders subtile Anamnese und klinische Untersuchung erforderlich sowie evtl. über EKG und Spirometrie hinausgehende Untersuchungen wie Echokardiographie und eine Belastungsuntersuchung mit Spirometrie, Spiroergometrie und Laktatmessung. Zu differenzieren ist hier immer ein schlechter Trainingszustand oder auch mangelnde Motivation zu Bewegung und Ergometrie von einem echten Krankheitsbild (Asthma, neuromuskuläre Erkrankungen etc.).

Sportmedizinische Untersuchungen bei chronisch kranken Kindern stellen eine große Herausforderung an den Sportarzt dar. Es geht hierbei besonders um die Frage, welcher Sport trotz Krankheit in welcher Intensität ausgeübt werden kann und auch soll.

In ähnlicher Weise muss mit dem Schulturnen verfahren werden, wo es eine Bescheinigung für selektive Teilnahme am Schulsport geben kann, differenziert je nach Verletzung und Krankheit für bestimmte Übungen und immer zeitlich definiert. Ein entsprechendes Formular ist einzusehen im Downloadbereich der Website der Gesellschaft für pädiatrische Sportmedizin (www. kindersportmedizin.org). Weitere Information auch auf der AWMF-Website unter http://www.uni-duesseldorf.de/WWW/AWMF/ll/sp-33400.htm oder bei Clasing und Siegfried (2002).

Wie für gesunde Kinder gilt auch für kranke Kinder, dass körperliche Aktivität positive Wirkungen hat und Inaktivität ein größeres Risiko darstellt als kontrollierte Aktivität.

Überprüfen Sie Ihr Wissen
- Welche EKG-Veränderungen sind bei Kindern vornehmlich zu erwarten?
- Welchen Stellenwert haben Untersuchungen wie Spirometrie oder Labortests bei Kindern?

26.6 Belastungsuntersuchung bei Kindern

Prinzipiell stehen für Kinder die gleichen Testmöglichkeiten wie für Erwachsene zur Verfügung. Verwendet werden Submaximaltest (z.B. PWC170) und Maximaltests (Spiroergometrie, Laktatleistungsdiagnostik) im Labor und unter Feldbedingungen.

Es gelten die gleichen Indikationen, Kontraindikationen und Abbruchkriterien wie beim Erwachsenen. Das Umfeld der Ergometrie soll neben den allgemein gültigen Bedingungen auch kindangepasst in der Einrichtung und beim Personal sein. Dazu gehört auch die entsprechende Zeit für die Vorbereitung, wobei auch ein Merkblatt mit kurzer Erklärung des Untersuchungsablaufs und Informationen zur Vorbereitung hilfreich sind.

■ Fahrrad-Ergometrie

Für Kinder besonders relevant ist das Modell des Rades, welches ermöglichen muss, dass sowohl Lenker als auch Sattel horizontal und vertikal verstellbar sind, um optimale Winkelstellungen der Gelenke für optimale Kraftentwicklung zu erreichen. Die Kurbellänge spielt dabei ebenfalls eine Rolle und sollte zumindest bei kleinen Kindern entsprechend durch kürzere Kurbeln ersetzt werden. Empfohlen wird nach Klimt (1992) eine Kurbellänge von 13 cm für 6-Jährige, 15 cm für Kinder zwischen 8 und 10 Jahren und 16 cm für 14-jährige Kinder. Entscheidend ist auch die Art des Bremswiderstandes – besser drehzahlunabhängig als -abhängig, da besonders kleine Kinder bei noch ungenügend ausgeprägtem Rhythmusgefühl nur schwer die für die gleiche Wattleistung notwendige Trittfrequenz einhalten können. Die energetisch günstigste Trittfrequenz würde bei ca. 60 Umdrehungen/Minute (U/min) liegen, was erfahrungsgemäß nicht die ideale Frequenz aus neuromuskulärer Sicht darstellt, sodass wir eher Frequenzen um 70 U/min empfehlen. Belastungen auf dem Rad sind durch die Radgeometrie bedingt erst ab einer Körperhöhe von ca. 120 cm möglich bzw. kann technisch bedingt meist erst ab 20 W als Minimalbelastung begonnen werden, was die Ergometrie für sehr kleine Kinder am Fahrrad unmöglich macht. Zudem bewirkt die relativ große lokale Muskelbelastung des Oberschenkels oft schon einen

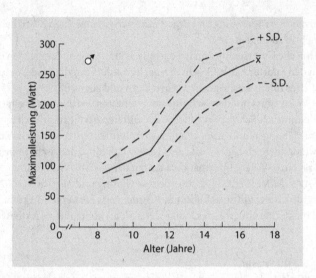

■ Abb. 26.3   Perzentilenkurve Watt-max. bei Jungen

Belastungsabbruch noch vor Erreichen der kardiopulmonalen Ausbelastung. Die Gesamtbelas-tungszeit soll zwischen 10 und 12 Minuten liegen (Hebestreit et al. 1997), was zum einen eine zu große muskuläre Belastung bei früher Überforderung ausschließt, zum anderen die fluktuie-rende Motivation der Kinder nicht überstrapaziert.

Noch mehr als bei Erwachsenen werden bei Kindern eine Vielzahl an Protokollen eingesetzt, die die schon bei gesunden Kindern großen Leistungsunterschiede im Altersgang und die oben erwähnte Gesamtzeit berücksichtigen. Meist orientieren sich die Belastungsstufen am Körperge-wicht, bei adipösen Kindern besser am längenentsprechenden Gewicht – beginnend mit 0,5–1 W/kg und einer Steigerung um ca. 0,5 W/kg. Die Dauer der einzelnen Stufen liegt bei 1–3 Minuten. Besonders bei kranken, nicht so leistungsfähigen Kindern ist das Protokoll nach Godfrey (1974) verbreitet, welches körperlängenbezogen die Belastung einteilt (< 120 cm: 10 W/10 W; < 150 cm: 15 W/15 W; > 150 cm: 20 W/20 W, jeweils in 1-min-Intervallen).

Die Interpretation der Ergebnisse erfolgt über die erreichte maximale HF bzw. für die Leistung über Watt-max oder Watt/kg. Diese Werte können in Perzentilenkurven, wie beispielsweise in Bar-Or (1986), verglichen werden (■ Abb. 26.3, ■ Abb. 26.4, ■ Abb. 26.5 und ■ Abb. 26.6). Gerade unter dem Gesichtspunkt der unterschiedlichen Motivation der Kinder zu Maximalleistungen sind auch Submaximaltests als Alternative anzusehen, wobei nur submaximale Kenngrößen zur Beurteilung verwendet werden dürfen.

Eine Extrapolation zu Maximalleistungen ist gerade für Kinder nicht zulässig.

Eine weitere Alternative bietet der Conconi-Test, der nichtinvasiv eine Beurteilung der maxi-malen Leistung und durch den HF-Knickpunkt auch die Bestimmung des aerob-anaeroben Über-gangs ermöglicht (▶ Abschn. 7.2).

Die Laufband-Ergometrie (LB-Ergometrie) ist ab ca. 4 Jahren technisch möglich, sinnvoll aber auch erst ab 5–6 Jahren mit Erreichen der entsprechenden psychischen Reife. Der Vorteil liegt in der Aktivierung großer Muskelgruppen mit resultierender hoher Ausbelastung. Ande-rerseits zeigt sie eine weit größere Variabilität des Wirkungsgrades und der Bewegungsökonomie als die Rad-Ergometrie. Für Kinder stellt das Laufband oft eine lustige Herausforderung dar, bei allerdings auch höherem Verletzungsrisiko durch Sturz, besonders bei höheren Geschwindig-keiten. Aus diesem Grund sind geeignete Schutzmaßnahmen notwendig (Auffangvorrichtung,

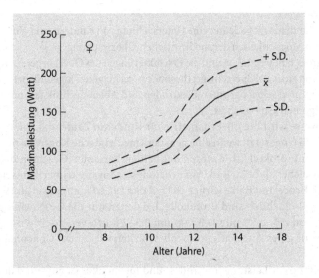

Abb. 26.4 Perzentilenkurve Watt-max bei Mädchen

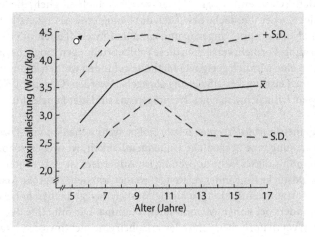

Abb. 26.5 Perzentilenkurve Watt-max/kg bei Jungen

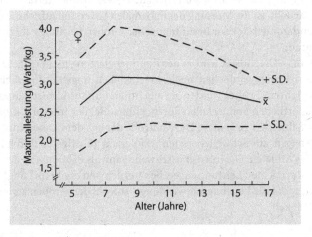

Abb. 26.6 Perzentilenkurve Watt-max/kg bei Jungen

Hilfspersonal). Für den Arzt bedeutet eine Untersuchung von Kindern am Laufband mehr Stress und weniger gute Möglichkeiten der medizinischen Überwachung.

Durch die großen Bewegungen und die Erschütterungen des Oberkörpers wird selbst die notwendige Ableitung eines EKGs erschwert (besonders bei mageren Jugendlichen), sodass eine gut interpretierbare Kurve selbst bei guten Elektroden und Ableitetechnik fast nur in Ruhephasen während der Ergometrie möglich ist.

Sinnvollerweise wird die LB-Ergometrie für Kinder in Lauf- und Spielsportarten, also sportartspezifisch eingesetzt, wenn eine genauere medizinische Kontrolle nicht indiziert ist. Die verwendeten Protokolle sind wegen der beiden Variablen Geschwindigkeit und Steigung noch zahlreicher als beim Rad. Am bekanntesten im angloamerikanischen Raum sind Protokolle nach Bruce und Balke (Bruce 1971; Balke 1954; Cumming et al. 1978; James et al. 1980). Bei uns gebräuchlich sind Protokolle, bei denen nur die Geschwindigkeit bei einer fixen Steigung von z.B. 1,5% alle 1–3 min um 0,5–2 km/h verändert wird. Auch auf dem Laufband kann als gutes Alternativprotokoll natürlich wieder der Conconci-Test durchgeführt werden.

Die Beurteilung der Leistung im Kindes- und Jugendalter ist aufgrund des unterschiedlichen Wachstums sehr problematisch. Berücksichtigt wird üblicherweise das Geschlecht, Alter und Gewicht (Gewicht für Länge), weniger, aber auch möglich, die fettfreie Masse, Körperlänge oder Körperoberfläche bzw. auch das biologische Alter. Letztlich ist jeder Vergleich mit einer „Normgruppe" ungenau und kann im Einzelfall über- oder unterbewerten. Verschiedene Scaling-Formeln versuchen diese Fehlbeurteilungen möglichst klein zu halten, ohne dass bis jetzt eine wirklich geeignete Methode gefunden werden konnte. Deshalb kann nur vorsichtig eine Leistungsklassifizierung abgegeben werden. Genauer und hilfreicher in der Beurteilung auch hinsichtlich eines Trainingsplans sind hier Längsschnittergebnisse der Einzelperson.

Die Spiroergometrie erfordert einen relativ großen technischen Einsatz. Für Kinder bedeutet diese Untersuchung eine zusätzliche Unbequemlichkeit, weswegen schon ein gewisses Alter zum Verständnis dieses Tests notwendig ist. Außerdem ist zu beachten, dass spezielle Masken bzw. Mundstücke für Kinder verwendet werden müssen. Zu große Masken bewirken eine vermehrte Totraumventilation, zu kleine Masken dagegen einen höheren Atemwegswiderstand, besonders bei hohen Atemminutenvolumina. Die mit Hilfe der Spiroergometrie bestimmbaren ventilatorischen Schwellen erlauben eine nichtinvasive Alternative zu den sonst verwendeten individuellen Laktatschwellen und finden deshalb bei Kinderuntersuchungen gerne Verwendung. Da der Sauerstoffverbrauch das Brutto-Kriterium der Ausdauerleistungsfähigkeit darstellt, ist die Messung der maximalen Sauerstoffaufnahme mittels Spiroergometrie die Standardmethode zur Bestimmung der aeroben Leistungsfähigkeit, unabhängig vom Wirkungsgrad.

Laktat-Leistungs-Diagnostik wird in der Routinebelastung nicht eingesetzt. Sinnvoll ist sie erst bei Kindern bzw. Jugendlichen im überwachten Leistungstraining, meist erst ab einem Alter von ca. 13 Jahren. Früher werden sie eigentlich nur aus klinischen Fragestellungen heraus oder in sportlichen Sonderfällen durchgeführt. Bei der Interpretation ist besonders auf individuelle Schwellen zu achten. Die Kontrolle der aus dem Labor vorgegebenen Trainingsintensitäten (z.B. aus Schwellenwerten) erfolgt am günstigsten durch Feldtests in der Hauptsportart des Athleten. Die Intensitätsschwelle kann als Prozentwert der maximalen HF oder der maximal erreichten Leistung angegeben werden und ergibt im Längsschnitt gesehen wertvolle Hinweise auf die Leistungsentwicklung – sowohl der aeroben als auch der anaeroben Leistungsfähigkeit.

26.7 Training

Prinzipiell sind Kinder und Jugendliche genauso trainierbar wie Erwachsene, wobei im Kindesalter besonders Wert auf eine vielseitige Körpererfahrung mit Inhalten aus Koordination, Flexibilität, Ausdauer und Kraft gelegt werden sollte. Gerade im Hinblick auf Zivilisationserkrankungen soll Vielseitigkeit vor Spezialisierung stehen. Überlastungen in der sensiblen Entwicklungsphase muss man als Arzt so weit wie möglich vermeiden helfen oder zumindest frühzeitig erkennen und gegensteuern. Training im Kindesalter heißt in erster Linie Kinder freudvoll zu körperlicher Aktivität führen, ihnen die technischen Grundlagen für ein späteres leistungsbezogenes Training mitgeben. Die Aufgabe des Sportarztes in der Trainingsbegleitung für Leistungssportler besteht in der Interpretation der gesamten sportärztlichen Untersuchung (inklusive der Ergometrieergebnisse) in Zusammenarbeit mit dem Trainer. Günstig für das gegenseitige Verständnis ist es, Trainingseinheiten vor Ort mitzuverfolgen, um so Problembereiche gezielter beurteilen und beeinflussen zu können.

> **Überprüfen Sie Ihr Wissen**
> ▬ Welche technischen Voraussetzungen bei der Rad-Ergometrie von Kindern gilt es zu beachten?
> ▬ Welche Grundgedanken zu Ergometrieprotokollen bei Kindern sollten beachtet werden?
> ▬ Welche Bedeutung hat die Spiroergometrie bzw. Laktatmessung bei Kindern?
> ▬ Welche Grundüberlegungen zum Training bei Kindern stellt man an?

Literatur

Alpert BS, Flood NL, Strong WB, Dover EV, DuRant RH, Martin AM, Booker DL (1982) Responses to ergometer exercise in a healthy biracial population of children. Pediatrics 101: 538–545

Armstrong N, Welsmann J, Winsley R (1996) Is peak VO2 a maximal index of children's aerobic fitness? Int J Sports Med 17: 356–359

Armstrong N, Welsmann JR, Kirby B (1998) Peak oxygen uptake and maturation in 12-year olds. Med Sci Sports Exerc 30: 165–169

Beneke R, Leithäuser RM, Schwarz M (2000) Maximales Laktat-Steady-State bei Kindern und Erwachsenen Deut Z Sportmed 51(3): 100–104

Balke B (1954) Optimale körperliche Leistungsfähigkeit, ihre Messungen und Veränderungen infolge Arbeitsermüdung. Arbeitsphysiol 15: 311

Bar-Or O (1986) Die Praxis der Sportmedizin in der Kinderheilkunde. Springer, Wien New York

Berg A, Keul J (1988) Biochemical changes during exercise in children. In: Malina RM (ed) (1988) Young athletes. A bilogical, physiological and educational perspective. Human Kinetics, Champaign, ILL, p 61–67

Bruce RA (1971) Exercise testing of patients with coronary heart disease. Ann Clin Res 3: 323

Clasing D, Siegfried I (2002) Sportärztliche Untersuchung und Beratung. Spitta, Balingen

Crawford MH (2007) Screening athletes for heart disease. Heart 93(7): 875-879

Cooper DM, Kaplan MR, Baumgarten L, Weiler-Ravell D, Whipp BJ, Wassermann K (1987) Coupling of ventilation and CO2 production during exercise in children. Pediatr Res 21: 568–572

Cumming GR, Everatt D, Hastman L (1978). Bruce treadmill test in children: normal values in a clinic population. Am J Cardiol 41(1): 69–75

de Man SA et al. (1991) Blood pressure in childhood: pooled findings of six European studies. J Hypertens 9(2): 109–114

Deurenberg P, Pieters JJ, Hautvast JG (1990) The assessment of the body fat percentage by skinfold thickness measurements in childhood and young adolescence. Br J Nutr 63(2): 293–303

Eriksson BO, Gollnick PD, Saltin B (1973) Muscle metabolism and enzyme activities after training in boys 11–13 years old. Acta Physiol Scand 87: 485–497

Fritsch P et al. (2012) Sudden cardiac death in young athletes. Reasons and Outcome. Pädiatr Praxis 78: 589–595

Godfrey S (1974) Exercise testing in children: applications in health and disease. Saunders Co, Philadelphia

Gutheil H (1998) Kinder EKG. Thieme, Stuttgart

Hebestreit H, Lawrenz W, Zelger O, Kienast W, Jüngst BK (1997) Ergometrie im Kindes- und Jugendalter. Monatsschr Kinderheilk 145(12): 1326–1336

James FW, Kaplan S, Glueck CJ et al. (1980) Responses of normal children and young adults to controlled bicycle exercise. Circulation 61(5): 902–912

Klimt F (1992) Sportmedizin im Kindes- und Jugendalter. Thieme, Stuttgart

Kromeyer-Hauschild K, Wabitsch M et al. (2001) Perzentile für den Body-Mass-Index für das Kindes- und Jugendalter unter Heranziehung verschiedener deutscher Stichproben. Monatsschr Kinderheilk 149(8): 807–818

Kushner RF (1992) Bioelectrical impedance analysis: a review of principles and applications. J Am Coll Nutr 11: 199–209

Lehmann M, Keul J, Korsten-Reck U (1981) The influence of graduated treadmill exercise on plasma catecholamines, aerobic and anaerobic capacity in boys and adults. Eur J Appl Physiol Occup Physiol 47(3): 301–311

Maron BJ, Thopson PD, Ackermann MJ, et al. (2007) Recommandations and Considerations Related to Preparticipation Screening for Cardiovascular Abnormalities in Competitive Athletes. Circulation 115: 1643–1655

Reybrouck T, Weymans M, Stijins H, Knops J, van der Hauwaert L (1985) Ventilatory anaerobic threshold in healthy children. Age and sex differences. Eur J Appl Physiol 54: 278–284

Rowland TW, Auchinachie JA, Keenan TJ, Green GM (1987) Physiologic responses to treadmill running in adult and prepubertal males. Int J Sports Med 8: 292–297

Schober PH, Windhaber J (2014) Sport- und Wettkampftauglichkeitsuntersuchungen im Kindes- und Jugendalter. Monatsschrift Kinderheilkunde 162: 207–214

Tanner JM (1975) Growth and Endocrinology of the adolescent. In: Gardner LI (ed) Endocrine and genetic diseases of childhood and adolscence, 2nd ed. WB Saunders Co, Philadelphia, p14

Treuth MS, Butte NF, Wong WW, Ellis KJ (2001) Body composition in prepubertal girls: comparison of six methods. Int J Obes Relat Metab Disord 25(9): 1352–1359

Williams JR, Armstromg N (1991) Relationship of maximal laktate steady state to performance at fixed blood lactate reference values in children. Pediatr Exerc Sci 3: 333–341

Zanconato S, Cooper DM, Barstow TJ, Landaw E (1992) 13CO2 washout dynamics during intermittent exercise in children and adults. J Appl Physiol 73: 2476–2482

Internetadressen

AWMF-Website – http://www.uni-duesseldorf.de/
www.kindersportmedizin.org

Weiterführende Literatur

Armstrong N, van Mechelen W (2000) Paediatric exercise science and medicine. Oxford University Press, Oxford

Bar-Or O (1996) The child and adolescent athlete. Blackwell Science, Carlton Viktoria

Hebestreit H, Ferrari R, Meyer-Holz J, Lawrenz W, Jüngst BK (2002) Kinder- und Jugendsportmedizin. Thieme, Stuttgart

Die Frau im Sport

Andrea Podolsky, Eveline Ledl-Kurkowski

© Springer-Verlag GmbH Austria 2017
M. Wonisch, P. Hofmann, H. Förster, H. Hörtnagl, E. Ledl-Kurkowski, R. Pokan (Hrsg.),
Kompendium der Sportmedizin, DOI 10.1007/978-3-211-99716-1_27

27.1   Einleitung

Sport wird heute von Frauen und Männern ausgeübt. Spitzenathletinnen zeigen ausgereifte Leistungen bei Olympischen Spielen, bei internationalen Großveranstaltungen, beim Bergsteigen, beim Tauchen und bei jeder Art extremer Belastung oder bei Belastung unter extremen Bedingungen. Ganz rezent haben im August 2015 die ersten beiden Frauen die Rangerausbildung der US-Armee erfolgreich bestanden und haben damit Geschichte geschrieben (ORF 2015).

Die Möglichkeit für Frauen, Sport zu treiben, war bis vor kurzem ernsthaft eingeschränkt, weil falsche Vorstellungen über die Belastbarkeit von Frauen bestanden. Trotz besserer wissenschaftlicher Evidenz hielten sich teils skurril anmutende Vorstellungen über die Verletzlichkeit von weiblichen Reproduktionsorganen, wie z.B. die berühmt gewordene Aussage von Gian-Franco Kasper, Generalsekretär des internationalen Skiverbandes (FIS), der noch 2009 davon überzeugt war, dass beim Skispringen durch die Wucht des Aufsprungs die Gebärmutter der Frauen zerstört würde, weswegen man ihnen die Teilnahme an Skisprungbewerben verbieten müsse (Eder 2009).

2011 veröffentlichte das Internationale Olympische Komitee (IOC) schließlich folgendes Statement:

> » No female athlete should be denied the opportunity to participate in any Olympic sport on the basis that she might sustain an injury to her reproductive organs. A survey of injury data has failed to find any evidence of an increased risk for acute or chronic damage to the female reproductive organs occurring as a direct result from participation in sport. (Drinkwater 2015, S. 1)

Körperliche Aktivität hat für die Gesundheit von Frauen eine enorme Bedeutung. Körperlich fitte Frauen haben gegenüber wenig fitten Überlebens- und Gesundheitsvorteile, was wissenschaftlich ausgezeichnet belegt ist (PAGAC-Report 2008). Abgesehen davon profitieren Frauen wie Männer vom Erleben der Selbstwirksamkeit im Sport und den sozialen Aspekten des Sporttreibens. Körperliche Aktivität von Frauen sollte aus volksgesundheitlichem Interesse unterstützt und gefördert werden. Die Art der Sportausübung sollte durch individuelle Interessenslagen und körperliche Voraussetzungen bestimmt werden und sich an wissenschaftlichen Erkenntnissen statt an althergebrachten Vorstellungen orientieren.

Die moderne Wissenschaft lehrt uns, dass Frauen grundsätzlich jeden Sport betreiben können. Das einzige spezifische Kriterium, das bei Frauen offenbar eine größere Rolle spielt, ist die Energiezufuhr, die der Belastung angepasst sein muss (Drinkwater 2015).

Letztlich möchten auch Athletinnen für ihre Leistungen anerkannt werden und nicht nur für ihr Aussehen. Schließlich sind, um einen Ausspruch von Frank Stronach (2015) zu zitieren, „Frauen Menschen wie wir".

27.2   Bewegung ist für Frauen wichtig

27.2.1 Gesundheitlicher Nutzen von regelmäßiger Bewegung

Regelmäßige körperliche Aktivität ist für die Gesundheit und das Überleben von Frauen mindestens so wichtig wie für Männer. Dafür besteht überzeugende wissenschaftliche Evidenz (PAGAC-Report 2008). Diese bestätigt den inversen Zusammenhang zwischen körperlicher Aktivität und vorzeitigem Tod, Herz-Kreislauf-Erkrankungen, arterieller Hypertonie, zerebralem

Insult, Osteoporose, Diabetes mellitus Typ II, Fettleibigkeit, metabolischem Syndrom, Colon- und Brustkrebs, Depressionen, Fähigkeit zur Lebensbewältigung, Sturzneigung und kognitiver Gesundheit (Thompson 2014).

In der epidemiologischen Literatur wird zwischen körperlicher Aktivität und Fitness unterschieden: Körperliche Aktivität ist eine Tätigkeit, körperliche Fitness eine Eigenschaft, die wesentlich durch Aktivität beeinflusst wird. Inverse Zusammenhänge bestehen für beide Parameter. Da Aktivität schwieriger zu erfassen ist, meist über Fragebögen, und Fitness messbar ist, sind die Zusammenhänge zwischen Aktivität und diversen Gesundheitsparametern schwächer als für Fitness.

Aktive Frauen und Männer haben ein um etwa 30% geringeres Risiko, vorzeitig zu sterben, körperlich fitte Frauen und Männer ein um etwa 50% geringeres Risiko im Vergleich zu denen, die nicht körperlich aktiv oder fit sind. Derselbe inverse Zusammenhang gilt für Herz-Kreislauf-Erkrankungen, wobei der Effekt für Frauen sogar etwas größer zu sein scheint als für Männer (40% vs. 30% Risikoreduktion der Aktivsten im Vergleich zu den am wenigsten Aktiven für Frauen und Männer).

27.2.2 Internationale Bewegungsempfehlungen

Weil körperliche Aktivität ein wichtiger Faktor der gesunden Lebensführung ist, wurden auf Basis der vorhandenen Evidenz und der daraus hervorgehenden Dosis-Wirkungs-Beziehungen Bewegungsempfehlungen für gesundheitswirksame Bewegung veröffentlicht, sowohl international (WHO 2010) als auch in Österreich (Titze et al. 2010). Diese betonen, dass ein erster wichtiger Gesundheitseffekt darin besteht, überhaupt aktiv zu werden und das Alltagsleben aktiv zu gestalten. Darüber hinaus wird für erwachsene Personen Ausdaueraktivität empfohlen: entweder mit moderater Intensität (z.B. Gehen) – im Umfang von mindestens 150 Minuten oder 2½ Stunden pro Woche – oder mit höherer Intensität (z.B. Laufen, wenn konditionell möglich) – im Umfang von 75 Minuten (1¼ Stunden) – oder eine Kombination beider. Eine Erhöhung der Umfänge und zusätzlich durchgeführtes Krafttraining werden für zusätzlichen Gesundheitsnutzen empfohlen, ebenso wie eine Anpassung an individuelle Gegebenheiten bei älteren oder kranken Personen.

Für Kinder und Jugendliche bis zum 18. Lebensjahr wird ein Bewegungsumfang von mindestens einer Stunde pro Tag empfohlen, darin sollen Ausdauer und Kraftbelastungen enthalten sein sowie Aktivitäten mit ballistischem Anteil (Laufen, Hüpfen) zur Förderung des Knochenaufbaus. Mit höherem Bewegungsumfang und höheren Intensitäten wird mehr Effekt erzielt.

27.2.3 Körperliche Aktivität im Geschlechtervergleich

Frauen bewegen sich weniger als Männer. Das betrifft vor allem junge Mädchen und Frauen höheren Alters (Klimont et al. 2007) und besonders Mädchen und Frauen aus niedrigen sozialen Schichten (Kleindienst-Cachay 1990; Hartmann-Tews 2006).

Laut einer Aktivitätsmessung, deren Ergebnis im Österreichischen Ernährungsbericht 2012 (Elmadfa 2012) enthalten ist, haben österreichische Erwachsene (18–64 Jahre) ein durchschnittliches körperliches Aktivitätsniveau (Physical Activity Level, PAL) von 1,62. Bei Männern sind die durchschnittlichen Werte höher (PAL 1,69) als bei Frauen (PAL 1,54). Beide liegen unter dem von der WHO empfohlenen Aktivitätslevel von >1,7 (WHO 2010).

Aktivitätsmessungen, die in den USA im Rahmen des regelmäßig durchgeführten National Health and Nutritional Examination Survey (NHANES) mittels Accelerometer durchgeführt wurden, zeigten ebenfalls, dass Männer körperlich aktiver sind als Frauen (Troiano et al. 2008).

In einer Querschnittstudie an fast 2000 Schülerinnen und Schülern in Niederösterreich (Podolsky 2011) konnte gezeigt werden, dass nur 29% der Schülerinnen zwischen 9 und 14 Jahren und nur 19% der Schülerinnen zwischen 15 und 20 Jahren die international gültige Bewegungsempfehlung für Kinder und Jugendliche von einer Stunde pro Tag erfüllen, was deutlich unter den Werten der Jungen lag (60% bis 14 Jahre, 32% ab 15 Jahre). Dementsprechend schnitten die Mädchen bei den Konditionstests für Ausdauer und Kraft deutlich schlechter ab, als laut deutschen Referenzwerten zu erwarten gewesen wäre. Auch bei der Zugehörigkeit zu Sportvereinen lagen Mädchen deutlich hinter den Jungen: Nur jede vierte Schülerin, aber jeder zweite Schüler in Niederösterreich ist Mitglied eines Sportvereins.

Schließlich gibt es in der Altersgruppe über 50 deutlich mehr Frauen mit Belastungsintoleranz und Aktivitätseinschränkung als Männer (Ades 2001), und sie haben eher Schwierigkeiten bei der Verrichtung von Alltagsaktivitäten (Emery et al. 2004).

27.2.4 Was sind die Gründe für die geringere Sportbeteiligung von Frauen?

Am stärksten betroffen sind Frauen der sozialen Unterschichten, die am ehesten an althergebrachten Rollenbildern festhalten, am ehesten in Lebenssituationen sind, in denen für Sporttreiben keine Zeit bleibt, oft ein schlechtes Körperbewusstsein haben und von Seiten ihrer Eltern nicht zum Sporttreiben motiviert wurden, weil für diese dieselben Einschränkungen galten. In Sportvereinen finden sich mehr Männer, in den Vereinen, in denen vor allem untere Sozialschichten organisiert sind, übernehmen die Vereine die Funktion von Männerbünden, wo männerspezifische Verhaltensweisen ausgelebt werden können. Generell sind in Vereinen aber eher Mitglieder der Mittel- und Oberschicht vertreten (Kleindienst-Cachay 1990).

Als weiterer Grund wird das Sportangebot gesehen, das den Vorstellungen vieler Frauen nicht entspricht. Während in Schulen und Vereinen oft Mannschaftssportarten oder kompetitive Sportarten angeboten werden, bevorzugen viele Mädchen eher Sportarten wie Tanz, Gymnastik oder allgemeine Fitness (ebd.). Interessant dazu sind noch weitere Betrachtungen aus der Sozialwissenschaft:

Die Rollenzugehörigkeit wird durch Kleidung, Körpersprache und Verhalten sichtbar gemacht. Weibliches Verhalten wird körpersprachlich durch wenig raumgreifende, eher bescheidene Bewegungen ausgedrückt und ist nach wie vor mit Unterordnung und Inferiorität behaftet (Young 2005). Die Einhaltung des definierten Rollenverhaltens wird mit Anerkennung belohnt, die Nichteinhaltung sorgt für Irritation und wird nicht selten in der öffentlichen Darstellung mit Missgunst, Verniedlichung oder Verachtung bestraft (Faust u. Assmann 2014).

Exzellente sportliche Leistungen erfordern aber Kraft, Ausdauer, Bewegungskönnen, Risikobereitschaft, Taktik etc., die als männliche Eigenschaften gelten und mit traditionell verstandener Weiblichkeit daher unvereinbar sind. Möglicherweise ist das der Grund, warum ein Teil der Mädchen und Frauen Sport ablehnt oder nur in einem Ausmaß betreiben möchte, das es ihrer Einschätzung nach erlaubt, die Insignien der Weiblichkeit (Rehaugen, große Brüste, Wespentaille, dünne Beine, in übertriebener Form in der Barbie-Puppe dargestellt) in möglichst ausgeprägter Art darzustellen.

Iris Young beschrieb in dem viel zitierten Artikel „Throwing like a girl" jenes Raum- und Interaktionsverhalten, welches viele Frauen verinnerlicht haben (Young 2005). Dies wurde kürzlich in einer Werbekampagne von Always (Always #LikeAGirl, Always 2014) aufgegriffen und dargestellt. Dieser Videoclip auf YouTube versucht bewusst zu machen, dass „Mädchen sein" nichts mit „inferior sein" zu tun hat.

Im Gegensatz dazu sehen andere Frauen und Mädchen den Sport als Chance, Rollenklischees zu verlassen. Im Sport können sie ihr Bedürfnis nach Aktivität und Selbstbestimmung ausleben und Selbstwirksamkeit erfahren. Vertreterinnen dieser Gruppe werden leider nicht selten mit einem Phänomen konfrontiert, das Pfister (2006) als „Kurnikova-Syndrom" bezeichnet: In der Darstellung der Sport treibenden Frau treten Aussehen und Inszenierung an die Stelle der Leistung. Die selbstverständliche Anerkennung ihrer Leistung, die Männern zuteil wird, bleibt Frauen oft versagt, was zu Verunsicherung und Enttäuschung der Sportlerin führen kann.

Für ältere Frauen mag das Hindernis auf anderer Ebene liegen: Wenn Frauen im mittleren und höheren Lebensalter durch mangelndes Training eine nur mehr sehr reduzierte Leistungsfähigkeit haben, ist jede Art der Bewegung mühevoll und wenig lusterfüllt. Für gesunde, aber körperlich inaktive Frauen über 50 Jahre ist flotteres Gehen in der Ebene bereits eine Belastung mittelhoher Intensität, das Gehen im hügeligen Gelände eine hochintensive Belastung, die zu Atemnot führt und deshalb gern gemieden wird.

27.2.5 Wie kann man Frauen motivieren?

Antworten dazu liegen im Bereich der Sozialwissenschaften und Politik und würden den Rahmen dieses Artikels sprengen. Sie haben mit Integration und Bildung zu tun. Eine schöne Zusammenstellung von Vorschlägen wurde von der deutschen Sportjugend publiziert (Dahmen et al. 2003), wo u.a. folgende Themen genannt werden:

Vorschläge der deutschen Sportjugend
- Offensive Bereitstellung von Ressourcen
- Öffentlichkeitsarbeit, die Mädchen und junge Frauen benennt
- Patenschaften für Mädchen und junge Frauen
- Erstellung eines „Ehrenkodex", der das Verhalten zwischen Männern und Frauen im Sport regelt
- In der sportpolitischen Arbeit: Projektorientierung und konsequente Veränderungen der Strukturen innerhalb der Verbände und Vereine
- Quotierung und Qualifizierungsmaßnahmen sowie Netzwerkbildung und -förderung
- In der Sportpraxis: geschlechtsbewusste Jugendarbeit in der Ausbildung von Übungsleiterinnen und Übungsleitern

Betrachtet man die selbstbewusste Darstellung erfolgreicher Sportlerinnen in den sozialen Medien, die Etablierung zahlreicher informeller Sportangebote von Fitnessinstitutionen, diversen Arbeitgebern und Privatpersonen, hat man den Eindruck, dass die Pionierarbeit vieler Sport treibender Frauen und die analytische Beschreibung der Zusammenhänge zwischen Rollenverhalten und Sporttreiben durch Wissenschaftlerinnen Früchte trägt und Frauen heute mehr Möglichkeiten bietet, aktiv zu sein. Dennoch ist das Ziel der Chancengleichheit auch im Sport noch nicht erreicht.

27.3 Gesundheitsthemen im Frauensport

27.3.1 Gewichtsmanagement

Energiezufuhr und Gewichtsmanagement sind wichtige Themen für Frauen generell und für Frauen im Sport im Besonderen. Sowohl ein Überangebot an Nahrung als auch chronischer Energiemangel können zu nachhaltigen gesundheitlichen Problemen führen, kommen häufig vor und sollen daher im Folgenden diskutiert werden.

Überernährung

Weltweit gibt es mehr übergewichtige Frauen als Männer (Afrika, Karibik, Südost-Asien, östliche Mittelmeerregion). In Europa, den USA und in einigen südamerikanischen Ländern sind allerdings übergewichtige Männer (BMI > 25 kg/m²) in der Überzahl.

Betrachtet man jedoch die Adipositas (BMI > 30 kg/m²) isoliert, sind in Europa und Amerika Frauen häufiger betroffen (10–25%, Österreich 20%), in Südost-Asien und der östlichen Mittelmeerregion etwa doppelt so häufig wie Männer (Türkei 30%, Albanien 35%) (Rössner u. Rössner 2012). Damit verbundene Komorbiditäten sind Gallensteinleiden, Menstruationsstörungen mit und ohne polyzystisches Ovarialsyndrom (PCO) (ebd.) und Kniegelenksarthrosen, die bei Frauen 2- bis 3-mal häufiger auftreten als bei Männern (Sun et al. 1997).

■ ■ Einfluss auf Diabetes und Diabetesentwicklung

Die Prävalenz des Diabetes mellitus Typ II unterscheidet sich dennoch nicht von der der Männer und betrifft rund 8% der Bevölkerung (Griebler et al. 2013). Vor allem nach der Menopause kommt es zur Zunahme des metabolisch ungünstigeren viszeralen Fettes und damit, bei entsprechender genetischer Disposition, zu Insulinresistenz und deren Folgen; z.B. gestörte Glukose-Toleranz, arterielle Hypertonie, Fettstoffwechselstörung und eine subklinische Entzündungsreaktion. Besonders gefürchtet sind die kardiovaskulären Komplikationen, die wesentlich zur Mortalität beitragen. Das Outcome nach kardiovaskulären Ereignissen scheint bei Frauen schlechter zu sein. Besteht die Insulinresistenz schon vor der Menopause, wird damit der protektive Effekt der prämenopausalen weiblichen Hormonkonstellation egalisiert.

Hinsichtlich Prävention gibt es keinen Unterschied zwischen Männern und Frauen. Körperliche Aktivität ist für Vertreter beider Geschlechter wirksam (PAGAC-Report 2008). Hinsichtlich Früherkennung gibt es für Frauen im gebärfähigen Alter zwei Entitäten, die sie als Hochrisiko-Patientinnen identifizieren: das polyzystische Ovarialsyndrom (PCO) und den Gestationsdiabetes. Für diese Gruppe von Frauen sind präventive Maßnahmen besonders wichtig, u.a. regelmäßige körperliche Aktivität (Winhofer 2015).

■ ■ Körperliche Aktivität zur Adipositasprävention

Regelmäßige körperliche Aktivität spielt eine wichtige Rolle in der Adipositasprävention (Donelly et al. 2009). Bei jungen Frauen (mittleres Alter: 25 Jahre) konnten diejenigen, die sich über den Beobachtungszeitraum von 20 Jahren gemäß den Bewegungsempfehlungen regelmäßig rund 150 Minuten pro Woche bewegten, eine deutlich geringere Gewichtszunahme (0,17 kg/m²/Jahr vs. 0,3 kg/m²/Jahr pro Jahr) verzeichnen als die, die sich weniger bewegten. Der Effekt war bei Frauen wesentlich deutlicher ausgeprägt als bei Männern (Hankinson et al. 2010). Bei älteren Frauen (mittleres Alter: 54,2 Jahre), die sich normal ernährten, konnten in einem Beobachtungszeitraum von 13 Jahren diejenigen ihr Gewicht halten, die zu Beginn normalgewichtig waren und sich täglich 60 Minuten körperlich aktiv betätigten. Bei Frauen, die bereits zu Studienbeginn übergewichtig waren, und denen, deren Bewegungsumfang geringer war, konnte Bewegung ohne Kalorienrestriktion die Gewichtzunahmen nicht verhindern (Lee et al. 2010). Dies ist dadurch erklärbar, dass bei jungen Frauen der absolute Energieverbrauch bei einer bestimmten relativen Intensität höher ist als bei Älteren. Während Gehen in leicht hügeligem Gelände für eine junge Frau eine Aktivität mit relativ geringem Anstrengungsgrad ist, kann sie für eine ältere, körperlich nicht regelmäßig aktive Frau bereits eine höher intensive Belastung sein.

■ ■ **Körperliche Aktivität zur Adipositastherapie**
Körperliche Aktivität unterstützt das Abnehmen durch zusätzlichen Energieverbrauch und, wenn zusätzlich Krafttraining gemacht wird, durch Erhalt der Muskelmasse. Daten zeigen, dass Gewichtabnahme nur durch körperliche Aktivität ohne Kalorienrestriktion kaum zu erreichen ist (Bray 2015). Da ein Kilogramm Fett einen Energiegehalt von etwa 9000 kcal hat, würde eine Frau, die aufgrund ihrer Fitness in der Lage ist, 30 Minuten lang mit 70 Watt am Ergometer zu trainieren, in dieser Zeit etwa 150 kcal verbrennen. Sie müsste also 60 × 30 Minuten oder 30 Stunden trainieren, um ein Kilogramm Fett zu abzubauen. Das ist mehr, als die meisten Frauen bereit sind zu investieren.

Eine Kombination aus Kalorienrestriktion, Ausdauer- und Krafttraining kann erfolgreich sein, allerdings muss der Bewegungsumfang zumindest 60 Minuten pro Tag betragen, was, besonders wenn bis dahin wenig Bewegung gemacht wurde, langsam aufgebaut werden muss, um toleriert werden zu können.

Darüber hinaus hat regelmäßige körperliche Aktivität bei Übergewichtigen Einfluss auf die Insulinsensitivität (DiPietro et al. 2006), das Serumlipoproteinprofil, den Blutdruck, die Fettverteilung (weil viszerales Fett vermehrt abgebaut wird) und auf die Fitness. Diese Faktoren führen dazu, dass Individuen mit guter aerober Fitness und Übergewicht ein geringeres vorzeitiges Sterberisiko haben als solche, die normalgewichtig und nicht fit sind (Fogelholm 2010). Wie groß der Beitrag der körperlichen Aktivität zur Gewichtsmanipulation ist, hängt von Umfang und Intensität der Belastung ab. Die vertretene Meinung, dass Frauen Mechanismen hätten, ihr Gewicht „zu verteidigen", ist bei genauerer Datenanalyse nicht haltbar (Caudwell et al. 2014).

Unterernährung

Ausreichende Energiezufuhr ist für die Gesundheit von Athletinnen essentiell. Wichtig ist die Energieverfügbarkeit. Das ist jene Energiemenge, die nach Abzug der für das Training verbrauchten Energie noch für andere Körperfunktionen zur Verfügung steht. Diese wird außer für die Muskelkontraktion auch für den Grundumsatz, die Thermoregulation, das Wachstum und Reparaturvorgänge, das Immunsystem und gegebenenfalls für Vorgänge rund um die Reproduktion benötigt.

Da der Hauptanteil der Energie durch die fettfreie Körpermasse verbraucht wird, wird der Energiebedarf auf die fettfreie Masse (FFM) bezogen. Eine ausreichende Energieverfügbarkeit ist dann vorhanden, wenn durchschnittlich 45 kcal/kg FFM/Tag zur Verfügung stehen. Ist die Energieverfügbarkeit über längere Zeit eingeschränkt, hat das eine eingeschränkte Trainingswirkung zur Folge, weil die Reparaturvorgänge und Adaptationen nicht stattfinden können.

Körperliche Belastung löst Anpassungsvorgänge aus, die durch das vegetative Nervensystem und das Endokrinium gesteuert werden. Die Hormonantwort auf einen Belastungsreiz wird durch die Energieverfügbarkeit zum Zeitpunkt der Reizsetzung beeinflusst. Die Wechselwirkung zwischen Ernährung und Training wurde lange nicht beforscht, sodass bei vielen belastungsinduzierten Hormonauslenkungen nicht differenziert werden kann, ob diese tatsächlich ein Belastungseffekt oder aber eine Folge dadurch entstandener Energieknappheit ist (Braun u. Brooks 2008). So unterliegen beispielsweise Proteinsynthese und Proteinabbau im Muskel unterschiedlichen Regelmechanismen. Die Verfügbarkeit von Aminosäuren und Glukose entscheidet darüber, ob ein Belastungsreiz anabol oder katabol wirksam wird (Rasmussen u. Phillips 2003).

Ausreichende Zufuhr von Kohlehydraten, Eiweiß und Fettsäuren ist entscheidend, damit ein Trainingsreiz anabol wirksam werden kann. Das Detailwissen darüber ist allerdings noch lückenhaft.

Verminderte Energieverfügbarkeit hat Auswirkungen auf die Immunfunktion, die Knochengesundheit und schließlich die reproduktive Gesundheit.

27.3.2 Knochengesundheit

Regelmäßige körperliche Aktivität, bei der möglichst große Kräfte auf die Knochen wirken (Laufen, Springen, Krafttraining etc.), fördert die Knochenmineralisation in Kindheit und Jugendalter und trägt im Erwachsenenalter zum Erhalt der Knochenmasse bei (Kohrt et al. 2004; Zernicke et al. 2012). Nur bis zum Abschluss der Wachstumsphase überwiegt die Knochenneubildung. Die maximal erreichbare Knochenmasse („peak bone mass") ist genetisch festgelegt. In Abhängigkeit von der Ernährung, der regelmäßigen körperlichen Belastung und hormonellen Einflüssen kann das zur Verfügung stehende Potenzial voll ausgeschöpft werden. Mangelernährung, Zyklusstörungen, Rauchen, übermäßiger Alkoholgenuss, Immobilität, manche chronische Erkrankungen und Medikamente sowie der Östrogen-Abfall in der Menopause sind der Knochenmineralisation abträglich.

Ausreichende Energieverfügbarkeit (45 kcal/kg FFM/Tag) fördert die Knochengesundheit und -entwicklung – indirekt durch Aufrechterhaltung ausreichender Östrogen-Spiegel und direkt, indem knochenaufbauende Hormone stimuliert werden. Bei Läuferinnen fand man einen negativen Zusammenhang zwischen Knochenmineraldichte (Lendenwirbel und Schenkelhals) und Ausdauertrainingsumfang (km/Woche) sowie eine positive Korrelation zwischen Knochenmineralgehalt und Körpergewicht (Burrows et al. 2003). Da man davon ausgeht, dass physiologische Prozesse, die sich evolutionär entwickelt und über Millionen Jahre erhalten haben, Reproduktionsvorteile bringen, haben Biologen lange darüber gerätselt, welche Vorteile die Entmineralisierung von Knochen bei unterernährten Frauen haben könnten (Loucks 2012).

Knochen bestehen aus Mineral, extrazellulärem Protein, Wasser und Zellen. Das extrazelluläre Protein bildet die Matrix, in deren Poren das Mineral eingebaut wird. 90% des Knochenproteins ist Typ-I-Kollagen, der Rest Osteocalcin, das den Kleber bildet, der Kalzium an das Kollagengerüst bindet. Die mechanische Festigkeit des Knochens hängt vom Mineral- und dem Proteinanteil ab. Bei mechanischen Belastungen des Knochens entstehen Mikrofrakturen. In diese wandern Osteoklasten ein, bauen umgebendes Knochenmaterial ab, wonach Osteoblasten den entstandenen Defekt durch poröse Kollagenmatrix auffüllen, um anschließend Mineralsalze in die Poren zu sezernieren. So unterliegt der Knochen einem steten Umbau und wird laufend an die Belastung angepasst (Zernicke et al. 2012).

Bisher wurde vor allem der Mineralgehalt der Knochen beforscht. Radiologische Techniken waren gut entwickelt und konnten angewandt werden, um epidemiologische Zusammenhänge zwischen Mineraldichte und Frakturrisiko bei älteren Personen zu definieren. Allerdings zeigt das Frakturrisiko bei jeder gegebenen Knochenmineraldichte eine große Variationsbreite, sodass Einflüsse anderer Faktoren anzunehmen sind.

Durch moderne Tracertechniken gelang es, Ab- und Aufbauvorgänge der organischen Knochenmatrix zu erforschen. Überraschend war, dass die organische Knochenmatrix, die lange für metabolisch weitgehend neutral gehalten wurde, einem raschen Umbau unterliegt, der zeitlich dem der Muskelproteinsynthese vergleichbar ist und durch Ernährung modulierbar ist. Die Knochenkollagensynthese kann durch In-vitro-Zufuhr von Makronährstoffen stimuliert werden, dieser Effekt hält etwa zwei Stunden an (Babraj et al. 2005). Im Gegensatz dazu konnte in einer Reihe von Experimenten an jungen Frauen gezeigt werden, dass bei abnehmender Energieverfügbarkeit innerhalb weniger Tage zuerst die Plasmakonzentrationen von Insulin und Markern der Knochenkollagensynthese (carboxy-terminal Propeptide, PICP) abnahmen, dann Trijodthyronin (T3), Insulin-like Growth-Factor I (IGF-I) und Osteocalcin (bei 20–30 kcal/kgFFM/Tag) ebenfalls abnahmen, was auf eine Verminderung des Knochenaufbaus hinweist, und ab 10 kcal/kg FFM/Tag die Östradiolserum-Konzentration sank und Marker des Knochenkollagenabbaus (N-terminal Telopeptid, NTX) im Harn sichtbar wurden (Ihle u. Loucks 2004).

Insulin, T3 und IGF-1 sind Steuerhormone des Metabolismus. Die Östradiol-Konzentration hat bekanntermaßen einen Einfluss auf die Knochenmineraldichte. Das gleichsinnige und zeitgleiche Auslenken der metabolen Hormone und der Marker des Knochenstoffwechsels sowie die Beobachtung, dass Insulin, T3, IGF-1 und Östradiol-Konzentrationen bei unterernährten, amenorrhoischen Athletinnen supprimiert sind, weisen auf den direkten Einfluss der Energieverfügbarkeit hin. Die Knochendichte nimmt mit der Anzahl der nicht stattgefunden Menstruationszyklen ab und kann durch Östrogen-Supplementation nicht vollständig wiederhergestellt werden (Nattiv et al. 2007).

Die Entdeckung der raschen Umbauprozesse von Knochen und Muskelprotein machen den Zusammenhang zwischen Energiedefizit und Knochen-Entmineralisierung verständlich, da bei Energiemangel Knochen- und Muskelprotein für die Gluconeogenese mobilisiert wird und damit Überlebensvorteile bringt. Der Verlust an Knochenmineral erfolgt sekundär durch den Verlust der organischen Knochenmatrix.

27.3.3 Menstruationszyklus und Zyklusstörungen

Ein funktionierender Menstruationszyklus ist ein Zeichen von Gesundheit bei Frauen im gebärfähigen Alter. Er ist gekennzeichnet durch eine zyklische Änderung von Hormonkonzentrationen, die die Reifung eines Eifollikels im Ovar, den Eisprung, den Aufbau der Uterusschleimhaut und die Einnistung des befruchteten Eis oder die Abstoßung der Uterusschleimhaut zur Folge haben (wenn keine Befruchtung stattgefunden hat). Seine Steuerung erfolgt durch den Nucleus arcuatus des Hypothalamus, der das Gonadotropin-releasing-Hormon (GnRH) pulsartig in den Portalkreislauf der Hypophyse sezerniert und dadurch die pulsartige Freisetzung der Steuerhormone luteinisierendes Hormon (LH) und follikelstimulierendes Hormon (FSH) aus dem Hypophysenvorderlappen (HVL) bewirkt. FSH ist für die Entwicklung der Eifollikel im Ovar und für die Konvertierung von Androgenen zu Östradiol im Ovar von kritischer Bedeutung. Unter dem Einfluss von LH wird in den Thekazellen der Follikel Cholesterol in Androgene konvertiert (die dann weiter zu Östradiol umgewandelt werden). Eine LH-Spitzenausschüttung in der Mitte des Zyklus bewirkt den Eisprung aus dem gereiften Eifollikel. Danach bewirkt LH die Umwandlung der verbleibenden Follikelzellen zum Corpus luteum, das 10- bis 100-mal mehr Progesteron als Östrogen sezerniert und die Vaskularisierung des Endometriums bewirkt, das vorher unter dem Einfluss von Östrogen proliferiert ist (Loucks 2012).

Daher ist die erste Phase des Menstruationszyklus (Follikelphase), die am Tag 1 der Menstruation beginnt und von variabler Länge ist, durch langsam ansteigende Östrogen-, aber niedrige Progesteron-Serumspiegel gekennzeichnet. Sie endet mit dem Eisprung, der durch eine kurzfristig hohe Östrogen-Konzentration begleitet ist. Die zweite Phase (Lutealphase) ist durch hohe

Progesteron-Spiegel, aber auch höhere Östrogen-Spiegel als die erste Phase gekennzeichnet. Sie dauert 14 Tage. Ist sie kürzer als 10 Tage, steigt die Wahrscheinlichkeit, dass sich ein befruchtetes Ei nicht ordnungsgemäß in das Endometrium einnisten kann (ebd.).

Zyklusabhängige Effekte auf die Leistungsfähigkeit

Zyklusabhängige Effekte auf die Leistungsfähigkeit sind unterschiedlich ausgeprägt, unterliegen individuellen Schwankungen und sind abhängig vom individuellen Hormonmuster (Lebrun 2000).

Man kann davon ausgehen, dass in der frühen Follikelphase (Menstruationsblutung) und in der Lutealphase die Leistungsfähigkeit geringfügig reduziert sein kann. Im Breitensport ist dies ohne Bedeutung, im Leistungssport kann es relevant sein (Platen 2001). Die Trainierbarkeit der Kraft scheint in der Follikelphase unter Einfluss der Östrogene (androgene Teilwirkung der Östrogene, antianabole Wirkung der Gestagene) besser zu sein (Sarwar et al. 1996; Consitt et al. 2002), weist aber große individuelle Unterschiede auf, sodass die praktische Relevanz fraglich ist.

Zyklusstörungen

▪▪ Das prämenstruelle Syndrom

Als prämenstruelles Syndrom ist von mehreren Symptomen geprägt, etwa Schweregefühl der Brust, Wassereinlagerung, emotionale Labilität, Kopfschmerzen, Müdigkeit sowie Störungen des Kohlehydratstoffwechsels (Abfall der Glykogen-Aufnahme und -Speicherung) (Nicklas et al. 1989). Es wird hervorgerufen durch den Hormonabfall am Ende der Lutealphase (Lebrun 2000).

Insgesamt 2–4% aller Frauen leiden unter einer ausgeprägten Symptomatik. Eine positive Beeinflussung der Symptomatik durch regelmäßigen Sport wird berichtet (Cowart 1989).

▪▪ Verspätete Menarche, Oligo- und Amenorrhoe

Das mittlere Menarchealter liegt bei Sportlerinnen ca. ein halbes Jahr höher als bei nicht Sport treibenden Altersgenossinnen (13,6 ± 1,3 Jahre), was keine nachgewiesenen negativen Effekte auf die Gesundheit hat. Zu berücksichtigten ist, dass eine verspätete Menarche sowie eine Wachstumsverzögerung nicht immer sportinduziert sind. In Sportarten wie Geräteturnen könnte eine positive Selektion von genetisch bedingt entwicklungsverzögerten Mädchen vorliegen (späte Menarche) (Baxter-Jones u. Maffulli 2002).

Als **Eumenorrhoe** bezeichnet man, wenn monatlich oder alle 21–36 Tage eine Menstruationsblutung stattfindet. Eine **primäre Amenorrhoe** besteht, wenn die Menstruationsblutung bis zum 16. Lebensjahr nicht eingetreten ist. Als **sekundäre Amenorrhoe** wird bezeichnet, wenn die Blutung, nachdem sie primär eingetreten ist, in weiterer Folge für einen Zeitraum von mehr als sechs Monaten ausbleibt oder weniger als drei Monatsblutungen pro Jahr auftreten (Zykluslänge > 180 Tage). Als **Oligomenorrhoe** bezeichnet man Zykluslängen zwischen 36 und 90 Tagen, als **Polymenorrhoe** Zykluslängen von < 21 Tagen, als **Dysmenorrhoe** werden schmerzhafte Uteruskontraktionen bezeichnet. Als **anovulatorische Zyklen** bezeichnet man Zyklen, bei denen kein Eisprung stattfindet, unabhängig von deren Dauer. Besteht die Lutealphase kürzer als zehn Tage, spricht man von verkürzter Lutealphase oder Lutealinsuffizienz. Subtile Störungen der Ovulation sind Zyklen normaler Länge mit normaler Blutung, die entweder eine insuffiziente Lutealphase haben oder anovulatorisch sind. Sie sind asymptomatisch und nur durch Hormonspiegelmessungen erkennbar (Petit u. Prior 2000).

Vor etwa 30 Jahren wurden die ersten Berichte über die überdurchschnittlich hohe Prävalenz von Zyklusstörungen bei Ausdauerathletinnen veröffentlicht. Während ca. 5% aller Frauen davon betroffen sind, können, abhängig von der Sportart, bis zu 50% der Leistungssportlerinnen betroffen sein. Bei Läuferinnen fand sich eine direkte Korrelation zwischen Amenorrhoe und der Anzahl der pro Woche gelaufenen Kilometer und war bei untergewichtigen Athletinnen häufiger zu beobachten (Wolman 2000).

Auffällig ist, dass durch regelmäßiges Training bei eumenorrhoischen Athletinnen die Anzahl der LH-Pulse sinkt und deren Amplitude steigt, aber bei amenorrhoischen Athletinnen die pulsatile LH-Ausschüttung weitgehend supprimiert ist. Als hypothetische Ursachen wurden in der Vergangenheit eine chronische Aktivierung der Stressachse (Hypothalamus-Hypophysen-Nebennierenrinde) mit erhöhter Cortisol-Produktion, erhöhte Prolaktin-Ausschüttung durch mechanische Irritationen der Mammae bei der Sportausübung und ein zu geringer Anteil an Speicherfett bei Athletinnen angeführt (Consitt et al. 2002; Wolman 2000). Neuere Forschungsergebnisse zeigen aber, dass eine kalorisch unzureichende Ernährung auch für die Supprimierung der Steuerhormon-Ausschüttung (GnRH, LH, FSH) verantwortlich zu sein scheint. Daten zeigen, dass Athletinnen, bezogen auf ihr Körpergewicht, etwa 30% weniger Energie und Kohlehydrate konsumieren als Athleten (Burke et al. 2001). Amenorrhoische Athletinnen haben niedrige Plasma-Glukose-Werte, niedriges Insulin, verringerte Werte für bioverfügbares IGF-1, Leptin und T3 sowie einen niedrigen Grundumsatz, aber erhöhte Wachstumshormon-Spiegel (weil das negative Feedback des IGF-1 fehlt) und etwas erhöhte Cortisol-Werte (Cortisol als glucoregulatorisches Hormon). Eumenorrhoische Athletinnen zeigen dieselben Muster in geringerer Ausprägung. Dieses Muster weist auf chronisches Energie- und Kohlehydratdefizit hin, das in unterschiedlicher Ausprägung vorhanden ist (Loucks 2012).

Natürlich können auch bei Athletinnen andere, seltenere Ursachen für Zyklusstörungen vorhanden sein (z.B. Prolaktin sezernierende Adenome, Polyzystisches Ovarialsyndrom, Schilddrüsenfunktionsstörungen). Können Zyklusstörungen durch Verhaltensänderungen, wie Änderung der Trainings- und Ernährungsgewohnheiten, nicht behoben werden, ist eine genaue gynäkologische Abklärung erforderlich.

27.3.4 Female Ahlete Triad

Als Female Athlete Triad bezeichnet man die Kombination aus langfristig verminderter Energieverfügbarkeit, Zyklusstörungen und deren negativem Einfluss auf die Knochengesundheit (Khan et al. 2002). Dieser Symptomkomplex wurde vor allem bei Athletinnen beobachtet, aber auch bei Athleten, bei denen niedriges Körpergewicht von Vorteil ist. Beispiele sind
- Ausdauersportarten (z.B. Langstreckenlauf, Radfahren u.a.), wo das Last-Kraft-Verhältnis leistungslimitierend ist,
- Sportarten mit Gewichtsklasseneinteilung (z.B. Judo, Leichtgewichtsrudern u.a.), wo aus reglementtechnischen Gründen ein bestimmtes Gewicht nicht überschritten werden darf,
- ästhetische Sportarten (z.B. Kunstturnen, Eiskunstlauf u.a.).

Klinisch kann sich die Triade als Essverhaltensstörung (Anorexie, Bulimie), hypothalamische Amenorrhoe und Osteoporose manifestieren, wobei nicht selten nur ein oder zwei der drei Störungen gleichzeitig vorhanden sind und ein Kontinuum zwischen vorübergehender funktioneller Störung und manifester Erkrankung existiert (Nattiv et al. 2007). Zyklusstörungen sind zudem korreliert mit Funktionsstörungen der Endothelzellen der Blutgefäße und erhöhen das Atherosleroserisiko (Gabel 2006).

Störungen im Sinne der Triade treten am häufigsten auf, wenn die Energieverfügbarkeit unter 30 kcal/kg FFM/Tag liegt. Ein geringer Körperfettanteil allein, wie in älteren Publikationen oft zu lesen war, ist bei ausgewogener Energiebilanz kein Problem. Angaben über die Prävalenz unter Sportlerinnen und Sportlern in der Literatur schwanken stark. Klinisch fallen Betroffene oft durch Stressfrakturen auf. Daher sollte eine solche dazu Anlass geben, das Ernährungs- und Trainingsverhalten der Athletin zu hinterfragen (auch bei nicht anorektisch aussehenden Sportlerinnen!).

Wird eine Knochendichtemessung durchgeführt, empfiehlt die International Society for Clinical Densiometry, den Z-Score als Vergleichsparameter heranzuziehen (Gibbs et al. 2014).

Von klinisch relevanten Störungen sind oft junge Menschen mit problematischem Selbstwertgefühl betroffen, aber auch Menschen, die in der Vergangenheit bereits übergewichtig waren. Daher ist der sensible Umgang mit jungen Menschen und Sport treibenden Frauen im Sport oft entscheidend für die Entwicklung einer klinisch relevanten Störung.

27.3.5 Anämie

Zu unterscheiden sind Pseudoanämie, hervorgerufen durch erhöhtes Plasmavolumen, von sportbedingter hämolytischer Anämie und Eisenmangelanämie.

▪ Pseudoanämie

Bei der Pseudoanämie oder Sportleranämie kommt es trainingsbedingt vor allem bei Ausdauerathletinnen zu einem erhöhten Plasmavolumen und dadurch scheinbar zu einem Hämoglobin- und Hämatokrit-Abfall, obwohl die Anzahl der Erythrozyten normal oder sogar erhöht sein kann.

▪ Intravasale Hämolyse

Eine geringgradige intravasale Hämolyse und Mikro-/Makrohämaturie nach Belastung wurde gelegentlich beim intensiven Laufen (Laufsportler mittleren Alters, Übergewicht, schlechtes Schuhwerk, unökonomischer Laufstil) beobachtet und kann auch zu Eisenmangel führen. Ursache scheint die Verletzung der Erythrozyten durch Muskelkontraktion, Azidose oder Hyperthermie zu sein (Selby u. Eichner 1986). Kennzeichen sind: Makrozytose, Reticulozytose und niedriger Haptoglobin-Gehalt mit oder ohne Hämoglobinurie. Der dadurch bedingte Eisenverlust ist aber meist gering.

▪ Eisenmangelanämie

Die Eisenmangelanämie entsteht zum einen durch Verluste, vorwiegend über die Menstruationsblutung, den Gastrointestinaltrakt (okkulte Blutungen sind doppelt so häufig wie bei Nichtsportlern), Schweiß (meist vernachlässigbar) und Urin (gering), zum anderen durch eine ungenügende Nahrungseisenaufnahme sowie eine schlechtere Eisenresorption (Ehn et al. 1980). Daneben scheinen Hepcidin, ein die Eisenresorption hemmendes Peptidhormon, und Interleukin-6 durch sportliche Betätigung anzusteigen (McClung 2012).

Man unterscheidet drei Stadien des Eisenmangels: prälatenter, latenter und manifester Eisenmangel. Das letzte manifeste Stadium ist gekennzeichnet durch hypochrome mikrozytäre Erythrozyten.

Die Diagnostik erfolgt neben der Messung von Hämoglobin über die Bestimmung von Serumferritin, evtl. CRP, Transferrin, mittlerem zellulären Volumen (MCV) und des löslichen Transferritin-Rezeptors sowie dem Verhältnis von Transferrin-Rezeptor zu log. Ferritin.

Serumferritin ist als Akutphaseprotein durch entzündliche Vorgänge ebenso wie durch akute Muskeltätigkeit erhöht. Somit ist die Zuverlässigkeit in der Diagnostik eingeschränkt. Der lösliche Transferrin-Rezeptor wird weder durch entzündliche Prozesse noch durch körperliches Training beeinflusst (Robinson et al. 2010). Hohe Konzentrationen weisen mit größerer Sicherheit auf einen Mangel hin (Ottomano u. Franchini 2012).

Die Therapie des Eisenmangels ist außer im Stadium 3 kontroversiell und umfasst neben eisenreicher Ernährung orale Eisengabe für 6–8 Monate mit einer täglichen Dosis von 50 bis maximal 100 mg/d. Eine höhere Dosierung führt zu keinem schnelleren Ansprechen, dafür vermehrt zu gastrointestinalen Nebenwirkungen. Wird die orale Therapie schlecht vertragen oder kommt es nicht zum entsprechenden Erfolg, kann eine parenterale Substitution erwogen werden. Diese sollte in speziellen Zentren unter Reanimationsbereitschaft erfolgen (Harris 2000; Gasche 2015).

27.4 Frauen und Leistungssport

27.4.1 Geschichtliche Entwicklung

Sport ist ein Phänomen, das wir in dieser Art etwa seit dem 19. Jahrhundert kennen – eine Zeit, in der Frauen auf Aufgaben um Heim, Herd und Kindererziehung reduziert wurden. Bis zum Beginn des 20. Jahrhunderts war das Image der Frau das einer schwächlichen, oft kränklichen, unselbstständigen Person, deren zentrale Aufgabe das Gebären von Kindern war. Anthropologen übertrafen sich gegenseitig darin, die Minderwertigkeit der Frauen wissenschaftlich zu beweisen. Paul Broca (1824–1880), Professor für klinische Pathologie und anerkannter Wissenschaftler seiner Zeit, kam aufgrund von Schädelmessungen zu der Ansicht, dass Frauen „primitiver" und im Vergleich zu Männern „intellektuell inferior" wären (Fuchs 2003). Allerdings sei darauf hingewiesen, dass Marie Curie 1903 trotz dieses Umstands den Physik-Nobelpreis für die Entdeckung der Röntgenstrahlen gewann! Überdies herrschte die Ansicht, dass Denken und körperliche Anstrengung die Gebärmutter schädigen würden, und die Menstruation wurde als ernsthafte Bedrohung gesehen. Daher war bei Frauen der Mittel- und Oberschicht jede Anstrengung, sei sie geistig oder körperlich, verpönt. Argumente gegen körperliche Aktivität, die von den medizinischen Wissenschaften dieser Zeit unterstützt wurden, waren die Angst vor „Vermännlichung der Frau" und vor der Verschiebung der Sexualorgane (Pfister 2000). Diese Art der gesundheitlichen Bedenken kann man leider bis heute in der Volksmeinung noch hören.

Trotzdem wurden Frauen bereits in dieser Zeit sportlich aktiv: Von England ausgehend, bildeten sich Golf-, Hockey- und Tennisclubs für Frauen. Allerdings trugen Frauen auch bei der Sportausübung die damals übliche Kleidung mit eng geschnürtem Korsett, gestärkten Oberteilen und weiten Röcken. 1888 wurde das moderne Fahrrad erfunden, das einen wesentlichen Durchbruch für die Emanzipation und den Frauensport brachte. Um das Fahrrad benutzen zu können, wurden die weiten, langen Röcke zu Hosen umgearbeitet und gesellschaftsfähig (Helvenston-Gray u. Peteu 2005). Dadurch wurden Frauen mobiler, was ihr Selbstbewusstsein steigerte.

1896 wurden die ersten Olympischen Spiele der Neuzeit ausgetragen. Frauen nahmen inoffiziell bereits 1900 in den Disziplinen Tennis und Golf teil und innerhalb gemischter Mannschaften auch beim Segeln, Ballonfahren und bei anderen Wettbewerben. In konditionell anspruchsvolleren Disziplinen war der Einzug beschwerlicher: So durften Frauen erst 1928 bei Olympischen Laufbewerben teilnehmen, deren längste Distanz 800 Meter war. Unglücklicherweise kollabierten einige der Läuferinnen im Ziel, da sie nie zuvor diese Distanz gelaufen waren. Das hatte zur Folge, dass das IOC Frauen für zu unfit erklärte und bis zum Jahr 1960 (!) keine Laufwettbewerbe erlaubte, weil sie zu beschwerlich wären für Frauen. Erst 1972 (!) wurde es legal, dass Frauen an Marathonrennen teilnehmen durften; ab 1975 auch an längeren Distanzen. 1984 wurde schließlich der Frauenmarathon auch bei den Olympischen Spielen aufgenommen (Pfister 2000). Andere Sportarten etablierten sich je nach Geschlechterrollenkonformität im Laufe der Zeit: Schwimmen

◘ Tab. 27.1 Olympiateilnahme nach Geschlecht bei Sommerspielen (Datenquelle: www.olympia.at)

Jahr	Ort	M	W	Gesamt	M%	W%
2012	London	6.068	4.835	10.903	56%	44%
2008	Peking	6.450	4.746	11.196	58%	42%
2004	Athen	6.454	4.428	10.882	59%	41%
2000	Sydney	6.862	4.254	11.116	62%	38%
1996	Atlanta	7.060	3.684	10.744	66%	34%
1992	Barcelona	7.555	3.008	10.563	72%	28%
1988	Seoul	6.983	2.438	9.421	74%	26%
1984	Los Angeles	5.458	1.620	7.078	77%	23%
1980	Moskau	4.320	1.192	5.512	78%	22%
1976	Montreal	4.915	1.274	6.189	79%	21%
1972	München	6.659	1.171	7.830	85%	15%
1968	Mexico	4.750	781	5.531	86%	14%
1964	Tokio	4.457	683	5.140	87%	13%
1960	Rom	4.738	610	5.348	89%	11%
1956	Melbourne	2.958	384	3.342	89%	11%
1952	Helsinki	4.407	518	4.925	89%	11%
1948	London	3.714	385	4.099	91%	9%
1936	Berlin	3.738	326	4.064	92%	8%
1932	Los Angeles	1.281	127	1.408	91%	9%
1928	Amsterdam	2.724	280	3.004	91%	9%
1924	Paris	2.956	136	3.092	96%	4%
1920	Antwerpen	2.543	64	2.607	98%	2%
1912	Stockholm	2.490	57	2.547	98%	2%
1908	London	1.999	36	2.035	98%	2%
1904	St. Louis	681	6	687	99%	1%
1900	Paris	1.319	11	1.330	99%	1%
1896	Athen	311	0	311	100%	0%

1912, Volleyball 1964, Rudern 1976, Radfahren 1984, Fußball 1996, Ringen 2004, Boxen 2012, Skispringen 2014 (Zehnder 2014).

27.4.2 Heutige Verhältnisse: Verhältnis Frauen/Männer bei Olympischen Spielen und die Frauenförderung

Das österreichische Olympische Komitee entsendet Frauen und Männer in einem Verhältnis von 2 : 8 zu olympischen Spielen und liegt damit unterhalb der internationalen Werte, wo das Verhältnis im Schnitt 4 : 6 beträgt (Hudec 2015; ◘ Tab. 27.1 und ◘ Tab. 27.2).

◻ Tab. 27.2 Olympiateilnahme nach Geschlecht bei Winterspielen (Datenquelle: www.olympia.at)

Jahr	Ort	M	W	Gesamt	M%	W%
2014	Sotschi	ca. 1800	ca. 1000	2.800	64%	36%
2010	Vancouver	1.503	1.033	2.536	59%	41%
2006	Turin	1.548	960	2.508	62%	38%
2002	Salt Lake City	1.513	886	2.399	63%	37%
1998	Nagano	1.489	815	2.304	65%	35%
1994	Lillehammer	1.215	522	1.737	70%	30%
1992	Albertville	1.801	488	2.289	79%	21%
1988	Calgary	1.270	364	1.634	78%	22%
1984	Sarajevo	1.127	283	1.410	80%	20%
1980	Lake Placid	1.012	271	1.283	79%	21%
1976	Innsbruck	1.013	218	1.231	82%	18%
1972	Sapporo	927	218	1.145	81%	19%
1968	Grenoble	1.063	230	1.293	82%	18%
1964	Innsbruck	758	175	933	81%	19%
1960	Squaw Valley	502	146	648	77%	23%
1956	Cortina	687	132	819	84%	16%
1952	Oslo	624	108	732	85%	15%
1948	St. Moritz	636	77	713	89%	11%
1936	Garmisch Partenkirchen	680	76	756	90%	10%
1932	Lake Placid	277	30	307	90%	10%
1928	St. Moritz	366	27	393	93%	7%
1924	Chamonix	281	13	294	96%	4%

27.4.3 Leistung und Trainierbarkeit

Körperliche Voraussetzungen

Sportlicher Erfolg ist von vielen Faktoren abhängig. Dazu zählen persönliche Leistungsvoraussetzungen (Konstitution), die Fähigkeit der Sportlerinnen, Energie zu verarbeiten (Kondition), und die Qualität der Informationsverarbeitung (Koordination). Frau und Mann unterscheiden sich in erster Linie aufgrund der Geschlechtsorgane und der sekundären Geschlechtsmerkmale. Andere geschlechtstypische Merkmale wie unterschiedliche Größe, Muskelmasse, Körperbau sind statistisch betrachtet vorhanden, können jedoch bei Einzelpersonen deutlich vom statistischen Mittel abweichen.

Die sportliche Leistungsfähigkeit ist durch viele Faktoren beeinflusst, sodass Frauen höhere Leistungen bringen können als Männer. Bei gleichem Trainingszustand sind Frauen in ausdauer- und kraftdominierten Disziplinen benachteiligt. Grund dafür sind die hormonbedingt unterschiedliche Muskelentwicklung, geringere Organkapazitäten der Sauerstoff zuliefernden

Organe und der höhere Fettanteil bei Frauen. Die Kraft pro Quadratzentimeter Muskelquerschnitt ist bei beiden Geschlechtern gleich (Kraemer et al. 1996). Die Muskelfaserzusammen-
setzung bei Athletinnen ist genetisch determiniert und durch Training beeinflussbar, aber nicht
geschlechtsabhängig.

Ein wesentlicher Unterschied zwischen den Geschlechtern ist der zyklische Wechsel der
Hormonspiegel, der nur bei Frauen vorkommt. Er beeinflusst die Befindlichkeit, möglicherweise
auch die Trainierbarkeit. Da diese Einflüsse individuell sehr unterschiedlich ausgeprägt sind, war
es bisher nicht möglich, daraus allgemeingültige Gesetzmäßigkeiten für die Trainingsgestaltung
abzuleiten (Lebrun 2000).

Trainierbarkeit

■ ■ Ausdauer

Durch regelmäßiges Ausdauertraining kann die Ausdauerkapazität verbessert werden. Das Ausmaß
der Verbesserung hängt von Intensität, Umfang, Häufigkeit, Systematik des Trainings und individuellen genetischen Voraussetzungen ab, nicht jedoch vom Geschlecht. Absolut gesehen, werden
Frauen bei gleichem Training dennoch geringere Maximalwerte erreichen, was bedeutet, dass weibliche Olympiasieger ihren männlichen Kollegen in Ausdauerdisziplinen unterlegen sind, aber eine
gut trainierte Frau um Größenordnungen besser sein kann als ein weniger gut trainierter Mann.

Als integraler Messwert der Ausdauerkapazität hat sich die maximale Sauerstoffaufnahme
(VO_{2max}) etabliert. Die VO_{2max} der durchschnittlichen untrainierten Frau ist um 25–30% niedriger als der des vergleichbaren Mannes, was mit Größen- und Gewichtsunterschied und unterschiedlicher Körperzusammensetzung zusammenhängt. Der Unterschied reduziert sich auf
10–15%, wenn man die VO_{2max} auf das Körpergewicht bezieht (Mittleman u. Zacher 2000).
Physiologische Gründe sind ein hormonell bedingt höherer Körperfettanteil, auch bei schlanken Frauen, das etwas kleiner dimensionierte Herz-Kreislauf-System und der geringere Hämo-
globin-Gehalt, wodurch die Sauerstofftransportfähigkeit beeinflusst wird (Warren u. Shantha
2000). Eine Kompensation erfolgt über einen höheren 2,3-Diphosphoglycerat-Gehalt (Weight
et al. 1992), der die Sauerstoffabgabe in der Muskelzelle erleichtert.

So zeigt eine Studie, dass in einer Gruppe von trainierten Läuferinnen und Läufern, die für
ihre Marathonlaufzeit paarweise gematcht wurden, Frauen bei Laufdistanzen über 42 km im
Vorteil waren. (Bam et al. 1997; Speechly et al. 1996). Hier scheint außerdem eine bessere Fettutilisation und ein Kohlenhydratspareffekt eine Rolle zu spielen (Tarnopolsky et al. 1995).

■ ■ Kraft

Der Anteil der Muskeln am Gesamtkörpergewicht beträgt bei der erwachsenen schlanken Frau
25–35%, beim Mann 40–50%. Bei Jungen kommt es in der Pubertät durch Ansteigen der Ausschüttung des männlichen Geschlechtshormons Testosteron zu einem deutlichen Anstieg der Kraftentwicklung, während diese bei Mädchen nach der Pubertät nurmehr gering ansteigt und rasch ein
Plateau erreicht. Keine geschlechtsspezifischen Unterschiede zeigen sich in der intra- und intermuskulären Koordination der Muskelfasern, beide sind trainingsabhängig (Hollmann u. Hettinger 2000).

Absolut gesehen, besitzen Frauen um etwa ein Drittel weniger Maximalkraft als Männer.
Das Verhältnis der Kraft der Frau zur Kraft des Mannes weist je nach Muskelgruppe erhebliche
Unterschiede auf. Die Kraftdifferenz ist für die Muskulatur des Oberkörpers und Schultergür-
tels größer als für die der Beine. Wird die Kraft auf den Muskelquerschnitt bezogen, ist die Kraft
pro cm² Muskelquerschnitt jedoch unabhängig von Alter und Geschlecht für alle Menschen
gleich und zwar 3–8 kg/cm², je nach Hebelarm und Muskelstruktur. Durch Training können die
Kraftunterschiede verringert werden. Wird die Kraft relativ zur fettfreien Körpermasse gesehen,

◻ Tab. 27.3 Vergleich wichtiger Weltrekorde und Jahresweltbestleistungen (Stand: August 2016)

Strecke	Disziplin	Welt-rekord Männer	Welt-rekord Frauen	Leistungs-differenz Weltrekor-de Frau/ Mann (%)	2016	2016	Leistungs-differenz Rekorde 2016
					Männer	Frauen	Frau/ Mann (%)
100 m	Lauf	9,58	10,49	9,5	9,80	10,70	9.18
200 m	Lauf	19,19	21,34	11,2	19,74	21,78	10.33
400 m	Lauf	43.03	47,6	10.62	43.03	49.44	14.96
800 m	Lauf	1:40,91	1:53,28	12,25	1:42,15	1:55,28	12.85
1500 m	Lauf	3:26,00	3:50,07	11,68	3:29,33	3:55,22	12.32
10 km	Lauf	26:07,54	29:17,45	11.40	26:51,11	30:49,70	14.80
Marathon	Lauf	2:02:57	2:15:25	9,75	2:03:05	2:19:41	13.48
100 km	Lauf	6:13,33	6:33,11	5,26			
Weitsprung		8,95	7,52	−15,98	8,58	7,31	−14.8
Hochsprung		2,45	2,09	−14,69	2,40	2,01	−16.25
Stabhochsprung		6,16	5,06	−17,85	6,03	4,93	−18.24
50 m	Kraul	20,91	23,73	13,48	21,42	23,84	11.29
100 m	Kraul	46,91	52,06	10,99	47,04	52,06	10.67
200 m	Kraul	1:42,00	1:52,98	10,76	1:44,82	1:54,86	9.57
400 m	Kraul	3:40,07	3:56,46	7.43	3:41,65	3:58,98	7.81

können trainierte Frauen Männer sogar übertreffen. Die Kraftzunahme auf einen definierten Trainingsreiz ist – absolut gesehen – für Männer größer, als Prozentsatz des Ausgangswertes ist er jedenfalls für beide Geschlechter gleich (McArdle et al. 2015).

■ ■ **Schnelligkeit und Ausdauer mit hohem anaeroben Anteil**
Bei gleichem Training ist die Frau dem Mann aufgrund kraftabhängiger Größen, nicht aber in Bezug auf Reaktionszeit oder Bewegungsfrequenz (neuromuskuläres Zusammenspiel) unterlegen. Je länger die Strecken (z.B. 800 m), desto größer sind die Unterschiede (höherer Kraftausdaueranteil). Bei kürzeren Strecken verringern bessere Koordination und Flexibilität die Differenz (Hollmann u. Hettinger 2000) (◻ Tab. 27.3).

27.5 Frauenspezifische Themen

27.5.1 Die weibliche Brust

Die weibliche Brust besteht aus Drüsen- und Fettgewebe. Die Größe ist erblich beeinflusst. Nur wenn die Brust im Rahmen von allgemeinem Übergewicht vergrößert ist, kann durch Gewichtabnahme eine gewisse Volumenverkleinerung erwartet werden, die meist proportional zur allgemeinen Reduktion des Unterhautfettgewebes ist. Probleme im Zusammenhang mit Sportausübung können sich bei besonderer Größe der Brust ergeben, wenn die Bewegung zu Schmerzen führt. Sport-BHs, wenn nötig, auch zwei übereinander, können hier durch entsprechende Fixierung Abhilfe schaffen. Im Zusammenhang mit besonderer Größe kommen gelegentlich auch Haltungsprobleme mit Rundrücken und vorgezogenem Schultergürtel vor. Diese können zum einen zu Überlastungsproblemen beteiligter Rückenmuskel, zum anderen auch zu Problemen in den Schultergelenken führen, und zwar in Spiel- und Racketsportarten oder im Schwimmsport, wo Überkopfaktivitäten häufig sind. Besonderes Augenmerk muss hier auf Rumpfmuskel und Schultergürtel kräftigendes Ausgleichstraining gelegt werden.

Verletzungen der Brust können zu Blutergüssen führen, die nach Abheilung Fibrosierungen bedingen können. Bei Läuferinnen (aber auch Läufern) kann durch Scheuern der Kleidung die Brustwarze verletzt werden. Durch Verkleben mittels Heftpflaster kann dem vorgebeugt werden.

27.5.2 Schwangerschaft

Die neuesten Empfehlungen sind dahingehend, dass Sport in einer komplikationslosen Schwangerschaft auch dann empfohlen wird, wenn vorher keine sportlichen Aktivitäten ausgeübt wurden. Das geringe Risiko im Sport wird durch die vielen positiven Effekte bei weitem überwogen. Sogar die Entwicklung eines Gestationsdiabetes scheint bei einem Body-Mass-Index von mehr als 33 kg/m² günstig beeinflusst zu werden (Artal u. O'Toole 2003).

Sportart, Dauer und Intensität sind aber auf anatomische und physiologische Veränderungen abzustimmen.

Veränderungen während der Schwangerschaft

Anatomische und physiologische Anpassungen führen zu Veränderungen in Ruhe und unter Belastung. Die Gewichtzunahme führt zu verstärkter Belastung der Gelenke, Verlagerung des Körperschwerpunktes und Hyperlordose. Hormonell bedingt kommt es zu einer
- Lockerung des Bandapparates,
- Zunahme des Blutvolumens und der venösen Kapazität,
- Erhöhung des Sauerstoffbedarfes,
- Zunahme des Herzminutenvolumens durch Anstieg von Schlagvolumen um 10% im 1. Trimenon, gefolgt von der Herzfrequenz um 20% im 2. und 3. Trimenon (Artal u. O'Toole 2003).

Der mittlere arterielle Blutdruck sinkt ab dem 2. Trimenon um durchschnittlich 5–10 mmHg, hervorgerufen durch gesteigerte Blutversorgung des Uterus und der Plazenta und die Abnahme des Gefäßwiderstandes, um gegen Ende der Schwangerschaft wieder auf Ausgangswerte zurückzukehren. Die Steigerung des Atemminutenvolumens beträgt 50%, es kommt zur Hyperventilation und somit zu einer Abnahme der Pufferbasenkonzentration im Blut (Bicarbonat). Erschwerte Wärmeregulation kann zu einer Steigerung der Körperkerntemperatur führen.

▪▪ Vorteile des Sporttreibens

Vorteile des Sporttreibens sind gesteigertes Wohlbefinden, bessere Körperbeherrschung, Erhalt bzw. Steigerung der Fitness, Reduktion der morgendlichen Übelkeit, Stärkung der Rückenmuskulatur, Vermeidung der Bildung von Thrombosen, Krampfadern und Hämorrhoiden, bessere

Vorbereitung auf die Geburt, schnellere Erholung nach der Geburt und Schutz vor schwangerschaftsbedingtem Diabetes mellitus.

▪ ▪ Vermeiden sollte man Hyperthermie, Hypoglykämie und Hypoxie

Eine Hyperthermie von mehr als 1,5°C in den ersten 60 Tagen der Gravidität kann zu Missbildungen führen, weswegen man früher Schwangeren das Sporttreiben nicht empfohlen hat. Moderne Untersuchungen zeigen aber, dass das Risiko bei normalem Sporttreiben vernachlässigbar ist. Verletzungsanfällige Sportarten sollten gemieden werden, zum einen wegen der erhöhten Verletzungsgefahr und der Gefahr von Nabelschnurumschlingungen bei ruckartigen Beschleunigungen und abruptem Abbremsen, zum anderen, weil die Diagnostik und Therapie von Verletzungen in der Schwangerschaft mit erhöhtem Risiko für Kind und Mutter einhergeht. Tauchsport birgt wegen der hyperbaren Bedingungen die Gefahr einer toxischen Schädigung des Fötus durch den erhöhten Sauerstoffpartialdruck und die Gefahr der Dekompressionserkrankung oder arteriellen Gasembolie (Conger u. Magann 2014).

Bewegungsempfehlungen für Schwangere

Erlaubt ohne Einschränkungen sind Joggen, Walken, Wandern, Radfahren, Gymnastik, Tanzen und Schwimmen (geringe Gelenkbelastung, Wassertemperatur nicht unter 20°C und nicht über 35°C).

Erlaubt im unteren submaximalen Bereich: Laufen, Rudern, Schilanglauf, Tennis, Squash, Badminton, Tischtennis, Segeln.

Nicht empfehlenswert sind: Mannschaft- und Kampfsportarten (Verletzungen), Wasserski, Surfen, Turnen (hohes Sturzrisiko), Höhentraining über 2500 m (Baumgartner et al. 2014), Marathonlauf, Triathlon, Bodybuilding, Boxen, Gewichtheben, Fallschirmspringen u.a.

Auch Wettkämpfe sind prinzipiell erlaubt, es gelten jedoch dieselben Richtlinien wie für Sport in der Schwangerschaft. Aufgrund der physiologischen Veränderungen sind keine Höchstleistungen zu erwarten (Artal u. O'Toole 2003).

Entscheidend sind regelmäßige ärztliche Kontrollen, Gewichtskontrollen vor und nach dem Sport zur Vermeidung von Wasserverlusten und eine adäquate Nahrungsaufnahme.

Viele morphologische und physiologische Veränderungen nach der Geburt bestehen 4–6 Wochen. Das Training nach der Geburt sollte langsam und individuell begonnen werden. Ein systematischer Trainingsaufbau kann individuell nach ca. 4 Wochen nach einer komplikationslosen Entbindung beginnen. Bei stillenden Frauen ist Sport direkt nach dem Stillen vorzuziehen. Moderates Ausdauertraining nach der Geburt hebt die Stimmung und mindert Angst und Depressionen (Koltyn u. Schultes 1997).

27.5.3 **Kontrazeptiva**

Orale Kontrazeptiva enthalten eine Kombination aus Östrogenen und Gestagenen. Sie werden nicht nur zur Empfängnisverhütung und Zyklussteuerung eingesetzt, sie können auch die Symptome des prämenstruellen Syndroms sowie schmerzhafte und starke Monatsblutungen (Prävention von Eisenmangelanämie) und die Knochendichte günstig beeinflussen.

Je nach Zusammensetzung der Hormonpräparate kommt es zu Veränderungen der Ruhelipide und des Kohlehydrat-Metabolismus. Durch das eingesparte Glykogen können Sportlerinnen unter Belastung profitieren. Am häufigsten eingesetzt wird die Mikropille. Sie enthält einen niedrigdosierten Östrogen-Anteil (meist Ethynylestradiol) und einen vom Präparat abhängigen, variablen Progesteron-Anteil. Abhängig von der Hormonzusammensetzung ändert sich auch das Wirkungsprofil sowie der zusätzliche Effekt erwünschter (positive Beeinflussung von Akne, Seborrhoe und Hirsutismus) als auch unerwünschter Nebenwirkungen. Sie werden besser vertragen. Auch die Nebenwirkungen wie Gewichtszunahme und Wasserretention sind geringer (Lebrun 2000).

Vorteile der Kontrazeptiva ergeben sich bei Zyklusstörungen, hier wirken sie stabilisierend auf den Knochenstoffwechsel und sollten zur Osteoporose-Prophylaxe beitragen. Den größten Nutzen bringt aber der stabile vorhersehbare Hormonspiegel in Training und Wettkampf, einhergehend mit einer geringeren Blutungsmenge und -dauer (Lebrun 2000; Korsten-Reck et al. 2011).

Im Spitzensport werden Kontrazeptiva in Abstimmung mit dem Gynäkologen zur Regelverschiebung vor wichtigen Wettkämpfen eingesetzt. Regelverschiebungen sind in jedem Fall rechtzeitig vorauszuplanen. Bei Reisen mit einer Zeitverschiebung muss der 24-Stunden-Einnahme-Rhythmus eingehalten oder verkürzt werden, um die kontrazeptive Wirkung zu gewährleisten.

> **Vorsicht bei der Kontrazeption ist bei familiärer Brustkrebshäufung und bei Thromboseneigung geboten.**

Weitere von Sportlerinnen eingesetzte Verhütungsmethoden wie Vaginalring, Pflaster, Pessare, intrauterine Devices (IUDs, „Spiralen") mit oder ohne lokale Hormonabgabe und subdermal implantierte Stäbchen haben den Vorteil, dass keine regelmäßige Pilleneinnahme erforderlich ist. Diese Methoden sind beispielsweise auch bei Bulimie einsetzbar. Die Minipille, welche nur Gestagene enthält, ist wegen der schlechteren Zykluskontrolle nur bedingt zu empfehlen. Dies gilt auch für die Dreimonatsspritze wegen der körpereigenen Sexualhormon-Suppression und der Gefahr einer drohenden Osteoporose für Leistungssportlerinnen (Korsten-Reck et al. 2011).

Bezüglich der Verträglichkeit der einzelnen Kontrazeptiva gibt es wenige Untersuchungen an Sportlerinnen. Es gibt in jedem Fall große individuelle Unterschiede, sodass jede Sportlerin die für sie richtige Pille finden muss. Den modernen Präparaten sollte der Vorzug gegeben werden. Die Verträglichkeit sollte im Training und nicht knapp vor Wettkämpfen geprüft werden.

27.5.4 Menopause

Mit Eintreten der Menopause, typischerweise am Ende der 4. oder Anfang der 5. Dekade, und dem Abfall der Östrogen-Spiegel erleben Frauen eine Abnahme ihrer Muskelmasse, Kraft und Knochenmineraldichte und eine Zunahme der Steifigkeit des Sehnen-Band-Apparates.

Die Muskelmasse nimmt ab, obwohl eine erhöhte Proteinsyntheserate im Vergleich zu prämenopausalen Frauen und Männern beobachtet wurde, die ihrerseits aber durch eine noch höhere Proteinabbaurate zu einem Nettoverlust an Muskelprotein führt. Eine Hormonersatztherapie scheint diesen Veränderungen entgegenwirken zu können (Hansen u. Kjaer 2014), der Einsatz ist aber aufgrund des bekannten kanzerogenen Risikos problematisch.

Auch die Knochenmineraldichte nimmt ab, sogar körperliche Aktivität mit hohem Umfang kann dies nicht verhindern. Allerdings haben aktive Frauen im Vergleich zu inaktiven Gleichaltrigen, auch ohne Hormonersatztherapie, ein um 67% geringeres Hüft-Frakturrisiko, sodass man annehmen kann, dass der Effekt eines regelmäßigen Trainings weniger im Erhalt der Knochenmineraldichte als in der Verhinderung sich daraus ergebender Komplikationen liegt (Howe et al. 2011). Interventionsstudien zeigten auch, dass progressives Krafttraining mit hoher Intensität in der Lage war, die Knochenmineraldichte zu verbessern (Kohrt et al. 2004).

Die Abnahme von aktiver Muskelmasse geht mit einer Verringerung des Energieverbrauchs einher, sodass Frauen besonders gefährdet sind, mit Eintritt der Menopause Gewicht zuzunehmen. Ein Bewegungsumfang von mindestens einer Stunde pro Tag kann diese vor allem bei normalgewichtigen Frauen verhindern (I-Min et al. 2010).

Die Wirkung regelmäßiger körperlicher Aktivität auf Mortalität, kardiovaskuläre Erkrankungen, Diabetes, Depressionen etc. wurde zu Beginn dieses Kapitels ausführlich beschrieben. Rezente Untersuchungen haben gezeigt, dass unabhängig von der betriebenen Sportart der altersbedingte Rückgang der sportmotorischen Leistungsfähigkeit deutlich verzögert werden kann (Last u. Weisser 2015).

Im Leistungssport ist die Leistungsabnahme im Altersverlauf bei Masterswettkämpfen in Ausdauersportarten bei trainierten Männern und Frauen parallel, was darauf hinweist, dass regelmäßiges Training bei Vertretern beiderlei Geschlechts eine hohe Funktionalität erhalten kann (Tanaka u. Seals 2008).

Literatur

Ades P (2001) Cardiac rehabilitation, secondary prevention of coronary heart disease. N Engl J Med 345(12): 892–902

Artal R, O'Toole M (2015) Guidelines of the American College of Obstetricans and Gynecologists for exercise during pregnancy and the postpartum period. Br J Sports Med 37: 6–12

Babraj JA et al. (2005) Human bone collagen synthesis a rapid, nutritionally modulated process J Bone Miner Res 20: 930–37

Bam J et al. (1997) Could women outrun men in ultramarathon races. Med Sci Sports Exerc 29: 244–247

Baumgartner E, Berghold F, Paal P (2014) Schwangerschaft, Antikonzeptiva und Bergsteigen. Jahrbuch AHM (Österreichische Gesellschaft für Alpin und Höhenmedizin), pp 123–130

Baxter-Jones AD, Maffulli N (2002) Intensive training in elite young female athletes. Effects of intensive training on growth and maturation are not established. Br J Sports Med 36(1): 13–5

Braun B, Brooks GA (2008) Critical importance of controling energy status to underst, the effect of "exercise" on metabolism. Exerc Sport Sci Rev 36: 2–4

Bray GA (2015) Obesity in adults: Role of physical activity and exercise. UpToDate (www.uptodate.com)

Burke LM et al. (2001) Guidelines for daily carbohydrate intake: do athletes achieve them. Sport Med 31: 267–299

Burrows M et al. (2003) Physiological factors associated with low bone mineral density in female endurance runners. Br J Sports Med 37(1): 67–71

Caudwell P et al. (2014) Exercise and Weight Loss: No Sex Differences in Body Weight Response to Exercise. Exerc Sport Sci Rev 42(3): 92–101

Conger J, Magann E (2014) Diving and Pregnancy: What Do We Really Know? Obstet Gynecol Surv 9: 551–556

Consitt LA, Copel JL, Tremblay MS (2002) Endogenous anabolic hormone responses versus resistance exercise and training in woman. Sports Med 32: 1-21

Cowart VS (1989) Can Exercise Help Women with PMS. Physician and Sportsmedicine 17(4): 168–70

DiPietro L et al. (2006) Exercise and improved insulin sensitivity in older women: evidence of the enduring benefits of higher intensity training. J Appl Physiol 100(1): 142-149

Donelly JE et al. (2009) Appropriate Physical Activity Intervention Strategies for Weight Loss. Prevention of Weight Regain for Adults Med Sci Sports Exerc 41(2): 459–471

Ehn L, Carmark B, Hoglund S (1980) Ironstatus in athletes involved in intense physical activity. Med Sci Sports Exerc 12: 61–64

Elmadfa I (2012) Österreichischer Ernährungsbericht, UW Institut für Ernährungswissenschaften. Bundesministerium für Gesundheit, Wien

Emery CF et al. (2004) Gender Differences in Quality of Life Among Cardiac Patients. Psychosomatic Medicine 66: 190–197

Faust F, Assmann C (2014) Queering Football – Körperpraktiken im Frauenfußball zwischen Normierung und Destabilisierung der Geschlechterordnung. Body Politics 2(3): 145–177

Fogelholm M (2010) Physical activity fitness and fatness: relations to mortality, morbidity and disease risk factors. A systematic review. Obes Rev 11(3): 202–21

Fuchs B (2003) "Masse", "Volk", Geschlecht. Anthropologische Diskurse in Österreich 1850–1960. Campus, Frankfurt a. M.

Gabel KA (2006) Special Nutritional Concerns for the Female Athlete. Current Sports Medicine Reports 5: 187–191

Gasche R (2000) Eisensubstitution bei Mangel. Öst Ärztezeitung 9: 40–42

Gibbs JC et al. (2014) Low bone density risk is higher in exercising women with multiple triad risk factors. Med Sci Sports Exerc 46(1): 167–76

Griebler R, Geißler W, Winkler P (2013) Zivilisationskrankheit Diabetes: Ausprägungen – Lösungsansätze – Herausforderungen. Österreichischer Diabetesbericht 2013. Bfr Gesundheit Editor Bundesministerium für Gesundheit, Wien

Hankinson AL et al. (2010) Maintaining a High Physical Activity Level Over 20 Years and Weight Gain. JAMA 304(23): 2603–10

Hansen M, Kjaer M (2014) Influence of Sex and Estrogen on Musculotendinous Protein Turnover at Rest and After Exercise. Exerc Sport Sci Rev 42(4): 183–192

Harris SS (2000) Exercise related anaemia. In: Drinkwater BL (ed) Women in Sport. Blackwell Science Ltd., Oxford, pp 311–320

Hartmann-Tews I (2006) Social stratification in sport, sport policy in the European Union. European Journal for Sport Society 3(2): 109–124

Helvenston-Gray S, Peteu MC (2005) Invention, the Angel of the Nineteenth Century: Patents for Women's Cycling Attire in the 1890s. Dress 32(1): 27–42

Hollmann W, Hettinger T (2000) Sportmedizin. Grundlagen für Arbeit, Training und Präventivmedizin, 4. Aufl. Schattauer, Stuttgart

Howe TE et al. (2011) Exercise for preventing and treating osteoporosis in postmenopausal women. Cochrane Musculoskeletal Group Editorial Group: Cochrane Musculoskeletal Group. DOI: 10.1002/14651858.CD000333.pub2

Ihle R, Loucks AB (2004) Dose-Response Relationships Between Energy Availability and Bone Turnover in Young Exercising Women. Journal of Bone and Mineral Research 19(8): 1231–40

I-Min L et al. (2010) Physical Activity and Weight Gain Prevention. JAMA 303(12): 1173–79

Khan KM et al. (2002) New criteria for female athlete triad syndrome As osteoporosis is rare, should osteopenia be among the criteria for defining the female athlete triad syndrome. Br J Sports Med 36(1): 10–13

Kleindienst-Cachay C (1990) Die vergessenen Frauen. Zum Sportengagement von Mädchen und Frauen aus sozialen Unterschichten. In: Gabler H, Goehner U (Hrsg) Für einen besseren Sport. Themen, Entwicklungen und Perspektiven aus Sport und Sportwissenschaft. Hofmann, Schorndorf, S 193–212

Klimont J, Kyti J, Leitner B (2007) Österreichische Gesundheitsbefragung 2006/2007. Statistik Austria, Wien

Kohrt WM et al. (2004) ACSM Position Stand: Physical Activity and Bone Health. Med Sci Sports Exerc 36(11): 1985–1996

Koltyn KF, Schultes SS (1997) Psychological effects of an aerobic exercise session and a rest session following pregnancy. J Sports Med Phys Fitness 37(4): 287–91

Korsten-Reck U et al. (2011) Aktuelle Möglichkeiten der hormonalen Kontrazeption – Was wissen wir über den Nutzen für Sportlerinnen? Sport- und Präventivmedizin 41(1): 9–16

Kraemer WJ, Fleck SJ, Evans WJ (1996) Strength and power training: physiological mechanisms of adaptation. Exerc Sport Sci Rev 24: 363–97

Last J, Weisser B (2015) Der Einfluss von moderater sportlicher Aktivität auf Kraft, Ausdauer und Gleichgewicht im Erwachsenenalter. Dt Zeitschr Sportmed 66: 5–11

Lebrun CM (2000) Effects of the menstrual cycle and oral contraceptionives on sports performance. In: Drinkwater BL (ed) Women in Sport. Blackwell Science Ltd., Oxford, 37–61

Lee I et al. (2010) Physical Activity and Weight Gain Prevention. JAMA 303(12): 1173–9

Loucks AB (2012) The Endocrine System: Integrated Influences on Metabolism, Growth, and Reproduction. In: Farrell PA, Joyner MJ, Caiozzo VJ (eds) Advanced Exercise Physiology. Lippincott Williams & Wilkins, Philadelphia, pp 466–506

McArdle WD, Katch FI, Katch VL (2015) Muscular Strength: Training Muscles to Become Stronger. In: McArdle WD, Katch FI, Katch VL (eds) Exercise Physiology: Nutrition, Energy, and Human Performance. Wolters Kluwer Health, Philadelphia, pp 506–508

McClung JP (2012) Iron status and the female athlete. J Trace Elem Med Biol 26(2–3): 124–6

Mittleman KD, Zacher CM (2000) Factors influencing endurance performance, strength, flexibility and coordination. In: Drinkwater BL (ed) Women in Sport. Blackwell Science Ltd., Oxford, pp 23–37

Nattiv A et al. (2007) American College of Sports Medicine position st, The female athlete triad. Med Sci Sports Exerc 39(10): 1867–82

Nicklas BJ, Hackney AC, Sharp RL (1989) The menstrual cycle and exercise: performance muscle glycogen substrat responses. Int J Sportmed 10: 264–269

Ottomano C, Franchini M (2012) Sports anaemia facts or fiction? Blood Transfus 10(3): 252–4

PAGAC-Report, Physical Activity Guidelines Advisory Committee Report (2008) U.S. Department of Health, Human Services. Washington

Petit MA, Prior JC (2000) Exercise and the Hypothalamus. In: Warren MP, Constantini NW (eds) Sports Endocrinology. Humana Press, Totowa, NJ, pp 133–163

Pfister G (2000) Women, the Olympic Games: 1900–97. In: Drinkwater BL (ed) Women in Sport. Blackwell Science Ltd., Oxford, pp 3–19

Pfister G (2006) „Auf den Leib geschrieben" – Körper, Sport und Geschlecht aus historischer Perspektive. In: Te IH et al. (Hrsg) Handbuch Sport und Geschlecht. Hofmann, Schorndorf, S 26–39

Platen P (2001) Frau und Sport. In: Rost R (Hrsg) Lehrbuch der Sportmedizin. Deutscher Ärzteverlag, Köln, S 633–646

Podolsky A (2011) Getfitkid.at – Gesundheits- und Fitnessstudie NÖ Schüler und Schülerinnen. Institut für Präventiv- und angewandte Sportmedizin. Landesklinikum Krems: Krems an der Donau

Rasmussen BB, Phillips SM (2003) Contractile and nutritional regulation of human muscle growth. Exerc Sport Sci Rev 31(3): 127–31

Robinson Y, Cristancho E, Böning D (2010) Die Hypoferritinämie des Sportlers ist kein sicheres Indiz für Eisenmangel. Dt Zeitschr Sportmed 61: 141–145

Rössner SM, Rössner S (2012) Obesity. In: Schenck-Gustafssons K et al. (eds) Handbook of Clinical Gender Medicine. Karger, Basel, pp 283–290

Sarwar R, Niclos BB, Rutherford OM (1996) Changes in muscle strength relaxation rate and fatiguability during the human menstrual cycle. The Journal of Physiology 493(1): 267–272

Selby GB, Eichner ER (1986) Endurance swimming intravascular hemolysis, anaemia and iron depletion: new perspective on athletes anaemia. Am J Med 81: 791–194

Speechly DP, Taylor SR, GG Rogers (1996) Differences in ultra-endurance exercise in performance-matched male and female runners. Med Sci Sports Exerc 28(3): 359–65

Sun Y et al. (1997) Inzidenz und Prävalenz der Cox- und Gonarthrose in der Allgemeinbevölkerung. Z Orthop Ihre Grenzgeb 135(3): 184–192

Tanaka H, Seals DR (2008) Endurance exercise performance in Masters athletes: age-associated changes and underlying physiological mechanisms. J Physiol 586(1): 55–63

Tarnopolsky MA et al. (1995) Carbohydrate loading and metabolism during exercise in men and women. Journal of Applied Physiology 78(4): 1360–1368

Thompson PD (2014) Health Appraisal, Risk Assessment. In: Pescatello LS et al. (eds) ACSM's guidelines for exercise testing, prescription. American College of Sports Medicine, Baltimore, Philadelphia

Titze S et al. (2010) Österreichische Empfehlungen für gesundheitswirksame Bewegung. Gesundheit Österreich GmbH, Geschäftsbereich Fonds. Gesundes Österreich Wien: Eigenverlag

Troiano RP et al. (2008) Physical activity in the United States measured by accelerometer. Med Sci Sports Exerc 40(1): 181–188

Warren MP, Shantha S (2000) The female athlete. Baillieres Best Pract Res Clin Endocrinol Metab 14(1): 37–53

Weight LM et al. (1992) Erythropoetic adaptations to endurance training. Eur J Appl Physiol 64: 444–48

WHO (2010) Global Recommendations on Physical Activity for Health. World Health Organisation, Genf

Winhofer Y (2015) Gender-Aspekte in der Diabetologie. Diabetes Forum 2: 22–24

Wolman R (2000) The female athlete triad disorderd eating, amenorrhoea and osteoporosis. In: Tunstal PD (ed) Marathon Medicine. Royal Society of Medicine, London, pp 226–234

Young IM (2005) On Female Body Experience:"Throwing like a girl" and other essays. Studies in feminist philisophy. Oxford University Press, New York

Zehnder K (2014) Man rennt ja nicht mit dem Penis. Body Politics 2(3): 125–144

Zernicke RF, Wohl GR, LaMothe JM (2012) The Skeletal-Articular System. In: Farrell PA, Joyner MJ, Caiozzo VJ (eds) Advanced Exercise Physiology. Lippincott Williams & Wilkins, Philadelphia, pp 97–116

Internetadressen

Always (2014) Always 2014 "#LikeAGirl." http://www.always.com/en-us/likeagirl.aspx

Dahmen BR et al. (2003) Neue Partizipationsformen für Mädchen und junge Frauen im Sport Empfehlungen der Deutschen Sportjugend. http://www.dsj.de/Publikationen, D.S.i.D.S. e.V, Edito Deutsche Sportjugend (dsj) im Deutschen Sportbund e.V.: Frankfurt a. M.

Drinkwater BL (2015) ACSM's Role in promoting Physical Activity for Women. ACSM Sports Medicine Bulletin ACSM (http://www.multibriefs.com/briefs/acsm/active3-10.htm)

Eder M (2009) Frauen-Skispringen Abflug in die Zukunft. FAZ.NET-Spezial Heldinnen in Männerdomänen: Frauen, die sich was trauen. www.faz-net.de

Hudec M (2015) Statistik Österreichisches Olympiamuseum: Online: http://www.oeoc.at/museum

ORF (2015) Erstmals absolvierten Frauen Ausbildung für US-Eliteeinheit. news@orf.at

Stronach F (2015) Frauen sind Menschen wie wir. ORF TV Sommergespräche, H. Bürger, Editor http://diepresse.com/home/politik/innenpolitik/4780827/Stronach_Frauen-sind-Menschen-wie-wir

http://www.olympia.at/OlympischeSpiele/ÖsterreichischesOlympiaundSportmuseum/Statistik/DieSpieleinZahlen (zuletzt gesehen: 18.9.2015)

www.uptodate.com

Körperliches Training zur Therapie von Krankheiten und Beschwerden des Alters

Werner Benzer, Karl Mayr

© Springer-Verlag GmbH Austria 2017
M. Wonisch, P. Hofmann, H. Förster, H. Hörtnagl, E. Ledl-Kurkowski, R. Pokan (Hrsg.),
Kompendium der Sportmedizin, DOI 10.1007/978-3-211-99716-1_28

28.1   Einführung

Der Anteil älterer Menschen an der Gesamtbevölkerung nimmt stetig zu. Während die mittlere Lebenserwartung für Männer in westlichen Industrieländern vor 100 Jahren noch 47 Jahre und für Frauen 53 Jahre betrug, wurden zuletzt für Männer 75 Jahre und für Frauen nahezu 80 Jahre ermittelt. Trotz der Tatsache, dass die höhere Lebenserwartung vor allem auf eine drastische Reduktion der Säuglingssterblichkeit sowie der Sterblichkeit an Infektionskrankheiten im jungen und mittleren Lebensalter zurückzuführen ist, kann man annehmen, dass u.a. auch die Fortschritte der Medizin in der Behandlung von chronischen Krankheiten zur Zunahme der Anzahl an lebenswerten Jahren beigetragen haben.

Viele große Populationsstudien weisen eindeutig darauf hin, dass regelmäßige körperliche Aktivität bis in das hohe Alter nicht nur die Lebenserwartung, sondern vor allem auch die Lebensqualität verbessert. Regelmäßige sportliche Betätigung reduziert die Inzidenz bzw. verzögert den Verlauf in erster Linie von Herz-Kreislauf-Erkrankungen. Sie verbessert aber auch die Mobilität bis ins hohe Alter und reduziert durch die Verzögerung der Altersinvolution die Pflegebedürftigkeit vieler älterer Menschen.

Der „normale Altersgang" ist gekennzeichnet durch eine Abnahme der körperlichen und geistigen Leistungsfähigkeit. Ausgehend von einem Maximum um das 30.–35. Lebensjahr sinkt die Leistungsfähigkeit langsam aber kontinuierlich, bis sie ein Niveau erreicht hat, welches nicht mehr erlaubt, sich selbst zu versorgen, sodass viele alte Menschen schließlich auf fremde Hilfe angewiesen sind (◘ Abb. 28.1). Diese letzte Phase des Lebens bedeutet nicht nur Gebrechlichkeit, sondern auch hohe Kosten für das Gesundheitssystem. Ein Hauptanliegen unserer Gesellschaft soll es sein, dass diese Lebensphase so spät wie möglich beginnt bzw. so kurz wie möglich andauert. In der Abbildung kommt der Unterschied durch das kleinere Integral unter Kurve und Linie zum Ausdruck.

Durch körperliches Training gelingt es weitgehend unabhängig vom maximal erreichten Niveau der Leistung, eine gute und für ein selbstständiges Leben ausreichende Leistungsfähigkeit bis ins hohe Alter hinein zu erhalten, den Beginn der Pflegebedürftigkeit hinauszuschieben und somit jene Phase, in welcher man auf Pflege angewiesen ist, deutlich zu verkürzen.

Eine vom Center for Disease Control and Prevention und dem American College of Sports Medicine unterstützte und von der American Heart Association 1995 veröffentlichte Empfehlung zum Thema „Physical Activity and Health" beschreibt eine enge Beziehung zwischen dem Umfang eines Trainings und der Auswirkung auf die Gesundheit im Sinne einer Dosis-Wirkungs-Beziehung (Pate et al. 1995). Der Nutzen eines definierten Trainingsaufwandes (A=B=C) ist dabei umso größer, je geringer der Ausgangswert der körperlichen Leistungsfähigkeit ist (◘ Abb. 28.2).

Die „Clinical Practice Guidelines for Cardiac Rehabilitation" der Agency for Health Care Policy and Research (AHCPR) sprechen älteren Patienten auch mit koronarer Herzkrankheit eine vergleichbare Trainierbarkeit zu wie jüngeren Patienten, die vergleichbare Trainingsprogramme absolvieren (AHCPR 1995).

Dies sollte dazu motivieren, älteren Personen ebenso wie chronisch Kranken ein geeignetes, richtig dosiertes und zu Beginn überwachtes Trainingsprogramm anzubieten bzw. diese Personengruppen in der selbstständigen Durchführung eines solchen Trainings zu schulen.

Alter mag ein so genannter unbeeinflussbarer Risikofaktor sein, nicht aber die mit dem Alter üblicherweise einhergehende Abnahme der körperlichen Leistungsfähigkeit, welche vorzeitig zu vermehrter Mortalität, Morbidität und Pflegebedürftigkeit führt.

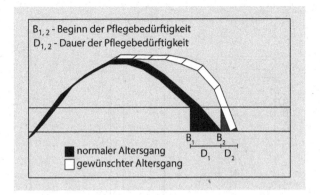

Abb. 28.1   Vergleich eines normalen mit einem idealen, gewünschten Altersgang

28.2   Leistungsphysiologische Aspekte des Alterns

Der so genannte normale physiologische Alterungsprozess beinhaltet Veränderungen, welche bei älteren Personen besonders zu arteriosklerotischen Erkrankungen prädisponieren. Die Elastizität der Gefäße nimmt ab, weil Elastinfragmente, Kalziumablagerungen und Kollagendepots zunehmen (Wei 1992). Zudem nimmt die endotheliale Kapazität ab, Peptide für die vaskuläre Homöostase und Vasomotorenregulation zu bilden (Forman et al. 1997). Dies führt zu Veränderungen der Wandarchitektur der Gefäße. Es entsteht eine Zunahme der Vulnerabilität gegenüber atheromatösen Läsionen (Gerhard u. Roddy 1996). Darüber hinaus vermindert sich die koronare Flussreserve.

Wegen der Abnahme der Elastizität der Gefäße kommt es zu einer Steigerung der Nachlast des linken Ventrikels und damit zu einer Zunahme der myokardialen Belastung (Lartaud- Idjouadiene et al. 1999). Die Widerstandserhöhung führt zu einer natürlichen Tendenz der Myozyten, zu hypertrophieren. Dies ist zwar ein kompensatorischer Mechanismus, um die Wandspannung zu modulieren, beschleunigt aber gleichzeitig die Apoptose. Die Konsequenz daraus ist, dass das Altersherz vor allem im linksventrikulären Myokard Myozyten verliert und entsprechend fibrosiert und versteift. Eine Zunahme der subendokardialen Ischämie ist die Folge (Wei 1992).

All diese altersassoziierten kardialen Veränderungen bieten eine starke Rationale für die Forderung, älteren Menschen ein präventiv orientiertes Herz-Kreislauf-Training anzubieten. Weil das Alter aber auch mit einem zunehmenden Verlust an skeletaler Muskulatur und Kraft verbunden ist und gleichzeitig auch Flexibilität und Koordinationsfähigkeit abnehmen, ergibt sich auch unter diesem Blickwinkel die Sinnhaftigkeit zur Empfehlung eines körperlichen Trainings (Short u. Nair 1999).

28.3   Beeinflussung des biologischen Alterns

Besonders ab dem fünften Lebensjahrzehnt kann der Alterungsprozess durch adäquate Reize, die den Organismus zu Leistung und Anpassung zwingen, beeinflusst werden. Besonders deutlich wird dieser Trainingsreize beim Vergleich von sporttreibenden älteren Menschen mit körperlich inaktiven, durchaus deutlich jüngeren Personen. Hier zeigt sich eindrucksvoll, dass der Organismus, und ganz besonders das Herz-Kreislauf-System, weitgehend das Produkt seiner

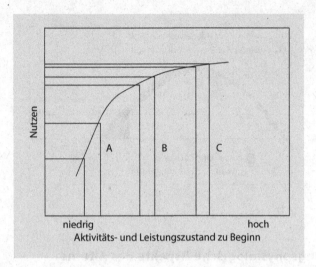

Abb. 28.2   Dosis-Wirkungs-Kurve, bezogen auf Aktivität und Gesundheit (Pate et al. 1995)

Anforderungen bleibt. Ein komprehensives Präventivmanagement mit Schwerpunkt auf einem gezielten Herz-Kreislauf-Training und zusätzlichen Komponenten eines zirkelartigen Gymnastik- programms beeinflusst prädisponierende Faktor des biologischen Alterns, die zu einer erhöhten Mortalität, Morbidität und Gebrechlichkeit in dieser Lebensphase führen können.

28.4   Training im Alter

Die erfreulichen und von der Gesellschaft wohl uneingeschränkt erwünschten Auswirkungen körperlicher Aktivität auf das Zurückdrängen des biologischen Alterns sind einerseits äußerst willkommen, stellen jedoch andererseits eine große Herausforderung für die Sportmedizin dar. Diese muss dafür Sorge tragen, dass das Wissen um die richtige Sportausübung im Alter korrekt in die Praxis umgesetzt wird.

28.4.1 Ausdauertraining

Durch Ausdauertraining kann dem altersbedingten Verlust der kardiopulmonalen und meta- bolischen Leistungsfähigkeit entgegengewirkt werden. Entgegen früherer Lehrmeinungen sind trainingsbedingte enzymatische Adaptationen in der Skelettmuskulatur von älteren Menschen durchaus zu erreichen und Enzymaktivitäten steigerbar. So kommt es zu einer hochsignifikanten Vergrößerung der Kapillaroberfläche als Zeichen einer verbesserten Kapillarisierung. Der Gly- kogen-Gehalt in der trainierten Muskulatur steigt signifikant an und verbessert damit die Vor- aussetzungen für die Dauer und Größe von submaximalen Ausdauerleistungen.

Es ist mehrfach belegt, dass durch körperliches Training im Alter hypertone Blutdruckwerte gesenkt und der Lipidstoffwechsel, insbesondere HDL- und LDL-Cholesterin, sowie eine diabe- tische Stoffwechsellage günstig beeinflusst werden können (Taylor-Tolbert et al. 2000; Forman u. Hagberg 1995). Daraus resultiert ein präventiver Effekt auf Herz-Kreislauf-Erkrankungen, welcher auch in der kardiologischen Rehabilitation und Sekundärprävention genutzt wird.

Sind bei älteren Menschen keine nennenswerten Einschränkungen in der Funktionsfähigkeit des Halte- und Bewegungsapparates sowie keine pathologischen Befunde im kardiopulmonalen System festzustellen, können Ausdauersportarten wie Wandern, schnelleres Gehen, betont langsamer Dauerlauf, Bergwandern, Radfahren, Schwimmen empfohlen werden – für den entsprechend Geübten auch langsamer Skilauf oder Skiwandern, Tennisspiel, Rudern und Ähnliches.

Im Falle auffälliger Befunde muss die betreffende Person aber eingehend in der sicheren Durchführung geschult und zu Beginn überwacht werden.

28.4.2 Krafttraining

Durch die Anwendung eines Krafttrainings kann auch im Alter ein Kraftanstieg um bis zu 100% erreicht werden. Physikalisch ausgeübter Druck stimuliert das Knochenwachstum. Druck und Zug sind die entscheidenden Größen zur Begegnung von Knochenabbau und Mineralverlust des Knochens (Hollmann u. Hettinger 2000). Besonders geeignet zur Erhöhung der Mineraldichte ist ein statisches Krafttraining.

Ziel eines Krafttrainings beim älteren und alten Menschen sollte es sein, die altersbedingte Abnahme der Leistungsfähigkeit zu verzögern. Dabei ist zu betonen, dass nur das Krafttraining selbst in der Lage ist, altersbedingten Kraft- und Zellmasseverlusten sowie Prozessen wie der Osteoporose entgegenzuwirken. Andererseits kann nur Ausdauertraining die kardiopulmonale Leistungsfähigkeit nachhaltig verbessern (Brechue u. Pollock 1996). Beide Trainingsformen sind daher für den älter werdenden Menschen wichtig.

28.5 Leistungsdiagnostik beim älteren Menschen

Durch eine sportmedizinische Untersuchung sind die Objektivierung der Leistungsfähigkeit anhand der Funktionsparameter und damit die funktionelle Zuordnung zu einer gewissen Altersgruppe möglich. In fast allen Fällen ist dazu die standardisierte Fahrrad-Ergometrie ausreichend. Die mittels Ergospirometrie zu bestimmende maximale Sauerstoffaufnahme zeigt allerdings die beste Korrelation zum chronologischen Alter (Prokop u. Bachl 1994).

28.6 Gefahren und Kontraindikationen für körperliches Training im Alter

Der Begeisterung älterer Menschen für breiten- und freizeitsportliche sowie wettkampfsportliche Betätigungen stehen Berichte über Todesfälle im Sport gegenüber. Die statistische Betrachtung dieser Todesfälle bei Alterssportlern muss aber in Relation zu den natürlichen Todesraten gesetzt werden. Viele Studien zeigen, dass das Risiko des plötzlichen Herztodes im Sport erfreulicherweise gering ist. Es liegt jedoch etwas höher als bei der gewöhnlichen Tagesarbeit und steigt mit zunehmendem Alter und zunehmender Belastungsintensität an (Aigner 1995).

Deshalb ist besonders beim älteren Sportler eine sportmedizinische Eignungsuntersuchung eine wesentliche Voraussetzung für die sichere Ausübung der vom Sportler gewünschten Sportart. Darüber hinaus ist eine ärztliche Überwachung sinnvoll, wenn eine ältere Person mit einem Trainingsprogramm beginnt, insbesondere dann, wenn die Eignungsuntersuchung eine eingeschränkte Leistungsfähigkeit oder andere Risikofaktoren, wie z.B. eine Belastungshypertonie, gezeigt hat.

Literatur

AHCPR – Publication No. 96-0672 (1995) Clinical Practice Guidelines Number 17: Cardiac Rehabilitation. US Department of Health and Human Services

Aigner A (1985) Sportmedizin in der Praxis. Brüder Hollinek, Wien

Brechue WF, Pollock ML (1996) Exercise training for coronary artery disease in the elderly. Clin Geriatr Med 12: 207

Forman DE, Hagberg JM (1995) Potential of exercise to modify cardiovascular aging. Cardiovascular Reviews and Reports 1: 28

Forman DE, Gambassi G, Gerhard M (1997) Age-related changes in vascular structure and function. Cardiovascular Reviews and Reports 6: 43

Gerhard M, Roddy MA (1996) Aging progressively impairs endothelium-dependent vasodilation in forearm resistance of humans. Hypertension 27: 849

Hollmann W, Hettinger T (2000) Sportmedizin – Grundlagen für Arbeit, Training und Präventivmedizin, 4. Aufl. Schattauer, Stuttgart

Lartaud-Idjouadiene I, Lompre AM, Kieffer P (1999) Cardiac consequences of prolonged exposure to an isolated increase in aortic stiffness. Hypertension 34: 63

Pate RR, Pratt M, Blair SN, Haskell WL, Macera CA, Bouchard C, Morris J, Paffenbarger RS (1995) Physical activity and public health: a recommendation from the Center for Disease Control and Prevention and the American College of Sports Medicine. JAMA 273: 402–407

Prokop L, Bachl N (1984) Alterssportmedizin. Springer, Berlin Heidelberg New York Tokyo

Short KR, Nair KS (1999) Mechanism of sarcopenia of aging. J Endocrinol Invest 22: 95

Taylor-Tolbert NS, Dengel DR, Brown MD, McCole SD, Pratley RE, Ferrell RE, Hagberg JM (2000) Ambulatory blood pressure after acute exercise in older men with essential hypertension. Am J Hypertens 13: 44–51

Wei JY (1992) Age and the cardiovascular system. N Engl J Med 327: 1735

28

Behindertensport

Bettina Mössenböck, Helmuth Ocenasek und Eveline Ledl-Kurkowski

© Springer-Verlag GmbH Austria 2017
M. Wonisch, P. Hofmann, H. Förster, H. Hörtnagl, E. Ledl-Kurkowski, R. Pokan (Hrsg.),
Kompendium der Sportmedizin, DOI 10.1007/978-3-211-99716-1_29

29.1   Einführung

Die ersten Aktivitäten im Behindertensport sind aus dem 18. Jahrhundert überliefert, den wirklichen Aufschwung jedoch erlebte der Behindertensport erst nach den beiden Weltkriegen. Einen Meilenstein setzte Sir Ludwig Guttmann, der in England ein Rehabilitationszentrum für Rückenmarkserkrankungen aufbaute und damit begann, Sport und körperliche Aktivität zur Rehabilitation einzusetzen. Die 1948 erstmals stattfindenden Stoke Mandeville Games werden als Geburtsstunde der paralympischen Bewegung bezeichnet und ermöglichten die Entwicklung des Behindertensports vom Rehabilitationssport bis hin zum Spitzensport, die 2012 bei den Paralympics in London einen glanzvollen Höhepunkt verzeichnete (Schliermann et al. 2014).

29.2   Ebenen des Behindertensports

■ ■ **Rehabilitationssport**
Diese Ebene hat eine therapeutische (physisch, psychisch, sozial) Zielsetzung (Wiederherstellung und Erhaltung der Leistungsfähigkeit, Kennenlernen adaptiver Bewegungsmöglichkeiten)

■ ■ **Breitensport und Freizeitsport**
Dies findet mit verschiedenen Zielgruppen (Kinder, Jugendliche, Erwachsene, Senioren) statt, in organisierter oder unorganisierter Form, in Vereinen, Institutionen und von gewerblichen Anbietern. Eine besondere Aufgabe kommt dem Schulsport zu! Durch die vermehrte Inklusion im Regelschulwesen sind auch die Voraussetzungen für einen barrierefreien Sportunterricht zu schaffen! Schoo (2010) regt an, Kooperationen zwischen Vereinen und Schulen einzugehen, um Synergieeffekte zu schaffen (gemeinsame Hallennutzung, Ausbildung von Lehrern/Übungsleitern, erweiterte inklusive Angebotspalette in Wohnortnähe etc.). Eine Verschmelzung von Rehabilitationssport und Breitensport passiert im Kinderrollstuhlsport, kommt ihm doch aufgrund der noch kaum vorhandenen adäquaten Kinderrehabilitation eine wichtige Brückenfunktion zu. Neben der kindgerechten Rollstuhlanpassung zur Vermeidung von Sekundärschäden wird in diesen Gruppen der richtige Umgang mit dem Rollstuhl im Alltag und das Kennenlernen von Sport- und Bewegungsmöglichkeiten abhängig vom Schweregrad der Behinderung vermittelt (Bröxkes u. Herzog 2004). Die demographische Entwicklung erfasst auch den Behindertensport. Die Lebenserwartung von Menschen mit Behinderung steigt aufgrund der verbesserten medizinischen Möglichkeiten. Sport- und Bewegungsmöglichkeiten ohne Leistungs- und Wettkampfgedanken für ältere Menschen mit Behinderung kommt nun vermehrt größere Bedeutung zu.

■ ■ **Leistungs- und Spitzensport auf nationaler (Staatsmeisterschaften)**
      und internationaler Ebene (Paralympics)
Die Professionalisierung in Training und Wettkampf führt zu einer Angleichung an den Nichtbehindertensport und resultiert bereits in einer Inklusion in Sportfachverbänden (Skilauf, Tischtennis, Radsport, Segeln, Triathlon etc.) auf internationaler und nationaler Ebene. Die trainingswissenschaftliche und sportmedizinische Betreuung in den Spitzensporteinrichtungen (Olympiastützpunkte etc.) wurde in der jüngsten Vergangenheit auch für Sportler und Sportlerinnen mit Behinderung ermöglicht.

Die ersten Sportarten waren jene, die relativ einfach ohne spezielle Hilfsmittel (z.B. Schwimmen) oder mit alltäglichen Hilfsmitteln (Alltagsrollstühle, Prothesen) durchgeführt werden konnten (Leichtathletik, Bogenschießen, Tischtennis, Rollstuhlbasketball etc.). Aber auch der Behindertenskilauf erfuhr nach dem Zweiten Weltkrieg vor allem in den Alpenländern regen Aufschwung (Mössenböck 2015). Heute ist durch den Einsatz von Hightech-Materialien (Spezialprothesen, Spezialrollstühle und Sportgeräte wie Handbike, Monoski etc.) so gut wie jede Sportart möglich geworden und eröffnet auch schwerst- und mehrfachbehinderten Menschen viele Bewegungsmöglichkeiten (z.B. Elektrorollstuhl-Fußball, Wintersport etc.).

Die gestiegenen Anforderungen im Spitzensport bedingen eine enge Kooperation mit allen Bereichen der Sportwissenschaft (Sportmedizin, Leistungsdiagnostik, Biomechanik, Trainingslehre, Bewegungslehre) und eine Adaptierung an die einzelnen Behinderungsarten und Behindertensportarten.

Eine wichtige Rolle in dieser Vernetzung nimmt die „International Federation of Adapted Physical Activity" (IFAPA) ein, die 1973 in Kanada gegründet wurde und es sich zur Aufgabe gemacht hat, ein Forum für Fachleute aus Wissenschaft und Praxis aus aller Welt zu schaffen, um sich mit Adapted Physical Activity (APA) zu beschäftigen. Dieser Terminus steht als Oberbegriff für ein interdisziplinäres Fachgebiet im Schnittbereich von Sportwissenschaft, Sonder- und Rehabilitationspädagogik und Medizin und wird im deutschsprachigen Raum mit „Prävention, Rehabilitation und Behindertensport" gleichgesetzt (Doll-Tepper 1996).

29.3 Klassifizierung

Aus der hohen Variabilität der Ausprägung der Behinderung und der damit einhergehenden Funktionseinschränkungen hat sich eine komplexe Schadensklassifizierung ergeben, die für Außenstehende nicht immer nachvollziehbar ist (Sherrill 1999).

Die Klassifizierung hat kein Alleinstellungsmerkmal im Behindertensport, denn es gibt auch bei Nichtbehinderten die Unterscheidung nach Geschlecht, Alter etc. Jedoch ist sie im Behindertensport aufgrund der Vielfalt an Behinderungsarten und Schweregraden der Behinderung von großer Wichtigkeit und Komplexität, um faire, vergleichbare Wettkampfbedingungen zu schaffen. Grundsätzlich lässt sich die Klassifizierung in medizinische und funktionelle Systeme unterteilen (Schliermann et al. 2014). Beim medizinischen System wird – ausgehend von den Diagnosen – innerhalb der einzelnen Behinderungsarten in viele (Schadens-)Klassen unterteilt (z.B. Leichtathletik), der Trend in den letzten Jahren geht jedoch vermehrt zu einer Klassifizierung hinsichtlich der Funktionen in den einzelnen Sportarten, unabhängig von der Behinderungsart, was zu einer deutlichen Reduktion der Klassen und Wettbewerbe geführt hat (Schwimmen, Tischtennis, Schießen, Radsport).

Eine weitere Steigerung hinsichtlich Minimierung der Klassen erfolgte im Skisport, dem ein Handicap-System ähnlich dem aus dem Golfsport zugrunde liegt. Die numerische Bezifferung des Funktionsverlustes, mit dem die sportliche Leistung eingeschätzt wird, führt dazu, dass es in den einzelnen Disziplinen geschlechtsspezifisch nur mehr einen Sieger bzw. eine Siegerin in den Klassen stehender Skilauf, sitzender Skilauf und Blindenskilauf gibt. Die Klassifizierungsteams bestehen aus medizinischen (Ärzte, Physiotherapeuten) und sporttechnischen Spezialisten (Trainer und Trainerinnen, Sportwissenschafter und Sportwissenschafterinnen), die mittels vorgegebener Testbatterien (physiologisch, funktionell) die Klasseneinteilung vornehmen (◘ Abb. 29.1).

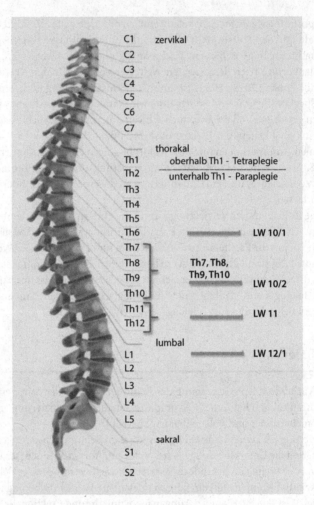

C1	zervikal
C2	
C3	
C4	
C5	
C6	
C7	
Th1	thorakal
	oberhalb Th1 - Tetraplegie
Th2	unterhalb Th1 - Paraplegie
Th3	
Th4	
Th5	
Th6	——— LW 10/1
Th7	
Th8	Th7, Th8,
Th9	Th9, Th10
Th10	——— LW 10/2
Th11	
Th12	——— LW 11
	lumbal
L1	——— LW 12/1
L2	
L3	
L4	
L5	
	sakral
S1	
S2	

◘ Abb. 29.1   Klassifizierungsbeispiel – Skilauf LW 10–12 (sitzende Klassen)

29.4   Überblick über die Behinderungsarten

29.4.1 Querschnittlähmung

Querschnittlähmung ist charakterisiert durch eine Schädigung der neuronalen Verbindung zwischen Gehirn und Peripherie (afferente und efferente Bahnen) und gekennzeichnet durch motorische, sensorische und vegetative Ausfälle (Trias).

Man unterscheidet bei Querschnittlähmungen (abhängig von der Höhe der Läsion) zwischen Tetraplegie und Paraplegie sowie kompletter und inkompletter Lähmung.

Tetraplegie (Läsion im Zervikalbereich ab TH1 und höher)
— Motorische Ausfälle
— Sensorische Ausfälle an den vier Extremitäten (Berührungs-, Schmerz- und Temperatur-empfinden sowie Störung der propriozeptiven Sensibilität)

> ▬ Störungen des sympathischen Systems: Störung der Blasen-, Mastdarmfunktion, der Sexualfunktion, der Vasomotorik und der Trophik der Haut (eingeschränkte Thermoregulation; Bhambhani 2002) sowie Störung der Atemfunktion durch Lähmung der Interkostalmuskulatur (paradoxe Atmung durch Bauchatmung; Hopman 2001)

Die Unterbrechung aller präsynaptischen sympathischen Fasern vor Austritt aus dem Rückenmark führt zu einer Störung der kardialen Innervierung und des Nebennierenmarks (kein Anstieg der Katecholamine unter Belastung) (Schmid et al. 1998b), zu einer ausgeprägten Einschränkung der durchschnittlich körperlichen Leistungsfähigkeit (0,45 W/kg), zu einer geringen maximalen VO_2 (13,7 m/kg) und zu Regulationsstarre der Herzfrequenz (110/min) (Schmid 2002).

Die Fortbewegung im Rollstuhl und damit die sportliche Aktivität ist ab einer Lähmungshöhe C5 und tiefer möglich (bei inkompletten Lähmungen auch schon ab C3/4). Oft besteht eine nicht vollständige Lähmung der oberen Extremität.

▪ ▪ Paraplegie (Läsion im Brust-, Lenden- oder Sakralmark bis TH2)

Hier kommt es zu motorischen Paresen an Beinen und Rumpf. Gegenüber Nichtbehinderten sind in Bezug auf Herzfrequenz, Sauerstoffaufnahme und Blutlaktatkonzentration unter Belastung kaum Unterschiede zu registrieren (Schmid 1998a).

Neben den häufig traumatisch bedingten klassischen Querschnittlähmungen sind weitere Behinderungsformen, die ebenfalls eine Rollstuhlnutzung erforderlich machen, im Behindertensport vertreten: Spina Bifida (MMC), Muskeldystrophien, Multiple Sklerose, Osteogenesis imperfecta, Arthrogryposis multiplex congenita (AMC), Amyotrophe Lateralsklerose (ALS), aber auch Mehrfachamputationen (▶ Abschn. 29.4.2) etc.

Das Ziel der Rehabilitation ist, die Leistungsfähigkeit für den Alltag wiederherzustellen und zu erhalten, Restfunktionen zu entwickeln, die eine hohe Lebensqualität (Selbstständigkeit) – verbunden mit einer steigenden Lebenserwartung – gewährleisten.

Zu beachten beim Sport sind die Gefahr der Osteoporose, das Frakturrisiko, die Autonome Dysreflexie (TH6 und höher) sowie Druckstellen (Dekubitus) und unbemerkte Verletzungen. Zudem besteht vor allem beim Outdoor-Sport die Gefahr von Erfrierungen, Unterkühlung (Wintersport) und Verbrennungen (Sommersport, Sauna). Gezieltes Training in Ausdauer, Kraft und Kraftausdauer ist Voraussetzung für eine gute Rumpfstabilität und beugt Sekundärschäden in den oberen Extremitäten vor.

Sportarten: Schwimmen, Tennis, Tischtennis, Badminton, Leichtathletik, Triathlon, Radsport, Basketball, Rugby, Schießen, Bogenschießen, Rollstuhlfechten, Wintersport (Ski alpin, nordisch, Biathlon, Sledge Hockey, Curling), Tanzen, Segeln, Golf, Kajak, Rudern, Reiten, Elektrorollstuhl-Fußball, Elektrorollstuhl-Hockey, Boccia, Tauchen, Wasserski, Motorsport u.a.

29.4.2 Amputationen und Gliedmaßenschäden

Häufig sind Gliedmaßenverlust oder Funktionsbeeinträchtigung, Paresen (Plexus-, Peronaeusparese), Versteifungen, Verkürzungen, Dysmelien etc. der oberen und/oder unteren Extremitäten, die prothetisch oder orthetisch versorgt werden können. Mehrfachamputationen können auch einen (Elektro-)Rollstuhl erfordern. Während bei jüngeren Menschen eher traumatische Ursachen (Sport-, Verkehrs-, Arbeitsunfälle) vorherrschen, nehmen mit zunehmendem Alter Amputationen aufgrund von paVK, DM, metabolischem Syndrom etc. zu (◪ Tab. 29.1).

◻ **Tab. 29.1** Prozentuelle Häufigkeitsverteilung der Ursachen für eine Amputation nach Altersgruppen			
Alter bei Amputationen	**paVK**	**Trauma**	**Tumor**
0–20 Jahre	<1%	90%	5–10%
20–60 Jahre	30%	60%	5–10%
>60 Jahre	90%	10%	5–10%

Ziele sind dann Gangschulung, Ausgleich von muskulären Dysbalancen (Wirbelsäule!), Entwicklung eines neuen Körpergefühls, Vermeidung von Sekundärschäden durch ungenügende prothetische Versorgung oder Überbelastung und die Bekämpfung der Grunderkrankung (Gesundheitssport, Bewegungstherapie).

Zu beachten sind die Gefahren von Druckstellen (Dekubitus), Blasenbildung, Entzündungen aufgrund von Schwitzen im Schaft (Prothesenhalt) oder schlecht sitzender Prothese und Volumenschwankungen des Stumpfes. Im Spitzensport sollte die entsprechende Prothese für die jeweilige Belastung verwendet werden (Laufprothesen, Skiprothesen etc.).

Sport ist mit und ohne (Spezial-)Prothesen, aber auch mit Hilfe von Spezialsportgeräten möglich (Monoski, Radsport [spezielle Adaptierungen], Rennrollstuhl, Wurfrollstuhl, Hockeyschlitten etc.).

Sportarten: Wassersport (Schwimmen, Kajak/Kanu, Rudern, Segeln), Wintersport (Ski alpin/nordisch, Sledge Hockey, Curling, Snowboard), Mannschaftssport (Volleyball, Sitzball, Sitzfußball), Rückschlagspiele (Tennis, Tischtennis), Reiten, Golf, Radsport, Leichtathletik, Klettern, Schießen, Taekwondo

29.4.3 Cerebralparese

Dies ist eine Bewegungsstörung durch Schädigung des Gehirns, angeboren (ICP) oder erworben (Trauma, Schlaganfall etc.). Sie ist häufig kombiniert mit Seh-, Sprach- und Hörstörung, Epilepsie. Sport hat sehr positive Auswirkungen (physisch und psychisch) und ermöglicht die Ausbildung von Kompensationsmechanismen. Spastik kann sich bei Stress, Müdigkeit und Kälte verstärken. Abhängig von Art und Schweregrad der Behinderung (Spastik, Hemiparese, Diplegie, Tetraspastik; Athetose, Ataxie) umfasst die Gruppe Fußgänger (frei, mit Hilfe [Rollator, Gehstützen etc.]) und Rollstuhlnutzer (Elektrorollstuhl, Handrollstuhl). Entsprechend vielfältig ist das Sportangebot: Leichtathletik (stehend, sitzend), Schwimmen, Radsport (Zweirad, Dreirad), alpiner Skilauf stehend (mit/ohne Hilfsmittel), sitzend (Monoski/Dualski/Biski), nordischer Skilauf (stehend, Langlaufschlitten), Fußball (stehend, sitzend – Elektrorollstuhl-Fußball), Boccia (sitzend), Taekwondo, Tischtennis (stehend, sitzend), Tennis (stehend, sitzend), Reiten etc.

29.4.4 Hörbehinderungen

Der Hörbehindertensport ist einer der ältesten Behindertensportbewegungen. 1888 wurde der erste Gehörlosensportverein in Berlin gegründet. Der Gehörlosensport ist heute in einem eigenständigen Verband organisiert und hat seine eigenen internationalen Spiele: die Deaflympics, die seit 1924 Sommer wie Winter alle vier Jahre stattfinden. Es sind so gut wie alle Sportarten möglich, die Startsignale müssen visuell erfolgen. Das „minimal handicap" (= Mindestbehinderung, die erforderlich ist, um im Behindertensport starten zu dürfen) ist ein Hörverlust von mindestens 55 Dezibel am besseren Ohr. Das Tragen von Hörhilfen (Hörgeräte, CI) ist beim Wettkampf verboten.

Es handelt sich in erster Linie um eine Kommunikationsbehinderung, weniger um eine motorische Einschränkung. Allerdings besteht trotz körperlicher Unversehrtheit keine Chancengleichheit im Wettkampf mit nichtbehinderten Sportlern und Sportlerinnen im Spitzensport. Dies wird auch durch Untersuchungen (Rajendran u. Roy 2011) bestätigt. Die Schwierigkeiten beim Training bestehen folglich in der Kommunikation mit Trainern und Sportkollegen sowie beim Erlernen eines neuen Bewegungsablaufs (Koordination, Gleichgewicht – vor allem bei Rotationsbewegungen).

29.4.5 Sehbehinderungen

Sehbehinderungen haben angeborene (genetisch bedingt, Erkrankungen) und erworbene (Erkrankungen, Verletzungen) Ursachen, zeigen oft einen progressiven Verlauf und bedeuten für die Betroffenen eine große psychische Belastung. Sehrbehinderte Menschen sind auf Begleitpersonen und/oder akustische Signale (Stimme der Begleitsportler, Glöckchen in Bällen etc.) angewiesen.

Die Ziele im Sport sind die Förderung des Selbstbewusstseins, das Sammeln von Körper- und Bewegungserfahrungen sowie die Verbesserung der Orientierungsfähigkeit und des Gleichgewichts, die die Selbstständigkeit im Alltag verbessern sollen. Studien belegen ein schlechteres Gleichgewicht bei Menschen mit erworbenen Sehbehinderungen im Vergleich zu nichtbehinderten Menschen. Jedoch wurde bei geburtsblinden Personen eine bessere Gleichgewichtsfähigkeit festgestellt als bei normalsichtigen Personen mit geschlossenen Augen (Schwesig et al. 2011).

Das Niveau im Leistungssport ist in den letzten Jahren enorm gestiegen, daher sind gute Begleitsportler und -sportlerinnen schwer zu finden.

Zu beachten sind Kontraindikationen für sportliche Belastungen (z.B. Krafttraining – Pressatmung) bei manchen Sehschädigungen, da die Gefahr von Drucksteigerung (Glaukom) oder Netzhautablösung (Makuladegeneration) zu einer Verschlechterung der Sehfähigkeit führen können.

Sportarten: Judo, Schwimmen, Powerlifting, Goalball, Torball, Leichtathletik, Radsport (Tandem), Skilauf alpin/nordisch/Biathlon, Klettern, Fußball (5 a side), Golf, Bogenschießen, Schießen (Zielerfassung mit akustischer Signalgebung) etc.

29.4.6 Mentalbehinderungen

Die Sportausübung ist für Menschen mit mentalen Behinderungen in zwei Verbänden möglich: im Österreichischen Behindertensportverband mit stark leistungsorientierter Ausrichtung und bei Special Olympics, wo das Bemühen um Integration und soziale Anerkennung durch Bewegung, Spiel und Sport vorherrschend ist. Als mental behindert gilt,

> » wer infolge einer organisch-genetischen oder anderweitigen Schädigung in seiner psychischen Gesamtentwicklung und in seiner Lernfähigkeit so sehr beeinträchtigt ist, dass er voraussichtlich lebenslanger sozialer und pädagogischer Hilfen bedarf. Mit der kognitiven Beeinträchtigung gehen solche der sprachlichen, sozialen, emotionalen und motorischen Entwicklung einher (Deutscher Bildungsrat 1973; zit. nach Wegner 2001, S. 276).

◘ **Tab. 29.2** Gruppen nach Lähmungshöhe eingeteilt; Unterschiede der individuellen Leistungsfähigkeit, Herzfrequenz, Sauerstoffaufnahme, Laktat, Blutdruck und Katecholamin-Ausschüttung (Plasmaadrenalin [A], Plasmanoradrenalin [NA]) in Ruhe und während Rollstuhl-Ergometrie. (Mod. nach Schmid 2002 sowie Schmid et al. 1998b)

		Leistung (Watt)	Herz-frequenz (Schl/min)	VO_2 (ml/kg/min)	Laktat (mmol/l)	RR_{Sys} (mmHg)	RR_{dia} (mmHg)	NA (ng/ml)	A (ng/ml)
TETRA	Ruhe	33	68	3,7	1,2	107	69	0,28	0,06
	Max		110	13,7	4,5	121	73	0,34	0,08
HPARA	Ruhe	67	73	4,5	1,4	133	85	0,36	0,09
	Max		172	25,1	7,5	174	99	0,91	1,14
LPARA	Ruhe	75	78	4,7	1,4	140	94	0,54	0,17
	Max		179	29,9	8,9	186	102	1,62	0,30
KG	Ruhe	63	71	5,5	1,4	128	78	0,37	0,11
	Max		169	28,9	10,0	169	84	0.83	0,26

TETRA = Tetraplegiker (Lähmungshöhe oberhalb C7); HPARA = Paraplegiker (Th1–Th5); LPARA = Paraplegiker ab Th11; KG = Kontrollgruppe (nichtbehinderte, männliche Probanden)

29

Das Sportangebot ist abhängig vom anbietenden Verband (ÖBSV, SOÖ) breit gefächert und reicht von Mannschaftssportarten (behinderte und nichtbehinderte Mixed Teams), über Wintersportarten (Ski alpin/nordisch, Snowboard, Eiskunstlauf, Schneeschuhlauf etc.) bis zu Radsport, Schwimmen, Tischtennis, Fußball etc.

29.5   Leistungsdiagnostik

29.5.1 Leistungsphysiologische Untersuchungen

Die Leistungsdiagnostik im Behindertensport unterscheidet sich im Wesentlichen nicht von Testanordnungen im Leistungssport ohne Behinderung. Lediglich Belastungsbeginn und Belastungsinkrement sind an die Art der Behinderung, die damit verbundene körperliche Einschränkung und die zu erwartende maximale Leistungsfähigkeit anzupassen (Schmid 2002). Darüber hinaus sind Anpassungen am Untersuchungsgerät teilweise erforderlich (z.B. Fahrrad-Ergometer/Kurbelverkürzungen).

Besonderheiten der metabolischen, hormonellen und nervalen Adaptionen beeinflussen abhängig von der Läsionshöhe beim Paraplegiker (+ Tetraplegiker) u.a. auch die HF-Regulation und die daraus resultierende leistungsdiagnostische Interpretation (◘ Tab. 29.2).

Der standardisierte Belastungstest ist in der klinischen Diagnostik, in der Prävention und auch im Leistungssport unerlässlich. Er dient sowohl zur Beurteilung der körperlichen Leistungsfähigkeit (kardiopulmonales System, metabolisch-energetische Kapazität der beanspruchten Muskulatur) als auch zur Vorgabe von Trainingsintensitäten.

Bei klinischen Fragestellungen wird als Standard die Handkurbel- bzw. die Fahrrad-Ergometrie verwendet. Bei leistungsdiagnostischen Fragestellungen sind der Rollstuhl- oder Laufband-Ergometrie (Aigner et al. 1991, 1995; Arabi et al. 1997; Tropp et al. 1997) sowie entsprechenden Feldtests (Clark 1998; Schmid et al. 1993; Vanlandewijck et al. 1999) der Vorzug zu geben.

Zusätzlich zu der Verminderung der innervierbaren Muskelmasse ist vor allem die eingeschränkte kardiozirkulatorische Kapazität Ursache der deutlich eingeschränkten körperlichen Leistungsfähigkeit bei Tetraplegie. Diese Veränderungen müssen in der Trainingsplanung berücksichtigt werden, eine einfache Übertragung der Konzepte aus dem nichtbehinderten Leistungssport ist nicht möglich (Schmid 2002).

Das aktuelle Wissen sowohl bezüglich der sportmedizinischen Betreuung und der langfristigen Auswirkungen von sportlichen Belastungen im Behindertensport als auch hinsichtlich der Besonderheiten der Trainierbarkeit sind zurzeit noch oft als unzureichend zu bezeichnen und als herausfordernde Aufgabe für die Sportmedizin und Leistungsphysiologie der Zukunft zu interpretieren.

Überprüfen Sie Ihr Wissen
- Wie sehen die physiologischen Veränderungen bei Tetraplegie aus? Was für Auswirkungen haben diese im Sport?
- Was muss man in der Leistungsdiagnostik im Behindertensport berücksichtigen?
- Wie sieht die sportmedizinische Untersuchung bei Sportlern und Sportlerinnen mit Behinderung aus?

Gesellschaften bzw. weiterführende Internetadressen
- Para-Sport-Austria-Österreichischer Behindertensportverband (ÖBSV) – Brigittenauer Lände 42, 1200 Wien, mail: office@parasport.at, web: www.parasport.at
- Österreichische Bundes-Sportorganisation (BSO) – Prinz-Eugen-Straße 12, 1040 Wien, mail: office@bso.or.at, web: www.bso.or.at
- Österreichisches Paralympisches Committee (ÖPC) – Adalbert-Stifter-Straße 65, 1200 Wien, mail: office@oepc.at, web: www.oepc.at
- Special Olympics Österreich (SOÖ) – Ramsauerstraße 129, 8970 Schladming, mail: info@specialolympics.at, web: www.specialolympics.at
- Österreichischer Gehörlosen Sportverband (ÖGSV) – Schloss 2b/Top 4, 2542 Kottingbrunn, mail: office@oegsv.at, web: www.oegsv.at

Literatur

Aigner A, Pfaller W, Muß N (1991) Maximal performance, heart rate and arterial lactate concentration in tetra- and paraplebics. In: Bachl N (ed) Advances in Ergometry. Springer, Berlin Heidelberg New York Tokyo, pp 421–424

Aigner A, Ledl-Kurkowski E, Dalus E (1995) Kardiopulmonale Leistungsfähigkeit einer österreichischen Spitzenmannschaft im Rollstuhl-Basketball. ÖJSM 48–52

Arabi H, Vandewalle H, Pitor P, Lattre J, Monrod H (1997) Relationship between maximal oxygen uptake on different ergometers, lean arm volume and strength in paraplegic subjects. Eur J Appl Physiol 76: 122–27

Bhambhani Y (2002) Physiology of wheelchair racing in athletes with spinal cord injury. Sports Med 32: 23–51

Bröxkes S, Herzog U (Hrsg) (2004) Rollstuhlversorgung bei Kindern, Jugendlichen und Erwachsenen, 2., überarb. Aufl. Eigenverlag DRS, Köln/Hennef

Clark MW (1998) The physically challenged athlete. Adolesc Med 9: 491–499

Doll-Tepper G (1996) Entwicklungen und Perspektiven des Sports mit Sondergruppen im europäischen Kontext. In: Rieder H, Huber G, Werle J (Hrsg) Sport mit Sondergruppen: Ein Handbuch. Hofmann, Schorndorf, S 595–609

Hopman M (2001) Periphere Kreislaufadaptationen nach Querschnittslähmung. Dt Zeitschr Sportmed 52: 6–10

Mössenböck B (2015) Schneesport ohne Handicap. In: Österreichischer Skischulverband (Hrsg) Snowsport Austria – Die österreichische Skischule, 3., neu bearb. Aufl. Hollinek, Purkersdorf, S 42–44

Rajendran V, Roy FG (2011) An overview of motorskill performance and balance in impaired children. Ital J Pediatrics 37: 33–37

Schliermann R, Anneken V, Abel T, Scheuer T, Froböse I (2014) Sport von Menschen mit Behinderungen. Urban & Fischer, München

Schmid A (2002) Rollstuhlergometrie. Dt Zeitschr Sportmedizin 53: 153–154

Schmid A, Huonker M, Barturen JM, Prinzbach T, Schulte P, Seckler S, Keul J (1993) Leistungsphysiolgische Diagnostik zur Trainigsbegleitung und Steuerung bei verschiedenen Rollstuhlsportarten. In: Liesen H (Hrsg) Regulations- und Repairmechanismen. Deutscher Ärzteverlag, Köln, S 43–46

Schmid A, Huonker M, Armendi JF, Kluppel E, Barturen JM, Grathwohl D, Schmidt-Trucksäß A, Berg A, Keul J (1998a) Heart rate deflection compared to 4 mmol/l lactate threshold during incremental exercise and to lactate during steady-state-exercise on an arm-cranking ergometer in paraplegic athletes. Eur J Appl Physiol 78: 177–182

Schmid A, Huonker M, Barturen JM, Stahl F, Schmidt-Trucksäß A, Konig D, Grathwohl D, Lehmann M, Keul J (1998b) Catecholamines, heart rate and oxygen uptake during exercise in persons with spinal cord injury. J Appl Physiol 85: 635–641

Sherrill C (1999) Disability sport and classification theory. A new era. Adapt Phys Activity Q 16: 206–215

Shephard RJ (1988) Sportmedicine and the wheelchair athlete. Sports Med 4: 226–247

Schoo M (2010) Sport für Menschen mit motorischen Beeinträchtigungen. Ernst Reinhardt, München

Schwesig R, Goldich Y, Hahn A et al. (2011) Postural control in subjects with visual impairment. Eur J Ophtalmol 21(3): 303–309

Tropp H, Samuelsson K, Jorfeldt L (1997) Power output for wheelchair driving on a treadmill compared with an arm crank ergometry. Br J Sports Med 31: 41–44

Vanlandewijck YC, Daly DJ, Theisen DM (1999) Field test evaluation of aerobic, anaerobic and wheelchair basketball skill performances. Int J Sports Med 20: 548–554

Wegner M (2001) Sport und Behinderung. Zur Psychologie der Belastungsverarbeitung im Spiegel von Einzelfallanalysen. Hofmann, Schorndorf

Doping und gesundheitliche Risiken[1]

Manfred Wonisch, Rochus Pokan

---

[1] Dieser Text ist eine modifizierte Fassung des Artikels „Doping und Herz: Was der Praktiker wissen muss" (Wonisch u. Pokan 2014). Abgedruckt wird er mit freundlicher Genehmigung des Verlags Krause & Pachernegg.

© Springer-Verlag GmbH Austria 2017
M. Wonisch, P. Hofmann, H. Förster, H. Hörtnagl, E. Ledl-Kurkowski, R. Pokan (Hrsg.),
Kompendium der Sportmedizin, DOI 10.1007/978-3-211-99716-1_30

30.1   Einleitung

Doping ist im Spitzensport ein weit verbreitetes Thema. Immer wieder kursieren Medienmeldungen über die Verwendung unerlaubter leistungssteigernder Substanzen, aber auch Meldungen über Todesfälle im Zusammenhang mit Doping. Das Thema ist nicht neu, erste Berichte über die Verabreichung leistungssteigernder Substanzen stammen aus der Antike, wo durch das Kauen von Kokablättern die Leistungsfähigkeit von Soldaten maßgeblich gefördert wurde.

Der Begriff „Doping" stammt wahrscheinlich aus dem 19. Jahrhundert und bezeichnete als „DOPE" einen Sammelbegriff für verschiedene Arten von Spirituosen. Stimulierende Mittel sind schon in der Antike beschrieben (Stierhoden), auch das Kauen von Kokablätter bei den Inkas ist bekannt.

Im 19. Jahrhundert war Doping nicht verboten, ein Skandal war nur, wenn der Arzt die falschen Mittel verabreichte. So war Ende des 19. Jahrhunderts die „Schnelle Pulle" beim 6-Tage-Rennen (Stimulantien) bekannt. 1927 befasste sich der deutsche Sportärztebund erstmals mit dem Problem Doping. 1967 erfolgte erstmals ein Verbot von Stimulantien und Narkotika durch den Internationalen Radsportverband (UCI). 1968 wurden erste Dopingkontrollen bei Olympischen Spielen in Grenoble und Mexiko City eingeführt. 1972 wurden bei den Olympischen Spielen in München 2079 Kontrollen durchgeführt (7 positive Proben), 1976 erfolgte ein Verbot von synthetischen Anabolika (http://www.doping.de). Seither wird die Dopingliste laufend erweitert und adaptiert und kann online bei der NADA abgerufen werden (http://www.nada.at).

30.2   Epidemiologie

Weltweit wird ein Umsatz von 15 Milliarden Euro mit illegalem Dopinghandel geschätzt. Über 15,5 Millionen Menschen konsumieren regelmäßig Dopingmittel, wobei es sich zu 70% um Hobbysportler und Bodybuilder handelt. Hierbei handelt es sich definitionsgemäß nicht um Doping, sondern um Medikamentenmissbrauch (Müller-Platz et al. 2006).

30.2.1   Doping im Freizeitsport

In fast 40% der untersuchten Proben einer Bodybuilding-Veranstaltung wurden Dopingsubstanzen nachgewiesen (ebd.). Bodybuilding ist als nichtolympische Sportart nicht an die Dopingbestimmungen gebunden, und es werden üblicherweise auch keine Dopingkontrollen durchgeführt. Dementsprechend hoch ist die Verwendung leistungssteigernder Substanzen. So wurde z.B. in zypriotischen Fitnessstudios ein Konsum von verbotenen Substanzen bei 11,6% der Umfrageteilnehmer zugegeben (www.bleibsauber.nada.at).

In einer österreichischen Studie wurden Bergsteiger gebeten, freiwillig eine Urinprobe abzugeben. In 3,6% der 253 gesammelten Urinproben wurden Amphetamine, verbotene Dopingsubstanzen aus der Gruppe der Stimulanzien, nachgewiesen (ebd.).

»   Im Jahr 1998 wurde beim Jungfrauen-Marathon in der Schweiz der Urin von einem Teil der 3000 Läufer getestet: 34,6% der Proben zeigten die Einnahme von Schmerzmitteln wie Aspirin, Voltaren oder dem Wirkstoff Ibuprofen, die nicht auf der Dopingliste stehen. (ebd.)

30.2.2 Doping bei Jugendlichen

Bei einer Studie der Sporthochschule Köln mit 1000 Teilnehmern zeigten sich folgende Ergebnisse: 7% hatten in den letzten zwölf Monaten Anabolika eingenommen. 30% der Teilnehmer hatten im gleichen Zeitraum Marihuana konsumiert. Fast die Hälfte der Jugendlichen zeigte großes Interesse für Doping und Drogen.

Zum Missbrauch von Dopingsubstanzen unter Schülerinnen, Schülern und Jugendlichen liegen eine Reihe von Studien aus den USA und Kanada vor: Etwa 6–8% der Jugendlichen haben einschlägige Erfahrungen mit dem Konsum von Anabolika und anderen Dopingsubstanzen. Die Einnahme bei männlichen Jugendlichen ist mehr als doppelt so häufig wie bei Mädchen. Ein Teil der Jugendlichen injiziert die Anabolika. Jugendliche, die andere Drogen nehmen, nehmen vermehrt auch Anabolika (ebd.).

30.2.3 Doping in der Gesellschaft

Nicht nur im Sport wird „gedopt". Der Sport ist einer der wenigen Teilbereiche der Gesellschaft, wo Medikamentenmissbrauch ausdrücklich verboten ist. Allerdings verschwimmen die Grenzen zwischen Medikamentenmissbrauch und gesundheitlichen Vorsorgemaßnahmen oftmals. So verabreichen drei von fünf Eltern ihrem Kind pro Monat mindestens ein Medikament. 19% der Kinder erhalten vorbeugende Präparate (Vitamine, Nahrungsergänzungsmittel etc.). 43% der Eltern verabreichen Arzneimittel an ihre Kinder, ohne vorher einen Arzt konsultiert zu haben. Der deutsche Gesundheitsreport 2009 berichtet, dass für etwa 25% der Verordnungen von Psychopharmaka keine adäquate Diagnose vorlag.

▪▪ Gehirndoping

Das den Geist anregende Medikament Ritalin erfreut sich in Wissenschaftlerkreisen großer Beliebtheit. Das zeigt eine Online-Umfrage der Fachzeitschrift „Nature", an der sich 1400 Forscher aus 60 Ländern beteiligt haben. Ihr zufolge betreibt ein Fünftel regelrechtes „Gehirndoping" (science.orf.at). Zwischen 3 und 10% der US-Studenten sollen Gehirndoping betreiben, auch „Neuro Enhancement" genannt. Dabei kommen Medikamente wie Ritalin, Modafinil oder Betablocker zum Einsatz (ebd.).

30.2.4 Verfügbarkeit

Waren Dopingmittel vor einigen Jahren nur von einem lokalen „Dealer" zu bekommen, ist die Beschaffung von Dopingsubstanzen, aber auch über Information zum „richtigen" Doping sehr leicht über das Internet möglich. Allein die Eingabe des Suchbegriffs „Steroide kaufen" ergibt über 300.000 Links.

30.3 Doping-Definition

Die Zuständigkeit für den weltweiten Anti-Doping-Kampf lag bis 31.12.2003 beim IOC (Internationales Olympisches Komitee) und wurde ab dem 1.1.2004 an eine eigene Welt Anti-Doping Agentur (WADA) ausgelagert, von der in allen Ländern nationale Ableger agieren (NADA) (www.nada.at).

Die weltweiten Anti-Doping-Bestimmungen sind umfangreich definiert und betreffen im weiteren Sinne nicht nur Regelverstöße von Athleten selbst, sondern z.T. auch von betreuendem Personal im Umfeld des Athleten (inklusive Ärzte):

Anti-Doping-Bestimmungen

Artikel 1 Definition von Doping:

Doping ist definiert als ein Verstoß gegen Anti-Doping-Regeln wie sie in Artikel 2.1. bis 2.8 ausgewiesen sind

Artikel 2 Verstöße gegen die Anti-Doping-Regeln:

2.1 Die Anwesenheit einer verbotenen Substanz, deren Metaboliten oder eines Markers in einer dem Athleten entnommenen Probe

2.2 Die Anwendung bzw. der Versuch der Anwendung einer verbotenen Substanz oder einer verbotenen Methode

2.3 Verweigerung der Abgabe einer Probe nach Aufforderung zur Dopingkontrolle

2.4 Abwesenheit bei Kontrollen außerhalb des Wettkampfes einschließlich Verstöße gegen die Aufenthaltsmeldepflicht

2.5 Betrug oder der Versuch eines Betruges bei der Dopingkontrolle

2.6 Besitz von verbotenen Substanzen oder verbotenen Methoden

2.7 Weitergabe jeglicher verbotenen Substanz oder verbotenen Methode

2.8 Anstiftung, Mitbeteiligung, Unterstützung oder Ermutigung zur Anwendung oder zum Versuch einer Anwendung einer verbotenen Substanz oder verbotenen Methode

---

Nicht alle Medikamente sind in allen Sportarten verboten. In ◘ Tab. 30.1 wird eine Übersicht über potenzial kardial wirksame Medikamente gegeben.

30.4   Potenziell kardial schädliche Substanzen und Methoden

Viele der im Sport verwendeten Medikamente weisen ein erhebliches kardiales Nebenwirkungsprofil auf (Deligiannis et al. 2006). Im Folgenden wird auf die am häufigsten verwendeten Substanzen mit dem unsichersten Sicherheitsprofil eingegangen (Wagner 1991).

30.4.1 Anabole Steroide und Testosteron

▪▪ Wirkung

Die Verwendung von anabolen Steroiden und Testosteron führt über eine Stimulation der Proteinsynthese zu einem vermehrten Muskelaufbau, welcher in der Regel mit einem Kraftzuwachs verbunden ist. Parallel dazu wird die Regenerationszeit verkürzt und somit ein höheres Trainingspensum realisierbar. Daraus lassen sich verschiedene Wirkungen und Nebenwirkungen ableiten (Sullivan et al. 1998; McCarthy et al. 2000; Thiblin et al. 2000; Finschi et al. 2001; Deligiannis 2002; Glazer 1991; Sader et al. 2001):

▪   Androgene Wirkung

Die Zufuhr anaboler Steroide führt zu Peniswachstum, Wachstum und Entwicklung der Bläschendrüsen, Wachstum und Entwicklung der Prostata, Zunahme der Körperbehaarung (auch bei Frauen), Zunahme der Schambehaarung, Verdichtung und Verteilung der Gesichtsbehaarung,

Tab. 30.1 WADA-Liste der kardiovaskulär wirksamen Medikamente		
Verbotene Substanzen	**In bestimmten Sportarten verboten**	**Nicht verbotene Substanzen**
S1 Anabole Steroide	**P1 Alkohol**	Antihypertensiva
Testosteron	**P2 Betablocker**	Kalziumblocker
Nandrolozon	Atenolol	ACE-Hemmer
Stanozol	Bisoprolol	ATII-Blocker
Metandienon	Carvedilol	Lokalanaesthika
S2 Peptidhormone	Esmolol	Xylocain
hGH	Labetolol	Analgetika
EPO	Metoprolol	ASS
S3 Beta-2 Agonisten	Pindolol	Cholesterin-Senker
Reproterol	Propranolol	Fluvastatin
Isoprenali	Sotalol	Clofibrat
S4 Antiöstrogene		Colestipol
S5 Maskierende Substanzen		Ezetimib
Diuretika		Gemfibrozil
S6 Stimulanzien		Atorvastatin
Amphetamine		Acipimox
Kokain		Colestyramin
Ephedrin		Pravastatin
S7 Narkotika		Simvastatin
Morphine		
Pethidin		
S8 Cannabinoide		
S9 Glukokortikoide		
Betamethason		

Vertiefung der Stimme, Zunahme der Talgbildung und Talgdrüsen, Zunahme des Geschlechtstriebes und des sexuellen Interesses sowie zu einer Zunahme der Aggressivität.

- **Anabole Wirkung**

Dies führt zur einer Zunahme der Gesamtkörperstickstoffbilanz, zu Elektroyltverschiebungen, verstärkter Kalzium-Aufnahme der Knochen, Abnahme des Körperfettanteils, Zunahme der Erythrozyten, Zunahme der Erythrozytenmasse und zu einer Zunahme der Skelettmasse.

- ■ **Nebenwirkungen**

Nebenwirkungen sind mannigfaltig:

Es kommt zu einer Virilisierung bei Frauen, dadurch zu Bartwuchs, Hypertrichose, Ausbildung männlicher Gesichtszüge, Stimmveränderungen (z.T. mit Kehlkopfverknöcherung), Klitorishypertrophie, Amenorrhoe, Unterdrückung von LH und FSH und einer gesteigerten Libido.

Insgesamt findet sich eine vermehrte Aggressivität, Steroidakne, vermehrte Verletzungsgefahr an Sehnen und Bändern.

Bei Jugendlichen kann ein vorzeitiger Schluss der Epiphysenfugen mit einem daraus resultierenden Wachstumsstopp auftreten.

Es finden sich überdies eine Erhöhung des LDL- und ein Abfall des HDL-Cholesterins, Entwicklung von Hypertonus, Steroidakne, Haarausfall, Gynäkomastie bei Männern, Striae, Abnahme der peripheren Insulinsensitivität, Diabetes mellitus, Hodenatrophie mit vermindertem Ejakulat sowie Impotenz und Infertilität mit verminderter Spermienzahl und erhöhter Viskosität, Prostatahypertrophie und Prostatakarzinom.

Anabole Steroide zeigen direkt toxische Wirkungen an der Leber mit Ausbildung von Hepatomegalie, Leberadenome, Cholestase, Peliosis hepatis (phlebektatische Form und parenchymatöse Form), Leberdystrophie, Steatosis hepatis, HCC und Cholangiozellulärem Karzinom.

Psychische Wirkungen bestehen in Form gesteigerter Aggressivität und psychischer Abhängigkeit. Das subjektive Wohlbefinden nimmt zu, allerdings führt ein Absetzen zu einem Stimmungstief und einer Depression, die Trainingsfrequenz wird reduziert, die Regenerationszeit nimmt zu. Alles in allem besteht eine „psychische Abhängigkeit" von anabolen Steroiden. Bei hoher Dosierung entstehen Euphorie, sexuelle Erregbarkeit, Gereiztheit, Gefühlsschwankungen, Gewaltbereitschaft, Aggressivität und oft ein gleichzeitiger Alkohol-, Medikamenten- und Drogenabusus.

Die Abnahme von kognitiven Leistungen führt zu einer eingeschränkten Gedächtnisleistung und Konzentration sowie psychischer Abhängigkeit.

Durch die oft notwendige i.m.Gabe können Spritzenabszesse mit Auftreten von Myokarditis und Endokarditis resultieren. Oftmals entstehen durch unsteriles Arbeiten nicht nur lokale Reaktionen, sondern auch Übertragungsmöglichkeiten für zahlreiche infektiöse Erkrankungen (Hepatitiden, HIV).

Kardiale Nebenwirkungen bestehen durch verschiedene Mechanismen:

- **Atherogene Wirkung**

Diese Wirkung führt über die Stimulation der hepatischen Triglyceridlipase zu HDL-Senkung um 39–70%, diese ist dosis- und substanzabhängig. Die Verwendung von anabolen Steroiden führt zu einer raschen Senkung von HDL, nach acht Wochen gibt es keinen weiteren Effekt. Überdies besteht ein Anstieg von LDL-Cholesterin. Die Erholung der Lipide erfolgt erst nach Monaten und ist von der Dauer der Einnahme abhängig.

- **Thrombogene Wirkung**

Die Fibrinolyse ist reduziert, ebenso die Synthese von Prostacyclin. Dies führt zu einer erhöhten Plättchenaggregation, die Protein-C- und Protein-S-Freisetzung ist erhöht, und es erfolgt eine beschleunigte Aktivierung des Hämostasesystems.

- **Linksventrikuläre Hypertrophie**

Diese entsteht durch einen direkten zytotoxischen sowie einen mineralkortikoiden Effekt. Dadurch werden die Entstehung einer Hypertonie gefördert und das Risiko von Fibrosierung und myokardialer Nekrosen erhöht. Anabole Steroide führen zu einem erhöhten Myofibrillen/Kapillaren-Verhältnis (■ Abb. 30.1) mit Herzhypertrophie unter Anabolika-Anwendung ohne adäquate Verbesserung der Kapillarisierung und der persistierende Hypertrophie.

Herzrhythmusstörungen entstehen durch strukturelle myokardiale Änderungen, eine erhöhte Vulnerabilität für schwerwiegende Herzrhythmusstörungen und eine deutliche Verringerung der Stimulationsschwelle.

Auch Änderungen im Elektrolythaushalt führen zu einer erhöhten Automatizität. Zudem führt ein verändertes sympathisches kardiales Nervensystem zu einem erhöhten „pressure response" auf Katecholamine.

Bluthochdruck wird durch vermehrte Salz- und Wasserretention ausgelöst.

30.4.2 **Peptidhormone**

Zu den am häufigsten verwendeten Substanzen dieser Klasse gehören Wachstumshormone (hGH) und Insulin-like growth factor 1 (IGF-1) sowie Erythropoetin (EPO).

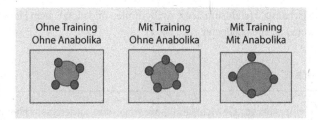

☐ Abb. 30.1 Myofibrillen/Kapillaren-Verhältnis unter Anabolika

Wachstumshormone (hGH) und Insulin-like growth factor 1 (IGF-1)

Zu den augenscheinlichsten Nebenwirkungen zählt die Akromegalie. Darunter versteht man das übermäßige Wachstum von Fingern, Zehen, Kinn, Jochbogen, Augenwülsten, Nase und anderen Weichteilen. Bei manchen Sportlern verändern sich im Laufe einer langjährigen Wachstumshormonkur die Gesichtszüge sehr deutlich. Häufig kommt es zu Muskelverhärtungen, so genannten Myogelosen. Diese sind für den Athleten sehr unangenehm und können zudem die Leistungsfähigkeit beeinträchtigen.

Wachstumshormone bewirken eine Verschlechterung der Glukose-Utilisation. Der dadurch ständig erhöhte Blutzuckerspiegel führt zu einer ständigen Reizung des Inselorgans der Bauchspeicheldrüse. Nach längerer Anwendung kann es somit zum Entstehen eines Diabetes mellitus kommen. IGF-1 unterscheidet sich von GH hinsichtlich der Wirkung auf den Kohlenhydratstoffwechsel, da es den Zuckerspiegel senkt und die Insulinempfindlichkeit im Körper erhöht. Es kann daher kurz nach der Verabreichung zu einer Hypoglykämie kommen.

Es gibt kardiale Nebenwirkungen. So besteht das Risiko zur Entwicklung einer Kardiomyopathie, verursacht durch eine myokardiale Hypertrophie mit interstitieller Fibrose, lympho-mononukleärer Infiltration, Monozytennekrose sowie das Auftreten von Arrhythmien mit erhöhte Mortalität (Colao et al. 2001).

Erythropoetin (EPO)

Mit dem Anstieg der Anzahl roter Blutkörperchen erhöht sich die Viskosität des Blutes, und die Gefahr einer Thrombosebildung steigt. In den kleinen und kleinsten Blutgefäßen kann es zu einem „Sludge-Phänomen" kommen. Durch Gerinnung sind die nachfolgenden Gewebeabschnitte minderperfundiert und drohen einen Schaden zu erleiden. Diese Nebenwirkung ist vor allem bei Sportlern von Relevanz, erreichen sie doch Hämatokritwerte von bis zu 60%. Das führt dazu, dass sich diese Sportler gerinnungshemmende Mittel verabreichen, um einer Thrombose vorzubeugen.

Direkte kardiale Auswirkungen bestehen im vermehrten Auftreten einer arteriellen Hypertonie und Bradykardien (Vergouwen et al. 1999; Wagner et al. 2001).

30.4.3 ß2-Agonisten

Den am häufigsten verwendeten ß2-Agonisten Clenbuterol und Salbutamol werden auch anabole Effekte nachgesagt. Sie führen zu einer Erhöhung der Muskelmasse und zu einer Verringerung des Körperfetts (Prather et al. 1995).

Allen ß2-Agonisten gemeinsam ist eine Wirkung auf den Kalium-Haushalt mit dem Potenzial einer Verlängerung der QT-Zeit und einem erhöhten Risiko kardiovaskulärer Events. Auch das Auftreten von Ischämie, Herzinsuffizienz, Arrhythmien und plötzlichem Herztod wird wahrscheinlicher (Fisher et al. 2004; Salpeter et al. 2004).

30.4.4 Diuretika

Diuretika werden einerseits zur Gewichtsabnahme eingesetzt, andererseits aber auch zur Maskierung von Dopingsubstanzen bei Dopingkontrollen (Wagner et al. 2001).

Sie können zu Elektrolytstörungen mit möglichen QT-Verlängerungen und Arrhythmien führen. Besondere Bedeutung hat dies für Athleten mit stummer Channelopathie. Sie führen außerdem zu einer Erhöhung von Cholesterin und der Triglyceride, welche wiederum indirekt eine Arteriosklerose begünstigen (Fuster et al. 1998).

30.4.5 Amphetamine

Eine Leistungssteigerung durch Amphetamine ist meist nur im Wettkampf verboten. Trotzdem existieren eine Reihe unerwünschter und potenziell lebensbedrohlicher Nebenwirkungen wie Schlaganfall, arterielle Hypertonie, Tachykardie, Bradykardie, Arrhythmien und Herzinfarkt durch Auslösung diffuser Koronarspasmen (Smith et al. 1976).

30.4.6 Kokain

Ähnlich wie Amphetamine können myokardiale Ischämien oder Herzinfarkte durch den Missbrauch von Kokain ausgelöst werden. Dies passiert unabhängig von der Dosis. Kokain führt zu einem Anstieg von Herzfrequenz und Blutdruck, es können ebenfalls Koronarspasmen entstehen und wirken auch direkt thrombogen. Neben PQ- und QT-Verlängerungen kann es auch zur Ausbildung eines AV-Blocks kommen. Außerdem sind die Entstehung eines Lungenödems, aber auch Myokarditis, dilatative CMP, Endokarditis und Schlaganfall sowie rupturierte Aortenaneurysmata beschrieben (Billman 1995).

30.4.7 Ephedrin

Ephedrin wird als Stimulans und zur Gewichtsabnahme durch Erhöhung des Grundumsatzes eingesetzt. Durch den sympathischen Effekt erfolgt aber auch eine direkte Stimulation des Herzens mit Ausbildung einer Tachykardie, Steigerung der Kontraktilität und peripheren Vasokonstriktion – verbunden mit Blutdruckerhöhungen sowie Arrhythmien und Auslösung von Myokardinfarkt, schwerer Hypertonie, Myokarditis, Schlaganfall und plötzlichem Herztod (Haller u. Benowitz 2000; Zaacks et al. 1999).

30.4.8 Cannabinoide

Obwohl nicht in allen Sportarten verboten, existiert trotzdem eine gewisse Verbreitung – auch in der Gesellschaft. Die maximale Blutkonzentration ist nach ca. 3–8 Minuten nach Inhalation vorhanden, die maximale Wirkung erfolgt ca. 2–4 Stunden nach Inhalation. Die Wirkung ist für ca. 4–6 Stunden vorhanden.

◘ Tab. 30.2 Kardiale Nebenwirkungen

	Hypertonie	Arrhythmien	LVH	KHK	MI	HF	SCD
Anabole Steroide	+	+	+	+	+	+	+
hGH		+	+			+	+
EPO	+					+	+
Diuretika		+			+	+	+
Amphetamine	+	+			+	+	+
Kokain	+	+		+	+	+	+
Ephedrin	+	+		+	+		+
Narkotika							+
Cannabis		+			+		+
Glukokortikoide	+			+			
Alkohol	+	+			+	+	
ß2-Agonisten		+			+	+	+

Die Wirkung erfolgt durch eine beta-adrenerge Stimulation und eine parasympathische Blockade, auch die Nebenwirkungen wie Tachykardie, Reduzierung des Schlagvolumens, periphere arterielle Vasospasmen, erhöhter myokardialer Sauerstoffbedarf und verringerter Sauerstofftransport lassen sich auf diesen Wirkmechanismus zurückführen. Dies führt zu einer Begünstigung für das Auftreten akuter Ischämie und Arrhythmien sowie zu einem erhöhten Risiko für Myokardinfarkt, Schlaganfall und plötzlichen Herztod (Campos et al. 2003).

30.4.9 Fettburner

Zur Unterstützung im Fettabbau wird häufig ein sog. ECA-Stack verwendet. Er besteht aus mehreren Bestandteilen und wird üblicherweise in folgender Dosierung 3-mal täglich verwendet:

Ephedrin 20 mg + Coffein 200 mg + Acetylsalicylsäure 100 mg

Diese Mischung soll zu einer Erhöhung der Fettverbrennung und Trainingsintensität führen.

An typischen Nebenwirkungen kann es zu Zittern, Kopfschmerzen, verstärktem Schwitzen, innerer Unruhe, Schlaflosigkeit, Übelkeit, Appetitlosigkeit, Reizbarkeit, Prostatabeschwerden, Magen-/Darmbeschwerden, allergischen Hautreaktionen, Schwindel, Erbrechen, Sehstörungen, Tinnitus und Magenblutungen kommen.

30.5 Zusammenfassung

Die Nebenwirkungen verschiedener Dopingmittel sind mannigfaltig und betreffen sehr oft das Herz (◘ Tab. 30.2).

Da eine Verwendung leistungsfördernder Substanzen nicht nur im Leistungssport vorkommt, sollten Kardiologen in der Praxis über die gesundheitsschädigenden Einflüsse der verwendeten Medikamente Bescheid wissen und eine Anamnese auch in diese Richtung gestalten.

Literatur

Billman GE (1995) Cocaine: a review of its toxic actions on cardiac function. Crit Rev Toxicol 25: 113–132

Campos DR, Yonamine M, de Moraes Moreau RL (2003) Marijuana as doping in sports. Sports Med 33: 395–399

Colao A, Marzullo P, Di Somma C, Lombardi G (2001) Growth hormone and the heart. Clin Endocrinol 54: 137–154

Deligiannis A (2002) Cardic side effects of anabolics. Österr J Sportmedizin 2: 35–37

Deligiannis A, Björnstad H, Carre F et al. (2006) ESC Study Group of Sports Cardiology Position Paper on adverse cardiovascular effects of doping in athletes. Eur J Cardiovasx Prev Rehab 13: 687–694

Finschi V, Baroldi G, Monciotti F et al. (2001) Anabolic steroid abuse and cardiac sudden death: a pathologic study. Arch Pathol Lab Med 125: 253–255

Fisher AA, Davis MW, McGill DA (2004) Acute myocardial infarction associated with albuterol. Ann Pharmacother 38: 2045–2049

Fuster D, Escher G, Vogt B et al. (1998) Furosemide inhibits 11-ßhydroxysteroid dehydrogenase type 2. Endocrinol 139: 3849–3854

Glazer G (1991) Atherogenic effects of anabolic steroids on serum lipid levels. A literature review. Arch Intern Med 151: 1925–1933

Haller C, Benowitz NN (2000) Adverse cardiovascular and central nervous system events associated with dietary supplements containing ephedra alkaloids. N Engl J Med 343: 1833–1838

McCarthy K, Tang AT, Dalrymple-Hay MJ, Haw MP (2000) Ventricualr thrombosis and systemic embolism in body-builders: etiology and management. Ann Thorac Surg 70: 658–660

Müller-Platz C, Boos C, Müller RK (2006) Doping im Freizeit- und Breitensport. Gesundheitsberichterstattung des Bundes, Heft 34, Robert Koch Institut-Statistisches Bundesamt; ISBN 978-3-89606-174-4; S 1–43

Prather ID, Brown DE, North P, Wilson JR (1995) Clenbuterol: a substitute or anabolic steroids? Med Sci Sports Exerc 27: 1118–1121

Sader MA, Griffiths KA, McCredie RJ et al. (2001) Androgenic anabolic steroids and arterial structure and function in male bodybuilders. J Am Coll Cardiol 37: 224–230

Salpeter SR, Ormiston TM, Salpeter EE (2004) Cardiovascular effects of beta-agonists in patients with asthma and COPD: a meta-analysis. Chest 125: 2309–2321

Smith HJ, Roche AH, Jausch MF, Herdson PB (1976) Cardiomyopathy associated with amphetamine administration. Am Heart J 91: 792–797

Sullivan ML, Maartinez CM, Gennis P, Gallagher EJ (1998) The cardiac toxicity of anabolic steroids. Prog Cardiovsc Dis 41: 1–15

Thiblin I, Lindquist O, Rajs J (2000) Cause and manner of death among users of anabolic androgenic steroids. J Forensic Sci 45: 16–23

Vergouwen PC, Collee T, Marx JJ (1999) Haemotacrit in elite athletes. Int J Sports Med 20: 538–541

Wagner J (1991) Enhancement of athletic performance with drugs. An overview. Sports Med 12: 250–265

Wagner KF, Katschinski DM, Hasegawa J (2001) Chronic inborn erythrocytosis leads to cardiac dysfunctino and pre-mature death in mice overexpressing erythropoetin. Blood 97: 536–542

Wonisch M, Pokan R (2014) Doping und Herz: Was der Praktiker wissen muss. Journal für Kardiologie – Austrian Journal of Cardiology 21(5–6): 139–143

Zaacks S, Klein L, Tan C et al. (1999) Hypersensitivity myocarditis associated with ephedra use. J Toxicol Clin Toxicol 37: 485–489

Internetadressen

http://www.bleibsauber.nada.at/de/menu_main/wer-dopt/doping-im-breiten-und-freizeitsport
http://www.bleibsauber.nada.at/de/menu_main/wer-dopt/doping-bei-jugendlichen
http://www.bleibsauber.nada.at/de/menu_main/wer-dopt/dopingmentalitaet-der-gesellschaft
http://www.doping.de/geschichte-des-doping/
http://www.nada.at
http://www.nada.at/de/menu_2/medizin/medikamentenabfrage
http://science.orf.at (Zuletzt gesehen am 09.04.2008)

Sport und Umweltbedingungen

Sport und Umweltbedingungen

Holger Förster

© Springer-Verlag GmbH Austria 2017
M. Wonisch, P. Hofmann, H. Förster, H. Hörtnagl, E. Ledl-Kurkowski, R. Pokan (Hrsg.),
Kompendium der Sportmedizin, DOI 10.1007/978-3-211-99716-1_31

31.1   Einführung

Durch sportliche Aktivität in der freien Natur kann es durch ungünstige klimatische Bedingungen zu großen zusätzlichen Belastungen für den menschlichen Organismus kommen. So können z.B. durch einen Schlechtwettereinbruch oder durch große Hitze und/oder Luftfeuchtigkeit während der sportlichen Betätigung die Mechanismen der Temperaturregulation des Organismus völlig entgleisen und infolgedessen eine akute Notfallsituation entstehen. Leider werden die Risiken einer intensiven körperlichen Belastung bei ungünstigen klimatischen Bedingungen oft unterschätzt. Zahlreiche Erstversorgungen am Rande eines Marathons seien hier nur als eines von vielen Beispielen genannt. Im Folgenden wird auf physiologische Mechanismen zur Temperaturregulation und -adaptation und auf mögliche Risiken von Sportausübung bei Hitze, Kälte, hoher Luftfeuchtigkeit etc. eingegangen.

31.2   Temperaturregulation

Der Mensch gehört zu jenen Lebewesen, die ihre Körpertemperatur mit minimalen tageszeitlichen und zyklischen Schwankungen unabhängig von äußeren Temperaturveränderungen konstant halten. Die Regulation dieser fixen Körperkerntemperatur von 36,5–37,5° erfolgt im Hypothalamus aufgrund von Informationen der Temperaturrezeptoren, zentral (Gehirn, Rückenmark, Bauchhöhle, Muskulatur) und peripher (an der Haut; Kältesensoren, 16–32°C, und Wärmesensoren, 40–47°C) gelegen. Unsere Indifferenzaußentemperatur beträgt 31–36°C.

Möglichkeiten des Körpers zur Temperaturerhöhung sind gegeben durch Steigerung des metabolischen Umsatzes im Sinne von Bewegung, Zittern oder auch hormonell bzw. über Strahlung, Konvektion und Konduktion. Wärmeabgabe ist möglich über Verdunstung, Strahlung, Konvektion und Konduktion.

Im Einzelnen:

- **Metabolisch**
Etwa 75% unseres Energieumsatzes wird als Wärme frei. Der Ruheenergieumsatz eines Erwachsenen von etwa 1700 kcal/d kann hormonell durch Thyroxin, Katecholamine oder auch Leptin erhöht werden. Zittern kann die Wärmeproduktion um 50–100% steigern, negativ beeinflussbar durch Gykogen-Verarmung, Alkohol, Barbiturate.

- **Strahlung**
Übertragung der Wärmeenergie durch elektromagnetische Wellen (z.B. durch die infraroten Wellen des Sonnenlichts). In Ruhe bei Indifferenztemperatur ca. 60% des gesamten Wärmeverlustes.

- **Verdunstung**
Wärmeabgabe durch Verdampfen von Wasser. Dies geschieht einerseits durch insensible Verluste über Haut und Atemwege in einer Menge von ca. 600 ml/d (entsprechend 12–18 kcal/h), unabhängig von der Temperatur. Andererseits verliert der Körper Wasser und damit Verdunstungswärme durch Schwitzen über ekkrine und apokrine Drüsen. Pro Liter Schweiß, der auf der Haut verdampft, wird dem Körper eine Wärmemenge von ca. 580 kcal entzogen. Verdunstung macht in Ruhe ca. 25% des Wärmeverlustes aus.

- **Konvektion**

Transport von Wärmeenergie durch strömende Flüssigkeiten (z.B. Blut) oder Gase (z.B. Atemgase, Luft-Wind), entsprechend ca. 12% des Wärmeverlustes.

- **Konduktion**

Wärmeübertragung durch direkten Kontakt zu einem anderen festen Körper (= ca. 3% des Wärmeverlustes in Ruhe).

Die Körperkerntemperatur kann zusätzlich durch verminderte oder vermehrte Durchblutung der Haut, wettergemäße Kleidung, Ortsveränderungen, Nahrungs- und Flüssigkeitsaufnahme beeinflusst werden.

31.3 Hitze und Hitzeadaptation

In Ruhe nimmt die Strahlung den größten Teil der Wärmeabgabe ein. Während körperlicher Belastung gewinnt die Wärmeabgabe durch die Verdunstung von Schweiß eine immer größere Bedeutung für die Temperaturregulation. Mit steigenden Temperaturen (nahe der Hauttemperatur) und steigender Luftfeuchtigkeit (> 70%) reicht aber auch die Verdunstung zur entsprechenden Wärmeabgabe nicht mehr aus. Die Gefahr einer Überhitzung steigt.

Bei 25°C Lufttemperatur und 20% Luftfeuchtigkeit würde die Steady-state-Körpertemperatur bei gegebener Belastung 38,5°C betragen. Bei 90% Luftfeuchtigkeit würde sie bereits bei 39,5°C liegen. Ähnliche Steady-state-Körpertemperaturen würden sich ergeben, wenn die Belastungsintensität (bei gleichen Umweltbedingungen) von 65 auf 90% angehoben wird (Armstrong u. Maresh 1991). Zur besseren Abschätzung des aktuellen Temperaturrisikos ist die WBGT-Angabe (WBGT = wet-bulb-globe- temperature) eine gute Hilfe. So lassen sich vier Bereiche definieren: von geringem bis hohem Risiko, entsprechend einer WBGT von <18 – bis 23 – bis 28 und >28°C (ACSM 1996).

31.3.1 Veränderungen unter Belastung

Eine Vielzahl von Einflüssen, wie Temperatur, Feuchte, Wind, Belastungsintensität, Bekleidung oder Trinkmöglichkeit, beeinflussen die Hömöostase des Organismus.

Durch den erhöhten Energieumsatz während einer Belastung kommt es bei einem durchschnittlichen Wirkungsgrad von 25% zu einer enormen Wärmebildung. Belastungen in hochintensiven Bereichen mit einer Dauer von 30–60 Minuten zeigen ohne jegliche Anzeichen einer Hitzeerkrankung maximale Körpertemperaturanstiege bis zu 40,5°C! Letztlich führen Hyperthermie und/oder Dehydratation zu teilweise gravierenden Störungen.

Unter Hyperthermie stellt sich der Stoffwechsel zunehmend auf anaerobe Energiegewinnung um, was die Glykogen-Reserven stark beansprucht und die Leistungsfähigkeit herabsetzt. Als weitere Anpassungsreaktion des Organismus kommt es zu einer Vasodilatation der Hautgefäße und somit einer Flüssigkeitsverschiebung in die Peripherie. Dieser relative Flüssigkeitsverlust und der echte Verlust über Schweiß nach außen (0,8–1,5 max. 3 l/h) führen zu einer Dehydratation von bis zu 10% während einer körperlichen Belastung. Unabhängig von der Körpertemperatur bedeutet dies eine Leistungseinbuße im Ausdauerbereich. Kraftleistungen scheinen hingegen zumindest bis zu einem Verlust von 5% nicht beeinträchtigt zu sein (Murray 2001).

31.3.2 Anpassung an Hitze – Akklimatisation

Zur Gewöhnung an hohe Außentemperaturen, insbesondere bei hoher Luftfeuchtigkeit, ist eine regelmäßige Belastung von über ca. 14 Tagen in diesem Klima erforderlich. Die erste physiologische Anpassungsreaktion an das veränderte Klima zeigt das Blutplasma, welches nach ca. fünf Tagen eine Erhöhung von 3–27% aufweist. Die Plasmazunahme geht mit einer Abnahme der Herzfrequenz um 15–25% einher. In weiterer Folge kommt es zur Zunahme der Schweißmenge bei gleichzeitiger Abnahme des NaCl-Gehaltes. Schließlich führt die Abnahme der Körperkerntemperatur zu einer verbesserten Leistungsfähigkeit (Armstrong u. Maresh 1991).

Von besonderer Bedeutung bei körperlicher Belastung in Hitze ist natürlich eine ausreichende Flüssigkeitszufuhr, wobei bei Belastungen über einer Stunde nicht nur Wasser, sondern auch Kohlenhydrate (optimal in einer < 10%-igen Lösung) zugeführt werden müssen. Der NaCl-Verlust durch den Schweiß wird üblicherweise mit normaler Diät problemlos kompensiert. Erst bei Belastungen über vier Stunden in heißer Umgebung ist eine zusätzliche NaCl-Gabe über Getränke erforderlich (ACSM 1996; Armstrong u. Maresh 1998).

Es sollte bei länger geplanter Belastung bereits vor dem Start mit dem Flüssigkeitsausgleich und dem Auffüllen der Speicher begonnen werden. Während der körperlichen Belastung sollten dann im Abstand von 15 Minuten immer 200 ml kühle Flüssigkeit nachgetrunken werden, unabhängig davon, ob ein subjektives Durstgefühl aufkommt oder nicht. Der individuelle Flüssigkeitsbedarf lässt sich aus „Flüssigkeitsverlust = Gewichtsverlust, korrigiert um die etwaige Flüssigkeitszufuhr" errechnen (Latzka u. Montain 1999).

Als Kriterium für einen ausgeglichenen Flüssigkeitshaushalt kann die Urinfarbe verwendet werden, die allerdings bei rascher Rehydratation mit reinem Wasser fälschlich schnell wieder eine helle Farbe zeigen kann. Weitere Fehlerquellen, die beachtet werden müssen, sind Veränderungen durch Medikamente, Vitaminpräparate, Nahrungsmittel oder auch Krankheiten.

Bei Hitze in Kombination mit hoher Luftfeuchtigkeit sollte körperliche Aktivität überhaupt vermieden werden. Auf ausreichende Flüssigkeitszufuhr und locker sitzende, helle Bekleidung, welche die Aufnahme der Sonnenstrahlungsenergie vermindert, ist bei sportlicher Betätigung in heißen Klimata besonders Acht zu geben.

31.3.3 Hitzekrankheiten

■ **Hitzeerschöpfung**

Ab ca. 39°C Körpertemperatur ist eine Fortsetzung der körperlichen Aktivität nicht mehr möglich. Starkes Schwitzen, Kreislaufprobleme und beeinträchtigte mentale Funktionen sind die typischen klinischen Symptome eines solchen Erschöpfungszustandes.

■ **Hitzschlag**

Ab ca. 40°C Körpertemperatur kann es zu einem Hitzschlag kommen, der mit Erbrechen und Krämpfen bis hin zum Koma führen kann. Dies stellt einen echten Notfall dar, der sofortige Therapie mit Flüssigkeitsersatz intravenös erfordert. Die Mortalität liegt bei 10–80% je Dauer und Therapie (Costrini 1990).

■ **Hitzekrämpfe**

Diese scheinen in Zusammenhang mit einem NaCl-Verlust zu stehen. Infolgedessen kommt es zu einer Flüssigkeitsverschiebung in den Intrazellulärraum, was wiederum eine Beeinträchtigung der Membranstabilität zur Folge hat. Hitzekrämpfe müssen nicht unbedingt in

Folge von Bewegung und/oder zu großer Hitzeeinwirkung auftreten. Sie können auch in Folge spinaler Reflexe bei Müdigkeit auftreten. Rasche NaCl-Gabe führt zur Besserung der Beschwerden.

- **Hitze-Synkope oder Kollaps**

Tritt eher bei Untrainierten und Nicht-Akklimatisierten als Folge einer Flüssigkeitsverschiebung zuungunsten des Gehirns auf (meist im Anschluss an eine Belastung). Bei der Entstehung dieser Beschwerden scheint die Umgebungstemperatur aber nur eine untergeordnete Rolle zu spielen.

- **Hyponatriämie**

Sie äußert sich in Schwäche, Übelkeit bis Erbrechen, Verwirrtheit, Krämpfen oder auch in einem Lungenödem. Die Ursache liegt meist in der übermäßigen Zufuhr hypotoner Flüssigkeit bei gleichzeitigem Verlust von Natrium über den Schweiß.

Zur Diagnostik und auch zur Differenzialdiagnostik zu anderen Störungen sollten neben der Körperkerntemperatur auch die Herzfrequenz, Blutdruck, Blutzucker und Elektrolyte bestimmt werden.

31.3.4 Therapie

Die Therapie beginnt bereits gemeinsam mit den Vorbereitungen auf die körperliche Belastung in der Hitze. Ausreichende Ernährung, aufgefüllte Flüssigkeitsspeicher und völlige Gesundheit (besonders keine gastrointestinalen Erkrankungen oder fieberhafte Infekte) bilden die Grundvoraussetzungen einer sportlichen Aktivität bei heißen Umgebungstemperaturen. Aktuelle Wetterwerte mit Temperatur und Luftfeuchtigkeit lassen das Risiko für hitzebedingte Probleme leichter abschätzen. Die Grenze für einen Hochrisiko-Bereich kann man anhand der WBGT bestimmen oder auch nur anhand der Temperatur und Feuchtigkeit abschätzen = 23°C/100% relative Feuchte (rF) oder 27°C/66% rF oder 31°C/30% rF oder 34°C/20% rF.

Während der Belastung muss auf eine der Schweißrate entsprechende ausreichende Flüssigkeitszufuhr geachtet werden. Bei Belastungen über einer Stunde sollte nicht nur Wasser, sondern sollten auch Kohlenhydratlösungen mit NaCl-Zusätzen zugeführt werden (Cave: Hyponatriämie). Zusätzliches Wasser auf der Haut durch Sprays oder Bespritzen vermittelt nur ein kurzes Wohlgefühl, hat aber keinen Einfluss auf die Körperkerntemperatur. Nur verdunstendes Wasser auf der Haut trägt zur Senkung der Körperkerntemperatur bei. Auf dementsprechende hochwertige, atmungsaktive (helle) Sportkleidung ist zu achten.

Bei erhöhter Körpertemperatur nach Belastung mit oder ohne Symptome einer Hitzeerkrankung steht wieder der Flüssigkeitsausgleich an erster Stelle. Er kann entweder in oraler Form mit Elektrolyt- Kohlenhydrat-Lösungen oder intravenös in einer über 50% des Flüssigkeitsverlustes liegenden Menge erfolgen. Zur Senkung der Kerntemperatur eignen sich am besten partielle Eiswasserbäder, womit eine Kühlrate von ca. 0,2°C pro Minute erreicht werden kann. Nasse Handtücher oder Eisbeutel bringen dagegen nur ca. 0,04°C/min Kühlung (Clements et al. 2002).

Zusammenfassend betrachtet, stellt Sport unter hohen Umgebungstemperaturen eine große Belastung mit einem erheblichen Risiko gesundheitlicher Schäden für den Organismus dar. Demnach sollte Sport bei Hitze gänzlich vermieden bzw. das Risiko eventueller Gesundheitsschäden durch gewissenhaftes Einhalten der speziellen Empfehlungen minimiert werden.

Fragen

- Was versteht man unter Strahlung, Verdunstung, Konvektion, Konduktion?
- Was sind die Anpassungsreaktionen des Körpers an Hitze?
- Wie sind die Symptome der Hitzeerschöpfung, des Hitzschlags?
- Was ist die Therapie der Hitzeerkrankungen?

31.4   Kälte und Kälteadaptation

Der menschliche Organismus produziert in Ruhe durch ständig ablaufende energetische Reaktionen zur Aufrechterhaltung der Zellstrukturen Wärme. Diese Wärme geht, wie eingangs schon erwähnt, teils durch Verdunstung, Strahlung oder Konvektion wieder verloren.

Der niedrigste Ruheenergieverbrauch wird bei einer Umgebungstemperatur von 30°C (ca. 1700 kcal/d) beschrieben, während er bei einer Temperatur von 10°C bereits auf 2000 kcal steigt. Bei 0°C Umgebungstemperatur liegt er ungefähr bei 2300 kcal/d (Poehlmann et al. 1990).

Als besondere Stressoren gelten Wind bzw. Nässe, wodurch jeweils der Wärmeentzug empfindlich gesteigert wird (Wasser ist ein 25-mal so guter Wärmeleiter wie Luft). Als Maß für die effektive Temperatur unter Windeinfluss kann die „Windchill"-Temperatur herangezogen werden. Sie wurde erstmals 1945 von Siple beschrieben und 2001 von der kanadischen Wettergesellschaft zu der heute gültigen Form modifiziert. Die entsprechende Formel lautet:

$$T_{wc} = 13.112 + 0.6215\ T_a - 11.37\ V^{0.16} + 0.3965\ T_a\ V^{0.16}\ (\text{T in °C, V in km/h})$$

So entsprechen beispielsweise Außentemperaturen von 0°C bei einer Windstärke von 28 km/h 13°C und bei Windstärke von 46 km/h −17°C! Auch Plusgrade werden auf der Haut durch Windeinfluss als deutlich kälter empfunden. So empfindet man z.B. +4° bei einer Windstärke von 28 km/h als −7°, was natürlich zu entsprechenden Temperaturregulationsproblemen führt. Als Reaktion auf Kälte kommt es zur Vasokonstriktion und Zittern, wodurch es zu einer Erhöhung des Energieumsatzes kommt. Hormone wie Cortisol, Thyroxin, Adrenalin, Noradrenalin werden vermehrt ausgeschüttet, und als kardiale Anpassung wird bei gleich bleibender Herzfrequenz das Schlagvolumen erhöht. Durch das gesteigerte linksventrikuläre Volumen wird vermehrt ANP ausgeschüttet, was wiederum die Diurese fördert. Durch das Aufsuchen warmer, trockener Umgebung, das Tragen entsprechender Kleidung oder auch Bewegung leistet man einen wesentlichen Beitrag in der Aufrechterhaltung der Körperkerntemperatur.

Eine wichtige Rolle bei der Kälteadaptation spielt natürlich auch das subkutane Fettgewebe. Die kritische Temperatur, bei der das Kältezittern und somit die Steigerung der Energieumsatzrate beginnt, liegt bei einer durchschnittlichen Hautfaltendicke von 4 mm bei 25°C, bei einer Dicke von 16 mm bei 22°C Lufttemperatur – für Wasser liegt sie ca. 10°C höher (Smith u. Hanna 1975).

Reaktionen des Körpers bei körperlicher Aktivität in der Kälte

- Atmung gesteigert bei erhöhter Wärmeabgabe über die Atemluft (gegenüber Normaltemperatur)
- Sauerstoffaufnahme in submaximalen Intensitäten gesteigert
- Herzfrequenz und Herzminutenvolumen geringer

- Erhöhter Glukose- und Glykogen-Verbrauch bei erhöhter Laktat-Produktion (bedingt durch verminderte Durchblutung der Muskulatur)
- Verschiebung der O_2-Dissoziationskurve nach links mit schlechterer O_2-Abgabe ins Gewebe
- Sensorik von Haut und Gelenken vermindert, wodurch Koordinationsprobleme entstehen
- Erhöhter Energieverbrauch durch Kältezittern, Einschränkung der Gelenksbeweglichkeit (schwere Kleidung wirkt zusätzlich belastend)

Besonders auffällig sind die Reaktionen bei Bewegung in kaltem Wasser, wo bis zu 70-mal mehr Energie verloren geht als an Luft der gleichen Temperatur (Gonzales 1988). Steigerungen des Energieumsatzes mit Erhöhungen der VO_2 durch Zittern bis auf 50% der VO_{2max} sind beobachtet worden (Golden et al. 1979).

31.4.1 Gegenstrategien

Als beste Möglichkeit des Aufwärmens vor einer Belastung in der Kälte stellte sich die Bewegungsausübung in einem Intensitätsbereich von ca. 50% der VO_{2max} für eine Dauer von ca. 30 Minuten heraus (Takahashi et al. 1992).

Als Akklimatisation sind verschiedenste Mechanismen gefunden worden, die im Wesentlichen entweder verminderten Wärmeverlust durch Vasokonstriktion, erhöhte Wärmeproduktion und tolerierte leichte Hypothermie bzw. Kombinationen daraus beinhalten (Young 1996). Eine tolerierte, vorübergehende Hypothermie erlaubt dem Körper, Energie einzusparen, die sonst durch Zittern verbraucht werden würde. Bei Sportausübung in der Kälte besteht die Gefahr eines Versagens der Regulationsmechanismen und schließlich in einem Absinken der Körperkerntemperatur. Es kann natürlich auch zu lokalen Erfrierungen der Haut oder anderer Organe kommen.

31.4.2 Hypothermie

Es gibt bei der Hypothermie folgende Differenzierung:
- 35–32°C: Kältezittern
- 32–28°C: kein Zittern mehr, getrübtes Bewusstsein, muskuläre Hypotonie, Rhythmusstörungen
- < 28°C: bewusstlos, Kreislauf evtl. noch vorhanden
- < 15°C: Tod

Therapie

Für alle Formen der Hypothermie gilt es, den Körper vor weiterer Auskühlung zu schützen (Isolation gegen Untergrund, Nässeschutz, Windschutz). Bei leichter Hypothermie ist zusätzliches Aufwärmen durch aktive Bewegung und das Trinken heißer Getränke möglich. Mit zunehmendem Hypothermiegrad steigt das Risiko des Durchmischens von kaltem Blut der Körperschale mit dem noch warmen Blut des Körperkerns. Dadurch entsteht die Gefahr von Herzrhythmusstörungen.

Es sollten also Bewegungen (auch das Ausziehen der Kleidung!) vermieden und die Unterkühlung mithilfe von warmen, zentralen Wickeln, Isolationsdecken und warmen Getränken (sofern der Patient bei Bewusstsein ist) bekämpft werden. Isolation bringt ca. 1°C/Stunde an Wärmegewinn, Wärmepackungen, warme Atemluft, Warmluftdecke bringen etwa 2°C/Stunde. Im Vergleich dazu steht die Herz-Lungen-Maschine mit ca. 8–10°C/Stunde. Ein rascher, schonender Transport in die Klinik ist in jedem Fall unbedingt notwendig.

Medikamente wirken in Hypothermie wenig bis gar nicht, eine evtl. notwendige Reanimation muss gegebenenfalls bis zum Wiedererwärmen fortgeführt werden.

"No one is dead until warmed up and dead!"

31.4.3 Lokale Erfrierungen

Beim Absinken der Hauttemperatur in Richtung Nullpunkt, durch kurzzeitigen Kontakt mit sehr kalten Gegenständen (z.B.Metalle) oder durch den lokalen Einfluss von niedriger Temperatur, Feuchtigkeit und Wind können lokale Erfrierungen auftreten. Allgemeine Unterkühlung und verminderte Durchblutung der Peripherie durch Vasokonstriktion oder lokalen Druck (Schuh) können sich begünstigend auf eine lokale Unterkühlung auswirken. Unterschieden werden drei Schweregrade entsprechend oberflächlicher Schädigung über Blasen- bis zur Nekrosebildung, wobei der Schweregrad erst sekundär festgestellt werden kann.

Therapie

Die Therapie besteht in raschem Erwärmen, z.B. durch ein Wasserbad mit ansteigender Temperatur auf schließlich 38°C innerhalb von 30 Minuten, sofern ein Wiedereinfrieren ausgeschlossen ist. Natürlich soll zum Schutz vor weiterer Auskühlung nasse und windige Umgebung gemieden werden. Zusätzliche Maßnahmen wie analgetische oder antibiotische Therapie, Gabe von Dextranen oder niedermolekularen Heparinen werden je Schweregrad ebenfalls eingesetzt.

Abzugrenzen von lokalen Kälteschäden sind periphere Vasoneuropathien, die meistens bei längerem Kontakt der Füße mit Nässe und niedrigen Temperaturen (1–10°C) auftreten können.

Ein Sonderfall des Kälteschadens stellt Perniones dar. Nach längerer Einwirkung von nasser Kälte meist an Gesicht, Händen oder Beinen kommt es zu Vasokonstriktion – später zur Ödembildung und Ausbildung von Gewebsinfiltraten.

Fragen
- Welche Reaktionen des Körpers auf Bewegung in Kälte treten auf?
- Welche Symptome sind mit den Hypothermie-Schweregraden assoziiert?
- Welche Therapie ist bei Hypothermie empfehlenswert?
- Welche Therapie ist bei einer lokalen Erfrierung angebracht?

31.5   Luftschadstoffe

Eine Reihe von in der Luft mehr oder weniger vorhandenen Stoffen können die Leistungsfähigkeit alleine oder in Kombination mit anderen beeinträchtigen. Dies sind CO, NO_2, SO_2 oder feste kleine Partikel. Als ein sehr viel diskutierter und wahrscheinlich wichtigster Schadstoff sei hier das Ozon erwähnt (Carlisle u. Sharp 2001). Dieses entsteht durch Einwirkung von UV-Licht auf Sauerstoff in der Atmosphäre bei einer Höhe von 9,5–48 km und hat dort die für uns lebenswichtige Funktion eines UV-Schutzes. Erdnah entsteht Ozon durch eine photochemische Reaktion von Kohlenwasserstoffen mit Stickoxiden, also Smog-Elementen. Das Einatmen ozonhaltiger Luft führt in Abhängigkeit von der Konzentration, des Atemminutenvolumens und der Dauer der Exposition, also der Gesamtmenge an Ozon, zu lokalen Entzündungsreaktionen (Adams u. Schlegele 1983). Diese sind in Ruhe an der Nasenschleimhaut, bei körperlicher Aktivität zunehmend an den Schleimhäuten der unteren Atemwege zu finden. Eine erhöhte Reizbarkeit mit Entwicklung einer subjektiven Dyspnoe ist die Folge.

Seit Sommer 2003 gibt es neue Richtwerte für die Ozonbelastung in Österreich, wobei als Informationsschwelle ein Einstundenwert von $180\ \mu g/m^3$ festgelegt wurde und als Alarmschwelle $240\ \mu g/m^3$ (Lungenfunktionsstörungen wurden schon bei $120–240\ \mu g/m^3$ festgestellt). Aktuelle Werte für Österreich sind im ORF-Teletext oder im Internet unter der Adresse http://www.umweltbundesamt.at/ ersichtlich.

Eine Adaptation an höhere Ozonwerte ist möglich und tritt meist innerhalb von vier Tagen ein, um nach ca. sieben Tagen Expositionspause wieder auf das alte Niveau zu sinken. Es dürfte sich bei der „Gewöhnung" aber eher um einen Verlust von Abwehrmechanismen handeln als um eine echte Adaptation, womit der Effekt eher negativ zu werten wäre (McCafferty 1981). Sportler sind insofern mehr betroffen von einer O_3-bedingten Schleimhautschädigung, als ihre Gesamt-Ozonaufnahme bei erhöhtem Atemminutenvolumen steigt. Als Konsequenz sollten Sportler bei entsprechenden Ozonwarnungen größere körperliche Aktivitäten in die günstigeren Morgen- oder Abendstunden verlegen.

Fragen
- Gibt es eine Adaptation an Ozon?
- Haben Sportler mit mehr Schädigung durch Ozon-Inhalation zu rechnen als Nicht-Sportler?
- Was sind die Folgen der Ozon-Inhalation?

Literatur

Adams WC, Schlegele ES (1983) Ozone and high ventilation effects on pulmonary function and endurance performance. Journal of Applied Physiology 55: 805–812

ACSM, American College of Sports Medicine (1996) Position stand. Exercise and fluid replacement. Medicine and Science in Sports an Exercise 28(1): I–VII

Armstrong LE, Maresh CM (1991) The induction and decay of heat acclimatization in trained athletes. Sports Medicine (New Zealand) 12: 302–312

Armstrong LE, Maresh CM (1998) Effects of training, environment, and host factors on the sweating response to exercise. International Journal of Sports Medicine 19: 103–105

Carlisle AJ, Sharp NC (2001) Exercise and outdoor ambient air pollution. Br J Sports Med 35(4): 214–22

Clements JM, Casa DJ, Knight JC, McClung JM, Blake AS, Meenen PM, Gilmer AM, Caldwell KA (2002) Ice-water immersion and cold-water immersion provide similar cooling rates in runners with exercise induced hyperthermia. Journal of Athletic Training 37(2): 146–150

Costrini A (1990) Emergency treatment of excertional heatstroke and comparison of whole body cooling techniques. Medicine and Science in Sports an Exercise 22: 15–18

Golden FS, Hampton IFG, Hervey GR, Knibbs AV (1979) Shivering intensity in humans during immersion in cold water. Journal of physiology 290: 48

Gonzales RR (1988) Biophysics of heat transfer and clothing considerations. In: Pandolf KB et al. (eds) Human Performance Physiology and Environmental Medicine at Terrestrial Extremes. Benchmark Press, Indianapolis, pp 54–94

Latzka WA, Montain SJ (1999) Water and electrolyte requirements for exercise. Clinics in Sports Medicine 18(3): 513–524

McCafferty WB (1981) Air Pollution and Athletic Performance. Charles C. Thomas, Springfield, IL

Murray R (2001) Regulation of fluid balance and temperature during exercise in the heat: Scientific and practical considerations. In: Nose H, Gisolfi CV, Imaizumi K (eds) Exercise, Nutrition, and Environmental Stress, Vol 1. Cooper Publishing Group, Traverse City, pp 1–18

Poehlmann ET, Gardner AW, Goran MI (1990) The impact of physical activity and cold exposure on food intake and energy expenditure in man. Journal of Wilderness Medicine 1: 265–278

Siple PA, Passel CF (1945) Measurements of dry atmospheric cooling in subfreezing temperatures. Proc Amer Phil Soc 89: 177–199

Smith RM, Hanna JM (1975) Skinfolds and resting heat loss in cold air and water: Temperature equivalence. Journal of Applied Physiology 39: 93–102

Takahashi H, Tanaka M, Morita Y, Igawa S, Kita H (1992) Warming up under cold environments. Annals of Physiology and Anthropology 11: 507–516

Young AM (1996) Homeostatic responses to prolonged cold exposure: Human cold acclimatization. In: Fregly MJ, Blatteis CM (eds) Handbook of Physiology. Section 4: Environmental physiology, Vol 1. Oxford University Press, New York, pp 419–438

Internetadresse

http://www.umweltbundesamt.at/

Weiterführende Literatur

Armstrong LE (2000) Performing in Extreme Environments. Human Kinetics, Champaign, IL

Armstrong LE (2003) Exertional Illness Heat. Human Kinetics. Champaign, ILL

Nose H, Gisolfi CV, Imaizumi K (2003) Exercise, Nutrition, and Environmental Stress. Cooper Publishing Group, Traverse City

Medizinische Aspekte des Sporttauchens

Helmuth Ocenasek, Rochus Pokan

© Springer-Verlag GmbH Austria 2017
M. Wonisch, P. Hofmann, H. Förster, H. Hörtnagl, E. Ledl-Kurkowski, R. Pokan (Hrsg.),
Kompendium der Sportmedizin, DOI 10.1007/978-3-211-99716-1_32

32.1   Tauchen mit Atemgerät (SCUBA-Diving[1])

Beim Sport- oder Freizeittauchen wird entweder **Pressluft** mit der gleichen Zusammensetzung wie unsere Umgebungsluft (79% N_2, 21% O_2, Rest vernachlässigbar) verwendet, oder es wird ein **künstliches Gasgemisch** eingesetzt, das sich im Wesentlichen durch einen reduzierten Stickstoff-Anteil unterscheidet (sog. Nitrox oder enriched air nitrox [EAN od. EANx]).

Die erwähnte Pressluft oder das Gasgemisch wird in einem Druckgasbehälter abgefüllt und mit einem Druck von 200 bar (= 20.000 kPa) komprimiert. Das Atemgas wird über einen zweistufigen Atemregler (Druckminderer und Lungenautomat/engl.: 1st stage, 2nd stage; ❏ Abb. 32.1) verfügbar gemacht. In der ersten Stufe (Druckminderer) wird der Druck des Gases reduziert. Noch immer über dem Umgebungsdruck liegend, wird es über einen Hochdruckschlauch (high pressure hose) auf die

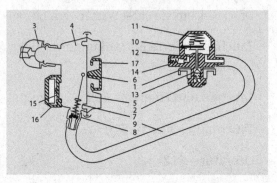

❏ **Abb. 32.1**   1. und 2. Stufe

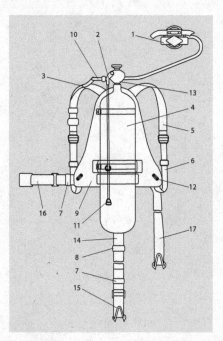

❏ **Abb. 32.2**   Flasche und Atemregler

---

[1] SCUBA = self contained underwater breathing apparatus

zweite Stufe (Lungenautomat) geleitet. Dort wird das Atemgas an den Umgebungsdruck angepasst, und ein Regelventil öffnet und schließt atemsynchron (on demand valve). Die Ausatmungsluft wird durch das gleiche Mundstück direkt in das umgebende Wasser geblasen (■ Abb. 32.2).

32.2 Physiologische Vorbemerkungen

Die Zusammensetzung der Atemluft ist bekanntlich: O_2: 21%, N_2: 78,1%, Edelgase: 0,9%. Unter regulären Druckverhältnissen, wie sie auf Meereshöhe an der Wasseroberfläche herrschen, nimmt Stickstoff an keinerlei Stoffwechselprozessen im Körper teil und wird demzufolge als **Inertgas** bezeichnet.

Allerdings ist die Wirkung oder auch Toxizität eines Gases ausschließlich von seinem Partialdruck abhängig. Dies beschreibt das Gesetz von Dalton, welches aussagt, dass sich der Gesamtdruck eines Gases aus den Teildrücken (= Partialdrücken) der im Gasgemisch enthaltenen Gase zusammensetzt. Somit ist nicht der prozentuelle Anteil an einem Gasgemisch entscheidend, sondern nur der Partialdruck (p_X) des Gases in einem Gasgemisch. Der Partialdruck hängt vom prozentuellen Anteil und von der Höhe des Umgebungsdrucks ab.

Die normale Atemluft enthält 21% Sauerstoff. Das heißt: Der Sauerstoffpartialdruck auf Meereshöhe beträgt

$$0,21 \times 1 \text{ bar} (= 1 \text{ atm bei } 0 \text{ m}) = 0,21 \text{ bar}.$$

Damit scheint es uns normal, 21% Sauerstoff zu atmen. Korrekter ist allerdings, dass wir zum intrapulmonalen Gasaustausch einen Sauerstoffpartialdruck zwischen 0,2 und 0,1 bar brauchen, da sonst kein Diffusionsgefälle aufgebaut werden kann.

Die Atemluft auf 5000 m Höhe enthält ebenfalls 21% O_2, allerdings herrscht in dieser Höhe ein Luftdruck von 0,5 bar, demzufolge ist der Sauerstoffpartialdruck (ppO_2) 0,105 bar (d.h. gerade noch ausreichend zur Oxigenation).

Unter Wasser herrschen höhere Umgebungsdrücke, in der verwendeten Pressluft ist trotzdem ein Anteil von 21% O_2. Eine Unterversorgung infolge eines zu geringen Sauerstoffpartialdruckes ist deshalb unmöglich. Allerdings kann aufgrund eines erhöhten Sauerstoffpartialdruckes eine so genannte Sauerstofftoxizität auftreten (Paul-Bert-Effekt) (Muth u. Rademacher 2006).

32.2.1 Druckverhältnisse unter Wasser, verschiedene Atemgase

In einer Wassertiefe von 10 m herrscht ein Gesamtdruck von 2 bar:

$$1 \text{ bar } p_{Luft} + 1 \text{ bar } p_{Wasser 10m}$$

Dementsprechend herrscht bei 20 m ein Gesamtdruck von 3 bar, bei 30 m von 4 bar. Der **Sauerstoffpartialdruck** (ppO_2) bei 10 m Wassertiefe bei Pressluft (21% O_2) ergibt demzufolge 0,42 bar (0,63 bar bei 20 m; 0,84 bar bei 30 m). Die Grenze der Sauerstofftoxizität (ppO_2 = 1,6 bar) wird somit beim Presslufttauchen nicht erreicht.

Eine wesentliche Komplikation beim Gerätetauchen resultiert aus der Änderung des **Stickstoffpartialdruckes** (ppN_2). Bei 79% N_2 im Atemgas (Pressluft) an der Oberfläche (Meereshöhe – 0 mt) resultiert ein Stickstoffpartialdruck von 0,79 bar. In einer Tiefe von 10 m herrscht ein ppN_2 von 1,58 bar.

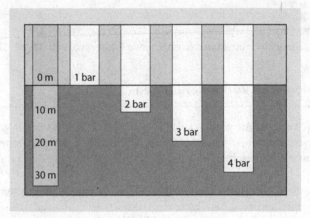

◘ **Abb. 32.3**   Wassertiefe-Druck

Bei 40 m Wassertiefe ist die **absolute Grenze des Sporttauchens** erreicht, da dann der ppN_2 schon 3,95 bar beträgt (◘ Abb. 32.3).

Anders berechnen sich die Partialdruckveränderungen beim schon erwähnten zweithäufigstem **Gasgemisch (Nitrox)**. Bei Nitrox handelt es sich um ein Sauerstoffstickstoffgemisch mit einem anderen N_2- und O_2-Anteil als in der normalen Atemluft

Stickstoff (engl. nitrogen) und Sauerstoff (engl. oxygen) werden in einem künstlichen Verhältnis gemischt. Der Saurstoffanteil wird erhöht auf einen prozentuellen Anteil von 32–40% (statt normal 21%), somit sind längere Verweilzeiten unter Überdruckbedingungen möglich mit einer geringeren Gewebsaufsättigung von N_2 im Körper, da ja konsequenterweise der Stickstoffanteil im Gasgemisch reduziert wird.

Der Einsatz von Nitrox bietet somit Vorteile für Berufstaucher (z.B. Unterwasserarbeiter, Tauchlehrer), aber auch beim Sport- und Freizeittauchen verringert Nitrox das Risiko des Auftretens einer Dekompressionskrankheit bei längeren Tauchgängen oder bei einer höheren Anfälligkeit (z.B. offenes Foramen ovale, PFO).

Das Risiko einer akuten Sauerstofftoxizität steigt aufgrund des höheren **Sauerstoffpartialdruckes** ppO_2. Man muss in der Tauchgangsplanung die maximale zulässige Tauchtiefe berechnen (maximum operation depth, MOD) (Becker 2007).

$$MOD = \frac{PO_2, max}{fO_2} - Pa \times 10\,m\,\frac{m}{bar}$$

$$\left(\frac{\text{Maximaler Sauerstoffpartialdruck}}{\text{Sauerstoffanteil}} - \text{Oberflächendruck} \right) \times 10\,m\,\frac{m}{bar}$$

■ ■ **Rechenbeispiel – MOD**

Bei einem maximalen ppO_2 von 1,4 bar sind die Werte, wie in ◘ Tab. 32.1 aufgelistet.

Tab. 32.1 Rechenbeispiel	
O$_2$-Anteil	MOD
21% O$_2$ (norm. Luft)	56,6 m
32% O$_2$ (EAN 32)	33,7 m
40% O$_2$ (EAN 40)	25,0 m

32.3 Tauchassoziierte Erkrankungen

32.3.1 Intoxikationen

Die beim Tauchen möglichen Intoxikationen sind durch die erhöhten Partialdrücke der im Atemgasgemisch enthaltenen Gase bedingt. Hierbei können sowohl Gase, die in der normalen Atemluft vorkommen, toxisch wirken als auch Atemgasverunreinigungen, die unter normobaren Bedingungen toleriert werden, zu lebensbedrohlichen Komplikationen führen (Buckles 1968).

Die beim Tauchen am häufigsten vorkommenden Intoxikationen sind:

1. Stickstoffintoxikation,
2. Sauerstoffintoxikation,
3. Kohlenmonoxidintoxikation,
4. Kohlendioxidintoxikation.

Auf 3. und 4. wird an dieser Stelle nicht weiter eingegangen (▶ Weiterführende Literatur).

Stickstoffintoxikation (Stickstoffnarkose/Tiefenrausch)

Die Stickstoffintoxikation tritt nur unter erhöhtem Umgebungsdruck auf. Unter physiologischen Druckverhältnissen geht N$_2$ keinerlei Reaktionen im Organismus ein (daher leitet sich der Name ab: Inertgas = ohne chemische Reaktion im Organismus). Die toxische Wirkung von N$_2$ kann sich daher ausschließlich unter erhöhtem Umgebungsdruck wie eben beim Tauchen entfalten.

Heute weiß man, dass alle so genannten Inertgase sehr wohl physiko-chemische Reaktionen im Organismus hervorrufen können. Für den Sporttaucher hat allerdings nur der Stickstoff Relevanz. Die N$_2$-Intoxikation wird daher oft (und nicht ganz korrekt) mit der Stickstoffnarkose gleichgesetzt.

Bei der Stickstoffnarkose, auch Tiefenrausch genannt, handelt es sich um einen Zustand verminderter physischer und psychischer Leistungsfähigkeit in Abhängigkeit vom Stickstoffpartialdruck (pN2). Bei Atmung von Pressluft führt der erhöhte Umgebungsdruck gemäß dem Gesetz von Dalton zum Anstieg des pN$_2$ und ab ca. 3,2 bar pN$_2$ (ab ca. 30 m Wassertiefe bei Luftatmung) zu entsprechenden Symptomen (■ Tab. 32.2) (Bühlmann 1990).

⊡ Tab. 32.2 Symptome der Stickstoffintoxikation

Tiefe	Symptome
10–30 m	Leichte Form der Euphorie; leichte Beeinträchtigung bei der Durchführung ungewohnter Tätigkeiten
um 30 m	Logisches Denkvermögen und Kurzzeitgedächtnis sind stärker betroffen als die motorische Koordination; verlängerte Reaktionszeit auf audiovisuelle Stimuli
30–50 m	Neigung, zu lachen, und Redefluss können noch unter Kontrolle gehalten werden; Verlust der Feindiskriminierung; Ideenfixierung und unrealistisch-übersteigertes Selbstvertrauen treten auf; gehäuft Rechenfehler
um 50 m	Einschränkung der Urteilskraft; Schläfrigkeit; erste Halluzinationen
50–70 m	Logisches Denken und Urteilsvermögen fast aufgehoben; Reflexverlangsamung; periphere Parästhesien; gesprächige Stimmung mit unkontrolliertem Gelächter, das in einzelnen Fällen an Hysterie grenzt; einige Probanden zeigen auch Furchtreaktionen; vereinzelt Auftreten von Benommenheit; erheblich verzögerte Reaktion auf Signale und andere Stimuli; stark nachlassendes Sicherheitsdenken
um 70 m	Schwere Beeinträchtigung aller geistigen Funktionen
70–90 m	Sehr abgeschwächtes Konzentrationsvermögen, geistige Verwirrung; neuromuskuläre Koordination erheblich eingeschränkt, depressive Stimmung
um 90 m	Zunehmende sensorische Depression mit akustischen und optischen Halluzinationen; manisch-depressive Zustände; Amnesie; praktische Tätigkeiten fast unmöglich; Urteilsvermögen erloschen
ab 100 m	Halluzinatorische Erlebnisbilder (wie unter Drogen), Bewusstlosigkeit
etwa 130 m	Tod

▪▪ Therapie

Die Behandlung der Symptome der Stickstoffintoxikation besteht in der sofortigen Reduzierung des Partialdruckes. Im Sporttauchbereich geschieht dies durch eine sofortige Umgebungsdruckreduzierung (Auftauchen). Die Symptome verschwinden in der Regel noch im Wasser nach Erreichen einer geringeren Tauchtiefe.

Damit ist nicht gemeint, dass der Taucher an die Oberfläche gebracht werden muss, es muss stattdessen ein langsamer Aufstieg begonnen werden. Hierdurch werden die physiko-chemischen Effekte der Inertgaswirkung unmittelbar aufgehoben. Auch nach Sistieren der Symptome darf der Tauchgang nicht mehr fortgesetzt werden. Für das Auftauchen allgemein gilt: Niemals schneller als 9 m/min (= 30 Fuß/min; US-Marine Standard 1993).

Zusammenfassend bleibt festzustellen, dass das Wissen um die Gefahr des Tiefenrausches für jeden Taucher wichtig ist. Die Wahrscheinlichkeit, in einen Tiefenrausch zu kommen, beginnt ab 30 m (ppN$_2$ von ca. 3,2 bar) und ist sehr hoch ab 40 m (ppN$_2$ von ca. 4,0 bar).

Die beste Prophylaxe stellt das Meiden großer Tauchtiefen dar. Die Tiefenbegrenzung im Sporttauchbereich liegt bei 30–40 m (regionale Gesetze beachten), bei unerfahrenen Tauchern und auch nach längeren tauchfreien Zeiten (!) liegt sie bei 20–30 m.

So genannte Adaptationsphänomene (Tolerieren höherer Tiefen) gehören ausschließlich in den Bereich des professionellen Tauchens. Gefährlich und absolut abzulehnen ist das

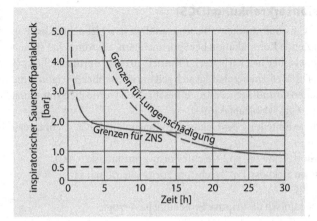

Abb. 32.4 Sauerstofftoxizität

„Auftrainieren" im Wasser, d.h. das langsame Herantasten an immer größere Tiefen. Hierbei besteht eine zu hohe Unfallgefahr.

Sauerstoffintoxikation

Ob Sauerstoff toxisch wirkt oder nicht hängt, erstens vom Sauerstoffpartialdruck pO_2 ab und zweitens von der Expositionsdauer. Zwei Mechanismen sind erwähnenswert:

▪▪ Lorrain Smith-Effekt

Atmet man Sauerstoffpartialdrucke (ca. 0,6 bar ppO_2) über längere Zeit, so kommt es zu Einschränkungen der Lungenfunktionsparameter (Vitalkapazität ↓, Compliance ↓, Abnahme des surfactan factors) und damit assoziierten Symptomen, z.B. Brustschmerzen, Dyspnoe.

Im Bereich des Berufstauchens (Bohrinseln, Meeresbiologen, Geologen) werden Wohneinheiten (Habitate) in Tiefen von 100–600 m verankert, in denen Wochen gelebt wird. Lebt man in einer Taucherglocke auf 250 m kontinuierlich unter erhöhtem Druck, sättigt sich das Gewebe bis zu einem Maximum auf. Anschließend ist es nicht mehr abhängig von der Verweildauer, es kann keine weitere Anreicherung des Gewebes mehr erfolgen. Von so einer Glocke aus können dann zeitlich unbegrenzte Exkursionen in Tiefen zwischen 202 und 305 m unternommen werden. Man atmet in diesen Tiefen Mischgase (Helium, Neon, Wasserstoff mit einem Sauerstoffanteil von 1–3%).

Aufgrund des erhöhten umgebenden Wasserdruckes (21 atm) resultieren hohe Partialdrücke in diesen Tiefen (bei 1% O_2 im Atemgas ergibt sich 0,21 bar ppO_2, bei 3% O_2 ist der ppO_2 0,63).

▪▪ Paul-Bert-Effekt

Darunter versteht man eine akute Sauerstoffintoxikation, die klinische Symptomatik ähnelt der eines generalisierten Krampfanfalls (die O_2-Intoxikation ist ab einem ppO_2 von 1,4 bis 1,6 bar zu erwarten). Bei Atmung von Pressluft ist diese Komplikation unwahrscheinlich (pO_2 = 1,68 bar bei 70 m Wassertiefe). Bei Nitrox-Atmung erreicht man diese Partialdrucke schon wesentlich früher (z.B. bei Nitrox 36 schon bei 34,5 m pO_2 =1,6 bar).

Mit dem Auftreten dieser Komplikation ist auch bei der Hyperbarbehandlung in der Druckkammer zu rechnen (allerdings werden unter „dry-conditions" deutlich höhere Partialdrücke toleriert).

Dekompressionserkrankung (DCS)

Die DCS (auch „Caissonkrankheit", Blasenkrankheit usw.) ist neben den Barotraumen die am häufigsten auftretende Komplikation bei Sporttauchern, allerdings hat sie auch eine sehr wichtige Bedeutung bei Überdruckarbeitern (Tunnelbau) und Berufstauchern (Bohrinseln, Staudammbau etc.). Die Medizin beschäftigt sich seit nunmehr über 300 Jahren mit der Erforschung der physiologischen Grundlagen, erstmals beschrieben wurde die Symptomatologie schon von Aristoteles (322 v. Chr.) (Holzapfel 1993).

Die etwas ältere Einteilung des Dekompressionsunfalls (DCI, decompression injury) unterschied zwischen:

- Decompression Sickness Typ 1 (leichte Form – muskuloskelettal),
- Decompression Sickness Typ 2 (schwere Form – neurologisch).

Zurzeit wird eine klinisch deskriptive Einteilung bevorzugt.

Deskriptive DCI-Einteilung

- Die kutane DCI (DCI cutaneous) umfasst Symptome der Haut der Gelenke und des Lymphsystems (Taucherflöhe, bends).
- Die neurologische DCI (DCI neurological) zeigt jegliche Symptome einer neurologischen Auffälligkeit (von Parästhesie bis zur Parese). aber auch kardiale Symptome. Pulmologische Symptome (chokes) können vorliegen.
- Die Innenohr-DCI (labyrinthine or inner ear DCI [the staggers])

Physikalische Grundlage für die Entstehung der Dekompressionskrankheit bildet das Gesetz von Henry, welches die Löslichkeit von Gasen in Flüssigkeiten beschreibt. Unter Überdruckbedingungen sind die Partialdrücke für die Atemgase in den Alveolen erhöht und gelangen vermehrt in Lösung. Der nach der Aufsättigung in den Geweben vorhandene Stickstoff (unterschiedliche Gewebetypen, slow saturating tissues [z.B. Fettgewebe, Knorpel], fast saturating tissues [z.B. Nervensystem]) muss bei einer folgenden Druckreduzierung wieder an das Blut abgegeben und in die Lunge transportiert werden. Hierbei kommt es regelmäßig zu einer Blasenbildung, welche jedoch in aller Regel symptomlos bleibt. Unter bestimmten Umständen können diese Blasen allerdings Krankheitserscheinungen hervorrufen (◨ Tab. 32.3). Da diese durch die Dekompression hervorgerufen werden, bezeichnet man sie in ihrer Gesamtheit als Dekompressionskrankheit.

Grundsätzlich bleibt festzustellen, dass alle aufgeführten prädisponierenden Faktoren letztlich nur dadurch Bedeutung gewinnen, dass sie das betroffene Individuum außerhalb der Validitätsgrenzen der verwendeten Dekompressionsprozeduren stellen.

Ein „sicheres" Tauchen (sofern dies überhaupt möglich ist) kann zusätzlich durch eine individuelle Gestaltung der „Austauchtabelle" versucht werden. Ansätze hierzu sind z.B. in der Entwicklung von speziellen Tauchtabellen für Frauen vorhanden.

Zum heutigen Standard gehört es, dass man immer mit einem Tauchcomputer ausgerüstet ist. Dies stellt zwar eine wesentliche Erleichterung bei der Kalkulation von „multi-level-dives" dar, führt aber dazu, dass jegliche individuelle Kalkulation und damit Vorsicht nicht mehr möglich ist. Trotz dieses Nachteils sollte heutzutage kein Tauchgang ohne Tauchcomputer durchgeführt

◼ Tab. 32.3 Prädisponierende Faktoren für das Auftreten der DCI in der Reihenfolge ihrer Bedeutung	
Dehydratation	Blutviskosität erhöht; schwere körperliche Belastung vor oder nach der Druckexposition (Blasenkerne, Mikroblasen)
Gewebeverletzungen	Lokale Stickstoffretention
Kälte	Verzögerte Stickstoffabgabe
Erhöhter Körperfettanteil	Höhere Lipidöslichkeit von N_2 in Fettgewebe
Körperliche Erschöpfung, Alkohol	Mechanismus unklar
Offenes Foramen ovale	Shunt-Gefahr
Alter, Geschlecht	Noch keine einheitlichen Daten
Genetische Prädisposition	Noch keine einheitlichen Daten

werden – er dient dem behandelnden Taucherarzt im Falle eines Unfalls als wesentliche Informationsquelle (Auslesen der gespeicherten Tauchgangsprofile) (► Weiterführende Literatur).

Man beachte die folgende Übersicht mit einigen wesentlichen Verhaltensregeln, die für die Optimierung der Tauchsicherheit unbedingt beachtet werden sollten:

Verhaltensregeln zur Optimierung der Tauchsicherheit
- Eine Dehydratation vor dem Tauchgang sollte unbedingt vermieden werden, d.h. ausreichende Flüssigkeitszufuhr vor dem Tauchen; kein Alkohol – Cave: Erkrankungen, die mit größeren Flüssigkeitsverlusten einhergehen (wie z.B. Durchfall, Fieber etc.)
- Schwere körperliche Belastungen vor oder nach dem Tauchen sollten vermieden werden
- Bei Tauchgängen, die mit verstärkter Auskühlung einhergehen, sollte bei Auffälligkeiten besonders an die Möglichkeit der DCS gedacht werden

▪ ▪ Tauchgangsspezifische Risikofaktoren

Das Risiko einer Erkrankung wird u.a. durch die Geschwindigkeit und das Ausmaß der Dekompression beeinflusst:
- bei wiederholten Aufstiegen während eines Tauchgangs (Jojo-Tauchgänge) und
- bei häufigen Wiederholungstauchgängen (kurze Oberflächenintervalle – „intensive Tauchurlaube").

Bei der Blasenbildung wird eine De-novo-Entstehung an allen Orten oder Embolisation durch Verschleppung diskutiert. Die führende klinische Symptomatik ist das Entstehen von Krankheitsbildern ähnlich einer „akuten oder langsam progredienten Ischämie". Je nach Manifestationsort (◼ Tab. 32.4) ergibt sich daraus das klinische Bild.

Ist das Erfolgsorgan der „Blasenembolisation" die Haut oder die Muskulatur oder Knochen und Gelenke, dann ergeben sich folgende Bilder: Hautjucken, diffuse Muskel- und Gelenksschmerzen.

In der Folge entwickeln sich als Übergang zur DCS Typ 2 milde neurologische Symptome wie Dys- und Parästhesien, neurologische Auffälligkeiten in der Feinmotorik (Hypodiadochokinese, Abweichungen beim Unterberger-, Rhomberg-Versuch).

▢ Tab. 32.4 Symptomatik der DCS 1 und DCS 2	
DCS Typ 1	
Haut	Taucherflöhe, Druckkammerpruritus, Juckreiz
Bewegungsapparat („bends")	Muskelschmerzen, Gelenksschmerzen
Lymphsystem	Teigige Lymphknotenschwellungen
Allgemeinsymptome	Untypische Müdigkeit
DCS Typ 2	
Manifestationsort	Kreislaufsystem, Herz, Lunge, Nervensystem (zerebral, cerebellar, spinal), Innenohr

Weitere Symptome wie gestörte Muskeleigenreflexe bilden den fließenden Übergang zur schweren DCS Typ 2. Es entstehen dann klinische Bilder einer Paraplegie, Hemiplegie, akuter Vertigo, Bewusstseinstrübung bis Präkoma und Koma.

Als Besonderheit einer spezifischen Lungensymptomatik seien hier die „chokes" erwähnt, die ebenso als erstes Zeichen einer beginnenden schweren DCS Typ 2 interpretiert werden muss, ohne Vorliegen der oben beschriebenen Symptome. Allerdings ist die differenzialdiagnostische Abgrenzung einer Dekompressionserkrankung der Lunge gegen eine arterielle Gasembolie (Barotrauma – Lungenüberdehnung mit Alveolarruptur) oftmals schwierig.

Unser Wissen um die Entstehungsweise der DCS und deren Manifestationsformen ist auch heute noch lückenhaft und beruht oft auf der Interpretation von Einzelbeobachtungen. Warum sich Blasen ausgerechnet in dem einen Organ bilden und warum in diesem Organ immer wieder an einer Stelle, kann heute für die meisten betrachteten Gewebe nicht mit letzter Sicherheit gesagt werden.

Bezüglich weiterer Details, wie Organisation der Blasen („bubble-coating"), und Gefäßendothelschädigungen muss auf die ▶ Weiterführende Literatur verwiesen werden. Dennoch lassen sich bestimmte prädisponierende Faktoren für die DCS aufgrund des Zahlenmaterials und der vorhandenen Fallbeschreibungen aus der Literatur ersehen. Diese sollte der Taucher in der Praxis kennen und gegebenenfalls zu vermeiden suchen. Darüber hinaus ist die Kenntnis der einzelnen Symptome der Dekompressionskrankheit wichtig, da bei ihrem Auftreten hierdurch bereits frühzeitig eine sinnvolle Therapie eingeleitet werden kann. Letztlich ist es von entscheidender Bedeutung, dass der Taucher um die Gefahr der DCS weiß und sich bereits bei den geringsten Beschwerden an den Taucherarzt wendet.

▪▪ Therapie

Bei der DCS ist ein wesentlicher auslösender Faktor das Auftreten von Luftblasen im Gewebe. Therapeutisch gilt es, das Entstehen weiterer Luftblasen zu verhindern. Dies geschieht zum einen durch die äußere Druckerhöhung, zum anderen dadurch, „ausperlende" Stickstoffübersättigung wieder in Lösung zu bringen durch Erhöhung des Sauerstoffangebots in der Atemluft (hyperbare Oxygenation; 100% O_2-Atmung in der Druckkammer). Im Blut gelöster Sauerstoff reduziert auch die Hypoxie bzw. die daraus resultierenden Folgeerscheinungen.

> ❯ Die einzige wirksame und kausale Therapie ist die Druckkammerbehandlung mit 100% Sauerstoffatmung.

Auch für den in der Tauchmedizin oder Druckkammertherapie nicht erfahrenen Arzt ist es erforderlich, unspezifische und spezifische Erstmaßnahmen einzuleiten. Als unspezifische Maßnahmen sind orale oder parenterale Rehydratation, als spezifische Maßnahme ist die normobare Sauerstoffgabe zu erwähnen. Die orale Gabe von 500 mg ASS wird noch kontroversiell diskutiert.

Sauerstoff muss auf jedem Tauchboot und bzw. auf der Tauchbasis vorhanden sein. Man sollte sich einmal mit den gängigen Systemen (DAN-System, Wenoll-System) vertraut gemacht haben.

Anschließend ist der Rettungsweg (unter kontinuierlicher Sauerstoffgabe) zur nächsten Druckkammer zu organisieren. Am Transportweg dürfen sich keine Druckschwankungen ereignen (keine Berge überqueren, Fliegen max. 300 m über Grund etc.).

Die Druckkammertherapie ist innerhalb der ersten 2–4 Stunden anzustreben – nach 24 Stunden ist mit hoher Wahrscheinlichkeit mit irreversiblen Schäden zu rechnen. Beim Vorliegen des Verdachts auf eine DCS Typ 2 muss vor der Transportentscheidung die Arztbegleitung erwogen werden, da prinzipiell alle Symptome einer Progredienz unterliegen. So ist z.B. bei neurologisch zerebraler Affektion immer an die Komplikation Atemstillstand zu denken.

Barotraumen

Der menschliche Körper besitzt eine Reihe von luftgefüllten Hohlräumen, die mit Ausnahme des Magen-Darm-Trakts in ständiger Verbindung mit der Umgebungsatmosphäre stehen und daraus resultierend die Druckschwankungen mitmachen.

Überdies können wir didaktisch flexible und starrwandige Hohlräume unterscheiden. Flexible Hohlräume können in einem gewissen Ausmaß Volumenveränderungen mitmachen (z.B. Lunge), starrwandige Körper (z.B. Nasennebenhöhlen, NNH) haben diese Möglichkeit nicht, womit es bei nicht ausgleichbaren Druckdifferenzen rasch zu resultierenden Schädigungen kommt (Farmer 1977).

Wir unterscheiden Barotraumen

— in der Kompressionsphase des Tauchens und
— in der Dekompressionsphase (alt: inverses Barotrauma).

Wichtigste Beispiele für ein Dekompressionsbarotrauma sind der Pneumothorax und die Gasembolie (◘ Abb. 32.5). Diese gehören zu den schwersten Tauchunfällen und verursachen neben dem Ertrinken die meisten Todesfälle.

■ ■ Pneumothorax/Mediastinalemphysem/Gasembolie (AGE/CAGE)
■ Pneumothorax

Wenn ein Pneumothorax vorliegt, ergibt sich daraus die typische Klinik. Unabhängig von der tauchassoziierten Genese wird die Therapie wie üblich durchgeführt (Thoraxdrainage etc.).

Sollte es allerdings bei der Lungenüberdehnung nur zu Alveolarrupturen gekommen sein, entwickelt sich das Bild der **arteriellen Gasembolie** (AGE): Gas dringt aus rupturierten Lungenabschnitten in die Lungenvenen und über das linke Herz weiter in den großen Kreislauf. Es resultieren verschiedene klinische Krankheitsbilder, alle zeigen das Bild der akuten Ischämie im Zielorgan (z.B. AGE in den Koronararterien, AGE in den Nierenarterien etc.). Die obstruierende Gefäßembolisierung führt zu Hypoxie in der nachfolgenden Gefäßstrombahn (analog einer Infarzierung).

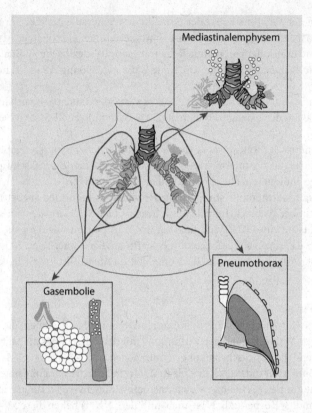

Abb. 32.5 Lunge

32

Die **cerebrale arterielle Gasembolie** (CAGE) ist die häufigste klinische Ausprägung der AGE. Deshalb wird sie auch in der Literatur immer als eigenes Krankheitsbild beschrieben. Die typische (vertikale) Körperhaltung (Aufstieg des Tauchers) nach dem Barotrauma der Lunge führt zur bevorzugten Blasenembolisation in den Zerebralarterien. Die Symptomatik der CAGE tritt rasch auf (kurz vor oder unmittelbar nach Erreichen der Oberfläche).

Differenzialdiagnostisch charakteristisch ist das „bunte klinische Bild" der neurologischen Störung (im Gegensatz zum Apoplex/Insult; dieser ist immer einem zerebralen Läsionsmuster zuzuordnen) (Bartmann 2003).

Klinik:
- Bewusstlosigkeit,
- generalisierter Krampfanfall,
- Aphasie, Sehstörung,
- Ataxie, Vertigo,
- motorische Paresen,
- Thoraxschmerz („infarktähnlich").

Verlauf:
1. kurze Latenz nach dem Auftauchen,
2. fulminant (= rasches Auftreten von Symptomen, Aggravierung bis zum letalen Ausgang)
3. nach einer initialen Verbesserung anschließend neuerliche Embolisation durch intrathorakale Drucksteigerung (Husten, Valsalvae-Manöver etc.).

Therapie:

Rekompression mit Sauerstoffatmung (Hyperbartherapie/Druckkammer), weiterführende Diagnostik und gegebenenfalls Therapie eines Pneumothorax

▪ ▪ Weitere Barotraumen/Kompressionsbarotraumen

Die Barotraumen sind die zahlenmäßig häufigste Komplikation beim Tauchen (allerdings kann in der gebotenen Kürze nur auf einige wesentliche Barotraumen eingegangen werden).

Wiederum dominant im Auftreten imponiert das Barotrauma des Mittelohres vor dem Barotrauma der Nasennebenhöhlen (NNH), alle weiteren Barotraumen sind als selten zu bezeichnen (◘ Abb. 32.6).

Die gängige Klassifikation der **Mittelohrbarotraumen** erfolgt durch die Stadieneinteilung nach Teed (◘ Tab. 32.5).

Die schwerwiegendste Komplikationen sind die Trommelfellruptur, Rundfensterruptur ohne Trommelfellperforation und resultierender Hörverlust.

Bevorzugte Lokalisation der Trommelfellruptur ist der vordere untere Quadrant (52%), Spontanheilungen erfolgen innerhalb von 14–30 Tagen. Eine antibiotische Therapie wird in der Regel nicht empfohlen (wenn, dann muss man die Ototoxizität des gewählten Antibiotikums beachten – offene Verbindung).

▪ Symptomatik

Druckgefühl mit zunehmender Tiefe bis Schmerz, der zum Auftauchen zwingt. Wenn die Beschwerden plötzlich Sistieren ist ein Druckausgleich durch Ruptur erfolgt!

Beim Eindringen von Wasser ins Innenohr kommt es zu dramatischem akuten Schwindel (kalorische Wirkung). Die gefährlichste Folge ist anschließende Panik mit Notaufstieg und daraus resultierendem Lungendekompressionsbarotrauma.

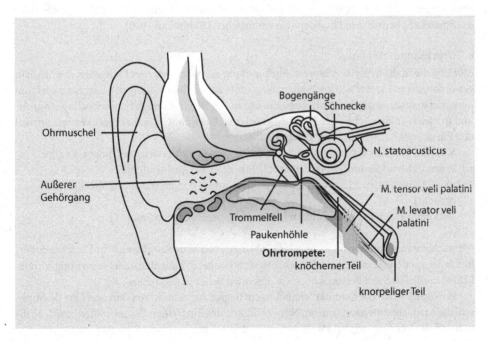

◘ **Abb. 32.6**   Ohr (Schema)

◘ **Tab. 32.5** Klassifikation der Mittelohrbarotraumen	
Stadium	**Befund**
Teed 0	Keine sichtbaren Vernderungen
Teed I	Injektion des Hammergriffs und Pars flaccida (ab einem Unterdruck von ca. 0,12 bar)
Teed II	Injektions des gesamten Trommfelfells (ab einem Unterdruck zwischen 0,12 und 0,2 bar)
Teed III	Einblutungen ins Trommelfell
Teed IV	Mittelohrhämorrhagie mit sichtbaren Blutblasen hinter dem Trommelfell; Einrisse des Trommelsfells kommen vor
Teed V	Hämatotympanon

Die klinische Symptomatik des Nasennebenhöhlen-Barotraumas ist dem Barotrauma des Mittelohrs ähnlich (Schmerzen beim Abtauchen im Ohrbereich seltener Stirn-, Kieferbereich). Differenzialdiagnostisch bedeutend ist der Bericht des Tauchers über Nasenbluten bzw. blutig tingiertem Schleim.

Therapeutisch ist die operative Sanierung von mechanischen Belüftungshindernissen (Septumdeviation, Polyposis) anzustreben bzw. pathogenetisch nach entzündlichen Grunderkrankungen zu suchen (infektbedingte Rhinopathien, allergiebedingte Rhinopathien). Erwähnenswert ist auch die toxische Rhinopathie (Rhinitis medicamentosa).

In Taucherkreisen hat sich bei der beschriebenen Problematik der bedenkenlose Einsatz von α-Mimetika durchgesetzt, problematisch dabei ist die reaktive Hyperämie und überschießende Schleimhautschwellung (Rebound).

Als medikamentöse Wirkstoffe mit längerer Wirkdauer (ca. 8 Std.) und geringerem Rebound sind die Imidazolderrivate (speziell Xylometazolin und Oxymetazolin) den klassischen α-Mimetika Ephedrin und Phenylephrin vorzuziehen (Bühlmann 1990).

■ **Druckkammertherapie**

Mittlerweile ist die hyperbare Sauerstoffbehandlung ein nahezu eigenes Fachgebiet der Medizin geworden, deren Einsatz sich bei Weitem über die bekannte Behandlung der Gasbrandinfektion hinaus erstreckt. Es sei nur der häufige Einsatz in der Behandlung der „non healing wounds" und in vielen Teilbereichen der HNO-Erkrankungen erwähnt. Hier beschränken wir uns auf den Einsatz der Behandlung von Tauchunfällen.

Viele verschieden Typen der Druckkammern werden mittlerweile angeboten. Es gibt:

- Transportdruckkammern (transportable Ein-Zwei-Personensysteme),
- mobile Taucherdruckkammern (z.B. montiert auf LKW, zum transportablen Einsatz gedacht),
- stationäre Taucherdruckkammern (mehrsitzige begehbare Systeme).

Mehrschleusensysteme ermöglichen das Einbringen von Material während der Druckkammerbehandlung oder das zusätzliche Einschleusen von weiteren Patienten oder, wenn nötig, zusätzlichem medizinischem Personal in einen laufenden Behandlungszyklus.

Prinzipiell wird eine Kammerbehandlung in Begleitung eines Arztes durchgeführt (kontinuierliche Medikamentenapplikation, Notwendigkeit des Eingreifens [Sauerstofftoxizität], Maßnahmen des Life supports bei klinischer Verschlechterung, beatmete Patienten etc.).

Ein Beispiel einer Druckkammerbehandlungstabelle zeigt ◘ Abb. 32.7.

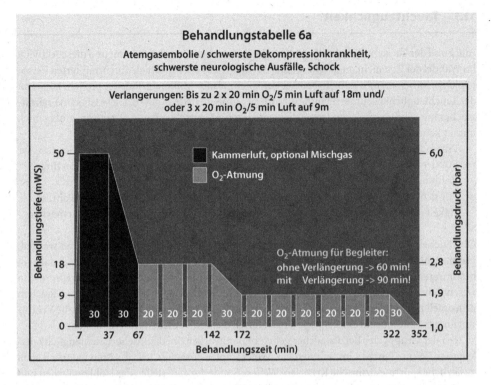

Abb. 32.7 US-Navy-Table 6a – zur Behandlung schwerster Tauchunfälle, maximale Behandlungstiefe zu Beginn auf 50 m. Dabei wird in Ausnahmefällen Kammerluft (Pressluft) geatmet; besser ist es, wenn die Möglichkeit einer Nitrox-Atmung vorliegt

Es wird in der Kammer während definierter Zeitintervalle durch den Patienten mittels dicht sitzender Mundnasen-Maske reiner Sauerstoff geatmet; dazwischen gibt es Sauerstoffpausen, in denen Kammerluft geatmet wird.

Der Begleiter atmet Kammerluft, muss aber auch nach einem eigenen Schema über bestimmte Zeiträume Sauerstoff atmen, damit es während der Kammerfahrt nicht zu einer Stickstoffaufsättigung kommt.

32.4 Tauchen und Fliegen

Allgemein wird nach mehrtägigen Tauchurlauben (mehr als zwei Tage) eine 24-stündige tauchfreie Zeit vor Antritt des Heimflugs gefordert. Die Begründung dafür ist, dass ein Stickstoffüberhang in den Geweben vorliegt (gespeichert im Fettgewebe, Knorpel und Knochen). Dieser wird während der nächsten Tage bis Wochen abgebaut.

Allerdings herrscht in Passagierflugzeugen ein Kabinendruck von 0,8–0,75 bar, entsprechend einem Höhenaufenthalt von 2000–2500 m. Vorher in Lösung befindlicher Stickstoff kann dadurch ausperlen und somit eine akut oder **verzögert auftretende** Dekompressionserkrankung verursachen. (Man muss an diese denken, wenn Patienten nach einem Tauchurlaub plötzlich mit Lumbalgien, pseudoradikulärer Schmerzsymptomatik, eventuell inkompletter Parese, Dys- oder Parästhesien einen Arzt aufsuchen.)

32.5   Tauchtauglichkeit

Aufgrund der Tatsache dass die Anzahl der Freizeittaucher jährlich zunimmt und diese Aktivität im Wandel der Zeit nicht mehr einem elitären (finanziell) oder sportlich durchtrainierten Personenkreis vorbehalten ist (z.B. in Deutschland mehr als 1,5 Millionen Taucher pro Jahr), kommt der Tauchtauglichkeitsuntersuchung eine immer größere Bedeutung zu. Diese ist beim Freizeittaucher nur sehr unzureichend gesetzlich geregelt, für Deutschland und Österreich gibt es noch immer keine klaren Empfehlungen.

Präzendenzfälle aus dem Ausland zeigen die aktuell bestehende Risiken der unklaren Gesetzeslage:

- Für den Taucher ohne gültige Tauglichkeit: Die Versicherung nimmt Abstand von ihrer Zahlungspflicht.
- Für den Arzt, der die Tauglichkeit attestiert hat: Es wird versucht, ihn aufgrund Fahrlässigkeit (unzureichende Untersuchung oder fehlende Dokumentation) haftbar zu machen.

Ob Tauchen zurecht als „Sportart" zu bezeichnen ist, muss differenziert beantwortet werden. Hauptsächlich wird es als als Freizeitbeschäftigung ausgeübt. Allerdings bedarf es auch dabei in bestimmten Situationen einer erheblichen psychischen und physischen Leistungsreserve. Ein wesentlicher Unterschied zu anderen Sport- oder Freizeitaktivitäten besteht darin, dass Tauchen prinzipiell zu zweit (buddy system) oder in der Gruppe ausgeübt wird, weshalb eine hohe Verantwortung für andere und ein Risikopotenzial durch das Fehlverhalten anderer bestehen.

Bei der Gruppe der Berufstaucher gelten ohnehin arbeitsmedizinische Tauchtauglichkeitskriterien. Wenn Tauchen im Rahmen von Wettkämpfen ausgeführt wird, gelten natürlich auch zusätzliche sportmedizinische Kriterien. Weitere Sonderformen stellen das Höhlentauchen und das Apnoetauchen dar. (Hierbei muss auf die ► Weiterführende Literatur verwiesen werden.)

Die Tauchtauglichkeitsuntersuchung umfasst im Wesentlichen eine normale klinische Untersuchung mit zusätzlichem Augenmerk auf den HNO-Bereich, den klinisch-neurologischen Status und die Lungenfunktion. Besonders hervorzuheben ist die Bedeutung der tauchspezifischen Anamnese, diese entscheidet über das weitere Durchführen der fakultativen Zusatzuntersuchungen. Guidelines zur Durchführung der Tauchtauglichkeitsuntersuchung hat die österreichische Gesellschaft für Tauchmedizin (ÖGTM) in Anlehnung an die deutsche Gesellschaft für Tauch- und Überdruckmedizin (GTÜM e.V.) herausgegeben (► Weiterführende Literatur).

In diesem Zusammenhang kann an dieser Stelle nur exemplarisch auf einige häufige Erkrankungen und damit verbundene Fragestellungen eingegangen werden. Für weitere Details muss auf die ► Weiterführende Literatur verwiesen werden (Wendling et al. 2003).

▪▪ Häufige kardiale Erkrankungen

- KHK/Z n PTCA: gute Rekanalisation gute Leistungsfähigkeit – nach Abklärung Einzelfallentscheidung (= relative Kontraindikation)
- Hypertonie: Abklärungsbedürftig – Einzelfallentscheidung (= relative Kontraindikation)
- PSM (Schrittmacher): Abklärungsbedürftig – Einzelfallentscheidung (= relative Kontraindikation)
- alle anderen kardialen Erkrankungen (= absolute Kontraindikation)

▪▪ Häufige pulmonale Erkrankungen

- COPD, Asthma bronchiale, Beurteilung nach Lungenfunktion je nach Schweregrad Stufe 1 – Einzelfallentscheidung (= relative Kontraindikation)
- COPD, Asthma bronchiale, bei Grad 2–3 (= absolute Kontraindikation)
- Zustand nach Spontanpneumothorax (= absolute Kontraindikation)

■ ■ **Häufige HNO-Erkrankungen**

▬ Trommelfellperforation, Trommelfellnarbe, Paukendrainage (= absolute Kontraindikation)
▬ Otitis media chronica (= absolute Kontraindikation)
▬ Tympanoplastik – nach Abheilung tauchtauglich

■ ■ **Gravidität**

Keine Unterscheidung zwischen Früh- oder Spätgravidität, keine Unterscheidung zwischen Tauchtiefe o.Ä. Ab bekannter Gravidität: absolute Kontraindikation (Green 1975).

■ ■ **Altersbeschränkungen**

▬ Kindertauchen ab 8 Jahren: unter bestimmten Auflagen (nur in Begleitung von Erwachsenen, nicht tiefer als 12 m, kindgerechte Ausrüstung [z.B. 5-l-Flasche], keine Wiederholungstauchgänge usw.)
▬ ab 12–14 Jahren: Je nach Organisation ist die Ausbildungsordnung für Erwachsene und Jugendliche gleich
▬ Eine Altersobergrenze gibt es nicht (medizinische Tauchtauglichkeit sollte als Entscheidungskriterium gelten).

■ ■ **Tauchen mit Behinderung**

Einen Sonderfall der Beurteilung der Tauchtauglichkeit stellt sicherlich der Umstand des Vorliegens einer Behinderung dar. Im Wesentlichen sind drei Gruppen betroffen:

▬ körperbehinderte Taucher,
▬ gehörlose Taucher,
▬ sehbehinderte Taucher.

Einen erfahrenen Taucherarzt, der auch medizinische Kenntnisse im Behindertensport aufweist, zur Beurteilung der Tauchtauglichkeit zu Rate zu ziehen ist von Vorteil. Die Handicap-Stufeneinteilung unterscheidet zwischen L-Tauchern und H-Tauchern (◨ Tab. 32.6).

◨ **Tab. 32.6** Handicap-Stufeneinteilung

Handicap	Buddy	Weitere Begleitperson
L Handicap taucherisch relativ unwesentlich Eigen- und Partnerrettung möglich	Autonomer Sporttaucher	Keine
H 1 Handicap taucherisch einschränkend Trotzdem Eigen- und Partnerrettung möglich	Autonomer Sporttaucher mit Zusatzausbildung	Keine
H 2 Handicap taucherisch stark einschränkend Eigenhilfe möglich, Partnerrettung nicht möglich	Tauchgruppenleiter	Autonomer Sporttaucher
H3 Handicap taucherisch stark einschränkend Eigenhilfe nicht möglich, Partnerrettung nicht möglich	Tauchlehrer mit Zusatzausbildung	Autonomer Sporttaucher mit Zusatzausbildung

Es gibt außerdem Auflagen bezüglich einer verordneten Tiefenbegrenzung in den einzelnen Klassen. Die Tauchtauglichkeit wird darüber hinaus verbal präzisiert. Eine Absprache und gemeinsame Beurteilung zwischen Taucherarzt und Tauchlehrer ist äußerst sinnvoll (Cave: Entbindung von der Schweigepflicht erforderlich).

■ ■ Tauchmedizinische Gesellschaften
- Deutsche Gesellschaft für Tauch- und Überdruckmedizin (GTÜM)
- Österreichische Gesellschaft für Tauch- und Hyperbarmedizin (ÖGTH)
- Österreichische Gesellschaft für Unterwasser- und Hyperbarmedizin (ÖGHUM)
- Schweizerische Gesellschaft für Unterwasser- und Hyperbarmedizin (SGUHM)

■ ■ Taucherarztausbildung
Seit 2003 gibt es auf den Richtlinien des EDTC (European Diving Technology Committee) basierende ÖGTH/EDTC-Diplome:
- Medical Examiner of Divers
- Diving Medicine Physician
- Hyperbaric Medicine Physician
- Diving and Hyperbaric Medicine Expert or Consultant

Literatur

Almeling M, Böhm F, Welslau W (Hrsg) (1998) Handbuch der Tauch- und Hyperbarmedizin. Landsberg/Lech: ecomed

Bartmann H (2007) Taucherhandbuch. Kapitel II.1: Physikalische Grundlagen. Landsberg/Lech: ecomed

Bartmann H, Muth CM (Hrsg) (2003) Notfallmanager Tauchunfall, 2. Aufl. Gentner, Stuttgart

Becker L (2007) Nitrox Handbuch, 2. Aufl. Grundlagen, Theorie und Praxis. Desius-Klasing, Bielefeld

Buckles RG (1968) The physics of bubble formation and growth. Aerospace Med 39: 1062–1069

Bühlmann AA (1990) Tauchmedizin: Barotrauma, Gasembolie, Dekompression, Dekompressionskrankheit, 2. Aufl. Springer, Berlin Heidelberg New York Tokyo

Ehm OF (1998) Tauchtauglichkeitsuntersuchungen bei Sporttauchern. Springer, Berlin Heidelberg New York Tokyo

Farmer JC (1977) Diving injuries to the inner ear. Ann Otol Rhinol Laryngol 86 (Suppl) 36: 1–20

Green KM (1975) Pregnancy and diving pressure. Undersea Medical Society 4: 8–9

Holzapfel RB (1993) Praxis der Tauchmedizin, 2., überarb. Aufl. Thieme, Stuttgart

Moon RE, Camporesi EM (1989) Patent foramen ovale and decompression sickness in divers. Lancet 1: 513–514

Muth CM, Rademacher P (2006) Kompendium der Tauchmedizin, 2. Aufl. Deutscher Ärzteverlag, Köln

Weiterführende Literatur

Almeling M, Böhm F, Welslau W (Hrsg) (1998) Handbuch der Tauch- und Hyperbarmedizin. Landsberg/Lech: ecomed

Bennett P, Elliot D (eds) (1993) The Physiology and Medicine of Diving, 4th ed. W.B. Saunders Company, London

Edmonds C, Lowry C, Pennefather J (eds) (1994) Diving and Subaquatic Medicine, 3rd ed. Butterworth Heinemann, London

Ehm OF (Hrsg) (1993) Tauchen – noch sicherer, 7. Aufl. Müller-Rüschlikon Verlag, Stuttgart

Wendling J, Ehm OF, Ehrsam R, Knessl P, Nussberger P (Hrsg) (2003) Manual Tauchtauglichkeit, 2. Aufl. Hyperbaric Editions

Weiterführende Internetadressen

www.daneurope.de
www.gtuem.org
www.oegth.at
www.oeguhm.at
www.padi.com

Mittlere Höhenlagen – Höhenanpassung und Höhentraining

Wolfgang Schobersberger, Beatrix Schobersberger

© Springer-Verlag GmbH Austria 2017
M. Wonisch, P. Hofmann, H. Förster, H. Hörtnagl, E. Ledl-Kurkowski, R. Pokan (Hrsg.),
Kompendium der Sportmedizin, DOI 10.1007/978-3-211-99716-1_33

33.1 Einleitung

Das Verhalten des menschlichen Organismus in extremen Umwelten ist seit Jahrzehnten Ausgangspunkt der wissenschaftlichen Neugierde sehr vieler Forschergenerationen. In den letzten 25 Jahren wurden mehrere tausend wissenschaftliche Arbeiten zum Themenbereich der großen (3000–5500 m) und extremen Höhen (5500–8848 m) veröffentlicht. Im Vergleich dazu scheint sich das medizinisch-wissenschaftliche Interesse an den alpinen Höhenlagen im Bereich von 1500–3000 m (auch als „mittlere Höhe" bezeichnet) in Grenzen zu halten. Dieses nur moderate Interesse an der wissenschaftlichen Auseinandersetzung mit der mittleren Höhe ist allerdings nicht nachvollziehbar. Während der Aufenthalt in den großen und extremen Höhen immer nur einer auserwählten Population von Interessierten vorbehalten bleibt, sind es jährlich geschätzte 50 Millionen Besucher aller Altersgruppierungen, die unsere Alpenregionen aufsuchen. So hat sich in den letzten Jahren ein eigenes touristisches Segment, nämlich jenes des alpinen Gesundheitstourismus, entwickelt, und Publikationen zum Thema Bewegung in mittleren Höhen konnten eindeutig den Nachweis erbringen, dass der aktive Aufenthalt in moderater Hypoxie für eine große Klientel an Urlaubsgästen mit chronischen Erkrankungen positive Gesundheitseffekte zur Folge hat (Schobersberger et al. 2009; Schobersberger u. Schobersberger 2015).

Alpinsport ist „in", das zeigen aktuelle Statistiken: Unter den alpinen Urlaubsgästen befinden sich etwa 20 Millionen Skifahrer, 5–10 Millionen Wanderer, 3 Millionen Mountainbiker, 500.000 Kletterer und 100.000 Skitourengeher (Reiner 2007). Gerade aus sportmedizinischer und sportwissenschaftlicher Sicht ist es ein Anliegen, verstärkt auf die Bedeutung der Physiologie der mittleren Höhe hinzuweisen. Im Folgenden wird auf die Anpassung des menschlichen Organismus an mittlere Höhenlagen eingegangen, wobei besonders das Herz-Kreislauf-System, das blutbildende System und der Flüssigkeitshaushalt berücksichtigt werden. Ein zweiter Schwerpunkt des Artikels ist die Zusammenfassung aktueller Erkenntnisse zur vieldiskutierten Thematik des Höhentrainings.

33.2 Physikalische Grundlagen der mittleren Höhe

Ein Aufenthalt in mittleren Höhen bedeutet für den Talbewohner, dass sich der nicht adaptierte Organismus mit einer Anzahl von geänderten klimatischen Bedingungen auseinandersetzen muss. Hierzu gehören u.a. die starken Schwankungen der Außentemperatur, die geänderte UV-Strahlenbelastung, die Reduktion des Barometerdrucks sowie die Verminderung des Sauerstoffpartialdrucks (PO_2) in der Umgebungsluft (= hypobare Hypoxie). Der Barometerdruck, der auf Meeresniveau 1 Atmosphäre (= 760 mmHg $\neq$ 1 bar = 101,3 kPa) beträgt, nimmt mit steigender Höhe kontinuierlich ab. In einem Gasgemisch entsprechen die Teil- oder Partialdrücke der einzelnen Gaskomponenten ihrem Volumenanteil bzw. ihrem Konzentrationsverhältnis (Dalton'sches Gesetz). Für den Sauerstoffanteil in der Außenluft bedeutet dies, dass unabhängig von der Höhe der prozentuelle O_2-Anteil bei ca. 21% liegt. Infolge thermischer Einflüsse auf die Luft ist die Gaszusammensetzung der Außenluft in allen Höhen der Troposphäre praktisch als ident anzusehen. Für den PO_2 bedeutet das einen Abfall mit zunehmender Höhe, der parallel mit der Verringerung des Gesamtbarometerdrucks einhergeht (◘ Abb. 33.1).

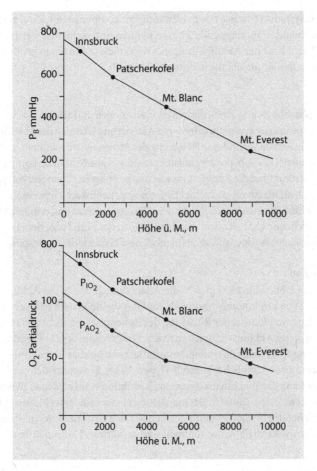

◘ Abb. 33.1   Verhalten von Barometerdruck (PB) sowie den inspiratorischen (PIO$_2$) und alveolären (PAO$_2$) Sauerstoffdrücken mit zunehmender Höhe

33.3   Anpassungsmechanismen an mittlere Höhe

33.3.1 Kardiopulmonale Anpassungsmechanismen an moderate Hypoxie

Begibt sich der Talbewohner in alpine Regionen, so werden unmittelbar mit der Verminderung des Sauerstoffdrucks unzählige Anpassungsvorgänge aktiviert. Parallel zur Verminderung des PO_2 in der Umgebungsluft sinkt der O_2-Druck in der Trachea, den Bronchien und in den Alveolen. So ist bereits in einer Höhe von 2000 m der O_2-Gehalt der Einatmungsluft und Alveolarluft um etwa 25% gegenüber Meeresniveau reduziert (◘ Abb. 33.1). Folgen der verminderten O_2-Spannung in den Alveolen sind eine Abnahme der O_2-Beladung der Erythrozyten im alveolären Kapillargebiet und somit ein Abfall des arteriellen PO_2. Ziel der Höhenanpassung ist es, möglichst rasch die reduzierte Sauerstoffaufnahme und somit den verminderten Sauerstofftransport an diverse Organsysteme teilweise oder vollständig zu kompensieren. Zwei zeitlich hinterein-ander folgende, einander überlappende Phasen können unterschieden werden: Die Phase der Adaptation und die Phase der Akklimatisation. Obwohl diese Phasen in großen Höhen stärker ausgeprägt sind, laufen sie gleichfalls in mittlerer Höhe ab.

▪ Adaptation

Die Adaptationsphase ist als eine Art Sofortreaktion anzusehen und zeichnet sich in mittlerer Höhe vor allem durch eine initiale sympathoadrenerge Aktivierung (Anstieg der Herzfrequenz in Ruhe und bei körperlicher Belastung) und eine Steigerung des Atemminutenvolumens über Atemfrequenz und Atemzugvolumens (HVR, hypoxic ventilatory response) aus. Sehr rasch kommt es zur Stimulie-rung des Atemzentrums über die Aktivierung von sog. peripheren Chemorezeptoren (v.a. Glomus caroticum), die sich als messbare und subjektiv auch wahrnehmbare Hyperventilation ausdrückt. Die Hyperventilation hält einen hohen PO_2 in den Alveolen aufrecht und ermöglicht so in mittleren Höhen eine ausreichende O_2-Diffusion von der Lunge in das Blut. Folge der Hyperventilation ist zumindest in der Initialphase des Aufenthalts in moderater Hypoxie die sog. respiratorische Alkalose.

▪ Akklimatisation

Nach 2–4 Tagen in Höhen bis 2500 m geht die Adaptationsphase in die Akklimatisationsphase über. Der initiale Sympathikotonus nimmt ab, und das vagale System tritt vermehrt in Erschei-nung. Auch in mittlerer Höhe ist der Rückgang des Ruhepulses ein recht verlässliches und leicht fassbares Zeichen dieses Akklimatisationsprozesses. Blutdruckanstiege infolge der sympathoadre-nergen Aktivierung sind, wenn überhaupt, nur initial nachweisbar und als moderat anzusehen. Dies betrifft Normotoniker ähnlich wie stabile Hypertoniker. Ein mehrwöchiger Höhenaufenthalt in mittlerer Höhe kann darüber hinaus sogar eine Reduktion eines erhöhten Blutdrucks zur Folge haben (Neumayr et al. 2015). Initial findet man häufig ein vermindertes Plasmavolumen, welches aber durch ausreichende Flüssigkeitszufuhr leicht und rasch zu normalisieren ist. Signifikante Aus-wirkungen auf das myokardiale Schlagvolumen sind in mittlerer Höhe in Ruhe nicht zu erwarten.

33.3.2 Erythrozytäre Anpassungsmechanismen an moderate Hypoxie

O_2-Bindungskurve und Höhenaufenthalt

Hyperventilation und Kreislaufaktivierung sind Mechanismen, die sehr rasch nach Hypoxie-Ex-position in mittleren Höhen in Kraft treten und mit zunehmender Aufenthaltsdauer bereits nach wenigen Tagen wieder nachlassen und verschwinden. Es handelt sich zudem um Vorgänge, die während der Höhenanpassung für den Körper einen gesteigerten energetischen Aufwand dar-stellen. Hierfür müssen Energiereserven herangezogen werden, die zu einer Herabsetzung der Leistungsfähigkeit führen können. Dem Organismus steht allerdings eine weitere, ohne wesent-lichen Energieaufwand ablaufende Adaptationsmöglichkeit zur Verfügung, nämlich die Ände-rung der Bindungseigenschaften von Sauerstoff an das Hämoglobin durch die Positionsverän-derung der sog. Sauerstoffbindungskurve.

    ◨ Abb. 33.2 zeigt eine normale Sauerstoffbindungskurve. Die Sauerstoffbindungskurve ist die grafische Darstellung der Beziehung von Sauerstoffpartialdruck PO_2 (Alveole oder Lun-genkapillare) und dem Anteil des dabei an das Hämoglobin(Hb)-Molekül gebundenen Sauer-stoffs entsprechend der prozentuellen Sättigung des Hb (= SO_2). Die O_2-Bindungskurve ist nicht linear, sondern sigmoid, was physiologischerweise Vorteile bringt. Im flach verlaufenden Teil der Kurve, d.h. bei hohen O_2-Drücken (Situation in der Lunge), kann trotz Verminderung des PO_2 bis ca. 60 mmHg eine ausreichende Sättigung des Hb mit Sauerstoff erreicht werden. Im

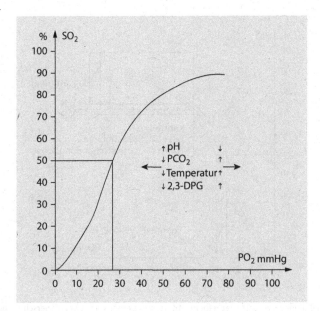

◨ Abb. 33.2 Normale Sauerstoffbindungskurve (SO_2 = Sauerstoffsättigung des Hämoglobins; PO_2 = Sauerstoffpartialdruck)

Übergangsbereich vom arteriellen zum venösen Blut (steiler Kurvenbereich) äußert sich eine bereits geringe PO_2-Erniedrigung in einer relativ starken O_2-Entsättigung des Hb. Als wichtigstes Maß für die Lage der Sauerstoffbindungskurve dient der sog. P50-Wert.

P50-Wert

Der P50-Wert ist jener PO_2, bei welchem das Hb zu 50% mit Sauerstoff beladen ist. Im menschlichen Blut beträgt unter Ruhebedingungen der P50 etwa 27 mmHg.

Die Lage der O_2-Bindungskurve ist keine fixe Größe, sondern kann durch unterschiedliche Faktoren nach rechts oder nach links verschoben werden. Die wichtigsten Einflussfaktoren auf die Lage der O_2-Bindungskurve sind in ◨ Abb. 33.2 gekennzeichnet, nämlich der pH-Wert, der Kohlendioxidpartialdruck (PCO_2), die Temperatur sowie das 2,3-Diphosphoglyzerat (2,3-DPG). Die korrespondierenden Pfeile weisen auf die jeweilige Lageänderung der O_2-Bindungskurve.

Welche Auswirkungen hat eine Lageverschiebung der O_2-Bindungskurve? In ◨ Abb. 33.3 sind eine normale Bindungskurve sowie eine Rechts- und eine Linksverschiebung der O_2-Bindungskurve dargestellt. Eine Verschiebung der Kurve bedeutet, dass einerseits bei Annahme eines konstanten gemischt-venösen PO_2 die O_2-Abgabe (Entsättigung) verändert wird oder andererseits sich bei gleicher Sättigung der PO_2 ändert. Wird wie in der Abbildung eine Rechtsverschiebung um 2 mmHg angenommen (P50-Wert steigt von 27 mmHg auf 29 mmHg), so bedeutet dies theoretisch eine zusätzliche Entsättigung in der Peripherie von 5% bei Annahme eines konstanten gemischt-venösen PO_2 von 40 mmHg, d.h. eine um 5% gesteigerte O_2-Abgabe ans Gewebe. Im Fall der linksverschobenen Kurve wären infolge der höheren Affinität die O_2-Abgabe ans Gewebe vermindert und somit die Gewebssauerstoffversorgung herabgesetzt.

Gerade was die Änderungen der O_2-Affinität im Rahmen der Höhenanpassung angeht, treten die sinnvollen Unterschiede in den Anpassungseffekten zwischen den unterschiedlichen Höhenstufen deutlich zu Tage. In mittleren Höhen findet man innerhalb weniger Stunden Aufenthalt

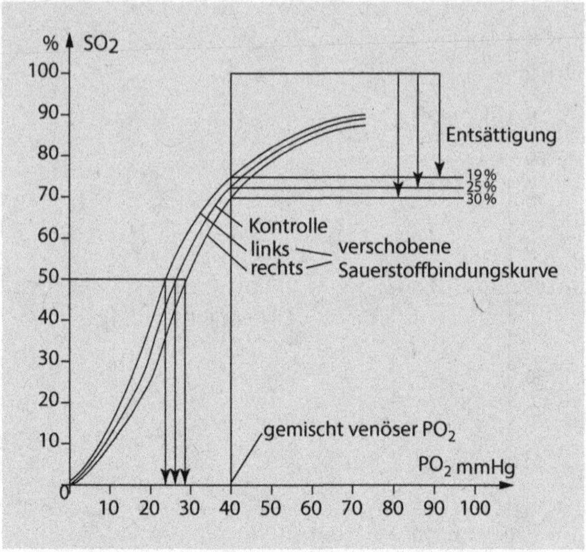

Abb. 33.3 Darstellung einer normalen, einer rechtsverschobenen und einer linksverschobenen Sauerstoffbindungskurve

eine Rechtsverschiebung der O_2-Bindungskurve, die selbst während eines mehrtägigen Höhenaufenthalts bestehen bleibt bzw. leicht zunehmen kann und sogar nach Rückkehr ins Tal einige Tage über dem Ausgangswert messbar ist. Nur in diesen mittleren Höhen hat die Rechtsverschiebung einen definitiven Vorteil für die O_2-Versorgung des Gewebes (Mairbäurl et al. 1986).

In mittleren Höhen beträgt infolge des flachen Kurvenverlaufs die arterielle O_2-Sättigung immer noch an die 90% oder darüber, doch nimmt durch die Rechtsverschiebung der Kurve der PO_2 im Kapillargebiet der Gewebe (unter Annahme einer konstanten arterio-venösen O_2-Differenz) zu. Ein Anstieg des kapillären PO_2 bedeutet aber eine Verbesserung der O_2-Diffusion ins Gewebe, was eine verbesserte O_2-Versorgung der Zellen zur Folge hat. In großen und extremen Höhen würde sich eine Rechtsverschiebung der O_2-Bindungskurve als ungünstig erweisen. Tatsache ist, dass sich ab Höhen von etwa 5000 m die Lage der O_2-Bindungskurve durch den Einfluss der respiratorischen Alkalose nach links verschiebt. Ziel der Linksverschiebung der O_2-Bindungskurve ist es hier, trotz niedrigem PO_2 in den Atemwegen möglichst effizient Sauerstoff aufzunehmen (Mairbäurl 1994).

Die Mechanismen, die in mittlerer Höhe zur Affinitätsabnahme von Hämoglobin für Sauerstoff führen, sind noch nicht restlos geklärt. Hauptverantwortlich dürfte der Anstieg des sog. 2,3-DPG in den Erythrozyten sein. 2,3-DPG wird konstant in einem Seitenweg der erythrozytären Glykolyse gebildet. Es hat die Fähigkeit, über direkte Bindung an das Hb-Molekül, vor allem an das desoxygenierte Hämoglobin, die Affinität von Hämoglobin zu Sauerstoff herabzusetzen. Der erythrozytäre 2,3-DPG-Gehalt steigt in mittleren Höhen relativ rasch innerhalb weniger Tage an und bleibt während des gesamten Höhenaufenthalts über den Werten in Tallage (Mairbäurl et al. 1986).

Hypoxieinduzierte Erythropoiese

Sauerstoffmangel ist der potenteste Stimulator der Neubildung roter Blutzellen im Knochenmark. Normalerweise dauert die Reifungszeit von den frühen erythrozytären Vorläuferzellen bis zur letzten Vorstufe, den Retikulozyten, 4–6 Tage. Unter hypoxischen Bedingungen kann diese Reifungszeit aber deutlich verkürzt werden. Als wichtigster hormoneller Stimulator für die Erythropoiese ist das Glykoprotein Erythropoietin (EPO) zu nennen (vgl. Haase 2013). EPO wird beim Erwachsenen fast ausschließlich in der Niere und zu einem geringen Ausmaß in der Leber gebildet. Eine zentrale Rolle in der Regulation und Kontrolle des Erythropoietin-Gens bzw. wahrscheinlich in der gesamten O_2-Homöostase spielt der Transkriptionsfaktor-komplex HIF (Hypoxia inducible Factor). HIFs koordinieren durch zelltypische Genexpression viele zelluläre Antworten auf hypoxische Stimuli, die in einer gesteigerten EPO-Bildung in Niere und Leber, einer verstärkten Eisen-Aufnahme und Eisen-Verwertung sowie in einer Reaktion des Knochenmarks mit verbesserter Reifung und Proliferation erythroider Vorläuferzellen resultieren (Haase 2013; Shah u. Xie 2014). Bereits der Aufenthalt in mittlerer Höhe vermag die Bildung von EPO zu aktivieren. Nach einem Tag steigen die EPO-Konzentrationen im Blut signifikant an, erreichen nach 2–4 Tagen das Maximum und nehmen anschließend trotz weiterer Höhenaufenthalts langsam ab (Gunga et al. 1994). Dieser frühe EPO-Gipfel konnte gleichfalls in großen Höhen um 4500 m nachgewiesen werden (Mairbäurl 1994). Die Vermutung liegt nahe, dass die Aufrechterhaltung hoher EPO-Konzentrationen nicht essenziell für eine permanent gesteigerte Erythropoiese in Hypoxie ist. Die Aktivierung der Erythropoiese drückt sich in einer Zunahme der zirkulierenden Retikulozyten aus. Die Retikulozyten-Anzahl steigt in mittlerer Höhe relativ rasch an und bleibt im Gegensatz zum EPO längerfristig auf diesem erhöhten Niveau. Selbst nach Rückkehr in Normoxie sind erhöhte Retikulozyten-Werte für einige Tage noch nachweisbar. Trotz dieser messbaren Zeichen einer aktivierten Erythropoiese bleiben das Hämoglobin, der Hämatokrit sowie die Erythrozyten-Anzahl relativ unverändert. Signifikante Anstiege – gerade in der Initialphase der Höhenexposition – sind mehr als Ausdruck der Reduktion des Plasmavolumens anzusehen. Mit einer echten Zunahme der Masse an zirkulierenden Erythrozyten sowie des gesamten Hämoglobins (tHb, „totales-Hb") ist erst nach einem mehrwöchigen Höhenaufenthalt in mittlerer Höhe zu rechnen.

33.3.3 Regulation des Säure-Basen-Haushaltes in mittlerer Höhe

Wie bereits erwähnt, ist die Mehratmung eines der am schnellsten einsetzenden Anpassungsmechanismen an O_2-Mangel. Folge dieser Hyperventilation ist das Auftreten einer akut respiratorischen Alkalose. Messbare Zeichen der akut respiratorischen Alkalose sind im Blut ein erhöhter pH-Wert (bis ca. 7,45 in mittlerer Höhe) und ein verminderter arterieller Kohlendioxidpartialdruck (PCO_2 um 30 mmHg) bei vorerst unveränderter Bikarbonat-Konzentration. Der Organismus versucht bereits in den ersten Stunden, die respiratorische Alkalose durch eine vermehrte renale Bikarbonat-Ausscheidung auszugleichen, sodass in mittlerer Höhe bereits innerhalb von 24–48 Stunden der pH-Wert im Sinne einer vollständig metabolisch kompensierten respiratorischen Alkalose wieder normalisiert ist. Im Gegensatz dazu ist in großen und extremen Höhen eine komplette renale Kompensation der respiratorischen Alkalose nicht mehr möglich. Der pH-Wert liegt stets im alkalotischen Bereich.

33.3.4 Flüssigkeitshaushalt in mittlerer Höhe

Exogene Umweltfaktoren (Lufttemperatur, relative Luftfeuchte, Sonneneinstrahlung etc.) wie auch endogene Faktoren (Wärmeproduktion insbesondere in der belasteten Muskulatur) beeinflussen entscheidend das thermische Gleichgewicht und den Flüssigkeits- und Elektrolythaushalt des Menschen. Physische Belastung führt zu einer deutlichen Steigerung der Wärmeproduktion bis auf das 20-Fache, wobei eine 5-fach erhöhte Wärmeproduktion über mehrere Stunden erbracht werden kann. Diese zusätzlichen Wärmemengen, auch bei kühlen und kalten Umgebungstemperaturen unter moderaten Höhenbedingungen, können dem Körper nur durch die Verdunstung von Schweiß entzogen werden.

Beim Aufenthalt im Gebirge kommt es darüber hinaus speziell über die Atmung infolge der Hyperventilation zu einem weiteren bedeutsamen Verlust an Flüssigkeit und Elektrolyten. Die Außentemperatur fällt um ca. 1°C pro 150 Höhenmeter, der Wasserdampfdruck zeigt keine lineare, sondern eine exponentielle Abnahme mit der Höhe. So liegt der Wasserdampfdruck bei +20°C bei 17 mmHg und bei –20°C nur bei 1 mmHg. Diese sehr geringe absolute Feuchtigkeit in der Höhe fördert die rasche Dehydratation des Organismus bei gleichzeitiger körperlicher Aktivität. Dazu gesellen sich Flüssigkeitsverluste über die Haut, die selbst bei kühlen Außentemperaturen nicht unterschätzt werden dürfen. Kälte und Hypoxie vermindern zudem das Durstgefühl. Die Flüssigkeitsverluste über Schweiß und Atemwege führen zu einer Verminderung des intravasalen Flüssigkeitsvolumens. Dies wirkt sich negativ auf die Kreislauffunktion aus: Das Schlagvolumen sinkt, und die Herzfrequenz steigt reflektorisch bei gegebener Belastung. Bei fortbestehender inadäquater Flüssigkeitszufuhr nimmt die körperliche Leistungsfähigkeit deutlich ab, Zeichen der Dehydratation mit Hypovolämie sind die Folge:

- Abnahme der Schweißproduktion,
- Verminderung des Plasmavolumens,
- Reduktion des Herzminutenvolumens und der VO_{2max},
- Verminderung der Muskelkraft,
- Entleerung der hepatischen Glykogen-Reserven.

Bereits eine Reduktion des Körperwassers von 1% führt zu einer messbaren Verschlechterung von Leistungsparametern. All diese Komponenten müssen unbedingt während eines aktiven Höhenaufenthaltes sowie bei einem Höhentraining berücksichtigt werden.

33.4   Höhentraining

„Höhentraining" ist eine spezielle Trainingsform in der Sportmedizin, die populär wie kaum eine andere ist und gleichzeitig im Fokus kontroversieller Diskussionen steht. Seit mehreren Jahrzehnten wird wissenschaftlich der Frage nachgegangen, ob grundsätzlich durch körperliches Training in Hypoxie die Leistungsfähigkeit – vor allem im Ausdauerbereich – gesteigert werden kann. Hier gilt es mehrere Situationen zu unterscheiden, wo Höhentraining zum Einsatz kommen kann:

a.   zur Vorbereitung auf einen Wettkampf in der Höhe,
b.   zur Vorbereitung auf einen Wettkampf in Tallage/Normoxie,
c.   als spezifische Trainingsform während einer Trainingsphase, um nach erfolgter Durchführung auf einem höheren Leistungsniveau den weiteren Trainingsaufbau absolvieren zu können.

Betrachtet man die drei Punkte aus Sicht eines evidenz-basierten Wissensstandes, so sprechen die vorliegenden Daten klar für die Wirksamkeit des Höhentrainings im Sinne der Höhenakklimatisation zur Wettkampfvorbereitung in Hypoxie, während die unter b und c genannten Ansätze für ein Höhentraining in der Literatur sehr oft, aber nicht immer mit positiven Ergebnissen verbunden sind (Übersicht: Millet et al. 2010; Vogt u. Hoppeler 2010; Billait et al. 2012; Lundby et al. 2014).

Warum gibt es bislang keinen einheitlichen Konsens über die Effizienz und Effektivität eines Höhentrainings? Die physiologischen Anpassungsreaktionen des Organismus an Hypoxie sind individuell sehr unterschiedlich, dasselbe gilt für die persönliche Hypoxietauglichkeit. Schwere Formen der Höhenkrankheit (Höhenhirnödem, Höhenlungenödem) treten nur in größeren Höhen und unter stärkerer Hypoxieexposition auf. Milde Formen der akuten Bergkrankheit sind in der Initialphase des Höhentraining möglich, können bis zu 25% nicht adaptierte Personen betreffen, sind aber zumeist nur transient (Schommer et al. 2012; Bergeron et al. 2012). Wird in der Fachliteratur vereinfacht die Leistungseinbuße, gemessen an der VO_{2max}, mit 1% pro 100 m bei Höhen über 1500 m angegeben, so findet man in der Literatur eine individuelle Schwankungsbreite von mehreren Prozent. Gerade hochtrainierte Ausdauerathleten erleiden oftmals eine größere Leistungseinbuße durch Hypoxie, da diese Sportler bereits unter Normoxie eine arterielle Entsättigung bei Maximalbelastung zeigen können (EIAH, exercise induced arterial hypoxaemia), die unter Hypoxie noch weiter verstärkt wird. Deshalb müssen Studienergebnisse, die nicht am Hochleistungssportler erhoben wurden, kritisch betrachtet werden. Zudem muss hinterfragt werden, ob die VO_{2max} tatsächlich der geeignete Parameter zur Abschätzung eines eventuell erfolgreichen Höhentrainings ist oder ob man nicht vermehrt auf den Schwellenbereich bzw. die Dauerleistungsfähigkeit oder weitere Parameter wie die Bewegungsökonomie achten sollte. Weitere individuelle Unterschiede findet man in der Geschwindigkeit der Höhenakklimatisation wie auch in der Leistungsverbesserung nach Rückkehr in Normoxie.

33.4.1 Formen des Höhentrainings

Klassischerweise versteht man unter Höhentraining den permanenten Aufenthalt plus das Training in Höhen zwischen 1800 m und 2500 m für eine Dauer von 2–3 Wochen. Aufgrund innovativer Technologien sowie eingeschränkter zeitlicher und finanzieller Ressourcen haben sich in letzter Zeit diverse Formvarianten des Höhen- bzw. Hypoxietrainings entwickelt. Diese werden wie folgt eingeteilt (Millet et al. 2010):

- **„Living high – Training high (LHTH)"**
Klassische Form des Höhentrainings. Trainieren und Wohnen erfolgt in mittleren Höhenlagen, meist zwischen 1800 m und 2500 m.

- **„Living high – Training low (LHTL)"**
Wohnen in natürlichen oder künstlichen Höhen von 2500–3000 m und Trainieren im Tiefland. Bei dieser Form halten sich die Sportler in der trainingsfreien Zeit in Hypoxie auf, das Training wird unter Normoxie durchgeführt – mit dem Vorteil, Trainingsumfang bzw. Trainingsintensität beibehalten zu können. Für diese Modifikation des Höhentrainings werden spezielle Häuser oder Räume konstruiert, in welchen normobare Hypoxie herrscht, d.h., der Barometerdruck in den Räumlichkeiten beträgt 760 mmHg, die Hypoxie wird durch teilweisen Ersatz des Sauerstoffs im Raum durch Stickstoff erreicht (deshalb auch als „Stickstoff-Häuser" bezeichnet). Gleiche bzw. ähnliche Technologien werden in den kommerziell verfügbaren „Hypoxiezelten" eingesetzt.

- **„Living low – Training high (LLTH)"**
Wohnen im Tiefland und Durchführung (eines Teils) der Trainingseinheiten in natürlichen oder künstlichen Höhen von 2300–3000 m.

- **„Intermittierende Hypoxie (IH)"**
Kurzzeitige, intervallmäßige Expositionen (Minuten) in künstlichen Höhen in Ruhe, unterbrochen von ähnlich langen Expositionsintervallen in Normoxie (IHE, intermittent hypoxic exposure), bzw. kontinuierliches Training in Hypoxie (IHT, intermittent hypoxic training) oder Intervalltraining in Hypoxie (IHIT, intermittent hypoxic interval training).

- **Kombinationsformen wie „live high-train low and high (LHTLH)"**

33.4.2 Höhentraining und Leistungssteigerung?

Die Grundidee des Höhentrainings basiert auf der Kenntnis des direkten Zusammenhangs zwischen Erythrozytenmasse bzw. zirkulierendem Hb (tHb) und VO_{2max}. Gelingt es mit physiologischen Methoden, den Gehalt an tHb zu steigern, so nimmt über eine Verbesserung des arteriellen Sauerstoffgehalts die Gewebsversorgung mit O_2 bei Belastung zu, und somit verbessert sich die VO_{2max}. Deshalb wurde bzw. wird bei den meisten Höhentrainingsstudien das wissenschaftliche Augenmerk neben der individuellen Leistungssteigerung auf die Stimulierung der Erythropoiese gelegt. Allerdings werden zusätzliche zentrale Faktoren, welche die individuelle Leistung steigern könnten, diskutiert, wie ventilatorische, hämodynamische und neurale Adaptierungen sowie periphere Faktoren wie die Verbesserung der Pufferkapazität der Muskulatur und Optimierung der Bewegungsökonomie nach Hypoxieexposition (Millet et al. 2010).

> Basierend auf aktuellen Studien ist es sehr wahrscheinlich, dass das Modell LHTH in vielen, aber nicht allen Athleten die Leistungsfähigkeit sowohl in der Höhe als auch in Tallage verbessern kann. Ähnliches gilt für das Modell LHTL.

Das LLTH-Trainingskonzept konnte bislang keinen Hinweis auf eine Verbesserung der VO_{2max}, der maximalen Wattleistung oder der Wettkampfzeit erbringen (Vogt u. Hoppeler 2010). Die bislang vergleichsweise bescheidene Datenlage für die intermittierenden Hypoxie-Modelle gibt keinen klaren Hinweis auf einen leistungssteigernden Effekt (Lundby et al. 2014).

Ein neuer Ansatz im Höhentraining betrifft die ausgewählte Trainingspopulation. In den letzten Jahren mehren sich Publikationen, die zusätzlich Empfehlungen für Hypoxietraining (LHTH, LHTL) auch für Mannschaftsportarten mit hohem Laufanteil (Fußball, Handball u.a.) abgeben (Billait et al. 2012; Aughey et al. 2014; Faiss et al. 2014), um die individuelle Spielleistung und somit die Mannschaftsleistung in Tal und Höhe zu verbessern. Ergänzt wird dieser Ansatz durch die neue Trainingsmethode des RHS (repeated sprint training in hypoxia), welche das Ziel einer verzögerten Ermüdung bei inkompletten Erholungsmöglichkeiten verfolgt.

33.4.3 Erythropoiese

Aktuelle Studien zeigen, dass mit beiden Hypoxie-Trainingsformen, LHTH und LHTL, eine Zunahme der Anzahl zirkulierender Erythrozyten und damit eine Steigerung der gesamten Hb-Masse (tHb) möglich ist (Jacobs et al. 2012).

> Das tHb dürfte etwa 1,1% pro 100 Stunden Hypoxie-Exposition (2000 m für LHTH und 3000 m für LHTL) zunehmen. Das würde einem zu erwartenden Anstieg des tHb von etwa 3,4% bei einem klassischen Höhentraining für zwei Wochen in 2000 m entsprechen.

Bezogen auf die hypoxieinduzierte Steigerung der Erythropoiese, kann die Erwartungshaltung für Trainer und Athleten rein wissenschaftlich als hoch eingestuft werden, dass signifikante Effekte auch eintreten (Gore et al. 2014). Eine Stimulierung der Erythropoiese durch intermittierende Hypoxieformen wurde nicht nachgewiesen.

Nach Rückkehr in Normoxie dürfte das tHb zumindest zehn Tage erhöht bleiben. Die indviduelle Schwankungsbreite ist allerdings sehr groß (Robertson et al. 2010; Garvican et al. 2012).

33.4.4 Atmung

Selbst moderate Hypoxie führt zur Hyperventilation in Ruhe und bei intensiven Leistungen. Dadurch ist es möglich, innerhalb weniger Tage den initial erniedrigten arteriellen PO_2 annähernd zu normalisieren (= ventilatorische Akklimatisation). Das maximale Atemminutenvolumen nimmt gleichfalls zu. Während die hypoxieinduzierte Hyperventilation zu einer Leistungssteigerung in der Höhe nach Akklimatisation führen kann, sind die Auswirkungen nach Rückkehr in Normoxie unklar. Eine gesteigerte Ventilation kann noch einige Tage nach dem Ende eines Höhenaufenthaltes beobachtet werden. Ob durch Höhentraining über ein begleitendes Training der Atemmuskulatur eine Leistungsverbesserung zu erzielen ist, blieb unbewiesen.

33.4.5 Muskelstoffwechsel

Vom trainingsphysiologischem Aspekt würde man in der Muskulatur auch jene Anpassungsvorgänge durch Höhentraining erhoffen, wie sie durch Ausdauertraining in Tallage nachweisbar sind: Zunahme der Kapillarisierung und Anstieg der Mitochondrienzahl sowie der Aktivität oxidativer Enzyme. Faktum ist, dass Höhentraining zu keiner Änderung der Muskelfaserverteilung führt. Allerdings gibt es Hinweise, dass manche Formen des Hypoxietrainings bessere muskuläre Trainingseffekte zur Folge haben als vergleichbare Trainingseinheiten in Normoxie (Millet et al. 2010; Vogt u. Hoppeler 2010). Eine Verbesserung der muskulären Pufferkapazität, der glykolytischen sowie oxidativen Kapazität werden hierfür verantwortlich gemacht.

33.4.6 Optimale Dauer des Höhentrainings

Für LHTH wird ein 3- bis 4-wöchiger Aufenthalt in Höhen von 1800–2500 m empfohlen. Für die Trainingsmodalität LHTL wird ein mindestens 4-wöchiges Training in bzw. entsprechend einer Höhe von 2200–2500 m als sinnvoll erachtet, wobei die optimale Hypoxiedauer mit 20–22 h/Tag und die minimale Hypoxiedauer mit 12 h/Tag angegeben wird (Millet et al. 2010).

Völlig heterogen wird in der Fachliteratur die Frage beantwortet, wann nach einem Hypoxietraining die Leistungsfähigkeit optimal verbessert ist bzw. wann der beste Wettkampfzeitpunkt nach der Hypoxie-Exposition ist. Offensichtlich finden sich zu viele Einflussfaktoren, um hier klare Aussagen treffen zu können.

Literatur

Aughey RJ, Buchheit M, Garvican-Lewis L, Roach GD, Sargent C et al. (2014) Yin and yang, or peas in a pod? Individual-sport versus team-sport athletes and altitude training. Br J Sports Med 47: 1150–1154

Bergeron MF, Bahr R, Bärtsch P, Bourdon L, Calbet JAL, Carlsen KH et al. (2012) International Olympic Committee consensus statement o thermoregulatory and altitude challenges for high-level athletes. Br J Sports Med 46: 770–779

Billait F, Gore CJ, Aughey RJ (2012) Enhancing team-sport athlete performance, Is altitude training relevant? Sports Med 42: 751–767

Faiss R, Girard O, Millet GP (2014) Advancing hypoxic training in team sports: from intermittent hypoxic training to repeated sprint training in hypoxia. Br J Sports Med 47: i45–i50

Garvican L, Martin D, Quod M, Stephens B, Sassi A, Gore C (2012) Time course of the hemoglobin mass response to natural altitude training in elite endurance cyclists. Scand J Med Sci Sports 22: 95–103

Gore CJ, Sharpe K, Garvican-Lewis LA, Saunders PU, Humberstone CE et al. (2014) Altitude training and haemoglobin mass from the optimised carbon monoxide rebreathing method determined by meta-analysis. Br J Sports Med 47: i31–i39

Gunga HC, Kirsch K, Röcker L, Schobersberger W (1994) Time course of erythropoietin, triiodothyronine, thyroxine, and thyroid-stimulating hormone at 2315 m. J Appl Physiol 76: 1068–1072

Haase VH (2013) Regulation of erythropoiesis by hypoxia-inducible factors. Blood Rev 27: 41–53

Jacobs RA, Lundby C, Robach P, Gassmann M (2012) Red blood cell volume and the capacity for exercise at moderate to high altitude. Sports Med 42: 643–633

Lundby C, Millet GP, Calbet JA, Bärtsch P, Subudhi W (2013) Does altitude training increase exercise performance in elite athletes? Br J Sports Med 46: 792–795

Mairbäurl H (1994) Red blood cell function in hypoxia at altitude and exercise. Int J Sports Med 15: 51–63

Mairbäurl H, Schobersberger W, Humpeler E, Fischer, Raas E (1986) Beneficial effects of exercising at moderate altitude on red cell oxygen transport and on exercise performance. Pflügers Arch 406: 594–599

Millet G, Roels B, Schmitt L, Woorons X, Richalet JP (2010) Combining hypoxic methods for peak performance. Sports Med 40: 1–25

Neumayr G, Fries D, Mittermayer M, Humpeler E, Klingler A, Schobersberger W, Spiesberger R, Pokan R, Schmid P, Berent R (2015) Effects of hiking at moderate and low altitude on cardiovascular parameters in male patients with metabolic syndrome: Austrian Moderate Altitude Study. Wilderness Environ Med 25(3): 329–334

Reiner K (2007) Bergtourismus – Herausforderungen und Entwicklungschancen für eine nachhaltigere Entwicklung. In: Oedl-Wieser T. Zeitreisen(de) im ländlichen Raum. Diskurse-Re-Visionen. Forschungsbericht Nr. 57 der Bundesanstalt für Bergbauernfragen, S 41–54

Robertson EY, Saunders PU, Pyne DB, Aughey RJ, Anson J, Gore CJ (2010) Reproducibility of performance changes to simulated live high/train low altitude. Med Sci Sports Exerc 42: 394–401

Schobersberger B, Schobersberger W (2015) Präventivmedizinische und gesundheitstouristische Aspekte der Mittleren Höhen. In: Berghold F, Burtscher M, Domej W, Durrer B, Fischer R, Paal P, Schaffert W, Schobersberger W, Sumann G (Hrsg) Alpin- und Höhenmedizin. Springer, Berlin Heidelberg, S 399–408

Schobersberger W, Leichtfied V, Mück-Weymann M, Humpeler E (2009) Austrian Moderate Altitude Studies (AMAS). Benefits of exposure to moderate altitudes (1,500–2,500 m). Sleep Breath 14: 201–207

Schommer K, Menold E, Subudhi AW, Bärtsch P (2014) Health risk for athletes at moderate altitude and normobaric hypoxia. Br J Sports Med 46: 828–832

Shah YM, Xie L (2014) Hypoxia-inducible factors link iron homeostasis and erythropoiesis. Gastroenterology 146: 630–642

Vogt M, Hoppeler H (2010) Is hypoxia training good for muscles and exercise performance? Prog Cardiovasc Dis 52: 525–533

33

Sport als Therapie bei chronischen Erkrankungen

Werner Benzer

© Springer-Verlag GmbH Austria 2017
M. Wonisch, P. Hofmann, H. Förster, H. Hörtnagl, E. Ledl-Kurkowski, R. Pokan (Hrsg.),
Kompendium der Sportmedizin, DOI 10.1007/978-3-211-99716-1_34

34.1   Einführung

Die Entstehung bzw. der ungünstige Verlauf chronischer Herz-Kreislauf-Erkrankungen ist sehr oft durch einen Mangel an körperlicher Aktivität verursacht. Da Bewegungsmangel auch bei völlig gesunden Personen zu atrophischen Vorgängen an den die Leistungsfähigkeit vermittelnden Organsystemen führen kann, ist es naheliegend, dass bei bereits erkrankten Organsystemen diese Vorgänge noch verstärkt werden.

Die Schwäche chronisch kranker Menschen besteht daher fast immer aus zwei Komponenten: zum einen aus dem organpathologisch bedingten Funktionsdefizit, zum anderen aber auch aus der durch den Bewegungsmangel bedingten Leistungsschwäche. Durch eine noch so gute konventionelle Therapie kann aber immer nur die auf der Organpathologie beruhende Krankheitskomponente, nicht nicht das Zusammenspiel der Ganzkörperfunktionen gebessert werden (Hollmann u. Hettinger 2000).

Die Folgen von Bewegungsmangel sind somit durch keine wie immer geartete medikamentösen, chirurgischen oder passiven physikalischen Behandlungen behebbar, sondern ausschließlich durch die Beseitigung des Bewegungsmangels. Es ist hinlänglich belegt, dass Bewegungsmangel ein unabhängiger Prädiktor für die Sterblichkeit ist. Speziell die Mortalität von Diabetikern, Hypertonikern, Patienten mit Hyperlipidämie, mit COPD und Menschen mit Übergewicht hängt signifikant von der durch regelmäßiges Training erarbeiteten körperlichen Leistungsfähigkeit ab (Blair et al. 1989).

Training zur Verbesserung der körperlichen Leistungsfähigkeit ist daher bei Menschen mit erhöhtem Krankheitsrisiko und umso mehr bei bereits chronisch Kranken in jedem Fall günstig, sofern der Krankheitszustand stabil ist. Grundsätzlich ist die Aufnahme eines körperlichen Trainings unabhängig von der Art und Schwere der chronischen Erkrankung und dem Grad der Leistungsschwäche, sofern eine für das Training nötige Grundmobilität gegeben ist. Denn gerade bei schlechtem Allgemeinzustand führt schon eine geringe Zunahme des Trainingsumfangs zu einer deutlichen Steigerung der Körperfunktionen, der körperlichen Leistungsfähigkeit, der gesundheitsbezogenen Lebensqualität und auch der Lebenserwartung (Pate et al. 1995; Samitz u. Mensink 2002). Auf keinen Fall sollte man vor einer vernünftigen sportlichen Aktivität aus gesundheitlichen Gründen abraten. Mit regelmäßiger Bewegung lebt man nicht nur länger, sondern man lebt mit einem aktiven Lebensstil auch besser.

34

34.2   Körperliche Aktivität zur Prävention und Therapie von Herz-Kreislauf-Erkrankungen

Die Atherosklerose ist die häufigste chronisch verlaufende Erkrankung, deren klinische Erscheinungen vor allem in Form von Herzinfarkt oder Schlaganfall münden. Der Verlauf dieser Erkrankung folgt somit einer Stufenleiter, deren Aussehen durch unbeeinflussbare genetische Risikofaktoren und Alter und durch die Anzahl beeinflussbarer Risikofaktoren bestimmt wird (◨ Abb. 34.1). Am Beginn des stufenförmigen Verlaufs der Erkrankung steht ein ungesunder Lebensstil in Form falscher Ernährung, Rauchen und Bewegungsmangel. Zu welchem Zeitpunkt auch immer man in den Verlauf einzugreifen gedenkt, muss die Ursache der Veränderungen durch den konsequenten Wechsel auf einen gesunden Lebensstil behandelt werden.

Mehrere epidemiologische Studien konnten eine inverse Beziehung zwischen regelmäßiger körperlicher Bewegung und dem Auftreten von Herz-Kreislauf-Erkrankungen zeigen. Das relative Risiko, eine koronare Herzkrankheit zu bekommen, ist bei körperlich inaktiven Personen

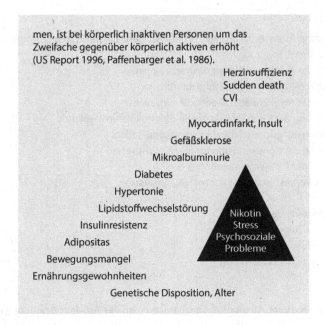

men, ist bei körperlich inaktiven Personen um das Zweifache gegenüber körperlich aktiven erhöht (US Report 1996, Paffenbarger et al. 1986).

Herzinsuffizienz
Sudden death
CVI

Myocardinfarkt, Insult

Gefäßsklerose

Mikroalbuminurie

Diabetes

Hypertonie

Lipidstoffwechselstörung

Insulinresistenz

Adipositas

Bewegungsmangel

Ernährungsgewohnheiten

Genetische Disposition, Alter

Nikotin
Stress
Psychosoziale
Probleme

■ Abb. 34.1   Stufenleiter der Entstehung atherosklerotischer Erkrankungen

um das Zweifache gegenüber körperlich aktiven erhöht (US Department of Health and Human Services 1996; Paffenbarger et al. 1986).

Bessere körperliche Fitness – gemessen während eines Belastungstests – ist sowohl bei Männern als auch bei Frauen mit einem signifikant niedrigeren Herz-Kreislauf-Mortalitätsrisiko verbunden (Blair et al. 1989; Sandvick et al. 1993). Bezogen auf die Mortalität erreicht die Risikoreduktion bei körperlicher Aktivität mit einem Energieverbrauch von mehr als 2000 kcal/Woche bis zu 25% (Paffenbarger et al. 1986).

Eine Metaanalyse von zehn randomisierten Studien mit Ausdauertraining, das im Rahmen einer ambulanten kardiologischen Rehabilitation bei Patienten mit bekannter koronarer Herzkrankheit durchgeführt wurde, ergab eine 24%ige Reduktion der Gesamtmortalität und eine 25%ige Reduktion der kardiovaskulären Mortalität in der Trainingsgruppe, verglichen mit der Kontrollgruppe (Blair 1993).

Diese Daten motivieren eindeutig zur Empfehlung körperlichen Trainings in der Primär- und Sekundärprävention der koronaren Herzkrankheit. Dies gilt gleichermaßen für Männer wie für Frauen.

34.2.1 Physiologische Effekte von körperlichem Training auf das Herz-Kreislauf-System

Aus kardiologischer Sicht hat körperliches Training sowohl direkte als auch indirekte Effekte auf das gesunde und kranke Herz-Kreislauf-System. Die direkten Effekte verbessern die funktionelle Kapazität, die indirekten Effekte reduzieren die kardiovaskulären Risikofaktoren und damit die Wahrscheinlichkeit eines kardiovaskulären Ereignisses.

Die direkten physiologischen Auswirkungen von regelmäßigem körperlichen Training auf das Herz-Kreislauf-System und den Stoffwechsel sind nachfolgend zusammengefasst.

Physiologische Auswirkungen von regelmäßigem körperlichen Training

Kardiovaskuläre Veränderungen:
- Senkung der Ruhe- und Belastungsherzfrequenz
- Senkung des Ruhe- und Belastungsblutdrucks
- Senkung des myokardialen Sauerstoffverbrauchs
- Verbesserung der Kontraktilität des linksventrikulären Myokards
- Aktivierung der endothelabhängigen Vasodilatation
- Aktivierung der Genexpression für die NO-Synthetase
- Erhöhung des Parasympathikotonus
- Mögliche Verbesserung des koronaren Blutflusses

Metabolische Veränderungen:
- Gewichtsreduktion
- Erhöhte Glukose-Toleranz
- Verbesserung des Lipidprofils

Die zeitliche Dauer dieser Adaptationsmechanismen an das Ausdauertraining wird in den einschlägigen Studien und Lehrbüchern unterschiedlich angegeben. Erste funktionelle Veränderungen sind bereits unmittelbar nach jedem Trainingsreiz feststellbar. Stabile Verhältnisse werden nach 6–8 Wochen erreicht, sodass eine Steigerung der Trainingsvorgaben sinnvoll ist, und zwar so lange und so oft, bis das definierte Trainingsziel erreicht ist. Morphologische Veränderungen im Sinne einer Regression der Koronarsklerose werden nach etwa einem Jahr beschrieben, können aber durch Weiterführung eines entsprechenden Lebensstils über fünf Jahre noch gesteigert werden (Ornish et al. 1998).

34.2.2 Die Bedeutung von körperlichem Training zur Modifikation kardiovaskulärer Risikofaktoren

■■ Adipositas

Die so genannte Body composition sowie der Typus der Fettverteilung (waist to hip ratio) sind unabhängige Risikofaktoren und stehen in direktem Zusammenhang mit der kardiovaskulären Mortalität (Blair 1993). Körperliches Training ist eine anerkannte Methode zur Gewichtsreduktion. Die meisten kontrollierten Studien zeigen allerdings durch Ausdauertraining alleine eine nur geringe Reduktion des Körpergewichts, sodass dieses mit einem Krafttraining und kalorienreduzierter Ernährung kombiniert werden muss (Ishii et al. 1998).

Diät alleine führt aber insofern zu einer unerwünschten Art der Gewichtsabnahme, als sie eine Reduktion der Muskelmasse bewirkt und sich somit die prozentuelle Verteilung der Körperkompartimente nicht ändert. Zudem wird der Grundumsatz gesenkt, was nach Beendigung der Diät zu einer raschen neuerlichen Gewichtszunahme führt, welche als so genannter Jo-Jo-Effekt bezeichnet wird.

Nur wenn körperliches Training mit einer gezielten, energiebilanzierten Ernährung kombiniert wird, ist die Gewichtsabnahme auf Dauer zufriedenstellend und betrifft auch wirklich den Fettanteil am Gesamtkörpergewicht. Diese Erkenntnisse unterstreichen die Bedeutung einer kombinierten Strategie von körperlichem Training und ausgewogener Ernährung zum Erreichen einer anhaltenden Reduktion des Körpergewichts.

■ ■ Hyperlipidämie

Der Effekt von körperlichem Training auf das Lipidprofil ist immer noch Gegenstand aktiver Forschungsarbeit. Die bisher vorliegenden Daten sind noch nicht übereinstimmend. Die Ergebnisse sind auch teilweise durch zusätzliche Diät und medikamentöse Lipidsenkung beeinflusst. Eine Metaanalyse von 95 Studien (allerdings meist nicht randomisiert) konnte zeigen, dass regelmäßiges Ausdauertraining zu einer 6,3%igen Reduktion des Gesamtcholesterins, zu einer 10%igen Reduktion des LDL-Cholesterins und zu einem 5%igen Anstieg des HDL-Cholesterins führt (Tran u. Weltman 1985).

Als gesichert gilt, dass HDL-Cholesterin durch ein breites Spektrum an unterschiedlichen Trainingsintensitäten positiv beeinflusst wird (King et al. 1995). Zwischen dem Trainingsumfang und dem daraus resultierenden Anstieg von HDL-Cholesterin besteht eine gute Korrelation. In einer Studie mit weiblichen Läufern war ein Anstieg des HDL mit steigender Kilometeranzahl pro Woche auch noch über einen Trainingsumfang von 64 km/W hinaus zu beobachten (Williams 1996).

Die zu erwartenden Auswirkungen von Training auf die messbaren Parameter des Lipidstoffwechsels mögen in Zeiten der ausgezeichnet wirksamen Cholesterinsenkung mit modernen Statinen zwar gering und deshalb nur additiv sein, stellen aber trotzdem einen wichtigen Faktor zur umfassenden Therapie der kardiovaskulären Risikofaktoren dar.

■ ■ Hypertonie

Zwei große longitudinale Studien konnten beweisen, dass regelmäßiges körperliches Training die Entstehung einer Hypertonie verhindern kann (Paffenbarger et al. 1983; Blair et al. 1984). Darüber hinaus konnte gefunden werden, dass Ausdauertraining einen erhöhten Blutdruck nach unten korrigiert. Die Blutdruckwerte sind dabei an Tagen mit körperlichem Training niedriger als an Tagen ohne Training (Pescatello et al. 1991). Auch die durch Hypertonie induzierte pathologische Linksherzhypertrophie ist nach mehreren Monaten eines Ausdauertrainings rückläufig (Kokkinos et al. 1995). Ausdauertraining mit Hypertonikern, z.B. im Rahmen eines ambulanten kardiologischen Rehabilitationsprogramms, kann erhebliche Einsparungen an Antihypertensiva bewirken (Kurz et al. 2001).

Zum Erreichen einer messbaren Blutdrucksenkung wird allgemein ein dynamisches Ausdauertraining empfohlen, wobei eine geringe bis mäßige Intensität eher geeignet scheint als ein Training in zu hohen Intensitätsbereichen (Hagberg et al. 2000). Das Training sollte an den meisten Tagen der Woche für zumindest 30 Minuten durchgeführt werden (Pate et al. 1995).

■ ■ Diabetes mellitus

Helmrich und Paffenbarger fanden in einer Untersuchung an 6000 Universitätsabsolventen eine inverse Beziehung zwischen körperlichem Training und der Diabetesinzidenz (Helmrich u. Paffenbarger 1992). Folgt man der Physician Health Study, so scheint es möglich, durch Training das Risiko für die Entwicklung eines Diabetes auf die Hälfte zu reduzieren (Manson et al. 1986).

Körperliche Aktivität hat einen nachweislich günstigen Effekt, sowohl auf den Glukose-Stoffwechsel als auch auf die Insulinsensitivität. Dieser resultiert zum einen aus einer trainingsbedingten Zunahme an Muskelzellen, welche Glukose besser utilisieren als Fettzellen und durch das Training verstärkt auf Insulin ansprechen. Zum anderen sind ein Abbau von Übergewicht sowie eine verminderte Glukoseproduktion in der Leber positive Effekte (Wasserman u. Zinman 1994).

Die positiven Effekte des körperlichen Trainings betreffen vor allem den so genannten Diabetes mellitus Typ II. Dieser ist die Ursache für ca. 90% aller Diabetes-Erkrankungen und damit ein hauptsächlicher Risikofaktor für koronare, zerebrale und periphere Gefäßkrankheiten sowie Hauptursache für die Erblindung im Erwachsenenalter, Niereninsuffizienz und nichttraumatische Amputationsindikationen von Extremitäten.

Die Entstehung der mikrovaskulären Komplikationen wie Retino-, Neuro- und Nephropathie stehen ebenfalls im Zusammenhang mit der Hyperglykämie. Diese spielt schließlich auch beim Typ-I-Diabetes eine große Rolle und spricht auf Training an (Feuerstein u. Weinstock 1997).

Um die Insulinsensitivität positiv beeinflussen zu können, ist ein kombiniertes Kraft- und Kraft-Ausdauer-Training in höheren Intensitätsbereichen erforderlich. Evidenz gibt es für ein Lauftraining mit ca. 30 km pro Woche bei 70–80% der VO_{2max} sowie für ein 8-wöchiges kombiniertes Kraft- und Ausdauertrainig, welches in der Lage ist, kardiorespiratorische Parameter, die biophysikalischen Messdaten und die Muskelkraft zu bessern (Holloszy et al. 1986; Maiorana et al. 2002).

34.3 Medizinische Trainingssteuerung bei chronischen Erkrankungen

Wie die pharmakologische Behandlung benötigt auch das therapeutisch angewandte körperliche Training eine klar definierte Dosierung. Wirkung und Nebenwirkung sowie ein eventuelles Risiko sind gleichermaßen abzuwägen. Trotzdem ist für die meisten inaktiven Herz-Kreislauf-Patienten Training prinzipiell günstiger als kein Training. Die gesundheitsbezogene Lebensqualität und Prognose wird durch körperliche Aktivität bei den meisten chronisch kranken Patienten deutlich verbessert.

Zur richtigen Dosierung und zum Ausschluss von Kontraindikationen gegen das Medikament körperliches Training ist eine sportmedizinische Untersuchung vor Beginn der Trainingstherapie Grundvoraussetzung. Die American Heart Association und das American College of Sports Medicine haben dazu Richtlinien herausgegeben (Fletcher et al. 2001).

Bei der Umsetzung nichtmedikamentöser Therapieempfehlungen ist zu bedenken, dass es sich bei Patienten meist um Personen handelt, deren bisheriger ungesunder Lebensstil zum Entstehen ihrer aktuellen Gesundheitsprobleme beigetragen hat. Anleitungen zur richtigen Durchführung von körperlichem Training erschöpfen sich somit nicht nur in Wissensvermittlung, sondern zielen auch auf die Konditionierung einer langfristigen Lebensstilmodifikation. Die therapeutische Einstellung von Ausdauertraining muss die Kriterien des Typs, der Häufigkeit, der Intensität und der Dauer beachten.

Kriterien bei der therapeutischen Einstellung eines Ausdauertrainings
- Typ: alle herkömmlichen Ausdauersportarten (Alternativtraining)
- Häufigkeit: an 3–5 Tagen in der Woche
- Intensität: ca. 60–80% der maximal erreichten bzw. symptomlimitierten Herzfrequenz einer sitzend durchgeführten Fahrrad-Ergometrie
- Dauer: 45–60 Minuten
- Ergänzt durch eine zirkelartige Gymnastik mit Kraftkomponente

---

Die Vorgaben in der Übersicht richten sich an Patienten, die bereits eine gewisse Grundlagenausdauer aufweisen. Patienten, die aus völliger Inaktivität mit einem Training beginnen, müssen durch langsame Dosissteigerung an das auf Dauer wirksame Trainingsniveau herangeführt werden (◘ Tab. 34.1).

Bedacht zu nehmen ist aber auf die im Rahmen der Grunderkrankung und der Komorbidität verursachten Limitationen in der Mobilität. In speziell gelagerten Fällen muss das Prinzip, dass

◘ Tab. 34.1 Generalplan für die Entwicklung der Ausdauer im therapeutischen Training (Haber 2001) (WNTZ = Wochennettotrainingszeit; TE = Trainingseinheit; LF = Leistungsfähigkeit)

Stufe	LF% Referenz	WNTZ (min)	TE/Woche
1	<75	30	2–3
2	75–90	45	2–3
3	90–100	60	2–3
4	100–110	75	2–3
5	105–115	90	2–3
6	110–120	105	2–3
7	115–125	120	3–4
8	120–130	150	3–4
9	125–135	180	3–4

der Trainingseffekt bis zu einem gewissen Grad ein Produkt aus Intensität und Umfang darstellt, zum Tragen kommen. Zum einen müssen größere Trainingsumfänge empfohlen werden, wenn krankheitsbedingt keine ausreichenden Intensitäten erreicht werden, zum anderen ein intensiveres, intervallartiges Training, wenn größere Umfänge nicht möglich sind. Im Sinne einer allgemeinen Zunahme der Funktionalität ist besonders auf das Training aller motorischen Grundleistungsfähigkeiten zu achten.

Angesichts der vorliegenden Evidenz sollte ein geeignetes, auf die Grundkrankheit und die momentane Leistungsfähigkeit abgestimmtes körperliches Training als therapeutische Intervention den Patienten mit metabolischen und kardiovaskulären Erkrankungen keinesfalls vorenthalten werden. In der Durchführung dieses Trainings sollte der Patient ausreichend geschult und zu Beginn überwacht werden.

34.3.1 Risiken von körperlichem Training bei Patienten mit chronischen Erkrankungen

Das Risiko eines unerwünschten Ereignisses während körperlichem Training ist auch bei Herz-Kreislauf-Patienten gering. Die Inzidenz eines kardialen Zwischenfalls bei Patienten, die im Rahmen eines kardiologischen Rehabilitationsprogramms trainiert werden, ist 1 auf 294.000 fallbezogene Trainingsstunden und die Inzidenz eines Todesfalls 1 auf 784.000 fallbezogene Trainingsstunden (Van Camp u. Peterson 1986).

Eine übermäßige und zu rasche Steigerung der Trainingsintensität und Trainingshäufigkeit kann jedoch eine myokardiale Ischämie begünstigen. Ein solcher Trainingsumfang bewegt sich aber weitab von den üblichen, validierten kardiologischen Rehabilitationsprogrammen und medizinischen Trainingsempfehlungen.

Abgesehen von der Tatsache, dass ein extrem übertriebenes körperliches Training besonders bei Patienten mit Herz-Kreislauf-Erkrankungen die Gefahr eines kardialen Ereignisses bis hin zum plötzlichen Herztod mit sich bringen kann, ist das theoretische Risiko der körperlichen Inaktivität bei diesen Patienten langfristig erheblich höher.

Da Herz-Kreislauf-Patienten in jedem Fall einer Risikopopulation angehören, ist vor allem zu Beginn eine ärztliche Überwachung notwendig.

34.4 Körperliches Training als Therapie bei speziellen Patientengruppen

▪▪ Patienten mit koronarer Herzkrankheit

Trainingstherapie führt bei Patienten mit KHK zu einer Senkung der Gesamtmortalität um 27% und der kardialen Mortalität um 31% (Joliffe et al. 2002). Die Wirkmechanismen beruhen u.a. auf Gewichtsabnahme, Blutdrucksenkung, Senkung der Insulinresistenz, vermehrte NO-Produktion und Verbesserung der Endothelfunktion. Nach einem schwereren koronaren Ereignis sind die primären Ziele nicht selten die Kompensierung des durch die Immobilität entstandenen Funktionsverlusts und eine Verbesserung der kardiorespiratorischen Leistungsbreite. Hinzu kommen die positiven psychosozialen Effekte. Wurden für die Koronar-Patienten früher ausschließlich Ausdauerbelastungen empfohlen, so hat sich in den letzten Jahren zunehmend die Sinnhaftigkeit und auch Sicherheit eines dynamischen Krafttrainings erwiesen (Bjarnason-Wehrens et al. 2004). Wichtig ist die Anleitung zu körperlichen Aktivitäten, die eine entsprechende Akzeptanz in Form von Spaß am Sport und an sozialen Kontakten durch den Rehabilitanden finden.

▪▪ Patienten mit chronischer Herzinsuffizienz

Die Therapie der chronischen Herzinsuffizienz hat sich in den letzten Jahren dramatisch gewandelt. Während man in der medikamentösen Behandlung von einem stimulierenden Ansatz zu einem bremsenden Regime wechselte, geht man in Bezug auf die körperliche Aktivität den umgekehrten Weg, nämlich weg von der absoluten Schonung hin zu einem leistungserhaltenden oder -steigernden Training (McDonald et al. 1972; Gianuzzi u. Tavazzi 2001).

Über körperliches Training als therapeutische Maßnahme bei Patienten mit chronischer Herzinsuffizienz wird seit über 20 Jahren berichtet. Ein dosiert eingesetztes Ausdauertraining führt zu einer Verbesserung vieler pathophysiologischer Veränderungen und des subjektiven Wohlbefindens. Obwohl eine direkte Verbesserung der myokardialen Funktion und auch eine Mortalitätsreduktion durch Training von Patienten mit chronischer Herzinsuffizienz aufgrund der bisher vorliegenden Studienergebnisse letztlich nicht zu erwarten sind, wurde eine Verbesserung der körperlichen Leistungsfähigkeit, der Rehospitalisationsrate und der gesundheitsbezogenen Lebensqualität konsistent nachgewiesen (Flynn et al. 2009). Hinweise auf eine Mortalitätsreduktion durch körperliches Training bei Patienten mit chronischer Herzinsuffizienz konnten in der ExTraMATCH-Metaanalyse gefunden werden (Piepoli et al. 2004). Diese Ergebnisse müssen jedoch noch durch einzelne randomisierte Studien bestätigt werden.

Im Gegensatz zu Patienten mit erhaltener Linksventrikelfunktion sollte bei Patienten mit schwerer chronischer Herzinsuffizienz und mit einer Ejection Fraction unter 35% versucht werden, in erster Linie die Körperperipherie zu trainieren. Bei diesen Patienten ist ein intervallartiges Training mit einer höheren Beanspruchung der Muskulatur ohne negative Auswirkungen auf die kardiale Belastung der kontinuierlichen Dauermethode überlegen. Bei solchermaßen trainierten Patienten konnte nach nur drei Wochen eine Verbesserung der aeroben Kapazität beobachtet werden, wie sie sonst erst nach weit aus längerer Anwendung der Dauermethode beschrieben wird (Wonisch et al. 2003; Meyer et al. 1996; Wisløff et al. 2007).

Voraussetzung für die exakte Trainingssteuerung bei Patienten mit chronischer Herzinsuffizienz ist die Durchführung eines kardiopulmonalen Belastungstests mittels Spiroergometrie.

Aus der erreichten VO_{2max} wird die Trainingsintensität berechnet. Als neuere Trainingskonzepte kommen in aktuellen Studien validierte Trainingsprogramme mit kurzzeitiger Belastung und hoher Intensität (high-intensity training, HIT) und Trainingsprogramme mit länger dauernden Belastung und niedriger Intensität (low-intensity training, LIT) zur Anwendung (O'Connor et al. 2009). Studien zu HIT vs. LIT konnten zeigen, dass HIT bei Patienten mit chronischer Herzinsuffizienz zu einem höheren VO_{2max}-bezogenen Leistungszuwachs führt als LIT (Wisløff et al. 2007). Da Patienten mit chronischer Herzinsuffizienz schon krankheitsbedingt meist stark dekonditioniert sind, wird wegen der Unmöglichkeit einer längeren Ausdauerbelastung ein HIT mit 60% der VO_{2max} bei Trainingsbeginn bis zu 80–100% der VO_{2max} bei gutem Ansprechen auf das Training empfohlen. Bei bereits konditionierten Patienten mit Herzinsuffizienz kann ein LIT mit einer Intensität von 50–70% der VO_{2max} je nach Ausgangslage zur Anwendung kommen. Die Implementierung von HIT in die auf körperlichem Training basierende Rehabilitation von Patienten mit chronischer Herzinsuffizienz könnte sich wie folgt gestalten (Nebel u. Bjarnason-Wehrens 2014):

- eingangs nur gut tolerierte Anpassungsmaßnahmen an das beabsichtigte Training,
- dann zwei Wochen HIT 2-mal pro Woche bei 60% der VO_{2max},
- dann vier Wochen HIT 2-mal pro Woche bei 80% der VO_{2max},
- zuletzt HIT 2-mal pro Woche bei 100% der VO_{2max}.

Als Vorschlag für den zeitlichen Ablauf bei HIT wird eine 10–15 Sekunden dauernde Belastungsphase empfohlen, gefolgt von einer 60 Sekunden dauernden Erholungsphase. Das gesamte HIT dauert jeweils vier Minuten, gefolgt von jeweils drei Minuten Pause. Die Gesamtbelastungszeit kann je nach Belastungstoleranz bis etwa 30 Minuten pro Trainingseinheit betragen (Meyer et al. 1998; Støylen et al. 2012). Vor Abgabe einer generellen Empfehlung für die Anwendung der derzeit in der Literatur angegebenen HIT-Protokolle muss aber erwähnt werden, dass das ideale HIT-Protokoll noch Gegenstand von Untersuchungen ist. Die wichtigste zu diesem Thema laufende Studie ist das SMARTEX HF Trial (Støylen et al. 2012). Die Patientenrekrutierung wurde bereits im Jahre 2013 abgeschlossen, sodass die Endergebnisse in Kürze erwartet werden dürfen. Als das am häufigsten angewandte und auch sicherste Trainingsgerät bei Patienten mit chronischer Herzinsuffizienz gilt heute das Fahrrad-Ergometer.

Gerade bei Patienten mit schwerer Herzinsuffizienz gibt es Bedenken hinsichtlich der Sicherheit eines Kurzzeitintervalltrainings. Zuletzt konnte jedoch mehrfach gezeigt werden, dass HIT ebenso sicher anwendbar ist wie LIT. Bei Beachtung von Kontraindikationen gilt Ausdauertraining bei Patienten im NYHA-Stadium II–III grundsätzlich als sicher (O'Connor et al. 2009). Allerdings muss von einem erhöhten Risiko vor allem am Beginn des Trainings ausgegangen werden (Whellan u. O'Connor 2002). Somit macht die initiale Phase des Trainings eine strenge medizinische Überwachung erforderlich. In einem geeigneten Umfeld ist die Trainingstherapie in einem stabilen Krankheitsstadium aber eine sichere Intervention (Gianuzzi u. Tavazzi 2001).

■ ■ Patienten mit arterieller Verschlusskrankheit

Bei jedem PAVK-Patienten ist daran zu denken, dass die zugrundeliegende Erkrankung eine generalisierte Atherosklerose darstellt, sodass vor Beginn eines Trainings auch eine eingehende kardiologische Abklärung und Behandlung der kardiovaskulären Risikofaktoren erforderlich ist. PAVK-Patienten sind in ihrem Bewegungsradius eingeschränkt. Dies zwingt sie zu einem passiven und damit ungesunden Lebensstil. Der umfassendste Behandlungsansatz ist neben der medikamentösen Therapie deshalb die Bewegungstherapie (Völler 2002).

Je nach individuellen Befunden kann ein Geh-, Lauf- oder ein Ergometertraining durchgeführt werden. Die Belastungsintensität sollte so gewählt werden, dass der Patient beschwerdefrei bleibt bzw. gerade noch unter seiner Schmerzgrenze trainiert. Die „ACCF/AHA Practice Guidelines for the Management of Patients with Peripheral Arterial Disease" empfehlen ein ärztlich überwachtes Fahrrad-Ergometer-Training, eingeleitet von einer 5-minütigen Aufwärmphase, gefolgt von einer Stunde Training und 5-minütiger Erholungsphase 3-mal pro Woche über 26 Wochen. Die Trainingsintensität richtet sich nach der belastungsinduzierten Symptomatik.

Als Ursache für die ausgezeichnete Wirkung eines Gehstreckentrainings können drei Gründe maßgeblich sein:

Drei mögliche Gründe für die gute Wirkung des Gehstreckentrainings
- Intrazelluläre aerobe Stoffwechsel-Adaptationen könnten die Laktat-Bildung bei gegebenen Gehleistungen vermindern.
- Kollateralen und Kapillaranpassung könnten als Folge der erhöhten Strömungs-geschwindigkeit des Blutes entstehen. Ein Hypoxiereiz ist hierfür aber kaum verantwortlich zu machen, da bei vielen Patienten schon in Körperruhe so hohe Sauerstoffausschöpfungen des Blutes vorliegen, dass sie auch durch Belastung nicht mehr gesteigert werden können.
- Das systematisch betriebene Gehtraining verbessert die koordinative Qualität und hilft dadurch, eine gegebene Gehleistung mit einem geringeren Sauerstoffbedarf zu decken. Es handelt sich also um einen Ökonomisierungseffekt.

▪▪ Patienten mit Lungenerkrankungen

Diese Krankheiten sind gekennzeichnet durch eine Atrophie und Rarifizierung sowie Anämie des Lungengewebes. Ventilations-, Diffusions- und Perfusionsreserven sind reduziert. Die Leistungsminderung der Patienten ist weitgehend abhängig von der Größe des angestiegenen Residualvolumens und verhält sich zu ihm umgekehrt proportional. Neben der Zunahme des Residualvolumens steht eine Vergrößerung des Strömungswiderstandes in den Luftwegen infolge funktioneller und organischer Obstruktionen im Vordergrund. Die Übungsfähigkeit oder Trainierbarkeit hängt vom Ausmaß der pulmonalen Beeinträchtigung ab.

In jedem Fall ist eine Atemtherapie angebracht, deren Ziel es ist, dem Patienten die Pressatmung abzugewöhnen und ihn zu einer mehrfach am Tag durchzuführenden vorsichtigen Hyperventilation zu erziehen, um so einer CO_2-Aufstockung vorzubeugen. Ein Training zur Vergrößerung der lokalen aeroben dynamischen Ausdauer bietet sich in den weitaus meisten Fällen an. Die Trainingsvorgaben entsprechen im Wesentlichen denen der kardiologischen Trainingstherapie.

Eine Ausnahme dazu stellt das Training von Personen mit Anstrengungsasthma dar. Bei diesen Patienten gelten in vielen Punkten andere Regeln, als man sie üblicherweise in der präventiven Kardiologie kennt. Nicht der Dauerlauf ist hier der internistisch besonders empfehlenswerte Sport, sondern das Schwimmen. Nicht eine Ausdauerbelastung im aeroben kontinuierlichen Sinn ist optimal, sondern eine intervallartige Belastung mit keiner längeren Belastungsdauer als jeweils maximal 60 Sekunden. Ein Atemmuskeltraining ist vor allem bei der zystischen Fibrose wichtig.

In Östererich ist das körperliche Training bei Lungenerkrankungen in eine strukturierte stationäre oder ambulante pneumologische Rehabilitation integriert (Aigner et al. 2006). Diese folgt im Wesentlichen den Richtlinien der kardiologischen Rehabilitation. Ziel der pneumologischen Rehabilitation sind die Verbesserung der körperlichen Leistungsfähigkeit und der Lebensqualität durch Training sowie die Verminderung von Invalidität und Pflegebedürftigkeit. Die

Rehabilitation ist bei einer Reihe von Lungenerkrankungen die Basis der Therapie und kann auch von Patienten im fortgeschrittenen Stadium ihrer Erkrankung durchgeführt werden.

Mit der Verbesserung der Leistungsfähigkeit des Patienten durch das Training kann auch der Verlauf der Erkrankung günstig beeinflusst werden. Außerdem erhöht sich durch die Verbesserung der körperlichen Belastbarkeit die Aktivitätsbereitschaft der Betroffenen. Dies erzeugt wiederum einen positiven Effekt auf die Psyche: Der Patient hat weniger Depressionen, ist nicht mehr isoliert, soziale Kontakte werden wieder aufgenommen.

▪ ▪ Patienten mit neurologischen und psychiatrischen Erkrankungen

Körperliche Aktivität hat positive Effekte auf somatische und psychische Gesundheitsfaktoren. Systematisches körperliches Training hat somit ein präventives und therapeutisches Potenzial, auch neurologische und psychische Erkrankungen günstig zu beeinflussen.

Speziell bei Patienten mit den verschiedenen Formen und Schweregraden der Depression hat sich in den letzten Jahren ein körperliches Training bei der Mehrzahl der Fälle bewährt. Es besteht offenbar ein Zusammenhang zwischen dem Ausmaß der depressiven Verstimmung und der körperlichen Leistungsfähigkeit (Ströhle 2009). Auch konnte gezeigt werden, dass bei Angsterkrankungen, die zu den häufigsten psychiatrischen Krankheitsbildern zählen, körperliche Bewegung in Form von langsamem Laufen einer Plazebobehandlung, nicht aber der medikamentösen Therapie hochsignifikant überlegen war (Broocks et al. 1998).

Körperliches Training wirkt stimmungsaufhellend und antidepressiv. Besonders bemerkenswert ist, dass Ausdauertraining alleine bei verschiedenen Indikationen wirksam ist. Behandelt man die psychischen Störungen medikamentös, muss jede einzelne mit einem anderen Medikament behandelt und unter Umständen in Kauf genommen werden, dass ein Medikament, das bei einer Krankheit hilft, bei einer anderen nachteilige Effekte hat. Bei Fortsetzung des Trainings über Monate und Jahre werden die genannten Trainingswirkungen eher verstärkt.

Körperliche Aktivität senkt das Risiko für Schlaganfälle, demenzielle Erkrankungen oder einen Morbus Parkinson. Auch ist sie negativ mit der Dysthymie und anderen depressiven Symptomen sowie verschiedenen Angst- und Schmerzstörungen assoziiert. Eine therapeutische Wirksamkeit systematischen körperlichen Trainings konnte auch für einige Symptome von Psychosen und der Multiplen Sklerose, bei Abhängigkeitserkrankungen, Essstörungen, Kopfschmerzsyndromen und für die Kurzintervention bei Angststörungen nachgewiesen werden (Henkel et al. 2014).

Der gezielte Einsatz körperlichen Trainings bei prophylaktischen und therapeutischen Interventionen kann die Krankheitslast verschiedener neurologischer und psychischer Störungen senken. Es fehlen aber bis dato wissenschaftliche Untersuchungen hinsichtlich optimaler Art, Dauer und Intensität sowie möglicher Risiken körperlichen Trainings.

▪ ▪ Körperliche Aktivität zur Prävention und Therapie von Krebserkrankungen

Es ist Thema des wissenschaftlichen Diskurses, ob Sport die Lebenserwartung bei bösartigen Tumoren verlängert oder zumindest die Lebensqualität verbessert oder gar in negativer Weise lebenserwartungsverkürzend wirkt. Zumindest gibt es tierexperimentelle Hinweise, dass sportliche Betätigung vor einer Tumoraussaat die Anzahl der sich bildenden Metastasen reduziert (MacNeil u. Hoffmann-Goetz 1993).

Das epidemiologisch am häufigsten gefundene Resultat ist eine signifikante Reduzierung von Dickdarmkrebs bei vermehrter körperlicher Aktivität. Dabei scheint eine umgekehrte Beziehung zu bestehen zwischen Größenordnung der körperlichen Aktivität einerseits und der Wahrscheinlichkeit zum Dickdarmkrebs andererseits (Bouchard et al. 1994). Hinsichtlich der Zusammenhänge zwischen Prostatakarzinom und körperlichem Training liegen völlig unterschiedliche Befunde vor. Ähnliches gilt in Bezug auf Brustkrebs. Sicher ist, dass ein individuell angemessenes körperliches Training im Sinne von Spiel und Sport dazu beiträgt, die Lebensqualität auch eines Krebs-Patienten zu verbessern.

Noch vor wenigen Jahren riet man Krebs-Patienten, sich während und nach einer Krebsbehandlung körperlich zu schonen. Heute sind sich die Experten einig, dass Krebs-Patienten in fast jeder Krankheitssituation davon profitieren, körperlich aktiv zu sein oder sich sportlich zu betätigen.

Heute bekannte Vorteile des körperlichen Trainings von Krebs-Patienten
- Man verringert das Risiko für viele mögliche Krankheits- und Behandlungsfolgen. Wer sich bewegt, fühlt sich seltener erschöpft und bleibt meist leistungsfähiger
- Bei vielen Patienten hat eine der Krankheit und der Behandlung angemessene körperliche Aktivität zudem einen positiven Einfluss auf die Lebensqualität.

Ob Bewegung oder Sport während oder nach einer Krebstherapie gesundheitsfördernd wirken, hängt auch vom individuellen Stadium der Erkrankung ab. Deshalb sollte die Indikation zur Trainingstherapie gemeinsam mit dem Onkologen gestellt werden (DKZ 2014).

■ ■ Körperliche Aktivität zur Prävention und Therapie der Osteoporose

Diese Erkrankung, die besonders ältere Menschen ereilt, ist gekennzeichnet durch einen Schwund der Knochenmasse und eine Verschlechterung der Mikroarchitektur des Knochengewebes. Eine Zunahme der Brüchigkeit und Häufung an Frakturen sind die Folge. Durch die Anwendung eines dynamischen Krafttrainings kommt es auch im Alter zu einem Kraftanstieg bis zu 100%. Physikalisch ausgeübter Druck stimuliert das Knochenwachstum. Druck und Zug sind die entscheidenden Größen zur Begegnung von Knochenabbau und Mineralverlust des Knochens, was in dieser Form auch für die Begegnung von altersbedingten Veränderungen gelten dürfte. Besonders geeignet zur Erhöhung der Mineraldichte ist ein statisches Krafttraining.

Trotz der notwendigen Vorsicht in der Beurteilung von Querschnittsvergleichen belegen die Ergebnisse mehrerer Studien die große Bedeutung von kraftbetontem Training einer großen Muskelmasse für die Knochenstruktur an Lendenwirbelsäule und Femur bei Männern und Frauen (Platen et al. 1994).

Reines Ausdauertraining hat dagegen im Bereich der Lendenwirbelsäule keine und im Bereich des Femurs nur bei Männern in Laufdisziplinen eine knochenstimulierende Wirkung. Die überdurchschnittlich große Knochenmasse der Spielsportler und Sport-Studierenden macht jedoch deutlich, dass unspezifischen, möglichst vielseitigen Belastungen mit hohen Kraftspitzen und vielseitigen Kraftwirkungen auf das Skelettsystem (wie Antritte mit Spurts und Stopps, Sprünge, Richtungswechsel beim Laufen, Bergauflaufen etc.) eine knochenstimulierende Bedeutung zukommt. Moderates Gehen alleine reicht nicht aus, um altersbedingten Entwicklungen in Richtung Osteoporose entgegenzuwirken.

Als Minimalbelastung scheint ein 3- bis 4-maliges intensives Gehtraining bzw. Aerobic-Tanztraining pro Woche (jeweils 45–60 Minuten lang, möglichst mit zusätzlicher Gewichtbelastung) erforderlich zu sein, um knochenstimulierende Effekte bei untrainierten Personen zu erzielen. Bei älteren und sehr alten, untrainierten Menschen konnte bereits durch ein leichtes, jedoch regelmäßiges Training (z.B. dreimal wöchentlich je 20 Minuten ein mildes Gymnastikprogramm) eine leichte Zunahme der Knochenmasse oder zumindest eine Reduktion der altersbedingten Abbauprozesse erzielt werden (Hollmann u. Hettinger 2000).

■ ■ **Auf körperlichem Training basierende kardiologische Rehabilitation**

Aufgrund der Fortschritte insbesondere in der interventionell-kardiologischen und kardiochirurgischen Behandlung akuter und chronischer Herzerkrankungen haben sich auch die Indikationen und Behandlungsstrategien der kardiologischen Rehabilitation verändert. Während früher Patienten nach konservativer Behandlung des akuten Koronarsyndroms und nach kardiochirurgischen Eingriffen eine lange Rekonvaleszenz in Kauf nehmen mussten, haben zwischenzeitlich gut etablierte Behandlungsmethoden wie die frühe perkutane Koronarintervention, aber auch andere minimal-invasive kardiologische und kardiochirurgische Therapieformen, wie z.B. die transkutane Aortenklappen-Implantation, die postoperative Morbidität der Patienten deutlich reduziert. Aber auch die modernen Therapien der chronischen Herzinsuffizienz, wie z.B. die kardiale Resynchronisationstherapie, haben die körperliche Belastbarkeit, die Lebensqualität und die Prognose dieser Patienten dramatisch verbessert und eine auf körperlichem Training basierende kardiologische Rehabilitation erst in vollem Umfang ermöglicht. Neu definierte und zuletzt besonders häufig wahrgenommene kardiovaskuläre Risikofaktoren beeinflussen ebenfalls die Schwerpunktsetzung der kardiologischen Rehabilitation. Auch neu definierte Krankheitsbilder, wie z.B. „heart failure with preserved ejection fraction", für die es überhaupt noch keine evidenzbasierte Therapie gibt, bedeuten neue Herausforderungen für die kardiologische Rehabilitation.

Die kardiologische Rehabilitation ist somit mehr denn je ein integraler Bestandteil einer am langfristigen Erfolg orientierten, umfassenden Versorgung von Herz-Patienten. Ziel ist die Wiederherstellung und/oder die Bewahrung der physischen, psychosozialen und beruflichen Integrität nach einem akuten kardiovaskulären Ereignis oder bei schwerer chronischer kardiovaskulärer Erkrankung.

Eine strukturierte, phasengerechte, auf körperlichem Training basierende kardiologische Rehabilitation wird insbesondere bei folgenden Diagnosen empfohlen (Benzer 2014):
- nach Operationen am Herzen und an den Gefäßen,
- nach akutem Koronarsyndrom mit oder ohne PCI,
- bei schwer einstellbarem kardiovaskulären Risikoprofil mit oder ohne manifeste Herz-Kreislauf-Erkrankung,
- bei chronischer Herzinsuffizienz, insbesondere nach kardialer Dekompensation,
- bei anderen Herzkreislauferkrankungen, deren Verlauf durch Rehabilitation günstig beeinflusst wird.

In der Behandlung nach einem kardiovaskulären Ereigniss hat sich in Österreich das 4-Phasen-Modell der kardiologischen Rehabilitation gut etabliert. Es besteht aus folgenden Phasen:
- möglichst aktive Frühmobilisation im Akutkrankenhaus (Phase 1),
- organisierte intensive Kurzzeitrehabilitation in einem stationären oder ambulanten Rehabilitationszentrum (Phase 2),
- weniger intensive, aber weiterhin strukturierte und Reha-Zentrum-bezogene Langzeitrehabilitation (Phase 3) und
- die im Idealfall lebenslängliche Sekundärprävention in Herzgruppen (Phase 4).

Die Organisationsmodelle zur praktischen Durchführung der ambulanten kardiologischen Rehabilitation in Österreich hat die Arbeitsgemeinschaft für ambulante kardiologische Rehabilitation (AGAKAR) im Auftrag der Arbeitsgruppe Rehabilitation und Sekundärprävention der Österreichischen Kardiologischen Gesellschaft erarbeitet (Benzer 2008).

Die AGAKAR empfiehlt nicht nur Reha-Zentrum-bezogene Programminhalte der Phasen 2 und 3, sondern gibt auch Richtlinien für Schulungskurse zur Selbstanwendung der Trainingstherapie durch Risiko-Patienten vor (Mayr et al. 2004). Die AGAKAR akkreditiert und kontrolliert solche Modelle und bildet Ärzte und Übungsleiter als Leiter und verantwortliche Mitarbeiter in solchen Zentren aus. Weitere Informationen zu den AGAKAR-Qualitätsstandards in der ambulanten kardiologischen Rehabilitation sind auf www.agakar.at nachzulesen.

Das Trainingsprogramm für die ambulante kardiologische Rehabilitation ist in den entsprechenden Guidelines der Österreichischen Kardiologischen Gesellschaft, die auf der modernen Trainingslehre basieren, exakt vorgegeben (Benzer 2008).

Kurz zusammengefasst besteht das Trainingsprogramm aus einem individuell angepassten, trainingsherzfrequenzgesteuerten Ausdauertraining und einem individuell angepassten Muskelhypertrophietraining.

Empfehlung für die Zusammensetzung einer Trainingseinheit (entsprechend den ÖKG-Guidelines)
- Ausdauertraining
  - Intensität: Herzfrequenz gesteuert in jenem Bereich, der bei 50–70% der maximalen bzw. symptomlimitierten Belastung im Rahmen einer während stabiler medikamentöser Therapie durchgeführten diagnostischen Fahrrad-Ergometrie erreicht wird, bzw. in jenem Herzfrequenzbereich, der bei 80–90% der HF an der individuellen anaeroben Schwelle gemessen wird
  - Dauer: 10–30 Minuten pro Einheit
- Muskelhypertrophietraining (◘ Tab. 34.2)

Je nach individueller körperlicher Leistungsfähigkeit werden in der Phase 2 über die Dauer von sechs Wochen drei Trainingseinheiten pro Woche im Reha-Zentrum angeboten. Die WNTZ sollte zwischen 30 und 90 Minuten liegen. In der anschließenden Phase 3 werden über weitere 52 Wochen bis einschließlich der 24. Woche zwei Trainingseinheiten pro Woche und ab der 25. Woche bis zur 52. Woche nurmehr 1–2 Trainingseinheiten pro Woche im Reha-Zentrum angeboten. In der Phase 3 sollte die WNTZ in der Woche 1–24 zwischen 80 und 160 Minuten und in der Woche 25–52 bereits 150–300 Minuten betragen. Die kontinuierliche Zunahme der WNTZ trotz rückläufiger Angebote von Trainingseinheiten im Reha-Zentrum wird durch Einleitung eines den Patienten vom Reha-Zentrum exakt vorgegebenen Heimtrainings erreicht. Über diesen Weg sollen die Patienten zu einer lebenslänglichen Sportausübung mit einer WNTZ von 4–5 Stunden pro Woche angehalten werden.

Die Intensität ist so zu wählen, dass die letztmögliche Wiederholung im angegebenen Bereich liegt.

$$1WM(\text{Wiederholungs maximum}) \approx \frac{Last(kg)}{(1 - Wdhg. \cdot 0{,}025)}$$

Die auf körperlichem Training basierende kardiologische Rehabilitation ist eine Klasse-I-Indikation bei Patienten nach einem kardialen Ereignis wie Myokardinfarkt, perkutane transluminale Koronarintervention oder aortokoronarer Bypass-Operation. Sie verbessert die Überlebensrate, die körperliche Leistungsfähigkeit und die gesundheitsbezogene Lebensqualität. Die Reduktion der Langzeitmortalität nach kardiologischer Rehabilitation beträgt bis zu 25% und erreicht somit den Effekt z.B. der modernen Cholesterinsenkung mit Statinen (Oldridge 2012). Deshalb ist die Aufnahme von Patienten nach einem kardialen Ereignis in ein strukturiertes, auf

◘ Tab. 34.2 Empfehlungen für das Muskelhypertrophietraining in der kardiologischen Rehabilitation (WM = Wiederholungsmaximum)

Trainingsaufbau	Trainingsziel	Belastungsform	Intensität	WH-Zahl	Trainingsumfang
Stufe I Vorbereitendes Training (3–4 Wochen)	Erlernen und Einüben der richtigen Durchführung Verbesserung der intermuskulären Koordination	Dynamisch	< 50% WM	8–15	2 Einheiten pro Woche 6–8 Muskelgruppen 1–2 Sätze pro Muskelgruppe
Stufe II Muskelaufbautraining	Vergrößerung des Muskelquerschnitts (Hypertrophie) Verbesserung der intramuskulären Koordination	Dynamisch	60–80% WM	8–15	2 Einheiten pro Woche 6–8 Muskelgruppen Je 2 Sätze pro Muskelgruppe

körperlichem Training basierendes und alle vier Phasen beinhaltendes kardiologisches Rehabilitationsprogramm ebenso wie die medikamentöse Sekundärpävention eine absolut indizierte therapeutische Maßnahme.

Überprüfen Sie Ihr Wissen
- Welche Bedeutung hat körperliches Training beim adipösen Patienten?
- Welche Effekte hat körperliches Training auf Parameter des Lipidstoffwechsels?
- Welche Auswirkungen hat körperliches Training in der Prävention und Therapie der arteriellen Hypertonie?
- Wie sollte ein Training für den Diabetes-Patient gestaltet werden und welche Effekte kann man erwarten?
- Welche physiologischen Effekte lassen sich durch regelmäßiges körperliches Training bei Herz-Kreislauf-Erkrankungen erwarten?
- Wie sind die Risiken von körperlichem Training beim Herz-Patienten einzuschätzen?
- Hat Intervalltraining einen Stellenwert für Herz-Patienten?
- Ist es sinnvoll, einen Patienten mit Herzinsuffizienz einem körperlichen Training zu unterziehen?
- Worin bestehen die Gründe für die ausgezeichnete Effizienz eines Gehstreckentrainings bei der PAVK?
- Welche Bedeutung hat körperliches Training beim lungenkranken Patienten?
- Kann durch körperliches Training das Auftreten von Krebserkrankungen reduziert werden?
- Wie sollte ein Training zur Behandlung der Osteoporose gestaltet werden?
- Welchen Effekt auf die Langzeitprognose hat die strukturierte kardiologische Rehabilitation bei Patienten nach Myokardinfarkt?

Literatur

Aigner K, Haber P, Lichtenschopf A, Trinker M, Zwick H (2006) Richtlinien für die e Rehabilitation. Wiener Klinische Wochenschrift 118: 496–503

Blair SN (1993) Evidence for success of exercise in weight loss and control. Ann Intern Med 119: 702–706

Blair SN, Goodyear NN, Gibbons LW, Cooper KH (1984) Physical fitness and incidence of hypertension in healthy normotensive men and women. JAMA 252: 487–490

Blair SN, Kohl HW, Paffenbarger RS, Clark DG, Cooper K, Gibbons LW (1989) Physical fitness and all-cause mortality. JAMA 262: 2395–2401

Benzer W (2008) in Zusammenarbeit mit der Arbeitsgruppe für kardiologische Rehabilitation und Sekundärprävention der ÖKG Guidelines für die ambulante kardiologische Rehabilitation und Prävention in Österreich – Update 2008. Journal für Kardiologie 15: 298–309

Benzer W (2014) Entwicklung und Stellenwert der ambulanten kardiologischen Rehabilitation im deutschsprachigen Raum. Dtsch Med Wochenschr 139: 1427–1432

Bjarnason-Wehrens B, Mayer-Berger W, Meister ER, Baum K, Hambrecht R, Gielen S (2004) Einsatz von Kraftausdauertraining und Muskelaufbautraining in der kardiologischen Rehabilitation. Empfehlungen der Deutschen Gesellschaft für Prävention und Rehabilitation von Herz-Kreislauferkrankungen. Z Kardiol 5: 357–370

Bouchard C, Shephard RJ, Stephens TH (1994) Physical activity, fitness and health. International proceedings and Consensus Statement. Human Kinetics Publishers Champaign, ILL

Broocks A, Bandelow B, Pekrun G, George A, Meyer T, Bartmann U, Hillmer-Vogel U, Rüther E (1998) Comparison of aerobic exercise, clomipramine, and placebo in the treatment of panic disorder. Am J Psychiatry 155: 603–609

Feuerstein BL, Weinstock RS (1997) Diet and exercise in type II diabetes mellitus Nutrition 13: 95–99

Fletcher GF, Balady GJ, Amsterdam EA, Chaitman B, Eckel R, Fleg J, Froelicher VF, Leon AS, Piña IL, Rodney R, Simons-Morton DA, Williams MA, Bazzarre T (2001) Exercise standards for testing and training: a statement for healthcare professionals from the American Heart Association. Circulation 104(14): 1694–1740

Flynn KE, Piña IL, Whellan DJ, Lin L, Blumenthal JA, Ellis SJ, Fine LJ, Howlett JG, Keteyian SJ, Kitzman DW, Kraus WE, Miller NH, Schulman KA, Spertus JA, O'Connor CM, Weinfurt KP (2009) HF-ACTION Investigators. Effects of exercise training on health status in patients with chronic heart failure: HF-ACTION randomized controlled trial. JAMA 30: 1451–1459

Gianuzzi P, Tavazzi L (2001) Recommendations for exercise training in chronic heart failure patients: Working Group Report ESC. Eur Heart J 22: 125–135

Haber P (2001) Leitfaden zur medizinischen Trainingsberatung. Springer, Wien New York

Hagberg JM, Park JJ, Brown MD (2000) The role of exercise training in the treatment of hypertension. An update. Sports Med 3: 193–206

Helmrich SP, Ragland DR, Leung RW, Paffenbarger RS Jr (1992) Physikal activity and reduced occurrence of non-insulin-dependent diabetes mellitus. N Engl J Med 325: 147–152

Henkel K, Reimers CD, Knapp G, Schneider F (2014) Körperliches Training bei neurologischen und psychischen Erkrankungen. Der Nervenarzt 85: 1521–1528

Hirsch AT, Haskal ZJ, Hertzer NR (2006) et al. ACC/AHA 2005 practice guidelines for the management of patients with peripheral arterial disease (lower extremity, renal, mesenteric, and abdominal aortic): a collaborative report from the American Association for Vascular Surgery/Society for Vascular Surgery, Society for Cardiovascular Angiography and Interventions, Society for Vascular Medicine and Biology, Society of Interventional Radiology, and the ACC/AHA task force on practice guidelines: endorsed by the American Association of Cardiovascular and Pulmonary Rehabilitation. J Am Coll Cardiol 47: 1239–312

Hollmann W, Hettinger T (2000) Sportmedizin – Grundlagen für Arbeit, Training und Präventivmedizin, 4. Aufl. Schattauer, Stuttgart

Holloszy JO, Schultz J, Kusnierkiewicz J, Hagberg JM (1986) Ehsani AAEffects of exercise on glucose tolerance and insulin resistance. Brief review and some preliminary results. Acta Med Scand [Suppl] 711: 55–65

Ishii T, Yamakita T, Sato T, Tanaka S, Fujii S (1998) Resistance training improves insulin sensitivity in NIDDM subjects without altering maximal oxygen uptake. Diabetes Care 21:1353–1355

Joliffe JA, Rees K, Taylor RS, Thompson D, Oldridge N, Erbrahim S (2002) Exercise-based rehabilitation for coronary artery disease. Cochrane Library

King AC, Haskell WL, Young DR. Oka RK, Stefanick ML (1995) Long term effects of varying intensities and formats of physical activity on participation rates, fitness and lipoproteins in men and women aged 50–65 years. Circulation 91: 2596–2604

Kokkinos PF, Narayan P, Colleran JA, Pittaras A, Notargiacomo A, Reda D, Papademetriou V (1995) Effects of regular exercise on blood pressure and left ventricular hypertrophy in African-American men with severe hypertension. N Engl J Med 333: 1462–1467

Kurz RW, Pirker H, Dörrscheidt W, Uhlir H (2001) Einsparungspotential bei Antihypertensiva durch ein intergriertes ambulantes Hypertonikertraining. Journal Hypertonie 3: 20–37

MacNeil B, Hoffman-Goetz L (1993) Exercise training and tumour metastasis in mice: influence of time of exercise onset. Anticancer Res 13: 2085–2088

Maiorana A, O'Driscoll G, Goodman C, Taylor R, Green D (2002) Combined aerobic and resistance exercise improves glycemic control and fitness in type II diabetes. Diabetes Res Clin Pract 56: 115–123

Manson JE, Nathan DM, Krolewsky AS, Stampfer MJ, Willett WC, Hennekens CH (1986) A prospective study of exercise and incidence of diabetes among U.S.male physicians. JAMA 268: 63–67

Mayr K, Benzer W, Ocenasek H, Pokan R (2004) Patientenschulungskurse zur Selbstanwendung der kardiologischen Trainingstherapie in der Primär- und Sekundärprävention von Herz-Kreislauferkrankungen. Journal für Kardiologie 11: 458–462

McDonald CD, Burch GE, Walsh JJ (1972) Prolonged bed rest in the treatment of idiopathic cardiomyopathy. Am J Med 52: 41–50

Meyer K, Peters H, Roskamm H (1998) Verbesserung der aeroben Kapazität bei chronischer Herzinsuffizienz. Welche Trainingsmethode ist geeignet? Z Kardiol 87: 8–14

Meyer K, Samek L, Schwaibold M (1996) Physical responses to different mode of interval exercise in patients with chronic heart failure-application to exercise training. Eur Heart J 17: 1040–1047

Meyer T (1998) Ausdauertraining als ambulante Therapie der Panikstörung. Dt Z Sportmed 48: 18–21

Nebel R, Bjarnason-Wehrens B (2014) Neue Horizonte der bewegungstherapie in der kardiologischen Rehabilitation – High intensity interval training (HIIT). Herzmedizin 31:25–32

O'Connor CM, Whellan DJ, Lee KL, Keteyian SJ, Cooper LS, Ellis SJ, Leifer ES, Kraus WE, Kitzman DW, Blumenthal JA, Rendall DS, Miller NH, Fleg JL, Schulman KA, McKelvie RS, Zannad F, Piña IL (2009) HF-ACTION Investigators. Efficacy and safety of exercise training in patients with chronic heart failure: HF-ACTION randomized controlled trial. JAMA 301: 1439–1450

Oldridge N (2012) Exercise-based cardiac rehabilitation in patients with coronary heart disease: meta-analysis outcomes revisited. Future Cardiol 5: 729–51

Ornish D, Scherwitz LW, Billings JH, Brown SE, Gould KL, Merritt TA, Sparler S, Armstrong WT, Ports TA, Kirkeeide RL, Hogeboom C, Brand RJ (1998) Intensive lifestyle changes for reversal of coronary heart disease. JAMA 280: 2001–2007

Paffenbarger RS, Wing AL, Hyde RT (1983) Physical activity and incidence of hypertension in college alumni. Am J Epidemiology 117: 245–257

Paffenbarger RS Jr, Hyde RT, Wing AL, Hsieh C (1986) Physical activity, all-cause mortality and longevity of college alumni. N Engl J Med 314: 605–613

Pate RR, Pratt M, Blair SN (1995) Physical activity and public health: a recommendation from the Center for Disease Control and Prevention and the American College of Sports Medicine. JAMA 273: 402–407

Pescatello LS, Fargo AE, Leach CN, Scherzer H (1991) Short-term effekt of dynamic exercise on arterial blood pressure. Circulation 83: 1557–1561

Piepoli MF1, Davos C, Francis DP, Coats A (2004) Exercise training meta-analysis of trials in patients with chronic heart failure (ExTraMATCH). BMJ 328: 189–192

Pina IL (2003) et al. Exercise and Heart Failure – A statement from the American Heart Association Committee on Exercise, Rehabilitation, and Prevention. Circulation 107: 1210–1255

Platen P, Damm F, Marx K (1994) Sport und Osteoporose Empfehlungen zur Prävention und Rehabilitation im Breiten- und Leistungssport. Deutscher Sportärztebund Heidelberg

Samitz G, Mensink G (2002) Körperliche Aktivität in Prävention und Therapie. Hans Marseille Verlag, München

Sandvick L, Erikssen J, Thoulaw WE, Erikssen G, Mundal R, Rodahl K (1993) Physical fitness as a predictor of mortality among healthy and middle aged Norwegian men. N Engl J Med 328: 5343–5347

Smekal G. Samitz G, Pokan R, Baron R, Tschan H, Bachl N (2003) Vorgaben für das Training in der Primärprävention internistischer Erkrankungen. Internist Prax 43: 87–98

Støylen A, Conraads V, Halle M, Linke A, Prescott E, Ellingsen Ø (2012) Controlled study of myocardial recovery after interval training in heart failure: SMARTEX-HF – rationale and design. Eur J Prev Cardiol 19: 813–821

Ströhle A (2009) Physical activity, exercise, depression and anxiety disorders. J Neural Transm 116: 777–784

Tran ZV, Weltman A (1985) Differential effects of exercise on serum lipid and lipoprotein levels seen with changes in body weight. JAMA 254: 919–924

US Department of Health and Human Services A report of the Surgeon General (1996) Atlanta, Georgia

Van Camp SP, Peterson RA (1986) Cardiovascular complications of outpatient cardiac rehabilitation programs. JAMA 256: 1160–1163

Völler H (2002) Peripheral arterial disease (PAD) secondary prevention. Dtsch Med Wochenschr 127: 1870–1872

Wasserman DH, Zinman B (1994) Exercise in individuals with IDDM. Diabetes Care; 17: 824–837

Whellan DJ, O'Connor CM (2002) The state of exercise training: a need for action. Am Heart J 144: 1–4

Williams PT (1996) High density lipoprotein cholesterol and other risk factors for coronary heart disease in female runners. N Engl J Med 334: 1298–1303

Wisløff U, Støylen A, Loennechen JP, Bruvold M, Rognmo Ø, Haram PM, Tjønna AE, Helgerud J, Slørdahl SA, Lee SJ, Videm V, MD, Bye A (2007) Superior Cardiovascular Effect of Aerobic Interval Training Versus Moderate Continuous Training in Heart Failure Patients. A Randomized Study. Circulation 115: 3086–3094

Wonisch M, Fruhwald FM, Hofmann P, Pokan R, Watzinger N, Maier R, Klein W (2003) Körperliches Training bei Herzinsuffizienz. Nutzen oder Risiko? Internist Praxis 43: 555–564

Internetadressen

www.agakar.at

Deutsches Krebsforschungszentrum (DKZ) (2014) www.krebsinformationsdienst.de/leben/alltag/sport-nach-krebs

Serviceteil

© Springer-Verlag GmbH Austria 2017
M. Wonisch, P. Hofmann, H. Förster, H. Hörtnagl, E. Ledl-Kurkowski, R. Pokan (Hrsg.),
Kompendium der Sportmedizin, DOI 10.1007/978-3-211-99716-1

Stichwortverzeichnis